皮肤病临床诊疗与皮肤美容整形

武彩霞 主编

云南出版集团公司

云南科技出版社

图书在版编目（CIP）数据

皮肤病临床诊疗与皮肤美容整形 / 武彩霞主编. --
昆明：云南科技出版社，2018.4
ISBN 978-7-5587-1291-3

Ⅰ．①皮… Ⅱ．①武… Ⅲ．①皮肤病－诊疗②美容术
Ⅳ．①R751②R625

中国版本图书馆CIP数据核字(2018)第079800号

皮肤病临床诊疗与皮肤美容整形
武彩霞　主编

责任编辑：王建明　蒋朋美
责任校对：张舒园
责任印制：蒋丽芬

书　　号：978-7-5587-1291-3
印　　刷：廊坊市海涛印刷有限公司
开　　本：889mm×1194mm　　　1/16
印　　张：32.5
字　　数：1048千字
版　　次：2020年6月第1版　　2020年6月第1次印刷
定　　价：168.00元

出版发行：云南出版集团公司云南科技出版社
地址：昆明市环城西路609号
网址：http://www.ynkjph.com/
电话：0871-64190889

前　言

　　皮肤病学不仅是研究皮肤与皮肤附属器官疾病的一门学科,还包括皮肤美容与皮肤整形等方面,随着医学模式的发展与更新,临床治疗技术的进步为患者提供了更多选择和更安全以及疗效更确切的治疗手段。鉴于这一发展形势,我们特组织编写了《皮肤病临床诊疗与皮肤美容整形》一书。

　　本书将皮肤科知识与皮肤美容紧密结合,由浅入深,多角度、全方位的阐明了关于皮肤科疾病的诊疗与美容整形技术,反映了当前皮肤美容学的发展趋势和新的研究成果。本书内容新颖,具有很强的实用性,且理念紧跟时代发展,可为皮肤科医师的临床诊疗提供全面的实用讯息以及解决方案。而对于重大疾病,建议及时接受专业诊治,以免延误病情。

　　由于编写经验不足,加之编写时间有限,书中恐有不足之处,希望读者予以指正批评,以期再版时修订完善,谨致谢意!

目 录

第一章　常见皮肤病诊治

第一节　变态反应性疾病

一、湿疹

湿疹可分为外源性湿疹与内源性湿疹,常为内外因素互相作用的结果,内外因素有很多,但往往不易查清,病情易反复发作,发病机制可能与迟发型变态反应有关。

【临床提要】

(一)急性湿疹

1.基本损害　皮疹呈多形性,红斑、水肿、丘疹、丘疱疹和水疱,糜烂、渗出。

2.发病特征　皮疹呈对称性,自觉瘙痒,常因搔抓、烫洗,使病情加重。

(二)亚急性湿疹

1.基本损害　皮疹以小丘疹、鳞屑和结痂为主,仅有少量丘疱疹、水疱及糜烂。

2.发病特征　常由急性期迁延而来,红肿、渗出等急性炎症减退,瘙痒剧烈。

(三)慢性湿疹

1.基本损害　为苔藓样变。

2.发病特征　瘙痒剧烈。病程不定,易复发。

(四)临床分型

可分为婴儿湿疹、耳部湿疹、阴囊湿疹、手部湿疹、钱币状湿疹、皮脂缺乏性湿疹等。

(五)鉴别诊断

急性湿疹需与接触性皮炎鉴别,慢性湿疹需与神经性皮炎鉴别,手足湿疹需与手足癣鉴别。

【治疗处理】

(一)治疗原则

1.判断内源性或外源性湿疹　详细询问病史,进行必要的系统检查,尽量找出可能病因加以去除。

2.争取患者配合　使患者了解湿疹的发生、发展规律与防治方法,主动配合治疗,保持皮肤清洁。

3.阻断继发性因素　避免各种外界刺激(如搔抓、热水烫洗、肥皂擦洗)和勿食用易引起过敏反应与具有刺激性的食物(如海鲜、咖啡、辣椒、酒等)。

4.全身和局部治疗　抗过敏治疗,对症处理皮炎、湿疹。

(二)基本治疗

1.作用靶位　阻断内外激发因所致的迟发型变态反应,抑制和消除所造成的损害,减轻表皮和真皮水肿,海绵形成及继发的棘层肥厚和苔藓样化,缓解真皮炎性细胞浸润,改善临床症状。

2.病因治疗　寻找病因,避免刺激和诱发因素。

3.局部治疗　依急性、亚急性、慢性湿疹选用外用药物剂型和方法煤焦油、松馏油、水杨酸软膏、尿素软膏、维A酸软膏、糖皮质激素、他克莫司、吡美莫司;浅层X线放射治疗,放射性核素磷-32、锶-90敷贴,局部封闭。

4.系统治疗

(1)一般治疗:抗组胺药,非特异性脱敏(葡萄糖酸钙、硫代硫酸钠),静脉封闭疗法。

(2)免疫治疗:精皮质激素,免疫抑制剂(环孢素、环磷酰胺、硫唑嘌呤)、生物制剂。

(三)治疗措施

1.系统治疗

(1)抗组胺药物:氯苯那敏,4~8mg,每日3次;或酮替芬,1mg,每日3次;或赛庚啶,2mg,每日3次;或去氯羟嗪,25mg,每日3次。亦可选择无中枢镇静副作用的药物,如阿司咪唑,10mg,每日1次;或特非那定,60mg,每日2次;或氯雷他定,10mg,每日1次;或西替利嗪,10mg,每日1次。必要时两种配合或交替使用。

(2)非特异性脱敏:10%葡萄糖酸钙10ml或10%硫代硫酸钠10ml加5%~10%葡萄糖20ml,加维生素C1.0~2.0g,静脉注射,每日1次。

(3)糖皮质激素:一般不主张用,但对急性、泛发、严重者经一般治疗效果不佳者,可短期服用。如泼尼松20~40mg/d,见效后酌情逐减。

(4)免疫抑制剂:环孢素、环磷酰胺或硫唑嘌呤对非常严重的慢性湿疹、系统性使用糖皮质激素无效或不耐受时可试用,有一定疗效。

2.局部治疗　应用温和、无刺激性外用药物。

(1)急性湿疹:有渗液者可用3%的硼酸溶液、0.1%雷夫奴尔液、1:20醋酸铝液或生理盐水冷湿敷,每次20分钟,每日3~5次;湿敷间歇期可用氧化锌油剂外涂。无渗液者可用炉甘石洗剂,也可用3%硼酸溶液或生理盐水冷湿敷,待炎症控制后改用油剂或霜剂,如糖皮质激素霜;糖皮质激素制剂通常用作加速缓解,面部和生殖器部位应慎用,或仅选用氢化可的松霜、0.1%糠酸莫米松霜(艾洛松)、0.1%17-丁酸氢化可的松霜(尤卓尔),但对手或足汗疱疹则可用较强的糖皮质激素,一般使用中效制剂即可。急性湿疹不能在3~4周内完全消退,应寻找使其不愈的因素。

(2)亚急性湿疹:可选用油剂、霜剂、糊剂,如氧化锌油、氧化锌糊、5%糠馏油糊,糖皮质激素霜剂配合焦油类制剂疗效较好。他克莫司霜,外用面部有效。对经常搔抓部位的湿疹,如小腿湿疹,可给予糊剂绷带封包,有助于阻断瘙痒搔抓恶性循环。

(3)慢性湿疹:苔藓化范围小的皮损可用硬膏、曲安西龙(去炎松)尿素软膏,也可将上述药物加塑料薄膜或封包,每晚1次。对顽固性、面积较小的局限性损害可用浅层X线放射治疗,或磷-32、锶-90敷贴治疗,或用局部封闭疗法,如去炎松混悬液加等量1%~2%利多卡因,作皮损内注射,每月1~2次,共3~4次。

(4)湿疹并发感染:可联合应用糖皮质激素和抗菌药物,选用0.1%雷夫奴尔液湿敷,糖皮质激素抗生素合剂,如1%新糠糊,或曲安西龙氯霉素霜,或派瑞松霜等制剂,必要时选择抗生素全身使用。

(四)治疗评价

1.避免加重的因素　最常见的是热水烫洗,无度的搔抓;使用强刺激的药物;或食用致敏海鲜、咖啡,这些因素可使治疗所致取得的疗效毁于一旦,前功尽弃。

2.糖皮质激素　在急性期一般疗法无效时可酌情系统使用,控制后要缓慢减量。此药虽对抗炎、止痒及减少渗出的作用较快,但停用后很快复发,长期应用易引起许多不良反应。老年湿疹患者滥用糖皮质激素后,易发展成继发性红皮病。局部长期使用强效糖皮质激素,易引起激素性皮炎,或激素依赖性皮炎。

3.外用药物选择剂型　根据皮损选用适当剂型和药物十分重要。

(五)预后

湿疹特别是慢性湿疹,其病因较接触性皮炎为复杂,因而不易彻底治愈,易反复发作,有的患者可经年累月地治疗未获痊愈。一旦发病,切勿搔抓烫洗,及时处理,合理用药,有利于病情控制,预后良好。

二、自身敏感性皮炎

【概述】

自身敏感性皮炎属于中医"湿疮"范畴,是指由于搔抓、用药不当或并发感染,局限性湿疹通过其组织分解物或细菌产物形成自身抗原,皮肤吸收后,在其他部位产生的过敏反应。通常从原发皮损发展到全身约1周,皮疹广泛、对称,类似于湿疹。

【诊断要点】

1.原有皮肤病灶近期恶化,出现红肿、渗液增多等,多由局部使用刺激性药物、搔抓、热水肥皂洗烫及继发感染等因素引起,经过7～10d出现泛发皮疹。

2.皮疹初于原发病灶周围出现,为红色斑、丘疹、丘疱疹或水疱,可有糜烂、渗液。继而在远隔部位出现广泛性、对称性的类似皮疹、可密集融合成片。

3.原发病灶好转,继发性损害也随之减轻或消退,病程一般在2～4周。

4.自觉瘙痒剧烈,偶有轻度发热等。

【鉴别诊断】

瘙痒症　仅有皮肤瘙痒及抓痕、血痂、色素沉着等继发性皮损。

【疗效判断标准】

1.治愈　皮疹消退,症状消失,跟踪观察2年不再复发。

2.好转　皮疹大部消失,症状减轻。

【治疗】

1.加强对原发病灶的治疗,有感染者,可使用相应的抗生素。

2.抗组胺药物,如氯苯那敏、赛庚啶等。

3.皮质激素,必要时可服泼尼松10mg,每天3次。

4.可用普鲁卡因静脉封闭治疗。

【预防与调护】

1.忌食海味(如虾)、牛、羊、狗肉等易致敏食物。

2.避免搔抓,防治继发感染。

三、接触性皮炎

接触性皮炎是与外源性物质接触所致的一种皮肤炎症反应,根据病因将其分为两种类型:

1.刺激性接触性皮炎(ICD)或原发性刺激性皮炎　由外源性刺激物通过非免疫机制所致。

2.变应性接触性皮炎(ACD)　发病机制为迟发型变态反应,其主要依赖于特异性致敏 T 细胞的活化。

【临床提要】

1.刺激性接触性皮炎(ICD)

(1)急性刺激性接触性皮炎:化学烧伤的特征是边界清楚的红斑、水疱和大疱、糜烂及溃疡。

(2)慢性刺激性接触性皮炎:①最常见,常累及手部和前臂。②受累部位瘙痒、触痛、疼痛皲裂,脱屑性红斑,边界不清,伴发小水疱。

2.变应性接触性皮炎(ACD)

(1)常有接触致敏物史,皮损与致敏部位一致,但气体、粉尘致敏的则于暴露部位。

(2)急性 ACD,为红斑、丘疹、水疱或大疱,但眼睑、阴茎和阴囊等处的常以红斑和水肿为主,临床上皮肤损害比较一致。

3.慢性 ACD,为苔藓样变、鳞屑形成和皲裂,可伴有丘疱疹。

4.有瘙痒、烧灼或胀痛感。病程为自限性,1~2 周内痊愈;反复接触变应原则会转变为慢性皮炎。

5.变应性者接触物斑贴试验常呈阳性。

【治疗处理】

(一)治疗原则

①寻找和去除刺激物或变应原;②应用斑贴试验鉴定变应原;③指导患者,改善环境,加强防护,尽量避免再次接触接触物;④皮肤损害对症处理。

(二)基本治疗

1.作用靶位

(1)刺激性接触性皮炎:抑制刺激物所致的反应,减轻急慢性炎症及水肿,水疱及溃疡;

(2)变应性接触性皮炎:抑制细胞介导的迟发型变态反应,对抗其释放的各种炎性介质,减轻炎症反应,改善临床症状。

2.病因治疗　仔细寻找变应原,避免接触。

3.系统治疗　抗组胺药,糖皮质激素、他克莫司,吡美莫司,免疫调节剂,免疫抑制剂,中医中药。

4.局部治疗

(1)紧急处理,冲洗接触致敏物质;

(2)润肤剂,中度至强效糖皮质激素,依照皮炎湿疹选择药物及剂型。

(三)治疗措施

1.局部治疗

(1)急性期:①大量液体冲洗。强刺激物接触后,立即用大量自来水冲洗局部 10~30 分钟;强碱损伤可用醋酸、柠檬汁、硼酸等溶液中和,而强酸损伤用弱碱性液体(碳酸氢钠溶液、肥皂水)冲洗。②急性无渗液:轻度红肿、丘疹、水疱而无渗液时,炉甘石洗剂外搽,每日 5~6 次。③急性有渗液:渗液明显时,3% 硼酸溶液、1:20 醋酸铝溶液或 1:5000 高锰酸钾溶液冷湿敷,持续性湿敷或每日 2~4 次,每次 30~60 分钟,间歇期或夜间外用 40% 氧化锌油。④皮损干燥后,改用糖皮质激素霜剂(1% 氢化可的松霜、0.1% 曲安西龙霜、0.1% 倍他米松霜),每日 2~3 次外涂,少量渗液时联用氧化锌糊剂。

(2)慢性期:外用糖皮质激素软膏或霜剂或联用焦油类软膏,如 10% 黑豆馏油软膏、5%~10% 糠馏油软膏等。

2.系统治疗

（1）糖皮质激素：一般仅用于皮疹广泛而严重者。如急性严重性 ACD 可用泼尼松［1mg/（kg·d）］口服，3 周内逐渐减量，同时注意局部护理和避免进一步接触变应原，皮炎在短期内迅速痊愈。

（2）抗组胺药：酌情选用氯苯那敏（4～8mg，每日 3 次）、特非那定（60mg，每日 2 次）等口服。

（3）免疫抑制剂：如口服硫唑嘌呤或环孢素或雷公藤总苷 20mg，每日 3 次，抑制免疫反应，但对刺激性皮炎效果不大。

（4）非特异性脱敏：10％葡萄糖酸钙 10ml 或痒苦乐民 10ml、维生素 C 2～3g，静脉注射，每日 1 次。

3.光化学疗法　　对于戴防护手套或外涂屏蔽霜仍不能工作者，长期 UVB 或 PUVA 维持治疗可消除变态反应的临床症状。

（四）治疗评价

1.系统使用糖皮质激素　　适用于急性重症。

2.抗组胺药物　　抗组胺药物对免疫性速发型接触性反应疗效好。在变应性接触性皮炎中，抗组胺类药物的作用还有争论。有人认为系单纯的止痒作用，也有人认为某些抗组胺药可以从多个环节上影响炎症过程。但从实际临床应用看，抗组胺药氯雷他定、西替利嗪、阿伐斯汀、特非那定等均对接触性皮炎有一定治疗作用。

3.免疫调节剂　　是治疗接触性皮炎，尤其慢性接触性皮炎有效的辅助治疗药物，临床上可供选用的有转移因子、胸腺因子等。

4.免疫抑制剂　　对于控制接触性皮炎的症状有效，但不能防止复发，且副作用大，不能长期应用，故最好在患者能够去除病因，为暂时控制症状时选用。

5.脱敏疗法　　Kligman（1958）认为口服或肌内注射方法不能使高敏性物质完全脱敏，此观点随后得到多数学者的赞同。毒葛油树脂治疗数月仅使变态反应强度暂时性减弱，但不能消除；在局部脱敏方案中，氮芥使部分患者脱敏，这种效果尚有争议，因氮芥的反应为刺激性抑或变应性尚不完全清楚。

6.警惕糖皮质激素致敏　　对糖皮质激素的变应性接触过敏是获得性的，最近的研究证明对这些药物变态反应的患病率有所增加。临床上局部应用糖皮质激素治疗慢性湿疹不能获愈时，就应怀疑对局部糖皮质激素变应反应的可能。

7.中药　　研究发现，许多中药对接触性皮炎有治疗作用。北京大学附属第三医院应用较多的中药有苦参片及氧化苦参碱等。中药提取物氧化苦参碱治疗 1 周对接触性皮炎的有效率达 87％，治愈率达 56.4％。

（五）预后

急性接触性皮炎一般脱离了致敏原，皮损可短期内痊愈，亚急性接触性皮炎亦然；慢性接触性皮炎重要的治疗是去除病因，如果找不到病因或不能避免接触致敏原则皮炎可长期存在。

四、脂溢性皮炎

【概述】

脂溢性皮炎是发生在皮脂溢出部位的慢性炎症性皮肤病。中医称之为"面游风"，病因不明，可能与免疫、遗传、激素、神经和环境因素有关。近年有人认为是在卵圆形糠秕孢子菌原发感染和对该菌的继发过敏基础上造成的。

【诊断要点】

1.典型皮损为黄红色斑、斑片或斑丘疹，表面覆油腻性鳞屑，严重时可有渗液；或干性红斑上有灰白色糠秕样鳞屑。

2.皮疹好发于头皮、眉部、眼睑、鼻及鼻两旁、耳后、颈、前胸及上背部肩胛间区、腋窝、腹股沟、脐窝等皮脂腺分布较丰富的部位。

3.自觉症状为不同程度的瘙痒。

4.婴儿脂溢性皮炎常发生在出生后第1个月,皮损多在头皮、额部、眉间及双颊部,为渗出性红斑片,上有厚的黄色油腻性屑痂。

【鉴别诊断】

1.慢性湿疹 病变境界清楚,无油腻性鳞屑,皮肤粗糙增厚,易成苔藓样变。

2.银屑病 皮损颜色较鲜红,鳞屑呈银白色,无油腻感,搔抓后红斑上有点状出血,发于头皮可见束状发,但不脱发,大多冬季重夏季轻。

3.白秃疮 多见于儿童,头部有灰白色鳞屑斑片,其上有长短不齐的断发,发根有白色菌鞘,真菌检查呈阳性。

【疗效判断标准】

治愈 皮疹消退,不痒。

好转 皮疹大部消退,痒感明显减轻。

【治疗】

1.复合维生素B片,每天3次,口服;维生素B₆10～20mg,每天3次,口服;维生素B₂5mg,每天3次,口服。

2.抗组胺类药物或加镇静止痒药。

3.炎症明显或皮疹广泛而其他治疗不能控制时,短期可用泼尼松20～40mg/d,分2～3次口服。

4.重症患者或有明显渗出者,选择四环素0.25～0.5g,每天3～4次,口服;或口服红霉素或肌内注射庆大霉素、阿米卡星,疗效较好。必要时可服用抗糠秕芽胞菌药如酮康唑等。

5.西药外用:以溶解脂肪、角质剥脱、消炎止痒为主。常用药物有硫黄、间苯二酚、咪唑类、水杨酸等。按不同部位、不同皮损选用不同的剂型。如头皮上可选用2%酮康唑溶液外洗。

【预防与调护】

1.忌食荤腥、油腻,少食甘甜、辛辣以及浓茶、咖啡、酒等,多食水果、蔬菜。

2.生活规律,睡眠充足,保持大便通畅。

3.避免搔抓,不用刺激性强的肥皂洗涤。

五、过敏性皮炎

【概述】

过敏性皮炎是泛指由于不明原因引起全身泛发对称性、发疹性的急性皮肤炎症反应。其病因可能与感染、食物、药物等因素引起的过敏反应有关,但临床一般不易确定病因,病程多是急性经过,经恰当治疗皮疹可很快消退,但处理不当也可使病程迁延。

【诊断要点】

1.皮疹形态可为红斑、斑丘疹、丘疹或丘疱疹、水疱等,疹形比较一致,有密集融合成片倾向。

2.急性发病,皮疹泛发而对称性分布。头面、躯干及四肢均可发疹,但以屈侧为主。

3.怀疑有致敏因素但不能完全确定病因。

4.自觉瘙痒剧烈、灼热及胀感等,少部分患者可伴发热、畏寒、恶心、心悸等全身症状。

5.处理得当可较快消退,一般病程在1～4周。

【鉴别诊断】

1.变态反应性接触性皮炎　应与急性湿疹相鉴别。本病接触史明显,病变多局限于接触部位,皮疹多为单一形态,境界清楚,病程多是急性经过。去除接触性病因后易治愈或自愈。

2.瘙痒症　仅有皮肤瘙痒及抓痕、血痂、色素沉着等继发性皮损。

【治疗】

1.抗组胺类药　氯苯那敏4～8mg,每天3次;去氯羟嗪25mg,每天3次;羟嗪25mg,每天3次;特非那定60mg,每天2次;西替利嗪10mg,每天1次;氯雷他定10mg,每天1次。以上药物只选择一种即可。

2.其他药物　10%葡萄糖酸钙10ml或硫代硫酸钠0.64g加入注射用水10ml,溶解后,每天1次,静脉注射;5%～10%葡萄糖溶液500ml加维生素C 2.2～3.0g,每天1次静脉滴注。

【预防与调护】

1.忌食海味(如虾)、牛、羊、狗肉等易致敏食物。

2.避免搔抓,防治继发感染。

3.积极寻找过敏原,尽量回避过敏原。

六、药疹

药物疹又名药物性皮炎,是药物通过内服、注射、使用栓剂或吸入等途径进入人体,引起皮肤黏膜的炎症反应。严重者可累及机体的其他系统,甚至危及生命。常见的致敏药物有以下几种。①抗生素类如青霉素、链霉素、氨苄西林等。②磺胺类如:复方新诺明。③解热镇痛类如阿司匹林、氨基比林、非那西丁等。④镇静、催眠与抗癫痫药如苯巴比妥、苯妥英钠等。⑤血清制剂如破伤风抗毒素、狂犬病疫苗等。⑥中药亦可引起药疹,如葛根,天花粉,丹参等单味中药及六神丸、云南白药等中成药。

【诊断】

1.有用药史。

2.有一定的潜伏期:一般4～25天,平均7～8天内发病。

3.骤然发病,除固定性药疹外,大多于1～6天皮损遍及全身。

4.皮疹形态多种多样,有固定性红斑、猩红热样红斑、麻疹样红斑、多形性红斑型、荨麻疹型、湿疹型、紫癜型、大疱性表皮松解型及剥脱性皮炎型等。

5.重症药疹可累及各脏器:如心、肝、肾受损,可发生相关的症状。

6.皮肤试验及激发试验可呈阳性反应。

7.实验检查:有的出现血白细胞升高及嗜酸粒细胞升高;有的则出现白细胞、红细胞或血小板减少。重症药疹可有不同程度的肝肾功能损害。

【诊断要点】

依据明确的用药史和过敏史,一定的潜伏期、皮疹特点及发生规律,不难诊断。

【鉴别诊断】

应与猩红热、麻疹、多形性红斑、中毒性表皮坏死松解症(Lyell病)等相鉴别。

1.猩红热或麻疹　皮疹色较暗,痒轻或无,全身症状重,有传染病应有的其他体征,如麻疹的Koplik斑,猩红热的草莓样舌等。

2.多形性红斑　多形性红斑型药疹皮损表现与多形性红斑相似但有明确的服药史,且发病较急。

3.中毒性表皮坏死松解症(Lyell病)　大疱性表皮松解型药疹需与Lyell病鉴别,见表1-1。

表1-1　大疱性表皮松解型药疹与Lyell病鉴别诊断

鉴别要点	大疱性表皮松解型药疹	Lyell病
发病率	少见	国外报道较多,国内罕见
型别	只有一种	分儿童型、成人型、妇女型
发病机制	变态反应	毒性反应-中毒性坏死
病因	药物	药物;细菌、病毒、真菌等感染;有些中年妇女病因不明
主观症状	开始可能痒	开始即有痛和压痛
皮损表现	红斑、水疱、大疱、形成几厘米至几十厘米松弛大疱,表皮松解,似烫伤,预后无瘢痕	红斑,第二天开始松解,似烫伤。可有大疱,是由于表皮松解空隙,积液而形成,常有皮肤或黏膜瘢痕形成
组织病理	表皮显著萎缩,棘层可完全消失,真皮胶原纤维变性、碎断	表皮坏死,形成均匀无结构的坏死物。早期真皮反应极微

【治疗】

1.停用一切可疑致敏药物及与其结构近似的药物。

2.加强排泄,多饮水,必要时可给以泻剂和利尿剂以保持大小便畅通。

3.内用疗法:抗组胺药物、维生素C、钙剂、硫代硫酸钠等。必要时口服中等剂量皮质类固醇激素如泼尼松(30～60mg/d),待皮疹消退后逐渐减量以至停药。

4.外用疗法:常用保护、止痒、清洁干燥剂,如炉甘石洗剂、粉剂等。有糜烂渗液时可用溶液湿敷。

5.重症药物疹(重症多形性红斑型、剥脱性皮炎型、大疱性表皮松解型),除上述治疗外,还需采取以下措施:

(1)及早应用大剂量皮质类固醇激素:可用地塞米松10～20mg/d或氢化可的松300～500mg/d加在5%葡萄糖液500～1000ml中静脉滴注,待病情好转逐渐减量。

(2)加强支持疗法:注意水电解质平衡,注意热量和蛋白质的摄入,必要时输血或血浆。

(3)静脉注射免疫球蛋白:剂量400mg/(d·kg),连用3日～5日。

(4)预防和治疗并发症:继发感染可选用与致敏药无关的抗生素。注意保护肝肾功能。防止交叉感染。

(5)局部治疗:大片糜烂面时,暴露皮损以保持干燥为宜,可用1%甲紫溶液加扑粉;如渗液多时,可用溶液湿敷;注意保护眼睛,清洗结膜,用氢化可的松眼药水和硼酸眼膏;口腔黏膜受损应经常清漱口腔,可用4%碳酸氢钠溶液或多贝氏液含漱。

【预后】

去除致敏药物,经适当治疗,较快痊愈。重症药疹如不及时抢救和停用致敏药,可导致死亡。

七、特应性皮炎

特应性皮炎(或称为特应性湿疹)(AD)又称异位性皮炎、遗传性过敏性皮炎,是一种好发于皮肤皱褶处的瘙痒性、炎症性皮肤病。

病因与IgE升高、各种变应原(屋尘螨、食物、感染变应原、花粉、接触刺激物变应原)的作用、细胞介导免疫异常、炎症细胞和介质、血管反应、剧烈瘙痒和皮肤反应、遗传、异位性的β肾上腺素能阻滞等有关。

【临床提要】

1.皮肤症状　①瘙痒。可为全身性或局限性,耳、头皮、颈、肘窝、腘窝、腕、手、踝和足背瘙痒尤甚。瘙痒可为间歇性,夜晚明显,尤其临睡前。②色素异常。炎症后色素沉着和色素减退,常伴发白色糠疹。③睑下褶,亦称 Morgan 褶,是下睑皮肤上的皱褶。④睑周黑晕。睑周境界不清的暗灰色晕,约见于半数病例。⑤干燥症。皮肤干燥、鳞屑和皲裂,踝、跖等部位尤重。⑥皮肤白色划痕阳性。划痕后 15～20 秒,红晕为苍白替代(缺),持续 5～20 秒。

2.各期要点

(1)婴儿期(出生～2 岁):亦称婴儿湿疹。①常在生后 2～3 个月时发病,好发于双颊,表现为急性、亚急性湿疹。②头皮、耳后黄色厚痂。③多数在 1～2 岁自愈。

(2)儿童期(3～11 岁):屈侧(肘窝、腘窝)受累更明显,苔藓样变为其特征,有痒疹和湿疹斑块(常为钱币状)。多数患者在 20 岁后病变可自发消退,少数可持续到老年期。

(3)青少年期或成人早期(12～20 岁左右):皮损好发于面、颈、四肢屈侧和躯干上部,主要症状为瘙痒、苔藓样变、痒疹、抓痕和结痂。

3.伴发病　①过敏性哮喘和鼻炎;②寻常性鱼鳞病;③白内障。

4.分型　两种类型:混合型(并发呼吸道过敏反应)和单纯型,后者又可分为内源性和外源性,其中外源性特应性皮炎患者皮损中的 T 细胞可分泌 IL-4,且其皮肤分化的 T 淋巴细胞表面可表达更多的 IL-13。

5.诊断标准　异位性皮炎的诊断标准。

(1)主要条件:瘙痒性皮肤病或在儿童期有搔抓或摩擦。

(2)次要条件:①2 岁以内发病(此条不适合 4 岁以内患儿);②皮肤皱褶受累的病史(包括 10 岁以内患儿的颊部);③泛发性皮肤干燥的病史;④其他异位性疾病的个人史,或 4 岁以内患儿的一级亲属有异位性疾病病史;⑤明显的屈侧皮炎,或 4 岁以内患儿的颊、额部和肢体外侧皮炎。

诊断要求:主要条件＋2 个以上(≥3 个)次要条件,且应排除疥疮。

6.鉴别诊断　本病须与湿疹、婴儿脂溢性皮炎及神经性皮炎相鉴别。

【治疗处理】

(一)治疗原则

恢复皮肤的正常湿度,寻找和去除诱发因素,止痒和减轻炎症反应。特应性皮炎外用药的选择同其他湿疹皮炎及接触性皮炎相同。用药选择主要是依据患者年龄、分期、损害类别、部位和病程,有无感染及先前的治疗效果来确定的。

(二)基本治疗

1.作用靶位　阻断变应原与肥大细胞和巨噬细胞表面 IgE 互相作用的变态反应,阻断血管功能失调的非变态反应,以及对机械或化学刺激的痒阈降低,抑制和对抗其上述反应所释放的组胺、白三烯和细胞因子等介质,改善 AD 临床症状,如瘙痒、湿疹、痒疹或苔藓样变。

2.去除诱因和激发因素　避免接触抗原,包括环境空气中抗原,饮食调节。

3.制止恶性循环　瘙痒-搔抓循环,皮肤干燥-瘙痒循环,皮炎湿疹感染-超抗原恶性循环。

4.心理治疗　防止心情抑郁。

5.局部治疗　润肤剂、保湿剂,糖皮质激素,抗感染药,止痒剂,他克莫司,吡美莫司。

6.系统治疗　抗组胺类药物与肥大细胞膜稳定剂,白三烯抑制剂,糖皮质激素及其他免疫抑制剂,免疫调节剂、生物制剂。

7.抑制金黄色葡萄球菌　酌情系统使用青霉素、头孢菌素,对鼻部带菌者局部用莫匹罗星。

（三）治疗措施

1.一般治疗

（1）避免诱发及加重因素

1）刺激物：异位性皮炎患者皮肤多较干燥，易受肥皂、羊毛及尼龙织物的刺激，故应选用中性和去脂效果较差的肥皂，或不含肥皂的清洁剂，少接触洗涤剂。此外，患者还应减少活动，避免出汗过多而加重瘙痒。

2）变应原：避免接触吸入性和食物变应原。若对尘螨过敏，可将枕芯和床垫换成塑料制品，使用空气净化剂；亦可用尘满浸液脱敏。对于可能诱发本病的食物应忌食，但对儿童的限制应放宽，以免发生营养不良。

（2）恢复皮肤的正常湿度：纠正皮肤干燥及止痒，是急性期和慢性期治疗的关键。急性发作时，可温水浴15～20分钟，每天3次，同时还可去除痂皮、减少渗出。浴后应用柔软毛巾擦干再外用其他药物，受累区域封包3～5分钟以防止蒸发，未受累皮肤可使用白凡士林等温和的软膏。病情好转后温水浴次数可减至每天1～2次，润滑剂每天使用3次以上。1∶40 Burrow溶液适用于渗出性皮损。

（3）精神疗法：关怀患者，正确认识本病，积极配合治疗可加速本病缓解与痊愈。

2.局部治疗

（1）糖皮质激素：外用原则上应选用最弱效的糖皮质激素，如弱效类醋酸氢化可的松、中效类糠酸莫米松、丁酸氢化可的松，每日不超过2次。急性期应选用0.025%～0.1%曲安西龙软膏等中效制剂，但面部、腹股沟及腋窝处皮损则应外用1%氢化可的松软膏等弱效制剂。炎症消退后可减少用药次数，糖皮质激素的强度也应适当降低，病情控制后可换用焦油剂或润滑剂。

（2）焦油类：焦油制剂也有抗炎作用，尤其适用于亚急性、慢性期皮损，常用的有煤焦油、焦油凝胶及2.5%～5% LCD溶液。

（3）辣椒素：辣椒素已用于痒疹、银屑病的治疗。动物实验表明，0.025%辣椒素可显著的改善异位性皮炎皮损，减轻瘙痒，长期使用无不良反应。

（4）多塞平搽剂：多塞平为三环类抗抑郁药，是 H_1、H_2 及毒蕈碱受体阻断剂，目前已被正式批准作为外用药治疗异位性皮炎。局部使用可显著减轻实验性瘙痒，但药物可引起困倦。

（5）改善皮肤屏障的药物：异位性皮炎患者皮肤屏障功能受损，皮肤敏感性高且较为干燥，主要与角质层内神经酰胺类物质减少有关。外用含神经酰胺类润肤剂作为一种辅助疗法，可有效改善异位性皮炎皮肤屏障功能。

（6）维生素E霜（2%）：含维生素E 20g，霜剂基质加到1000g。可润滑、保护皮肤，防止皮肤干裂。

（7）他克莫司（FK506）：与环孢素有相同的生物学活性。欧洲共治疗213例特应性皮炎患者，取得显著疗效。浓度为0.03%、0.1%，与糖皮质激素相比，其穿透力较差，长期使用不致皮肤萎缩或系统吸收，且可使用于面颈部。

（8）吡美莫司（ASM981）：新型免疫调节剂，1%吡美莫司软膏可有效防止异位性皮炎病情发展，其独特的疗效和低的毒副作用，有可能成为治疗特应性皮炎的一线药物。

3.系统治疗

（1）抗组胺药物：选用有镇静作用的抗组胺药物，但也有研究显示有镇静和非镇静抗组胺药物对于异位性皮炎伴发的瘙痒均无效。小儿一般应用0.2%苯海拉明糖浆[0.5～1ml/（kg·d），分3次口服]或氯苯那敏（2～4mg，每日2～3次）。焦虑患者宜选用多塞平（50mg，睡前口服，或25mg，每日3次）。

（2）糖皮质激素：应慎用，虽然糖皮质激素可迅速控制病情，但停药后多会复发；若给予短程疗法，则应加强局部处理以免减药过程中出现复发。

（3）白三烯抑制剂：扎鲁司特，成人 20mg，每日 2 次。孟鲁司特成人 100mg，每日 2 次，对特应性皮炎有良效。齐留通成人 400～600mg/次，每日 4 次，小儿酌减，疗程 4～6 周。

（4）免疫抑制剂：对于重症病例，环孢素有确切疗效，但停药后短期内即复发，外用环孢素无任何疗效。亦有用环磷酰胺（100mg/d）、硫唑嘌呤（50～100mg/d）取得疗效者。

（5）霉酚酸酯（MMF，骁悉，霉酚酸吗啉乙酯）：用 MMF 治疗 10 例中重度、常规治疗抵抗的异位性皮炎患者，给予 MMF 1g 口服，每日 2 次连用 4 周，第 5 周减量至每日 0.5g，连用 4 周。在治疗的第 4 周，所有患者的严重度指数明显下降（$P<0.5$）。Benez 等用 MMF 成功治疗 3 例红皮病型异位性皮炎患者，给予 2g/d 口服，在治疗的第 5 周，红皮病症状完全消退，5 个月后，MMF 减至 1g/d，共治疗 29 个月。在儿童因有效及安全剂量尚无明确界定故不推荐使用。

（6）抗细菌及抗真菌治疗：异位性皮炎可因皮肤真菌、细菌、病毒感染而恶化，因此可考虑系统或局部使用抗细菌及抗真菌药物。

（7）免疫调节剂：如胸腺素类，治疗 6 周后病情有一定程度改善，但有时可复发。

（8）γ-干扰素（IFN-γ）：皮下注射重组 IFN-γ 可使异位性皮炎明显好转，但停用后即复发；双盲对照试验表明 IFN-γ 明显优于安慰剂，嗜酸粒细胞计数减少，血清 IgE 无变化。

（9）静脉内大剂量免疫球蛋白注射（HdIVIg）：研究证实，HdIVIg 治疗重型、对激素有依赖性的特应性皮炎患者有确切疗效。研究还发现，单用 HdIVIg 治疗儿童型特应性皮炎，其有效率高达 90%，而成人仅达 48%，但作为辅助疗法对糖皮质激素抵抗的特应性皮炎成人患者可提高疗效。

4.饮食排除疗法　①仅适用于中重度，经常规治疗无效的患者。②过敏源检测试验虽有一定帮助，但阴性结果不能完全排除食物过敏。③自动耐受现象。患者年龄越小，过敏食物越多，年龄越大，过敏食物越少，说明有自动耐受现象。④限制饮食方法。第一步可仅限制奶、蛋（包括鸡肉），限制 3 周后，再一种一种添加，每周添加一种，观察在食用后数小时至 3 天内有无反应。如果有则应限制该食物。⑤对牛奶过敏的婴幼儿，可以换食大豆制品。如食母乳，母亲也应避免服用牛奶等患儿不耐受的食物。

（四）治疗评价

1.瘙痒　治疗措施包括：①教育患者，避免各种瘙痒触发因素，保持皮肤湿润，控制搔抓；②非特异性处理，包括冷敷、使用中性肥皂、浴后涂用润滑剂、UVB 照射；③外用止痒药物；④口服抗组胺药、抗抑郁药、抗焦虑药等。Klein 等认为抗组胺药对于特应性皮炎患者止痒确具一定效果，但消除特应性皮炎患者的皮损则效果较差。

2.饮食控制　如对牛奶过敏的患儿，不仅不能食用牛奶，而且与牛奶相关的一切制品也应受到限制。但是，了解某一食物在特应性皮炎发生中的作用以及控制食物对营养，尤其是儿童生长发育影响等问题，使在具体实施饮食控制中受到限制。

3.脱敏疗法　在过敏性鼻炎和哮喘等疾病中已获得成功，但对特应性皮炎则收效甚微，因本病患者存在复杂的发病环节，原因不单纯是外源性，也有内源性作用。如果发现某一外源物质是特应性皮炎发生的重要过敏原，采用相应过敏源免疫治疗则有效。国内外大多数变应原免疫疗法临床试验，很难客观地评价其治疗作用。

4.局部治疗　Lever 等报道，在一项双盲、安慰剂对照、交叉研究中，49 位 AD 患者使用莫匹罗星软膏或含有局部皮质激素的赋形剂治疗。经莫匹罗星治疗后，患者的临床严重度下降了，而且疗效可以维持 4 个星期。

5.局部使用钙调神经磷酸酶（神经钙蛋白）抑制剂　用药物载体作对照的研究表明，局部使用他克莫司和吡美莫司都有效。Reitamo 等报道,患有中度至严重 AD 的患者使用 0.1％他克莫司软膏,一天两次,治疗 1 周时,病情获得显著或极大改善或愈合的患者占 54％,6 个月时为 81％,12 个月时为 86％。

钙调神经磷酸酶抑制剂外用制剂并不会使皮肤变薄。无论是他克莫司还是吡美莫司,在皮肤涂擦时都会有轻度灼烧感。这两种钙调神经磷酸酶抑制剂外用制剂能获准作为二线治疗药物。2005 年 3 月,美国食品与药物管理局(FDA)根据吡美莫司和他克莫司的动物实验结果、病例报告和药物作用机制,发出一份警告:这两种外用药可能与癌症(主要是淋巴瘤和皮肤癌)有关。这份警告强调指出,这些制剂应只用于药物说明书中标明的适应证,并且只用于一线治疗失败时或不能耐受时。

6.光疗　中波与长波紫外线(UVA-UVB)混合疗效比用单一波(UVA)效果会更好。中等剂量冷光 UVA1 比中剂量常规 UVA1 治疗严重特应性皮炎疗效为佳且无发热、出汗副作用,比 UVA-UVB 疗效则更为显著,值得临床推广使用。

Grundmann-Kollmann 等报道,患有中等至严重 AD 的患者使用窄波段 UVB 治疗,累积剂量为 $9.2J/cm^2$,治疗超过 19 个疗程。3 周后,所有患者都取得不错的疗效。

Sheehan 等报道,53 名患儿(平均年龄为 11.2 岁)使用口服补骨酯素光化学疗法,一周两次,平均治疗 9 周后,39 名患儿(74％)病情愈合或接近愈合。

Dekort 等报道,患严重 AD 的 35 位患者使用 PUVA 治疗,13 次/周,共治疗 30 次,29 位患者在皮损的严重度、瘙痒和晚上睡眠方面获得显著的改善。35 位患者中有 6 位退出,3 位是由于症状的加重。

虽然光疗治疗特应性皮炎的机制尚不清楚,但光疗可抑制炎性细胞因子(IL-2、IL-12)同时诱导 T 细胞凋亡。有报道显示:宽波 UVB、UVA、窄波 UVB(311nm)、UVA-1(340～400nm)和联合 UVA-B 等光疗对泛发和难治性 AD 有效。

7.局部使用糖皮质激素　一项系统性评价检出了 83 项局部使用糖皮质激素治疗特应性皮炎的随机对照试验,用药物载体作对照、治疗持续时间少于 1 个月的研究表明,约 80％报告极好、良好或明显疗效反应,但对照组只有 38％的病人报告这种疗效反应。苏敬泽等报道了用 0.1％糠酸莫米松霜(艾洛松霜)治疗特应性皮炎患者 45 例,结果痊愈 18 例(占 40.0％),总有效率为 77.8％,无效为 0。

一般来讲,只有用作用力很小或中等强度的制剂才用于面部和生殖器区域,而中高强度的制剂则可用于身体的其他部位。低效价糖皮质激素可以完全用于小儿全身的所有部位。局部使用糖皮质激素的全身吸收引起继发性肾上腺抑制和生长抑制也是引起担心的问题,但有临床意义的肾上腺抑制非常罕见。一项在特应性皮炎儿童中进行的研究发现,儿童身高增长速度与局部使用低强度制剂(同使用中强度糖皮质激素相比)不存在任何相关性。另一项研究显示,只有局部使用高强度和极高强度糖皮质激素的儿童和接受其他途径糖皮质激素治疗的特应性皮炎患儿,才有下丘脑-垂体-肾上腺轴抑制的生化证据,而局部使用低中强度糖皮质激素治疗达 6.9 年(中位数)的病人没有出现上述证据。

8.润肤剂　润肤剂能改善与特应性皮炎相关的皮肤干燥(干燥症)的外观和症状,大约能使糖皮质激素的局部使用量减少大约 50％,另一项研究发现润肤剂能提高局部使用糖皮质激素的疗效。

9.免疫球蛋白　Jolles 等报道,在患者的平常治疗(口服糖皮质激素和羟氯喹)中加用免疫球蛋白(静脉使用,每月 2g/kg)可使患者的病情获得显著改善,而且可减少激素的用量或停用。

10.扎鲁司特　Carucci 等报道,4 位患严重特应性皮炎的患者使用扎鲁司特(20mg,每天两次)2 周内,就取得明显疗效。

11.基因治疗　寻找与特应性皮炎发生的相关基因,并从基因水平加以修正,可望为治疗带来根本性的突破。目前研究的热点包括如何控制特应性皮炎开始/启动的炎症反应,应用人源性单克隆抗体封闭由 Th2 产生的细胞因子以及如何平衡 Th1/Th2 反应等。近来研制的人源性抗 IgE 抗体,可望中和高水平

IgE,从而阻断由 IgE 介导的免疫反应。

（五）预后

1.缓解　虽然特定个体的预后难以预测,但幼儿的病情一般较严重和持续,缓解期随年龄增长而较常见。约 40％的婴儿期发病者在 5 岁后发生自发性消退,特别是病情轻微者。

Vickers(1980)对 2000 例门诊治疗的特应性皮炎患儿进行了前瞻性研究,发现约 90％患儿在 15 年随访期内痊愈。

2.持续性病变　特应性皮炎家族史、伴发哮喘或花粉过敏症、晚期发病和严重皮炎常与持续性病变相关。

八、皮肤瘙痒症

瘙痒是一种自觉瘙痒而无原发损害的皮肤病。由于不断搔抓,常有抓痕、血痂、色素沉着及苔藓样变等继发损害。许多皮肤病和系统性疾病也常见瘙痒症状,须加以排除。一般可分为全身和局限性瘙痒病两种类型。

【病因及发病机制】

现代医学认为,本病的发病原因复杂,目前尚不完全清楚。全身性瘙痒多与某些内脏疾病有关,如神经衰弱,甲状腺功能亢进,糖尿病,肾病,肝胆疾病,寄生虫感染,某些肿瘤如淋巴瘤、白血病及真性红细胞增多症等,某些自身免疫性疾病如干燥综合征、风湿热等,妊娠等。也与外来刺激有关,过冷或过热都会诱发或使本病加重。过度洁净导致皮肤干燥,或者老年后皮肤萎缩、皮脂腺和汗腺功能减退常是瘙痒症的主要原因。

局限性瘙痒,如女阴瘙痒及男性阴囊瘙痒,除与上述全身因素有关外,还与寄生虫感染、真菌感染、精神因素、糖尿病以及局部感染(痔、肛瘘)、慢性腹泻、局部刺激等有关。

【临床表现】

1.全身性瘙痒　最初瘙痒仅局限于一处,进而扩展至全身,常为阵发性,尤以夜间为重,同时伴有精神不振、失眠、烦躁等症状。刺激性饮食、情绪波动及冷热等物理因素变化常使病情反复或加重。由于长期搔抓,往往引起局部苔藓化、色素沉着及色素脱失等继发性改变,也可局部感染而出现毛囊炎、疖病及淋巴管炎。常由于瘙痒剧烈,出现头晕、失眠、食欲不振、精神抑郁等神经症表现。

2.局限性瘙痒　以肛门、女阴及阴囊瘙痒最常见。女阴瘙痒主要位于大小阴唇、阴阜、阴蒂,阴蒂黏膜也常有痒感。因不断摩擦及搔抓,局部皮肤常潮红、水肿、肥厚,渐渐苔藓样变及湿疹化。由于长期患病,易引起患者精神变化。

【诊断及鉴别诊断】

在无继发性皮损发生时,容易诊断。如果出现继发性皮损,须根据病史,确定最初仅有瘙痒而无皮损时,才可确诊。

常须排除引起瘙痒的全身性因素,往往需要全面体检以排除。局部瘙痒也须排除寄生虫感染、真菌感染、扁平苔藓、外阴白斑以及糖尿病等。

【治疗】

努力寻找病因并加以去除,予以根治。

（一）药物治疗

1.全身治疗　最常用的方法是用抗组胺药物、钙剂、维生素 C、硫代硫酸钠以及镇静催眠剂等,根据病情酌情选用。

2.局部治疗　以镇静止痒,润泽皮肤为主。一般夏季采用水剂,冬季采用霜剂。如非甾体抗炎药及皮质类固醇软膏等。女阴、阴囊及肛门黏膜应避免长期使用皮质类固醇激素。

(二)物理治疗

紫外线照射治疗全身及局部瘙痒有效。还可以行温泉、矿泉、淀粉浴等治疗。顽固病例还可选用浅层X线放射治疗。

(黄发清)

第二节　血管性皮肤病

一、雷诺病

【概述】

雷诺病是指肢端动脉阵发性痉挛。常于寒冷刺激或情绪激动等因素影响下发病,表现为肢端皮肤颜色间歇性苍白、发绀和潮红的改变。一般以上肢较重,偶见于下肢。原因不明的原发性者称雷诺病或肢端动脉痉挛症,继发性即症状性者称雷诺现象。

【诊断要点】

1.主要病因

(1)原发性者:常因受寒或手指接触低温后发作,亦有因情绪激动,精神紧张而诱发者。其肢端动脉痉挛的机制尚不清楚。

(2)继发性者:主要病因有结缔组织疾病和血管炎、慢性闭塞性动脉疾病、神经系统疾病、药物和化学物质、创伤、血液异常性疾病、甲状腺功能减退症、慢性肾衰竭和恶性肿瘤等。

2.临床表现

(1)其发作时的特征是指(趾)部皮肤颜色突然变白,继而变为发绀,然后转为潮红,呈间歇性发作。以手指多见而足趾少见。

(2)发作常自小指与环指尖开始,随着病变进展逐渐扩展至整个手指甚至掌部,但拇指较少发病,伴有局部发凉、麻木、刺痛和酸胀不适或其他异常感觉。

(3)全身和局部温度时有降低,但桡动脉或足背动脉搏动正常。初发时,发作时间多为数分钟至30min左右即自行缓解。皮肤转为潮红时,常伴有灼热痛,然后转为正常色泽。之后病情逐渐加重。

3.实验室检查

(1)激发试验

①冷水试验:将指(趾)浸于4℃左右的冷水中1min,可诱发上述典型发作。

②握拳试验:两手握拳90s后,在弯曲状态下松开手指,也可出现上述变化。

(2)指动脉压力测定:用光电容积描记法测定指动脉压力同指动脉造影一样精确。如指动脉压低于肱动脉压[>5.33kPa(40mmHg)],则指示为梗阻型。

(3)指温恢复时间测定:用光电容积描记法测定。手指浸冷水20s后,指温恢复正常的平均时间为5~16min,而本病患者常延长至20min以上。

(4)指温与指动脉压关系测定:正常时,随着温度降低只有轻度指动脉压下降。痉挛型,当温度降到触发温度时指动脉压突然下降;梗阻型,指动脉压也随温度下降而逐渐降低,但在常温时指动脉压则明显低于正常。

(5)指动脉造影和低温指动脉造影:此法除能明确诊断外,还能鉴别肢端动脉是否存在器质性改变,但此法不宜作为常规检查。

(6)其他:血液抗核抗体、类风湿因子、免疫球蛋白、补体、抗 DNA 抗体、冷球蛋白以及 Coombs 试验等检查。

4.组织病理学检查　后期血管内膜增生、动脉炎变化以及血管内血栓形成。

【鉴别诊断】

1.肢端青紫症　是自主神经功能紊乱所致的血管痉挛性疾病。多见于青年女性,手足皮肤呈对称性均匀发绀。寒冷虽可使症状加重,但在温暖环境中常不能使症状立即减轻或消失,情绪激动和精神紧张一般不诱发本病。常伴有皮肤划痕症或手足多汗等自主神经功能紊乱现象。其病理改变是肢端小动脉持续性痉挛及毛细血管和静脉曲张。

2.网状青斑　多为女性,因小动脉痉挛而致毛细血管和静脉无张力性扩张。皮肤呈持续性网状或斑点状发绀,多发于下肢,寒冷或肢体下垂时青斑明显。在温暖环境中或抬高患肢后,斑纹减轻或消失。

3.红斑肢痛症　病因尚不清楚。病理变化为肢端对称性、陈旧性血管扩张。多见于青年女性。起病急骤,多发于双足,呈对称性阵发性严重灼痛。当足部温度超过临界温度(33～34℃)时,疼痛即可发作,多为灼热痛,也可为刺痛或胀痛。肢体下垂、站立、运动时均可诱发疼痛发作,抬高患肢、休息或将足部露在被褥外,疼痛可缓解。

【治疗】

1.药物治疗

(1)钙离子通道阻滞药:是治疗本病的首选药物,如硝苯地平 20mg,每日 3 次,口服,疗程 2～13 周,可明显改善中、重度雷诺病的临床症状。

(2)血管紧张素转化酶抑制药:

①硝酸酯类:减轻症状,减少发作,如硝酸甘油、单硝酸异山梨酯等。

②前列环素类:对本病有一定疗效,如依前列醇、曲前列环素等。

③5-羟色胺拮抗药:阻止本病患者血小板激活释放过多的 5-羟色胺,如安步乐克等。

(3)周围血管扩张药:如妥拉唑啉,每次口服 25～50mg,每日 4～6 次,饭后服用。局部疼痛剧烈和形成溃疡的,每次剂量可增至 50～100mg。肌内注射、静脉或动脉内注射剂量为每次 25～50mg,每天 2～4 次。

(4)组织纤维蛋白溶酶原激活药:对于比较顽固的患者,应用该类药物抗凝治疗具有一定的疗效。

(5)肾上腺素能神经抑制药:如利血平,是治疗本病历史较久、疗效较好的药物,虽然有损伤动脉的不良反应,但不少学者认为对合并肢端溃疡的严重病例,仍值得试用。静脉阻滞后注射利血平是一种局部给药途径。方法是先在肘关节上方置止血带,穿刺远端静脉后,止血带气囊内注入空气使压力维持在33.3kPa(250mmHg),然后将 0.5mg 利血平溶于 50ml 生理盐水内缓慢注入静脉,使药物反流到肢端。疗效一般维持 7～14d。

(6)胍乙啶:具有类似利血平的作用,每次口服 5～10mg,每日 3 次。也可与苯氧苄胺合用,剂量为10～30mg/d。

(7)甲基多巴:剂量为 1～2g/d,大多数患者可收到预防本病发作的效果。用药时需注意血压。

2.生物反馈疗法　是将机体正常情况下非知觉的或难以知觉的生物信息利用设备进行探查、放大,并通过记录和显示系统转变成信号,让患者感觉到这些功能变化,从而使其能把自己的某些感觉与躯体功能联系起来,并在某种程度上调节这些功能。生物反馈疗法是近几年开展临床研究的新疗法,其方法简单,对患者没有任何痛苦和不良反应,文献报道有一定的疗效。

3.外科疗法　少数患者经足够剂量和疗程的药物治疗无效、病情恶化、症状严重影响工作和生活或指端皮肤存在营养性改变者,可考虑施行交感神经节切除术,但手术前应进行血管舒缩反应测定,如果血管舒缩指数不足,则交感神经节切除术就不能获得预期的效果。

【预防与调护】

1.避免寒冷刺激和情绪激动。

2.禁烟。

3.避免应用麦角胺、β-受体阻滞药和避孕药。

4.明显职业原因(长期使用震动性工具、低温下作业)所致者尽可能更换工作。

5.细心保护手指免受外伤,因轻微损伤容易引起指尖溃疡或其他营养性病变。

6.日常生活中饮少量酒类饮料可改善症状。

7.如条件许可,可移居气候温和、干燥的地区,以减少症状发作。

8.解除患者精神上的顾虑,保持乐观是预防中的一项重要措施。

二、过敏性紫癜

【概述】

过敏性紫癜是一种较常见的微血管变态反应性出血性疾病,侵犯皮肤或其他器官的毛细血管和细小血管,特点是血小板不减少。

【诊断要点】

1.主要病因　本病病因不完全清楚,主要诱因有感染、食物过敏、药物过敏、天花粉、昆虫咬伤等所致的过敏等。

2.临床表现

(1)前驱期症状:发病前1~3周常有低热、咽痛、上呼吸道感染及全身不适等症状。

(2)临床上一般分为以下4型。

①单纯型:以下肢大关节附近及臀部分批出现对称分布、大小不等的斑疹样紫癜为主,反复发作,皮损初起时伴有皮肤瘙痒,少数患者可出现风团、血管性水肿及多形性红斑等。

②关节型:除皮肤表现外,可伴有单个或多发性游走性关节肿痛或关节炎,有时局部有压痛,多发生在膝、踝、肘、腕等关节,关节腔可有渗液,但不留后遗症。

③腹型:除皮肤表现外,约2/3患者可出现腹部阵发性绞痛或持续性钝痛,同时可伴有呕吐、呕血或便血,严重者可伴发肠套叠或肠穿孔。

④肾型:一般于发生紫癜2~4周时出现肉眼血尿或镜下血尿、蛋白尿和管型尿,也可出现于皮疹消退后或疾病静止期,通常在数周内恢复。重症者可发生肾功能减退、氮质血症和高血压脑病。少数患者血尿、蛋白尿或高血压可持续2年以上。

3.实验室检查

(1)血液检查:无贫血,血小板计数正常,白细胞计数正常或轻度增高,出、凝血时间正常。

（2）骨髓象：正常骨髓象，嗜酸性粒细胞可偏高。

（3）尿液检查：可有蛋白、红细胞、白细胞和管型。

（4）粪常规检查：部分患者可检出寄生虫卵及红细胞，隐血试验可阳性。

（5）毛细血管脆性试验：阳性。

4.组织病理学检查　弥漫性小血管周围炎，中性粒细胞在血管周围聚集。免疫荧光检查显示有IgA和C3在真皮层血管壁沉着。

【鉴别诊断】

1.特发性血小板减少性紫癜　根据皮肤紫癜的形态不高出皮肤、分布不对称及血小板计数减少，不难鉴别。过敏性紫癜皮疹如伴有血管性水肿、风团或多形红斑则更易区分。

2.风湿性关节炎　亦可有关节肿痛及低热，随着病情的发展，本病患者皮肤出现紫癜，则可予以鉴别。

3.阑尾炎　亦可出现脐周及右下腹疼痛伴压痛。但过敏性紫癜患者腹肌不紧张，皮肤有紫癜，可予以鉴别。

4.败血症　脑膜炎双球菌性败血症引起的皮疹与紫癜相似，但前者中毒症状重，白细胞计数明显增高，刺破皮疹处涂片细菌学检查可为阳性。

【治疗】

1.去除病因：避免接触可疑致敏的物质，停服可疑致敏的食物及药物。对患有慢性感染性疾病者应给予积极治疗，彻底清除感染灶。确诊寄生虫感染者可行驱虫治疗。

2.抗组胺药物：如氯苯那敏片8mg，每天3次，口服；阿司咪唑10mg，每天2次，口服。亦可用西咪替丁等药配合使用。

3.双嘧达莫25～50mg，每天3次，口服，可纠正过敏性紫癜的高凝状态，改善微循环。

4.糖皮质激素：伴有腹痛、关节肿痛者，可口服泼尼松10mg，每天3次（或30mg，每天1次）。地塞米松10mg/d，静脉滴注，持续3～5d，然后改用泼尼松口服。

5.免疫抑制药：用于肾型患者，如硫唑嘌呤50mg，每天2～3次，口服。环磷酰胺200mg，每2天1次，静脉注射10d。亦可选用环孢素、霉酚酸酯等。

6.伴有肾功能损害患者，应改善肾的微循环，如山莨菪碱（20～30mg/d）＋川芎嗪（300mg/d）或丹参注射液，静脉滴注，10d为1个疗程，每月1～2次。

7.肾损害严重者，亦可选择血浆置换。

【预防与调护】

1.注意避免与致病原接触，如天花粉、化学物品、油漆、汽油、尘埃、过敏食物及药物等。

2.过敏体质者不要养宠物，尽量减少与动物皮毛的接触，特别是已经明确致敏原的患者更应注意。

3.注意饮食卫生，以杜绝肠道寄生虫感染的机会。

4.加强锻炼，增强体质，提高机体对各种感染的抵抗力。

三、变应性皮肤血管炎

【概述】

变应性皮肤血管炎是以真皮浅层小静脉、毛细血管和小动脉，尤以毛细血管后静脉的损伤为特点的一种炎症性皮肤病。

【诊断要点】

1.主要病因　细菌或病毒感染（如葡萄球菌、乙肝病毒、流感病毒），药物或化学品（如阿司匹林、杀虫剂),系统性疾病(如系统性红斑狼疮、类风湿关节炎),恶性肿瘤(如白血病、淋巴瘤),先天性补体 C_2 缺乏等。

2.临床表现　多见于青壮年,常急性发作。

(1)皮肤:皮损好发于下肢和踝部,为对称性。皮损呈多形性、对称性发作,主要为紫癜、丘疹和斑丘疹,鲜红至紫红色,压之不褪色,还可见红斑、风团、水疱、血疱、结节,甚至坏死、溃疡、结痂等。自觉瘙痒或灼痛。单个皮损持续 2～4 周,消退后有色素沉着或浅在萎缩性瘢痕。病程慢性,可反复发作,迁延数年。

(2)其他症状:起病常伴乏力、发热、关节痛等。可有内脏损害,主要累及肾、肺、胃肠道和神经系统。

3.实验室检查

(1)血常规:白细胞计数可升高,急性发疹时血小板暂时性降低,严重者有贫血。

(2)尿常规:肾受累可有蛋白尿、血尿、尿中有管型等。

(3)免疫学:红细胞沉降率增快,血清补体可降低,少数患者 p-ANCA 可阳性。

4.组织病理学检查　典型病变为真皮乳头下和网状层的毛细血管及小血管扩张,内皮细胞肿胀,管腔狭窄、闭塞,血栓形成,管壁有纤维蛋白样变性或坏死。管壁及周围有中性粒细胞为主的细胞浸润,伴有核尘,并有数量不等的红细胞外渗。

【鉴别诊断】

1.过敏性紫癜　皮损形态单一,主要为紫癜或风团样皮疹,可伴有胃肠症状、关节痛、血尿和蛋白尿等。

2.结节性红斑　好发于双下肢伸侧,主要皮损为成批出现的红斑、结节,伴明显疼痛,一般不发生破溃。

【治疗】

1.去除病因,停用可疑药物,治疗原发疾病。

2.防止感染,应用敏感抗生素。

3.局限于皮肤的血管炎,常用抗组胺类药,可辅助应用非甾类抗炎药、维生素 C、钙剂和双嘧达莫等。

4.对于严重或系统受累者,首选糖皮质激素,可应用泼尼松 20～60mg,病情控制后可逐渐减量,其他可用雷公藤、氨苯砜、秋水仙碱等。

【预防与调护】

1.积极寻找病因,预防感染,去除炎性感染病灶,停服可疑药物。

2.急性发作时卧床休息,抬高患肢以减轻局部水肿。

3.补充多种维生素。

四、荨麻疹性血管炎

【概述】

荨麻疹性血管炎又称低补体血症性血管炎、低补体血症血管炎荨麻疹综合征,是一种以长时间不退的风团样丘疹、低补体血症、关节炎及腹部不适为特征的血管炎亚型。

【诊断要点】

1.主要病因　感染、药物、反复寒冷刺激以及碘过敏等为本病诱因,也可继发于血清病、结缔组织病、巨球蛋白血症、结肠癌等。

2.临床表现　中年妇女多见,可伴有不规则发热,基本损害为皮肤出现风团样皮疹,持续时间可达24～72h,甚至数天不退。风团触之有浸润感,可伴有紫癜样皮损,少数病例有小水疱,但无坏死,消退后遗留色素斑或脱屑,自觉痒感或灼热感。可伴有四肢关节疼痛肿胀,淋巴结肿大,还可有腹部不适,晚期可出现肾损害。少数病例可伴发癫痫、脑膜炎及单侧视神经炎等。

3.实验室检查　外周血白细胞计数增加;红细胞沉降率增快,严重而持久的血清补体水平降低,以 C4 为甚,循环免疫复合物可增高。

4.组织病理学改变　参见变应性皮肤血管炎。免疫荧光示血管壁及周围有免疫球蛋白及补体沉着。

【鉴别诊断】

1.慢性荨麻疹　周身起红斑、风团,伴瘙痒,风团可在几小时之内完全消退,无色素斑遗留。病程慢性,反复发作。

2.红斑狼疮　多发于育龄期妇女,临床症状以典型的面部蝶形红斑、盘状红斑和血管炎表现为主,常有内脏受累,实验室检查可有白细胞、血小板计数减少,蛋白尿、管型尿,红细胞沉降率升高,低补体血症,抗 ANA、抗 Sm 等多种自身抗体阳性。

【治疗】

1.及早应用皮质类固醇,以预防肾损害等全身并发症。应用皮质类固醇的剂量应根据病情决定,一般相当于泼尼松 30~50mg,可以分次口服或缓慢静脉滴注,待体温恢复正常、皮损大部分消退后,逐渐减量。由于有时病程可长达数月,因此,要注意激素的不良反应。

2.可以试用非甾体类抗炎药,如吲哚美辛、芬必得等。

3.部分病例用氨苯砜治疗有效。

4.必要时,也可考虑应用地塞米松。单次剂量为 5mg 静脉滴注,每天 1 次,连用 3d 停 4d;或 5mg 口服,12h 1 次,每周连用 3 次。一般抗组胺类药物无效,但可以对症止痒。

5.免疫抑制药:可服用环磷酰胺 2~3mg/(kg·d)或硫唑嘌呤 2~3mg/(kg·d)。

6.脱敏治疗:对致敏原(某些吸入物或食物等)检测阳性者可进行脱敏治疗。

【预防与调护】

1.积极寻找和去除病因及可能的诱因。

2.饮食适度,忌食辛辣发物,避免摄入可疑致敏食物、药物等。

3.注意气候变化时,冷暖适宜,加强体育锻炼,增强体质,保持良好心态。

4.清除体内慢性病灶及肠道寄生虫,调节内分泌紊乱。

五、结节性多动脉炎

【概述】

结节性多动脉炎是一种主要发生于下肢的,累及中、小肌性动脉全层的坏死性中性粒细胞性血管炎,随受累动脉的部位不同,临床表现多样。有认为本病为影红斑的早期或轻型。

【诊断要点】

1.主要病因　尚不明确,可能与细菌感染(主要为 β-溶血链球菌)、病毒感染及药物等因素有关,也可与类风湿关节炎、混合性冷球蛋白血症及干燥综合征并发。

2.临床表现　多发于 30~60 岁妇女。

(1)皮肤型:皮损局限在皮肤,以 0.5~1.0cm 的结节为特征,坚实,单发或多发,沿浅表动脉排列或不规则地聚集在血管近旁,表面呈玫瑰红、鲜红或近正常肤色,活动度一般,有压痛,结节中心可发生坏死形成溃疡,常伴有网状青斑、风团、水疱和紫癜等。皮疹好发于小腿和前臂、躯干、面、头皮和耳垂等部位,发生在双侧但不对称,一般无全身症状,或可伴有低热、关节痛、肌痛等不适。病程缓慢,2~4 周消退或遗留纤维性结节,但可反复发作。

(2)系统型:急性或隐匿起病,常有不规则发热、乏力、关节痛、肌痛、体重减轻等周身不适症状。肾的病变最为常见,亦可累及消化系统、心血管系统、神经系统、生殖系统等。皮损表现与皮肤型相似,部分患者伴雷诺现象。

3.实验室检查

(1)血常规:白细胞总数及中性粒细胞常增高,可有不同程度的贫血,红细胞沉降率可增快。

(2)尿常规:常见蛋白尿、血尿、管型尿,肾损害较重时出现血清肌酐增高,肌酐清除率下降。

(3)免疫学:抗"O"、丙种球蛋白增高,总补体及 C3 补体水平下降,类风湿因子、抗核抗体呈阳性或低滴度阳性,抗中性粒细胞胞质抗体(ANCA)偶可阳性,约有 30%病例可测得 HB-sAg 阳性。

4.组织病理学检查　参见变应性皮肤血管炎。

【鉴别诊断】

1.硬红斑　临床表现相似,通常将明确的结核或高度怀疑结核者诊断为硬红斑,组织病理学检查可资鉴别。

2.结节性红斑　好发于双下肢伸侧,主要皮损为成批出现的红斑、结节,伴明显疼痛,一般不发生破溃,组织病理学检查可资鉴别。

【疗效判断标准】

1.治愈　症状、体征消失,实验室检查结果正常。

2.好转　症状、体征好转。

【治疗】

1.一般治疗　除去可疑致病因素,积极治疗原发病,急性期注意休息,抬高患肢减轻水肿,避免使用过敏药物,注意保暖,预防感冒。

2.皮质类固醇　是治疗本病的首选药物,及早使用可改善预后。还可应用氨苯砜、雷公藤总甙及免疫抑制药等。

3.其他药物　可选用维生素 E、维生素 C、非甾体类抗炎药、阿司匹林、双嘧达莫等。

4.抗感染　有明确感染者可行抗感染治疗。

5.手术治疗　本病偶需紧急手术,特别是胃肠道出血、穿孔、后腹膜出血。术前影响手术效果的有血容量补充、心力衰竭、心律失常的控制。有指征者术前可行动脉造影,激素在手术当天或术后 3d 应用以补偿手术时应急。

【预防与调护】

1.避免滥用药物。

2.预防感染。

3.积极治疗乙型肝炎。

4.饮食应以营养丰富、易消化的食物为主,忌食辛辣、烟酒、油腻、煎炸食物。

六、性紫癜性皮肤病

【概述】

色素性紫癜性皮肤病病因不明,是一种以瘀点和色素沉着为特征的皮肤病,属淋巴细胞型血管炎,包括进行性色素性紫癜性皮肤病、色素性紫癜性苔藓样皮肤炎及毛细血管扩张性环状紫癜。此三病关系密切,临床及组织病理学皆很相似。

【诊断要点】

1.进行性色素性紫癜性皮肤病　又称 Schamberg 病。中年以后多见。

(1)损害初起为针尖大小的红色瘀点,逐渐密集成片,不规则。随病期延长,中心部渐转变为棕色或棕褐色。不断有新疹出现,散在于原发皮损内或其边缘,似撒在皮肤表面上的胡椒粉样外观。

(2)好发部位为小腿及踝部周围,常首发于单侧,可至双侧。

(3)病程慢性,进行性发展,亦可自行消退。

(4)多数无自觉症状,有时轻微痒。可伴有浅表静脉曲张。

2.色素性紫癜性苔藓样皮肤病　又称 Gougerot-Blum 病,常见于中老年人,男性多于女性。

(1)初为针尖至粟粒大丘疹,渐融合成为轻度苔藓样变的片状损害,呈特征性的紫红色或紫褐色,表面有少量鳞屑,边缘有瘀点。

(2)好发于小腿。

(3)多伴有不同程度的瘙痒。

(4)病程慢性。

3.毛细血管扩张性环状紫癜　又称 Majocchi 病。青年及成年人多见,男、女均可发病。

(1)初为针尖大出血性斑点,离心性向外增大,成为红色环状斑片,直径 1～3cm,中心为含铁血黄素沉积的淡褐斑,边缘则可见活动性的出血性瘀点及毛细血管扩张,皮疹常成批出现。

(2)对称发生在双下肢,也可波及臀部及躯干。

(3)一般无自觉症状或仅感轻度瘙痒,有自愈倾向。

【鉴别诊断】

1.过敏性紫癜　多见于儿童和青少年,损害为紫红色瘀点、瘀斑成批发生,常伴发关节痛及胃肠道症状,尿液检查可见红细胞和蛋白。

2.静脉曲张性淤滞性皮炎　好发于小腿中下 1/3 处,患肢有静脉曲张,局部皮肤常呈湿疹样变,有红斑、丘疹、渗液、糜烂、鳞屑及苔藓样变等多形损害,瘙痒明显。

【疗效判断标准】

1.治愈　皮损消失,愈后不再复发。

2.好转　皮损消失,复发时间较以前延长。

【治疗】

1.全身治疗:可口服维生素 C 0.2g,每天 3 次;葡萄糖酸钙 1.0～2.0g,每天 3 次;芦丁 20～40mg,每天 3 次。

2.局部瘙痒者可给予皮质类固醇霜剂外用。

【预防与调护】

1.平时多吃新鲜蔬菜、水果等。

2.避免过分劳累。

3.休息时把下肢抬高。

4.注意冷暖,防止感冒和上呼吸道感染。

5.不食海鲜和辛辣食物。

七、小腿静脉性溃疡

【概述】

小腿静脉性溃疡，又称"小腿溃疡"，现代医学认为是下肢静脉曲张时，血流缓慢，血栓形成，局部营养障碍，继发感染，导致溃疡形成。

【诊断要点】

1.有原发性浅静脉曲张和交通静脉功能不全。

2.溃疡较浅，大小不等，1个或几个，多位于内踝上方或后方，其周围常有色素沉着和毛细血管扩张。溃疡基底水肿，肉芽组织丰富。如有继发感染，表面则可见脓性分泌物。

3.病程慢性化，反复性，活动后加重。

4.本病以中老年人为多。

【鉴别诊断】

1.梅毒树胶肿　常呈肾形，边缘有堤状隆起及黯红浸润，表面有树胶状分泌物，梅毒血清反应阳性，有性病接触史。

2.硬结性红斑　结节易破溃形成溃疡。好侵犯下腿屈侧，妇女多见，经过缓慢，多有内脏结核史，结核菌素试验阳性。

3.动脉疾病性溃疡　多伴有糖尿病、高血压和动脉硬化，发病多较急，病程短，溃疡易发生于足部，常引起肌腱和骨组织感染坏死，无静脉曲张，皮肤色素沉着轻。

4.神经营养性溃疡　多伴发于脊髓损伤、小儿麻痹后遗症以及颅脑和脊髓的先天畸形，溃疡多发生在足底、底部负重部位，呈圆形，周围硬如胼胝，故又称胼胝性溃疡。

【疗效判断标准】

1.治愈　溃疡愈合，仅留色素沉着。

2.好转　溃疡缩小，但易复发。

【特殊疗法】

1.神灯(TDP)照疗法　清洗溃疡创面后，用神灯照射15～30min，每天1次。

2.吹烘疗法　清洗溃疡后，用电吹风筒吹烘患处15min，每天1次。

3.锌片贴敷法　先将锌片置于75%乙醇或1%苯扎溴胺溶液中浸泡消毒，然后贴敷于清洗后的溃疡面上，每2～3天换药1次。

【治疗】

1.硫酸锌：0.1～0.2g，每天3次，加于牛奶中冲服。

2.溃疡初期用抗生素：青霉素80万U，肌内注射，每天2～3次。

3.维生素E：0.1g，每天3次，口服；或肤康片12mg，每天3次，口服，并外用肤康霜或素高捷疗软膏。

4.不宜手术或拒绝手术者，可使用弹力绷带，起床时包扎好，临睡时解除。

5.分泌物少、创面清洁、肉芽新鲜而创面大不能自行愈合者，可给予植皮。溃疡顽固不愈、肉芽组织不健康者，可切除溃疡并植皮。

【预防与调护】

1.适当休息，抬高患肢，改善局部血供。

2.避免外伤和强烈腐蚀药。

3.外用药换之不宜过勤,除急性炎症期外,换药后皆须配合绑缚疗法。

(张永乐)

第三节　痤疮样发疹性皮肤病

一、痤疮

痤疮俗称"青春痘",是一种毛囊皮脂腺的慢性炎症性疾病。本病发病率为 50%～87%,是儿童期最常见的皮肤病之一。

【病因及发病机制】

1.遗传因素　有学者发现昆明地区重症痤疮的易感基因为 SELL,DDB2,同时发现 CYP19al 基因单核苷酸多态性与中国汉族人中重度寻常痤疮有关联。

2.皮脂腺分泌增多　痤疮患者血清学检测睾酮(T)、硫酸脱氢异雄酮(DHEAS)、雄烯二酮(AD)、二氢睾酮(DHT)、游离睾酮(FT)水平分别存在不同程度的增高。女性经前期痤疮加重者雌二醇降低,使得睾酮相对升高,致使痤疮发生或加重。

3.感染因素　大量的研究证实:①痤疮丙酸杆菌(PA)(占痤疮患者皮损细菌分离率的 32.72%～61.12%);②球菌,包括葡萄球菌如金黄色葡萄球菌、中间型葡萄球菌、表皮葡萄球菌;③糠秕马拉色菌。

4.毛囊皮脂腺导管的角化过度　其形成原因可能与以下几种因素有关:①表皮游离胆固醇/硫酸胆固醇比值下降;②痤疮患者皮肤表面脂质角鲨烯的含量比正常增加;③局部维生素 A 缺乏和(或)毛囊上皮亚油酸缺乏;④PA 引起的一系列促炎因子的产生。

5.炎症反应　痤疮的炎症反应不仅参与了早期的亚临床非炎症性痤疮,并且贯穿了痤疮的整个发病过程,包括炎性皮损的形成和后期的炎症后红斑及炎症后色素沉着或瘢痕形成。

【临床表现】

本病大多数发生于青春期,最早可在 8 岁时出现。青春期后可自然消退或减轻。美国报道 8～10 岁儿童约 40%出现粉刺。

粉刺是痤疮最早出现的症状,分闭合性粉刺和开放性粉刺。闭合性粉刺是毛囊口下方漏斗部或皮脂腺的颈部上皮角化增生、阻塞后形成的毛囊导管微囊肿,临床上表现为皮色隐约可见的小丘疹,称白头粉刺。开放性粉刺是毛囊口的角质形成细胞增生角化,形成栓塞致毛囊口扩张,阻塞后的角质栓经氧化后形成黑色小丘疹。粉刺可持续数月后,发展为炎性丘疹、脓疱、结节、囊肿或毛囊根部互通的窦道。大部分青少年就诊时,面部可见到有粉刺、红色丘疹、脓疱等多种损害并伴有皮脂腺分泌增加。

痤疮的发病部位主要在面部,尤其在面颊、前额、颏部,其次为背部及上胸部,严重者臀部亦可发生。一般无自觉症状,有炎症时自觉疼痛或触痛。根据皮损的表现,痤疮临床上常见以下几种类型。

1.寻常痤疮　是痤疮中最常见的一种类型,皮损除上述发展和分布外,根据皮损形态可分为以下几种。

(1)丘疹性痤疮:皮疹以黑头粉刺和白头粉刺为主,伴有或不伴有红色粟粒至绿豆大小炎性丘疹。数目可多可少,一般分布于前额和面颊。本类型如以粉刺为主亦称为粉刺性痤疮。

(2)脓疱性痤疮:皮疹以脓疱为主,为在炎性丘疹的基础上,顶端形成粟粒到绿豆大小脓疱。可伴有少量黑头粉刺或白头粉刺及散在红色粟粒到绿豆大小炎性丘疹。

（3）硬结性痤疮：皮疹以结节为主，呈暗红或紫红色大小不一结节，扪之位置较深，可高出皮面或不高出皮面。除了结节外亦可见炎性小红丘疹或小脓疱。

2.囊肿性痤疮　皮损为大小不等的囊肿，扪之有囊性感，破溃后流脓，常经久不愈。除面部外，还可分布于耳垂、耳后、颈部、项部和背部，自觉疼痛或触痛。

3.聚合性痤疮　皮损呈丘疹、脓疱、囊肿和大的脓肿，基底部相互连接，形成窦道，经常溢脓，经久不愈或愈后形成瘢痕或瘢痕疙瘩。本类型痤疮是一种少见的严重性痤疮。这些囊肿被认为是化脓性汗腺炎的一种类型。化脓性汗腺炎与脓肿性穿掘性毛囊周围炎、聚合性痤疮三者合起来称为毛囊闭锁三联征。聚合性痤疮最常发生于16岁左右青少年，可延续并持续至成年，甚至一直到50岁。男性多见，皮损分布于头面、颈、背部，甚至臀部。

4.萎缩性痤疮　痤疮的瘢痕有两种形态，一种是丘疹性痤疮或脓疱性痤疮，愈后形成点状萎缩性瘢痕，另一种为增生性瘢痕，往往是囊肿性痤疮或聚合性痤疮愈后形成的瘢痕疙瘩样损害，后者称为瘢痕疙瘩性痤疮。

5.少女剥脱性痤疮　发生于少女，原患者有轻度表浅性痤疮，但由于患者不良的强迫性搔抓习惯或挤压皮损，仔细检查患者面部皮肤可发现有线形瘢痕。其特点是瘢痕比原发皮损更明显。皮损间常有永久性的瘢痕和萎缩。

6.恶病质性痤疮　多见于身体虚弱的患者，损害为青红色或紫红色丘疹、脓疱或结节，含有脓血，常长久不愈，以后痊愈遗留微小的瘢痕，很少浸润。

此外，还有些特殊类型的痤疮，如热带痤疮是指发生在高温地区的痤疮，主要为硬结性囊肿或结节患者，离开这种气候条件后可以缓解；坏死性痤疮又名痘疮样痤疮，此种痤疮从不发生在青春期以前，常见于20~50岁，其损害开始为褐红色、成簇的毛囊周围丘疹和脓疱，常有脐窝并迅速坏死伴黏着性出血性痂皮，3~4周后痂皮脱落留下瘢痕。如损害反复发作瘢痕可成网状，患者主观灼热或瘙痒。月经前痤疮是指在月经前加剧或发病，其中许多人在青春期不患痤疮，皮损分布于颏、眉间和颊部，皮疹数量较少。

【组织病理】

主要是毛囊皮脂腺慢性炎症。根据类型不同，病理表现不同。粉刺损害可见毛囊漏斗部扩张或有轻微囊肿，其中含有角质栓。丘疹性痤疮可见毛囊周围有淋巴细胞为主的炎细胞浸润，部分毛囊壁破裂。脓疱性痤疮毛囊形成脓肿，周围有大量的炎性渗出物，含有淋巴细胞和多形核白细胞。囊肿性痤疮可见到部分毛囊壁破裂，囊肿、皮脂腺部分或全部破坏，中央液化坏死，在愈合过程中炎症浸润为纤维化所取代。

【诊断与鉴别诊断】

1.诊断　根据发病年龄、部位、皮损形态，特别是能看到黑头粉刺或白头粉刺及挤压时有油脂样分泌物等诊断不难。

2.鉴别诊断　主要应和以下疾病鉴别。

（1）酒渣鼻：该病多见于中年人，皮损分布在颜面的中央部位，伴有毛细血管扩张等可资鉴别。

（2）颜面播散性粟粒性狼疮：该病为面部的皮损呈粟粒到豌豆大小结节，半透明红褐色或褐色，触之柔软，中央有坏死，玻片压诊可见淡黄或褐黄色的小斑点，愈后可留有色素性萎缩性瘢痕。

【治疗】

治疗目标：预防复发，减少瘢痕。

1.健康教育

（1）青少年时期应注意合理饮食，控制糖类的摄入，少食动物脂肪，多食蔬菜、水果及富含维生素的食物。

(2)常用温水或香皂洗涤患部,不宜用粉质和油脂类化妆品,避免用糖皮质激素、碘、溴、苯巴比妥等药物。不要用手抠或挤压粉刺。

2.局部治疗

(1)维A酸类:0.1%阿达帕林凝胶,0.1%他扎罗汀乳膏、0.025%～0.1%维A霜或0.05%异维A酸凝胶。每晚外用1次。外用维A酸类药物是痤疮的一线治疗。

(2)抗菌治疗:常用氯柳酊、2%红霉素酊、1%氯洁霉素溶液、1%洁霉素溶液、0.75%甲硝唑凝胶或克林霉素磷酸酯凝胶。近年主要外用复方多黏菌素软膏2%夫西地酸乳膏,过氧化苯甲酰可以快速杀灭痤疮丙酸杆菌,且无抗菌耐药性,主要用于轻、中度痤疮的治疗。但应从低浓度开始使用,常用2.5%～5%过氧化苯甲酰洗剂、凝胶或霜剂,或用含5%过氧化苯甲酰和3%红霉素的霜剂,用于粉刺性痤疮和脓疱性痤疮,效果比单用过氧化苯甲酰或红霉素更好,且刺激性减少。

(3)化学疗法:应用果酸的化学疗法,目前为应用20%～35%。50%的甘醇酸(又名羟基乙酸),视患者耐受程度递增浓度和停留时间,每2～4周1次,4次为1个疗程,开始治疗时有刺激现象,治疗期间需防晒。

(4)穿刺疗法:囊肿性痤疮可用较粗针头穿刺囊肿,抽取内容物后,用盐酸去炎松2.5～10mg/ml加2%利多卡因,每个皮损内注射0.05～0.25ml,每2～3周重复一次。

3.全身治疗

(1)维A酸类:以异维A酸效果好,剂量每日0.15～0.4mg/kg,甚至更低剂量0.15～0.28mg/(kg·d),连服6～8周,12岁以下儿童尽量不用,13～18岁慎用。维A酸类主要适用于重度痤疮,如聚合性痤疮、结节性痤疮、囊肿性痤疮、瘢痕性痤疮。注意致畸、血脂、肝功能和皮肤黏膜干燥等不良反应。当异维A酸累积剂量达到60mg/kg时,皮损复发率可控制在6%以下。

(2)抗生素:常用四环素及红霉素,剂量为四环素每次0.25g,4次/日,1个月后,每2周递减0.25g,直至每日0.25～0.5g时再维持使用1个月(8岁以下儿童忌用四环素)。其他有米诺环素(美满霉素)、洁霉素、琥乙红霉素、罗红霉素、多西环素、克拉霉素等。口服抗微生物药物治疗主要用于中、重度炎性痤疮。近年美国研究,亚杀菌剂量,如米诺环素50mg,口服,1次/日,多西环素40mg/d,可以有效治疗痤疮。

月经前加重的女性痤疮可在经前10d注射黄体酮10mg,前5d再注射5mg。

(3)抗雄激素治疗:螺内酯40mg/d,一般不用于儿童和青少年。复方环丙孕酮(达英35)为醋酸环丙孕酮和乙炔吡醇的组合物,前者有很强的抗雄激素作用,后者可避免月经紊乱。复方环丙孕酮主要限用于治疗女性雄激素过多引起的中、重度痤疮(系指青春期多囊卵巢综合征)。用法:在月经周期的第一天开始服药,每日1片,连服3周,然后停药1周,再开始服另一周期,一般应用6～36个月。

(4)糖皮质激素:用于严重结节、囊肿、聚合性痤疮用其他方法治疗无效者,可短期少量应用,口服泼尼松5～10mg,2～3次/日。待症状控制后逐渐减量。

(5)其他

①氨苯砜:用于结节、囊肿、聚合性痤疮患者。口服25mg,3次/日,一周后血象正常可改为50mg,2次/日,连服1～2个月,服药期间,定期查血常规和肝功能。

②锌制剂:常用硫酸锌片口服0.2g,2～3次/日,连服4～12周,或用甘草锌胶囊250mg,口服3次/日,40d为1个疗程。

③甲硝唑或奥硝唑联合昆明山海棠:13岁以上儿童及成人甲硝唑0.2g,3次/日;奥硝唑250～500mg,2次/日,口服;昆明山海棠,儿童和青少年慎用,连续治疗4周。

4.物理疗法

(1)光动力疗法:联合应用蓝-红光照射可通过光动力作用破坏痤疮丙酸杆菌及减轻炎症反应,对痤疮有较好的疗效,其作用机制是抗菌及抗感染两者的综合。研究显示,联合应用蓝光-红光疗效优于单纯应用蓝光。理论上蓝光是激活痤疮丙酸杆菌主要内源性卟啉成分的最有效的可见光波长,但其穿透深度不足;红光激发卟啉的作用较差,但穿透组织更深,此外,灯源价格低,每次照射15min,不需要服药、无毒性、刺激性轻微、易被患者接受。5-氨基酮戊酸(5-ALA)是近年来国内外首选的新型外用光敏剂,用于痤疮治疗已被广泛接受。迄今为止已有很多光动力治疗痤疮的报道,证实了其临床有效性。

(2)近年应用1450nm二极管激光、超脉冲CO_2激光、铒激光、光子嫩肤仪以及点阵射频治疗仪等可用于中重度瘢痕、囊肿和炎症性痤疮收到较好的疗效。Ruiz等为评估射频疗法的疗效和安全性做了临床观察,结果显示射频疗法是一种可选择用于治疗中重度痤疮的安全、有效的新方法。

5.心理治疗　患有痤疮的患者有时心理压力大,出现焦虑、抑郁、失眠、自卑时,应予以心理疏导,必要时做生物反馈治疗或其他心理治疗。

6.其他　近年有报道应用香皂和浴液等皮肤清洁剂对轻、中度寻常痤疮有效率约为89%。由于香皂和浴液中含有抗菌活性成分,能祛除皮肤表面的微生物,并使皮肤表面的油脂含量下降,而达到治疗或减轻青少年轻、中度痤疮的目的。

二、儿童期痤疮

(一)新生儿痤疮

【病因及发病机制】

新生儿痤疮的发病可能与遗传因素和生母妊娠过程中内分泌变化有关。新生儿雄激素的来源一般认为由母亲体内肾上腺性男性激素和卵巢性男性激素经脐带提供给胎儿,使新生儿体内有一过性雄性激素过多或胎儿性腺和肾上腺早熟产生的雄激素有关。新生儿的肾上腺相对较大,能够产生β-羟化激素,后者能刺激皮脂腺增生。此外男新生儿睾丸生成雄激素增加,主要生成睾酮,这是新生儿痤疮的发病男多于女的缘由。

【临床表现】

新生儿痤疮发疹时间可在出生后数日出现皮疹,一般在2～4周时发生最多见,发病以男孩多见。初发为面部出现小丘疹,经10余天后形成黑头粉刺或肤色丘疹即白头粉刺,以少量白头粉刺多见,偶呈黑头粉刺、丘疹和脓疱,发病一般较轻,经数周或数月后可自行消退。

【诊断与鉴别诊断】

1.诊断　根据新生儿面部出现痤疮的皮损如粉刺、丘疹、脓疱或结节等损害,皮肤油腻或干燥,诊断不难。

2.鉴别诊断　新生儿痤疮应与胎儿乙内酰脲综合征鉴别。胎儿乙内酰脲综合征是由母亲妊娠期使用苯妥英钠治疗癫痫引起。痤疮是综合征的一种表现,皮损主要为丘疹、脓疱。同时患儿伴有身体和智力发育迟缓、颜面骨发育异常、趾骨末端肥大和毛发干枯等表现。

【治疗】

新生儿痤疮可以自愈,轻度可以不予以治疗,皮损经2～3周可自行消退。如有炎性丘疹、脓疱、结节和囊肿者可酌情口服头孢羟氨苄、维生素B₆、硫酸锌口服液等。外用药可擦夫西地酸乳膏、莫匹罗星软膏或红霉素软膏。

（二）婴儿痤疮

【病因及发病机制】

婴儿痤疮的病因不清,有些患儿伴黄体生成素、卵泡刺激素和睾酮水平升高,或先天性肾上腺增生,因此婴儿痤疮可能与下丘脑功能异常有关。最近的研究表明,遗传因素、肾上腺源性的雄激素增高和黄体化激素水平增高可导致婴儿痤疮。

【临床表现】

婴儿痤疮发生在 6～16 个月大的婴儿,多发于 6～9 个月,男婴多见。皮损通常局限于面部,以颊部最明显。皮损除粉刺外,可发生丘疹、脓疱、结节和囊肿,严重时形成婴儿聚合性痤疮,愈后形成瘢痕。婴儿痤疮炎症明显者持续时间长,一些婴儿痤疮 1～2 岁后消失,多数持续到 4～5 岁,极少数可持续到青春期。根据 Kligman 痤疮分级法对婴儿痤疮分级显示,62% 的患儿属中度痤疮,24% 属轻度,17% 属重度。患过婴儿痤疮后的患者到了青春期时痤疮比较严重,其父母可能有重度痤疮的病史。

婴儿中毒性痤疮原因为大量外用皮肤化妆品和药物(包括油膏、乳膏、润发剂和矿物等),父母在给婴儿外用此类物质时可导致婴儿中毒性痤疮的发生,由于促粉刺生成的物质需要一定的时间才会出现特异性的症状,因此患儿出生时正常,数月后发病,主要表现为发生于前额、颏部、颊部和鼻背的开放性或闭合性粉刺,皮损也可发生于上、下肢和躯干,主要与接触部位有关,停用促粉刺生成物质后可自愈。

【治疗】

婴儿痤疮治疗与新生儿痤疮治疗方法相同,炎症明显时口服抗生素可选用红霉素 125～250mg 口服,2 次/日,对红霉素有抵抗可口服甲氧苄啶 100mg,2 次/日。对于以上方法不能控制的病例,国外有使用口服异维 A 酸的报道,用法为 0.5mg/(kg·d),疗程 4～5 个月,短期疗效较好,但长期不良反应尚不清楚。相关学者报道外用红霉素过氧苯甲酰凝胶治疗 30 例婴儿痤疮获得较好疗效。

学龄前儿童痤疮的治疗同婴儿痤疮。

青春期前痤疮的治疗参见痤疮的治疗,持续难治性痤疮患者需要测定血中各种激素水平,查找病因,肾上腺源性的可以口服糖皮质激素类药物,多囊性卵巢的患者可口服避孕药,如醋酸环丙孕酮.也可用螺内酯或中西医结合治疗。

三、暴发性痤疮

暴发性痤疮是一种具有痤疮样皮疹伴系统性损害的疾病。首先由 Burns 和 Colvillle 于 1959 年描述其症状及体征,1971 年 Kelly 等认为本病为急性发热性溃疡性聚合型痤疮。亦有学者将该病称为系统性痤疮、发热性溃疡性痤疮。1975 年 Plewing 等将该病命名为暴发性痤疮,并记载为恶性痤疮的一种类型。本病发生于少年和青年男性,是一种罕见的病因不明的严重痤疮。该病至今全世界仅报道 100 例左右,1977 年有学者报道 13 例,均为 13 岁左右的白种人。国内近年已有数例青年男性的报道,其中 1 例合并自身敏感性皮炎。

【临床表现】

发病急骤,常在无明显诱因或有精神高度紧张时,面部、胸部或背部突然出现红色丘疹、结节、囊肿,并迅速化脓,脓疱或脓肿破溃后形成高低不平的溃疡,化脓性皮损伴有疼痛和压痛,全身症状为发热、多发性关节痛和肌痛。体温常在 37.5～38.5℃,可持续一周以上,有时可达 39℃。单独应用抗生素治疗效果不佳,少数患者有体重减轻、骨髓炎、肝脾大、贫血、结节性红斑、坏疽性脓皮病、强直性脊柱炎及巩膜炎。

【实验室检查】

中性粒细胞可增高,红细胞沉降率增快。CD3 淋巴细胞计数低于正常值,免疫球蛋白 IgG 升高,结核菌素试验阴性。病理学检查示真皮中部或真皮全层可见中等密度混合性炎性细胞浸润,主要为淋巴细胞、中性粒细胞、组织细胞,伴毛细血管扩张,部分血管内有少量嗜酸性粒细胞。Karvonen 报道 24 例患者中有 14 例骨扫描异常,而在另一组报道中,22 例患者中 11 例 X 线的影像学异常。

【诊断与鉴别诊断】

1.诊断　Karvonen 总结本病的诊断标准:①严重溃疡性结节性囊肿性痤疮,急性发病;②关节痛、严重的肌肉疼痛或两者兼有,至少 1 周;③发热 38℃ 或 38℃ 以上,至少 1 周;④白细胞总数>10×10⁹/L 或 ESR ≥50mm/lh 或 C 反应蛋白≥50mg/L;⑤疼痛部位的骨 X 线片发现骨溶解性损害或骨扫描发现摄入量增加。

确认有①和②条加上③④⑤中的任何 2 条可确诊为暴发性痤疮。

2.鉴别诊断　本病需与下列疾病鉴别。

(1)聚合性痤疮:是痤疮中一种较重的类型。皮损主要分布于面部、背、臀部损害有黑头、丘疹、脓疱、脓疡和囊肿。病程呈慢性和进行性。通常无自觉症状和全身症状,对抗生素治疗效果比较理想,可以鉴别。

(2)坏死性痤疮(又名痘疮样痤疮或额部痤疮):皮损主要发生于额、颞和头皮前缘,为褐红色、成簇的毛囊周围丘疹或脓疱,常见中央有脐窝并坏死,愈合后遗留痘疮样瘢痕。患者主观灼热或瘙痒,无疼痛且不伴有全身性症状。

【治疗】

Karvonen 主张用泼尼松 40～60mg/d 治疗对本病有效,建议在急性炎症缓解后加服异维 A 酸,对大的囊肿可手术切开排脓后,皮损内注入糖皮质激素可使损害消退。国内的治疗经验有采用甲硝唑、琥乙红霉素和异维 A 酸(泰尔丝)口服,局部应用 3% 硼酸溶液湿敷后,再用痤疮治疗仪照射面部,20d 后皮损痊愈。另有报道应用米诺环素、静脉滴注甲硝唑磷酸二钠共 10d 无效,改用阿奇霉素 250mg/d 静脉滴注,口服异维 A 酸 10mg,3 次/日,及中药梅花点舌丹,外用庆大霉素稀释液湿敷,加服甲泼尼龙 8mg,3 次/日,1 周后面部、躯干、上肢皮损明显好转,关节肌肉疼痛逐渐缓解,甲泼尼龙减量,2 周后停用,以后仅口服异维 A 酸配合头孢呋辛、替硝唑等治疗 2 个月后皮损基本消退,停服抗生素,异维 A 酸减量为 10mg,2 次/日,服用 4 个月,皮疹全部消退,面部留有浅表瘢痕。

四、酒渣鼻

酒渣鼻又名玫瑰痤疮,俗称红鼻头,是以红斑、丘疹及毛细血管扩张为主的慢性炎性皮肤病,皮损多集中于颜面中心,以鼻尖及鼻两侧为著。中医文献称"赤鼻""糟鼻子"。男女均可发病,多见于青壮年,最常发生于 30～50 岁的女性,严重病例见于男性,但在 10～18 岁亦可见到,其少见类型可见于儿童期。

【病因及发病机制】

本病病因尚不明了,有些因素与其发病有关。①血管舒缩功能失调:精神因素、面部长期暴露于过热、过冷环境或日光暴露等,致使面部和鼻部血管扩张而发生红斑。②胃肠功能紊乱:传统上认为咖啡食品、茶和咖啡都含有咖啡因,咖啡因通过胃肠道吸收后面部可发红,乙醇也被公认为可致面部发红。经常便秘、慢性胃炎、胆道疾病亦可出现酒渣鼻。③感染因素:由于健康人亦可查到蠕形螨,所以蠕形螨只能成为酒渣鼻的诱发因素之一。最近,有学者报道酒渣鼻患者幽门螺杆菌的感染率较正常人高,幽门螺杆菌分泌毒素和抗体所产生的炎性介质可导致酒渣鼻的发生和发展。此外,牙齿、扁桃体、鼻窦等病灶感染等亦可出现酒渣鼻。④内分泌障碍、口服或外用糖皮质激素可诱发酒渣鼻。

【临床表现】

本病的皮损主要在鼻部和两颧、两颊,呈向面部中央分布,临床上分 3 期。

1.红斑期　初始为暂时性、阵发性鼻部或两颧部弥漫性红斑。常在进食辛辣食物或热饮、外界环境温度增高、遇冷或情感冲动时面部潮红、充血,以后逐渐转为持久性浅表毛细血管扩张,有时可见树枝状细小血管,毛囊口扩大、皮脂溢出等。自觉灼热,不痒或轻度瘙痒,此种红斑可持续数月至数年后,向第二期发展。

2.丘疹脓疱期　在红斑和毛细血管扩张的基础上出现粟粒到绿豆大小丘疹、结节和脓疱,自觉瘙痒或轻微胀痛、灼热感。此种皮疹此起彼伏,可持续数年或更久。丘疹脓疱期的玫瑰痤疮可分轻型和重型。轻型指在红斑型基础上伴有炎性丘疹或脓疱;重型的损害为深在型,表现为无痛性脓肿或囊肿性结节,与聚合性痤疮相似并发大脓肿,开放性窦道。眼睑常受累,造成眼睑炎、结膜炎,甚至角膜炎、虹膜炎和外层巩膜炎。

3.鼻赘期　由于鼻部长期充血,致使鼻部皮脂腺及结缔组织增生,皮脂腺异常增大,形成鼻部肥大,鼻尖部有大小不等的结节状隆起,称为鼻赘,此期仅见于极少数 40 岁以上的男性。

玫瑰痤疮的特殊类型为肉芽肿性玫瑰痤疮,这种类型的玫瑰痤疮不仅出现在面部蝶形区域,亦出现在下颌骨的侧面和口周,呈散在性丘疹和结节,组织学上表现为非干酪坏死性上皮细胞性肉芽肿,常发生在黑种人儿童,表现为口周、眼周和鼻周出现大量的簇状丘疹,本类型亦称为肉芽肿性口周皮炎,Williams 等以前称为 FACE(加勒比黑种人儿童期面部疹)综合征,该类型常被误诊为结节病。

【诊断与鉴别诊断】

1.诊断　根据鼻部和面部中央部位发生红斑、毛细血管扩张、反复发作丘疹、脓疱及发病年龄、慢性病程等可做出诊断。

2.鉴别诊断

(1)寻常型痤疮:发病年龄多在青春期,皮损有黑头粉刺与白头粉刺,皮损不限于面部中央部,鼻部不发红,青春期后自然缓解等可资鉴别。

(2)激素依赖性皮炎:根据发病前有长期外用糖皮质激素史,皮损分布于整个面部,非中央性分布,皮损较稳定,无阵发性加重。

【治疗】

1.一般注意事项　日常忌饮酒和食用辛辣食物,避免过冷过热的刺激,纠正胃肠道功能障碍和内分泌失调,避免剧烈的情绪波动,避免长时间的日光照射。

2.治疗

(1)局部治疗:外用 0.75% 甲硝唑霜、1% 克林霉素溶液、2% 红霉素凝胶、2.5% 过氧苯甲酰制剂、20% 壬二酸乳膏、5% 硫黄乳膏或复方替硝唑凝胶,1～2/d。由糖皮质激素诱发的酒渣鼻可外用他克莫司霜。

(2)对重型患者可酌情口服米诺环素 50mg,1～2 次/日,或多西环素 0.1g,1～2 次/日(8 岁以下儿童忌用),或红霉素 0.125g,4 次/日或克拉霉素 0.25g,2 次/日,服用 4 周后减量,持续用药 8 周。对顽固性酒渣鼻可口服小剂量维 A 酸类药物。

(3)物理疗法:对红斑期、丘疹期及毛细血管扩张患者可采用强脉冲光子嫩肤治疗仪,或用 KTP 532nm 激光治疗或闪光灯-原脉冲染料激光治疗。

（4）手术治疗：鼻赘期可应用外科划切法。

五、鼻红粒病

鼻红粒病为多发于儿童鼻部的局限性红斑及粒状小丘疹，伴局部多汗的少见的家族性疾病。本病病因目前尚不完全清楚。根据多数人有家族史和家系调查，考虑是一种遗传病，其遗传方式可能是常染色体显性遗传或隐性遗传。

【临床表现】

鼻红粒病是一种罕见的外分泌腺疾病，1901 年由 Jadassohn 首先报道，本病大多数见于儿童，初发年龄 6 个月至 10 岁。突出的首发症状为鼻部多汗，以后出现鼻尖部红斑，呈红色或紫红色，扪之局部发凉。红斑可局限于鼻部，亦可逐渐扩展到颊部、上唇、颏部，红斑可持续存在，上有针尖到针头大小深红色丘疹，用玻片压之可完全消退。偶见小脓疱和小囊肿。患儿常合并有掌跖多汗和末梢循环不良，表现发绀或产生冻疮。无自觉症状或微痒。本病至青春期可自然消退，不留任何痕迹。

【诊断与鉴别诊断】

根据在儿童期发病、鼻部多汗、红斑上有深红色丘疹、玻片压诊可完全消退等可做出诊断。主要应与寻常痤疮鉴别，后者发病年龄为青春期，皮损分布在整个面部，皮损有黑头粉刺和白头粉刺，病理检查为毛囊皮脂腺的慢性炎症。此外还应与酒渣鼻鉴别，酒渣鼻发病年龄为青壮年，皮损分三期，红斑期和丘疹期可伴有毛细血管扩张，丘疹期的丘疹玻片压诊不消退等可资鉴别。

【治疗】

局部外用炉甘石洗剂或复方硫黄洗剂，丘疹明显可外用 5％硫黄霜或 10％鱼石脂软膏，亦可试用光子嫩肤治疗仪治疗或冷冻治疗。

（张芳勇）

第四节　汗腺疾病

一、臭汗症

臭汗症是指皮肤散发出难闻的气味，可分为①大汗腺臭汗症：大汗液细菌分解所致；②小汗腺臭汗症：系小汗液分泌过多使角层软化，并继发微生物的分解所致。

【临床提要】

1.小汗腺臭汗症　　发生于掌跖和间擦区（常为腹股沟）。①多汗是重要因素，但肥胖症、间擦疹和糖尿病亦可促发。②跖臭的主要臭味物质可能是异戊酸。

2.大汗腺臭汗症　　发生在腋窝、外阴、肛门及乳晕等处。

【治疗处理】

(一)治疗原则

1.大汗腺臭汗症　　①去除皮肤表面和毛发的大汗液；②抑制腋窝细菌；③吸收或改变细菌分解大汗液

产生的臭味物质;④用香水掩饰臭味;⑤腋窝大汗腺局部切除。

2.小汗腺臭汗症　包括经常清洗、治疗细菌和真菌感染,减轻、控制糖尿病。

(二)基本治疗

1.非手术治疗　保持清洁,外用药物,止痒、抗炎、杀菌、收敛。

2.处理并发症　控制感染,治疗糖尿病。

3.手术治疗　大汗腺手术切除或微波等法破坏汗腺。

(三)治疗措施

1.大汗腺臭汗症

(1)收敛、抗氧化:经常仔细清洗腋窝皮肤、剃除腋毛、局部应用铝、锆或锌盐和新霉素或庆大霉素乳剂可有效抑制腋窝细菌生长。

(2)清洁、抗炎、抑菌:25%氯化铝溶液、5%甲醛酒精、腋臭散、枯矾散经常敷搽。外用抗氧化剂(如维生素E)抑制脂肪酸形成,而离子交换树脂吸附脂肪酸和氨。香水掩饰难闻的腋臭,大多数除臭剂含有香料成分。局部和系统性应用抗胆碱能药物疗效极差。

(3)局部封闭:可用容积比6:3:1的无水乙醇、2%普鲁卡因、1%利多卡因混合溶液作腋窝局部皮下注射,每侧10ml,以破坏汗腺。

(4)手术治疗:腋臭最可靠的根治方法是手术切除汗腺。上述所有的措施均无效者,应行腋窝毛发区皮肤大部切除以去除大汗腺。

1)腋臭剥离术:腋臭剥离术是将腋部皮肤与皮下脂肪分离,切断大汗腺导管及破坏腺体,阻碍汗液排出。手术切口小,损伤小,恢复快,愈合后瘢痕极小,疗效确实,是目前腋臭手术中较好的一种方法。

2)腋臭"Z"形皮瓣术:手术在腋毛分布区自上而下做"Z"形切口,将皮肤与皮下脂肪剥离,翻转皮瓣,剪去皮瓣内面附着的脂肪球及毛乳头,然后皮瓣复位缝合。切口覆盖凡士林纱布,垫以消毒棉垫,绷带加压包扎,7天拆线。必要时,也可做多"Z"成形术或五瓣成形术。

2.小汗腺臭汗症　治疗措施包括经常清洗、治疗细菌或真菌感染、减肥、控制糖尿病等。间擦区应用金属盐止汗剂无效。跖臭汗症可用足粉吸收过多的汗液和离子透入及手术方法减少出汗。

(四)疗效评价

1.大汗腺切除或微波凝固术　有学者采取大汗腺切除或微波凝固术治疗腋臭34例,大汗腺切除术是局部浸润麻醉后在腋窝中线沿皮纹做2～3cm长切口,用组织剪贴真皮剪去其深面的脂肪,可见毛囊一同被剪断。微波凝固术是采用国产MTC-4B型微波治疗仪,把探头呈45度沿腋毛孔插入毛囊,凝固3～4秒,见毛囊孔表面发白或发出噼啪声即可。结果前者治疗21例中17例一期愈合,4例单侧发生并发症(包括出血、血肿),二期愈合2例,有7例1年后随诊6例效果满意,1例右侧有轻臭味。后者13例,100%基本满意,4例腋中都发生溃疡,3例有少量腋毛生长及小面积瘢痕。指出微波治疗应选择适应证,对腋毛密集者不适合,或分2次治疗,并应注意术后护理,要保持干燥。

2.CO_2激光治疗　有学者用切开腋下皮肤以CO_2激光治疗腋臭,皮下浸润麻醉后,沿腋毛区后缘"C"形切开皮肤,在浅筋膜层掀起皮瓣,向两侧分离皮瓣至腋毛区前缘,去除皮瓣上的主要脂肪,注意保护真皮血管网。检查出皮瓣上浅黄色的致密组织,用CO_2激光器破坏时,可闻到汗臭味,此为大汗腺。将此大汗腺全部用CO_2激光点状破坏,注意勿伤及皮肤。术后冲洗创面,置引流条,适当加压包扎,术后24小时拔除引流条,8天后拆线。结果35例臭味全部消除,治愈率97.2%,1例减轻。伤口均一期愈合。

(五)预后

本病青春期较重,而到中老年以后程度渐渐减轻,终于痊愈。有浓烈腋臭的年老病人是很少见的。

二、大汗腺性痒疹

大汗腺性痒疹(大汗腺粟粒疹)亦称为 Fox-Fordyce 病,系大汗腺导管阻塞和破裂所致的慢性瘙痒性疾病,主要累及腋窝和耻骨区。

【临床提要】

①皮损为针头到绿豆大小的毛囊性丘疹,坚实、光滑、圆形,肉色或淡黄色,成群分布,互不融合。②好发于腋窝、耻骨区、乳晕和躯干,以前二者最多见。③瘙痒常为阵发性,情绪应激和局部刺激均可促发。受累处毛发稀少。

【治疗处理】

(一)治疗原则

减少大汗腺活动,减少角质阻塞导管和破裂所致的瘙痒。

(二)基本治疗

1.作用靶位 调节顶泌汗腺正常机制,阻止和减少大汗腺导管的角质性阻塞和汗液潴留,及无菌性炎症发生,改善临床症状。

2.治疗选择 口服雌激素,避孕药,异炔诺酮、美雌醇联合应用局部外用或皮损内注射糖皮质激素、他克莫司软膏。

(三)治疗措施

1.局部治疗 抗生素和糖皮质激素洗剂或霜剂外用。皮损内注射曲安西龙(5~15mg/ml)可使病情缓解 6~8 个月。

2.系统治疗 口服异维 A 酸 10mg,每日 2 次,或维 A 酸霜外用可缓解症状。口服避孕药可能最有效,剂量及用法按避孕方法。亦可用己烯雌酚,每次 1mg,每日 1 次。

3.难治病例 可以浅层 X 线治疗,或试行皮肤切除或皮肤移植。

(四)治疗评价

本病难治,尚无一种治疗有特效。

1.雌激素 为最常有效的疗法,通常采用口服避孕药,可能是最有效的治疗,可减少瘙痒和丘疹的发生。

2.克林霉素 Feldmann 等报道一例腋窝、耻骨、腹股沟处 Fox-Fordyce 病患者,使用1%克林霉素加入1,2-丙二醇酒精溶液中治疗 1 个月有效(克林霉素 10mg/ml,1,2-丙二醇 50mg/ml;异丙基乙醇 0.5mg/ml)。9个月后,治疗停止,无复发。

3.电凝治疗 Pasricha 等报道以电凝法治疗两例患者。在局麻下使用电凝法达到 3~4mm 的水平可让患者腋窝处症状永久性缓解。

4.糖皮质激素皮损内注射 皮损内注射曲安西龙 5~15mg/ml,可使病情缓解 6~8 个月,仅适用于病程早期和较局限的病变。

5.局部外用维 A 酸霜 可缓解症状,但不一定有皮损的完全消退。

6.手术治疗 受累皮肤切除和皮肤移植也许是唯一的根治措施,但在本病应用很少。

7.其他 抗生素(新霉素或克林霉素溶液),口服维 A 酸(异维 A 酸)及紫外线(UV)(石英光)光疗对少数患者有效。

(五)预后

除妊娠期间消退和绝经期后部分缓解之外,本病可长期存在。尽管患者经常搔抓患处,但很少合并细菌性毛囊炎或化脓性汗腺炎;其他局限性或系统性并发症或后遗症未见报道。

三、全身性多汗症

全身性多汗症可由湿热环境如热带、发热性疾病或剧烈运动诱发。激素紊乱如甲状腺功能亢进、肢端肥大症、糖尿病、妊娠和绝经也可引发全身性多汗症。其他原因包括脑震荡、帕金森病、交感神经系统紊乱及转移癌所致的完全性脊髓横断。嗜铬细胞瘤、低血糖、水杨酸中毒及淋巴瘤也可导致本病。

【治疗处理】

(一)治疗原则

找出病因给予相应治疗。治疗应直接针对基本病因。穿薄的衣服、环境保持凉爽、补充丧失的电解质。

原发性多汗症的治疗目前仍是症状治疗,首先应避免精神因素,很多可供选择的方法都可使患者症状获得不同程度的缓解或痊愈。

全身性多汗症的治疗目的就在于治疗潜在的全身性疾病。

(二)基本治疗

1.作用靶位

(1)神经性:①皮层性:如情绪性;②下丘脑性:温度调节;③代谢病:如甲亢,血管舒缩功能障碍;④髓性:生理性味觉出汗,鼻红粒病;⑤轴突反射性:乙酰胆碱。

(2)非神经性:局部加热,药物(胆碱能)、器官样出汗性痣。

(3)对症处理:减轻多汗,改善临床症状。

2.基础疾病　治疗甲亢、糖尿病、帕金森病、嗜铬细胞瘤。

3.局部治疗　20%氯化铝无水乙醇,10%甲醛溶液,乌洛托品液,间苯二酚,戊二醛。

4.离子电渗疗法　自来水离子电渗疗法。

5.肉毒杆菌素 A(BTX-A)　受累区皮内注射。

6.系统治疗　抗胆碱能药,可乐定,地西泮,吲哚美辛,地尔硫䓬。

7.外科治疗　手术治疗(大汗腺切除),胸神经切断术。

(三)治疗措施

1.局部治疗　注意清洁,保持干燥。

(1)收敛、抗炎剂:10%鞣酸、酒精、5%乌洛托品溶液、2%～10%戊二醛溶液、0.5%醋酸铝溶液及5%明矾溶液每日浸泡一次,每次 10～15 分钟。

3%～5%甲醛溶液外涂掌跖部,或用足粉(樟脑、水杨酸、氧化锌、薄荷、滑石粉)外扑。

20%～25%氯化铝酒精,睡前涂于干燥的腋下、掌跖,用薄型聚乙烯紧密覆盖过夜,第二天早晨揭去薄膜,用水洗净,用药 2 次,疗效可维持 1 周。

(2)离子导入疗法:适用于掌跖多汗症,它以直流电将离子化物质导入真皮或皮下组织进行局部治疗,由此引起表皮微小损伤而致汗管角化和阻塞,但确切机制未明。单用自来水离子导入者仅 3.5 天有效期。

2.全身治疗

(1)抗胆碱能类药物:如阿托品、颠茄、山莨菪碱、溴丙胺太林、波拿普林。有暂时效果,副作用有口干。

(2)靶位药物:可乐定(降压药、减弱交感神经张力)、吲哚美辛(前列腺素合成酶抑制剂)和地尔硫䓬(钙离子通道拮抗剂)等。

(3)其他:少数患者给以镇静如地西泮 2.5mg,每日 2~3 次,或溴剂、谷维素等对情绪性多汗常有效。心理治疗及生物反馈疗法亦能奏效,严重者可选用肉毒杆菌毒素 A(BTX-A)。

(四)治疗评价

1.一般评价　多汗症的治疗仍是一个复杂问题。尽管有许多有效的治疗手段,但每种方法都有其优点和缺陷。

2.氯化铝　20％氯化铝无水乙醇溶液,氯化铝可阻塞小汗腺导管开口并使汗腺分泌细胞萎缩,进而降低汗液分泌量。

3.治疗原发病　继发性多汗症应重点治疗原发病。

(五)预后

不影响健康,但给患者造成一定的心理负担和生活工作不便。

四、掌跖多汗症

掌跖多汗症为掌跖情绪性出汗过多,见于各种族人群,无明显的性别差异,大多数患者有阳性家族史。

【临床提要】

常在婴儿期或儿童期开始发病,出汗可能极为严重而干扰正常工作和生活。一般无局限性或系统性伴发病,实验室检查无异常。若不予治疗,病变将持续存在。

【治疗处理】

(一)基本治疗

1.作用靶位　阻止神经末梢释放胆碱,选择性切除颈胸腰交感神经,局部止汗、收敛。

2.治疗选择　溴丙胺太林、肉毒杆菌毒素 A、交感神经切除术、抗胆碱能药物离子透入,六氢氯化铝外用。

(二)治疗措施

1.局部治疗

(1)5％甲醛:外用 5％甲醛有短暂疗效,持续应用可诱发接触性过敏反应;戊二醛的过敏反应较少,但可使皮肤染色,临床上一般应用碳酸氢钠缓冲液配制的 10％戊二醛溶液浸泡患处,每周数次直至获得理想的效果。10％鞣酸(70％乙醇配制)每日外涂有一定的疗效;乌洛托品凝胶外用有效,其可在局部释放甲醛,但不诱发接触性过敏反应;20％氯化铝无水乙醇溶液在睡眠时封包数小时对许多患者有良好的疗效。

(2)抗胆碱能药物离子透入:并非理想的方法,有引起青光眼和前列腺增生的危险;但自来水或蒸馏水离子透入对部分患者疗效极佳,其机制是诱发汗孔的栓塞,每侧掌或跖用 20mA 电流,每天 1 次,30 分钟/次,直至出汗停止,皮肤上外涂硅油可增加疗效。

(3)浅层 X 线放射:对局部性多汗有一定疗效。

(4)肉毒杆菌毒素 A(BTX-A):BTX-A 可阻止胆碱能神经末梢释放乙酰胆碱。多项研究表明,BTX-A对 Frey 综合征有极好的治疗效果。Drobik 等对 Frey 综合征病人受累区域皮内注射 BTX-A 约0.5U/cm²,结果所有患者的发汗全部消失,其中 1 例随访 12 个月未复发。Wollina 等对 10 例顽固的掌跖多汗症患者局部皮内注射 BTX-A,每只手掌用 200U,可使局部症状长期缓解(平均 6.8~17.8 个月,最长达 22 个月)。

2.系统治疗

(1)抗胆碱能药:如溴丙胺太林或葡萄糖吡咯可能有效,每种药物的剂量依患者耐受力和反应来调整。

(2)生物反馈、放松训练和类似的心理治疗方法对少数患者可能有效。

（3）颈胸或腰交感神经切除术：可能是最有效的方法，但其偶可导致代偿性热力性多汗症（以躯干常见）。

（4）地尔硫草和可乐定：用于局限性多汗症的药物。

（三）治疗评价及预后

1.六氢氯化铝　Goh 进行一项单盲研究。予12 名患者单侧掌20％六氢氯化铝治疗，用 4 周。所有患者均有疗效，4 人有皮肤刺激症状。

2.电离子透入法　如并用抗胆碱能药与外用氯化铝，起效快且疗效持续时间长。

3.A 型肉毒素皮内注射　手掌多汗症和腋部多汗症，注射后 2～3 天止汗，5～7 天止汗明显，平均可维持 9～10 个月，大剂量注射可维持更长时间。皮内注射治疗手掌多汗症和腋部多汗症是安全、有效的治疗方法。

另有报道 BTX-A 对上胸部交感神经切除术后的代偿性多汗症有安全快速的疗效。尽管如此，BTX-A 仍有费用昂贵、重复注射患者（特别是儿童）对疼痛的耐受问题和潜在的肌肉麻痹等缺陷。

4.抗胆碱能药　常用抗胆碱药止汗临床上使用有许多问题，通常当对抗胆碱能药物的不良反应难以忍受时，出汗才受到抑制。因此该方法应被淘汰。此外，抗胆碱能药能诱发或加重青光眼和惊厥。这种抑汗作用一般持续 4～6 小时，许多患者不愿做持续治疗。

5.交感神经切除术　Lin 报道以经胸廓的内镜行交感神经切除术治疗 350 名儿童青年手掌多汗症患者。350 例共行 699 次交感神经切除术，患者年龄介于 5～17 岁（平均为 12.9 岁）没有发生手术坏死。平均随访期为 25 个月（5～44 个月），95％患者有满意的疗效。第一年复发率为 0.6％，第 2 年为 1.1％，第 3 年为 1.7％。

五、腋窝多汗症

腋窝多汗症一般在 15～18 岁时发病。许多患者伴发掌跖多汗症，其中大多数以腋窝病变为主。

【临床提要】

患者的出汗量一般很大，在中度的精神或情绪刺激下，每侧腋窝在五分钟期间产生汗液 150～200ml；大量出汗常使患者的衣服在 15～30 分钟内湿透。女性的出汗一般少于男性，右侧腋窝的出汗常较为严重，但与惯用右手无明显关系。许多患者感觉到在夏季出汗更为明显。不伴发功能性或器质性疾病。

【治疗处理】

（一）治疗原则

稳定情绪，针对局部多汗使用止汗收敛剂。

（二）基本治疗

1.作用靶位　调节神经功能，阻止末梢神经释放乙酰胆碱，选择特定的交感神经切除。

2.系统治疗　镇静安定剂，抗胆碱能药如溴丙胺太林、胃长宁。

3.局部治疗　肉毒杆菌毒素 A 皮损内注射，氯化铝无水乙醇溶液外涂。

4.手术治疗　交感神经切除，腋窝汗腺切除。

（三）治疗措施

1.系统治疗　①安定药和镇静剂口服。②部分极为严重的多汗症患者用 drysol 治疗无效，但可试用在前 2～3 次治疗时提前 45 分钟口服胃长宁 1mg；此药是一种抗胆碱能药物，能减缓出汗速度而使足量的 Drysol 发挥作用；除非治疗中断或病情复发，一般不需长期应用胃长宁。

2.局部药物　甲醛、戊二醛、铝盐、锆盐、锌盐和抗胆碱能药。

(1)氯化铝或水合氯化铝:是最常用的治疗多汗症的药物。对于腋窝多汗,每晚用 20%～25%的该溶液擦干腋窝(用吹风机吹干)非常有效。

20%氯化铝无水乙醇溶液(Dryso)在汗腺处于非活动期时(一般在睡眠时)应用,然后盖上一层聚乙烯塑料薄膜并穿上贴身的 T 恤衫以免移动,翌日晨去除薄膜并用肥皂和水清洗腋窝,每周 1 次至连续 3 次一般可获得和保持理想的疗效,用药之前擦干但不清洗腋窝,本法由 Shelley 和 Hurley(1975)首次报道。

(2)离子电渗方法:局部治疗失败的患者可用自来水离子电渗疗法。可用 Drionic 或 Fischer 仪器,一般都有效。通常每次 20～30 分钟以上,每日 1～2 次,离子流通浸水的垫子起作用。一旦有效,可间歇治疗(可少至每两周 1 次维持治疗)。离子电渗介质中加入 0.01%葡萄糖吡咯和 2%的氯化铝,可加快反应。

3.手术治疗　是腋窝多汗症的最佳疗法,改良的颈胸交感神经切除术和腋窝手术均可采用;但前者的副作用较大且疗效可能不如后者,目前已很少应用。腋窝的手术方式有两种,均可取得满意的疗效。①腋窝活动过度汗腺的选择性切除术,由 Hurley 和 Shelley(1966)设计,手术之前应用比色技术确定多汗灶;②全腋窝"汗腺层"切除术,由 Skoog 和 Thyresson(1962)首次施行,无须确定出汗灶,通过适当的解剖而切除汗腺层,随后将皮瓣复位缝合。

(四)治疗评价及预后

1.肉毒杆菌毒素 A　Heckmann 等进行一项多中心试验。对 145 名患腋窝多汗症患者行肉毒杆菌毒素 A 治疗,分别以 200U 及 100U 用于每边腋窝,比较疗效。出汗程度通过比重测定法获得。治疗 2 周之后,用肉毒杆菌毒素者出汗有明显减少。经比较,用 200U 一侧腋窝出汗量比平均出汗量稍少。24 周之后,用 100U 与 200U 者效果基本一致,均比基线出汗程度少一半多。

2.腋窝皮肤切除　Bretteville-Jensen 等予 123 名腋窝多汗症患者行外科治疗,切除腋窝穹隆并以"Z"整形术重建。其中 75%患者获得 75%～100%腋窝出汗量减少,有 36%患者获得 50%～75%出汗量减少。并发症包括 6 人发生血肿,5 人发生局限性皮瓣坏死,并有 10 人发生其他的较轻的并发症。

有认为切除大部分出汗的腋窝皮肤,在汗腺最活跃处做椭圆形切除,继而从下部切开并在两侧的椭圆形切口上下切除汗腺深达 1～2cm,能有效控制腋窝多汗症。此方法有肯定疗效。最重要的术前考虑的问题是确定腋部出汗最多的部位,它可位于某一相当局限的部位,不一定与腋毛部位重叠。

3.腋窝局部的治疗　最常用的方法是外用氯化铝制剂,严重而顽固者可考虑局部皮内注射 BTX-A,可维持疗效 3～9 个月的时间,大剂量可维持更长的时间,皮下脂肪抽吸或汗腺刮除术也是安全而可靠的方法,但此两种方法的长期疗效仍不太明确。

外用药物疗法均无明显疗效,可能是大量出汗冲洗掉活性药物所致。

4.交感神经离断术　其与后来的改良方法是长期治疗掌跖及腋下多汗症的选择,但应严格选择适应证。

六、味觉多汗症

由于传出刺激常涉及味觉感受器,故髓性多汗症又称味觉性出汗。

【临床特征】

1.生理性髓性多汗症　许多人在摄入辛辣或香味食物和饮料后发生局限性出汗,在数分钟内出现;以面部多见,特别是上唇和颊部,可为单侧或双侧,其他罕见的部位有头皮和膝部;出汗部位常伴有血管扩张。好发于年轻人,炎热气候多发,有家族性。

2.病理性髓性多汗症　有三种类型:①腮腺局部创伤或疾病所致;②一些中枢神经疾病所致,如脊髓空洞症或脑炎;③胸交感神经干损伤所致。表现有:

(1)耳颞综合征:亦名 Frey 综合征,在腮腺或耳前区手术、创伤和脓肿等病变损伤了耳颞神经之后1个月～5年内出现。吃、喝,甚或咀嚼刺激唾液分泌时,于耳颞神经分布区发生局限性疼痛、血管扩张和出汗。

(2)脊髓空洞症或脑炎所致的味觉性出汗:可能涉及迷走和舌咽神经的刺激,控制出汗和流涎的髓核破坏所致;表现差异较大,有较广泛的出汗反应。

(3)胸交感神经干损伤后的髓性多汗症:可见于交感神经切除、肺癌、脊椎骨瘤、锁骨下动脉瘤和甲状腺切除的患者。在交感神经干损伤后,患者常在进食或吞咽后出现面、颈、躯干和上肢的出汗反应。

【治疗处理】

(一)治疗原则

生理性多髓性多汗症,对症处理;而病理性髓性多汗症要治疗原发疾病。

(二)基本治疗

1.作用靶位　针对生理性及病理性味觉多汗,选择其靶位治疗方法与药物。

2.生理性髓性多汗症　减少香味食物、辛辣食物的刺激,尤其炎热干燥天气。

3.病理性髓性多汗症　治疗腮腺疾病或创伤,脊髓空洞症或脑炎,胸交感神经干损伤。

(三)治疗措施

1.避免刺激因素,减少辛辣食物。进食时保持通风、凉爽环境,进食不要过快。

2.耳颞综合征味觉性出汗常较轻微,仅 10% 病例需要治疗。3%～5% 东莨菪碱霜和 20% 氯化铝乙醇溶液外用的疗效不等,耳颞神经周围乙醇注射可使症状消失达数月,鼓室神经(舌咽神经分支)切断和筋膜间置术可获持久疗效。

3.脊髓空洞症、脑炎、交感神经干损伤要综合治疗,但收效不大。

(四)治疗评价及预后

生理性味觉性多汗症无理想的治疗方法,部分患者的症状可在数月或数年后消失。病理性味觉性多汗症视原发疾病治疗和恢复程度而定。

七、色汗症及血汗症

色汗症由于汗液被染料、微生物(毛孢子菌或棒状杆菌属)色素或其他化学物质污染所致。

【治疗处理】

(一)治疗原则

仔细检查病因及潜在疾病。

(二)基本治疗

1.除去病因

(1)汗液蓝/蓝绿色——炼铜工人。

(2)汗青色——注射亚甲蓝;汗淡红/红色——碘化物、氯法齐明。

2.治疗潜在疾病　血汗——鼠疫、血友病、出血性疾病。

(三)治疗措施

针对病因治疗,治疗潜在疾病。

1.病因治疗　炼铜工人的铜绿色皮肤是铜盐在体表的沉积,其汗液呈蓝色或蓝绿色;注射亚甲蓝可使汗液呈青色;碘化物或氯法齐明则使汗液呈淡红色或红色。小汗腺性色汗症与大汗腺性色汗症的区别在于后者有大汗腺分泌细胞产生的色素。

2.潜在疾病及治疗　血汗症极为罕见,一般发生于鼠疫、血友病、月经异常或出血性疾病的患者,睑、额、胸和生殖器等部位多见。应针对确定的疾病治疗。

(四)治疗评价及预后

除去病因预后良好,如有潜在疾病则依其治疗归转而定。

八、鼻红粒病

鼻红粒病为常染色体显性或隐性遗传病,有认为本病是血管舒缩神经功能障碍所致的多汗症。

【临床提要】

1.发病年龄6个月～16岁,鼻尖红斑为其主要特征,并可扩展至鼻的其余部分或颊、上唇和颏部,红斑上散布针尖至针头大小的暗红色丘疹,或伴有汗滴(局部多汗),偶见水疱和小囊性损害。可有轻微瘙痒。

2.本病在青春期或之前常可消失。

【治疗处理】

(一)治疗原则及基本治疗

1.作用靶位　阻止抑制局部血管扩张,减轻汗管周围炎性细胞浸润。

2.无须治疗　本病自限性。

3.方法选择　收敛安抚保护剂,冷湿敷,严重者试用冷冻治疗。

(二)治疗措施

无特效的治疗方法。外用收敛洗剂和粉剂,润肤保护剂,严重者可冷湿敷。液氮冷冻亦可试用。经治疗可使炎症缓解。

(三)治疗评价及预后

本病有自限性,随年龄增长至青春期肯定消失。

(常慧玲)

第五节　麻疹

麻疹由麻疹病毒引起,此病毒抵抗力不强,对干燥、日光、高温均敏感。对一般消毒剂也敏感。主要经飞沫通过呼吸道而传染。好发于5岁以下儿童,但6个月以内的婴儿由于从母体获得抗体,免疫力尚未消失,故不易感染。病后有终生免疫。本病全年均可发生,但以冬春季为多,用减毒的麻疹疫苗作预防注射,近年来麻疹发病率显著下降。

【诊断依据】

1.临床表现

(1)潜伏期9～11天,发生高热,眼结膜充血、羞明、分泌物增多。流涕,呈黏液脓性,咳嗽,有时出现呕吐、腹泻。在第二臼齿对侧的颊黏膜上出现Koplik斑。

（2）起病后第4天开始发疹,先出现于耳后、发际、颜面,后迅速蔓延到颈部、上肢、躯干及下肢,为一种玫瑰色的斑丘疹,压之褪色,疹盛时可互相融合,疹间皮肤正常。皮疹在2～5天内出全。

（3）出疹时有高热,中毒症状加重,颈淋巴结和肝、脾可肿大。出疹5～7天后,体温下降,全身中毒症状减轻,皮疹按出疹顺序逐渐消退,消退后留有棕褐色色素沉着斑并有细小的糠秕状脱屑,整个病程约2周。

2.实验室检查　在前驱期鼻咽拭子涂片用 Wright 染色,可见有多核巨细胞,尿沉淀中有巨细胞及胞质内包涵体的单核细胞。

3.病理　在皮疹及 Koplik 斑处,有局灶性角化不全、角化不良及海绵形成,真皮内有少量淋巴细胞浸润。

【鉴别诊断】

需与某些病毒性发疹性疾病相鉴别,如风疹、传染性红斑、幼儿急疹、埃可病毒疹、小儿丘疹性肢端皮炎。

【治疗方法】

1.卧床休息,给予易消化、营养丰富的饮食。保持眼、鼻、口腔及皮肤清洁。

2.对咳嗽、高热、惊厥等症状,给予对症治疗。

3.为了防止继发细菌感染可给予抗生素。

（李双阳）

第六节　梅毒

一、概述

梅毒感染人类的历史已有500多年了。梅毒传入我国后,直到新中国成立前,流行肆虐,在门诊初诊病人中梅毒血清学试验阳性率可达5%～10%。从1949年起,党和人民政府采取最严厉的措施,进行全面综合治理,到20世纪60年代初,基本上控制并消灭了梅毒。进入80年代后,梅毒在我国又出现并逐年增多,至今尚未得到有效控制。

【病原学】

20世纪以前对梅毒的病原体也进行过很多研究和观察,曾一度认为梅毒病变中杂菌为梅毒的病原体。1905年德国原虫学家 Schaudinn 与梅毒学家 Hoffmann 于1905年3月3日利用暗视野显微镜在1例女性病例的初疮中发现一种螺旋体,后来又进一步在25例早期梅毒的病变中也发现了同样的螺旋体。因其透明而不易染色,透明的液体和光滑的表面有较强的折光力而定名为苍白螺旋体(TP)。

1.螺旋体形态结构　苍白螺旋体为苍白亚种,在光学显微镜下检查可见。电子显微镜下观察苍白螺旋体长6～20μm,直径0.01～0.18μm,有8～14个致密而规则的螺旋,螺旋体波长1.1μm,振幅0.2～0.3μm。镀银染色法仍能染色,菌体呈黄褐色,背景呈淡黄色,姬姆萨染色呈淡红色。苍白螺旋体在生活条件不利时,旋圈的距离加大,旋距不规则,旋圈减小,身体粗细不均。

2.运动方式　螺旋体在液体环境中游动时有3种主要运动方式,3种方式混合运动,很少见到单一方式进行。

(1)沿长轴旋转:螺旋体依靠自己的长轴旋转,这是螺旋体侵入人体最主要的方式。

(2)弯曲移动:它不断地拉长身体,使一端附着,再收缩旋距,使身体接近附着端,产生前进运动。

(3)局部转动:使身体弯曲,像蛇爬行一样,是最常见的运动方式。

3.螺旋体的繁殖　螺旋体的繁殖方式虽经过多年观察,近年来用电子显微镜观察,认为螺旋体的繁殖方式有两种。

(1)横断分裂:分裂前螺旋体的长度达到最长时期,分裂时将躯干分裂成长短两段。分裂之前较长的一段不动,较短的一段左右摆动,经 20~30 分钟后,较短的一段即从较长的一段中分离开,而成为两段。这种繁殖方式是主要的繁殖方式。

(2)分芽子繁殖:当生活条件不利时,螺旋体在体旁产生分芽子,脱离母体后于有利的生活条件下,从分芽子中生出丝芽,再发育螺旋体。

4.螺旋体的抵抗力　梅毒螺旋体系厌氧微生物,在体内能长期寄生和繁殖,具有强盛的繁殖能力和致病力,但离开人体不易生存。干燥 1~2 小时死亡,在血液中 4℃ 经 3 天可死亡,故在血库冰箱冷藏 3 天以上的血液就无传染性。不耐温热,加热 41℃ 可存活 48 小时,如将梅毒病损标本置于冰箱内,经 1 周仍可致病。-78℃ 数年仍有传染性。阳光、肥皂水和一般消毒剂很容易将梅毒螺旋体杀死。在肥皂水中立即死亡,在 1:1000 稀释度的苯酚(石炭酸)溶液中,15 小时死亡。在 1:20 的甲醛中 5 分钟即死亡。1:5000 氯化汞液可立即杀死螺旋体,1:1000 的苯扎溴铵和高锰酸钾均有很好的杀灭作用。

5.梅毒螺旋体基因特性　梅毒螺旋体体外培养至今尚未成功,故此使梅毒螺旋体的基础研究、实验室诊断及疫苗研究等受到极大影响。随着分子生物学技术的发展,有关螺旋体膜抗原和内鞭毛抗原的理化性质和基因结构等已逐步为人们所认识。梅毒螺旋体的全部基因 DNA 序列已经被解析。其基因具有 1138006 个碱基对(bp),是一种环状染色体,包括 1041 个开放阅读框架,每个读码框平均为 1023bp,代表 92.9% 螺旋体 DNA,55% 读码框(577 个)有生物学功能。各种蛋白质的分子质量平均为 3.78ku,平均等电点(pI)为 8.1。充分了解梅毒螺旋体的抗原成分及生物学功能,对解释致病作用和免疫学特性极为重要。

【致病机制】

1.致病物质　梅毒螺旋体无外毒素,其致病机制不明,近年来研究指出梅毒螺旋体的致病物质可能与其荚膜样物质和黏多糖酶有关。

(1)荚膜样物质:梅毒螺旋体表面黏液层为酸性黏多糖的荚膜样物质。该荚膜样物质可能来源于宿主细胞而被动吸附于螺旋体表面,也可能是吸收外来原料自行合成。在体内,荚膜样物质还有抗吞噬作用。

由于酸性黏多糖极易溶于水,因此螺旋体表面的黏多糖易脱落,脱落的黏多糖集聚于培养细胞表面,由此可解释梅毒病灶和病人血清中黏多糖的存在。

(2)黏多糖酶:梅毒螺旋体借其表面黏多糖吸附于培养细胞表面的受体上。螺旋体对皮肤、主动脉、眼、胎盘、脐带等组织有较高的亲和力。螺旋体从母体转移到胎儿必须妊娠 18 周才发生,其原因也是此时胎盘和脐带已发生完善,含有大量黏多糖。

2.致病机制　梅毒主要免疫防护机制是迟发型变态反应。家兔实验性梅毒的原发病变为一种典型的迟发型变态反应。

迟发型变态反应水平的高低决定梅毒疾病的发展过程,凡能有效地消除梅毒螺旋体感染或保持潜伏状态的病人,其迟发型变态水平必高。

人类梅毒有 3 种发展过程:1/3 感染者由于强迟发型变态反应结果能自愈,并无残留的抗梅毒螺旋体抗体;1/3 病人为中等强度迟发型变态反应,表现为潜在性梅毒,无任何症状和体征,但终身呈血清阳性;另 1/3 病人呈弱迟发型变态反应,并发展为第三期梅毒,并有较强的抗体形成应答反应。

【流行病学】

由于梅毒的广泛流行,遍及世界各地,已成为全球性疾病,其中以发展中国家更为突出。

梅毒最常见于大城市和性事活跃的青年人。男女最高发病率都在 25～29 岁,稍大于淋病和衣原体感染的高峰年龄段。1985—1992 年,美国所有地区梅毒又重新流行起来,美国南部在 1990 年达到最高峰,发病率为 33.7 例/10 万人,为该时期全美国最高发生率。美国疾病控制中心颁布消灭梅毒国家计划中目标为 2005 年后每年一、二期梅毒发病率少于 1000 例(0.4/10 万)。尽管梅毒发病率有所下降,但在男性同性恋中梅毒仍流行暴发。根据 WHO 的最低估计,每年全世界约有 5000 万梅毒新病人,主要发生在部分发展中国家。

新中国成立前,梅毒在我国性病流行中占首位。从 1950 年开始,积极开展性病调查和防治工作,到 20 世纪 60 年代初,我国基本消灭了梅毒。20 世纪 80 年代后,梅毒沉寂 30 年后又死灰复燃。目前,梅毒的发病率占性传播疾病第 4 位。

据全国疾病控制中心统计,1991 年病例数为 1870 例,2001 年病例数为 77245 例,2004 年病例数为 88311 例,湖南省 1995～2009 年梅毒流行呈逐年上升趋势,发病率年均增长 49.5%。由此可以看出,近些年来梅毒病例有较大幅度增长。

近年来梅毒合并其他病原体感染已成为临床研究关注的课题,尤为合并 HIV 感染。

1995～1998 年初经国家艾滋病(规范名称:获得性免疫缺陷综合征)参比室和山西省艾滋病确认实验室检测,山西省艾滋病患者中合并梅毒感染的比率为 43.04%,仅低于艾滋病合并丙型肝炎(HCV)感染患者。

美国 HIV 感染的血清流行学调查表明合并梅毒感染平均为 15.7%,其中男性患者占 27.5%,女性患者占 12.4%。部分梅毒患者也可同时合并肝炎病毒、淋病、衣原体及解脲脲原体等感染。

由于梅毒合并其他感染情况为诊断和治疗带来困难,所以梅毒合并感染越来越引起人们的高度重视。

【传染途径】

梅毒是人类的传染病,动物体内不存在梅毒螺旋体,因此梅毒患者是唯一的传染源。传染的途径有下列 4 种:

1.**直接性接触传染**　95%～98%的梅毒患者是通过这种方式被传染上的。感染后未经治疗的患者 1～2 年内传染性强,随病期延长传染性逐渐减小。接吻、同性恋、口-生殖器接触,手-生殖器接触等行为同样可传染梅毒,损害可发生在口唇、肛门、舌、咽部、手指等部位。

2.**间接接触传染**　与梅毒患者共同生活在一起的人,接触到患者使用过的内衣、内裤、被褥、毛巾、剃刀、浴巾、浴盆、便器等,由于这些用具上可能会沾有患者损害处排出的梅毒螺旋体,因而可产生感染。

3.**胎传梅毒**　患梅毒的妇女,未经治疗,怀孕后母亲体内的梅毒螺旋体可通过血液循环到胎儿体内,使胎儿感染上梅毒。感染发生于妊娠 4 个月后。

4.**血源性传染**　如果供血者是潜伏梅毒患者,他(她)所提供的血液中可能带有梅毒螺旋体。一旦输入到受血者的体内,即可产生感染,这样的患者不产生一期梅毒的表现,而直接出现二期梅毒的症状。所以,对供血者进行梅毒血清学筛选检查是十分重要的。

【分期】

梅毒在从感染到治愈或死亡的漫长病程中,病变的发展在临床上可有明显的几个阶段,每个阶段都表现各自特征。

梅毒可根据传染途径分为后天梅毒(获得性)与胎传(先天)梅毒;依据感染时间 2 年为界,分早期梅毒和晚期梅毒;按自然病程长短分一期梅毒、二期梅毒、三期梅毒;按有无临床表现分为显性梅毒与隐性(潜伏)梅毒。

1.后天梅毒

(1)早期后天梅毒(病程在 2 年以内):一期梅毒(硬下疳);二期梅毒:早发梅毒、复发梅毒;早期隐性(潜伏)梅毒。

(2)晚期后天梅毒(病程在 2 年以上):良性梅毒(皮肤黏膜、骨、眼等)、心血管梅毒、神经梅毒、晚期隐性(潜伏)梅毒。

2.先天梅毒

(1)早期先天梅毒(年龄≤2 岁)。

(2)晚期先天梅毒(年龄>2 岁):良性梅毒(皮肤黏膜、骨、眼等)、心血管梅毒、神经梅毒、晚期隐性(潜伏)梅毒。

早期梅毒有传染性,晚期梅毒传染性弱或无传染性。

二、感染表现

典型的梅毒病程表现为 3 个阶段,但梅毒经过多年的发展变化,不单是一个简单的变化过程,尤其是 HIV 阳性的病人,它能从一期、二期梅毒跳跃性发展,产生更为复杂的侵害,并可导致临床症状和诊断的混淆。然而,梅毒的感染发展进程与临床所表现的损害仍有一个基本的变化规律。

(一)一期梅毒

一期梅毒也叫硬下疳,是梅毒感染后发生最早的皮肤损害,因此也叫初疮或原发性初疮。一期梅毒常无全身症状。由于一期梅毒是梅毒的自然病程初始阶段,所以,对其早期诊断和治疗能有效地预防梅毒的传播。

【临床表现】

梅毒螺旋体在感染部位繁殖,经过一定的潜伏时间后形成初疮。一期梅毒在合并其他感染,尤其是 HIV 感染时,会导致梅毒病程发展及临床表现的不典型。

1.潜伏期　梅毒苍白螺旋体感染后不能马上发生病变,在感染部位螺旋体增殖到。定数量时才能引起临床损害。从梅毒感染到最早的病变出现这段时间一般为 10～90 天,平均 3 周。潜伏期无任何全身症状或局部症状。

2.硬下疳　硬下疳是发生于螺旋体入侵部位的梅毒最早的病变,又称为梅毒初疮。因其初疮的病变硬韧,故叫硬下疳。下疳因发生于梅毒螺旋体入口处,故其位置依传染情况而异。

(1)好发部位:男性硬下疳最多见的是冠状沟和包皮内板,其次是包皮缘、包皮系带、阴茎干、龟头。偶尔也可见于尿道口内、阴囊和耻骨联合处。女性硬下疳最多见的部位是大阴唇和子宫颈,其次是小阴唇、阴蒂、阴道前庭、阴道壁,偶尔也可发生于阴阜、会阴和大腿内侧。

由于接吻,同性恋和异性恋活动中的口交、肛交,直接或间接性接触引发皮肤黏膜的感染,出现生殖器外硬下疳。最多见是肛门、肛周、直肠下段、口唇、唇内板、颊黏膜、硬腭、软腭、舌下腔、舌背、齿龈、腭垂、腭舌弓、腭咽弓、腭扁桃体和股间。

直接接触感染也可发生硬下疳,最多见的是手指背、手背、乳头、乳晕、股间、大腿内侧、臀部或皮肤其他部位。

间接接触感染发生的硬下疳可通过口杯、碗等感染口唇、口角或舌,通过剃刀感染头部,通过便器、马桶等感染臀部和大腿后侧,通过被褥可感染全身皮肤。

（2）硬下疳数目：1～10个不等。硬下疳可发生2处或2处以上，叫多发性硬下疳。多则可达数个及20个硬下疳损害。生殖器外很少发生多发性硬下疳。

（3）硬下疳的分期和病程：硬下疳的发生演变过程可分为两期，即硬结期和溃疡期。

①硬结期：初发为粟粒大小的丘疹或斑丘疹，为浅红色或肉色，硬性皮下小结，硬韧。硬结期硬下疳不痛、不痒，易忽略。其硬度比一般的炎症性肿块或肿瘤硬韧，其硬度类似擦铅笔字迹的橡皮或生橡胶块。硬结期可持续10～20天。

②溃疡期：硬下疳形成硬结后，因毛细血管内皮肿胀及梗死，皮损缺乏营养，出现糜烂或溃疡，形成初疮。

硬结期组织内和溃疡期分泌物中有大量的螺旋体。

（4）硬下疳的特点：硬下疳具有明显区别于其他疾病的特点。

①无自觉症状：梅毒硬下疳具有红肿的特点，但无自觉症状，不痛、不痒，只有轻度不适感。

②硬韧：梅毒硬下疳的硬度要比一般性炎症的硬度和良性肿瘤的硬度大，呈软骨样硬度，或类似"生橡胶"。

③可检出苍白螺旋体：硬结期螺旋体较多，稍久一些的硬下疳表面干燥，螺旋体甚少。

④血清反应：早期硬下疳血清反应可能阴性，在晚～些时间，血清反应阳性。

⑤可自愈：硬下疳从硬结期到溃烂期，再形成瘢痕痊愈，这是一个自然病程，即使不做治疗，也可在3～8周愈合。

⑥单发、孤立：硬下疳损害常为单个，孤立存在，也可多处发生感染，较少见。

3.淋巴结肿大　硬下疳发生在1～2周后，开始一侧腹股沟淋巴结肿大，随后发展双侧。少数患者仅为单侧。肿大的淋巴结为单个或多个，无自发性疼痛，很少化脓，表面皮肤无红肿，不发生淋巴结周围炎。临床上称梅毒性横痃，也称梅毒性硬化性淋巴结炎。肿大淋巴结穿刺液中有梅毒螺旋体。

除腹股沟淋巴结肿大外，口腔病变引起颌下淋巴结肿大，咽部病变引起颈深淋巴结肿大，乳头病变引起腋淋巴结肿大。

【实验室检查】

1.病原体检查　硬下疳表面取渗液涂片染色，或暗视野找到典型的苍白螺旋体以及直接免疫荧光抗体试验检查为主要诊断依据。

2.梅毒血清反应　梅毒螺旋体感染后48小时即可产生特异性抗体，但浓度极低。潜伏期、一期梅毒早期血清特异性反应和非特异性反应均为阴性，当硬下疳发生2～3周（硬结期）有半数以上变为阳性，当硬下疳发生7～8周（溃疡期）全部为阳性。但也有的病例为阴性，不能作为除外梅毒诊断的依据。

快速血浆反应素（RPR）、自动反应素试验（TPI）、荧光梅毒螺旋体抗体吸收试验（FTA-ABS）敏感性较强，一期梅毒平均阳性率可达到85％以上。

RPR活性反映梅毒的活动性。故治疗后，反应性可望消失。即使暗视野检查已获阳性，一般也应再做RPR检测，以供治疗后用做随访时的比较基线。90％采用梅毒螺旋体血凝试验（TPHA或MHA-TP）能检测到螺旋体表面蛋白抗体。如为阴性，也不能除外梅毒螺旋体感染，一旦促使MHA-TP试验阳性，其阳性保持终身。

【诊断】

1.病史　病人发病前2～3周有不洁性交史。明确性接触时间，对确定潜伏期有重要意义。

2.典型临床症状　单个无痛的硬下疳，多发生在外生殖器部位，伴随硬下疳而发生的淋巴结肿大的梅毒性横痃。

3.实验室检查　硬下疳取材做 Giemsa 和 Fontana 染色。最好是暗视野显微镜以及直接免疫荧光抗体试验检查,查到梅毒螺旋体。血清反应早期阴性,晚期阳性。

【鉴别诊断】

一般来说,生殖器或其他情欲发生区的任何溃疡性损害,都应想到梅毒的可能,临床上需要给予明确鉴别诊断。

1.软下疳　软下疳是由杜克雷杆菌感染而引起的急性丘疹和溃疡性炎症。只于局部发生损害。潜伏期为 4～7 天,少于 3 人或多于 10 天的情况有发生。典型软下疳表现向下侵蚀的溃疡边缘,脓性浑浊的灰色基底以及中等到严重的疼痛三联征有助于诊断。

2.生殖器疱疹　生殖器疱疹是由单纯疱疹病毒 2 型(HSV-2)感染皮肤黏膜而引起局部的损害。潜伏期为 2～7 天。好发于龟头、包皮、阴囊、大阴唇、小阴唇、阴道壁或子宫颈。典型损害可出现疼痛、烧灼痛、刺痛、刺痒,全身可有发热、头痛、关节痛以及全身乏力或不适,开始是丘疹或水疱,然后在生殖器上脓疱迅速蔓延,并成大片溃疡。溃疡病变持续 4～15 天,结痂或重新上皮化。黏膜表面无结痂。愈合不留瘢痕。

3.性病性淋巴肉芽肿　性病性淋巴肉芽肿是由沙眼衣原体所致的性传播疾病。接触病原菌后经 3～21 天的潜伏期(平均为 10 天)。临床表现为早期生殖器初疮,中期淋巴结病,晚期生殖器象皮肿和直肠狭窄。

4.腹股沟肉芽肿　腹股沟肉芽肿是一种慢性、进行性、具有轻度传染性的细菌性感染性疾病,通常累及生殖器区域,部分可累及腹股沟。致病菌为革兰阴性肉芽肿荚膜杆菌。关于潜伏期尚不肯定,一般为 17 天。感染后首先出现质地坚实的丘疹或皮下小结,随后演变为无痛性溃疡。临床分为 4 型:①溃疡肉芽肿型,表现为无触痛、肉质、高度增生,呈牛肉红色溃疡,触摸易出血;②肥大型或疣样型,表现为溃疡或赘生物;③坏死型,有恶臭溃疡,可引起组织破坏;④硬化型或瘢痕型,大范围的纤维组织和瘢痕组织形成。

5.疥疮　疥疮是疥螨引起的寄生虫病,与病人有疥螨接触以及生活环境温暖潮湿有关。好发于指缝、手背、胸部、下腹部、大腿内、腹股沟部、会阴部外生殖器等处。初发为红色炎性小红疹、结节,有痒感,因搔抓发生脓疱、糜烂和溃疡。疥螨在皮下穿凿隧道,在隧道尽头处挑破可剥出疥螨。不能检出梅毒螺旋体。

6.药疹　药疹是通过药物注射、内服、吸入等途径进入人体后引起的皮肤、黏膜反应。患者有清楚的用药史。药疹发生多在治疗后 7～10 天经过致敏而出现,如以前曾接受过同样药物或同类结构的药物治疗,则可于数小时或 1～2 天内迅速出现。药疹可造成全身皮肤损害。此外,也可使外生殖器上发生固定性药疹。停药并给予抗过敏治疗,皮损可治愈。

7.贝赫切特综合征　也称眼-口-生殖器综合征(曾用名:白塞病),可出现多系统病变。本病为自身免疫性疾病。多以口腔溃疡为第一症状,在口腔黏膜或皮肤病变之后,出现生殖器溃疡。溃疡常伴有明显的疼痛。经 1～3 周渐愈。隔数天到数月又复发。

8.生殖器癌　多发生于老年人,发展较下疳缓慢,淋巴结肿大较一期梅毒迟。可呈现圆形、卵圆形或不规则肿块,或呈乳头瘤样增殖,可发生溃疡、坏死。病程长而无自愈。

(二)二期梅毒

二期梅毒是继一期梅毒之后发生的全身播散性梅毒,表现出复杂的临床症状。共有的特性是发生全身播散性皮肤梅毒疹、黏膜病变、淋巴结病,以及生殖器或会阴部扁平湿疣,也可出现骨关节病变、眼病变、内脏病变等,此期血清的非特异性和特异性梅毒反应达到了峰值,是梅毒病程中最活跃的阶段。

二期梅毒损害是在一期损害开始出现后 4～10 周出现,多数病人要经过第二潜伏期再发生二期梅毒,但也有无第二潜伏期,有些可出现重合,特别是合并 HIV 感染,可以改变梅毒发展和进程,导致梅毒病期的改变。

【发病特点】

1.全身症状　二期梅毒由于发生螺旋体血症,故可发生程度不同的全身症状,病人常有全身不适、发热。

2.全身播散性皮肤病变　二期梅毒产生玫瑰疹、丘疹样梅毒疹和脓疮性梅毒疹等全身播散性皮肤病变,播散面积很大,常遍及躯干、肢体或某个部位,皮疹的数目很多,可达数百或数千个。

3.黏膜病变　二期梅毒不仅在皮肤上发生播散性病变,也在黏膜上发生播散性病变。

4.血清反应达到峰值　一期梅毒是梅毒感染的初期,血清反应处在升高阶段,到二期梅毒则达到峰值,是血清反应的高峰阶段。二期梅毒主要依据是血清反应。

5.可发展为隐性(潜伏)梅毒和复发梅毒　一期梅毒很少引起潜伏病变,二期梅毒是早期梅毒中最常发生潜伏梅毒的病程阶段。

6.累及重要器官和淋巴结　二期梅毒可引起骨关节、脑膜、心血管、咽喉病变,病变所属的淋巴结可发生程度不同的肿大。

7.驱梅治疗疗效好　二期梅毒病人体内虽有大量的梅毒螺旋体,由于青霉素有较强抑菌、杀菌作用,所以驱梅治疗可取得满意的疗效。

【临床表现】

1.前驱症状　发热是常见的全身症状,占$5\%\sim8\%$,体温一般在$37.5\sim38.5$℃;病人可有头痛,常夜间开始发作。胸骨、肋骨、肩胛骨、胫骨等处轻度肿胀可引起骨痛、关节痛,关节痛以夜重日轻为特点。

2.皮肤损害　二期梅毒可在皮肤上发生多种形态皮肤损害,叫梅毒疹。皮损一般无自觉症状,可有瘙痒。梅毒疹是二期最早发生的病变,也最容易引起注意和发现。

(1)斑疹性梅毒疹:最常见的是玫瑰疹,较少见的是梅毒性白斑。玫瑰疹为二期梅毒最早出现的皮疹,分布以躯干较多,四肢较少,面部及手、足较少,皮疹大小不等,以$1\sim2$cm直径者居多,以圆形或椭圆形者较多,表面光滑,皮疹多可融合,初发时为浅红色,数日后逐渐变红色、深红色或紫红色。皮疹为炎症性充血疹,一般在$2\sim3$周消退,大部分消失后不遗留色素沉着,有的可遗留浅色斑或色素脱失。梅毒白斑是由梅毒苍白螺旋体引起的色素脱失性病变。

(2)丘疹样梅毒疹:丘疹样梅毒疹是二期梅毒最常见的皮疹,其形态多种多样。

①斑丘疹样梅毒疹:斑丘疹样梅毒疹也称痤疮样梅毒疹,多见于二期梅毒的早期,可与玫瑰疹同时存在,是斑疹与丘疹同时存在的病变。好发于胸部和背部,少数病例可发生于颈部或面部。无论是在斑疹还是丘疹内都可检出梅毒螺旋体。

②微丘疹性梅毒疹:微丘疹性梅毒疹也叫粟粒样梅毒疹或毛囊丘疹性梅毒疹。这种梅毒疹为一种散在发生的、直径为$1\sim2$mm的小丘疹,常见于二期梅毒的晚期,多发生于感染$6\sim8$个月以后。微丘疹性梅毒疹内也可检出梅毒螺旋体。

③豆状丘疹梅毒疹:豆状丘疹也是二期梅毒最常见的皮损。豆状丘疹散在发生,为孤立的丘疹,直径大于微丘疹样梅毒疹,直径多为$3\sim5$mm,为绿豆至黄豆粒大小的丘疹,多为红色、紫红色或红铜色,形状多为圆形。好发于背部、腰部、臀部、四肢外侧、胸部、面部、手掌和足底。

④镜状丘疹梅毒疹:好发于胸部、背部、四肢伸侧和面部,多为圆形或椭圆形,直径大于豆状丘疹,直径常为$4\sim8$mm,丘疹明显高出皮面,边缘清楚,疹面扁平,故也叫扁平丘疹样梅毒疹。由于疹面扁平,边缘明显高出皮面,故叫镜状丘疹。

⑤湿丘疹样梅毒疹:湿丘疹样梅毒疹也叫肥厚丘疹。湿丘疹好发生于肛门、会阴部、阴囊、大阴唇和小阴唇,有少数病人湿丘疹可发生于腹股沟、趾缝、口角和鼻孔。初发丘疹为黄豆粒大小,明显高出皮面,质

坚硬,无压痛。因表面糜烂和溃疡表面湿润,故叫湿丘疹。湿丘疹内有大量的梅毒螺旋体。

⑥苔藓样梅毒疹:苔藓样梅毒疹也叫梅毒性苔藓,是微丘疹性梅毒疹密集生长的结果,多数皮疹无自觉症状,少数可有轻度瘙痒。好发于背部、胸部和腹部的侧面、四肢的伸侧。少数病人可见于面部。

⑦环状丘疹样梅毒疹:呈环状排列的丘疹样梅毒疹,原发的环状病变较少见,丘疹为红色或铜色,也有不典型的环状丘疹呈弧状或半环状。另一种为继发性环状丘疹,多为伞状排列,多见于复发二期梅毒。损害皮疹消退后有色素沉着或萎缩斑。

⑧伞房花样梅毒疹:这种损害中央常为一个至数个大丘疹损害,周围有许多小丘疹损害,呈圆形或椭圆形分布,皮疹间很紧密,但很少互相融合,如同伞房花样,故称伞房花样梅毒疹。

⑨丘疹鳞屑性梅毒疹:凡是表面盖以鳞屑的丘疹梅毒疹均为丘疹鳞屑性梅毒疹。手掌和足底的丘疹最易发生鳞屑,鳞屑多为厚片状、片较大,为不规则形。

⑩丘疹坏死性梅毒疹:早期丘疹病变与其他丘疹性梅毒疹相同,而晚期有表皮变薄或发生糜烂和小的浅在溃疡。在溃疡中有少量的渗出物或脓性分泌物,内有大量的螺旋体。

(3)掌跖梅毒疹:掌跖梅毒疹临床上较为常见,通常与其他二期梅毒疹并存。由手部经常握物品,足底经常着力,由于重力压迫,手掌和足底病变早期为红色或紫红色,晚期为褐色。足底的病变常由于压迫或摩擦发生皮疹内出血,可为出血疹,手掌和足底病变晚期也常发生丘疹鳞屑性梅毒疹,角质层角化很厚,在丘疹消退后脱落厚片状的鳞屑。

(4)环状梅毒疹:环状梅毒疹也是二期梅毒常见的一种皮疹。其好发于胸部、腹部、季肋部、面部和四肢的伸侧。散在多发,常集中在某个部位发病,常有几个、十几个,多时达几十个环状损害。多环状梅毒疹是一种二期梅毒较少见的皮疹,多环的环圈可达3～5环,呈同心圆状排列,不规则的环状梅毒疹是病变未形成典型的环状,而呈现半环状、弧状或蛇形状。环状梅毒疹的边缘部位内可有苍白螺旋体。环状梅毒疹可见于原发二期梅毒,但更多见于复发梅毒。

(5)扁平湿疣:扁平湿疣是二期梅毒最常见和发生率很高的病变,是诊断二期梅毒不可忽视的病变,具有特征的二期梅毒病变,很少见于其他疾病。10%的二期梅毒患者出现扁平湿疣,女性患者较男性为多。好发生于肛门周围、会阴部、阴囊、大阴唇、阴唇前后联合,极少数也可见于口角、腹股沟、趾缝。湿疣溃疡的渗出物或分泌物中有大量的梅毒螺旋体,传染性很强。

(6)鳞屑性梅毒疹:二期梅毒的很多病变可以发生鳞屑,但也有以鳞屑为主要特征的梅毒病变。

①片状鳞屑样梅毒疹:为一种直径在1～3cm的圆形皮疹,边缘清楚,表面盖以片状的鳞屑,从外观看似钱币样,这种损害好发于躯干和四肢伸侧。

②银屑病样梅毒疹:银屑病样梅毒疹与银屑病一样发生鳞屑性丘疹、斑疹、斑片或斑块,形状不规则,鳞屑不易剥离,鳞屑较银屑病的鳞屑细腻,消退时仍是基底部的炎症。

(7)脓疱性梅毒疹:梅毒螺旋体感染也可以引起脓疱,由于脓疱病变的形态和发生的过程不同,因而在临床上脓疱性梅毒疹也可分为脓丘疹性梅毒疹、脓疱疮样梅毒疹、厚痂状梅毒疹和深脓疱性梅毒疹等。发生原因主要是机体抵抗力低下,身体虚弱,有慢性疾病,长期应用激素。特别是梅毒性骨关节病误诊为风湿性关节炎而长期服用皮质类固醇类药物,常并发脓疱性梅毒疹,并可有程度不同的全身症状,持续性的发热,体温中等或很高,全身不适,骨关节疼痛等,但多数患者无明显的全身症状。

(8)梅毒性脱发:约10%二期梅毒病人发生梅毒性脱发。梅毒性斑秃好发生于后头部或侧头部,如果在须部、眉部、阴毛处发生梅毒疹,也可发生梅毒性斑秃。脱落的毛发完全可以再生,不会发生永久性脱发,如果病变在毛发区形成瘢痕者,即不再生长毛发。弥漫性脱发好发于头顶、后头或侧头部,呈大范围脱发,但不是完全脱发或明显脱发,而是部分毛发散在脱落,形成部分头皮毛发稀疏。这种脱发易忽略,想不到与梅毒的关系。

(9)梅毒性甲病:梅毒性甲病是二期梅毒常被忽略的一种病变——甲病变。

①梅毒性甲床炎:在甲床内发生细胞浸润性炎症,指(趾)端红肿,甲板下肿胀,甲板可见甲床为红色或红铜色。疼痛不太明显,晚期可引起甲变厚、浑浊,有很多纵沟,易破碎,也可引起钩甲等甲变形。

②梅毒性甲沟炎:二期梅毒可引起甲沟炎和甲根炎,表现为甲沟和甲根充血肿胀,没有明显的疼痛,晚期甲沟可发生糜烂或小溃疡。

3.黏膜损害　二期梅毒病人中有56.2%有黏膜病变,二期梅毒的黏膜病变主要是由于血循环引起,二期梅毒的黏膜病变主要分为弥漫性黏膜炎和局限性病变两种。

(1)弥漫性黏膜炎:二期梅毒皮肤病是最活跃和多发的时期,黏膜病变往往也是最活跃的时期,黏膜发生弥漫性充血和水肿,肿胀很明显,常影响某些器官的功能。可见于颊黏膜、唇内板、舌下腔和软腭,以软腭多见。咽部是弥漫性炎症患病率最高的部位。二期梅毒患者有声音嘶哑时意味着已经发生了弥漫性喉炎。弥漫性鼻炎的患病率较咽炎和喉炎少。典型的黏膜斑是浅表的糜烂性损害,呈圆形、扁平、发亮、灰白色或粉红色,周围有暗红色晕,黏膜损害中可检出梅毒苍白螺旋体,有较强的传染性。

(2)局限性黏膜病变:局限性黏膜病变是指发生于黏膜上的局限性斑疹、结节、糜烂、溃疡等定位性病变。好发于口腔、咽部、喉部、鼻腔的任何部位。

4.多发性硬性淋巴结炎　二期梅毒淋巴结肿大发生率很高,多数二期梅毒病人有淋巴结肿大。二期梅毒淋巴结肿大多为两侧性的肿大,大小如同蚕豆或指头大,表面光滑,无明显的疼痛或压痛,质硬孤立,与周围的组织不粘连,有明显的移动性,不化脓形成脓肿。二期梅毒合并淋巴结肿大,平均6～8周后可消退。

5.二期眼梅毒早期眼梅毒　发病较少见,2%～8%患者有眼梅毒。在早期眼梅毒中以虹膜炎、虹膜睫状体炎、脉络膜炎及视神经网膜炎为常见,角膜炎、视神经炎、结膜炎等少见。

6.二期耳鼻咽喉梅毒　耳鼻咽喉是性器官外较常见的发病部位,大部分为二期梅毒,具有极强的直接和间接传染性。

7.口腔梅毒　由于性行为方式的改变,同性或异性恋人群中口交的增多,口腔梅毒也呈增多趋势,多发生口腔黏膜损害,口腔黏膜斑可与周身皮疹同时出现,也可单独发生,有时与其他口腔黏膜病不易鉴别。

8.二期骨关节梅毒　二期梅毒中梅毒螺旋体播散到全身,侵入骨骼或关节腔,引起骨与关节损害,最常受累部位是颅骨、胫骨、胸骨和肋骨。在二期骨梅毒病人中,以骨膜炎为最常见,约为75%;关节炎次之,约占38%,骨炎为4%,骨囊炎、骨髓炎及腱鞘炎最少见,约为2%。

早期骨骼梅毒种类虽多,但其症状有很多相似之处,表现为肿胀及触痛。触痛轻重依损害的性质和部位而异,骨膜炎有剧烈的触痛。疼痛通常为针刺样,静止时和夜间加重,运动后减轻。

9.二期梅毒神经损害　梅毒可使中枢神经系统受累,引起多种综合征,它是感染后经历一定时间发生的,短则1～2年,长至30年以上。梅毒病人脑脊液可有35%不正常,1.7%有神经损害,3%的病人脑脊液中可发现梅毒螺旋体。二期梅毒的神经病变主要发生无症状神经梅毒、有症状梅毒两种,后者包括梅毒性脑膜炎、脑血管梅毒。无症状神经梅毒仅有脑脊液不正常。

10.二期内脏梅毒　由于内脏器官位于身体隐蔽部位,梅毒螺旋体对其损害后不易观察,所以临床难以发现损害的部位和损害程度。

(1)肾脏梅毒:梅毒引起的肾脏病变主要累及肾小球,少数可累及肾间质。梅毒性肾炎分二型:一型近似肾小球肾炎,患者有轻度或中度肾功能不全,尿中有蛋白、红细胞及管型,无明显水肿。另一型近似肾病,病人有明显水肿,尿中有大量蛋白及管型,但无血尿及肾功能不全。

（2）消化系统梅毒：消化系统梅毒罕见。但是 AIDS 病人：二期胃梅毒人数在上升。

①胃病变：胃二期梅毒特征是黏膜皱襞粗大，糜烂。胃梅毒预后甚佳。

②肝脏病变：实验室检查约 20% 的梅毒患者肝酶高，提示可有亚临床性肝炎，其中部分患者表现症状性肝炎。

③脾大：先天梅毒常见脾大，二期梅毒少见。脾大多发生于体弱者，大都发生在二期梅毒潜伏期或皮疹出现时，抗梅毒治疗后即可回缩。

④胰腺梅毒：胰腺梅毒诊断亦极为困难，当梅毒病人有胰腺疾病表现并有血清学检验支持，抗梅毒治疗有明显好转时，才可明确诊断。

其他脏器也可出现二期梅毒的损害，特别是合并 HIV 的感染，可加速内脏器官的损害，引起动脉瘤，出现腹主动脉、颈动脉受累，肺、胸膜的破坏。

11.复发梅毒　二期早发梅毒未经治疗可自然消失，进入潜伏状态，称为二期潜伏梅毒。此时临床上虽无症状，但残存的螺旋体仍隐藏于体内，一旦机体抵抗力下降，螺旋体再次进入血液循环，发生二期复发梅毒。复发次数及间隔时间不一。一般多相距 1～2 年，也有早于此时间者，复发可多次，随复发次数的频度增多，复发间隔的时间也越长。

（1）复发原因：治疗不彻底；机体免疫力降低。

（2）皮肤黏膜复发：皮肤黏膜复发为各种复发中最常见的，二期复发梅毒疹与二期早发梅毒疹相似，但数目较少，皮疹较大，形状奇异，常呈环形、半月形、蛇行形、花朵形，分布不对称。二期复发梅毒损害的毁坏性较重，常带有晚期损害的特点，好发于前额、口角、颈部、外阴、掌跖等处。

（3）血清复发：二期复发梅毒以血清复发最多，血清由阴转阳，或滴度升高 4 倍，如 VDRL 试验阴转后滴度又为 1∶8。同时还应考虑做脑脊液梅毒抗体检测，以除外无症状神经梅毒。没有临床症状，只有血清阳转，可称血清复发。

（4）症状复发：血清复发者 65% 以上有临床症状复发。血清复发多早于症状复发，症状复发常与血清复发伴发。患者在症状消失后 6 个月至 1 年再发生皮疹，以二期复发梅毒疹多见。

（5）其他复发：神经梅毒复发为早期复发之一，其症状与早期梅毒相同。早期神经梅毒未经治疗出现复发极少，大部分神经复发为治疗不足所致。

临床及梅毒血清复查：随访 3 年，第 1 年每 3 个月复查 1 次，以后每半年 1 次。

【诊断】

1.病史

（1）不洁性交史：应尽量询问患者的不洁性交史以确定传染源，如肛门有硬下疳，应询问有否肛交史。

（2）现病史：询问生殖器、肛周是否有初疮、下疳史。了解病人就医诊断以及血清学检查情况。

（3）治疗史：是否进行过系统、规范驱梅治疗，用药剂量、疗程是否正规，有无药物过敏史及用药种类。

（4）婚姻史：有否涉外婚姻，婚否，配偶是否有性病史。

（5）生育史：女性患者应详细了解有无流血、流产、早产的病史，曾否分娩梅毒胎儿史。

2.体格检查

（1）一般检查：生长发育状况，精神状态。

（2）皮肤黏膜：二期梅毒皮疹类型较多，各有自己的特征，黏膜损害出现也具多形性，所以要对皮肤、黏膜、淋巴结、头发、口腔进行全面仔细地检查。

（3）生殖器：外阴部也是二期梅毒皮疹多发部位，以丘疹性梅毒疹、湿丘疹和扁平湿疣为常见，子宫常有梅毒性糜烂。肛门是男性同性恋者梅毒感染的部位，可使肛门内发生梅毒性损害，肛门周围是湿丘疹和扁平湿疣的好发部位。

(4)特殊检查:眼、骨骼系统、神经系统、心血管系统等进行专科检查。

3.实验室检查　螺旋体检查是诊断的重要依据,从病变或血清中分离出苍白螺旋体,除外其他皮肤螺旋体病,即可确诊为梅毒。梅毒血清反应是诊断梅毒的最重要手段之一,是梅毒诊断的重要指征,反应试验也是判断治疗结果的重要指征。

(1)暗视野检查:螺旋体在暗视野下呈白色,具有较强的折光性,反差十分明显。

(2)涂片染色:从病变处取分泌物或组织涂于载玻片中央,火焰固定,革兰染色、姬姆萨染色,镜下观察螺旋体的着色形态。

(3)组织切片染色:组织病理学检查,镀银染色。在染色片上螺旋体呈黑褐色,有明显的螺旋结构。

(4)非梅毒螺旋体抗原血清试验:用心磷脂作抗原,测定血清中抗心磷脂抗体,亦称反应素。本试验敏感性高而特异性较低,一般作为筛选和定量试验,观察疗效、复发及再感染。包括:性病研究实验室玻片试验(VDRL),快速血浆反应素试验(RPR)及不加热血清反应试验(USR)。RPR 是 VDRL 抗原的改良,敏感性及特异性与 VDRL 相似,优点是肉眼可出结果;USR 也是 VDRL 的改良,敏感性和特异性与 VDRL 相似,优点是血液不需加热灭活。

(5)梅毒螺旋体抗原血清试验:用活的或死的梅毒螺旋体或其成分做抗原测定抗螺旋体抗体。该试验敏感性和特异性均高,用做证实试验。抗体仍能长期存在,血清反应持续阳性,甚至终身不消失。因此,不能作为观察疗效指标。包括:荧光梅毒螺旋体抗体吸收试验(FTA-ABS),梅毒螺旋体血凝试验(TPMA),梅毒螺旋体制动试验(TPI)。

(6)脑脊液检查:用于诊断神经梅毒,包括细胞计数、蛋白定量、VDRL 试验、PCR 试验等,以除外神经性梅毒,尤其是无症状神经梅毒。早期梅毒可有神经损害,VDRL 试验是神经性梅毒的可靠依据。

【鉴别诊断】

梅毒皮肤损害,应注意与其他皮肤疾病相鉴别。

1.斑疹性梅毒　疹需要与下列疾病鉴别。

(1)玫瑰糠疹:病因不明,春秋季多见,好发于胸部,首先在胸部或季肋部出现椭圆形红色斑,表面覆有糠粉一样的鳞屑,其轴与患病部位的纵轴垂直分布,有轻度或中等度瘙痒,有自限性,一般经4～6周可自行消退。

(2)花斑疹:也叫汗斑,是马拉色菌感染所致,损害颜色与肤色及病变的活动状态有关,一般皮损以着色性斑或脱色斑为主,可有痒感,出汗后更为明显。真菌检查阳性。

(3)药疹:药疹为药物引起的变态反应。可在胸部、腹部、背部、腰部和四肢内侧发生大小不等的斑疹和斑片,多为红色或紫红色,再服用可引起过敏的药物,皮疹会加重,可出现疱疹和大疱。口、眼、生殖器黏膜也可发生红斑和疱疹。

(4)瘤型麻风:瘤型麻风为多菌型麻风,皮疹可见于全身,皮疹内触觉、痛觉、冷热觉消失。抗酸染色,麻风菌阳性。

(5)白癜风:是一种原因不明的皮肤病,与遗传因素、自身免疫、色素细胞自身破坏、神经化学因素有关。可发生于身体任何部位,呈白色或乳白色,边缘清楚,无自觉症状,很难自愈。

(6)老年性白斑:随着年龄的增加,黑色素细胞逐渐减少,可于面部、胸部、背部、四肢伸侧出现米粒至豆粒大小的圆形白点,为白色色素脱失斑点,稍凹陷,无自觉症状,数目随年龄增长逐渐增多。

2.丘疹样梅毒　疹须与下列疾病鉴别诊断。

(1)寻常痤疮:斑丘疹样梅毒疹和微丘疹性梅毒疹也叫梅毒性痤疮,应与寻常痤疮相鉴别。寻常痤疮与内分泌、皮脂腺及微生物感染等许多因素有关。初发为黑头粉刺,进而以皮脂腺孔为中心发生炎症性丘疹,有的顶端发生小脓疱。

(2)脂溢性皮炎:脂溢性皮炎是发生在皮脂溢出部位的一种斑丘疹和渗出性炎症。好发部位为头皮、面部、耳后、腋窝、上胸部等多皮脂、多毛和多汗部位。毛囊周围的小丘疹,表面覆有油腻性的鳞屑或痂皮,头皮部轻度损害为白色糠状鳞屑,可有片状糜烂和渗出,渗出物结成油腻状厚痂。

(3)多形红斑:多形红斑与变态反应有关,引起多形红斑的诱因包括细菌感染、病毒感染、真菌感染、寄生虫感染、药物过敏、内脏疾病等。病人常有全身症状,主要病变是斑疹和丘疹。病变对称分布,好发于手背、前臂、足背、踝部等处。可形成虹膜状红斑,即靶形斑,同时还可发生水疱、大疱、小疱和黏膜病变。

(4)毛囊角化症:为常染色体显性遗传病,与维生素 A 代谢障碍有关。好发于多皮脂部位,如头皮、额部、耳、鼻侧、颈、前胸部等,瘙痒,用手摸时可有硬物刺手感。

3.环状梅毒疹　应与下列疾病鉴别诊断。

(1)体癣:体癣主要是由红色毛癣菌感染而引起的浅部真菌病,传染途径主要是皮肤间互相接触,也可由手从足癣、头癣、甲癣等疾病皮损上自家接种。从皮损处刮取鳞屑,镜下检查若发现菌丝和孢子,诊断即可确立。

(2)麻风:梅毒的环状斑与结核样型麻风的环状斑的性状完全相似,故须鉴别。

(3)多形红斑:多形红斑也可发生环状皮损,其为变态反应,常为各种感染引起,出现红斑、水疱,发展可形成虹膜样。

(4)环状肉芽肿:是一种病因不明的皮肤病,身体任何部位均可发疹,但常见于手背和指背,也可见于前臂和下肢的伸侧,没有硬下疳和二期梅毒疹的历史,从病变上不能分离出任何病原体,梅毒血清反应为阴性。

4.扁平湿疣　应与尖锐湿疣和湿疹样皮炎相鉴别。

(1)尖锐湿疣:尖锐湿疣是 6 型人乳头瘤病毒感染引起的生殖器疣。

(2)会阴部湿疹样皮炎:会阴部湿疹样皮炎是由变态反应引起组织增生、糜烂、坏死和感染,有剧痒,很难自愈。梅毒血清反应阴性。

5.脓疱性梅毒疹　应与一切化脓性皮肤病相鉴别,主要是痤疮、脓疱疮、天花、牛痘、须疮和毛囊炎等。

(1)痤疮:为痤疮棒状杆菌感染,多发生于青春期、癌晚期,好发于面部、腹部,呈毛囊炎症。

(2)脓疱疮:俗称黄水疮,为葡萄球菌、链球菌感染,丘疹顶部形成水疱或脓疱,疱壁较薄,系水疱浑浊形成的脓疱,脓疱多为绿豆大小至黄豆大小,有疼痛或压痛。分泌物中可培养出葡萄球菌,无苍白螺旋体,梅毒血清反应阴性。

(3)须疮:多种脓疱性梅毒疹好发于面部、颏部等须部,应与须疮相鉴别。须疮多发生于 30～40 岁的男性,毛囊性炎症丘疹和水肿性红斑,进而变成脓丘疹和脓疱,脓疱中心贯穿毛发,脓疱破溃后干燥结痂。分泌物可培养出葡萄球菌,无苍白螺旋体,梅毒血清反应阴性。

(4)毛囊炎:毛囊炎是毛囊部化脓性炎症,主要是葡萄球菌感染,与抵抗力低下、不清洁、搔抓等因素有关。

6.梅毒性秃斑　应与斑秃和假性斑秃相鉴别。

(1)斑秃:是一种头部突然发生的局限性斑状秃发,局部皮肤正常,无自觉症状。本病多见于青壮年,发病突然,无任何自觉症状。毛发为完全脱落,可以自愈,自然生长毛发。

(2)假性斑秃:又叫萎缩性脱发,分为两种:原发性头皮萎缩引起脱发;继发性可见于扁平苔藓、慢性盘状红斑狼疮、局限性硬皮病、秃发性毛囊炎等。秃发区皮肤明显萎缩,已脱发的部位不会再生毛发,不侵犯病变以外的部位。

7.梅毒性甲床炎、甲沟炎　应与瘭疽及甲癣相鉴别。

(1)瘭疽:瘭疽为指端的急性化脓性炎症,也叫指髓炎,是由葡萄球菌或链球菌等感染。表现为红肿和剧烈的疼痛,可形成脓肿。

(2)甲癣:甲癣是由红色癣菌、絮状表皮癣菌等引起的甲病,甲板下有角蛋白及碎屑沉积,刮取甲屑可检出真菌。

(三)三期梅毒

三期梅毒也称晚期梅毒,是人体破坏性最大的病期,它不仅使皮肤黏膜产生破坏,也造成心血管、骨关节、神经系统等重要器官受累,导致器官缺损、残疾和死亡。其中心血管及神经梅毒被认为是主要死因。

【发病特征】

三期梅毒的发生取决于病人的免疫力,按梅毒的自然发病过程,有1/3病人因弱的迟发变态反应发展为三期梅毒。

1.发病时间　二期梅毒损害消退后,在正常情况下要有6个月至1年的无症状的潜伏梅毒,叫第三潜伏期,之后可发展成三期梅毒。晚期梅毒与早期梅毒以2年时间分界线。晚期梅毒最早的病例可在感染后的2年以后,绝大多数在感染后3～4年,如不充分治疗,可以延长到5～10年或更长,三期梅毒(晚期梅毒)临床分为树胶肿梅毒、心血管梅毒和神经梅毒。

2.分布　三期梅毒仍然以皮肤黏膜、神经系统为最多,食管及内脏为最少。

3.病变特点　晚期梅毒的损害可发生于任何组织器官,表现出症状和体征复杂、不易辨认。然而其损害具有以下特点:①进展慢、病程长;②螺旋体减少或消失,传染性小;③自觉症状轻微;④病变破坏性大;⑤可侵犯重要器官;⑥病变有自愈的倾向;⑦血清反应素反应强度降低;⑧治疗困难。

4.良性晚期梅毒　良性晚期梅毒也称为树胶肿。由于树胶肿在特异治疗下,一般都迅速收效,因此被列为良性晚期梅毒。但如不加治疗,还会造成组织(软组织或骨)的破坏,可造成心肌、脑、脊髓、气管等处树胶肿,也就不称为良性。发病从感染开始到晚期良性梅毒损害的出现,少则2年,多则延续40年以上。

5.树胶肿分布及其损害　树胶肿7%发生于皮肤黏膜,9.6%发生于骨骼,10.3%发生于黏膜,其他组织器官也可发生。树胶肿的损害可多发或散在,但常为孤立。

【临床表现】

1.晚期皮肤黏膜梅毒　晚期皮肤黏膜梅毒多数在感染后3～10年内发生,临床上可分结节性梅毒疹、树胶肿、近关节结节。皮损数目少,分布不对称,自觉症状轻微,病变主要是结节性梅毒疹和皮肤树胶肿。

(1)结节性梅毒疹:结节性梅毒疹也叫梅毒结节或结核样梅毒疹,是晚期皮肤梅毒的早期病变,进入晚期梅毒常发生结节性梅毒疹,故结节性梅毒疹是晚期梅毒的常见病。

好发于头部、肩胛部、背部及四肢伸侧。结节的性状为豌豆大至扁豆大的硬结,有实质性硬度,无自觉症状,表面光滑,有移动性,呈暗红色,火腿色或红铜色,与周围健康皮肤有明显界线。每个结节可持续3～6个月,老的未消退新的又发生,反复发生可持续1～3年。

结节的演变有两种结局:一种结局是吸收消退,完全消退后不遗留瘢痕,长期留有深褐色的色素沉着;另一种结局是中心性坏死,结节中心软化,破溃后形成糜烂和溃疡,溃疡恢复时发生结节的坏死之后修复形成瘢痕,表面呈黄褐色或褐色,呈羊皮纸样。以后变为褐色的色素沉着,长期不消退。结节可呈集簇性分布、环状分布、匐形状分布、弥漫肥大性结节。

诊断依据如下。

①病史。有性乱史、硬下疳史和二期梅毒史,二期梅毒后有一定时间的潜伏期。

②典型的结节形态。早期为硬结,晚期为坏死溃疡结节,有羊皮纸样瘢痕。

③结节的分布。集簇状、环状和匐行状分布,有定向性的扩展。

④螺旋体检查。65%以上为阴性。

⑤血清反应。反应素试验为阳性,晚期可能为阴性,但特异性梅毒反应一定为阳性。证实确实发生过螺旋体感染,在螺旋体检查阴性和反应素试验阴性时,也可确立诊断。

鉴别诊断:结节性梅毒疹应与丘疹样梅毒疹、瘰疬性皮肤结核、瘤型麻风、丘疹坏死性结核、慢性盘形红斑狼疮、结节性红斑等疾病相鉴别。

(2)梅毒树胶肿:树胶肿可多发或散在,皮下病变多为孤立性,随之皮肤受累,一般发生于梅毒感染后3~5年,持续时间很长。

全身皮肤任何部位均可发生树胶肿,它是一种发生很普遍的病变,但发生的数目较少,仅1~3处,多时也仅4~6处,腿部较多见,特别是小腿。树胶肿的发病诱因与外伤有一定的关系,也可见于胸部、面部、颈部、背部、臀部,上肢较下肢明显少见。

初发为皮下组织或较深部组织的结节或肿块,早期表面光滑,皮肤颜色正常,有实质性硬度,表面逐渐不平滑,有移动性,发展后肿块中心软化,有波动,最终皮肤破溃,发生单发或多发性的穿孔,从穿孔中溢出浓稠的分泌物,为黄褐色或乳黄色的黏性很强的胶样物质,外观很像阿拉伯胶,所以把这种损害称为树胶肿。病变直径可达数十厘米,两个相邻的树胶肿也可互相融合,形成相连溃疡,树胶肿的溃疡多为圆形或椭圆形,边缘堤状。树胶肿无自觉症状。可交替发生或间断发生,常持续数年乃至数十年。

(3)近关节结节:近关节结节为皮下结节,也叫梅毒纤维瘤病或纤维瘤性梅毒疹。好发于肘关节、膝关节和踝关节等大关节附近。在二期梅毒时即可出现,晚期梅毒较多见,可持续20~30年。表现为皮下之纤维结节,不痛不痒,触之坚硬,表面皮肤颜色正常,有或无移动性,直径1~3cm,结节不与皮肤粘连。晚期皮肤颜色可变深,结节增大,中心不坏死,不形成脓肿亦不破溃形成溃疡,结节内无螺旋体。

(4)晚期黏膜梅毒:晚期黏膜梅毒主要发生于口腔、舌、咽、喉、鼻腔等部位黏膜,可与皮肤梅毒同时发生,也可略晚于皮肤梅毒。病变特点:①病变常单个发生,偶尔也见多发;②起病慢,病程长;③无明显疼痛,病变很广泛,肿胀很明显;④可产生肉芽组织增生或坏死,导致组织缺损;⑤可破坏周围和深部组织;⑥病变内很少检出苍白螺旋体;⑦无全身症状。临床损害表现为硬化性黏膜炎、黏膜梅毒结节及黏膜树胶肿。其中黏膜树胶肿是晚期黏膜梅毒破坏性最大的损害,也是最常见的病变。

2.三期骨关节梅毒　包括骨、关节及肌肉腱鞘梅毒,发病率仅次于皮肤黏膜。①骨梅毒包括骨膜炎、骨炎、骨髓炎、骨树胶肿;②关节梅毒包括关节炎、滑液囊炎;③肌肉及腱鞘梅毒包括肌树胶肿、腱鞘炎。

(1)骨梅毒:晚期骨梅毒特点有骨骼疼痛,夜重日轻,损害呈增生性,有骨赘或骨斑,病程慢性,发生坏死或化脓较少,不经治疗可自愈。青霉素治疗效果良好,但治疗可发生吉-海反应。

(2)关节梅毒:晚期梅毒性关节发生于膝关节,可由关节周围滑囊树胶肿或骨树胶肿侵入关节滑囊所致。局部无急性炎症,关节轻度疼痛,运动后疼痛减轻,关节腔内有轻度渗出液。

(3)肌肉及腱鞘梅毒:肌肉晚期梅毒患病率很低,晚期肌肉梅毒可分为肌肉树胶肿和腱鞘炎两种。肌肉树胶肿无明显的全身症状,发病缓慢;腱鞘炎为晚期梅毒很罕见的损害,初发为肌腱周围的、无痛的、坚硬的小结,发展缓慢。有的可发生肌腱粘连,妨碍活动。

3.三期梅毒眼损害　晚期梅毒的眼损害和二期梅毒的眼损害是相同的,有虹膜炎、虹膜睫状体炎、脉络膜炎、视神经视网膜炎、视神经炎、间质性角膜炎。有的是二期梅毒病变进展和恶化,有的是晚期的特有病变,如眼各部的树胶肿。

4.心血管梅毒　梅毒螺旋体对心脏和主动脉的侵害,从感染开始,大致要经历20~30年。心血管梅毒患病率较高,在未经治疗或治疗不充分的病人中有85%的病人有梅毒性主动脉炎。病人年龄多在40～50岁。男性多于女性。心血管梅毒的特点是动脉炎,在梅毒性心脏病患者中,约半数可伴有中枢神经梅毒。心血管梅毒依据损害的部位和程度分为5类:①单纯性梅毒性主动脉炎;②梅毒性主动脉瓣关闭不全;③梅毒性冠状动脉口狭窄;④梅毒性动脉瘤;⑤心肌树胶肿。

5.三期神经系统梅毒　早期梅毒未经正规治疗,是导致神经梅毒的重要因素,大多数患者在感染后5～20年出现神经系统症状和体征,临床上以无症状性神经梅毒、梅毒性脑膜炎、脑血管梅毒、实质性神经梅毒(包括脊髓痨和麻痹性痴呆)为常见。

(1)无症状性神经梅毒:无任何神经系统症状和体征,但脑脊液有异常变化。

(2)脑膜神经梅毒:有以下两种。

①梅毒性脑膜炎:可出现发热、头痛、恶心、呕吐、颈项强直、凯尔尼格征阳性和视盘水肿等。部分患者可出现脑神经麻痹,第Ⅲ、Ⅵ、Ⅶ、Ⅷ对脑神经易受累。

②梅毒性硬脊膜炎:少见,表现为臂和手放射痛、感觉异常、腱反射消失和肌肉萎缩、受累部位以下节段感觉缺失、强直性轻瘫和颈项强直。

(3)脑膜血管梅毒:包括脑血管和脊髓脑膜血管梅毒。

①脑血管梅毒:梅毒性动脉内膜炎造成动脉栓塞,闭塞性脑血管综合征足脑血管梅毒的特征,表现为偏瘫、截瘫、失语、癫痫发作、阿-罗瞳孔(瞳孔小而同定,散瞳药不能散大瞳孔,对光反射消失,调节反射存在)等,发病前,可有前驱症状,如头痛、失眠、记忆力减退、情绪异常等。

②脊髓脑膜血管梅毒:少见,基本过程是慢性脊髓脑膜炎,引起脊髓实质退行性变。

(4)脑实质梅毒:包括麻痹性痴呆和脊髓痨两种。

①麻痹性痴呆:发生于感染后10～20年,为大脑皮质弥漫性的实质性损害而导致进行性衰退。精神症状:智力减退,注意力不集中,判断力与记忆力下降,情绪变化无常,兴奋、躁狂或抑郁,妄想;神经症状:震颤(特别是唇、舌及手),口吃及发音不清,共济失调,癫痫发作,四肢瘫痪及大小便失禁,可有阿-罗瞳孔。

②脊髓痨:发生于感染后5～30年,为脊神经根及脊髓后索发生变性及萎缩所致,可发生闪电样痛(多见于下肢),感觉异常(束带感、蚁走感、感觉过敏),触痛觉及温度觉障碍,深感觉减退及消失,腱反射减弱及消失,共济失调,阿-罗瞳孔,排尿困难,尿潴留及性欲减退,内脏(胃、喉、膀胱或直肠)危象,查科关节(无痛、非炎症,关节肿胀变形,发生迅速)。

(5)视神经萎缩:罕见,表现为进行性视力丧失,开始为一侧,以后另一侧也发生。

6.三期梅毒其他系统损害

(1)呼吸道梅毒:单个或多个树胶肿可发生于喉部、气管、支气管、肺部、胸膜,引起相应症状。

(2)消化道梅毒:晚期消化道梅毒可出现食管、肝、脾梅毒树胶肿或弥漫浸润,造成消化功能障碍。

(3)生殖泌尿系统梅毒:晚期泌尿系统梅毒表现出肾、膀胱损害,但较罕见,多发现于尸检。

男性生殖器晚期梅毒病变可累及外生殖器、前列腺、附睾和睾丸,女性生殖器晚期梅毒主要有子宫晚期梅毒、输卵管梅毒和卵巢梅毒。

(4)内分泌腺梅毒:晚期内分泌腺梅毒发生率极低,多数病人在尸检或剖腹探查术发现内分泌腺的改变。

(四)隐性梅毒

隐性梅毒又称潜伏梅毒,是指没有皮肤、黏膜及内脏症状和体征表现,而梅毒血清试验阳性者。它是梅毒各型中最易被患者忽视的类型。

隐性梅毒按被感染的病程长短分为早期隐性梅毒和晚期隐性梅毒,时间划分定为2年。在2年内获得感染者称为早期潜伏梅毒,其他的则称为晚期潜伏梅毒或病期不明潜伏梅毒,而正确的早期和晚期的划分不应以时间为准,而应以发生的梅毒病变的性状为主要依据。

1.早期隐性梅毒　指在早期梅毒病变阶段发生的症状和体征出现隐藏现象,而梅毒并没有治愈,梅毒血清反应阳性,病人体内的苍白螺旋体不仅存在,而且有的还在不断增殖。由于隐性梅毒病人体内仍有螺旋体,所以隐性梅毒仍然是传染性梅毒。女性患者在孕期仍可能将梅毒螺旋体通过胎盘传染给胎儿。

发生原因多为:①病人抵抗力的变化;②治疗不当;③患有其他疾病而应用激素治疗。

实验室检查主要为梅毒螺旋体检查及梅毒血清学检查,为排除无症状神经梅毒还应进行脑脊液检查。在没有临床症状和体征的情况下,螺旋体检查只能采取血液标本。检查阳性结果可以明确诊断潜伏梅毒,阴性结果也不能除外隐性梅毒。

潜伏梅毒无患病表现,但梅毒血清学试验阳性。临床应与其他血清生物学反应阳性疾病相鉴别,同时,注意排除其他干扰因素。

隐性梅毒的疗效考核比原发梅毒的考核更为重要。对早期隐性梅毒一定要彻底治愈,防止继续发展变为活动性梅毒。

2.晚期隐性梅毒　是发生于晚期梅毒病程中临床症状隐退的阶段。在一般情况下,临床的隐退是指皮肤、黏膜病变的消失。在皮肤和黏膜病变消退以后,病人的心血管病变、神经病、骨关节病可能不被患者察觉,仍在缓慢地进展。晚期隐性梅毒多数不能检出梅毒螺旋体,梅毒的血清反应较为复杂。

晚期隐性梅毒常对机体无任何影响,如果不复发,很难从临床上判断晚期隐性梅毒。潜伏时间短者3～6个月,长者3～5年,甚至十几年不定。

实验室螺旋体检查对诊断晚期隐性梅毒意义不大,因为晚期梅毒绝大多数病变内组织内无螺旋体。梅毒特异抗体反应阳性,对晚期隐性梅毒诊断有意义,抗螺旋体抗体(FTA-ABS、TPHA)产生后终身阳性。反应素反应的状况比较复杂,可出现:阳性反应,这种情况较为多见;阴性反应对隐性梅毒的诊断没有意义;阴性转阳性,说明血清复发;阳性转阴性,临床无病变,可确定为隐性梅毒。隐性梅毒患者中无症状神经梅毒的发病率较高,对于隐性梅毒患者,进行脑脊液梅毒抗体检测以排除无症状神经梅毒的存在,对于隐性梅毒的疗效和预后有重大意义。

晚期隐性梅毒的治疗疗效考核比早期隐性梅毒复杂,经复治后病变消失,血清阴转6个月后可判断为治愈。血清仍然阳性者可认为是血清固定或血清抵抗,应每3～6个月做一次反应素试验。血清阴转者可判断治愈,仍阳性者还应按晚期隐性梅毒对待,再保留观察1～3年,如果不复发可判断为临床治愈,有的血清反应可终身阳性。

(五)妊娠梅毒

妊娠梅毒是指妊娠期发生或发现的活动性梅毒或潜伏梅毒。梅毒能给妊娠带来严重的并发症,并可导致流产、死产、死胎、胎儿水肿、宫内生长受限和围生儿死亡,或给受感染的存活婴儿带来严重的后遗症。随着妊娠梅毒感染者的增加,1岁内的先天梅毒亦较前增多4倍。患有梅毒的母亲可将梅毒螺旋体经胎盘传给胎儿,或分娩过程经过生殖道时通过皮肤破损传给新生儿。

现已知双亲中只有母亲患梅毒才能胎传给子女。其父虽患梅毒而母亲未被感染不会有先天梅毒的子女发生。

1.对胎儿的危害　不论怀孕期间感染上梅毒,还是已患潜伏梅毒的妇女,在怀孕期间母体内的螺旋体可以通过脐带而进入胎盘,再感染胎儿,尤其是孕妇患有二期梅毒疹时传染性更大,几乎100％胎儿被感染。现已证实在妊娠6周开始就可感染胎儿引起流产。妊娠16～20周以后梅毒螺旋体可播散到胎儿所有器官,引起肺、肝、脾、胰和骨等病变。孕妇梅毒血清滴度越高,死胎发生率亦越高。

2.对孕妇的危害　患有活动性梅毒的妇女有 23%～40%不孕,不孕率比正常高 1～5 倍。妊娠梅毒对孕妇自身健康影响更甚,可发生消瘦、乏力、营养消耗,疾病抵抗力下降。如为早期梅毒,除发生上述症状外,尚可出现发热、盗汗、贫血、梅毒性关节炎、骨膜炎、心血管梅毒或神经系统梅毒。

3.诊断标准

(1)病史:孕妇本人或配偶有婚外性行为及梅毒感染史。本人有流产、早产、死产、死胎史或分娩梅毒儿。

(2)临床症状和体征:具备各期梅毒的临床症状和体征。

(3)梅毒血清学检查阳性:妊娠期的梅毒血清学筛查极为重要,其方法如下:

①非梅毒螺旋体抗原血清试验,性病研究实验室玻片试验(VDRL)与快速血浆反应素环状卡片试验(RPR)。但 VDRL 或 RPR 在有自身免疫、近期有发热性疾病或妊娠时可有假弱阳性,应进一步做梅毒螺旋体抗原试验。

②梅毒螺旋体抗原血清试验。有梅毒螺旋体血凝试验(MHA-TP)与荧光螺旋体抗体吸收实验(FTA-ABS)。在非螺旋体抗原试验(RPR 或 VDRL)假阳性时作确诊。感染过梅毒将终身阳性,故不能用于观察疗效,鉴别复发或再感染。

(六)胎传梅毒

胎传梅毒也称先天梅毒,开始于胎儿的宫内发育阶段。

胎传梅毒根据儿童的年龄分为早期和晚期。2 岁之前为早期胎传梅毒,2 岁以后为晚期胎传梅毒。

【临床表现】

1.早期胎传梅毒　多数胎传梅毒新生儿的症状,可在出生后 2 周左右开始出现,而在出生时无明确的症状。因此,常会出现婴儿 1 岁以后才被确诊,有时这个比例可达 80%,甚至可能被遗漏。

早期胎传梅毒的症状可以分为以下 6 个方面,分别是皮肤黏膜症状、骨关节、单核吞噬细胞系统、血液、中枢神经系统和其他(包括心、肺、肾、胰、眼)。

(1)皮肤黏膜表现:皮肤黏膜损害出现在半数以上的患者。

①皮肤表现:皮疹表现为类似成人二期梅毒的斑丘疹、丘疹性损害,多出现在颜面、背臀部、会阴部、四肢与手、足掌。皮疹呈褐红或铜红色,融合成片,可有脱屑,可自愈,愈后留有色素沉着。在皱襞部位的丘疹性损害,可能融合成扁平湿疣性损害。扁平湿疣多出现在未经治疗的皮疹多发的病例,出现的时间多在 1 岁左右。梅毒疖出现在 9 个月后,为大腿上外侧的紫红色深在结节。

胎传梅毒患儿可出现水疱及大疱性损害。水疱性损害较少见,但如果出现,是病情严重的表现。水疱多位于四肢,包括掌跖部,有时也可全身性。疱内含有大量螺旋体,具有很强的传染性。这种水疱性皮疹称为梅毒性天疱疮或梅毒性类天疱疮,可与梅毒性斑丘疹、丘疹共同出现。

在口、眼、鼻及肛周等腔口部位,可出现糜烂、溃疡,形成线状的裂隙,呈放射状围绕腔口部位分布。这些放射状的线性溃疡与裂隙,愈合后在晚期形成沟纹状瘢痕,称为鞭裂。

甲沟炎梅毒的皮损可累及甲周,导致甲的脱落;甲沟炎可导致甲的畸形,以第 4、5 指多见。

毛发易脱落,脆弱易断,参差不齐。如脱毛累及眉毛,则强烈提示梅毒的诊断。

②黏膜损害:主要表现是梅毒性鼻炎、喉炎和黏膜斑。

梅毒性鼻炎:为胎传梅毒的最早表现,是胎传梅毒最重要和最常见的早期特异性临床症状。鼻炎多发生于出生 2 周后,梅毒鼻炎的鼻分泌物中充满大量的梅毒螺旋体,具有很强的传染性,但这也为早期检查螺旋体,确定诊断提供了方便。鼻黏膜损害可向深部发展,产生鼻骨和软骨的炎症和破坏,导致晚期先天梅毒的鼻中隔穿孔和马鞍鼻。

梅毒性喉炎：是鼻黏膜受累向下蔓延所产生的喉部病变。喉炎为喉头的卡他性炎症，咽部黏膜红肿，喉黏膜及声带炎性水肿。可使患儿哭声弱而嘶哑，持续哭喊可致声音断续和失声。

（2）骨损害：是胎传梅毒最常见的表现之一。从临床表现和 X 线检查结果看，70% 以上的胎传梅毒患者有骨损害的证据。胎传梅毒的骨损害分为骨软骨炎、骨膜炎、指炎和骨髓炎。

①骨软骨炎：是常见的骨损害，胎传梅毒的骨软骨炎多发生较早，可出现在出生后的 1～3 个月，也可在胎儿期出现。骨软骨炎多累及长骨端，如桡骨、肱骨、股骨和腓骨，累及的关节以肘、膝关节多见。颅骨受累病变主要出现在顶、额骨，颅骨骨板变薄变软，用力压之可致压陷变形。

②骨膜炎：是最常见的胎传梅毒的骨损害。病理表现为骨膜增厚。骨膜炎的发生较骨软骨炎发生晚，并可持续数年。骨膜炎多发生于四肢的长骨，临床表现为肢体发硬、肿胀、有轻度的压痛。胎传梅毒的骨膜炎累及胫骨可致胫骨前屈，在晚期胎传梅毒时形成马刀腿。由于骨干的炎症反应，导致骨干外有多层新生骨，在 X 线上表现为"洋葱皮样骨膜"。症状严重者，形成肥厚的骨膜，呈"石棺征"。

③指炎和骨髓炎：指炎多发生于出生后 6 个月，但于 2 岁内消失。指炎可累及一至数个指节，表现为压痛性的梭形指节肿胀。X 线检查示骨膜炎和骨炎的改变。

骨髓炎罕见，由骨干被侵袭所致，在 X 线上表现为长骨骨密质的减淡影。

（3）单核吞噬细胞系统：肝脾大，特别是肝大，是常见的表现，几乎见于所有先天梅毒儿。脾大伴随肝大出现，极少单独出现。脾血窦扩张，充满造血细胞，肉芽组织可围绕脾脏血管分布，产生"洋葱皮样"改变。患儿可出现淋巴结肿大。

（4）血液改变：血液学改变包括贫血、白细胞增多或减少、血小板减少。贫血由肉芽组织侵袭骨髓，成红系成熟停止所致，也可由溶血性贫血引起。

（5）中枢神经系统：中枢神经系统受累的病理基础是基底脑膜炎和脑膜血管梅毒。临床 E 表现为头痛、前囟膨出、颈项强直、呕吐、抽搐，Kernig 征阳性。脑脊液（CSF）检查异常，出现淋巴细胞增多，蛋白量升高，CSF 的血清学试验阳性。神经梅毒的出现时间较晚，在出生后 3～6 个月时出现。

（6）其他改变：早期胎传梅毒可出现三种眼部损害：脉络膜视网膜炎、青光眼和葡萄膜炎。肾脏受累少见，可出现肾病综合征，患儿年龄多在 2～3 个月，表现为水肿、腹水、蛋白尿和低蛋白血症。梅毒性肺炎表现为肺双侧条状浸润，可以进展为广泛的肺实变。心肌炎、胰腺炎亦可在极少数患儿出现。心肌炎多无后遗症，胰腺炎可导致腹泻。

2.晚期胎传梅毒　发生在患儿 2 岁以后。晚期胎传梅毒与成人三期梅毒的表现相似，但有一定的区别，如树胶肿较少，且多累及口腔和鼻腔，神经梅毒较成人型少见，心血管梅毒的发生罕见。按照晚期胎传梅毒各种表现的性质，将各种表现分为两类：畸形和持续活动的炎症性改变。现将各种表现依其发生频率先后，叙述如下。

（1）畸形：是由于早期先天梅毒病变的损伤造成的，主要表现在骨骼（额部隆起、上颌变短、高腭弓、鞍鼻、Higoumenakis 征、下颌骨突出、马刀胫、舟状肩胛）、牙齿（哈钦森齿、桑葚磨牙）和皮肤黏膜瘢痕（皲裂）。

（2）炎症：晚期胎传梅毒的炎症性变化是由于持续活动的炎症性病理过程所致，有些病变可能产生严重的后果（如间质性角膜炎、神经性聋、神经梅毒），有些对于晚期胎传梅毒的诊断具有特征性（如间质性角膜炎、神经性聋、克拉顿关节）。

（3）特征性病变：晚期胎传梅毒最具特征的改变足钦钦森齿三联征：哈钦森齿、间质性角膜炎和神经性聋。某些晚期胎传梅毒的改变有较大的特异性，如桑葚磨牙、皲裂、Clutton 关节等。

还可以出现口眼周围放射状皲裂。

【诊断】

1.暗视野显微镜检查　使用银染色，以及应用抗梅毒单克隆抗体的免疫荧光和免疫组化法。

2.PCR 检测　梅毒螺旋体的方法,显示了较高的敏感性和特异性,可以在胎传梅毒儿的血清及 CSF 中查到梅毒螺旋体的 DNA,但此法尚未在临床检验中推广使用。

3.胎盘组织和脐带的检查　也有助于胎传梅毒的诊断。胎传梅毒的胎盘和脐带可有特征性的病理改变。应用银染色或免疫荧光与免疫组织化学法,可在胎盘组织中查到梅毒螺旋体。

晚期胎传梅毒多难以确诊,而几乎都是推定诊断。晚期胎传梅毒须结合典型的临床表现和血清学试验的结果,有时亦需获得其母亲的血清学检测结果进行综合判断。

(七)梅毒合并 HIV 感染

人类免疫缺陷病毒(HIV)是引起获得性免疫缺陷综合征(AIDS)的病毒,其主要侵犯辅助 T 淋巴细胞(CD4+),使机体细胞免疫功能部分或完全丧失,继而发生条件致病菌感染、恶性肿瘤等。

HIV 与梅毒常发生联合感染。HIV 阳性病人身上梅毒感染可能不会表现出明显的症状,会有很高比率的无症状的梅毒原发性感染,但可有更多的 HIV 阳性的病人表现为继发感染,继发感染往往更加具有侵袭性。梅毒合并 HIV 感染能使梅毒的血清反应变化更为复杂。

1.皮肤损害　梅毒发生生殖器损害是获得和传播 HIV 的重要原因。在 HIV 患者中早期梅毒表现为复杂的生殖器溃疡,但因口交而导致梅毒传播,其原发性损害可不在生殖器区域。

由于在 HIV 感染梅毒患者中出现血清假阴性,作为皮肤损害的梅毒诊断可能被遗漏,在这种情况下,活组织检查可作关键的诊断依据。

2.中枢神经系统　HIV 感染患者神经梅毒的发生率在上升。有研究显示 HIV 加速和改变了神经梅毒的临床进程,增加了神经系统并发症的发生率。

3.HIV 感染的血清学检验　HIV 感染的梅毒患者的血清学可出现:①一期梅毒和二期梅毒血清学检测阴性率增高;②由前带效应引起非螺旋体抗体检测假阴性增高;③治疗后非密螺旋体抗体清除失败比例升高;④治疗后特异螺旋体抗体试验阴转。

此外,梅毒合并淋病、肝炎,人类 T 淋巴细胞病毒及其他性传播疾病也会导致梅毒的恶性发展,并可改变病程的倾向,甚至可出现不寻常的恶性梅毒。因此,临床上同样也须引起高度的注意和重视。

三、病理学改变

【组织病理学】

梅毒的基本病变主要有:①血管内膜炎,内皮细胞肿胀与增生;②血管周围炎,有少量淋巴细胞和浆细胞浸润。晚期梅毒除上述变化外,尚有上皮样细胞和巨细胞肉芽肿性浸润,有时有坏死。

1.硬下疳　硬下疳为非特异性炎症浸润,早期丘疹为皮下中性粒细胞、小淋巴细胞和浆细胞浸润形成的局限性病灶,小血管周围浸润较为明显。晚期溃疡中浸润的浆细胞增多,淋巴细胞周围有稠密的单核细胞浸润及毛细血管增多,血管内皮细胞及外膜的结缔组织有显著的肿胀及增生,管腔狭窄或阻塞。在硬下疳皮损中可见梅毒螺旋体。

2.二期梅毒　二期梅毒是继一期梅毒之后发生的全身播散性梅毒,可在皮肤上发生多种形态变化。

(1)斑丘性梅毒疹:①表皮角化过度;②真皮乳头层中有中性粒细胞浸润;③真皮深层血管周围有单核细胞、浆细胞。

(2)扁平湿疣:①早期表皮疣状增生,晚期中央有坏死组织,细胞内、外水肿;②真皮乳头延长,炎性细胞浸润;③血管周围有明显的浆细胞浸润,呈袖口状排列;④表皮内以及浅血管丛周围可见梅毒螺旋体。

3.三期梅毒　三期梅毒主要损害为树胶肿或树胶样肿性浸润。损害可于任何组织或器官内发生,但在皮膜黏膜、骨骼、循环及神经系统较多见。

病变以肉芽肿样损害为主,肉芽肿由上皮样细胞和巨噬细胞组成,中间可有干酪样坏死,周围有大量的淋巴细胞与浆细胞浸润,并有少量成纤维细胞浸润。有轻度的血管和血管周围炎改变。晚期梅毒的皮肤病变主要是结节性梅毒疹和皮肤树胶肿。

(1)结节性梅毒疹:结节病变仅限于真皮部位,不形成广泛的病灶。上皮样细胞和多核巨细胞的数量较少。但病灶中心十分明显,干酪样坏死不广泛,经常局限。在发生组织缺损以后,干酪样坏死随组织修复而消失。大血管不受累。

(2)皮肤树胶肿:树胶肿为良性晚期梅毒,它是一种慢性炎症过程,形成以上皮样细胞和巨细胞为中心的肉芽肿,肉芽肿发生于肿块的中心。在血管周围十分显著。血管周围有浆细胞和淋巴细胞增生,引起管腔狭窄。炎症性浸润的范围比结节性梅毒疹广泛,累及整个病灶。晚期在病灶中心发生大范围的干酪样坏死,病灶中心有大面积的组织破坏。病灶纤维化形成瘢痕,大血管常受累。

4.胎传梅毒　胎传梅毒特殊性的病理损害为胎盘组织的病理改变。胎传梅毒几乎可累及所有胎儿器官。摹本组织学损害是闭塞性动脉内膜炎,血管周围单核细胞和浆细胞浸润,较大血管内膜增生、肿胀,内皮细胞增生。银染色或免疫病理方法检查胎盘和脐带组织,可发现梅毒螺旋体。

【超微病理学】

皮损的基底细胞水肿、变性、坏死。基底细胞层可见大量的炎性细胞浸润和大量螺旋体进入,螺旋体缠绕管壁或沿血管长轴排列,通过破坏的血管内皮细胞膜而进入细胞内,并钻入血管腔内,游离或吸附于红细胞上。内皮细胞增生,毛细血管管腔狭窄,血管基膜局部变薄或溶解破坏。真皮内有大量螺旋体聚集,并有中性粒细胞、巨噬细胞和浆细胞浸润,偶见肥大细胞。

【免疫病理学】

在整个早期梅毒病程中,参与局部免疫应答反应的细胞主要为表达 $CD3^+$ 淋巴细胞,$CD20^+$ B 淋巴细胞及 $CD68^+$ 巨噬细胞。CD3、CD20、CD68 表达水平随梅毒病期发展,皮损加重而逐渐升高。CD68 在一、二期梅毒病程中始终处于高水平表达,浸润的巨噬细胞在早期梅毒病变过程中占有绝对优势,对梅毒免疫反应起着主导作用,但作用不完全。

四、治疗

【治疗原则】

梅毒是可以治愈的性病,但在治疗过程中必须强调要遵循合理的治疗原则。

1.正确诊断为治疗的基础　正确诊断是梅毒治疗成功的关键和基础,生殖器部位可以发生很多疾病,生殖器外梅毒疹可误诊为皮肤病,因而影响了梅毒的诊断。

2.早诊断、早治疗　临床上疑似梅毒的患者要尽早诊断,诊断明确后,要尽早治疗,越早期治疗,效果越好,避免延误治疗,发展成晚期梅毒损害。

3.合理选择药物　青霉素是治疗梅毒的首选药物,应争取及早使用青霉素治疗。在青霉素中对梅毒螺旋体抑制作用最稳定的是普鲁卡因青霉素和苄星青霉素。对青霉素过敏的患者,可选用四环素、红霉素以及阿奇霉素。

4.治疗剂量足够、疗程规则　所选药物用量要充足,达到杀灭体内螺旋体的有效血液浓度,并要正确掌握用药方法,此外要注意用药规则。

5.注意合并感染的治疗　梅毒病人也常合并淋病、非淋菌性尿道炎、尖锐湿疣以及肝炎,特别是合并

HIV 感染,可导致病情发展的复杂和严重,极大地影响梅毒治疗的效果。

6.配偶或性伴同时治疗 梅毒患者的配偶或性伴有梅毒感染时,应同时治疗,以免治愈后出现再感染。治疗前及治疗期间禁止性生活。

7.追踪观察和随访 梅毒治疗结束后要进行追踪观察,以判断观察治疗结果,以皮肤黏膜病变的消失和梅毒血清学转阴两个方面,作为治愈的标准。梅毒治疗后随访十分重要,要求随访 2～3 年。

【治疗方案】

1.早期梅毒 包括一期、二期及早期潜伏梅毒。

(1)青霉素

①苄星青霉素(长效西林)240 万 U,分两侧臀部肌内注射,1 周 1 次,共 2～3 次。

②普鲁卡因青霉素 80 万 U,每日 1 次,肌内注射,连续 15 天。

③头孢曲松 1g,每日 1 次,肌内注射或静脉给药,连续 10 天。

(2)对青霉素过敏者应用以下药物

①盐酸四环素 500mg,每日 4 次(每日 2g),口服,连续 15 天(肝、肾功能不全者禁用)。

②多西环素 100mg,每日 2 次,口服,连续 15 天。

③红霉素 500mg,每日 4 次,口服,连续 15 天。

2.晚期梅毒 包括三期皮肤、黏膜、骨骼梅毒,晚期潜伏梅毒或不能确定病期的潜伏梅毒及二期复发梅毒。

(1)青霉素

①苄星青霉素 240 万 U,分两侧臀部肌内注射,1 周 1 次,连续 3 周,总量 720 万 U。

②普鲁卡因青霉素,80 万 U,每日 1 次,肌内注射,连续 20 天为 1 个疗程。也可根据情况 2 周后进行第 2 个疗程。

(2)对青霉素过敏者应用以下药物

①盐酸四环素 500mg,每日 4 次,口服,连续 30 天(肝、肾功能不全者禁用)。

②多西环素 100mg,每日 2 次,口服,连续 30 天。

③红霉素 500mg,每日 4 次,口服,连续 30 天。

3.心血管疾病

(1)青霉素:应住院治疗,如有心力衰竭,应予以控制后,再开始抗梅毒治疗。不用苄星青霉素,为避免洁-海反应的发生,青霉素注射前一天口服泼尼松,每次 10mg,每日 2 次,连续 3 天。水剂青霉素应从小剂量开始,逐渐增加剂量,首日 10 万 U,肌内注射;次日 10 万 U,每日 2 次,肌内注射;第 3 日 20 万 U,每日 2 次,肌内注射;自第 4 日用普鲁卡因青霉素 80 万 U,肌内注射,每日 1 次,连续 15 天为 1 疗程,总量 1200 万 U,共 2 个疗程。疗程间停药 2 周,必要时可给予多个疗程。

(2)青霉素过敏者:选用下列方案治疗,但疗效不如青霉素可靠。

①盐酸四环素 500mg,每日 4 次,口服,连续 30 天。

②多西环素 100mg,每日 2 次,口服,连续 30 天。

③红霉素 500mg,每日 4 次,口服,连续 30 天。

4.神经梅毒 应住院治疗,为避免洁-海反应,可在青霉素注射前一天口服泼尼松,每次 10mg,每日 2 次,连续 3 次。

(1)青霉素

①水剂青霉素,每日 1200 万～2400 万 U,静脉滴注,即每次 200 万～400 万 U,每 4 小时 1 次,连续

10～14 天。继以苄星青霉素 240 万 U,每周 1 次,肌内注射,连续 3 次。

②普鲁卡因青霉素 240 万 U,每日 1 次,同时口服丙磺舒,每次 0.5g,每日 4 次,共 10～14 天,继以苄星青霉素 240 万 U,每周 1 次,肌内注射,连续 3 次。

(2)青霉素过敏者:可选用下列方案,但疗效不如青霉素。

①盐酸四环素 500mg,每日 4 次,口服,连续 30 天。

②多西环素 100mg,每日 2 次,口服,连服 30 天。

③红霉素 500mg,每日 4 次,口服,连续 30 天。

④头孢曲松,每日 1g,肌内注射,连续 14 天,无症状梅毒可优先考虑使用。

5.妊娠梅毒

(1)普鲁卡因青霉素,每日 80 万 U,肌内注射,连续 10 天,妊娠初 3 个月内,注射 1 个疗程,妊娠末 3 个月注射 1 个疗程。

(2)对青霉素过敏只选用红霉素治疗,每次 500mg,每日 4 次,早期梅毒连服 15 天,二期复发及晚期梅毒连服 30 天,妊娠初 3 个月与妊娠末 3 个月各进行 1 个疗程。但其所生婴儿应用青霉素补治。

孕妇梅毒禁服四环素、多西环素。

6.先天梅毒(胎传梅毒)

(1)早期先天梅毒(2 岁以内)

①水剂青霉素,每日 10 万～15 万 U/kg,出生后 7 天以内的新生儿,每次以 5 万 U/kg,静脉注射,每 12 小时 1 次;出生 7 天以后的婴儿每 8 小时 1 次,直至总疗程 10～14 天。

②普鲁卡因青霉素,每日 5 万 U/kg,肌内注射,每日 1 次,连续 10～14 天。

③苄星青霉素,每日 5 万 U/kg,1 次分两侧臀部肌内注射。

如无条件检查脑脊液者,可按脑脊液异常者进行治疗。

(2)晚期先天梅毒(2 岁以上)

①水剂青霉素,每日 20 万～30 万 U/kg,每 4～6 小时 1 次,静脉注射或肌内注射,连续 10～14 天。

②普鲁卡因青霉素,每日 5 万 U/kg,肌内注射,连续 10～14 天为 1 个疗程。可考虑给第 2 个疗程。

③青霉素过敏者,可用红霉素治疗,每日 7.5～12.5mg/kg,分 4 次口服,连服 30 天。8 岁以下儿童禁用四环素。

7.HIV 感染者梅毒 苄星青霉素 240 万 U 肌内注射,每周 1 次,共 3 次;或苄星青霉素 240 万 U,肌内注射,每周 1 次,同时加用其他有效的抗生素。

8.梅毒治疗替代药物 青霉素过敏的梅毒患者,可选用四环素、红霉素或多西环素(强力霉素),但其疗效远不如青霉素,选取与青霉素疗效相近药物用于临床治疗是非常必要的。2010 年美国疾病控制预防中心(CDC)推荐,头孢曲松、阿奇霉素为梅毒治疗的替代药物。

(1)一、二期梅毒及早期潜伏梅毒

①头孢曲松,每日 1g,肌内注射或静脉注射,连续 10～14 天。

②阿奇霉素 2g,单剂口服;或 500mg,每日 1 次,连续 10 天。

(2)神经系统梅毒:头孢曲松 2g,肌内注射或静脉注射,连续 10～14 天。

晚期潜伏梅毒,三期梅毒及妊娠梅毒无足够资料推荐使用。

【注意事项】

1.抗体滴度变化临床意义 非螺旋体试验的抗体滴度常与疾病的活动性相关,在报结果时应报抗体滴度。两次非螺旋体试验抗体滴度变化 4 倍,也就是相差两个倍比稀释度(如从 1:16 降为 1:4 或从 1:8

升至 1:32)具有临床意义。

2.血清固定反应　在某些患者中,非螺旋体抗体可以长时间内维持在较低的滴度上,甚至伴随终身,这种现象称作"血清固定反应"。血清固定反应主要见于早期梅毒的治疗过程中,不转阴发生率为 2%～10%,其发生的可能原因有:①机体免疫功能受到抑制,如合并有某些免疫性疾病,或应用糖皮质类固醇激素等免疫抑制药物;②在体内可能仍残存有梅毒螺旋体(治疗不正规,药物剂量与疗程不足);③青霉素过敏者,替代药物疗效差,出现治疗不彻底;④可能发生神经梅毒;⑤可能合并 HIV 感染;⑥梅毒重复感染,发生梅毒尚未治愈又发生双重感染。

对晚期梅毒和晚期隐性梅毒治疗后发生血清固定者,可重复治疗一次,如仍有血清固定但无神经梅毒、心血管梅毒等梅毒临床症状者,则定期复查梅毒血清学试验,观察其滴度变化,若连续 3 年梅毒血清学试验滴度无变化且无相关梅毒临床症状,则可终止观察。

3.螺旋体试验　对大多数患者,不论其治疗与否或疾病活动性如何,一旦螺旋体试验阳性,其终身都将阳性。但是,15%～25%一期治疗的梅毒患者治疗后可在 2～3 年后转阴,螺旋体试验抗体滴度与疾病活动性之间相关性很差,因此不作为评估疗效的指标。

4.合并艾滋病病毒血清学试验　某些合并艾滋病病毒(HIV)感染的患者血清学试验结果可以不典型(如滴度特别高、特别低或呈波动性)。对于这类病人,当血清学试验结果或临床表现提示有早期梅毒,但它们之间出现不相符合时应该考虑其他试验(如活检或直接镜检)。不过,绝大多数 HIV 感染者血清学试验结果都比较准确,可以用于梅毒的诊断和疗效的观察。

5.神经梅毒　神经梅毒的确诊不能仅凭一项试验。脑脊液的 VDRL 试验特异性很高,但敏感性低。其他许多试验既不敏感也不特异,须结合其他试验结果及临床评估进行解释。所以神经梅毒的诊断标准应该包括梅毒血清学检查阳性,脑脊液细胞计数或蛋白测定结果的异常。脑脊液 VDRL 试验阳性伴有或不伴临床表现。

6.治疗反应

(1)药物的选用:注射青霉素是各期梅毒的首选治疗方案,各种药物制剂(苄星青霉素,水剂普鲁卡因青霉素,水剂结晶青霉素)、剂量、疗程取决于疾病的分期和临床表现。但是,不应将普鲁卡因青霉素和苄星青霉素联用,也不应口服青霉素治疗梅毒。

(2)青霉素不良反应:①局部反应。注射青霉素可引起局部刺激作用,注射神经损伤。②毒性反应。青霉素可引起一定的毒性反应,表现为中枢神经中毒,精神症状及凝血功能障碍等。③变态反应。有极少数人注射青霉素可引起变态反应,发生荨麻疹,血管性水肿或其他变态反应(上呼吸道堵塞、支气管痉挛或低血压),严重者可出现过敏性休克,导致生命危险。

对于妊娠梅毒,注射青霉素是唯一有确切疗效的方法。孕期无论患哪一期梅毒,如果患者对青霉素过敏,应该先对其脱敏然后用青霉素治疗。

(3)治疗矛盾:指晚期梅毒抗梅毒治疗可使肉芽肿破坏吸收,代替以结缔组织,形成瘢痕。虽然在治疗后消灭了病原体,但没有使疾病治愈,消除症状,反而使病情恶化,临床症状加重,出现功能障碍。神经梅毒症状恶化,特别是麻痹性痴呆和脊髓痨发生治疗矛盾以后出现面神经麻痹、神经性聋、精神症状发作等。心血管梅毒发作引起冠状动脉栓塞、主动脉破裂等威胁生命。肝、肾组织受到破坏而影响肝、肾功能。

(4)吉-海反应:吉-海反应是一种急性发热性反应,吉-海反应经常发生于任何方法治疗梅毒后 4～24 小时内,出现全身不适,乏力,发热,体温可达 38～39℃,可伴有头痛、肌痛、心搏过速,中性粒细胞增加,血管扩张,伴有轻度低血压及其他症状,发生反应可应用解热药。吉-海反应能引起孕妇早产和胎儿窘迫,但梅毒治疗不应因此而终止或推迟。反应过程中皮损可加重,偶尔亚临床或早期的皮损可在反应期首次明显出现,骨膜炎疼痛加重,24 小时缓解,但心血管梅毒患者可发生心绞痛,主动脉破裂,神经梅毒显著恶化,眼梅毒出现视觉退化,严重可快速导致失明。

避免吉-海反应以预防为主。吉-海反应只出现第 1 次注射强有力的驱梅药物时,如由小剂量开始逐渐增加到正常量或用碘-铋作准备治疗 4～6 周,就能避免发生吉-海反应。世界卫生组织(WHO)主张治疗前口服泼尼松 5mg,每日 4 次,连续 4 天。国内学者主张治疗前口服泼尼松 10mg,每日 2 次,连续 3 天。

【疗效观察】

1.疗效判断时间　一般为 2～3 年,第 1 年每 3 个月复查 1 次,包括临床与血清学(非螺旋体抗体试验)检查,隐性梅毒半年检查一次;第 3 年每半年复查 1 次,第 3 年末最后复查 1 次,如一切正常则停止观察。

每年复查严密观察临床变化和非螺旋体抗体滴度。

2.疗效判断内容

(1)临床疗效观察判断:临床病变由于损害程度不同,愈后可出现不同的结局,早期大部破损可吸收消退,愈后不留瘢痕,一部分皮损及晚期损害形成局限性溃疡,愈后由结缔组织修补,形成瘢痕组织。严重可导致组织器官缺损和功能的改变。

(2)实验室疗效判断:实验室评价主要观察判断螺旋体的检查结果和血清反应。

暗视野检查:梅毒患者经治疗后可出现两个结局:①无活螺旋体,皮损内和血液内均查不到螺旋体,为生物学痊愈;②螺旋体残留,治疗后在药物分布不到的部位或浓度较低的部位残留少量螺旋体,这是形成血清固定的重要原因。残留的螺旋体在增殖。

血清学评价:梅毒治疗后的血清改变较为复杂,特异性梅毒反应在治疗后不会阴转,仅有滴度降低。非螺旋体抗体滴度在经过治疗后可有以下情况:①血清阴转。在治疗后 90％以上的病人阴转,3～6 个月转为阴性。②血清固定。治疗后皮肤损害可迅速消退,早期梅毒 6 个月,晚期梅毒 12 个月,血清仍不阴转者为血清固定。早期梅毒易出现血清固定。③血清复发。指血清阴转后又阳转,血清复发也应视为活动性梅毒。再行驱梅治疗,阴转后再判愈。

3.治愈标准　梅毒经过治疗,早期梅毒正规治疗,95％以上可以治愈,晚期经过治疗后可制止梅毒病变的进展,由于已形成重要器官的破坏,可以留下很多器官的残损及功能性障碍。

(1)早期梅毒治疗标准:①病损消退;②梅毒螺旋体检查阴性;③病变器官功能恢复,有的可遗留后遗症;④非螺旋体抗体阴转。

(2)晚期梅毒治愈标准:①活动性病损消退;②梅毒螺旋体检查阴性;③病变器官功能恢复,有的可遗留后遗症;④非螺旋体抗体阴转。有的不一定阴转,复治后仍不阴转可判为血清固定。

4.再感染依据　原有梅毒治愈后再次获得梅毒传染,并经临床及实验室检查,符合梅毒诊断。临床上明确梅毒再感染诊断不易,对于无症状的再感染病例,实际上难与血清复发相鉴别;出现损害的再感染者,应具有充分临床和实验室依据,方能使再感染诊断成立。确立再感染的依据如下。

(1)首次感染应有暗视野检查到梅毒螺旋体或血清学反应试验阳性。

(2)第 1 次感染须经严格规范治疗,判愈确无临床症状,非螺旋体抗体试验阴转。

(3)再次有接触感染史(性伴或配偶)。

(4)再次发生初疮,发生位置与第 1 次不同,也可相同。

(5)第 2 次感染后,损害接触附近淋巴结肿大,或于观察期间发生。

(6)暗视野检查,再次查到梅毒螺旋体或非螺旋体抗体试验阳性(可先阴性,后转阳性,反应抗体滴度逐渐增加)。

上述(4),(5)可不必列为必需的条件。

5.重感染依据　指已发生的梅毒尚未治愈又发生了双重感染。根据试验证明,在首次感染潜伏期间及早期梅毒的初期,由于免疫力较弱,重感染可以发生。此后感染梅毒无损害表现,或发生原有感染同期的损害。

6.临床复发依据　判愈的病人未再发生感染,由于机体免疫力降低,体内残留螺旋体增殖而引起梅毒的临床表现,多发生梅毒疹,暗视野可查到梅毒螺旋体,非螺旋体抗体也变为阳性。

五、随访与预防

【随访】

随访可分为:患者随访和性伴随访。

1.一期、二期梅毒　患者应在治疗后 6 个月和 12 个月分别行临床和血清学复查;如随访不能断定,更为谨慎的做法,是增加随访次数。

如果患者的梅毒症状或体征持续或复发,或者非螺旋体抗体滴度上升 4 倍(即与治疗时的最高滴度或基线滴度比较),提示治疗失败或再感染。这类患者应予复治,并复查有无 HIV 感染。

合并 HIV 感染的患者也应增加随访的次数(即从 6 个月 1 次增加到 3 个月 1 次)。

2.潜伏梅毒　在治疗后 6、12、24 个月时进行螺旋体血清学定量试验。脑脊液正常的潜伏梅毒如遇到下列情况应该复治:①抗体滴度上升 4 倍;②最初较高的滴度(≥1∶32),在治疗后 12～24 个月未下降达 1/4(两个稀释度);③有提示为梅毒进展的症状或体征。少数情况下,脑脊液检查阴性,也进行了复治,但血清学滴度持续不降。这种情况下,是否需要再增加治疗和复查脑脊液还不清楚。

3.三期梅毒　有关三期梅毒患者治疗后的临床效果和随访方面的资料有限。

4.神经梅毒　如果最初的脑脊液检查细胞数升高,则每隔 6 个月进行一次脑脊液细胞计数随访,直到细胞数正常。

5.HIV 感染者的梅毒

(1)一期和二期梅毒:合并有 FIIV 感染的一期和二期梅毒患者应该在治疗后第 2、3、9、12 个月和 24 个月进行临床和血清学随访,以观察治疗失败否。在不治疗后 6 个月检查脑脊液。

(2)潜伏梅毒:随访应该在治疗第 6、12、18、24 个月时进行临床和血清学随访评价。

6.妊娠梅毒　产前保健、疗后随访及梅毒的处理,三者相互配合对于梅毒孕妇非常重要。应该在妊娠后第 7～9 个月和分娩时复查梅毒血清学滴度。

7.胎传梅毒　所有梅毒血清学反应阳性(或母亲分娩时血清学阳性)的婴儿均应密切随访,每隔 2～3 个月做 1 次临床和血清学检查(即非螺旋体试验),直到血清学试验阴性或抗体滴度下降 1/4(两个稀释度)。

经过充分治疗的梅毒孕妇所生婴儿出生时如血清反应阳性,应每个月检查一次血清反应,连续 8 个月;如血清反应阴性,且未出现先天梅毒的临床表现,可停止观察。

如果婴儿的脑脊液初次检查为异常,则应该每隔 6 个月做一次腰穿,直到脑脊液检查正常为止。脑脊液 VDRL 呈阳性,或脑脊液检查异常不能以其他疾病解释时,应该考虑可能为神经梅毒并给予治疗。

【预防】

坚持预防为主,广泛开展性病防治知识的宣传教育工作。使广大群众真正了解梅毒的传染方式及其对个人和社会的危害性。

1.加强道德教育,禁止不正常的性行为。

2.发现病人,应及时调查传染源,及时治疗,重点发现一期早期梅毒,早期彻底治疗,以控制梅毒的传染和流行。

3.在感染梅毒螺旋体后,凡接触过的性伴侣应予检查、确诊、治疗。

4.早期梅毒在治疗期间禁止性生活。

5.预防血液传播。

（乔朝辉）

第七节　淋病

淋病是性传播疾病的主要病种之一,是指由淋病奈瑟菌引起的各种感染的总称,其最常见的表现是泌尿生殖系统的化脓性感染。

一、概述

在性病中,淋病一直以来是一种常见的疾病,其发病率长期排位于性病之首。近年我国性病流行病学资料显示淋病已下降到性病的第二位,但其临床表现越来越复杂,尤其是伴有并发症者,给患者的身心健康带来很大的危害,同时,淋球菌对抗生素药物的耐药性增加造成了临床治疗的困难,因此,加强对淋病的防治研究,是努力做好性病诊治工作的一项重要措施,也是积极预防艾滋病的一个组成部分。

淋病是人类最古老的一种疾病,《圣经》上和古希腊希波克拉底对淋病的描述已与近代所记载的临床症状十分相近。公元2世纪Galen首次提出gonorrhea——淋病这一疾病名称,按希腊字义是"精液外流"的意思,此病名被一直沿用下来。1879年,奈瑟由35个急性尿道炎、宫颈炎及新生儿急性结膜炎病人的分泌物中分离出淋病双球菌,后经许多学者证实。为纪念这位伟大的科学家,又将淋病双球菌称为淋病奈瑟菌,简称淋球菌或淋菌。

淋病在我国已流行很久。在新中国成立之前以及新中国成立之后数年内,我国淋病流行十分广泛,由于党和人民政府采取积极措施,使包括淋病在内的各种性病在1964年宣布基本消灭。然而,近年来,淋病与其他性病一样,在我国又蔓延流行,已受到我国政府和广大医务工作者的高度重视。

【病原学】

1.形态　淋球菌的形态与脑膜炎奈瑟菌相似,呈椭圆形,或圆形,或肾形,直径大小为$0.6\sim0.8\mu m$。常成双或成对排列,邻近面扁平或稍凹陷,像一对咖啡豆,或像两瓣黄豆合在一起,故名淋病双球菌。有时两菌可稍有大小,两菌间的距离可达$0.2\mu m$。淋球菌革兰染色呈阴性,由于淋球菌的细胞物质较为密集,所以染色较深,若淋球菌在多形核白细胞中,可见在淡红色的细胞质中有深红色的特殊形态的菌体。用碱性亚甲蓝溶液染色时,菌体呈深蓝色,清晰。若用Pappenheim Saathof染色,多形核白细胞呈浅蓝色,菌体呈红色。

感染机体内淋球菌的形态较为典型,被感染的病人早期分泌物中,尽管多数中性粒细胞中不含淋球菌,但多数淋球菌常位于中性粒细胞内,每一细胞内可见一至数对,甚至数十对淋球菌,且位于细胞质内,不在细胞核内,淋球菌菌体大小也较为均匀一致。在病期较长、已出现迁延性症状的患者的分泌物涂片中,淋球菌的数量较少,且多在细胞外,若从人工培养的菌落上取材作涂片,可见菌体的大小及染色深度有差异,排列也不一致,约有25%为典型的双球形,75%为单球形或多球形。

2.生物学特征　　淋球菌为需氧生长菌,需氧要求较高,初步分离培养是须供 5%～10% 二氧化碳。淋球菌对培养的营养要求较高,用普通培养基不易培养成功,而需在含有动物蛋白的培养基中方能生长良好,目前,常用的培养基为血琼脂培养基、巧克力色琼脂培养基、赛-马(TM)培养基和 Martin-Lewis(ML)培养基等。且各种淋球菌菌株在生长时的营养要求不一,营养需要不同的原因在于不同的菌株其生物合成酶有缺陷。淋球菌的生化反应能分解葡萄糖,产酸不产气,不分解麦芽糖和蔗糖,不产生靛基质及硫化氢,在生长过程中能产生氧化酶。

淋球菌较为娇嫩,喜潮怕干,在完全干燥的条件下 1～2 小时就死亡,如在不完全干燥的条件下,如附着于衣裤和被褥中能生存 18～24 小时,在厚层脓液或湿润的物体上可存活数天。淋球菌对热的作用很敏感,其最高生长温度为 41℃,最低为 25℃,最适宜的生长温度各个菌株间均不相同,但一般在 35～39℃,常用的培养温度为 35～36℃。在 39℃时淋球菌能存活 13 小时,40℃存活 3～5 小时,42℃存活 15 分钟,52℃仅存活 5 分钟。淋球菌培养管在封口之后于 37℃可保存 4～5 周,若放在室温中则于 1～2 天内死亡。将菌种接种在脱脂奶液中,于 -30℃时可保存 2～3 个月,在 -70℃时可保存 6 个月以上,在 -196℃时从理论上讲可长期保存。淋球菌在含葡萄糖的培养基生长时,pH 范围为 6.0～8.0,但最适 pH 为 7.0～7.5。

淋球菌对常用的黏膜杀菌剂抵抗力很弱,对可溶性银盐尤为敏感。用 1∶4000 的硝酸银溶液可在 20 秒内杀死血清培养基中的淋球菌,在 2 分钟内杀死脓液中的淋球菌;用 1% 苯酚溶液可迅速杀死淋球菌;此外,75% 的乙醇或 0.1% 的苯扎溴铵均可迅速杀死淋球菌。目前,绝大部分消毒、杀菌剂对淋球菌均有较好的杀灭作用。除耐药菌株外,淋球菌基本对抗生素均敏感,但抗生素的最小抑菌浓度逐渐有所增高。在磺胺类药物和青霉素刚用于临床时,淋球菌对较低剂量的这类药物即很敏感,直到 20 世纪 80 年代淋病的治疗仍以青霉素为主,仅是使用剂量较大,但后来,青霉素已不作为治疗淋病的首选药,而是一些药效更高的新合成的药物。

3.耐药性　　淋球菌对多种抗生素都十分敏感,如对青霉素类、头孢菌素类、四环素类、大环内酯类、喹诺酮类、利福平类、氨基糖苷类等抗生素均保持较高的敏感性。就青霉素而言,在 20 世纪 40 年代初仅用很小剂量青霉素即可杀死淋球菌,青霉素对淋病的疗效达 100%。第二次世界大战结束时,青霉素治疗淋病已为公众所接受,并很快成为治疗淋病的首选药物。此后,随着青霉素的长期应用,青霉素的用药剂量逐渐增大,且对有些淋病患者已无效,究其原因是淋球菌产生了对青霉素的耐药性。近些年还发现淋球菌对四环素、大观霉素(壮观霉素)、环丙沙星、头孢曲松等抗生素耐药。因此,人们不断地对淋球菌耐药性进行研究,并寻找对淋球菌敏感的抗生素用于淋病的治疗。

【流行病学】

1.传染情况　　人是淋球菌的唯一天然宿主,因而,已感染了淋球菌的患者是其传染源。不但有症状的淋病患者通过性接触而感染对方,无症状的患者也同样可以传染他人。在临床上,有 5%～20% 的男性和 60% 以上的女性感染者呈无症状经过,这在流行病学上很值得重视。此外,部分急性淋球菌尿道炎或宫颈炎患者,因治疗不彻底、不规则或疾病期间酗酒、继续性生活等因素,经治疗后症状消失,其实仍有淋球菌潜伏或已形成了后尿道、上生殖道炎症,一有机会症状又会出现,并将淋球菌传染给对方。这种隐匿性患者亦起到重要的传播作用。

由于淋球菌主要侵犯泌尿生殖系统,任何人都没有先天免疫力和获得性免疫力,成人淋病患者基本都是通过性接触而传染,因此,淋病主要在性生活不检点的人群中发生。如性伴双方均钟情专一,则不大可能发生淋病。婚外性交是引发淋病的主要原因,其中性生活活跃者更易发病。在西方国家,由于提倡性自由、性解放,导致淋病患者较多,特别是 15～19 岁的女性、20～24 岁的男性发病率最高。我国近 20 年,淋病病例也不断增加,淋病患者的年龄多为 20～39 岁。此外,由于幼女的特殊生理条件,如其处于一个被污染的生活环境下,则极易感染淋病。近几年来,14 岁以下的女童发生淋病的例数明显增多。

2.流行情况　淋病在世界范围内流行已久。20 世纪 40 年代后期,大部分国家的淋病发病例数已超过梅毒。据世界卫生组织 1996 年统计的数字显示,在 1995 年全世界由性行为而感染的性病的 15～49 岁的新病例有 3.33 亿,其中淋病病例数达 6220 万,主要分布于人口密集的发展中国家。在非洲,淋病的流行情况更为严重,如喀麦隆淋病的阳性率高达 15%;在肯尼亚的住院妇女中,淋病为 6.4%。东南亚地区是淋病的多发区。然而,在某些国家中,淋病的发病率一直很低,近年来如加拿大、瑞典和德国淋病都较少见,其发病率也相当低。

在我国,1949 年以前淋病流行十分严重。1949 年中华人民共和国成立以后 10 余年内淋病的发病率仅次于梅毒,占性病第二位。20 世纪 60 年代初期,我国基本消灭了性病。由于人所共知的原因,性病再度传入我国,于 1977 年报告了首例性病,而这例患者感染的就是淋病。80 年代初期,我国再度发生的性病已形成流行,且有不断蔓延之势,1981 年至 1987 年 10 月,每年以 3.12 倍的速度递增。特别是 1986 年以后,报告的病例数明显增加,其中淋病占绝大部分,有些南方城市的淋病占主要性病的 90%。1999 年,尽管淋病在性病中的构成比下降为 40.72%,但年发病数仍增长 10% 以上,年报告数在 30 万以上。个别开放城市淋病的发病率已和某些西欧国家相近。部分地区对特殊人群的调查显示,其淋病患病率在 10% 以上。

【感染方式】

淋病的感染方式全部是通过接触淋球菌而感染的。具体感染方式可分为性接触传染或直接接触传染、非性接触传染或间接接触传染、母婴传染、自体接种传染和医源性传染等。成人的泌尿生殖系统的淋病几乎全部通过性交而传染,但是污染的衣裤、被褥、寝具、浴盆和手在传染中可能会有作用,这种间接传染也许仅在女性中有一定意义。对于那些在公共场所或因游泳被传染上淋病的说法,至今尚无可靠证据。性交方式的不同,如口交、肛交可导致咽部及肛门直肠的淋球菌感染。幼女淋病的传染常通过间接途径,如污染的毛巾、肛表、尿布、寝具、浴盆、马桶圈及护理人员的手等均可引起感染,主要是幼女的阴道上皮尚未成熟,阴道内条件更适于淋球菌繁殖的缘故。也有极少数幼女因受性虐待而传染上淋病。新生儿淋菌性结膜炎多由母体产道分泌物污染所致,少数由成人用污染了淋球菌的手触摸新生儿眼部引起。妊娠期妇女中的淋病患者,可引起羊膜腔内感染,其中包括胎儿感染。通过医源性传染引起淋球菌感染者极为少见,但若被淋球菌污染的器械、敷料和手套等消毒不严格,在使用过程中可造成淋球菌的传染。

【发病机制】

淋球菌感染所产生的发病机制十分复杂,涉及淋球菌对宿主上皮细胞的亲和力,淋球菌对宿主上皮细胞的黏附与侵入,淋球菌的独立以及宿主自身的免疫能力等各个方面。

淋球菌对柱状上皮与移行上皮有特别的亲和力,细胞的排列及层次对淋球菌的抵抗力各不相同。因此,男性和女性发生的病变部位不同,不同部位的炎症程度也不一样。在男性,舟状窝由复层鳞状细胞组成,对淋球菌抵抗力最强;前尿道柱状细胞是成行排列而且是单层结构,一遇感染,淋球菌即可进入细胞并深入黏膜下层,引起严重感染;后尿道及膀胱三角区的移行上皮由于受解剖上的限制,不能伸缩自如,也易受侵袭;膀胱壁除三角区外具有很大伸缩性,移行上皮能起鳞状上皮的作用,极少受淋球菌的影响。在女性,由于淋球菌通过性交而传染,故首先进入阴道。宫颈管口黏膜由柱状细胞组成,最易受到侵袭,侵袭后出现的炎症也最明显。女性尿道口和阴道口毗邻,可因污染而使淋球菌进入尿道,故尿道也易受侵袭,由于女性尿道黏膜为复层柱状上皮及移行上皮细胞组成,则炎症常为轻度;阴道壁上皮由复层鳞状细胞组成,故很少出现症状。

淋病发病过程的每一环节都受诸多因素的影响,现仅以泌尿生殖系统的淋球菌感染予以描述。当淋球菌进入尿道或阴道后,一部分存留于黏膜表面,一部分可经腺体或隐窝的开口处进入其中。无论淋球菌是否进入腺体、隐窝,其第一个作用程序是黏附上皮细胞(主要是柱状上皮)的表面。黏附的原理是:淋球菌借助于菌毛的特异受体与黏膜细胞表面相匹配的部位结合;外膜蛋白Ⅱ在一定条件下可与黏膜上皮细胞的表面相结合;淋球菌释 IgA 分解酶,抗拒了黏膜上皮细胞的排斥作用,这样淋球菌就会迅速与柱状上皮细胞黏合。实现黏合后,淋球菌的外膜蛋白Ⅰ即转至黏膜上皮细胞膜内,更主要的是上皮细胞的吞食,使得淋球菌侵入细胞内,并在细胞的囊泡中增殖,约在 36 小时内完成一个生活周期,然后转至细胞外黏膜下层,扩散感染新的细胞,导致更多的黏膜细胞破坏,同时也出现部分淋球菌死亡,放出内毒素。通过内毒素脂多糖与补体、IgM 等的协同作用,于病灶处产生炎性反应,继而引起黏膜红肿。同时,由于白细胞的聚集与死亡,上皮细胞的坏死与脱落,出现了脓液。在临床上表现为相应部位的炎症、红肿,并有脓性分泌物。腺体及隐窝的开口处因炎症性肿胀常被阻塞,分泌物不能外泄,可造成腺体和隐窝的脓肿。此时已出现了淋球菌感染而引起急性期症状,如不治疗或不规则治疗或治疗不彻底,炎症可反复发作,淋球菌可继续感染后尿道或上生殖道。男性发生上行性扩散性感染,可并发前列腺炎、精囊炎,甚至蔓延到精索和附睾。女性上行感染则引起子宫内膜炎、输卵管炎,甚至发生盆腔炎、腹膜炎。

男性淋菌性尿道炎时,其尿道黏膜细胞大半坏死,反应严重的黏膜下层组织甚至海绵体也受到影响,因而发生尿道周围炎、腺管炎、淋巴结炎和腹股沟淋巴结炎等。严重或反复发作的感染,结缔组织可出现纤维化,引起尿道狭窄。

女性淋病往往以生殖道感染为主,且极易引发上生殖道系统的炎症。只要淋球菌进入子宫腔内,输卵管即可被侵袭,且病变最明显,并可出现典型的淋病症状和体征。淋球菌从宫颈侵入宫腔、输卵管,通常与下列几种因素有关:①宫颈的黏液栓平时是一道屏障,可阻止微生物上行。但经期或经后,黏液栓脱落,淋球菌得以进入宫腔。加上经期子宫内膜缺损,使其易入侵而致子宫内膜炎。②淋球菌可随经血反流到输卵管,故 66%～77% 的淋菌性盆腔炎均在经后发病。③淋球菌能附着于精子上,性交时精子进入阴道,并钻入子宫,上行至输卵管,这样淋球菌也随同精子一道经过上述部位,造成相应部位感染。④如果淋球菌已进入宫腔,在性兴奋时子宫会产生收缩,也能使淋球菌被动上行。⑤宫内节育器(IUD)可造成子宫内膜的损伤,使子宫内膜易受淋球菌侵犯,可能有助于淋球菌进入输卵管,使输卵管内膜加快被淋球菌感染的过程,故安放宫内节育器者患急性淋菌性输卵管炎的多于未安放者。

播散性淋病特别是那些复发性播散性淋球菌感染者,可能有某种后起作用的补体成分的先天缺陷。淋球菌进入血液中,可产生趋化因子 C5a,以及形成杀菌的 C5～C9 攻击复合物,这些复合物可导致淋球菌菌体溶解。人血清与淋球菌是相互作用的,人血清针对淋球菌蛋白Ⅲ的补体有固定的 IgG 抗体,蛋白Ⅲ可阻滞 IgM 抗体的杀菌作用,因而淋球菌具有稳定的血清抵抗力。尽管已了解到引起血行播散的淋球菌菌株有其特殊性,但播散性淋病患者的补体 C5、C6、C7、C8 常有缺陷或异常,这些成分的正常功能,对人的免疫系统保护人免受淋球菌感染起重要作用。此外,激素因素和循环免疫复合物的形成可能对发生播散性淋球菌感染也有作用,但尚待深入研究。

二、临床表现

淋球菌的感染几乎可以发生于任何年龄者,临床上,淋病患者主要为性活跃的中青年。

一般来说,临床症状在感染 72 小时之后发生,但身体虚弱、性生活过度、酗酒等因素可缩短潜伏期,而抗生素的广泛应用可延长潜伏期,故淋病的潜伏期一般为 2～10 天,平均 3～5 天。

淋球菌感染引起的症状和体征较为复杂,其临床分类方法也有多种。但目前正逐步趋向统一,即以病情和感染部位为基础进行分类。男性淋病和女性淋病的临床表现不完全相同,其疾病过程和转归情况也不一样。从病情上考虑,可分为单纯性淋病和有并发症淋病;从感染部位来考虑,可分为泌尿生殖系统感染和泌尿生殖系统以外部位(或其他部位)的淋球菌感染;从感染的范围来考虑,可分为局部感染和播散性感染(一般指血行播散性感染);从病程长短来考虑可分为急性淋病和慢性淋病。

【亚临床感染】

在淋球菌感染后,经过一定的潜伏期,大多数患者出现不同程度的临床症状,而有少数人不出现淋病的临床症状,称为亚临床感染或淋球菌携带者,这些人群仍可成为重要的隐性传染源。无症状的淋球菌感染在男女性均可发生,与男性相比,女性淋球菌感染比较复杂,多数女性淋球菌感染无症状或症状不明显,其百分比不定,文献记载有60%～80%淋球菌感染的女性患者症状轻微或无症状;但也有资料显示约25%淋球菌感染的女性无症状。在一般人群中,无症状淋球菌感染的发生率估计在1%～5%。

【单纯性淋病】

(一)男性淋病

1.急性淋菌性尿道炎 急性淋菌性尿道炎又称为急性淋病,有急性淋菌性前尿道炎和急性淋菌性后尿道炎之分。发病初期出现尿道口黏膜红肿,多数逐渐加重,与此同时,出现尿道口及前尿道发痒、轻微刺痛,并有稀薄透明黏液自尿道口流出,很快(不超过24小时)尿道口流出的液体变为黏稠的黄色或黄绿色脓液,有时呈丝状,量也逐渐增多,极少数患者脓液中带有血液和血丝。此时尿道刺激症状明显,有尿道内灼热感、刺痛,排尿时疼痛,严重者可因尿道黏膜水肿等明显而引起排尿困难,患者夜间常有阴茎痛性勃起。前尿道炎症状在病情开始后的第1周明显,随后,即使不治疗,其症状也逐渐减轻,但此时,淋球菌感染继续向后尿道蔓延,约2周后,引起后尿道炎症状,表现为尿道不适;尿道内有针刺感、灼热感或有轻微刺痛;尿频,一昼夜排尿次数可达数十次;尿急;尿痛特征是在排尿结束时疼痛明显加剧;有少量脓性液或含有少量脓血性液自尿道口溢出。有时,当尿道口无脓液溢出时,用手指自阴茎根部向尿道口方向挤压可见有脓性液体流出,个别患者在排尿结束时可流出数滴鲜血。淋菌性后尿道炎还可会出现会阴部不适,如胀痛,或坠胀感,或疼痛。淋菌性后尿道炎症状严重时还可引起排尿困难甚至引起急性尿潴留。

除了局部尿道症状外,急性淋菌性尿道炎患者的两侧腹股沟淋巴结亦可受到感染而发生红肿疼痛,甚至化脓。少数患者可同时伴有轻微发热、头痛及疲乏等全身症状。不经治疗,急性淋菌性尿道炎的一般病程是经过数周后症状可逐渐减轻并转为慢性淋菌性尿道炎,其尿道炎症状也可完全自行消失。

2.慢性淋菌性尿道炎 慢性淋菌性尿道炎又称为慢性淋病,是指淋球菌在尿道内的持续性感染引起症状的反复发作,病程慢性,迁延不愈。一般认为淋菌性尿道炎症状持续2个月以上则称为慢性淋菌性尿道炎。慢性淋菌性尿道炎多源于急性淋菌性尿道炎未经治疗或未及时治疗,或治疗不彻底,淋球菌潜伏在尿道黏膜、尿道旁腺和(或)尿道隐窝等部位引起。

慢性淋菌性尿道炎的主要临床特征为患者的症状较急性淋菌性尿道炎者轻。尿道常有痒感、刺痒感或刺痛,有的患者表现为尿道灼热感,排尿时疼痛,尿流变细,排尿无力,有滴尿现象,尿不尽。尿道时有少量稀薄或黏稠淡黄色液自尿道口溢出,或挤压阴茎时有少量稀薄或黏稠性液溢出。部分患者于清晨有浆液性痂状物黏附于尿道口。常可见淋丝随尿液排出。慢性淋菌性尿道炎可出现急性淋菌性尿道炎的明显症状。若慢性淋菌性尿道炎反复发作,尿道黏膜下层可因炎性症状后形成瘢痕,引起尿道狭窄,此时可表现有排尿不畅和(或)尿失禁等症状。

(二)女性淋病

1.急性淋菌性宫颈炎 子宫颈是女性原发性淋病的主要部位,急性淋菌性宫颈炎为女性急性淋病表现之一。当淋球菌侵入子宫颈内膜后,经一定潜伏期,通常2～5天后则开始引起子宫颈内膜及宫颈口处的炎症反应,主要表现为子宫颈红肿,子宫颈组织脆性增加,有黄色或黄绿色脓液自宫颈口流出,少数患者的脓液中带有少量血液,脓液可充满整个穹窿部。严重的子宫颈炎则有宫颈糜烂,患者阴道脓性排出物增多,极少数患者有阴道灼热感或刺痛感,子宫颈可有轻度触痛,可有性交时疼痛。

2.急性淋菌性尿道炎　　急性淋菌性尿道炎为女性急性淋病表现之一。尽管女性由淋球菌感染引起的尿道炎相对较宫颈炎少,但女性的尿道口离阴道口较近,子宫颈的淋球菌感染极易通过阴道感染尿道。据报道在淋菌性宫颈炎患者中,有 70%～90% 的病例有淋菌性尿道炎发生。急性淋菌性尿道炎的主要临床特征为尿道口红肿,尿道口脓性分泌物或溢脓,或尿道口无明显脓液,而在挤压尿道时可见尿道口有脓液流出。患者有尿频、尿急和尿痛等尿道刺激症状,有尿道灼热感或刺痛等不适。少数患者有排尿困难,尿中带血。急性淋菌性尿道炎可波及尿道旁腺引起尿道旁腺的感染。

3.女性慢性淋病　　慢性淋菌性宫颈炎与尿道炎又称为女性慢性淋病,是因急性淋菌性宫颈炎和急性淋菌性尿道炎未经治疗或经治疗不彻底所致。淋球菌可长期潜伏隐藏在尿道旁腺、前庭大腺或宫颈黏膜腺体深处,作为感染性病灶引起淋病的反复发作。女性慢性淋病的主要临床表现是下腹部坠胀感,腰痛,腰酸胀以及白带增多等,可有阴道和(或)尿道灼热感、刺痛等不适。慢性淋菌性宫颈炎可引起子宫颈粘连,其发生部位可在宫颈外口、宫颈内口和宫颈管。宫颈粘连可引起梗阻。

(三)淋菌性肛门直肠炎

淋菌性肛门直肠炎又称直肠淋病,因淋球菌侵入直肠黏膜所致。其传播途径主要是通过肛交,同性恋引起者较多,有报道近 50% 左右发生于同性恋者。泌尿外生殖器淋球菌感染直接波及直肠黏膜是淋菌性肛门直肠炎的另一传播途径。据文献报道男女两性淋病患者直肠淋球菌感染率为 5%～50%,女性多于男性,其原因可能是由于女性阴道与肛门邻近,更易造成淋球菌传播。

通常,直肠黏膜的淋球菌感染常无明显症状。淋菌性肛门直肠炎的表现可有轻微肛门瘙痒,无痛性黏液脓性分泌物自肛门排出,往往只有大便外覆有一层黏液脓性物,或有少量直肠黏膜出血。症状较重者可有直肠部剧痛、里急后重、便秘等。肛镜或直肠镜检查见直肠黏膜潮红、水肿,可见有糜烂、小溃疡或小裂隙,直肠黏膜有脓性分泌物,常在肛门隐窝处明显。严重者也可发生瘘道、脓肿、狭窄和播散性淋菌性感染等并发症。

(四)淋菌性咽炎

多因口交引起。据国外文献报道有 50% 的淋菌性咽炎由同性恋引起。咽部淋球菌感染多无临床症状,有报道无症状的咽部淋球菌感染达 90% 以上,可成为重要的传染源。淋菌性咽炎主要表现咽部充血水肿,可有水疱、脓疱。炎症可波及扁桃体,引起扁桃体红肿。咽部有少量脓性分泌物,可伴有咽部瘙痒、异物感或灼热痛等不适,较重者可见咽部糜烂,颈淋巴结肿大、疼痛,并有发热等全身症状。

(五)淋菌性眼炎

由淋球菌感染眼部而引起的炎症。淋球菌感染眼部主要通过自体接种所致,如淋菌性尿道炎和(或)淋菌性宫颈炎患者眼部接触自己所用被淋球菌污染的毛巾、衣物等而传染,也可因接触淋病患者用过的毛巾等间接传染。在某些试验人员由于在进行淋球菌检查等试验过程中眼部接触到淋球菌而感染,偶见有淋球菌经血性播散到结膜而发病者。淋菌性眼炎可分为以下几种:

1.成人淋菌性结膜角膜炎　　成人淋菌性结膜角膜炎是一种破坏性很大的急性炎症,可致严重的角膜溃疡和角膜穿孔。淋球菌感染眼结膜角膜后,潜伏期 10 小时至 3 天,一眼先开始急性发病,表现为眼痛、畏光、流泪,眼睑水肿,结膜充血,呈鲜红色。乳头增生,球结膜水肿;浸润期分泌物开始为浆液性、黏液脓性。3～5 日进入脓漏期,眼睑高度红肿、热胀,睁眼困难,触痛。此时眼痛加重,结膜高度充血、水肿,可见小出血点,并有大量脓性分泌物,有时混有血液,故称脓漏眼。球结膜水肿严重时,可遮盖角膜周边部,中性粒细胞存留浸渍。患侧耳前淋巴结肿痛,局部热感。有 20%～35% 患眼角膜受累,除角膜上皮点状荧光素着色以外,角膜周边部实质浅层可见部分或全环形浸润。浸润与角膜缘间有窄清亮区相隔,伴有轻度前房反应,数日后消退遗留薄翳。重者形成与免疫介导的边缘角膜溶解相似的环形溃疡,或中央部溃疡,角膜弥漫模糊,局部变薄,很快穿孔,虹膜脱出。淋菌性结膜角膜炎急性炎症持续十数日至数周后逐渐退行缓解,但慢性结膜充血与粗绒状乳头增生持续时间较长。一眼患病后,另一眼常相继感染,但症状较轻。脓漏眼期结膜上皮细胞和中性粒细胞内可见大量双球菌。全身性淋球菌感染时,血液循环中淋球菌毒素或淋菌性菌血症播散偶致内因性急性卡他性结膜炎、虹膜睫状体炎。常双眼发病,良性过程,可伴有发热等全身症状。

2.儿童淋菌性结膜角膜炎 儿童淋菌性结膜角膜炎主要发生于2~10岁的儿童。主要临床特征是结膜角膜急性化脓性炎症、角膜上皮感染。儿童淋菌性结膜角膜炎的症状与成人的症状相似,但较轻。

3.新生儿淋菌性结膜炎 新生儿淋菌性结膜炎是新生儿眼炎中最重要者,曾是盲童的重要致盲原因。新生儿淋球菌性结膜炎的发病与其特有的解剖生理特点有着密切的关系:

(1)新生儿眼结膜上皮组织不完善,圆柱状上皮细胞较薄,上皮下缺少腺样层,结缔组织相对含量少,缺乏屏障作用,对于微生物侵入的抵抗力差。

(2)新生儿眼结膜缺少淋巴组织,淋巴结发育不成熟,包膜薄,淋巴小叶分隔不清,淋巴滤泡未形成,这种组织直到出生后2~3个月才发育完全,因而缺少预防感染的装置。

(3)新生儿还没有泪液,因而也没有泪液的冲洗作用和抗菌作用。

(4)新生儿尤其是未成熟儿和高危新生儿存在免疫功能缺损,如屏障系统不完善、吞噬功能差、补体功能和细胞免疫功能不成熟,以及免疫球蛋白(尤其是IgG)暂时性低下等。

由于上述各种因素,一旦病原体进入眼结膜囊内,就容易引起感染,而且易向全身播散,甚至引起败血症造成新生儿死亡的严重后果。

新生儿淋菌性结膜炎的感染途径主要是由于在患淋菌性宫颈炎的产妇分娩时,胎儿通过产道直接感染,其次是出生后间接经淋球菌污染的手、被褥等感染。新生儿淋菌性眼炎的潜伏期为2~5日,出生5日后发病者为产后感染。

新生儿淋菌性结膜炎的临床表现为双眼急性结膜炎,浸润期睑结膜水肿、充血。分泌物初为水样、血清样或呈血性,4~5日后转为脓漏眼期,大量脓性分泌物,重度睑、结膜水肿等重度结膜炎症。角膜发暗,周边部浸润、溃疡,或中央部溃疡。若溃疡穿孔可致虹膜脱出,继发眼内炎,最终可导致视力丧失。

(六)儿童淋病

儿童淋病的发生与成人淋病有密切关系,由于生长发育等生理特点与成人有差异,以及淋球菌感染传播途径的不同,故与成人的淋病存在某些不同之处,儿童淋病的主要表现为儿童淋菌性尿道炎和幼女淋菌性外阴阴道炎等。

儿童淋菌性尿道炎主要通过间接途径感染,如接触被淋球菌污染的毛巾等物品而感染,对较大儿童也不排除经性接触如性虐待等传染途径的可能,特别是青春期前的女童。儿童淋菌性尿道炎的临床表现与成人淋菌性尿道炎相似,有尿道口红肿、尿道口脓性液溢出、尿频、尿急和尿痛等。

幼女淋菌性外阴阴道炎占幼女外阴部感染的25%左右。幼女淋菌性外阴阴道炎的传染途径绝大多数仍为间接途径传染,如患儿父母以及家庭成员或保姆患淋病,幼女与之共用被淋球菌污染的衣物等可引起感染。但较大女童有性接触或性虐待的可能性大,因此有经性接触直接传染的可能。与成人女性不同的是,在青春期前的幼女生殖系统尚未发育成熟,阴道黏膜鳞状上皮不成熟,仍为较薄的柱状上皮组成,加之卵巢尚未发育成熟,功能弱,阴道上皮细胞糖原很少,阴道pH偏碱性,故对细菌的抵抗力很低,阴道杆菌极少,若有淋球菌感染,则可通过抵抗力微弱或受损的外阴、阴道黏膜进入而引起感染。同时,淋球菌对柱状上皮细胞和移行上皮细胞组成的阴道黏膜有特殊的亲和力,即使无黏膜破损淋球菌亦可侵入引起感染。因此,幼女淋菌性外阴阴道炎是女童最常见的淋病表现形式。幼女淋菌性外阴阴道炎的主要表现为外阴阴道部位的红肿,阴道口、尿道口有脓性分泌物,伴有灼热感或刺痛,有些患儿也有阴道刺痒、灼热感,患儿时常用手去抓,可在内裤上留有污染的痕迹。但有些患儿也可不表现有明显症状,或仅见其内裤沾有少量淡黄色痂样分泌物。由于子宫解剖的屏障作用,淋球菌不向上蔓延,故幼女极少引起急性盆腔炎。尽管如此,有些病例仍可发生输卵管炎和腹膜炎,出现发热、弥漫性腹痛、白细胞升高、肠鸣音减弱等症状。

【淋病并发症】

(一)男性淋病并发症

1.淋菌性前列腺炎　　淋菌性前列腺炎是淋菌性尿道炎的一种主要并发症,由于淋菌性尿道炎治疗不及时、不彻底或淋球菌转变为耐药菌型,导致淋球菌侵入前列腺而引起。淋球菌感染可引起急性前列腺炎或慢性前列腺炎,但更多见的是慢性淋菌性前列腺炎。淋球菌侵入前列腺的途径主要是下尿道炎症、水肿或梗阻,引起尿道压增高,导致含淋球菌尿液反流入前列腺导管和腺泡;其次,有可能是直肠淋球菌经淋巴管播散至前列腺或菌血症时经血流到达前列腺。淋菌性前列腺炎的主要表现有:①不同程度的排尿刺激症状,包括排尿刺痛、尿急、尿频、夜尿等。②各种疼痛或胀痛或酸痛,可发生于耻骨上部、下腹部、会阴及肛周、腰骶部、阴茎以及大腿内侧等部位。此外,有些患者可间断出现排尿困难,精液带血,射精后疼痛和尿道有少量分泌物溢出。③若有急性发作时可出现发热等全身症状。经直肠检查前列腺可无特殊发现,但可触及前列腺肿大或有压痛等。急性淋菌性前列腺炎患者可同时表现有淋菌性尿道炎的症状与体征。

2.淋菌性精囊炎　　淋菌性精囊炎是淋菌性尿道炎的并发症,是淋球菌感染途径尿道和前列腺蔓延所致。淋菌性精囊炎常与淋菌性前列腺炎或淋菌性附睾炎与睾丸炎同时发生。淋菌性精囊炎的表现分为急性和慢性两种。急性淋菌性精囊炎主要症状有腹痛,有时伴有精液潴留,经直肠指诊可能发现精囊肿大,有波动感和压痛。慢性淋菌性精囊炎可出现血性精液。

3.淋菌性尿道球腺炎　　是淋球菌侵入尿道球腺所致炎症,主要表现为会阴部胀痛或疼痛,并于会阴两侧或单侧出现指头大小不等的结节,触痛。结节可因化脓而溃破。由于结节压迫尿道则可引起排尿困难。淋菌性尿道球腺炎时可伴有发热等全身症状。

4.淋菌性附睾炎与睾丸炎　　是尿道内淋球菌上行侵犯附睾和睾丸所致炎症。淋球菌侵入附睾多为单侧,炎症时的主要表现为附睾肿痛。附睾首先肿大的是附睾尾,逐渐为附睾体和附睾头肿大,有的附睾甚至肿大至核桃大小。检查时可见病侧阴囊红肿,阴囊及附睾触痛明显,附睾及睾丸界限不清。此外,患者常有阴囊剧痛,腹股沟部疼痛,严重时精索可肿胀致输尿管横过精索时受阻,则可反射性引起下腹部疼痛。淋菌性附睾炎患者多有发热、头痛和乏力等全身症状及血液中白细胞可升高。淋菌性附睾炎可发生于急性淋病时期,也可发生于慢性淋病时期。若发生于急性淋病时期可有明显的尿道炎症状及尿道口溢脓,若发生于慢性淋病时期则可有尿道不适和尿道内有少量分泌物溢出,但也可无明显尿道炎症状和尿道分泌物。

淋菌性睾丸炎也多发生于单侧睾丸,表现为睾丸肿大、疼痛明显。严重时阴囊皮肤红肿明显,表面发光、触痛。患者多有发热等全身不适。

5.淋菌性包皮龟头炎　　为尿道口内淋球菌和(或)其脓液外溢至龟头包皮而引起的炎症,是一种继发性炎症反应。淋菌性包皮龟头炎易发生于包皮、包茎过长且个人卫生较差者。淋菌性包皮龟头炎的主要临床特征是包皮内外板、冠状沟和龟头红肿,局部有多少不等的脓性液。损害开始可为红色丘疹,逐渐融合成片。较重时可发生糜烂,甚至溃疡。淋菌性包皮龟头炎的自觉症状可有局部瘙痒、灼热痛等,但多数患者无明显不适感。

6.淋菌性尿道狭窄   多继发于未经治疗或治疗不彻底的慢性淋菌性尿道炎反复发作,经数月或数年后因炎症对尿道黏膜等组织的破坏,修复后其瘢痕组织造成尿道管腔变小,且因瘢痕收缩而发生尿道狭窄。尿道狭窄可发生在尿道的任何部位,但以尿道海绵体后方及尿道球部多见。淋菌性尿道狭窄的主要表现是排尿不畅,排尿困难,尿线变细,严重时可发生尿潴留、尿失禁。尿道狭窄易引起上行感染。

7.淋菌性包皮脓肿   临床较少见,表现为包皮结节,初起可为一芝麻大小白色小丘疹,不痒不痛,随后逐渐长至豌豆大小,数目也由一个变为几个。同时,结节开始发红、肿胀、疼痛。结节触之有压痛及波动感。结节中心似有白色分泌物潴留,挤压时有大量脓血溢出,尿道口无红肿及分泌物。淋菌性包皮脓肿是导致自身的淋菌性尿道炎反复发作的主要因素之一。

8.其他   除了上述这些淋菌性尿道炎的并发症外,淋菌性尿道炎还有一些较少见,甚至罕见的并发症。如淋菌性龟头脓肿、淋菌性副尿道炎、淋菌性阴茎静脉血栓形成、淋菌性尿道旁腺炎和尿道旁腺脓肿、淋菌性输精管炎、淋菌性阴茎背部淋巴管炎等。

(二)女性淋病并发症

1.淋菌性输卵管炎   淋菌性输卵管炎是女性淋病最主要的并发症,也是淋病所有并发症中最常见的一种。在国外资料中,淋菌性输卵管炎见于10％～20％急性淋病患者,约见于15％的无症状淋菌性宫颈炎感染者,而在50％的输卵管炎患者的宫颈可查到淋球菌。淋菌性输卵管炎多发生于双侧,少见有单侧发生,其主要临床症状有下腹部疼痛和盆腔疼痛,可感觉到盆腔内压迫感,向下放射到一侧或两侧腿部。患者有月经失调,非经期不规则阴道出血,常伴有阴道脓性分泌物流出。检查下腹部、子宫及附件常有压痛,一般在两侧下腹部压痛明显;宫颈活动时疼痛;腹部可有不同程度的膨胀,肠鸣音减弱,有时可触及附件的包块。患者可有发热、头痛、恶心、呕吐及全身不适。

2.淋菌性前庭大腺炎   淋菌性前庭大腺炎也是女性淋病最常见的并发症之一。前庭大腺的感染为女性外生殖器常见疾病。淋球菌感染引起的前庭大腺炎症主要发生在单侧,极少可见双侧发生。主要表现为患侧大阴唇红肿、触痛或有硬结;前庭大腺开口处红肿,疼痛。病情严重时可造成腺体排泄管闭塞引起前庭大腺脓肿,其特征为阴道前庭隆起,包块增长快,局部温度高,有明显的疼痛和触痛,患者可伴有发热、头痛、乏力等全身症状。

3.淋菌性盆腔腹膜炎   淋菌性盆腔腹膜炎是女性淋病的严重并发症,多由淋菌性输卵管炎发展而来。脓液由输卵管伞端流入盆腔,感染盆腔器官,引起盆腔腹膜炎。淋菌性盆腔腹膜炎还可由淋菌性输卵管卵巢脓肿破溃引起。淋菌性盆腔腹膜炎的临床表现与急性输卵管炎相似,有高热、恶心、呕吐等中毒症状,下腹部中等度疼痛或剧痛。检查时下腹部拒按,双合诊子宫颈有触痛,侧穹亦有明显触痛,盆腔包块常因压痛而界限不清,多可触及波动感。

4.淋菌性肝周炎   淋菌性肝周炎常发生于患淋菌性盆腔疾患的女性,当炎症扩展至上腹部时,引起腹膜炎、肝周围炎,肝脏与腹壁间形成粘连。表现为上腹部突发性疼痛,深呼吸和咳嗽时疼痛加剧,有全身症状,出现发热、恶心,甚至呕吐。触诊时右上腹有明显压痛,X线胸透可见右侧有少量胸腔积液。有时会被误诊为急性胆囊炎、胸膜炎、膈下脓肿或胃溃疡穿孔等。

【播散性淋病】

播散性淋病又称为播散性淋球菌感染,是指淋球菌进入血液播散全身,引起全身性或某些器官的病变,是一种较为严重的全身性淋球菌感染。播散性淋病可分为淋菌性菌血症、淋菌性败血症、淋菌性关节炎和淋菌性腱鞘炎、播散性淋菌性皮炎、淋菌性心内膜炎、淋菌性脑膜炎、淋菌性肝炎等。

1.淋菌性菌血症和败血症   淋菌性菌血症或败血症常在机体抵抗力低下时(月经期或妊娠期)发病,其临床表现最初有发热,患者体温一般在38～39℃,可高达40℃以上;可出现畏寒、寒战;伴有全身不适、乏力、食欲减退、恶心、呕吐、腹泻、下腹痛或全腹痛。但有些患者，如体质较差者，其发热症状也可能不明显。随后其症状可逐渐加重，相继或同时出现皮肤损害和关节疼痛等关节炎症状。严重时可迅速发展成感染性休克。

2.淋球菌关节炎和淋菌性腱鞘炎　　在引起感染性关节炎的病原学中，淋球菌是一种较为常见的病原体。淋球菌关节炎和淋菌性腱鞘炎的发病机制尚不清楚。淋球菌关节炎和淋菌性腱鞘炎的主要临床特征是多关节炎和腱鞘炎表现。多数患者的表现以关节疼痛和无菌性腱鞘炎开始。患者最初可能出现发热、畏寒、头痛、全身不适的淋菌性菌血症或败血症的表现，随后出现关节疼痛、关节局部发热、压痛，并可出现受累关节腔积液及关节活动受限。淋球菌关节炎最常受累的关节是膝关节，其次是上肢关节和髋关节。骶髂关节、颞颌关节和胸锁关节很少受累及。有 2/3 的患者表现为游走性不对称性关节疼痛，有 1/4 的患者表现为单关节。淋菌性腱鞘炎一般累及多处关节部位，特别是腕、指、趾、踝等处的关节部位，表现为局部不同程度肿胀、发热、疼痛和压痛。严重病例，淋球菌关节炎可引起关节畸形、强直或脱位。淋菌性腱鞘炎可造成肌腱坏死。

3.播散性淋菌性皮炎　　播散性淋菌性皮炎是指淋球菌经血流至皮肤组织而引起的皮肤炎症。播散性淋菌性皮炎在播散性淋球菌感染的病例中常见，约见于 2/3 的病例。播散性淋菌性皮炎的皮肤损害发生部位常见于躯干、四肢和掌跖皮肤，头面部则罕有之。皮肤损害一般都是多发性的，5～50 个不等。皮疹有丘疹、斑丘疹、水疱、大疱、脓疱、坏死结痂，有些可出现结节性红斑和多形性红斑等类似血管炎的表现。发生于手足部、踝部或腰部的损害可表现为扁平角化性稍隆起的斑片或斑块，呈圆锥形，其颜色可呈黄色或红色或铜红色或灰白色。此外，掌跖部的皮肤损害呈角质增生，大片角化，如蛎壳状。若损害发生于甲部皮肤可致甲板脱落。上述所有皮肤损害一般无疼痛等自觉症状，少数坏死结痂性损害或结节红斑等损害可有疼痛等症状。播散性淋菌性皮炎多与淋菌性败血症、淋菌性关节炎等播散性淋球菌疾病同时发生或先后发生。播散性淋菌性皮炎的皮肤损害多持续 4～5 日后消退，多数损害消退后不留痕迹。

4.淋菌性心内膜炎　　淋菌性心内膜炎是淋菌性菌血症的罕见并发症，临床表现为心脏病理性杂音和进行性瓣膜病变，主要病变在主动脉瓣和（或）二尖瓣及肺动脉瓣和三尖瓣。其病变可能发展迅速而危及生命。与淋菌性心内膜炎发生的同时，皮肤损害以斑丘疹多见，常呈分批出现。肾动脉、脑动脉、周围大动脉可能发生栓塞。寒战常见，热型呈弛张型。多发性关节炎发生率为 69%～93%，常为一过性，多在淋菌性心内膜炎表现之前的几日内发生，可能为淋菌性心内膜炎发生接种的菌血症的最初表现。

5.淋菌性肝炎　　淋球菌进入肝脏后对肝脏的损害可引起肝炎，表现为肝区疼痛、食欲减退、困倦、发热及黄疸等，约有 1/2 患者有类似于在其他菌血症时发生的轻型肝炎。可因血清胆红素和转氨酶的增高而检查出来，但患者还伴有淋球菌播散性感染的其他症状和体征。淋菌性肝炎不同于淋菌性肝周炎，后者肝脏内无淋球菌侵入，实际上也很少发生在菌血症的患者，且基本均是女性扩散性感染。

6.淋菌性脑膜炎　　淋菌性脑膜炎是一种不常见的播散性淋球菌感染，在西方国家，由奈瑟菌引起的脑膜炎病例中有 2% 是由淋球菌引起的，其病死率较高。其传播途径为血液传播。在临床上，淋球菌性脑膜炎与由脑膜炎球菌引起的非暴发型脑膜炎症状相似，有脑膜刺激症状，脑脊液淋球菌培养阳性。另外，淋菌性脑膜炎患者可能伴有淋菌性关节炎和淋菌性皮炎表现。

除上述外，播散性淋球菌感染还偶尔可见肾脏损害、造血系统损害，引起贫血和血小板减少等，也可以引起周围神经系统刺激症状，如臂丛神经炎，引起肩痛、肩关节肌无力、运动受限等，其他可引起骨髓炎或肺梗死等疾病。

三、实验室检查

【涂片检查】

淋病患者的分泌物涂片显微镜检查淋球菌有一定的敏感性和特异性,涂片检查方法简便、快捷、有效、价格低廉,因此,是淋病实验室检查的最基础的方法,尤其适合于基层的皮肤性病门诊。一般取尿道分泌物、宫颈分泌物或尿道旁腺开口处分泌物或局部脓肿的脓液等,将取材的拭子在载玻片的洁净面上轻轻滚动即可获得一张薄而均质的涂片,自然干燥后,在乙醇灯上快速移动玻片 3 次以使涂片标本固定,同时也可杀死细菌便于染色。染色后镜检。常川的染色方法有 3 种。①革兰染色:属于鉴别染色,能把细菌和涂片中的其他成分染成不同颜色,本染色淋球菌呈阴性反应,把淋球菌同其他革兰阳性菌区别开来,淋球菌和脓细胞皆被染成红色,但淋球菌的颜色稍深;②亚甲蓝染色:是一种单染料染色,淋球菌呈深蓝色;③Pappenheim Saathof 染色:可把涂片中成分染成不同颜色,脓细胞呈淡蓝色,淋球菌呈红色。

【培养】

主要用于进一步诊断,对症状典型而涂片检查阴性和涂片中细菌形态难以确认的病人尤为必要,对于女性病人一般均须取分泌物进行淋球菌培养。本方法是目前淋病筛选和发现病例的唯一推荐的方法。

(一)取材

淋球菌培养要获得成功,取材部位的多少,取材方法和技术,转运的方法和时间均至关重要。标本主要有分泌物、尿液、血液及关节腔穿刺液等。各类标本采集的部位、方法、技巧和注意事项略有不同。

女性宫颈标本采集应避免使用各种消毒剂、止痛药和液状石蜡润滑剂,因这些制剂有可能抑制淋球菌的生长。使用窥器时宜用消毒温热水湿润后使用。放置好窥器后先用棉球擦净宫颈口分泌物后,用拭子插入宫颈管内 2cm,留置 5～10 秒后移出,移出过程中轻轻旋转,以使拭子能够吸取足够量的分泌物。应注意的是一些棉拭子常含不饱和脂肪酸对淋球菌有抑制作用,建议用脱脂棉作拭子。

收集尿道标本前病人至少 1～2 小时内不能排尿,因为排尿会减少尿道内淋球菌的数量而可造成假阴性结果。男性病人可采取立位或仰卧位。为了避免来自皮肤的污染,对明显的脓性分泌物可直接用拭子采集标本。无明显分泌物时可从阴茎根部向尿道口轻轻挤压以排出分泌物,也可获得实验室检查所需足够的标本。若挤压后仍无分泌物,则可用棉拭子、藻酸钙拭子或白金耳拭子插入尿道内 1～2cm 深,留置 5～10 秒后取出,取出时轻轻旋转拭子,以刮取少量黏膜组织。

取直肠标本时,用棉拭子插入肛管内 3cm,留置约 10 秒后取出,取出时轻轻旋转拭子,以便收集到赢肠隐窝处的分泌物。如果在所取的标本内污染了粪便则应弃之,并重新取材。

阴道取标本多用于子宫切除术后的女性和青春期前的女孩。放置好窥阴器后用拭子擦拭阴道后穹数秒以获得足够量标本。青春期前的女孩或未婚或无性生活的女性不可使用窥阴器,只能在阴道口取分泌物。

取口咽部标本可直接用拭子取分泌物,取材部位是扁桃体隐窝和咽后壁。

尿液标本采集的具体方法是在取材前 4 小时内不排尿,收集首段尿 30ml,沉淀后取尿液 10ml,3000转/分钟,离心 2 分钟后留 1ml 尿沉渣用于培养。而且尿液标本还可用于做尿二杯、尿三杯及尿四杯试验,判断有无后尿道、膀胱及前列腺合并感染。

取血液及关节腔穿刺液主要用于怀疑播散性淋病或怀疑淋菌性关节炎及新生儿播散性淋球菌感染。血液标本抽取后应立即接种于常规血液培养基上。关节腔液可用针吸法采取标本置于无菌试管送至实验室。

（二）培养

取材后应立即接种，标本离体的时间越短越好，如取材处离实验室较远，应将标本先接种于运送培养基中。最后是选择好合适的培养基，必要时应同时使用有选择性和无选择性的两种培养基。国外目前最常使用的培养基有改良的 Thayer Martin 培养基、Martin Lewis 培养基和 New Yorkcity 培养基等。国内目前常用的培养基是含有多黏菌素 B 的血液琼脂或巧克力琼脂培养基，也已研制出用鸡蛋黄或血水代替血液的一些新品种，这些新型培养基已得到广泛应用。取材接种于适合的培养基上，经 24～48 小时培养后，淋球菌可形成直径 0.2～1.0mm 的圆形凸起、湿润、光滑、半透明或灰白色的菌落，边缘呈花瓣状，用白金耳拭子触之有黏性。淋球菌在培养基上菌落的大小和透明度可有不同，可根据以上特点加以识别，必要时也可用白金耳拭子挑取菌落涂片染色观察。淋球菌菌落形态可分为 5 型，其中 T_1、T_2 型菌落小，有菌毛；T_3、T_4 型菌落大，无菌毛；第 5 型菌落成皱褶状，很少见。

（三）药物敏感性试验

随着耐药菌株的不断出现，为了治疗的需要，可在淋球菌培养的基础上进行药物敏感性试验。淋球菌药物敏感性试验对淋球菌感染的个体有更强的指导意义和临床实用价值。淋球菌药物敏感性试验主要有纸片扩散法和琼脂稀释法。

1.纸片扩散法　所用菌株应在无选择培养基上做分离培养，将符合标准的单个菌落接种到无选择琼脂培养基上，于 36℃ 培养 24 小时后将获得的菌落用接种环刮下放入盐水中制成盐水悬液，混匀后调成 10^8/ml，然后用灭菌拭子将菌液均匀涂布于血琼脂平皿上，干燥后，用无菌镊子将各种抗生素纸片贴于血琼脂平面上，每个 90mm 的平皿上可均匀贴 7 张纸片，然后放入 36℃ 烛缸培养过夜。观察抗生素纸片周围有无抑菌环，量取抑菌环直径大小，参照标准报告结果。观察结果的时间以能明显看清抑菌结果为宜，一般为 24 小时。

2.琼脂稀释法　是先将抗生素溶解后加入到培养基内，将待检测的菌株接种在含有一系列浓度抗生素的琼脂平皿上，药物浓度小时细菌生长，药物浓度大时细菌生长受到抑制，根据这些资料就可推测出药物对该菌株的最小抑菌浓度（MIC），然后根据标准判定该菌株对某种抗生素的敏感性。琼脂稀释法作为药敏试验的金标准，结果准确，重复性好，是 WHO 推荐用于淋球菌耐药性监测的方法。琼脂稀释法对药品要求很高，必须是纯品，不含任何赋形剂，不仅称量要准确，而且不同的抗生素要用特定的溶剂溶解，所制备的培养基必须在规定时间内使用，并且要设立严格对照试验。

【聚合酶链反应（PCR）】

PCR 是近些年发展起来的一种体外扩增特异 DNA 片段的技术，这种方法的特点是特异性和敏感性均较高，操作简便、省时。首先要根据靶基因设计特异性的引物。PCR 检测淋球菌的靶基因有隐蔽性质粒的 cppB 基因、16sRNA 基因及胞嘧啶甲基转移酶基因。聚合酶链反应是由 3 个反应有序的组合和循环。

1.变性　在 90～95℃ 条件下，30～60 秒模板 DNA 的双链解离为单链，即模板 DNA 变性。

2.退火　将变性后的 DNA 很快冷却到 40～60℃，退火时间约 30 秒，引物和模板 DNA 发生结合。由于引物量多，引物和模板之间碰撞的机会大大高于模板互补链之间的碰撞。引物及其互补模板在局部形成杂交链。

3.延伸　在 4 种 NTP 底物及镁离子存在的条件下，TaqDNA 聚合酶催化以引物为起点的 DNA 链按 5'→3' 方向进行延伸反应。如此反复进行变性、退火和延伸循环，而每一轮扩增的产物又充当下一轮扩增的模板，从而使产物迅速得到扩增。一般经过 25～30 个周期之后，一般可达 10^6～10^7 拷贝。结果可通过溴化乙啶染色，紫外灯下观察或结合分子杂交技术来检测靶基因，以阳性或阴性表示。PCR 法对淋病的早期诊断有很大作用，但是由于该方法的敏感性很强，必须具备严格的操作条件和严格控制污染。由于该方法对病人治愈评价或标本污染的排除常较困难,因而会影响医师的临床判断。

四、诊断与鉴别诊断

【诊断】

诊断必须根据病史、临床表现和实验室检查的结果进行综合分析,慎重作出结论。

全国性病控制中心制订的淋病诊断标准如下。

1.接触史　有婚外或婚前性行为,性伴感染史,或与淋病患者共用物品史,儿童可有受性虐史,或新生儿的母亲有淋病史等。淋病潜伏期 2~10 天,平均 3~5 天。

2.临床表现

(1)男性:尿痛,尿道口红肿、溢脓,可有尿急,尿频及伴有全身不适。

(2)女性:白带增多、脓性,有腰痛、下腹痛、子宫颈红肿、宫颈口糜烂。有脓性分泌物。前庭大腺部位可发生红肿及疼痛。可有较轻的尿急、尿频、尿痛、尿道口红肿及脓性分泌物。幼女可有外阴阴道炎、外阴及肛门周围皮肤黏膜红肿,阴道溢脓。

(3)并发症的淋病:男性可出现前列腺炎、精囊炎、附睾炎、尿道狭窄;女性可出现输卵管炎、盆腔炎;严重时发生播散性感染,表现为寒战、高热、皮疹、关节炎、心包炎、心内膜炎等全身症状。

(4)其他部位淋病:淋菌性眼结膜炎有结膜充血水肿,大量脓性分泌物。新生儿淋菌性结膜炎大部分是分娩时经患淋病的母亲产道所感染,多为双侧。成人结膜炎常是患者自身或性伴的泌尿生殖道淋球菌感染的分泌物,通过手指或毛巾等污染眼睛被感染,多为单侧。

淋菌性咽炎和直肠淋病与淋病患者有口交或肛交行为而感染。

3.实验室检查

(1)涂片:取尿道或宫颈脓性分泌物涂片做革兰染色,镜下可见大量多形核白细胞。多个多形核白细胞内可见数量多少不等的革兰阴性双球菌。此法对女性患者检出率低,可有假阴性,必要时应做培养。

(2)培养:标本在选择性培养基上培养,可出现典型菌落。氧化酶试验阳性。取典型菌落做细菌涂片可见到革兰阴性双球菌。

如标本取自生殖器以外部位、儿童或在法医学上有重要意义时,则必须对培养的菌株经糖发酵试验,荧光抗体试验进一步鉴定确诊。

【鉴别诊断】

淋病的鉴别诊断也依据于病史、临床表现和实验室结果。医师的临床经验有重要作用,查出病原体是最根本的鉴别。

1.男性淋病

(1)非特异性尿道炎:患者的症状和体征与淋病相似,但多无婚外性交史。常有明显发病诱因,如插导尿管、尿道探子及泌尿生殖道或邻近脏器炎症等,分泌物涂片镜可见革兰阳性球菌,淋球菌培养阴性。

(2)非淋菌性尿道炎:临床症状类似淋病但较轻,潜伏期比淋病长,达 1~3 周,部分于急性淋菌性尿道炎经针对淋病的治疗后,暂时痊愈,数日后又出现症状。患者的分泌物较少,呈浆液性,排尿困难极少见,无全身症状,分泌物涂片镜检无革兰阴性双球菌。衣原体检查或培养为阳性,支原体培养也可阳性。

(3)生殖器疱疹:局部烧灼感明显,可有间断性发作,一般在尿道口仅有少量稀薄的分泌物,常在龟头、冠状沟、包皮等处有疱疹。若发现尿道外部有水疱,则有助于鉴别。有条件的单位可进行生殖器疱疹病毒检测,结果有助于确诊。

(4)非淋菌性前列腺炎:无明确的性接触传染病史,发生前亦无明显尿道炎症状或症状轻微,前列腺液检查无淋球菌,多为衣原体、支原体、大肠埃希菌等病原菌。

2.女性淋病

(1)念珠菌性阴道炎:外阴及阴道口瘙痒,白带较多,如水样或凝乳状。患者多为不太讲究卫生的妇女,婚外性交史缺如。检查见阴道黏膜水肿、糜烂,可有白膜覆于阴道壁,白膜镜检见念珠菌菌丝和孢子。

(2)滴虫性阴道炎:患者自觉阴道内有蚁走样瘙痒,阴道黏膜常出血,甚至阴道口也有出血样破损,阴道分泌物常呈粉红色,宫颈可有草莓状突起物和出血点,阴道分泌物查见滴虫。

(3)非淋菌性尿道(宫颈)炎:女性由衣原体、支原体引起的尿道炎、宫颈炎并不少见,其临床症状很轻,常不引起患者重视,但也有少部分患者的症状比较明显,特别是患淋病且经治者,常觉没有恢复到过去的状况。患者的尿道或阴道分泌物少且为浆液性,分泌物查不出淋球菌,若进行衣原体、支原体检测则为阳性。

(4)非特异性阴道炎:致病诱因较多,如损伤、异物、严重污染、药物腐蚀等。表现为阴道灼热、坠胀感、阴道分泌物增多,白带呈脓性或浆液性。常见的感染细菌有葡萄球菌、大肠埃希菌、链球菌、变形杆菌,淋球菌检查为阴性。

(5)细菌性阴道病:为阴道内菌群失调所致,主要症状为顽固性白带增多。白带呈灰白色、非化脓性,并带有"鱼腥样"气味。根据 Ainsel 倡导的 4 项指标:①白带有均匀一致的外观;②阴道分泌物 pH>4.5;③胺试验阳性;④线索细胞阳性,凡符合上列 3 项者即可确立细菌性阴道病的诊断。

(6)非淋菌性盆腔炎性疾病:淋菌性盆腔炎性疾病症状须与急性阑尾炎、感染性流产、盆腔子宫内膜异位症、异位妊娠、卵巢囊肿扭转或破裂等加以鉴别。鉴别要点是发病前无淋菌性宫颈炎或尿道炎经过,相关病原学检查有助于鉴别。

五、治疗

【治疗原则】

1.早期诊断、早期治疗。

2.准确、合理地选择药物,并遵循及时、足量、规则用药的原则。

3.针对不同病情采用不同的治疗方法。

4.注意加强对淋病合并感染性疾病的治疗。

5.患者在 30 天内接触过的性伴均应追踪做淋球菌检查,并进行预防性治疗。

6.注意耐药菌株感染,根据疗效及时调整治疗方案。控制用药剂量和治疗时间,严防造成新的耐药菌株。

7.注意多重病原体感染,特别是沙眼衣原体感染。

8.治疗后随访。

【治疗方案】

有关治疗淋病的药物品种繁多,须强调规范治疗。因为临床出现耐药性,青霉素类、四环素类及氟喹诺酮类药物目前不作为治疗淋病的推荐药物。

1.淋菌性尿道炎、宫颈炎、直肠炎

(1)头孢菌素类:加服丙磺舒 1g,顿服或分次服可提高疗效。

①头孢曲松 0.25～1g,一次性肌内注射;或 1g 静脉滴注,每日 1 次,连用 3 日。

②头孢克肟 0.4g,顿服,或每次 0.05～0.1g,顿服,每日 2 次,连用 3 日。

③头孢噻肟钠 0.5～1g,一次性肌内注射;或每次 0.5～1g,肌内注射,每日 2 次,连用 3 日;或每次 1～2g,每日 2 次,静脉滴注,连用 3 日。

(2)其他

①大观霉素 2g,一次性肌内注射,女性淋病可用 4g,分两侧臀部一次性肌内注射;或每次 2g,每日 1 次,连用 3 日。

②阿奇霉素 1g,顿服,或每次 0.5g,顿服,每日 1 次,连用 3 日。

2.淋菌性咽炎

(1)头孢曲松 0.25～1g,一次性肌内注射;或 1g 静脉滴注,每日 1 次,连用 3 日。

(2)头孢噻肟 1g,单剂肌内注射。

同时有衣原体感染者加阿奇霉素 1.0g,一次口服;或多西环素 0.1g,口服,每日 2 次,连服 7 天。因大观霉素,对淋菌性咽炎疗效差,故不推荐使用。

3.淋菌性眼炎

(1)成人淋菌性眼炎

①头孢曲松 1.0g,肌内注射,每日 1 次,连用 7 日。

②大观霉素 2.0g,肌内注射,每日 1 次,连用 7 日。

③头孢噻肟 1.0g,肌内注射,每日 2 次,连用 2 日。

以上药物可任选一种,同时应用生理盐水冲洗眼部,每 1 小时冲洗 1 次。

(2)新生儿淋菌性眼炎:应住院隔离治疗。

①头孢曲松 25～50mg/kg,静脉或肌内注射,每日 1 次,连用 7 日(高胆红素血症婴儿,尤其是未成熟儿须慎用)。

②大观霉素 40～60mg/kg,肌内注射,每日 1 次,连用 7 日。

③头孢噻肟 25～50mg/kg,静脉或肌内注射,每日 1 次,连用 7 日。

同时应用生理盐水冲洗眼部,每小时 1 次。患儿的双亲必须同时治疗。要注意有无播散性感染,有无合并衣原体感染。对新生儿沙眼衣原体眼炎,可用红霉素 50mg/kg,分 4 次口服,共 10 日。

4.淋菌性肛门直肠炎   头孢曲松 0.25～1g,一次性肌内注射;或 1g 静脉滴注,每日 1 次,连用 3 日。

5.淋菌性前列腺炎、睾丸炎、附睾炎

(1)头孢曲松 0.25～1g,肌内注射或静脉滴注,每日 1 次,连用 10 日。

(2)大观霉素 2.0g,肌内注射,每日 1 次,连用 10 日。

6.淋菌性盆腔炎性疾病   淋菌性盆腔炎性疾病包括淋菌性子宫内膜炎、淋菌性输卵管炎、淋菌性盆腔腹膜炎等。

(1)头孢曲松 0.25～1g,肌内注射或静脉滴注,每日 1 次,连用 10 日。

(2)大观霉素 2g,肌内注射,每日 1 次,连用 10 日。

此外,应同时用对厌氧菌有效的药物如甲硝唑 0.4g,每日 2 次,连服 10 日等;还要考虑合并有沙眼衣原体或支原体感染的可能,也需同时治疗。加用多西环素 100mg,口服,每日 2 次,连服 10～14 日。另外,对淋菌性盆腔腹膜炎患者应请外科或妇科医师共同治疗,对严重的大量腹腔积脓的患者应采取手术治疗,以免造成严重的感染。

7.儿童淋病　体重 45kg 及以上者按成人方案,45kg 以下者参照以下方案:

(1)大观霉素 40～60mg/kg,一次肌内注射。

(2)头孢曲松 25～50mg/kg(最大 0.25g),一次肌内注射。

(3)头孢噻肟 25～50mg/kg,肌内注射,每日 2 次。

8 岁以上儿童可用四环素,每日 0.4g/kg,分 4 次口服,连用 7 日。对于患淋菌性外阴阴道炎的幼女,在用上述药物的同时,可口服己烯雌酚 0.5～1.0mg,每日 1 次。患淋菌性菌血症或关节炎、体重<45kg 的儿童,用头孢曲松 0.5g/kg(最大 1.0g),静脉或肌内注射,每日 1 次,连用 7 日。

8.播散性淋病

(1)头孢曲松 1.0～2.0g,静脉滴注或静脉注射,每日 1～2 次,连用 10～14 日;或 1.0g,每 12 小时静脉注射 1 次,连用 5 日后改为 0.25g,肌内注射,每日 1 次,连用 7 日。

(2)头孢噻肟钠 1.0g,静脉滴注或静脉注射,每日 3 次,连用 10～14 天;或 1.0g,静脉滴注或静脉注射,每 6 小时 1 次,连用 5～7 日后改为每日 1.0g,肌内注射,连用 7 日。

(3)大观霉素 2.0g,肌内注射,每日 2 次,连用 5～7 日,同时口服氧氟沙星 0.2g,每日 2 次,连用 5～7 日。

淋菌性关节炎患者,除了髋关节外,其他关节不宜施行开放性引流,但可以反复抽吸,禁止关节腔内注射抗生素。淋菌性脑膜炎、心内膜炎可用头孢曲松 2.0g,静脉注射,每 12 小时 1 次,脑膜炎持续治疗 14 天,心内膜炎至少治疗 4 周。出现并发症者,应请有关专家会诊。

9.局部用药　淋病局部的药物治疗可通过局部注射、灌注或局部涂药等方式。

【判愈标准】

治疗结束后 2 周内,在无性接触史情况下符合如下条件为治愈。

1.症状和体征全部消失。

2.在治疗结束后 4～8 天内从患病部位取材,做淋球菌涂片和培养均阴性。

六、随访与预防

【随访】

总的来说,95％以上的淋病是完全可以治愈的,不遗留任何后遗症,对治愈后的淋病应追踪检查,若连续 2 次淋球菌镜检和培养均为阴性则可判定痊愈。一般而言,淋病并发症患者往往治疗不易彻底,并可以遗留一些后遗症,成为"难治性淋病",尤其注意应定期随访。

【性伴处理】

由于人体对淋球菌感染无有效的特异性免疫,淋病治愈后一旦有接触就会发生再感染,且易反复感染。淋病患者的性伴未治疗(往往是无症状的淋球菌感染)是导致淋球菌再感染或淋病反复发生的重要原因之一。因此,在淋病的治疗中,对淋病患者性伴的处理在预防淋病的再感染中十分重要。在对淋病患者治疗的同时要对淋病患者的性伴进行相应的检查,若发现有淋球菌感染时要同时治疗。因此,对有症状淋菌性尿道炎的男性患者或有症状淋菌性宫颈炎的女性患者,近 4 周内有性接触的性伴进行追踪检查和治疗,对无症状的淋球菌感染者有性接触的性伴应进行 2～3 个月的追踪观察,以发现并治疗有淋球菌感染者,减少淋病治愈后再次感染的机会。

【预防】

1.加强思想道德教育和人生观教育,树立良好的社会风尚,反对性自由,避免婚外性行为。做好淋病防治知识的宣传教育工作。

2.在性生活中提倡使用安全套,在个人卫生中提倡使用消毒剂,防止淋球菌的传播和污染。

3.性伴一方染有本病未彻底治愈之前,应避免性生活,并应严格分开使用毛巾、脸盆、床单等,污染物应进行消毒。

4.要劝说病人遵医嘱完成治疗,消除传染源。认真做好病人性伴的追访工作,及时检查和治疗。

5.执行对孕妇的性病查治和新生儿预防性滴眼制度,防止新生儿淋菌性结膜炎的发生。

6.幼儿应规定分用体温表,浴室、马桶圈、毛巾及床单应进行消毒。

7.还要组织力量对一些特殊人群定期普查,以发现现症病人和隐匿的传染源。

(刘建荣)

第八节　生殖器溃疡

生殖器溃疡是性病的一种常见表现,这一综合征可以被定义:由性行为感染的微生物引起生殖器皮肤或黏膜上皮的破坏,从而导致开放性病变。在某些情况下,局部淋巴结可能增大,出现溃疡伴有腹股沟淋巴结病。引发生殖器溃疡疾病的原因很多,而每种原因引起的临床表现及治疗方法也有所不同,同时也是HIV 传播的一个重要因素。所以寻找快捷有效的治疗生殖器溃疡疾病极为重要,并被确定为性病控制计划中一项优先任务。

【病原学】

引发生殖器溃疡最常见的感染主要有:梅毒螺旋体、单纯疱疹病毒、杜克雷嗜血杆菌、血清型沙眼衣原体及肉芽肿荚膜杆菌。此外,阴虱、疥螨感染,继发细菌感染,也可引起生殖器上皮的破坏。

【流行病学】

有生殖器溃疡的流行资料不完整,生殖器溃疡在发展中国家比较常见,在非洲和亚洲,生殖器溃疡占性病诊所就诊病人的 20%～70%,在欧洲和北美不超过 5%,生殖器溃疡在病因学方面有相当大的地域性差异,生殖器疱疹在北美和欧洲最常见,腹股沟肉芽肿在巴布亚新几内亚最常见,在非洲和东南亚软下疳最常见,研究证明生殖器溃疡形成与 HIV 传播日益增加有关。

【临床表现】

在男性中,生殖器溃疡大多好发于包皮、系带附近、冠状沟或阴茎体。女性病变多发生于阴唇、阴道壁、子宫颈、大腿内侧及阴唇系带。在男性同性恋中,病变也可在直肠和肛门区发生,口交也使溃疡发生在嘴唇和咽喉生殖器以外的部位。

每种病因引起的生殖器溃疡性疾病的临床表现都是各具特点的。然而实际上,生殖器溃疡的临床表现常常不像描述的那样典型,因此,也很容易被误诊。此外,许多其他因素都可能会改变疾病的临床表现,例如继发性细菌感染,局部使用抗生素或皮质类固醇;全身使用抗生素但治疗不当或不彻底;伴发的 HIV 感染以及产生的免疫抑制作用的影响等。

【诊断】

根据临床特征及实验室检查可以正确诊断。

【鉴别诊断】

生殖器溃疡是性传播疾病的一种常见表现,也有可能由其他非感染因素引起,往往表现出复合感染,为明确诊断,应对生殖器溃疡病进行相关的实验室检查。感染性生殖器溃疡应与疥疮、药疹、恶性肿瘤、贝赫切特综合征鉴别。

1.疥疮　疥疮是由疥螨引起的寄生虫病,与病人有疥螨接触以及生活环境温暖潮湿有关。好发于指缝、手背、胸部、下腹部、大腿内侧、腹股沟部、会阴部外生殖器等处。初发为红色炎性小红疹、结节,有痒感。疥螨在皮下穿凿隧道,在隧道尽头处挑破可剥出疥螨。阴茎包皮、龟头、阴囊、大小阴唇等处的丘疹因组织疏松可形成直接 0.5～1.0cm 的结节,有的结节因搔抓发生脓疱、糜烂和溃疡。

2.药疹　药疹是通过药物注射、内服、吸入等途径进入人体后引起的皮肤、黏膜反应。患者有清楚的用药史。药疹发生多在治疗后 7～10 天经过致敏而出现,如以前曾接受过同样药物或同类结构的药物治疗,则可于数小时或 1～2 天内迅速出现。药疹可造成全身皮肤损害。此外,也可使外生殖器上发生固定性药疹。停药并给予抗敏治疗,皮损可治愈。

3.贝赫切特综合征(白塞病)　可出现多系统病变,本病为自身免疫性疾病。多以口腔溃疡为第一症状,在口腔黏膜或皮肤病变之后,出现生殖器溃疡。男性主要发生于阴囊、阴茎和龟头,也可发生于尿道。女性发生于大小阴唇,也可发生于阴道和子宫颈。溃疡常伴有明显的疼痛。经 1～3 周渐愈。隔数天到数月又复发。

4.生殖器癌　多发生于 50 岁以上的患者,发展较缓慢,淋巴结肿大较一期梅毒迟。可呈现圆形、卵圆形或不规则肿块,或呈乳头瘤样增殖,可发生溃疡、坏死。病程长而无自愈。

5.龟头炎　龟头炎病因复杂,包括包皮垢和局部物理因素刺激、各种感染因素等。临床表现多种多样,从轻度红斑、脱屑到片状糜烂不等。少数情况下,会发生糜烂性龟头包皮炎,出现一些圆形表浅糜烂。严重者发生崩蚀性或坏疽性龟头炎。

此外,还需要与唇疱疹、皮肤黏膜结核、口腔 Kaposi 肉瘤、咽炎、扁桃体炎、疖肿、脓疱疮、化脓性肉芽肿、刺激性(化学性)皮炎相鉴别。

【并发症和后遗症】

性病感染出现的生殖器溃疡引发继发感染,可导致崩蚀性溃疡,包茎及局部水肿。软下疳、腹股沟肉芽肿,可能产生瘢痕及永久性包茎,可使腹股沟或股淋巴结溃疡形成;性病性淋巴肉芽肿,因生殖器肛门直肠综合征导致盆腔脓肿、直肠狭窄和生殖器淋巴回流阻滞,引起水肿。

【治疗】

对生殖器溃疡的治疗.最理想的方法是经过实验室检查确诊后再开始针对病因进行特异性治疗。

但病人常发生复合感染,实验室检查对临床的支持有限,世界卫生组织推荐"综合处理"这一治疗模式,特别是对发展中国家应该是有效方法。

在我国,引起生殖器溃疡的常见病因为生殖器疱疹及梅毒,首先应寻找有无生殖器疱疹的证据,确诊后实施针对性的治疗,对于未证实患有生殖器疱疹的患者实施抗梅毒治疗。在较少数的情况下,如果治疗失败,而临床表现又高度怀疑,则可考虑是否有软下疳的可能并给予相应的治疗。

1.生殖器疱疹的治疗

(1)原发性疱疹(选用)

①阿昔洛韦 200mg,口服,每日 5 次,共 7～10 日。

②伐昔洛韦 300mg,口服,每日 2 次,共 7～10 日。

③泛昔洛韦 250mg,口服,每日 3 次,共 7～10 日。

(2)复发性疱疹发作期(选用)

①阿昔洛韦 200mg,口服,每日 5 次,共 5 日。

②伐昔洛韦 300mg,口服,每日 2 次,共 5 日。

③泛昔洛韦 300mg,口服,每日 2～3 次,共 5 日。

(3)局部处理:镇痛、生理盐水湿敷,防止继发感染。

2.一期梅毒的治疗

(1)青霉素治疗

①苄星青霉素 240 万 U,肌内注射,每周 1 次,共 2 次。

②或普鲁卡因青霉素 80 万 U,肌内注射,每日 1 次,共 10 日。

(2)如青霉素过敏,则选用以下药物。

①多西环素 100mg,口服,每日 2 次,共 15 日。

②四环素 500mg,口服,每日 4 次,共 15 日。

③红霉素 500mg,口服,每日 4 次,共 15 日。

3.软下疳的治疗(选用)

(1)阿奇霉素 1g,一次顿服。

(2)头孢曲松 250mg,一次肌内注射。

(3)红霉素 500mg,口服,每日 4 次,共 7 日。

(4)环丙沙星 500mg,口服,每日 2 次,共 3 日(孕妇及哺乳期妇女忌服)。

(5)大观霉素 2g,一次肌内注射。

4.其他处理　建议患者于治疗 7 天后复查,治疗期间避免性接触。如果经正规治疗,患者的病情没有好转,建议将患者转到设备条件更好的医院或性病防治专业机构,进行详细的实验室检查,明确诊断,进行有效的治疗。

由于生殖器溃疡性疾病与 HIV 感染关系密切,故建议对生殖器溃疡患者进行 HIV 相关的检查。

【随访】

对软下疳患者和生殖器疱疹患者应安排随访,但是,如果已经给予所推荐的治疗,其症状体征消失而又没有与未经治疗的性伴再接触(软下疳),一般不推荐重复实验室检查。

【预防】

1.对患者进行有关安全性行为的教育,鼓励其改变危险的性行为。

2.通知患者的性伴,进行相应的检查和治疗。

3.鼓励患者使用安全套以预防感染,并示教如何正确使用。

4.在治疗期间避免未经防护的性接触,并遵照医嘱完成所有的治疗。

(李双阳)

第九节　性传播性综合征

一、概述

性传播性肠综合征涉及的病原体种类很多,梅毒、淋病、尖锐湿疣、性病性淋巴肉芽肿和腹股沟肉芽肿及疱疹等均可感染肠道,使肠道很多部位受累。同性恋男子和肛门直肠性交的异性恋女子都能引起肛门和直肠感染。

近年来,随着 AIDS 患者胃肠道内机会性感染,使得性病性肠病感染更为复杂,其中最突出表现为念珠菌、隐孢子虫、鸟分枝杆菌复体和巨细胞病毒等。由于病原体和感染部位的不同,临床症状和表现差异也存在着很大的不同。这些种类繁多的性病传播感染所引起的肠道疾病对临床医师仍面临着严峻的挑战。

【病原学】

无须中间宿主的微生物,可由口-肛或生殖器肛门途径传播。现已证实,经性行为传播并能引起肠道疾病的病原体包括:淋球菌、沙眼衣原体、杜克雷嗜血杆菌、梅毒螺旋体、肠道细菌、白色念珠菌、原虫、蠕虫、单纯疱疹病毒、巨细胞病毒、腺病毒、人乳头瘤病毒、人免疫缺陷病毒、甲型肝炎及乙型肝炎病毒等。

同性恋男子直肠炎病人主要病原菌是淋球菌、单纯疱疹病毒、沙眼衣原体和梅毒螺旋体。与肠炎有关病原菌是蓝氏贾第虫、弯曲菌属、沙眼衣原体和志贺菌感染,其均能引起直肠结肠炎。

【传染途径及流行情况】

甲型肝炎病毒可能由口-肛性行为传播。很多性传播疾病的病原体如淋菌、沙眼衣原体、单纯疱疹病毒、人乳头病毒等引起肛门直肠感染,国外一项研究指出,肛门直肠症状的同性恋男子中,21%患者有淋病、梅毒、肝炎、阿米巴、志贺菌病和性病性淋巴肉芽肿等特异性感染。另外一项研究表明 22%有直肠性结肠炎症状者为多重感染,在肛门直肠淋病患者中,48%有一种以上病原体,少部分病例达 4 种以上。志贺菌病、阿米巴病及贾第虫病的暴发性流行也有在同性恋中发生。

二、直肠淋病

【流行病学】

Klein 等复习妇女淋菌感染文献发现,在淋病妇女中,26%～63%(平均 44%)有直肠淋病,4%患者直肠中唯一分离出淋球菌,其中部分患者是由直肠性交引起,但多数病例是由阴道感染性分泌物蔓延波及的。调查研究显示同性恋患者直肠感染发生率在 6%～8%,而到性病诊所就诊的同性恋男子发生直肠感染,则为 10%～45%。有几份研究指出同性恋男子中直肠感染比咽喉或尿道感染更为常见,直肠无症状性淋菌感染所占比例,远高于尿道。因此直肠无症状感染是男性同性恋淋菌感染的主要传染源。

【临床表现】

患者经性行为接触感染后 5～7 天产生症状,一般轻微,可出现便秘、肛门直肠不适、里急后重和直肠黏液性分泌物,后者可刺激皮肤引起直肠瘙痒和直肠周围红斑,严重者可发生瘘道、脓肿、狭窄和播散性淋菌感染等并发症。

直肠镜下最常见的改变是直肠黏液性脓性分泌物,且只限于直肠远端。直肠黏膜外观可能完全正常或出现弥漫性潮红,局限性易致出血区,主要出现在肛门直肠交接处附近。

组织学研究显示直肠淋菌感染时表现非特异性改变,直肠黏膜上分泌黏液的细胞发生斑片性结构紊乱,血管充血,整个固有层都有中性粒细胞、浆细胞和淋巴细胞等浸润。

【诊断】

1.病史　有非婚性接触或配偶感染史及同性恋史。

2.临床表现　便秘、肛门直肠不适,里急后重和直肠黏液脓性分泌物等。

3.实验室检查　直肠远端上皮黏膜擦拭取材培养及革兰染色,即可作出诊断。镜检所见细胞内革兰阴性双球菌诊断是可靠的,无肛肠症状的患者,可以用无菌棉拭子插入直肠 2～3cm,此法取材培养的敏感性与肛门镜取材培养相当。

【治疗】

肛门直肠淋球菌感染无并发症的治疗,主要采用对产内酰胺酶菌株有效的药物单剂疗法。

1.头孢曲松　250mg,单剂肌内注射。

2.头孢克肟　400mg,顿服。

3.环丙沙星　400mg,口服。

4.氧氟沙星　400mg,口服。

5.多西环素　100mg,口服,每日 2 次,共 7 日。

有合并感染,暂无推荐方案。

三、肛门直肠单纯疱疹病毒感染

单纯疱疹病毒感染所引起直肠炎发病率位居第 2 位,仅次于淋球菌。

【流行病学】

两份来自西雅图的报道指出,从 32％肛门直肠区和 20％有肛门直肠症状的同性恋男子标本中培养到单纯疱疹病毒,Koutsky 报道在性病诊所治的 779 名妇女中,有 HSV-2 感染血清学或病毒学证据为 47％,其中有 26 名妇女(3％)从肛门或直肠分离出 HSV-2。肛门直肠疱疹一般是由肛交获得,但口腔或嘴唇 1 型 HSV(HSV-1)感染者的口腔肛门接触,也能发生肛门直肠 HSV-1 感染。在美国西雅图的一份研究报告中,从直肠分离到 39 份病毒,37 份为 HSV-2 型,2 份为 HSV-1 型。

【临床表现】

临床上疱疹感染常见于肛周、肛管和直肠。肛门直肠 HSV 感染的特征是出现剧烈肛痛、便秘。不同程度排尿困难及骶区感觉异常,神经痛和阳萎,也可出现尿潴留。尿潴留和便秘可能是低位骶神经和脊神经节感染所致,也可能是由于肛门直肠区剧烈疼痛而使肛门与膀胱括约肌发生的反射性痉挛。

肛门直肠疱疹还可伴有里急后重、便血、直肠性分泌物、腹股沟淋巴结肿大并有触痛。

直肠 HSV 感染时,直肠下端 10cm 处可能出现水肿,可有散在的局灶性疱疹或溃疡,疱疹性直肠炎比其他病因直肠炎黏膜更易发生弥漫性质脆易碎。

直肠活检组织学检查显示为急性特异性炎症和局灶溃疡性改变,典型组织学表现是血管周围单核细胞浸润、核内包涵体和大量核碎屑等。

【诊断】

通常可以根据病史和临床表现做出诊断。

1.询问是否有非婚性接触史或配偶感染史,尤其是否有同性恋史。

2.根据体外典型的疱疹性损害或直肠远端局灶性溃疡性改变的直肠炎,并有剧烈肛痛、便秘、腹股沟淋巴结肿大和尿潴留等症状。

3.体外皮损、直肠拭子或活检所作培养可确诊。血清学检查,抗体效价增长 4 倍以上,也可以确认。

【治疗】

1.对症治疗　采用坐浴和服用镇痛药。

2.抗病毒治疗　治疗方案可参考生殖器疱疹。

四、肛门直肠梅毒

在工业化国家中,同性恋男子的梅毒发生率似在下降,但早期梅毒则有很大一部分发生在同性恋男子中,在英国一份调查结果所见初发肛门梅毒,80％都是同性恋男子。

　　肛门直肠下疳在 20 世纪初,已为人所知,1925 年 Martin 等研究发现肛门直肠下疳约为 6.7%,此后的几份报告指出肛门直肠下疳约占生殖器外下疳 15%,随着性病医师更多关注肛区下疳的检查以及同性恋人数增加,肛门直肠区下疳比例也在增加。

【临床表现】

　　梅毒螺旋体常在感染的最早期见到,初期肛门直肠损害在肛交后 2~6 周出现,一期肛门直肠梅毒一般无症状,部分可有轻度肛痛或不适、便秘、直肠出血等,直肠分泌物也偶见,可出现单个或多个肛周溃疡,或溃疡肿块,位于直肠前壁,腹股沟淋巴结肿大,为非化脓性无痛性结节。二期梅毒直肠内表现为分离的息肉,光滑的分叶肿块、黏膜溃疡和非特异性黏膜红斑或出血。肛管附近或肛管内可能出现扁平湿疣,常有瘙痒感,有恶臭和具有高度传染性的分泌物,扁平湿疣一般只累及复层鳞状上皮,颇具形态学特征的损害,而不累及直肠柱状上皮黏膜,二期梅毒可能常累及胃肠道,特别是胃。

　　晚期梅毒偶尔也可累及胃肠道,出现胃内的浸润性、缩窄性或息肉样肿块。累及脊髓可能发生肛门括约肌麻痹和剧烈肛痛。

【诊断】

　　肛门直肠梅毒须由血清学检查、直肠周围和直肠指诊以及肛门镜检查作出诊断。

　　暗视野法检出苍白螺旋体,对肛周和肛门的损害的检查可以明确诊断,但对直肠损害则特异性较差,因为肠内可能发现非致病性螺旋体。

　　梅毒的血清学检查有助于肛门直肠梅毒的诊断,非梅毒螺旋体抗原试验(VDRL、RPR)及梅毒螺旋体抗原(FTA-ABS、TP-PA)试验。VDRL 或 RPR 抗体效价与病变活动平行,可作疗效判断指标,血清学效价降低 1/4,证明治疗有效,FTA-ABS 或 TPPA 具有特异性证实试验,感染后常保持阳性。

【治疗】

　　1.苄星青霉素 240 万 U,一次性肌内注射,仍为早期梅毒的首选疗法。

　　2.青霉素过敏者

　　(1)多西环素 100mg,每日 2 次,共 15 天。

　　(2)四环素 500mg,每日 4 次,共 15 天。

五、寄生虫感染

　　寄生虫引起性传播感染只是近 20 年来才被充分认识,认为蓝氏贾第鞭毛虫、布氏嗜碘阿米巴、脆弱双核阿米巴和蠕形肠线虫(蛲虫)在同性恋者中能通过性传播。纽约市两份调查表明,在某些同性恋男子中,贾第鞭毛虫病和阿米巴病的患病率为 30%~40%,溶组织阿米巴主要为水源性病原体,但在同性恋男子中的高发病率可能源于性传播,近来研究证明北美某些同性恋男子群体中,溶组织阿米巴感染为 21%~32%,英国则为 12%。

【临床表现】

　　表现轻微腹泻至暴发性血性痢疾,感染还可向肝、肺、脑等处蔓延。慢性局限性阿米巴感染可出现腹部疼痛性肿大,即称阿米巴瘤。阿米巴性结肠炎的并发症有腹膜炎,出血,肛门、直肠和乙状结肠狭窄,疼痛性肛周溃疡。

　　蓝氏贾第鞭毛虫是另一种水源性疾病,也可通过性传播(舔肛),主要发生于男性同性恋中,贾第鞭毛虫的特点是小肠感染,常伴有阿米巴病,临床表现为腹泻、腹部痉挛疼痛、胀气、恶心等。

【诊断】

　　检出组织阿米巴,包括拭子取材湿片镜检及直肠黏膜损害活检,有时须经多次新鲜大便检查,才能发现溶组织阿米巴的包囊或滋养体,取样时,钡剂、缓冲剂、抗生素及灌肠等,都应避免使用。

蓝氏贾第鞭毛虫诊断须多次留便检查,检便阴性者,常须取空肠黏液送检或做小肠活检,以确定诊断。

【治疗】

1.阿米巴治疗

(1)双碘喹啉 650mg,口服,每日 3 次,共 20 天。

(2)巴龙霉素每日 25～30mg/kg,每日 3 次,共 7 天。

2.蓝氏贾第鞭毛虫治疗

(1)甲硝唑 250～500mg,每日 3 次,共 7 天。

(2)替硝唑 2g,顿服。

六、沙眼衣原体直肠炎

有几份研究表明男性沙眼衣原体肛门直肠感染率为 4％～8％,女子肛门直肠感染率为 5％～21％,由于沙眼衣原体肛门感染的临床表现和组织病理学改变因感染的免疫型而异,分为性病性淋巴肉芽肿型和非性病性淋巴肉芽肿型的直肠感染。

1.性病性淋巴肉芽肿型　此型感染地方性流行于东非、西非、南非和加勒比海地区,同性恋男子比异性恋男子及妇女常见。

性病性淋巴肉芽肿型直肠受累认为是生殖器感染的晚期或继发所产生的肛门直肠综合征,临床表现为在与感染者接触后,生殖器出现短暂血疹或溃疡,继之腹股沟淋巴结明显肿大,感染将发展为淋巴结和肛门直肠破坏性肉芽肿性损害,进而发展为瘘管、狭窄、肛周脓肿和肛瘘。

近来从进行肛交的同性恋男子和妇女中,已有原发性性病性淋巴肉芽肿的肛门或直肠感染的报道,直肠受累最初表现为肛门直肠剧烈疼痛、血性和黏液脓性分泌物及里急后重。

无论原发还是继发性肛门直肠的性病性肉芽肿,乙状结肠镜检查都能发现直肠黏膜弥漫性质脆易碎,并有散在性溃疡,有时可累及降结肠。

2.非性病性淋巴肉芽肿型　沙眼衣原体的非性病性淋巴肉芽肿型的侵袭性不如性病性淋巴肉芽肿,可引起一种轻型直肠炎,表现为直肠分泌物、里急后重和肛门直肠痛。乙状结肠镜检可在直肠下 10cm 黏膜出现轻度炎症性改变,可见小糜烂或滤泡,直肠活检可见肛隐窝和滤泡突出,固有层中性粒细胞浸润。

【诊断】

诊断衣原体直肠炎可依据病史,临床表现,最好是由直肠分离沙眼衣原体以明确诊断。

微量免疫荧光法或单克隆抗体的血清分型,能区分性病性淋巴肉芽肿(LGV)与非 LGV 型。

【治疗】

四环素、多西环素及阿奇霉素皆为治疗沙眼衣原体感染的首选药物。

1.多西环素 100mg,每日 2 次,共 7～10 天。

2.四环素 500mg,每日 4 次,共 7～10 天。

3.阿奇霉素 1g,顿服。

七、巨细胞病毒感染

胃肠巨细胞病毒病可由性传播,免疫功能缺陷及免疫功能正常患者都可发生,自口腔至肛门任何部位都可受累,据一组尸检资料研究分析,艾滋病患者中90%皆有胃肠巨细胞病毒感染,而有肠道症状的艾滋病患者,多达50%的人能发现巨细胞病毒,巨细胞病毒感染可伴有食管炎、食管溃疡、结肠炎及直肠炎。

【临床表现】

巨细胞病毒常以弥漫性结肠炎出现,发热、腹痛、食欲缺乏和水泻或血性腹泻,偶可出现孤立性肠溃疡,致肠穿孔。乙状结肠镜及结肠镜检查可见红斑溃疡,有时可有斑块、小节息肉和类似卡波西肉瘤的淡紫色损害。

在损害部位取材活检,可见巨细胞病毒包涵体,血管炎巨细胞,多形性大核中含有嗜碱性核内巨细胞包涵体,还可见到固有层急性出血和发炎。

【诊断】

依据病史和临床表现可以提示诊断。确诊巨细胞病毒感染,须由组织学检查发现核内包涵体,或由病毒培养及肠活检取样的免疫荧光染色。

【治疗】

更昔洛韦1g,口服,每日3次。

八、肛门直肠外伤和异物

肛交并发症有痔脱垂、肛裂、直肠溃疡和异物,直肠交媾或插入异物管,皆可导致直肠撕裂或穿孔,肛门直肠外伤病人常以直肠出血而急性起病,直肠穿孔如在腹膜折回处以上,则可发生"急腹症"的症状体征。

这类病人的处理.须根据临床病史"急腹症"的症状体征、直肠外伤程度和滞留物类型等情况,如有异物存在,应由指诊及放射线检查确定异物的位置,可在直肠镜下以活检钳取出异物,有时须在局麻和全麻下,以手或产钳取出异物。

【预防】

由于同性恋男子中肛肠无症状性病原微生物携带的情况相对较多,临床医师和公共卫生部门必须考虑这些感染的控制问题。对患有STD(如淋病或梅毒)的男子同性恋者的性伴的检查与治疗,已属常规举措,但对肠道感染的同性恋男子的性伴做类似处理,则为非常规操作。从一位有症状的同性恋活跃的男性患者鉴定病原体,应在该病原体潜伏期的适当期间内,对所有性接触者进行流行病学调查,并为接触者进行适当的诊断检查。

在检查肠道病原体的蔓延时,家庭和性接触者都应注意筛查,急性感染消失或治疗后,应再做化验复查,以发现可能出现的携带状态。感染者要禁止可能导致感染蔓延的性行为,直至反复培养阴性。在艾滋病病区,还应对感染者进行安全性行为方面的教育。

医师和病人都应接受有关这些病原体不同传播方式的教育,并且医师要掌握可靠的实验室诊断技术,制定公共卫生计划,以有效地防止它们在社会的蔓延。

(樊磊强)

第十节　软下疳

软下疳是由革兰阴性杜克雷嗜血杆菌所引起的一种急性溃疡性疾病,是经典性病之一。临床表现为生殖器部位一个或多个痛性溃疡损害,可伴有疼痛、化脓性腹股沟淋巴结肿大,男性患者多于女性患者。

【病原学】

Ducrey 于 1889 年在软下疳患者皮损处成功分离出一种短而结实的链杆菌,末端为圆形,边上有切迹,称之杜克雷嗜血杆菌,此菌是一种革兰阴性兼性厌氧菌,它需要氯化高铁(X 因子)才能生长,这种细菌很小,长约 2.0μm,宽 0.5μm,不活动,无芽孢形成,革兰染色呈典型链杆菌的链状,少数在细胞内团状分布。本病经性接触传播,但能自身接种。

杜克雷嗜血杆菌是较难培养的微生物,对培养基的要求较高,人工培养必须加入新鲜的血液才能生长,故名为嗜血杆菌。它的生长需要 X 因子,氯化血红素,而不需要 V 因子,目前常用的有血琼脂与巧克力琼脂两种培养基。

【流行病学】

软下疳在许多发展中国家流行,世界卫生组织(WHO)估计每年发病率为 700 万,暴发流行在工业化国家,特别是美国的一些城市发生。

20 世纪 50 年代初期,我国此病较为常见,发病率仅次于梅毒和淋病,故有"第三性病"之称。80 年代软下疳在我国再度流行,各地有散在报道,且逐年增加。据全国性病控制中心统计,1991—1996 年我国软下疳病人平均年增长率 55.85%,但并未得到实验室确认。

本病男性明显多于女性,可能女性损害多发生于阴道及宫颈使症状不明显而被忽略。

【发病机制】

在正常志愿者和动物模型中对杜克雷嗜血杆菌引起的生殖器溃疡发病机制进行了研究,结果表明,只有在发生创面和磨损时,细菌才能穿透表皮;在病损处,细菌存在于巨噬细胞内,也可在间质中成团出现,在损伤部位血管内皮细胞出现肿胀、增生和红细胞。淋巴结化脓性炎症性反应的发病机制尚不清楚,也不能解释腹股沟淋巴结炎脓液中只有少量细菌的现象。

【临床表现】

本病潜伏期一般为 4~7 天,少于 3 天或多于 10 天的情况少见,大多数病人无前驱症状。

男性的主诉通常是溃疡本身或腹股沟溃疡,由于病灶部位不同,女性的症状常常不明显,包括小便疼痛、大便疼痛、直肠出血、性交困难和阴道溢液,男、女性患者有各自的临床特点,见表 1-2。

表 1-2 男性和女性软下疳的临床特点

特点	男性	女性
生殖器溃疡	多个溃疡	多个溃疡
	多见于包皮(未做切除者)	多见于阴唇,也可见于肛周和宫颈
	或冠状沟(包皮切除者)	阴唇或肛周溃疡可疼痛
	疼痛性溃疡	宫颈溃疡无症状
腹股沟淋巴结病	50% 以上病人有疼痛	偶见疼痛
	肿大的淋巴结化脓	化脓不太多见
	可为双侧	可为双侧

1.典型软下疳 软下疳的最初表现为红斑环绕的质地柔嫩的丘疹,24~48 小时后,病灶演变为脓疱、糜烂、溃疡形成,在病变的发展过程中不会出现小水疱。典型的软下疳三联症的出现对诊断有帮助,包括:①向下侵蚀的溃疡边缘;②脓性浑浊的灰色基底;③中等到严重的疼痛。但仅有不到半数的患者同时出现这三种症状。

在男性大多数位于包皮内、外侧表面,系带或冠状沟,阴茎头、阴茎口和阴茎体也可以受累。在女性,病损部分位于阴道口,包括阴唇系带、阴唇、前庭和阴蒂,阴道壁的溃疡也有发生。直肠阴道瘘为软下疳的一种并发症。生殖器以外的病损较少,但也有发生在乳房、手指、大腿和口腔中的报道。病人可能有轻微的全身症状,瘢痕形成引起的包茎是软下疳的后期并发症,可能需要做包皮环切术加以治疗。孕妇分娩时如患有活动性软下疳,可以导致新生儿感染。此外,也有急性结膜炎的报道。

2.不典型软下疳

(1)一过性软下疳:发生在外阴部位的软下疳损害数日内很快消失,2～3周后腹股沟处发生典型的炎症性"横痃",此损害须与性病性淋巴肉芽肿鉴别。

(2)崩蚀性软下疳:开始为小溃疡,损害迅速发展成广泛的组织坏死,使外阴破坏,甚至可累及大腿和腹部,在损害中可分离到梭菌螺旋体。

(3)匐行性软下疳:多个浅溃疡损害,可相互融合或自体接种,形成浅而窄长的溃疡,愈合后产生不规则的瘢痕。

(4)毛囊性软下疳:发生于生殖器部位毛囊的损害,初发为毛囊性丘疹,继而形成毛囊深部小溃疡。

(5)丘疹性软下疳:初起为小溃疡,以后渐隆起,很像二期梅毒患者的扁平湿疣的形态,特别是靠边缘的损害。

(6)巨大软下疳:开始为小溃疡,但迅速扩展侵犯较大的范围,可累及耻骨上区域和大腿部。

(7)矮小软下疳:非常小的损害,像生殖器疱疹损害中糜烂损害,但还是有不规则的基底和刀切样出血性边缘。

(8)混合性软下疳:初起为软下疳,以后又感染梅毒螺旋体而发生硬下疳,可检出两种病原体和兼具两病的临床特征。

3.腹股沟淋巴结炎　腹股沟淋巴结炎伴有疼痛是软下疳的一个特征,会在多达40%的病人中发生。大部分病人的淋巴结炎是单侧,表面的皮肤常有红斑出现。腹股沟淋巴结炎会发展成波动并自行破裂,也会成为大的腹股沟脓肿,伴有皮肤和软组织破坏的匐行性散布的溃疡,大部分外观直径＞5cm的腹股沟淋巴结炎只有通过自发性引流或采用引流术才能解除症状。腹股沟淋巴结炎的脓液一般是黏稠的和奶油状的,但在女性患者中,腹股沟淋巴结炎不太常见。

【并发症】

1.包皮炎和嵌顿包茎　包皮发生炎症,产生水肿,反复发作后,使包皮口缩小,并与龟头粘连,无法翻转,产生嵌顿包茎。

2.尿道瘘和尿道狭窄　软下疳的溃疡及尿道后可产生瘘管,伴有排尿疼痛,继而致瘢痕形成,日久后产生尿道狭窄。

3.阴茎干淋巴管炎　男性急性期包皮龟头的软下疳,病原菌沿淋巴干上行,引起阴茎干淋巴管炎,表现为条状红肿或炎性结节或溃疡,呈串珠状。

4.阴囊或阴唇象皮病　由于淋巴管或淋巴结炎,致使外阴部淋巴液回流受阻,产生阴囊或阴唇象皮病。

5.继发感染　软下疳的溃疡性损害致使表皮屏障破坏,缺乏保护,易合并一些其他疾病的感染,如梅毒、生殖器疱疹、性病性淋巴肉芽肿或HIV感染,导致临床表现复杂化和诊疗困难。

【组织病理】

软下疳溃疡的病理切片中可见三个区,浅区即溃疡区底部表浅部分,由中性粒细胞、纤维蛋白、红细胞、坏死组织及革兰阴性球杆菌组成;中区结缔组织水肿,并有很多新生血管,其内皮细胞增生显著;下区在真皮深部,由致密浆细胞及较少淋巴细胞组成。

【实验室检查】

1.直接涂片　从溃疡底部或边缘取材,也可从未破的横痃中抽取脓液,做革兰染色,检出革兰阴性短杆菌,排列成为短链,有的在黏液中呈长串轨道状,很有特色,一般认为涂片的敏感性为 40%～60%,涂片的特异性还不清楚,所以涂片只能作为一种推测性诊断方法。

2.细菌培养　培养法为软下疳实验室诊断的"金标准",培养法的敏感性为 56%～90%,特异性为 100%。

3.生化试验　杜克雷嗜血杆菌氧化酶试验弱阳性,三硝酸盐还原酶试验阳性,碱性磷酸酶试验阳性,过氧化氢酶试验阴性,卟啉试验阴性。

4.聚合酶链反应(PCR)　PCR 技术将可以作为商品用于诊断杜克雷嗜血杆菌以及其他生殖器溃疡的病原体,其敏感性特异性均较高,具有临床应用前景。

【诊断】

1.病史　非婚性接触史或配偶有感染史。

2.临床表现　典型的临床表现为生殖器部位痛性溃疡,合并腹股沟淋巴结化脓性病变。

3.实验室检查　①涂片见革兰阴性短杆菌,排列成鱼群状;②培养见典型菌落,符合生化鉴定;③暗视野显微镜检查阴性和梅毒血清学试验阴性。

临床确诊应培养并见典型菌落,生化鉴定。如缺少培养则为临床疑似病例。

【鉴别诊断】

最常应鉴别的是梅毒和生殖器疱疹,而且软下疳可与上述两种疾病之一种并存,约占软下疳病例的10%,少数须与性病性淋巴肉芽肿鉴别。

1.硬下疳　潜伏期较长,一般为 2～3 周,溃疡浅或呈浅糜烂,多为单个,硬而不痛,做暗视野显微镜检查和梅毒血清学试验可证实为梅毒(表 1-3)。

表 1-3　软下疳和硬下疳的鉴别

	硬下疳	软下疳
病原体	梅毒螺旋体	杜克雷嗜血杆菌
潜伏期	2～3 周	2～5 日
溃疡数	通常 1 个	多个
形状	圆形或卵圆形	边缘不规则
边缘	光滑隆起	穿凿潜行
基底	较浅,光滑或苔藓样	较深、不平、软、颗粒状
硬度	软骨样硬度	柔软
分泌物	浆液纤维性,不会自体接种	污秽、脓性分泌物、可自体接种
感觉	不痛	疼痛
淋巴结	硬、肿大、不痛、不粘连、不破溃	不化脓、肿胀、疼痛、可破溃
梅毒血清试验	阳性	阴性
愈后	无瘢痕	瘢痕形成

2.生殖器疱疹　初为红斑,继之水疱,再为糜烂或浅溃疡,成群,浅表,轻度灼痛,2～3 周后能自愈。

3.急性女阴溃疡　可见于年轻未婚妇女,无不洁性接触史,容易反复发作,溃疡分泌物涂片检查能发现革兰阳性粗大杆菌。

4.贝赫切特综合征(白塞病) 也称眼-口-生殖器综合征,可出现多系统病变。本病为自身免疫性疾病。多以口腔溃疡为第一症状,在口腔黏膜或皮肤病变之后,出现生殖器溃疡。溃疡常伴有明显的疼痛。经1～3周渐愈。隔数天到数月又复发。

【治疗】

1.治疗原则 应遵循及时、足量、规则用药的原则,患者的性伴应同时接受检查和治疗,治疗后应进行随访。

2.治疗方案 常用方案有以下4种:

(1)阿奇霉素1g,单次口服(孕妇及哺乳期妇女慎用)。

(2)头孢曲松250mg,单次肌内注射。

(3)环丙沙星500mg,口服,每日2次,疗程3天(禁用于孕妇及哺乳期妇女和年龄小于18岁者)。

(4)红霉素500mg,口服,每日4次,疗程7天。

3.注意事项

(1)耐药:治疗无效可能是杜克雷嗜血杆菌对所用抗菌药物耐药,已有环丙沙星或红霉素中度耐药菌株的报道。

(2)包皮环切:未做包皮环切者疗效较差,如果溃疡位于包皮下,愈合较慢。

(3)HIV感染:合并HIV感染者治疗失败的可能性较大,且溃疡愈合更慢,对这类患者疗程应适当延长。

(4)皮损局部处理:未破溃皮损可以用红霉素软膏,溃疡可用高锰酸钾溶液或过氧化氢溶液冲洗,然后外用红霉素软膏。对已化脓、有波动感的肿大淋巴结可行穿刺或切开引流。

【随访】

在治疗开始后3～7天应进行复查,如治疗有效,3天内自觉症状好转,7天内溃疡和淋巴结的肿胀也改善,如临床无明显改善,应考虑下列原因:①诊断是否正确;②是否合并其他STD;③是否合并HIV感染;④是否按要求用药;⑤病原菌耐药。完全愈合的时间随溃疡大小而定,大的溃疡可能需2周以上。

【预防】

由于杜克雷嗜血杆菌会增加HIV的流行,控制软下疳已成为世界各国的紧迫任务。虽然疫苗也许能发挥作用,但有效地控制性传播疾病的计划和措施,可以实现在全球范围内大幅度地减少软下疳的发生率。

1.告诫患者必须严格按照医嘱完成治疗和随访,凡与患者在发病前10日内有性接触者均应接受诊疗。

2.患软下疳治愈后,不能获得终身免疫,故应改变并规范个人性行为,避免再次感染。

3.应慎择性伴,如果有性行为发生,应使用安全套。

4.利用卫生保健系统对初次就诊的生殖器溃疡病人进行有效的综合治疗,可使软下疳的发病率显著下降。

(樊磊强)

第十一节 艾滋病

艾滋病是获得性免疫缺陷综合征(AIDS)的译音,是由人类免疫缺陷病毒通过性接触、血液、血制品或母婴传播,引起人体细胞免疫功能严重缺陷,导致顽固的机会性感染,恶性肿瘤和神经系统损害。

092 皮肤病临床诊疗与皮肤美容整形

【诊断】

1.潜伏期 一般为6个月~5年,儿童平均29个月。

2.易感人群 主要是男性同性恋及双性恋,妓女和静脉药瘾者。其次为艾滋病患者的子女及常应用血制品者。

3.HIV感染 约90%的患者无任何症状。仅血液检查AIDS病毒抗体阳性。

4.艾滋病相关综合征 出现持续性淋巴结肿大和一定程度的T淋巴细胞功能缺陷所表现的临床特征。如全身淋巴结肿大、纳差、体重减轻10%,持续不明原因发热(>1个月),持续慢性腹泻、夜间盗汗、辅助T淋巴细胞<400/mm³。

5.艾滋病 临床以机会感染和少见的恶性肿瘤为特征。如卡氏肺囊虫病、播散性组织胞质菌病、呼吸道白色念珠菌感染、反复发作的单纯疱疹、带状疱疹、严重泛发的毛囊炎、脓疱疮、口腔毛状黏膜白斑、脂溢性皮炎、卡波西肉瘤、非霍奇金淋巴瘤等。

具有上述任何一种症状,但HIV抗体测定阴性,T_4细胞数或T_4/T_8比值正常者可排除AIDS的可能。

【诊断标准】

1.有感染本病途径和病史。

2.经组织、血或病原体证实为条件致病性或恶性肿瘤。

3.有细胞免疫缺陷的证据,细胞减少。T_4/T_8<1.0。

4.血中抗HIV抗体阳性。

(一)美国CDC 1993年修订艾滋病诊断标准

下列两条之一者,皆为艾滋病:

1.临床C型,即患>5种AIDS指征的疾病之一的HIV抗体阳性者。

2.凡$CD4^+$T淋巴细胞<200/μl或$CD4^+$T淋巴细胞百分比<14%的HIV感染者(即$A_3 \cdot B_3$)。

(二)我国艾滋病诊断标准(卫生部卫生防疫司1991年)

艾滋病病毒抗体阳性,又具有下述任何一项者,可为实验确诊艾滋病患者。

1.近期内(3~6个月)体重减轻10%以上,且持续发热达38℃1个月以上。

2.近期内(3~6个月)体重减轻10%以上,且持续腹泻(每日达3~5次1个月以上)。

3.卡氏肺囊虫肺炎(P·C·P)。

4.卡波西肉瘤。

5.明显的真菌或其他条件致病菌感染。

(三)其他

若抗体阳性体重减轻、发热、腹泻症状接近第1项且具有以下任何一项时,可为实验确诊艾滋病患者。

1.CD4/CD8(辅助/抑制)淋巴细胞计数比值<1,CD4细胞下降。

2.全身淋巴结肿大。

3.明显的中枢神经系统占位性病变的症状和体征,出现痴呆,辨别能力丧失,或运动神经功能障碍。

【鉴别诊断】

应与原发性免疫缺陷病和继发性免疫性疾病,淋巴结肿大性疾病等鉴别。

【治疗】

目前尚无有效的治疗方法。治疗包括抗病毒,增强免疫功能和治疗二重感染。

(一)抗病毒

1.可溶性SCD4,30mg,肌内注射,每日1次,连续28天。可阻止HIV与宿主细胞结合。

2.齐多夫定(AZT),100mg,每日 5 次口服或 2.5mg/(kg·d)静脉滴注。

3.阿昔洛韦(ACV),800mg,口服每日 2 次或 10mg/(kg·d)静脉滴注。每 8h 1 次。

(二)免疫调节剂

1.白细胞介素-Ⅱ(IL-2)5 万～10 万 U/kg 肌内注射,每周期 5 天。停药 1～2 周,再行第 2 周期。

2.γ-干扰素(γ-IFN)3×10⁴～5×10⁴ IU/d 皮下或肌内注射。

2.γ-干扰素(γ-IFN)3×10^4～5×10^4 IU/d 皮下或肌内注射。

3.转移因子:2ml 皮下注射 1～2 次/周。

(三)条件性感染的治疗

1.卡氏肺囊虫肺炎 甲氧苄啶(TMP)/磺胺甲基异噁唑(SMZ)20/100mg/(kg·d),分 4 次口服,共 21 天。

2.病毒感染 阿昔洛韦 5mg/kg,静脉注射,每日 2 次,连用 14～21 天,再 5mg/kg 静脉注射,每天 1 次维持。

3.真菌感染 可选用酮康唑、氟康唑、制霉菌素等。

(四)肿瘤治疗

可用放射治疗和化学疗法。

(五)支持疗法

增强营养;加强护理;给予维生素和丙种球蛋白。

【预后】

目前尚无有效的治疗方法。艾滋病患者感染至发病:儿童平均 12 个月,成人平均 29 个月,存活时间女性短于男性,黑人存活时间最短。最重要的是早期诊断,及时治疗能延长患者存活时间。

(李双阳)

第十二节　疱性皮肤病

一、单纯疱疹

单纯疱疹(HS)是人类单纯疱疹病毒所致。主要表现为局限性成簇的水疱。单纯疱疹病毒(HSV)可分为Ⅰ、Ⅱ型。HSVⅠ型主要引起口、眼皮肤黏膜感染。HSVⅡ型主要引起生殖器、腰以下皮肤疱疹及新生儿感染。

【病因及发病机制】

1.人是 HSV 唯一的自然宿主,此病毒可存在于病人、恢复者或健康带菌者的病灶分泌物、唾液、粪便和脑脊液及生殖分泌物中。

2.病毒经皮肤黏膜破损处进入,在入口处构成原发感染灶后,病毒由感觉神经传递到感觉神经节,复制且以潜伏状态存在。

3.在原发感染后 4～5d,体内产生中和性抗体和补体结合抗体,但不能防止单纯疱疹的复发。

4.HSVⅠ型在三叉神经节,而 HSVⅡ型多在腰骶背根神经节,当机体过度疲劳、发热、胃肠功能障碍、月经及应用免疫抑制药时,潜伏的 HSV 被激活而发病,复发性单纯疱疹,可有细胞免疫缺陷。

【临床表现】

临床上可分为原发型与复发型单纯疱疹。

1.皮肤疱疹

(1)原发者可有发热,体温高达39℃左右,咽喉疼痛,周身不适,局部淋巴结肿大,病程为7～10d。好发于皮肤和黏膜交界处,以唇红部、口周围、鼻孔等处多见。

(2)初起局部皮肤发痒、灼热或刺痛,继而出现米粒大小水疱,集簇成群,但互相间少融合;同时可以2～3簇。疱液清、壁薄易破。2～10d或以后干燥结痂,脱痂后不留瘢痕。疱疹继发感染则呈脓疱样或湿疹样,病程延长且愈后可留瘢痕。

2.疱疹性齿龈口腔炎　本型为乳幼儿的原发感染,多发于1～5岁儿童。其特征是颊、舌部及牙龈可出现水疱,破溃后形成小溃疡,剧痛,易出血,在唇红部和口周围常发生水疱,可有发热,咽喉疼痛及局部淋巴结肿大、压痛,经3～5d溃疡可愈合,发热消退。病程约为2周。

3.生殖器疱疹。

4.眼疱疹　表现有急性角膜结膜炎,继而为滤液性结膜炎,约2/3侵犯角膜,可有角膜溃疡。

5.神经系统感染　有急性脑炎、急性脑膜炎、脊髓炎、神经根炎。

6.其他　疱疹性甲沟炎、湿疹性疱疹、全身性单纯疱疹和疱疹性直肠炎等。

【组织病理】

表皮细胞发生网状变性、气球变性和凝固性坏死,表皮内水疱形成,早期为多房性,以后为单房性。水疱内为纤维蛋白、炎性细胞及气球状细胞,真皮乳头层有轻度水肿,有轻重不等炎性浸润。

【诊断】

1.常见的单纯疱疹多为复发型,根据其临床特点,如集簇性水疱,好侵犯皮肤与黏膜交界处,自觉灼热和瘙痒,即可诊断。

2.对某些少见的原发型,必要时可做疱液涂片、培养、接种、免疫荧光检查和血清抗体测定等。

【治疗及预防】

治疗以缩短病程、防止继发感染、减少复发为主,对反复发作者应除去诱发因素。

1.局部治疗　忌用皮质类固醇软膏,因可抑制血清中干扰素,应以收敛、干燥和防止感染的药物为主。

(1)眼疱疹:0.1%阿昔洛韦眼液、0.1%酞丁胺眼液滴眼、0.1%碘苷眼液滴眼或0.5%碘苷眼膏,或用1%三氟胸腺嘧啶核苷(TFT)滴眼,效果更佳。

(2)皮损处可外用2%硫酸锌溶液或1%醋酸铝溶液湿敷,5%阿昔洛韦软膏、3%酞丁胺霜外搽。继发感染可用0.5%新霉素霜、莫匹罗星软膏等。

2.全身治疗　对少数重型原发型单纯疱疹除给予积极的支持治疗与对症治疗外,可选用以下药物治疗。

(1)阿昔洛韦200mg,口服,每日5次,共10d,或每日1～15mg/kg,加入100ml生理盐水溶解后滴注,每次滴注时间不少于1h,共5～10d。

(2)伐昔洛韦、泛昔洛韦亦可选用,可加用干扰素α或白细胞介素2(IL-2)、胸腺素或转移因子等免疫增强剂。

二、带状疱疹

带状疱疹是一种累及神经及皮肤的病毒性皮肤病。

【病因及发病机制】

1.带状疱疹与水痘为同一种水痘-带状疱疹病毒所引起。

2.在免疫力低下的人群(多数为儿童)初次感染此病毒后,在临床上表现隐性感染或水痘,此后病毒继续潜伏在脊神经后根和脑神经感觉神经节细胞内。当宿主的细胞免疫功能减退时,如月经期、某些传染病(如感冒)、恶性肿瘤(白血病、淋巴瘤)等,病毒被激活即引起带状疱疹(复发性感染)。

3.受侵犯的神经节发炎及坏死,产生神经痛。病毒沿着周围神经纤维移至皮肤而发生节段性水疱疹。本病可获终生免疫,偶有复发。

【临床表现】

带状疱疹好发于春秋季节,成年人多见。

1.前驱症状　临床表现多先有轻度发热,食欲减退,全身不适以及患部皮肤灼热感或神经痛。

2.皮疹特点

(1)初起患部发生红斑,继而出现多数或集簇粟粒至绿豆大的丘疱疹,然后迅速变为水疱。疱壁紧张发亮,内容清澈,以后逐渐浑浊。新水疱群陆续出现,各水疱群之间皮肤正常。数群水疱常沿一侧皮神经呈带状排列,一般不超过体表正中线,有时在中线的对侧,有少数皮疹。由横过对侧的神经小分支受累所致。数日后水疱干涸、结痂,痂皮脱落后遗留暂时性红斑或色素沉着。

(2)个别病例仅出现红斑、丘疹,而无典型水疱,称为不全性或顿挫性带状疱疹。

(3)亦有形成大疱、血疱、坏死溃疡者,分别称之为大疱性、出血性、坏疽性带状疱。局部淋巴结常肿大。

3.好发部位　皮疹多沿某一周围神经分布。

(1)肋间神经:最多见,常累及 2～3 个肋间神经分布区,皮疹从后上方向前下方延伸;出疹前剧烈疼痛,酷似胸膜炎或心肌梗死。

(2)耳带状疱疹:当病毒侵犯面及听神经时,可伴有耳及乳突部位疼痛,外耳道或鼓膜有疱疹、面瘫及味觉障碍,泪腺、唾液腺分泌减少,出现内耳障碍时,可产生恶心、呕吐、耳鸣、眩晕、眼球震颤等症状。

若膝神经节受累,影响面神经的运动和感觉纤维,发生面瘫、耳痛和外耳道疱疹三联症,称为 Ramsay Hunt 综合征。

(3)三叉神经带状疱疹:病毒最常侵犯眼支,其上眼睑、额部及头顶群集水疱,累及角膜及眼的其他部位,可引起全眼球炎,以致失明;当累及三叉神经眼支的鼻分支时,鼻尖常见水疱。病毒侵犯上颌神经,累及舌前部、颊黏膜及口底。侵犯下颌神经,累及腭垂及扁桃体。

(4)内脏带状疱疹:病毒由脊髓后根神经节侵及交感及副交感的内脏神经纤维,引起胃肠道和泌尿道症状。当胸膜、腹膜受侵可引起刺激,甚至积液等症状。

(5)骶部带状疱疹:本病的疱疹出现在臀部、会阴、外生殖器(应与生殖器疱疹鉴别)、膀胱内,表现为尿痛、膀胱无力、尿潴留等。

(6)带状疱疹性运动瘫痪:本病少见。瘫痪可出现在疹前或疹后,其瘫痪部位常与疱疹所在神经节段密切相关。同侧颈神经节段疱疹可引起同侧膈肌瘫痪,约 75% 的病例瘫痪可完全恢复。脊髓炎少见,表现为类似运动神经元轻瘫,常见膀胱无力和尿潴留。严重者可产生部分脊髓半切综合征或横贯性脊髓损害。

(7)无疹性带状疱疹:本病不出现疱疹,而有典型的局部周围神经痛,多以肋间神经痛多见,还可在脑神经分布区域出现神经痛和瘫痪,病程可迁延 2 周。

(8)带状疱疹性脑膜脑炎:若病毒直接从脊髓神经前、后根上行,侵犯中枢神经系统时,则可引起带状疱疹性脑膜脑炎,表现为呕吐、头痛、惊厥或其他进行性感觉障碍,间有共济失调及其他小脑症状。

(9)播散性带状疱疹:常见于老年体弱、恶性淋巴瘤、应用皮质激素及免疫抑制药者,病毒播散,于局部皮疹后1～2周全身出现水痘样疹,常伴高热、肺炎、脑损害,可致死亡。

4.神经痛　为自发性、深在性疼痛、跳痛、刀割样或阵发性疼痛和痛觉过敏。一般在神经痛同时,或稍后即发皮疹。但亦有神经痛4～5d之后才发生皮疹的。疼痛的程度往往随年龄增长而加剧,老年患者则疼痛剧烈,甚至难以忍受,而儿童患者没有疼痛或疼痛很轻。约有50%的中老年患者于皮疹消退后,可遗留顽固性神经痛,常持续数月或更久。

【诊断及鉴别诊断】

根据集簇性水疱,带状排列,单侧性分布,伴有明显神经痛等特点,诊断不难。但当疱疹未出现之前或表现为顿挫性时,应注意排除肋间神经痛、偏头痛和坐骨神经痛等。有时需和单纯疱疹相鉴别,后者好发于皮肤黏膜交界处,且常有反复发作史。

【治疗】

对于一般患者,以止痛、缩短病程和继发感染为原则。

1.止痛　给予镇痛药如卡马西平(100mg,每日3次),可待因(30mg,每日2次),严重可用阿米替林25mg,每日2～3次。氯米帕明、多塞平各25mg,每日1～3次。奋乃静2mg,每日3次,亦可用芬太尼透皮贴剂可持续72h释放阿片类镇痛药,皮肤局部外贴。若药物镇痛无效,可做神经阻滞。

2.抗病毒制剂　发病7d内(最好72h)及时治疗,可减轻病情及疼痛,减少内脏并发症。首选阿昔洛韦,ACV 400～800mg,口服,每日5次,7～10d,或5～10mg/kg静脉滴注,每8h1次;伐昔洛韦、泛昔洛韦亦可选用;阿糖腺苷(Ara-A),10mg/kg,每日1次,将配成0.5mg/ml的液体,静脉滴注12h以上,疗程5～7d天。

3.其他制剂　加用干扰素、转移因子、匹多莫德等免疫增强剂。

4.口服糖皮质激素　对其使用有争议。有认为早期应用皮质激素可抑制其过程,减少后遗神经痛。可用泼尼松每日40～60mg,1个疗程10d。但有可能使疾病播散,新近有研究提示,糖皮质激素延迟皮损愈合,对制止神经痛无效,而不宜应用。

5.免疫球蛋白　对带状疱疹的治疗及预防均有效。

【预防】

带状疱疹患者不必隔离,但应避免与易感儿童和孕妇接触。对水痘-带状疱疹病毒高危的水痘易感者,可在接触水痘或带状疱疹后3d内注射高效价VZ免疫血浆或人白细胞转移因子,以减少水痘发病的危险性。

三、生殖器疱疹

生殖器疱疹是由单纯疱疹Ⅱ型病毒通过接触而传染的疾病。此病毒当机体抵抗力下降,如发热、劳累等因素下,易于发生。表现为群集丘疱疹,水疱、糜烂、灼热感。

【诊断】

1.潜伏期　原发性感染,一般为10天左右。复发多有诱因,如发热、劳累及性生活过频。

2.好发部位　龟头、包皮、宫颈及外阴部。男性同性恋可发于肛门和直肠。

3.皮损特点　红斑群集粟米大小之水疱,点状糜烂,灼热或瘙痒。病程1～2周而自愈。

【诊断要点】

有不洁性交史,生殖器红斑和原发群集水疱或点状糜烂,伴灼热感则可诊断。

【诊断标准】

（一）病史

有婚外性行为或配偶感染史及其他密切接触史。潜伏期 3～5 天。

（二）临床表现

1.发疹前后有发热、头痛、全身不适，在骶 2～4 节神经出现感觉异常。

2.在生殖器及肛周发生丘疹，可变成小水疱，破溃、糜烂形成溃疡，伴疼痛。

3.如原发性皮损消退后，又反复发生多次，对诊断复发性生殖器疱疹有意义。

（三）实验室检查

1.病毒分离。

2.涂片检查病毒包涵体。

3.电镜检查病毒颗粒。

酶联吸附试验（ELISA）或放射免疫测定（RIA）检测病毒抗原等。

【鉴别诊断】

应于药物疹、硬下疳、软下疳等鉴别。

【治疗】

（一）全身疗法

1.万乃洛韦，300mg，每日 2 次，连用 7 天。

2.干扰素（IFN），5 万 U/（kg·d）肌内注射，1～2 周。

3.利巴韦林，成人口服 300mg，每日 3～4 次，共 5 天。

4.聚肌胞，2mg 肌内注射，2～3 次/周。

（二）局部治疗

3％阿昔洛韦霜外涂，有糜烂渗液者可用 10％醋酸铅液湿敷。

【预后】

本病呈慢性复发过程，尚无根治方法。有宫颈癌病因和新生儿疱疹病的传染源的报道。

四、脓疱疮

脓疱疮俗称黄水疮，是一种小儿多发的化脓性皮肤病。主要由凝固酶阳性的金黄色葡萄球菌，其次是链球菌，或两者混合感染所致，通过接触传染。

【诊断】

1.多见于夏秋季节，尤以秋末冬初多见，好发于儿童。

2.皮疹好发于颜面、口周、鼻孔周围及四肢等部位，患痱子、异位性皮炎等瘙痒性皮肤病者易诱发。

3.损害为成群或散在分布的黄豆大小之脓疱，初发时为水疱，疱壁薄，迅速转变为脓疱，破后糜烂结蜜黄色痂，疱周有红晕。有些以大疱为主要表现者称大疱性脓疱疮，由金葡菌所致，其皮损为散在性大疱，周围红晕不明显，脓液沉积于疱底，形成半月形外观，破裂后形成大糜烂面，干燥后形成黄色脓痂。有时痂下脓液向四周溢出，在四周发生新的水疱，形成环状或多环状，称为环状脓疱疮。

4.自觉有不同程度瘙痒。

5.重者可有发热、淋巴结肿大，个别病例可引起败血症或诱发肾炎。

6.实验室检查:白细胞总数及中性粒细胞可增高,脓液培养为金葡菌或链球菌。

【鉴别诊断】

应与水痘和丘疹性荨麻疹鉴别。水痘发病前,多有发热、全身不适等前驱症状,皮疹呈向心性疏散分布,多有黏膜损害。丘疹性荨麻疹为风团样丘疹上发生水疱,无蜜黄色结痂,瘙痒明显。

【防治】

1.注意个人卫生,保持皮肤清洁,夏季勤洗澡,隔离患者防止传染。

2.局部治疗:原则为清洁、消炎、杀菌、收敛。对水疱或脓疱,用消毒针穿破,用无菌棉球吸取疱液,尽量避免疱液溢到正常皮肤上。可用 1∶5000 高锰酸钾溶液清洗患处,外涂抗生素软膏,可用莫匹罗星(百多邦)软膏,或夫西地酸乳膏(立思丁)或 5% 新霉素软膏或 1% 卡那霉素软膏等。

3.全身治疗:对皮损广泛,伴有发热或淋巴结炎,或体弱的婴幼儿可给予全身抗生素治疗,如青霉素类、头孢菌素类(多选用第一、二代,头孢氨苄、头孢唑啉等),对青霉素过敏者可给予红霉素或林可霉素。必要时根据药敏试验选择敏感抗生素。病情严重者,给予大剂量敏感抗生素,加强支持治疗,如输血浆或肌内注射丙种球蛋白等。

(常慧玲)

第十三节　年幼型疱病

一、天疱疮

天疱疮是一种重症慢性自身免疫性皮肤病。临床表现为皮肤和(或)黏膜上出现松弛性水疱、大疱和糜烂渗出。本病与中医学文献中记载的"天疱疮""火赤疮"相类似。平均发病年龄为 50～60 岁,但发病年龄范围很大,老年人和儿童均有发病。最小发病年龄为新生儿。

【病因及发病机制】

患者血清中的天疱疮抗体导致了角质形成细胞间黏附的丧失和水疱的形成。

天疱疮抗原是桥粒分子的复合物。免疫电镜研究证明天疱疮抗原位于桥粒连接部位的角质形成细胞表面。在分子水平免疫沉淀和免疫凝集试验表明寻常型天疱疮抗原分子量为 130kDa 糖蛋白、落叶型天疱疮抗原分子量为 100kDa 糖蛋白,它们分别为寻常型天疱疮和落叶型天疱疮的致病原因。

免疫荧光发现抗角质形成细胞表面的 IgG 自身抗体(天疱疮抗体)是天疱疮的重要标志。直接免疫荧光检查可见病人的表皮中有抗细胞表面抗体沉积,间接免疫荧光发现患者血清中有抗表皮细胞表面 IgG 抗体。实验证明将病人血清被动转移到实验动物可产生棘层松解,将天疱疮抗体 IgG 加入体外培养的人皮肤中可导致棘层松解,这种抗体介导的棘层松解不需要补体和炎症细胞的参与。循环天疱疮抗体的滴度和疾病严重性之间呈正相关。新生儿发生天疱疮是因为患寻常型天疱疮的母亲的 IgG 通过胎盘传输到新生儿体内造成的,当母体的抗体分解代谢后,疾病随之消退。

有报道,寻常型天疱疮可以由患者潜在对某些药物的自身免疫反应而激发,亦有烧灼伤、晒伤、紫外线及 X 线照射后发病的报道。

【临床表现】

天疱疮分为三个主要的类型:寻常型天疱疮、落叶型天疱疮和副肿瘤性天疱疮。增殖型天疱疮是寻常型天疱疮的一种变异型,红斑型天疱疮和巴西落叶型天疱疮分别代表落叶型天疱疮的局限型和地方型。副肿瘤性天疱疮由于其特殊的病因和临床表现有别于经典天疱疮。

1.寻常型天疱疮　皮肤损害为松弛的、薄壁、易破的水疱,尼氏征阳性。可发生于全身任何部位,但头面、颈、胸背、腋下、腹股沟等处比较常见。既可发生在正常的皮肤上,也可发生在红斑基础上。水疱内液体开始为清亮,但可能变为浊性,甚至脓液。水疱易破形成疼痛性糜烂,伴浆液和血性渗出。多数患者可伴有口腔黏膜的损害,部分患者初发于口腔甚至仅有口腔受累。黏膜的损害通常表现为疼痛性的糜烂,最常见的部位是颊黏膜和腭黏膜,损害大小不一,形状不规则,边界不清,可严重影响患者的进食。食管、女阴、尿道、膀胱和眼等处黏膜也可受累。

2.增殖型天疱疮　皮损好发于间擦部位及黏膜部位。初起为松弛水疱和脓疱,极易破裂,并逐渐出现的增生性斑块是其特征性的临床表现。斑块表面仍有多数水疱、脓疱、糜烂和渗出。

3.红斑型天疱疮　主要发生于头、面及胸、背上部等脂溢部位。松弛性水疱疱壁薄,极易破溃结痂,尼氏征阳性,故而临床上常见的损害为红斑基础上的黏着的痂屑,一般无黏膜损害。

4.落叶型天疱疮　基本损害与红斑型天疱疮相同,但受累面积广泛,遍及全身,类似剥脱性皮炎。

5.新生儿天疱疮　往往出生时即发现皮肤出现松弛大疱、糜烂和渗出,与寻常型天疱疮的皮肤表现相同。患儿的母亲血中存在抗 Dsg3 的 IgG 抗体,通过胎盘被动转移至新生儿体内所致。由于母体来源的抗体多在 1 个月内自行消退,故而此型天疱疮可以自行缓解。由于新生儿表皮的桥粒芯蛋白的分布与成人不同,与成人的黏膜结构类似,全层分布 Dsg3,且远远多于 Dsg1。所以寻常/增殖型天疱疮的母亲可以导致新生儿天疱疮;而红斑/落叶型天疱疮的母亲则很难。

【实验室检查】

实验室检查缺乏特异性,多数有轻度贫血,贫血常与病情严重程度成正比。白细胞总数及中性粒细胞常中度增加,部分患者嗜酸性粒细胞增加,红细胞沉降率增快。

【组织病理】

光镜下表现为棘刺松解,表皮内水疱形成。寻常型天疱疮为棘层细胞层上松解,仅留一层形态完整的基底细胞形成疱底;落叶型天疱疮为颗粒层松解。

1.免疫荧光检查

(1)直接免疫荧光(DIF)检查:皮损周围的正常皮肤取材,IgG 和(或)C3 沿棘细胞间呈网状沉积。

(2)间接免疫荧光(IIF)检查:用猴食管(或舌)为底物,可以在 90% 的病例中检测到循环自身抗体,主要是 IgG,其效价的高低与天疱疮病情的轻重相平行。

(3)ELISA 检查:血清中的自身抗体,寻常型天疱疮患者存在抗 Dsg3/Dsg1 抗体;落叶型天疱疮患者存在 Dsg1 抗体。

2.细胞学检查　用钝刀刮糜烂面薄涂于玻片上,或用玻片在糜烂面上轻压一下,然后固定,瑞特或 Giemsa 染色,可见细胞呈圆形、椭圆形,细胞间桥消失,细胞核呈圆形染色较淡,可见核仁,细胞质嗜碱,即所谓天疱疮细胞或 Tzanck 细胞。

【诊断与鉴别诊断】

1.诊断要点　为皮肤上有尼氏征阳性的松弛性水疱大疱,可伴有黏膜损害,组织病理存在棘层松解,直接免疫荧光检查表皮细胞间有 IgG 和 C3 的沉积,间接免疫荧光及 ELISA 检查血清中有抗桥粒芯蛋白的抗体。

2.鉴别诊断

(1)天疱疮需要与类天疱疮鉴别。类天疱疮多发生于中老年人,基本损害为疱壁紧张性大疱或血疱,尼氏征阴性,黏膜损害少见。组织病理为表皮下水疱。免疫病理显示皮肤基底膜带 IgG 和(或)C3 呈线状沉积。

(2)红斑型天疱疮需要与脂溢性皮炎、银屑病等鉴别。

(3)新生儿天疱疮需要与其他原因导致的新生儿水疱大疱性皮肤病鉴别,如 SSSS、先天性大疱性表皮松解症。

(4)寻常型天疱疮若仅累及口腔黏膜,还需要与阿弗他口腔炎、扁平苔藓、多形红斑等鉴别。

【治疗】

1.大多数情况下,系统应用糖皮质激素是主要的治疗方法,可显著降低天疱疮的病死率。建议初始剂量为 $1\sim2mg/(kg \cdot d)$,$2\sim4$ 周逐渐减量,一般须治疗 3 年左右的时间。

一些严重的病例,必要时也可配合其他药物的使用。如硫唑嘌呤、氨苯砜、环磷酰胺、甲氨蝶呤、环孢素、霉酚酸酯等。

2.静脉注射丙种免疫球蛋白和(或)糖皮质激素冲击疗法在有高滴度抗体的进展期可考虑使用。

3.皮损内局部应用糖皮质激素有效,并可减少糖皮质激素的系统用量。

二、幼年型类天疱疮

大疱性类天疱疮(BP)是最常见的皮肤自身免疫性表皮下水疱病,表现为泛发的瘙痒性的大疱性皮疹,黏膜受累比较少见。该病通常表好发于老年人,儿童少见。幼年型类天疱疮 50% 的病例发病年龄小于 5岁,偶尔也见于出生仅数周的婴儿。

【病因及发病机制】

类天疱疮抗原(BPAG)主要有两种:一种抗原为 BPAG1,位于基底细胞内半桥粒附着斑处,为高分子量(230KD)的多肽。第二种抗原为 BPAG2,它是低分子量(180KD)的跨膜结构蛋白。自身抗原与抗体结合后激活细胞引起炎症反应,吸引白细胞、肥大细胞和嗜酸性粒细胞聚集,并释放细胞因子及黏附分子等炎性介质和溶酶体酶、蛋白水解酶等,溶解靶抗原,破坏半桥粒导致表皮下水疱形成。

【临床表现】

急性起病,初次发作的皮损较严重,皮损与成人大疱性类天疱疮相似,在正常皮肤或红斑基础上,发生成批水疱,直径 $1\sim2cm$,呈半球形,疱壁紧张,疱液澄清或为出血性,尼氏征阴性。水疱破裂后糜烂面不扩大且愈合较快,也可表面结痂,偶为湿疹样表现,痊愈后常留有色素沉着,罕见瘢痕。好发于四肢屈侧、腋下、腹股沟和下腹部等处,部分患者可有黏膜损害,多在皮损泛发期或疾病后期发生,其他如肛周、阴道、食管黏膜亦可受累。幼年型类天疱疮黏膜损害较成人患者更为常见,症状也较严重。许多病例先有手足大疱,面部受累常见;病程常在一年之内,大部分病例病程 5 个月或更短。有人认为婴儿患病和母体 IgG 可通过胎盘有关,也有报道,婴儿大疱性类天疱疮出现在疫苗接种后(百白破联合疫苗、乙肝疫苗、脊髓灰质炎疫苗等)。

【实验室检查】

$1/3\sim1/2$ 患者周围血嗜酸性粒细胞升高,$1/2\sim2/3$ 患者血清 IgE 升高。

【组织病理】

表皮下大疱内含有嗜酸性粒细胞、中性粒细胞、淋巴细胞,偶见乳头微脓疡,主要为嗜酸性粒细胞组成。红斑性皮损血管周围有明显的炎细胞浸润,浸润细胞主要为嗜酸性粒细胞、中性粒细胞及淋巴细胞。

1.免疫荧光:直接免疫荧光检查:基底膜带有 90% 的患者可见 IgG,100% 的患者见到补体 C3 呈线状沉积,也可有 Clq、C4、B 因子和备解素沉积。间接免疫荧光检查,在活动期患者血清中可检测出抗基底膜抗体。10%～80%患者血清中有抗表皮基底膜带循环抗体,主要是 IgG,其次是 IgA 和 IgE。

2.电镜下可见表皮下基底膜透明板分离。

3.ELISA 检查:血清中存在抗 BP180、BP230 抗体。

【诊断与鉴别诊断】

1.诊断　本病诊断依据红斑或正常皮肤上有紧张性大疱,疱壁紧张不易破裂,尼氏征阴性,糜烂易愈合。黏膜损害少而轻微。病理变化为表皮下水疱,基底膜带 IgG、C3 呈线状沉积。血清中有抗基底膜带循环抗体。

2.鉴别诊断

(1)线状 IgA 大疱性皮病(LABD):类天疱疮和 LABD 在临床表现上难以鉴别,主要依靠病理及免疫检查。LABD 的真皮中为中性粒细胞浸润,直接免疫荧光为 IgA 呈线状沉积于基底膜带。

(2)幼年型疱疹样皮炎:此病为多形性皮疹,水疱成群排列,对称分布,剧烈瘙痒,多伴有谷胶敏感性肠病,病理检查见真皮乳头有颗粒状 IgA 沉积,控制谷胶摄入后,皮疹及肠道病变均能改善。

(3)遗传性大疱性表皮松解症(EB):皮疹的特点为皮肤在受到轻微摩擦或碰撞后出现水疱及血疱,好发于肢端和四肢关节的伸侧。往往有家族史。

【治疗】

儿童 BP 通常为良性过程,轻者仅局部外用糖皮质激素可使皮损消退,严重者用泼尼松 0.5～2mg/(kg·d)常能控制病情,对顽固的病例可合用氨苯砜 0.5～2mg/(kg·d),一般服用 25mg,每日 2 次,或磺胺嘧啶、环孢素、苯丁酸氮芥、硫唑嘌呤、丙种球蛋白等。亦有报道顽固性婴儿 BP 用美罗华治疗的成功案例。大部分患者可在 1 年内痊愈,预后良好,不易复发。

三、幼年型疱疹样皮炎

幼年型疱疹样皮炎是一种少见的异型疱疹样皮炎,有学者报道最小发病年龄 6 个月。

【病因及发病机制】

本病是一种有遗传易感性的免疫性疾病,多见于 HLA-B8、HLA-DR3 和 HLA-DQw2 患者。患者摄入含谷蛋白谷类后,其消化产物麦醇溶蛋白被肠黏膜吸收,蛋白中的谷氨酰胺残基被组织的转谷氨酰胺酶(TG2)去酰胺基,TG2 中的赖氨酸残基和麦醇溶蛋白中的谷氨酰胺共价连接。脱去酰胺基的麦醇溶蛋白肽键与树突状抗原提呈细胞 HLA-DQ2 分子结合,麦醇溶蛋白抗原被提呈给致敏辅助 T 细胞。这些辅助 T 细胞可刺激 B 细胞,并分化成浆细胞,产生 IgA 抗体。抗表皮转谷氨酰胺酶 IgA 抗体沉积于真皮乳头,吸引活化的中性粒细胞浸润到真皮乳头,中性粒细胞脱颗粒释放的蛋白酶破坏透明板,从而产生了表皮下水疱。

【临床表现】

基本损害为水疱,红斑、丘疹及风团。水疱疱壁紧张,尼氏征阴性,皮损常集簇成群,排列成环状。好发于腰骶部、四肢伸侧。病程长,皮疹反复出现和消退,退后可留明显的色素沉着和色素减退。本病很少累及黏膜。

患儿一般状况良好,无发热等全身症状。剧烈瘙痒,有时感烧灼或疼痛。由于搔抓常导致继发感染或出现湿疹样变。

部分患者可出现肠病症状。食用谷胶(俗称面筋)以及小麦、大麦、燕麦等制作的食物,会使皮损加重或肠功能异常。口服含溴、碘药物后,皮损也会加重。

【实验室检查】

血液中嗜酸性粒细胞常增高。用25％～50％碘化钾软膏做斑贴试验,多数患者24h内局部出现红斑、水疱。阳性结果有助于诊断。氟、氯、溴元素有同样作用。

少数患者血清IgA升高,IgM降低。在有谷胶敏感性肠病患者,90％有IgA抗肌内膜抗体,36％患者有抗网状纤维抗体IgG,2/3患者有抗麦角蛋白抗体,在未限制谷胶食物时,其阳性率和滴度均增高,用无谷胶食物后则会消失。IgA抗肌内膜抗体的滴度与空肠黏膜病变呈正相关。此外,部分患者血清中有抗甲状腺抗体、抗胃壁细胞抗体和抗核抗体。

白细胞HLA测定,发现HLA-B8、HLA-DR3和HLA-DQw2阳性率比正常人明显增高。

【组织病理】

表皮下水疱真皮乳头层可见由中性粒细胞组成的微脓疡,其间或可混杂嗜酸性粒细胞。

直接免疫荧光检查,皮损周围未受累皮肤真皮乳头层顶端有IgA呈颗粒状沉积。偶见IgM和IgG沉积。

电镜观察发现基板和真皮之间有裂隙,基板被破坏。免疫电镜发现在紧贴基板下方有IgA沉积,并与锚丝纤维结合,部分IgA可沉积在透明板内。

【诊断与鉴别诊断】

1.诊断　根据多形性皮损,以水疱为主,排列成环形,好发于面、躯干、骶部和四肢伸侧,对称分布,剧烈瘙痒,尼氏征阴性,有时伴有吸收不良表现。组织病理为表皮下水疱,真皮乳头有中性粒细胞微脓疡,IgA呈颗粒状沉积,限制谷物摄入和砜类药物有较好的治疗效果,可以正确诊断。

2.鉴别诊断　主要须与线状IgA皮病鉴别,还应与天疱疮、类天疱疮、多形红斑和大疱性表皮松解症相鉴别。

【治疗】

1.一般治疗　患者采取无谷蛋白饮食治疗(包含玉米、米饭和燕麦),也应避免吃含有碘和溴剂的药物和食物,如紫菜、海带。

2.全身治疗

(1)氨苯砜(DDS)是治疗本病的首选有效药物,初始剂量0.5mg/(kg·d),服药数小时至数日症状即迅速改善,也常以此作为本病的诊断依据之一。应用砜类药物时,要定期检查血常规(血红蛋白),警惕发生溶血性贫血。氨苯砜超敏综合征非常罕见,但是非常严重,一般于用药2～7周后出现如发热、皮疹和内脏器官损害。皮肤表现可为麻疹样损害或剥脱性皮炎,同时全身症状包括发热、皮肤瘙痒、淋巴结病、肝炎、红细胞沉降率增快、白细胞增多、嗜酸粒细胞增多。

(2)砜类药物疗效不显著者,可应用磺胺吡啶,新生儿和2岁以下儿童禁用,6岁以上儿童30～50mg/(kg·d),分2次口服或加服泼尼松治疗。

(3)抗组胺药:对止痒、控制症状有益。

3.局部治疗　以止痒、消炎和预防继发感染为主。同天疱疮。

四、儿童线状IgA大疱性皮病

儿童线状IgA大疱性皮病由Chorzelskideng等于1979年首先命名,分为成人型与儿童型。儿童型线状IgA大疱性皮病也可称为儿童良性慢性大疱性皮肤病。本病的临床表现和组织病理改变类似疱疹样皮炎,但直接免疫荧光检查发现沿基底膜带有均质型线状 IgA 沉积。

【病因及发病机制】

患者血清中的 IgA 抗体与表皮提取物的 97kDa 抗原反应,97kDa 抗原位于类天疱疮 BPAG2 抗原的胞外区。IgA 的沉积导致了中性粒细胞的趋化,这些中性粒白细胞所释放的水解酶导致了表皮下水疱的形成。

【临床表现】

儿童线状 IgA 大疱性皮病,在儿童慢性非遗传性大疱性皮肤病中最为常见。主要侵犯 12 岁以内的儿童,常在 10 岁前发病,学龄前儿童多见。表现为在正常皮肤或红斑上出现的张力性水疱大疱,尼氏征阴性,皮疹有群集倾向,大疱中心糜烂、结痂,边缘围以小疱或丘疹,形成"领圈"样改变,水疱持续时间较长,破裂后迅速愈合,留有色素沉着,无瘢痕形成。皮损好发于躯干下部、腹股沟、大腿内侧和外生殖器,以股内侧及臀部为最多。面部损害多集中于口周。常伴明显瘙痒。本病周期性发作与缓解,起病数月至 2~3 年可自行消退,一般不会迁延到青春期。

【组织病理】

表皮下水疱,真皮乳头水肿。真皮乳头可见嗜中性粒细胞浸润有时伴少许嗜酸性粒细胞。直接免疫荧光检查:病变周边皮肤基底膜带 IgA 线状沉积。间接免疫荧光检查:部分患者血清中可测到循环 IgA 抗基底膜抗体。免疫电镜观察发现,IgA 同时沉积在透明板和致密板下呈线形,形成两条不相交的平行线状。

【诊断与鉴别诊断】

1.诊断 根据临床表现,组织病理学改变类似疱疹样皮炎或大疱性类天疱疮,直接免疫荧光检查发现沿表皮基底膜带有均质性线状 IgA 沉积,部分患者血清中有 IgA 循环抗基底膜带抗体,即可诊断。

2.鉴别诊断 须与疱疹样皮炎、大疱性类天疱疮相鉴别。

(1)疱疹样皮炎:皮疹对称性分布,瘙痒剧烈,常有谷胶敏感性肠病。直接免疫荧光真皮乳头有颗粒状 IgA 沉积。

(2)大疱性类天疱疮:表皮基底膜带为 IgG 呈线状沉积,而不是 IgA;循环抗基底膜带抗体为 IgG,而不是 IgA。

【治疗】

本病为自限性,多在发病后两年内缓解,极少数病人偶可持续到青春期,但症状与初发时相比逐渐减轻。可选择如下治疗。

1.氨苯砜(DDS)为本病首选治疗药物,使用方法及注意事项同疱疹样皮炎。多数患者应用 DDS 数日即可控制皮损;或与小剂量糖皮质激素联合应用。

2.磺胺吡啶 0.5~2g/d 也有效,2 岁以下小儿禁用。

3.疗效不明显者,可加用糖皮质激素,如泼尼松 1~2mg/(kg·d)。

4.局部可外用糖皮质激素霜。

五、婴儿肢端脓疱病

婴儿肢端脓疱病病因不明,为一种发生于婴儿四肢的无菌性脓疱疹。

【临床表现】

本病好发于出生 2~10 个月婴儿,男性多见。好发部位为掌跖、手足背、腕部、踝部等四肢远端。初起为针头大小红色丘疹,1~2d 后发展为小脓疱,伴瘙痒,历时 1~2 周,脓疱干枯,褐色痂屑脱落后缓解,数周后可复发,夏季加剧,冬季消失。脓液细菌培养阴性。

【组织病理】

组织病理示脓疱位于角层下或表皮内,疱内有较多中性粒细胞及凝固的浆液,疱底棘层受压萎缩。真皮乳头水肿,血管周围有淋巴细胞及少量中性粒细胞及嗜酸性粒细胞浸润。

【诊断与鉴别诊断】

1.诊断　根据肢端部位散在分布的多数小脓疱,脓液细菌培养阴性,夏季发生,冬季消失,易复发等可以诊断。

2.鉴别诊断　本病应与汗疱疹、新生儿一过性脓疱性黑变病、掌跖脓疱病鉴别。

【治疗】

本病可口服抗组胺药对症处理,保持局部干燥,预防感染。本病到一定年龄可自行缓解。必要时可在医师指导下给予氨苯砜 1mg/(kg·d),1~2d 即可奏效。

六、副肿瘤性天疱疮

副肿瘤性天疱疮(PNP)是一种伴随肿瘤发生的自身免疫性皮肤黏膜疾病,此概念由 Anhalt 等根据其临床表现、组织病理、免疫荧光检查等特点于 1990 年首次提出,以潜在的肿瘤和皮肤黏膜严重溃烂为主要特点,伴有呼吸等多系统损害。儿童 PNP 较少见。

【病因及发病机制】

副肿瘤性天疱疮经常与纵隔的 B 淋巴瘤(Castleman 瘤)有关,B 淋巴细胞的增生产生一系列针对表皮和基底膜抗原的自身抗体,已经发现针对桥粒斑蛋白 1、包斑蛋白、周斑蛋白、桥粒斑蛋白 2 和桥粒核心糖蛋白 3 的自身抗体。

【临床表现】

临床表现为突然发作的严重和广泛的口唇和口腔糜烂,全身皮损广泛且具多形性,常见有融合性红斑,伴水疱、糜烂和结痂,在掌跖或曾出过水疱的部位可见到扁平苔藓样皮损,据报道患者多出现呼吸系统损害,闭塞性细支气管炎。国外的统计显示 20% PNP 患儿合并有肺部损害,而且预后差,最终进展为呼吸衰竭。

【组织病理】

水疱性损害显示基底细胞上棘层松解、基底细胞液化变性、真皮炎性细胞浸润、表皮内有坏死角质形成细胞。坏死角质形成细胞为 PNP 的重要组织学表现,有时可见整个表皮。苔藓样损害表现为在真皮乳头有致密的淋巴细胞浸润,偶伴个别角质形成细胞坏死。

直接免疫荧光试验:损害周围组织示 IgG 和 C3 沿表皮细胞间和基底膜带沉积。

【诊断与鉴别诊断】

1993 年 Camisa 等对 1990 年 Anhalt 等的诊断标准进行修改,提出以下诊断依据。

1.主要标准　①多形性皮肤黏膜损害;②内脏肿瘤;③典型血清免疫沉淀试验。

2.次要标准　①以大鼠膀胱为底物的间接免疫荧光试验阳性;②损害周围组织直接荧光试验示 IgG 和 C3 沿表皮细胞间和基底膜带沉积;③至少 1 个受累部位组织活检示棘层松解改变。符合以上 3 条主要标准或 2 条主要标准加至少 2 条次要标准即可诊断。

发病初期须与 Stevens-Johnson 综合征相鉴别。

【治疗】

非手术治疗应用皮质类固醇及免疫抑制药等效果欠佳,手术切除能使良性肿瘤患儿好转或痊愈,但恶性肿瘤患儿的预后仍然很差。

（赵高超）

第十四节　银屑病

银屑病是一种慢性复发性炎症性皮肤病,特征性损害为红色丘疹或斑块上覆有多层银白色鳞屑。皮肤损害可表现为斑疹、环状斑块、脓疱、红皮病、关节病等。病因不明,可能与环境、创伤、感染、应激有关,发病机制与多基因遗传、角朊细胞和免疫机制有关。

多基因遗传、角朊细胞增生和免疫机制有关,参与皮肤修复和炎性防御机制的数个系统可能涉及本病的发生。

一、寻常型银屑病

【临床提要】

1.基本损害　丘疹或斑块上覆盖多层银白色鳞屑。初期损害为红色丘疹或斑丘疹,针头至绿豆大小,边界清楚,上覆分层的银白色或云母样鳞屑,扩大或融合成棕红色斑块,瘙痒。皮损好发于肘、膝、头皮、耳后、腰部及脐部。头皮损害使毛发呈束状。病程长,可持续数年至数十年。

2.皮损的特征　①薄膜现象,鳞屑容易刮除,刮除后在其下方显露一层发亮的淡红色薄膜;②点状出血,即 Auspitz 征,轻刮薄膜,数秒钟内红斑表面出现小出血点。

3.甲病变　甲凹陷点"顶针样凹陷"、甲变色、甲床肥厚、甲油滴、甲剥离、裂片型出血和其他甲板病变。

4.本病可分为三期　①进行期;②稳定期;③退行期。

5.寻常型银屑病形态　①地图状银屑病;②回状银屑病;③环状银屑病;④钱币状银屑病;⑤泛发性银屑病;⑥疣状银屑病;⑦点滴状银屑病。

6.组织病理　①寻常型银屑病:角化不全,角质层内发生微脓疡,棘层肥厚,皮突延长,乳头水肿,呈杵状,内有迂曲扩张的毛细血管。②脓疱型银屑病:表皮内考古价海绵状脓疱,内主要为中性粒细胞。

7.诊断与鉴别诊断　根据好发部位,红斑上银白色多层鳞屑,容易刮除,有薄膜现象,Auspitz 征阳性,慢性经过及组织病理特征,不难诊断。但应与下列疾病鉴别:①脂溢性皮炎,损害边缘不清,鳞屑细薄油腻,无束状发,无 Auspitz 征。②玫瑰糠疹,为向心性分布的椭圆形红斑,长轴与皮纹一致,有自限性;③扁平苔藓,为紫红色多角形扁平丘疹,表面有蜡样光泽,可见 Wickham 纹,鳞屑细薄,组织病理有特征。

【治疗处理】

（一）治疗原则

1.依轻、中、重三级治疗　将病程的发展分为轻、中、重三级进行治疗。①轻:数年复发一次,皮疹稀少。②中:皮疹虽然也终年持续或每年复发,但较稀少;或缓解期长,隔数年复发一次,但皮疹较多。③重:皮疹终年持续存在,或每年复发,且皮损为全身性,较密集。轻、中症者以外用药治疗为主,重症者可根据病情选用全身治疗。

2.避免诱因　银屑病的治疗必须避免各种可能的诱因。药物诱发,如糖皮质激素,β 受体阻断剂,锂、抗疟药、特比萘芬、钙通道阻滞剂,如尼卡地平、硝苯地平、地尔硫草、卡托普利。

3.急性期禁用刺激药物　急性期药物禁止用紫外线照射和强烈外用,应给予清淡饮食,避免刺激性疗法,防止外伤,忌搔抓及热水烫洗。对于急性点滴状银屑病或进展中的钱币样皮损,若使用刺激性的治疗性药物或物理疗法,可导致泛发性剥脱性皮炎。

4.合理治疗　目前治疗银屑病中有许多的药物和治疗方法。在制定治疗方案时,除要考虑疗效、不良反应、患者的临床类型、疾病的严重性、皮损部位、年龄及既往治疗反应外,不盲目追求根治,提倡合理治疗,心理治疗,寻常型银屑病不系统性使用糖皮质激素。

5.银屑病合理治疗的新理念

(1)国际银屑病共识:2003年"国际银屑病协会理事会议",提出了10项医患共识,内容为:①银屑病是由免疫介导的疾病;②世界任何种族、年龄、性别的人均可患病;③银屑病无传染性;④银屑病患者病情差异很大,轻重不一;⑤有很多治疗方法,但没有一种方法对每一个人都有效,更没有根治的方法;⑥有些治疗有严重副作用,治疗费用大,因而降低患者的生活质量;⑦银屑病有自然周期,有时减轻,有时加重;⑧银屑病患者有强烈的情绪反应,如苦恼、焦躁和压抑等;⑨银屑病患者常受人歧视;⑩需要帮助和教育银屑病患者正视现实,学习和了解银屑病的相关知识,正确对待疾病。10条共识就是要鼓励患者正确对待银屑病,去除盲目性,增强自我保护意识和提高生活质量;积极动员患者和医生共同战胜银屑病。

(2)心身疾病属性研究:学者长期对银屑病的心身性疾病属性进行了研究,从宏观的A型性格和SAS与SDS焦虑和抑郁自测心理量表分析到微观的皮损局部热休克蛋白、神经生长因子等的表达,血清神经免疫蛋白、血管紧张素Ⅱ、自主神经调节功能等研究,证实银屑病是典型的心身性皮肤病。通过采取心理治疗,特别是生物反馈放松训练等行为治疗,取得了令人欣慰的效果,使银屑病患者摆脱药物治疗,患者全身状态的改善,疾病可得减轻和痊愈。此研究结果在国际银屑病会议大会报告,受到国际银屑病协会的认可和赞誉。

(3)以健康为中心对待银屑病:对待疾病有两种观点,一条是"以疾病为中心",另一条是"以健康为中心"。如果用"以疾病为中心"的思想去处理这一疾病,则不但疾病难好转,反而会给整体带来副作用,使整体更加失调,使疾病更加严重;相反如果用"以健康为中心"的思想去处理这一疾病,在关注疾病的同时更关注整体身心健康,则疾病是可以减轻,好转,甚至痊愈。"以疾病为中心"对待银屑病是更多地关注表皮细胞的增值,而忽视患者的整体状态,包括心理状态和对银屑病的认知水平;因此在药物选择上常追求抑制和控制表皮细胞增殖,却忽视了药物对全身的副作用,忽视了患者心理和生理的整体状态。急功近利的治疗思路必须克服,毒副作用较大的药物一定要慎使用,绝不要滥用。正确地对待银屑病的思路应该是"以健康为中心"。

(4)银屑病的防治应由医患共同协作完成:银屑病的防治必须由医务人员与研究人员和患者共同完成。医生应分析银屑病患者的病情和心理状态;了解他们的家庭和经济状况以及工作环境和人际关系等,以利分析患者诱发和加重因素;拟定和帮助患者选择治疗方法,包括改善不科学的生活方式。

(5)滥用药物的危害:滥用药物,到处求医用药,轻信江湖游医的虚假承诺,受虚假广告贻害,盲目要求根治,过度治疗,非规范超量使用毒性强的药物,长期使用含有砷和汞各种制剂,以及自服白血宁、乙亚胺。其后果严重触目惊心。其次,不加选择使用草药可致银屑病加重,西药抗癌药物对寻常型银屑病的病程有负面影响,今后应按银屑病防治研究专项基金委员会号召,将银屑病滥用药物的发生率降到最低水平。

这种新的理念对全国为银屑病的防治工作有重大的指导作用。

(二)基本治疗

1.作用靶位

(1)抑制银屑病的三大病变:分化异常、角朊细胞过度增殖和炎症反应;抑制高速的脱氧核糖核酸合成,延长角质形成细胞更替率,减慢表皮生长速度,减少角蛋白的产生。

(2)生物制剂:针对致病细胞因子,阻断炎症过程中某一环节达到治疗目的。

2.外用药物

(1)焦油、蒽林、糖皮质激素、维生素 D 类似物(卡泊三醇)。

(2)免疫抑制剂:他克莫司、匹美克司、他扎罗汀。

3.系统用药

(1)维 A 酸类:阿维 A 酸、阿维 A、芳香维 A 酸乙脂(0.03mg/d)。

(2)免疫抑制剂:甲氨蝶呤、雷公藤、环孢素、他克莫司、匹美克莫司、来氟米特、硫唑嘌呤、雷酚酸酯。

4.生物制剂　依法利珠单抗(已退出市场)、阿达木单抗、英夫利昔单抗、阿法赛特、依那西普。

5.选定方案的考虑　依照分型及轻中重三级治疗、个体化治疗、合理治疗。

6.心理治疗　健康教育,予以综合心理治疗或渐进松弛方法,生物反馈疗法。

7.物理治疗　宽谱 UVB、PUVA、窄谱 UVB、308nm 准分子激光、日光浴疗法、光动力学疗法(PDT)。

8.中西医结合　分型辨证施治,中成药和单方:雷公藤、复方青黛丸。

(三)治疗措施

1.外用药治疗　急性期宜用温和保护剂(如 10％硼酸软膏、氧化锌软膏)及糖皮质激素制剂。稳定期及消退期可用作用较强的药物,如角质促成剂及免疫抑制剂,但应从低浓度开始。皮损广泛时应先小面积使用。许多患者单独局部用药就足以达到控制的效果。

(1)蒽林

1)常规疗法:开始用 0.05％～0.1％蒽林软膏或糊剂,在数周内缓慢增加至 2％浓度,继续应用至斑块完全消失,此时在损害处可见白斑样区——假性白斑,过量使用时可引起刺激性皮炎。

2)短期接触疗法:1％～2％蒽林软膏涂在皮损上,20～30 分钟后用橄榄油及肥皂洗去,每日 1 次,直至皮损消退。蒽林可使毛发染成紫色或绿色,故其不应用于头皮上。

3)Ingram 疗法:先作焦油浴 10 分钟,干燥后照射 UVB(低剂量开始,增加至接近红斑量),随后在皮损处外涂 0.2％～0.8％蒽林糊剂。

(2)焦油制剂:常用 2％～10％煤焦油、松焦油、黑豆馏油、糠馏油软膏,这些制剂无刺激性,即使长期应用亦无严重副作用。

Goeckerman 疗法:先外涂粗煤焦油制剂,随后用亚红斑量紫外线照射,其疗效优于单独应用紫外线或焦油制剂者。

(3)喜树碱:10％～15％喜树碱二甲基亚砜溶液外用 3 天即见效,13～15 天临床治愈。副作用有局部疼痛、炎症反应和色素沉着等。

(4)维 A 酸外用:0.1％ 13-顺维 A 酸(13-RA)霜 4～6 周,可减轻红斑、浸润及脱屑,维 A 酸也可与超强级糖皮质激素或 UV 疗法联合应用。

(5)他扎罗汀:为第三代外用维 A 酸药物。疗效类似于糖皮质激素及卡泊三醇,用后缓解期长,与糖皮质激素及光疗合用可提高疗效。

(6)糖皮质激素:外用糖皮质激素分 5 级。①超强级:丙酸卤倍他索;②次强级:氟轻松;③强级:哈西奈德;④中级:确炎舒松-A;⑤弱级:醋酸氢化可的松。

一般而言,至少需用中效的糖皮质激素才能有效改善或消除皮损。强效糖皮质激素只能有限期地使用,一般不宜超过 3 个月,而且禁用于面部、腋下、腹股沟或其他皱褶部位。超强级糖皮质激素治疗方案如下。①单一疗法:外涂或封包,皮损变薄后改用中级,每日 2 次。②间歇冲击疗法:每日 2 次,共 2～3 周,直到皮损至少消退 85％以上,然后于每周周末连续外涂 3 次,每次间隔 12 小时(星期六上午、下午及星期天上午),即在 36 小时之内连续涂 3 次。此法可以避免耐药与反跳。③联合用药:与蒽林合用治疗顽固性损害可增加疗效;与焦油和(或)水杨酸合用,可减轻皮损的角化过度,增加糖皮质激素的利用度。

(7)维生素 D 类似物:①0.005％卡泊三醇软膏,每日 2 次,连用 4～6 周有较好疗效;与环孢素、PUVA、MTX 或伊曲替酯联合治疗严重银屑病有效。卡泊三醇和超强效糖皮质激素联合应用(如卡泊三醇＋卤倍他索)外用,则疗效超过任何一种药物单用,又可减轻各自的不良反应;卡泊三醇不良反应是刺激性接触性皮炎(20％),大量外用可致高钙血症。②他卡西醇是另一种维生素 D 类似物,已证明疗效很好且不良反应极小,不需要监测成人血钙浓度。

(8)其他:5％水杨酸白降汞软膏、5％～10％硫黄软膏、2％～10％焦性没食子酸软膏、0.005％～0.01％芥子气软膏、5％ 5-FU 软膏、0.1％～0.5％秋水仙碱软膏、0.1％博来霉素软膏亦可选用。KH 1060 是维生素 D_3 的类似物,0.2～1.0μg/g KH 1060 软膏外用有较好疗效。辣椒辣素,0.01％～0.025％辣椒素霜,每日 4 次。该药外用和主要的不良反应是皮肤刺激。金诺芬,可抑制 IL-8 产生和中性粒细胞移行;0.1％～0.6％金诺芬软膏外用,浓度越高,疗效越好。环孢素外用时疗效不佳,但皮损内注射有效。

2.全身治疗　红皮病型银屑病、泛发性脓疱型银屑病是全身治疗的绝对适应证,而亚急性银屑病、顽固性寻常型银屑病则为相对适应证。

(1)糖皮质激素:必须强调滥用全身性糖皮质激素类治疗的危险性。当停药时可发生反跳或诱发脓疱型银屑病。寻常型银屑病禁止全身使用糖皮质激素。有许多寻常型银屑病使用糖皮质激素诱发红皮病型银屑病的报告。

(2)免疫抑制剂

1)甲氨蝶呤(MTX):10～25mg/周,顿服;或 2.5～7.5mg,每 12 小时 1 次,连服 3 次,以后每周重复给药。0.2～0.4mg/kg,1～2 周肌内注射 1 次。肝肾功能异常、贫血、感染者禁用,总剂量每达到 2～2.5g 时,患者应作肝活检。

2)环孢素:开始剂量为 2.5mg/(kg·d),无效时逐步增加至 5mg/(kg·d),约 1/3 患者对小剂量[1.25mg/(kg·d)]亦有效。长期治疗的副作用为肾功能障碍、高血压和转氨酶升高。

3)SDZIMM125:是环孢素衍生物,对肾功能影响较小。200～400mg/d,分 2～3 次口服。

4)FK506:0.15mg/(kg·d),分 2 次口服;或 0.075mg/(kg·d),静脉滴注。治疗严重、难治性银屑病有效,但不适合于轻型患者。

(3)维 A 酸类

1)第一代维 A 酸:有全反式维 A 酸和 13-顺维 A 酸,副作用较大,现已不常用。

2)第二代维 A 酸:常用的有依曲替酯(阿维 A 酯,商品名银屑灵),对脓疱型银屑病、红皮病型银屑病和关节炎,以及顽固的慢性斑块状银屑病有良好效果;剂量为 0.75～1mg(kg·d),最大量不超过 75mg/d;依曲替酸和依曲替酯适应证相同,但前者生物利用度高,不易蓄积、致畸危险性低,目前依曲替酸已取代依曲替酯。

3)第三代维 A 酸:Ro 13-6299 主要用于治疗严重银屑病,剂量为 0.001mg/(kg·d),副作用较第二代维 A 酸强。

(4)免疫疗法:试用左旋咪唑、肿瘤坏死因子(TNF)、转移因子。

(5)柳氮磺胺吡啶:500mg,每日 3 次;3 天后改为 1g,每日 3 次;6 周后改为 1g,每日 4 次;持续 8 周为一个疗程,可使皮疹显著改善。此药能纠正失调的花生四烯酸代谢,特别是抑制 5-脂氧化酶活性。

(6)其他疗法①苯露丙芬:可选择性阻断 5-脂氧化酶途径,有效率为 75％。②华法林:5mg/d,口服,可改善微循环,副作用少。③雷公藤多甙 10～20mg,每日 2～3 次。④抗真菌药:根据超抗原引起银屑病的理论,可使用针对白色念珠菌、糠秕孢子菌等真菌的药物,如酮康唑、伊曲康唑或氟康唑,用于头皮、腋窝、乳房下及生殖器处的银屑病。⑤静脉封闭、腹膜透析、疫苗疗法、氧气疗法、8-溴 CAMP 亦可酌情应用。有矿泉浴、药浴、疫苗疗法、氧气疗法等。沐浴疗法如硫黄浴、糠浴、焦油浴、矿泉浴和中药浴,可去除鳞屑、改善血液循环。⑥气候疗法:每日在日光下曝晒 4～6 小时,随后作海水浴、涂润肤霜、休息,持续约 4 周,对顽固性银屑病亦有效。

3.特殊部位及特殊类型银屑病的治疗

(1)头皮银屑病:卡泊三醇(达力士)头皮搽剂,每日 2 次;或 3％水杨酸软膏或乙醇溶液清除鳞屑,24～48 小时后外用糖皮质激素制剂,每日 1～2 次,可封包 6 小时左右,皮损消退后停止用药。

(2)甲银屑病:局部用药难以到达甲母质和甲床,治疗困难;甲板可吸收 UVA,故 PUVA 治疗无效。严重甲营养不良者,残余角质物可用 20％尿素霜去除,随后用糖皮质激素制剂封包或局部注射。

4.光化学疗法　亦名补骨脂素长波紫外线疗法(PUVA)。①方法:8 甲氧沙林(8-MOP)或三甲氧沙林,0.6～0.8mg/kg,口服后 2 小时左右照射 UVA。UVA 的开始剂量一般为 1J/cm²,随后以亚红斑量(一般为 0.5～1.5J/cm²)增加,以不引起明显红斑为度。每周 2～3 次。大多数患者在 19～25 次治疗后出现皮损消退,UVA 剂量为 100～245J/cm²。皮损消退后的维持治疗为每周 1 次或每隔 1 周 1 次。国内近年来用白芷等中药代替 8-MOP 亦取得了良好疗效。②副作用:较多,服药后 24 小时内患者应戴防护眼镜,避免日光照射。

5.生物制剂治疗　靶位特异性生物制剂成为新的研究热点,阿法赛特、依法利珠单抗、依那西普、英利昔单抗,前三种获美国 FDA 批准用于成人治疗中、重度斑块银屑病。以上四种生物制剂显示优于安慰剂,还没有其他治疗对照试验,但依法利珠单抗已退出市场。

能够干扰 T 细胞活性的因子(阿法赛特,依法珠单抗)或者在皮肤中 T 细胞转动的因子(依法珠单抗)均能够有效地治疗银屑病。

能够阻断 TNF-α 的因子(依那西普、英夫利昔单抗,阿达木单抗)也可有效治疗银屑病、银屑病关节炎以及其他一些 TNF-α 水平升高的皮肤病。

现在研究发现的多种生物制剂对免疫及炎症系统有作用,有可能影响、治疗皮肤疾病。但是,每一种新的治疗均有可能存在不良的皮肤反应。

适应证:中至重度银屑病,适宜系统治疗者;因疗效不佳或有用药禁忌证不适宜应用局部治疗、光(化学)疗法、传统的系统性治疗者。

禁忌证[具体禁忌证因药物而不同;以下一些为相对禁忌证(标 ＊),有些则是绝对禁忌证]:

点滴状、脓疱型及红皮病型银屑病＊;有明显的病毒、细菌或真菌感染;有加重败血症的危险;活动性肺结核;免疫耐受或免疫抑制的患者;妊娠＊(抗肿瘤坏死因子属于 B 类,efalizumab 属于 C 类,alfacept 属于 B 类)。

(四)治疗评价

治疗的药物和方法虽多,但目前大多只能达到近期临床效果,尚不能制止复发而达到根治。

1.免疫抑制剂

(1)雷公藤:对寻常型急性点滴状银屑病的进行期或有发展成红皮病趋向时疗效最好,对慢性损害无效。

(2)环孢素:环孢素对所有类型的银屑病均有效。长期应用引起恶性肿瘤和淋巴增殖性疾病的可能仍存在。

(3)他克莫司(FK506):有学者治疗了50例中重度斑块型银屑病,口服他克莫司0.05～0.15mg/(kg·d),治疗组疗效明显高于对照组,且副作用轻微,是治疗顽固性严重银屑病的有效方法。由于全身不良反应大,目前趋向于发展外用制剂,抑制免疫、炎症反应,不出现皮肤萎缩现象。常用0.1%他克莫司霜(软膏)。

(4)匹美克莫司:外用安全性高,不引起皮肤萎缩、无明显刺激等不良反应,可用于面部及皮肤皱褶部位,也适用于儿童。用不同剂量(5mg/d、10mg/d、20mg/d、40mg/d、60mg/d)治疗50例慢性斑块型银屑病患者,结果,40mg/d及60mg/d二组的PASI积分分别下降了60%及75%。

(5)麦考酚酯(酶酚酸酯,骁悉)。Haufs用霉酚酸酯治疗14例寻常型银屑病,治疗量1g,每日2次,一周后加至1.5g,每日2次。治疗4周取得了满意疗效。

2.生物制剂

(1)依那西普:主要适应证为类风湿关节炎、强直性脊柱炎及银屑病性关节炎,可以减轻炎症、缓解疼痛。最近,一项纳入583例银屑病患者的多中心临床试验显示,接受依那西普50mg或25mg,每周2次肌内注射的患者与接受安慰剂治疗者相比,在用药12周后皮损面积和严重程度指数(PASI评分)改善率≥75%的分别为49%、34%和3%。美国FDA已批准依那西普用于中重度斑块状银屑病的治疗。

(2)alefacept和efalizumab:alefacept是一个能降低T淋巴细胞活性的免疫抑制剂,已在美国批准上市用于中重度银屑病的治疗,方法是15mg肌内注射或7.5mg静脉注射,每周1次,连续12周。efalizumab(Raptiva)为人源化CD11a单克隆抗体,也于2003年底得到FDA的批准,用于中重度银屑病的治疗。这组生物药物对银屑病均有肯定的疗效,经过一个疗程的治疗,显效率(PASI评分改善率≥75%)在50%左右,缺点在于起效较慢,一般需4周以上,且有一定的局部或系统性不良反应,目前只限于中重度斑块状银屑病及银屑病性关节炎的治疗。

3.外用药物疗法

(1)老药及新药:焦油类制剂是老的药物,如煤焦油、浴疗、紫外线三联疗法,焦油浴、紫外线、蒽林三联疗法,至今仍然在应用。目前,硫黄、水杨酸制剂、糖皮质激素制剂及维A酸制剂等联合或序贯应用在银屑病的外用方面是最多的选择。抗肿瘤药物如氮芥、芥子气、氟尿嘧啶及喜树碱等仍选择性地用于少部分患者。新近推出的卡泊三醇及其类似物治疗慢性斑块状银屑病,有较为满意的效果。

(2)外用糖皮质激素:为防止上述不良反应,Katz等提出用"周末治疗"或"冲击治疗",即每周用药3次(超过24小时),用此法60%患者皮损的改善可维持6个月。最近已证明糠酸莫米松、泼尼松、fluticasone和tipnedane不良反应较小,对HPA轴的抑制不明显。新近,一种新的赋形剂利于糖皮质激素的释放,对头皮银屑病用倍他米松戊酸酯泡沫剂比用洗剂更有效。

(五)预后

1.病程不可预测　银屑病皮损可能自然消退或由于治疗而消退,但复发几乎是肯定的,而且每一种疗法都有逐渐消失其最先的显著疗效的倾向。一般首发于头皮或肘部,可长时间局限于原发部位,时间不确定,或者完全消失、再发或扩展到其他部位。鉴于本病的缓解期长短不一,所以一般皮损消退时还只是缓解,不能称根治。

2.预后相关因素　上海组可见儿童期发病的病程较轻,成人发病的较重。病情长者病情有加重倾向。显示用抗癌药物治疗者病情发展较重。

3.两组随访报告　青岛组报告,皮损全部消退且能持续3年以上者共21例,占10%。其中最长的缓解期达22年。上海组皮损完全消退能保持1年以上者47例,占13.7%,其中消退1～2年25例,3～5年9例,6～10年11例,23年和30年以上各1例。

二、关节病型银屑病

血清学检查阴性的关节炎患者,银屑病发病率比无关节炎表现的人高10倍。

银屑病性关节炎(PA)免疫发病机制。

【临床提要】

1.基本损害 除有银屑病损害外,还有类风湿关节炎症状,红肿、疼痛、积液,关节的活动限制。关节症状往往与皮肤症状同时加重或减轻。5%有残毁性关节炎。

2.发病特征 可同时发生于大小关节,亦可见于脊柱,但以手、腕及足等小关节为多见,尤以指(趾)末端关节更易受累。

3.小儿银屑病性关节炎 小儿银屑病性关节炎常类似于成人者,偶可酷似幼年类风湿关节炎。

4.诊断 银屑病关节炎的诊断选用两个英国2005年诊断标准。

(1)Moll和Wright标准:①炎性关节炎[外周关节炎和(或)骶髂关节炎或脊柱炎];②存在银屑病;③常规血清学检查类风湿因子阴性。

(2)修订McGonagle标准:银屑病或银屑病家族史加以下任何1项:①临床炎性肌腱端炎;②放射学检查证实的肌腱端炎(替代MRI证实肌腱端炎);③远端指间关节病变;④骶髂关节炎或脊柱炎症;⑤少见关节病(SA-PHO综合征、椎间盘炎、残毁性关节炎、厚皮性骨膜炎和慢性、多病灶复发性骨髓炎);⑥指(趾)炎;⑦单关节炎;⑧寡关节炎(4个或少于4个关节肿)。

5.鉴别诊断 根据银屑病皮损和先后发生的小关节炎症状,多有指(趾)甲损害,可以诊断。但应与类风湿关节炎鉴别,后者常侵犯近心性小关节炎,类风湿因子阳性,容易鉴别。

【治疗处理】

(一)治疗原则

本型治疗应早期治疗,联合两种以上DMARPs药物治疗;个体化治疗以及早期功能锻炼。

(二)基本治疗

1.作用靶位 抑制致病细胞因子,降低抗肽聚糖抗体水平,阻止腱鞘炎症及关节内滑膜炎症,细胞浸润及纤维蛋白沉积,减轻关节肿胀,阻止和缓解骨关节强直、肢端溶骨症、跖骨溶解、脊椎旁骨化,改善关节功能。

2.脊柱炎、类风湿关节炎样关节炎 选择甾体和非甾体抗炎药物。

3.非甾体抗炎药 布洛芬、吡罗昔康、保泰松、双氯芬酸舒林酸、阿西美辛、萘丁美酮、美洛昔康、依托度酸。

4.免疫抑制剂 甲氨蝶呤、硫唑嘌呤、环孢素、来氟米特、雷公藤。

5.其他药物 氯喹、羟氯喹、柳氮磺胺吡啶、维A酸。

6.糖皮质激素 关节炎在其他疗法无效时慎重使用。

7.光化疗法 物理疗法。

8.整形矫正治疗 骨科专家手术矫形。

9.一线治疗

(1)非甾体抗炎药、关节腔内注射糖皮质激素、PUVA、物理治疗、HIV相关PA治疗。

(2)甲氨蝶呤、来氟米特、环孢素、硫唑嘌呤、柳氮磺胺吡啶。

10.二线治疗 生物制剂:依那西普、英利昔单抗、中药、支持治疗、联合治疗。

11.三线治疗　手术治疗。

（三）治疗措施

1.一般治疗　如合并晨僵、疼痛时,关节需休息(上夹板,维持功能位),以后根据病情受累可作适当活动,以维持正常功能和防止挛缩。

2.非甾体抗炎药(NSAIDs)　首选药物,能止痛和减轻炎症。吲哚美辛最常用,剂量为 $50\sim150$ mg/d(应与食物同服或加服抗酸药)。tolmetin($0.2\sim0.4$g,每日 4 次)、sulindac(200mg,每日 2 次)、萘普生($0.25\sim0.5$g,每日 2 次)、meclomen(100mg,每日 3 次)、布洛芬(0.4g,每日 3 次)、吡罗昔康(20mg,每日 1 次)等。阿司匹林对个别病人也有效。脊柱炎病人,应当用羟基保泰松治疗。

3.抗炎及免疫抑制剂

(1)糖皮质激素:全身应用,利少弊多,应该避免,而激素关节腔或腱鞘内局部注射非常有效。

(2)甲氨蝶呤(MTX):目前多采用每周 1 次给药方法,初次剂量 5mg,每周以 2.5mg 递增,直至 $15\sim25$mg/周。待病情好转后将甲氨蝶呤逐渐递减至最小有效量维持。疗程一般 $3\sim6$ 个月或更长。柳氮磺吡啶对外周关节炎有效,光化学疗法对皮肤和关节病变有效但仅限于非脊柱疾病。

(3)抗风湿和免疫抑制剂——来氟米特,Reich 等用来氟米特治疗重型银屑病关节炎,开始治疗的前 3 天,100mg/d,后改为 20mg/d,治疗后 3 个月,病情明显好转,皮损及关节症状明显改善。

(4)环孢素,$3.5\sim6$mg/(kg·d),持续 8 周以上,$2\sim4$ 周内出现皮肤和关节病变明显改善,但停药后 4 周内复发。

(5)雷公藤:对特殊类型的银屑病——脓疱型、关节病型和红皮病型有效。雷公藤多甙 $10\sim20$mg,每日 $2\sim3$ 次。雷公藤治疗关节型银屑病有较满意的疗效。

(6)柳氮磺胺吡啶:0.5g,每日 $2\sim3$ 次,每周增加 0.5g,维持量为 2g/d,$6\sim8$ 周内见效;如仅有部分改善,剂量可增加至 3g/d。约 $1/3\sim2/3$ 患者出现病变明显缓解,适用于中度关节炎。

(7)其他:①抗疟药;②金制剂;③细胞毒类药物:包括烷化剂、嘌呤、嘧啶和叶酸对抗物。

4.维 A 酸　反应较差,有 3/4 关节病变轻度改善,本型银屑病应首选 MTX 和 CsA。

5.1,25-二羟维生素 D_3　某学者用此药口服治疗本病取得了较好疗效。

6.联合治疗　对一些进行性破坏性病变患者,对单一药物治疗无效时应采用甲氨蝶呤与柳氮磺吡啶,或与环孢素与来氟米特联合治疗。小剂量糖皮质激素联合治疗作为与改变病情或作为等待改变病情药物起效前的拱桥治疗都是安全的。

7.局部治疗

(1)糖皮质激素:关节内注射可缓解严重滑膜炎的发作。

(2)放射性核素:半衰期短的核素(如镱)关节内注射可有效治疗严重的慢性单关节滑膜炎。

8.物理治疗

(1)一般治疗:物理治疗可减轻关节变形和功能丧失;有规律地主动或被动活动受累关节,可防止或减轻肌肉萎缩。对畸形者,理疗、关节成形术和滑膜切除术等均可考虑。

(2)PUVA 对部分严重的周围性关节炎有效。

9.手术治疗　严重的慢性滑膜炎可行关节镜滑膜切除术,而大关节病变严重者可作关节成形术或关节置换术。

10.HIV 感染相关性 PA 的治疗

(1)保泰松 100mg,每日 2～3 次,常能明显减轻严重的起止点病和关节炎。

(2)阿维 A 酯 50mg/d,连用 2 周,维持剂量为 30mg/d,持续 3～6 个月。因其无免疫抑制作用,故特别适用于本病的治疗。

(3)PUVA 浴(PUVA baths)。

(四)治疗评价

1.非类固醇类抗炎药(NSAIDs) 有学者认为对大多数患者治疗有效,一般用于外周关节及中轴(脊柱关节)关节病变的起始治疗,临床对照试验表明,NSAIDs 对缓解关节肿胀及压痛有效,但对于标志病情改善的指标,如皮疹消退及血沉下降等无明显作用,并有使皮疹加重的报道。

2.糖皮质激素 对于单关节病变的患者及仍有 1～2 个关节存在持续性炎症活动的多关节炎患者,间断向关节腔内注射糖皮质激素有明显效果。但有研究显示,停药后有可能在皮肤病变的基础上产生脓疱性病变。

3.其他治疗 银屑病关节炎的有效治疗还包括:溴隐亭、西咪替丁、夫马酸、延胡索酸、2-氯脱氧腺苷和注射用氮芥等药物治疗及多肽 T、^{90} 钇放射性滑膜切除术及广泛淋巴结照射等。这些治疗方法的作用机制及有效性都需进行进一步的临床研究来证实。

4.控制银屑病关节炎治疗药物 见表 1-4。

表 1-4 银屑病关节炎治疗药物评价

药物/方法	治疗作用评价	用量用法
柳氮磺吡啶	对于改善晨僵、疼痛关节数目、关节指数、临床及疼痛评分及降低血沉等指标有效;对外周节有效,对中轴关节病变及皮疹无明显效	口服,2～3g/d
甲氨蝶呤	明显改善关节压痛、活动度及皮肤病变范围,并能降低血沉。甲氨蝶呤确定为银屑病关节炎的一种有效治疗将近 10 年,它可使皮肤和关节病变均得到改善,在治疗 2～8 周的患者疗效可达 42%～95%	口服,7.5～15mg/周;1～3mg/kg 体重,3 次,每次间隔 10 天
金制剂	对关节病变有一定的疗效,能改善 Ritchie 关节指数、工作或日常生活评分,降低血沉;对皮疹无效。患者耐受性较差	口服或肌内注射,金诺芬 16mg/d;硫代苹果酸金钠 50mg/周
来氟米特	缓解关节肿痛,对皮肤病变有一定效果,不良反应少,患者耐受性好	
硫唑嘌呤	对活动性银屑病关节炎及皮疹活动的患者有明显疗效,但有效性有待进一步证实	20～50mg/kg 体重
6-巯基嘌呤环孢素	明显改善患者皮肤及关节病变,与甲氨蝶呤疗效相近,但不良反应较多,有研究将其与甲氨蝶呤联合用药,疗效较好	3～3.5mg/kg 体重
抗疟药	对关节炎可能有一定的疗效,但由于抗疟药较少用于银屑病关节炎的治疗,因而对于抗疟药治疗银屑病关节炎的有效性需要前瞻性临床试验来证明	氯喹 250mg/d;羟氯喹 200～400mg/d
青霉胺	可改善皮肤及关节病,但效不确切	最大剂量 750mg/d
秋水仙碱	对皮肤病变有明显疗效,可改善患者握力、Ritchie 指数、关节痛和关节肿胀	0.6～1.8mg/d

药物/方法	治疗作用评价	用量用法
维 A 酸类(阿维 A 酯)	缓解关节压痛;减少晨僵时间,降低血沉,并对皮疹有疗效,主要为经验用药,相关临床对照研究较少。阿维 A 酯是一种致畸因子,不能用于妊娠妇女	50mg/d
光化学疗法	对皮疹及周围关节病变具有明显疗效,对中轴关节无明显作用	长波紫外线 A 照射
生长抑素	可能有效,对广泛皮肤病变及多关节炎患者效果较好	长时间静脉输液(48 小时)

(五)预后

成年期发病较早者发生破坏性关节炎的可能性较大,预后较差;但儿童的关节炎常为良性病程。关节病型银屑病是一种慢性疾病,活动期与缓解期交替进行。预后一般良好。极大多数病例银屑病性关节炎倾向于稳定而不是进行性加剧。

近年认识到,以往的研究可能低估了银屑病关节炎的危害性,它可能与类风湿关节炎一样严重,而且关节破坏性病变发生较早。

三、脓疱型银屑病

【临床提要】

1.泛发性脓疱型银屑病(GPP)　患者发热(39~40℃)、全身不适和关节肿胀,随后突然全身泛发性黄白色浅在的无菌小脓疱,密集,针头至粟粒大小。脓疱可融合成"脓湖"。

2.局限性脓疱型银屑病(LPP)　包括掌跖脓疱型银屑病和连续性肢端皮炎。

3.诊断和鉴别诊断　依据有银屑病损害和特征性小脓疱、脓湖、周期性发作、组织病理及易继发红皮病等,容易诊断。但需与疱疹样脓疱病、角质下脓疱病鉴别。

【治疗处理】

(一)治疗原则

1.泛发性脓疱性银屑病

(1)去除诱发因素:如磺胺、保泰松,局部高效激素、感染等。停止应用激发药物如锂或阿司匹林等,刺激性较大的焦油或蒽林制剂不适宜的局部治疗或强力皮质激素的大面积封包均应取消。

(2)在妊娠期发病者应中止妊娠。抗生素应仅用于培养证实的感染。

(3)全身支持疗法:卧床休息,足够水和热量供应电解质平衡。

(4)由于本病具有反复发作,亦可自行缓解的特点,或病情不甚严重,应采取保守治疗。

2.局限性脓疱性银屑病　参照泛发性脓疱性银屑病治疗原则。

(二)基本治疗

1.作用靶位　减少真皮及表皮内炎性细胞浸润,阻止 Kogoj 海绵状脓疱形成,促进炎症消退,改善临床症状。

2.诱因治疗　诱因有感染、药物、妊娠、低血钙。可诱发 GPP 的药物有特比萘芬、米诺环素、利托君、羟氯喹等;糖皮质激素和环孢素治疗寻常性银屑病过程中减量亦可引发 GPP;局部皮肤的刺激、过敏也可触发脓疱型的发疹。

3.系统治疗　甲氨蝶呤、羟基脲、环孢素、维 A 酸(首选阿维 A、异维 A 酸、阿维 A 酯、依曲替酸)、雷公藤、甲砜霉素、英夫利昔单抗、阿达木单抗。

4.局部治疗　避免刺激性药物,用完全温和制剂,禁用蒽林、焦油制剂,可用弱效糖皮质激素制剂,如氢化可的松霜或软膏、卡泊三醇。

（三）治疗措施

对病情轻的寄希望于临床情况允许下 GPP 的自动缓解。支持疗法及局部治疗是非常重要的。如系统治疗不能避免的话,则雷公藤、甲砜霉素、MTX、阿维 A 酯等可酌情选用。万不得已时,可用糖皮质激素,可单用,或与免疫抑制剂并用。

1.泛发性脓疱性银屑病（GPP）

（1）局部治疗:可应用温和的润肤剂或低效激素,避免用煤焦油,蒽林和水杨酸制剂。

1）合成维 A 酸:阿维 A 酯对本病常有良好而迅速的反应,开始用 75mg/d,脓疱常在 2～3 天内干涸,平均一周内消失,必须维持治疗 2～3 月或更久。阿维 A 反应最好,起始量 25～50mg/d。

2）PUVA 光化学治疗

（2）系统治疗:维 A 酸、MTX、雷公藤和甲砜霉素可以作为治疗本型的第一线药物。

1）维 A 酸（异维 A 酸、阿维 A 酯、依曲替酸）。

2）MTX:甲氨蝶呤目前是最有效的药物之一,开始剂量每周 15mg（依据初始试验剂量）。如无合成维 A 酸则用 MTX。用小的剂量,开始不大于 5mg/周。羟基脲,对不能接受 MTX 者是一种很好的代替药。

3）羟基脲:每天 1.5～2g,对脓疱型银屑病、疱疹样脓疱病和连续性肢端皮炎均有效,肝毒性少见,可替代 MTX。该药副作用有巨细胞性贫血、白细胞和血小板减少。

4）甲砜霉素:具有免疫抑制作用的广谱抗生素,有学者推荐其为首选,剂量 1.0～1.5g/d,但停药后可能复发。副作用有骨髓抑制和胃肠道反应。

5）雷公藤:有免疫抑制作用,治疗本病有效。

6）糖皮质激素:目前国内外均主张应避免或谨慎使用。

2.局限性脓疱型银屑病　光疗、PUVA、维 A 酸、甲氨蝶呤。

（四）治疗评价

1.总的疗效评价　阿维 A 为治疗脓疱性银屑病首选。1999 年日本多中心研究分析 385 例 GPP 的治疗,结果 84,1％的患者用维 A 酸类药物治疗有效,76.2％用甲氨蝶呤治疗有效,71.2％用环孢素治疗有效,45.7％用光化学疗法治疗有效,16.7％扁桃体切除治疗有效,临床情况严重时糖皮质激素短期应用 75.4％有效;当体温高于 38℃、白细胞增高、血沉和 C 反应蛋白增高时,糖皮质激素疗效优于其他治疗;关节痛时,糖皮质激素和环孢素的疗效优于其他治疗。

2.甲氨蝶呤（MTX）　目前仍为最有效的药物之一。MTX 对其他严重型银屑病包括红皮病型银屑病和脓疱型银屑病以及对其他治疗抵抗的寻常型银屑病也有效。

3.维 A 酸　某学者报道虽然异维 A 酸治疗脓疱型的疗效不如阿维 A 酯,但 11 名患者中有 10 名疗效显著,许多人认为阿维 A 酯和异维 A 酸都是治疗脓疱型银屑病的药物。异维 A 酸除有短期致畸作用外,它引起头发脱落也比阿维 A 酯少。

4.秋水仙碱　某学者报道,四名患者中有三名在口服秋水仙碱的 2 周内症状消失,剂量 0.6mg,每天 2 次,但易引起间歇性腹泻。

5.糖皮质激素　尽管系统应用糖皮质激素短期疗效显著,然而一旦减量容易引起反跳。本研究中,系统应用糖皮质激素的患者中,死亡率明显高于叶酸拮抗剂组。

6.环孢素　某学者报道,大量的病例证实用环孢素治疗患者效果好,口服剂量 4～5mg/（kg·d）。某学者报道,尽管短期应用糖皮质激素的效果好,一旦药物的剂量减少就会发生反跳,使病情加重。

7.雷公藤　对脓疱型、关节病型和红皮病型银屑病有效。环孢素对脓疱型银屑病有效。

（五）预后

1.相关因素　凡是发病年龄轻、疾病初发即为脓疱型者、病程进展缓慢的,治疗反应较好,预后一般佳,并具有向寻常型转化的可能。反之,由寻常型演变而来的,病程进展急剧者,治疗相对顽抗,预后亦差。寻常型一旦转化为脓疱型,使机体耗损更大,同时对治疗亦更趋顽固,顽固的病例药量需要更大,往往死于药物并发症。

老年发病,当疾病不能控制时,常由于心力衰竭或呼吸道感染而致死。儿童GPP如避免用激素或MTX则预后亦佳,且不影响生长和发育。国外有人报告,儿童泛发性脓疱型银屑病预后较好。

2.日本研究报告　1996年日本多中心的研究认为GPP可分为2类:有银屑病既往史的(pso＋)组和无银屑病既往史的(pso－)组。3年后他们还发现GPP的预后与某些临床情况有关,如>20岁患者的治愈率为36.1％;<20岁患者的为55.2％;(pso＋组)GPP治愈率30.3％;(pso－组)治愈率54.5％;无发热、无关节痛的病例预后好。

四、红皮病型银屑病

【临床提要】

1.基本损害　在弥漫性红斑周边或其他好发部位认真查找可能见全身皮肤弥漫性潮红、浸润、大量皮样鳞屑,银屑病皮损。

2.发病特征　原有寻常型银屑病,经治疗不当,如有糖皮质激素或其他刺激因素诱发。

【治疗处理】

（一）治疗原则

年老或有心脏病的病人,有诱发高搏出量心力衰竭或发生体温调节障碍的潜在危险。局部应经常外用润肤剂以减少经体表的水分的丢失和减轻皮肤的不适,也可外用高效的激素,但不宜久用。

（二）基本治疗

1.作用靶位　抑制真皮水肿、毛细血管扩张,炎症细胞浸润,减轻表皮角质层细胞的过度增殖,阻止角质白大量产生和脱落,纠正全身代谢,改善临床症状。

2.局部治疗　维A酸、他扎罗汀、卡泊三醇及其他温和外用制剂,糖皮质激素。

3.系统治疗　雷公藤、甲氨蝶呤、环孢素、硫唑嘌呤、霉酚酸酯、阿维A、糖皮质激素(慎用)、英夫利昔单抗。

（三）治疗措施

1.支持疗法　纠正负氮平衡,给予高蛋白饮食,补充多种维生素,维持水、电解质平衡。

2.全身治疗　银屑病的轻症以局部外用治疗为主,重症根据病情选用全身治疗。红皮病型银屑病、泛发性脓疱型银屑病是全身治疗的绝对适应证,而亚急性银屑病、顽固性寻常型银屑病则为相对适应证。

（1）合成维A酸:阿维A酯、阿维A、治疗本型非常有效。他扎罗汀是第三代维A酸,0.05％～0.1％凝胶,外用,疗效似糖皮质激素和卡泊三醇,用后缓解期长。

（2）雷公藤:治疗本病效果显著,国内报道治愈率高达85.7％。

（3）MTX:是本病一种有效的治疗方法。

（4）糖皮质激素:一般不主张应用,因①本病可由外用或全身应用激素后突然撤药而诱发;②本病经激素治疗后如果再复发,则可能更为严重,且可对其他治疗无反应。

(5)麦考酚酯:Geilen 用此药治疗了 2 例严重的红皮病型银屑病,给予霉酚酸酯 1g,每日 2 次,3 周后改 0.5g,每日 2 次,6 周后取得了满意效果。尤其是适用于环孢素逐渐减量的患者。大多数患者 2g/d 即有效。用小剂量或分次给药可将不良反应减至最低,应用霉酚酸酯后有 1%～2% 的患者可发生淋巴增生性疾病,5.5% 可发生非皮肤恶性肿瘤。

3.局部治疗　外用温和的制剂,如维 A 酸、他扎罗汀、卡泊三醇、糖皮质激素。

(四)治疗评价

1.糖皮质激素　糖皮质激素一般不用,如患者已使用,糖皮质激素均应逐渐撤药以免反跳,可合用其他药物,如阿维 A 酯、MTX 或环孢素。某学者报道患者对口服糖皮质激素或封包疗效快,但是停止药后通常导致病情加重,所以应避免使用。

2.环孢素　某学者指出,33 名患者用环孢素治疗,初始剂量 5mg/(kg·d),在治疗 2～4 个月时,67% 患者的症状完全缓解,另外 27% 患者症状显著性提高。

3.甲氨蝶呤　某学者报道联合应用 PUVA 和甲氨蝶呤有效的治疗 5 例红皮病型和脓疱型患者,研究提示每年甲氨蝶呤的用药量由于增加 PUVA 而减少 50%。

很难把由 PUVA 引起的烫伤和红皮病相区别,然而,一些红皮病型银屑病患者能有效地被 PUVA 控制,单独用甲氨蝶呤效果更明显。

4.维 A 酸类　阿维 A 为红皮病型银屑病首选。某学者报道在回顾用维 A 酸类治疗 94 名患者,随访 10 年,没有发现严重的副作用,维 A 酸类对脓疱型和红皮病型银屑病都有良好效果。

阿维 A 治疗红皮病型银屑病首选最安全,口服维 A 酸是最安全的治疗方法,但是疗效较英夫利昔单抗、环孢素或甲氨蝶呤差。阿维 A 的起始量为 25mg/d,可以加量至 50mg/d 或更高。

5.卡马西平　某学者报道一名有 HIV 感染的患者,错把卡马西平当成维 A 酸治疗,结果患者红皮病消失。部分患者口服卡马西平 200～400mg/d,可消除红皮病型鳞屑病,进一步临床证据有待研究。

(五)预后

老年或有心脏病的患者,预后严重,而本病及时正确处理则预后良好。

五、儿童银屑病

儿童银屑病年龄越小诊断越困难,许多治疗成人银屑病的药物应用于儿童银屑病尚缺乏大规模的临床试验,其有效性和安全性有待评估。

【治疗处理】

(一)治疗原则

综合治疗,在排除诱因后,给予外用药物、紫外线光疗,必要时予以系统药物治疗,治疗时要考虑药物对儿童生长发育的影响。

(二)基本治疗

1.内源性诱因　治疗上呼吸道感染,扁桃体炎,情绪紧张,皮肤外伤、链球菌感染。

2.轻症治疗　外用药为主,卡泊三醇首选。

3.重症治疗　顽固型寻常型银屑病,泛发性脓疱型银屑病,红皮病型银屑病,考虑系统治疗:甲氨蝶呤、维 A 酸类、环孢素、紫外线光疗。

4.心理治疗　家庭(家长)心理治疗,儿童心理治疗。

(三)治疗措施

1.抗生素及扁桃体切除　链球菌感染是儿童银屑病最常见,扁桃体炎患儿要做扁桃体切除术。常用抗生素是青霉素类和头孢菌素类,对于过敏者可应用大环内酯类抗生素。

2.甲氨蝶呤(MTX)　常用剂量为每周 0.2~0.4mg/kg,应用 7~14 天后起效,4~8 周后效果最明显。水杨酸、非甾体抗炎药、青霉素、克霉唑、丙磺舒、阿维 A、四环素类、氯霉素、对氨基苯甲酸、苯妥英钠、环孢素等药物会干扰 MTX 的代谢,增加其毒性,所以上述药物应避免与 MTX 同时应用。

3.维 A 酸类　维 A 酸类可影响骨骼生长,在儿童应用受到限制,主要用于儿童泛发性脓疱型银屑病和红皮病型银屑病。

(1)阿维 A 酯:开始剂量 1~1.5mg/(kg·d),病情控制后逐渐减为 0.2mg/(kg·d)维持治疗,治疗时间可能需要数月。

(2)依曲替酸:是阿维 A 酯体内主要活性代谢产物,口服易吸收,亲脂性比阿维 A 酯低,半衰期比阿维 A 酯短,与阿维 A 酯同样有效,应用剂量与阿维 A 酯相同。

(3)异维 A 酸:半衰期比阿维 A 酯和阿维 A 短,常用剂量是 1mg/(kg·d),治疗银屑病效果不如阿维 A 酯和阿维 A。

4.环孢素　治疗 3 例泛发性脓疱型银屑病,年龄 17 个月~7 岁,用法是 1~2mg/(kg·d),2 例在 2 周内皮损大部分消失,1 例 4 周后控制病情,维持治疗 3~6 个月后停用,效果良好。

5.氨苯砜　主要用于脓疱型银屑病,开始剂量为 1~2mg/(kg·d),年龄较大的儿童最大量 100mg/d。

6.紫外线治疗　单用或配合药物应用对寻常型银屑病效果较好。临床常用长波紫外线(UVA)和中波紫外线(UVB)。

7.光化学疗法(PUVA)　PUVA 副作用要小于系统用药。方法:8 甲氧沙林(8-MOP)口服 0.6mg/kg,90 分钟后照射 UVA,或 15ml 0.1% 8-MOP 置于 80 升水中,病人浸泡 30 分钟照射 UVA。局限于掌跖部位者 0.1%~0.5% 8-MOP 外用 20 分钟后照射 UVA,每周 2~4 次。

(四)治疗评价

1.抗生素及扁桃体切除治疗　报告结果不同,临床对照试验,未显示抗生素治疗儿童银屑病有明显效果。而由抗生素治疗有效率 0%~55%。切除扁桃体后有 32%~53% 的病人有效,但有 7% 的在手术后病情加重。

2.维 A 酸、甲氨蝶呤和环孢素　这些药物主要用于成人,用于患儿的临床资料较少,故仅用于脓疱型、红皮病型、关节病型或其他治疗方法无效的银屑病。

(1)维 A 酸:对泛发性脓疱型效果较佳,对轻病型效果较差。由于阿维 A 酯半衰期长且有致畸性,不推荐用于女孩银屑病,而以异维 A 酸代替。长期治疗者还要进行骨骼 X 线检查。某学者用阿维 A 酯治疗 5 例儿童脓疱型银屑病,5 例红皮病型银屑病有一定疗效。

(2)氨苯砜:Yu 等最后用氨苯砜治疗 1 例 7 岁的儿童泛发性脓疱型银屑病取得较好的效果,但是也有效果不佳者。

3.紫外线光疗　UVB 照射非常有效,但疗效不如 PUVA,适于静止期冬季性寻常型银屑病,对夏季性银屑病应当禁止使用。窄波 UVB(311~312nm)在皮损消退时间和缓解方面优于宽波 UVB,几乎与 PUVA 疗效相当。

4.光化学疗法(PUVA)　由于其毒副作用,美国皮肤病学会不推荐 PUVA 用于 12 岁以下儿童。

5.外用药物

(1)地蒽酚(蒽林):Zvulunov 等用 0.1%~0.2% 地蒽酚霜短暂涂药疗法治疗 58 例儿童银屑病,每日 1 次涂于皮损,半小时后洗去,2 个月后 81% 儿童皮损获得缓解。

(2)卡泊三醇软膏(50μg/g):每日 2 次,治疗斑块型银屑病可能比地蒽酚短涂疗法更有效,刺激性比地蒽酚小。有学者研究用卡泊三醇软膏治疗 66 例儿童银屑病,65％儿童经过医生的评估明显有效或皮损消退。维生素 D₃ 衍生物可作为轻、中度儿童银屑病的首选药物。

近期有研究报道在儿童银屑病中长期应用卡泊三醇是有效的,血钙和磷酸盐虽然无变化,但儿童长期应用可能发生内源性维生素 D 的减少。因此,在应用卡泊三醇时有必要监测维生素 D 的代谢产物。

(3)他扎罗汀:常用 0.05％～0.1％凝胶,每晚 1 次外用。治疗 1 周发挥作用,起效不如外用糖皮质激素迅速,但缓解期长,在儿童还没有应用的经验。

(五)预后

治疗银屑病的药物有较明显的毒副作用,可能会影响儿童的生长发育,治疗较为困难。儿童银屑病的治疗不单单是成人药物剂量的简单减量。

(常慧玲)

第十五节　副银屑病

副银屑病,病因不清楚,是一组皮疹为斑丘疹、鳞屑性损害、无主观症状,治疗困难的慢性疾病。

一、临床表现

可分为点滴状、苔藓样、斑块状和痘疮样副银屑病等 4 种类型。

1.点滴状副银屑病

(1)皮疹为针头至米粒大小红色斑丘疹或红斑,表面有少许细薄鳞屑,不易刮落,无薄膜现象和点状出血现象。

(2)皮损消退后可留暂时性色素减退斑或色素沉着斑,但陆续有新的皮疹发生,可见到新旧不同时期的皮疹。

(3)多发于躯干两侧及四肢近端,以屈侧较多。

(4)病程慢性,一般经数月或数年左右可自愈。

2.慢性苔藓样副银屑病

(1)为红色或红褐色针头到粟粒大小,覆有细薄鳞屑的扁平苔藓样丘疹,可呈带状或网状排列。

(2)躯干上部、颈部和小腿好发。

(3)病程慢性,不易自愈。部分病例可能发展为蕈样肉芽肿。

3.斑块状副银屑病

(1)皮损为大小不等的境界清楚的斑片或斑块,轻度浸润,圆形或椭圆形,有时可呈新月形或马蹄形。无薄膜现象和点状出血现象。

(2)散在分布于躯干及四肢近端。

(3)一般无自觉症状,可有轻到中度瘙痒。

(4)中年发病,男多于女。

(5)病程慢性,可持续不退。

(6)部分患者病情经过长期演变可能发生皮肤 T 细胞淋巴瘤,最常见为蕈样肉芽肿。

4.痘疮样副银屑病

(1)较少见,任何年龄均可发病,以青年较多。

(2)急性发病,初起为淡红色针头到豌豆大小、圆形、蜡样、有鳞屑的丘疹,不久丘疹中央出现浅表性坏死、结痂,脱落后留轻微瘢痕。不断有新发皮疹出现,同时可以见到不同阶段的皮疹。

(3)皮损泛发,主要位于躯干、上臂,偶有口腔及外生殖器黏膜损害。

(4)一般不影响全身健康,有的可伴乏力、发热、关节疼痛及淋巴结肿大。

(5)病程较短,一般 4～6 周,个别患者病程持续数年不愈。

二、诊断及鉴别诊断

由于本病形态不一,病理有无特殊性改变,故有时诊断较为困难。若为慢性病程,有丘疹、红斑,伴有脱屑,而无自觉症状,中青年患者难以诊断为其他皮肤病时,应考虑为本病之可能。应与下列疾病相鉴别。

1.玫瑰糠疹　　皮损为圆形、椭圆形的玫瑰色斑疹,躯干部的皮损长轴与肋骨平行。一般在 4～6 周自愈。通常不复发。

2.扁平苔藓　　皮损为扁平紫红色丘疹,皮肤及黏膜均可累及,常有剧痒。组织病理有特异性。

3.蕈样肉芽肿浸润期　　皮损为散在的红斑鳞屑性斑块,浸润显著,皮损颜色多变,伴有明显瘙痒。组织病理示亲表皮现象,表皮内可出现 Pautrier 微脓疡。真皮上部淋巴细胞常呈带状或弥漫分布,可见异形性细胞。

4.银屑病　　皮损为边缘清楚的红色斑块,表面有银白色鳞屑,刮之有薄膜现象及点状出血。

三、治疗

本病治疗效果不满意。

1.维生素 D_2 口服,每日 2.5 万 U,连续 2～4 个月,适用于点滴状和斑块状副银屑病。

2.痘疮样副银屑病病情严重者可服用小剂量皮质类固醇。

3.甲氨蝶呤(MTX)2.5mg,每 12h 1 次,每周连服 3 次。

4.四环素和红霉素可用于痘疮样副银屑病,四环素可用于慢性苔藓样副银屑病。

5.抗组胺药口服。

6.局部外用皮质类固醇,或各种角化促成剂。

7.光化学疗法(PUVA)与紫外线照射。

8.中药内服。

9.斑块状副银屑病需长期随诊,定期做皮肤病理组织学检查。

10.小斑块状类银屑病:治疗效果不佳,方法包括润滑剂、糖皮质激素外用、UVB 或联用焦油制剂、咪喹莫特、他克莫司、维 A 酸软膏、氮芥、PUVA。患者在开始时应每半年随访 1 次,以后则每年随访 1 次。

11.大斑块状类银屑病:治疗目的在于控制病情,防止发展为蕈样肉芽肿,患者在开始时应每 3 个月随访 1 次,以后则每半年或 1 年随访 1 次,可疑损害应反复做活检。治疗方法包括:润滑剂、强效糖皮质激素外用＋UVB 或 PUVA、氮芥外用等。维生素 D_2 250000U,每日 1 次,治疗 2～4 个月有效。全身试用干扰素-α、白介素-2。

12.苔藓样糠疹包括急性痘疮样和慢性苔藓样(点滴状类银屑病),治疗方法包括:抗生素,如红霉素或四环素;维生素,维生素 D_2,开始每日5万 U,以后可增加至每日15万 U,一些患者有效。也可用 AD 胶丸,烟酰胺 $0.2\sim0.3g$,3/d。维胺脂25mg,3/d,或异维 A 酸10mg,$1\sim2/d$;氨苯砜50mg,2/d;抗组胺药,如氯苯那敏、去氯羟嗪及新一代咪唑斯汀、氯雷他定;抗代谢药,如甲氨蝶呤,每12h服2.5mg,每周连服3次;免疫抑制药,如环孢素,开始每天 $2.5\sim5mg/kg$,缓解后可减量维持。泼尼松,$20\sim40mg/d$,控制后逐渐减量;雷公藤总苷,每次口服 $10\sim20mg$,3/d,1个月为1个疗程,病情控制后减量或间歇给药;光疗,如 UVB或 PUVA;10%尿素霜、维 A 酸霜、蒽林软膏、焦油制剂、糖皮质激素。上述治疗方法均有一定效果,停药后复发者一般病情减轻。

(刘建荣)

第十六节　毛发红糠疹

毛发红糠疹(PRP)是具有局限性毛囊角化性丘疹、掌跖角皮病和红皮病为特征的慢性皮肤病。病因不明,遗传因素(常染色体显性遗传)、维生素 A 缺乏、角化障碍可能与发病有关。

【临床提要】

1.基本损害　①毛囊角化性丘疹:淡红褐色、棕色或正常皮色。丘疹干燥、坚硬、顶端尖锐,叩之有木锉感,中心有小角质栓,剥除角栓后,可见特征性小凹陷,约27%～50%患者,第1、2指节背侧常见有上述特征性丘疹,具有诊断意义。散在的毛囊角化性丘疹可融合成大小不等、基底发红边界清楚的鳞屑性斑块。②类似银屑病和红皮病损害:躯干、四肢的斑块类似银屑病。重者可波及全身,形成红皮病,在受累区常可有正常皮岛。③掌跖角化:75%～97%的患者可伴有掌跖角化。指(趾)甲增厚不平。

2.发病特征　皮疹多从头皮面部开始,类似干性脂溢性皮炎损害,逐渐向躯干、四肢扩延。自觉症状轻微,有时微痒、灼热,一般不伴内脏损害。

3.临床分型　PRP 可分为家族型和获得型,也可按发病年龄分为儿童型和成年型。本病分成6型:

成人型:典型(Ⅰ型)、非典型(Ⅱ型)。

幼年型:典型(Ⅲ型)、局限型(Ⅳ)、非典型(Ⅴ型)和 HIV 相关型(Ⅵ型)。

4.诊断及鉴别　根据本病特征性毛囊角化性丘疹,好发部位,结合组织病理一般诊断不难。应与下列疾病鉴别。①银屑病:有多层银白色鳞屑斑丘疹,去除鳞屑可见薄膜及点状出血表现。掌、跖无角化过度。②脂溢性皮炎:主要累及多脂区,具有油腻性鳞屑,无毛囊角化性丘疹。③毛周角化病:毛囊角化性丘疹多见于四肢伸侧,尤以上臂伸侧、股外侧为多,无鳞屑性斑块。

【治疗处理】

(一)治疗原则

目前尚无特效疗法,治疗方法虽有显著改善,但对症处理仍很重要。除一般对症处理外,可根据分型进行治疗。一些病例可自行消退,对青少年患者一般采取保守治疗。检测可能存在的相关疾病,伴发病的治疗如 HIV 感染,卡波西肉瘤、自身免疫性疾病或恶性肿瘤、白血病、基底细胞癌、肝癌。

(二)基本治疗

1.作用靶位　抑制毛囊内角栓和毛囊间表皮及毛囊上皮灶性角化不全,减少真皮内毛细血管扩张、淋巴细胞和组织细胞浸润,恢复正常角化,改善临床症状。

2.局部治疗　局部温和的润滑剂,糖皮质激素制剂。

3.系统治疗   内服维A酸类、甲氨蝶呤、硫唑嘌呤、环孢素。

4.支持疗法   有红皮病者给予支持治疗。

5.监测和治疗伴发病   伴发病的治疗依其疾病制定治疗方案。

(三)治疗措施

1.全身治疗

(1)维生素:维生素A 15万～20万U/d,分3次口服,胃肠道吸收障碍者可肌内注射10万～30万U/d,用药2个月无效者停用,有效者可继续用4～6个月。大剂量长期应用时,要注意其毒副作用。维生素E 300～600mg/d,分3次口服;复合维生素B或烟酸亦可应用。

(2)维A酸类:疗效不一,部分病例有极好的疗效。①异维A酸,每日0.5～1mg/kg,分次口服,以后逐渐增加,有效剂量为每日1.5～2.0mg/kg;②阿维A酯,商品名银屑灵,每日0.25～0.5mg/kg,增加到每日1mg/kg,最大剂量不得超过75mg/d,需连服数月;③依曲替酸,常用量为50～75mg/d。Cohen报道,用阿维A酯治疗毛发红糠疹,大部分患者都有效,使用阿维A酯剂量一般为0.75～1.0mg/(kg·d),视病情逐渐减量,一般疗程为4个月。大多数研究报道阿维A酯对毛发红糠疹病程和预后有帮助。

(3)糖皮质激素:效果不大,但对发展为红皮病者可应用,与维生素A合用能增强疗效。

(4)免疫抑制剂:硫唑嘌呤、甲氨蝶呤(MTX)或环孢素可用于重症患者。MTX 2.5mg,每12小时服1次,每周连服3次;硫唑嘌呤,每日50～100mg,分两次口服;环孢素,每日3～5mg/kg。雷公藤多苷,每日1～1.5mg/kg,分2～3次日服;雷公藤煎剂,30～50g/d。

(5)其他:甲状腺素片30mg,每日1～2次。胎盘组织液2ml,肌内注射,每日1次。盐酸普鲁卡因静脉封闭。

2.物理治疗   可应用光化学疗法,糠浴、淀粉浴或矿泉浴等。

3.局部治疗   宜用温和的制剂,旨在恢复紊乱的皮肤屏障。可选用3％～5％水杨酸软膏、10％～20％尿素软膏、30％鱼肝油软膏、0.1％维A酸软膏、卡泊三醇软膏,糖皮质激素软膏或霜剂,长期大面积用药应注意吸收中毒。

(四)治疗评价

1.维生素A   Griffiths回顾了37例PRP患者,用维生素A 2.5万～100万U/d治疗,其中12例有效。100万U/d为中毒量,连续治疗不能超过2周,可取得较好的疗效,较常见的副作用是肝脏毒性。合成的维A酸类药物已替代了维生素A。

2.维A酸类   维A酸类药物可能是PRP最有效的治疗药物。①异维A酸:常规用量如0.5～2mg/(kg·d),治疗数月可缓解或治愈。一些病例组报道高达90％的患者有效。Goldsmith等多中心试验用异维A酸治疗45例PRP,平均每天剂量约为1～2mg/kg,连续治疗4个月,90％以上的患者获得显著疗效。Dicken发现15例PRP患者用异维A酸40～80mg/d治疗,其中10例平均治疗25周消退。但家族性PRP的治疗效果不肯定。②阿维A酯:治疗PRP也有效,常规剂量为0.5～1.0mg/(kg·d)。Borok和Lowe对4例患者用阿维A酯0.27～1.0mg/(kg·d),治疗5个月后,其中3例完全消退。作者指出用阿维A酯治疗的患者其临床消退比异维A酸组稍快。

Goldsmith报道,毛发红糠疹患者用13-顺维A酸治疗3～6个月,60％～95％患者有效。这些研究报道的剂量为0.48～3.19mg/(kg·d),但一般有效剂量为1.0～1.5mg/(kg·d)。

3.甲氨蝶呤(MTX)   疗效较好,是治疗顽固性PRP的替代方法。MTX起效需用药6～8周,且完全缓解可在3～4个月见到。Dicken用MTX治疗8例PRP,平均疗程6个月,每周剂量为10～25mg 1次服用或分3次服用,每隔12小时1次,所有患者症状明显改善。Griffiths报道,毛发红糠疹患者用甲氨蝶呤

$7.5\sim25mg/$周,部分患者有效,但与维 A 酸相比,其疗效有明显差异性:42 例患者中只有 17 例患者对甲氨蝶吟治疗有效。

4.维 A 酸类＋MTX　口服维 A 酸类药物和 MTX 联合治疗银屑病,Clayeon 等报道治疗 11 例严重的或顽固性 PRP 患者,大多数接受阿维 A 酯 $25\sim75mg/d$ 和口服 MTX $5\sim30mg/$周。经过 16 周治疗后,有 8 例显示有效。有 2 例发生严重的药物性肝炎,因此应将剂量减至最小。

5.硫唑嘌呤　Griffiths 报道 8 例患者用硫唑嘌呤治疗,7 例患者有效。

6.糖皮质激素　局部用药疗效并不理想,而系统治疗不敏感,Griffiths 发现 14 例患者用糖皮质激素(剂量达 $90mg/d$)口服或非肠道给药,结果 9 例无效。

7.卡泊三醇　VandeKerkhof 和 Steijlen 发现 3 例 PRP 患者外用卡泊三醇油膏每日 2 次,治疗 4 周后,获显著改善。

8.HIV 感染　Gonzalezlopez 报道,叠氮胸苷治疗 HIV 合并毛发红糠疹有效,而当叠氮胸苷用于无 HIV 感染的毛发红糠疹患者却无效,类似地 HIV 合并毛发红糠疹患者对三倍的抗反转录病毒有效(叠氮胸苷),疗效与 HIV 病毒数量降低情况有关。

9.光疗　PRP 患者的光疗结果比银屑病差得多。有报告 17 例 PRP 均无效。然而也有 PRP 用 PUVA 治疗获得成功的报告。

Herbst 报道,长波紫外线联合阿曲汀成功治愈 1 例典型毛发红糠疹患者。

Kirby 报道,1 例典型的青少年毛发红糠疹用窄谱 UVB 联合维 A 酸治疗有效,此例患者曾用广谱 UVB 治疗无效,推测窄谱 UVB 具有某些不同的生物效应,优于广谱 UVB 和光疗。

10.保守治疗　对于青少年患者,一般采用保守治疗,因为通常呈局限性受累,总的来说预后良好,外用治疗如焦油、糖皮质激素和角质剥脱剂可获中度改善。儿童外用卡泊三醇也可能有效。

11.生物制剂　报告一例毛发红糠疹患者使用依那西普 50mg,每周 2 次皮下注射,疗效好。另有两篇病例报告。使用 $5mg/kg$ 英夫利昔单抗获得成功。但也有两个病例报告称英夫利昔单抗治疗无效,一例患者是单独使用英夫利昔单抗,另一例患者是与阿维 A 联合应用。

（五）预后

本病某些类型可自行消退,如 80% 的Ⅰ型病例 $1\sim3$ 年内消退,Ⅲ型病例一般 $1\sim2$ 年内自行消退,Ⅳ型部分于青少年晚期消退。Ⅴ型罕见自发性消退。HIV 相关型视 HIV 感染控制的程度而定。

（刘建荣）

第十七节　玫瑰糠疹

玫瑰糠疹是一种病因不明的急性炎症性皮肤病,损害为玫瑰色斑疹,不覆糠状鳞屑,好发于躯干和四肢近端为其特征,病程为自限性。驱斑的出现、自限性病程、季节性发病和很少复发,这些都支持病毒感染学说。

一、临床表现

1.基本损害　母斑:或称前驱斑,开始为丘疹,$1\sim2d$ 迅速增大,圆形或卵圆形橙红色斑,略隆起,上覆细小鳞屑,直径 $2\sim10cm$,中央有痊愈倾向,前胸为最常见的部位;继发疹:母斑出现后 $2\sim21d$,继发疹成群发生,形态与母斑期相似,但较小,直径<2cm。

2.发病特征 前驱症状,5%病例在发疹前有全身不适、发热、关节痛和淋巴结肿大。继发疹持续2～10周,特殊分布,皮损对称分布,主要位于躯干、颈部及四肢近端,其和轴平行于皮肤裂纹,外观似"圣诞树"。皮损中央首先愈合,边缘覆细薄鳞屑,愈后遗留色素沉着。有不同程度的瘙痒。

二、诊断

1.皮损为圆形、椭圆形的玫瑰色斑疹,表面附有少许糠秕状鳞屑。皮损中央趋向消退呈黄褐色。少数病例可有水疱、脓包、风团、苔藓样变、紫癜以及严重的瘙痒。

2.好发于躯干及四肢近端。躯干部的皮损长轴与肋骨平行。

3.常先发一母斑,类似皮疹陆续成批发出。

4.少数患者可伴低热、全身不适、食欲缺乏、咽痛、头痛及淋巴结肿大等。

5.病程有自限性,通常不复发。

三、鉴别诊断

1.体癣 皮损为炎症性红色环形或钱币状斑片,表面可有细薄的鳞屑,边界清楚,略隆起。查真菌阳性。

2.脂溢性皮炎 红斑表面有油腻性鳞屑,好发于头皮、耳、胸、背部等。

3.花斑癣 皮疹形态及发病部位有时与玫瑰糠疹相似,但查真菌阳性。

4.银屑病 皮损为边缘清楚的红色斑片,表面有鳞屑,刮之有点状出血。

四、治疗

1.治疗原则 明确诊断后,治疗以对症为主,适当的治疗可明显缩短病程。有一种玫瑰糠疹样的皮疹,它可能是对卡托普利、砷剂、金制剂、铋剂、可乐定、甲氧丙嗪、盐酸曲吡那敏或巴比土酸盐的过敏反应。再加上过敏因素要除去和避免。

2.基本治疗 局部用止痒安抚剂、糖皮质激素霜,全身治疗给予抗组胺药物或糖皮质激素(重症)。

3.治疗措施

(1)抗组胺类以及维生素类药物口服。

(2)尽量不用激素,但皮损伴有紫癜、瘙痒显著或皮损泛发者可短期应用泼尼松,20～30mg/d,以后逐渐减量。

(3)外用炉甘石洗剂,或皮质类固醇霜。

(4)可用红斑量或亚红斑量紫外线照射。

(5)中药内服。

(6)全身治疗:内服抗组胺药及B族维生素、维生素C等。重症者可短期使用糖皮质激素,严重的水疱型病例可用氨苯砜50mg,每日2次。

(7)紫外线治疗:皮损顽固或泛发者,可用红斑量或亚红斑量的紫外线分区交替照射,2～3d 1次,照射3～5次,引起轻度红斑反应,常可使皮疹消退,但炎症明显或有渗液者禁用。

（8）氦氖激光照射：功率 8～25mW，每区照射 5～10min，剂量为 119～178J/cm²，1/d，10 次为 1 个疗程。

（9）皮下注射氧气疗法：在肩胛下部皮下注射氧气，每 3d 1 次，首次 100ml，以后每次增加 50ml，最多每次 400ml，10 次为 1 个疗程。

（10）局部治疗：可用润滑剂、炉甘石洗剂、5％硫磺乳剂或糖皮质激素霜。

五、疗效评价

1.糖皮质激素/润肤剂/抗组胺药　某学者报道，他根据自己治疗玫瑰糠疹经验，发现局部应用糖皮质激素、润肤剂及口服抗组胺药治疗玫瑰糠疹，三者均有一定优势。

2.光疗　某学者报道，17 例泛发性玫瑰糠疹患者，身体一侧用最小红斑量 UVB 治疗 10d，身体另一侧 1 焦耳 UVA 治疗作为对照。结果发现用 UVB 治疗一侧除瘙痒外，17 例患者中有 15 例患者病情明显好转。

某学者报道，20 例有症状的泛发性玫瑰糠疹患者用 UVB 光疗治疗，采用双向对照研究，患者身体左侧为对照。经过连续 5d 最小红斑剂量 UVB 光疗，50％患者临床症状和主观症状（如瘙痒）得到明显改善。

3.糖皮质激素　某学者回顾性报道，368 例患者、其中 29 例患者自述严重瘙痒，口服泼尼松龙应慎用，因有报道口服糖皮质激素治疗可加重病情。

某学者报道，18 例患者口服糖皮质激素治疗玫瑰糠疹，使用糖皮质激素剂量越大，时间越长，病情恶化越明显。

4.红霉素　某学者报道，90 例患者随机分为治疗组和对照组，治疗组成年人口服红霉素 250mg，每日 1 次，儿童口服红霉素 25～40mg/kg 分 4 次口服，用药 2 周。相比对照组。治疗组中 73％患者改善。

（常慧玲）

第十八节　单纯糠疹

白色糠疹亦称单纯糠疹，皮损为干燥鳞屑性圆形浅色斑。好发于儿童或青少年。

一、病因及发病机制

病因不明，现多认为是一种非特异性皮炎。营养不良、维生素缺乏、日晒、皮肤干燥、肥皂浸洗及糠秕孢子菌感染等可能是诱发因素。

初发时为少数孤立的圆形或椭圆形淡红色斑或苍白色斑，边界不太清楚，可逐渐扩大或增多。皮损常 4～5 个或更多，直径为 1～4cm。表面干燥，覆有少量灰白色细小鳞屑，基底炎症反应轻微。皮损好发于颜面，尤以两颊部多见，偶可见于颈部及上臂。多无自觉症状，或有微痒。经数周至 1 年余自愈，有的病人鳞屑消失后仍留白色斑 1 年或更久。应与白癜风、花斑癣等相鉴别。白癜风为乳白色斑，边缘有色素加深带；花斑癣为淡黄色或淡褐色斑，覆有糠状鳞屑，真菌检查阳性。

二、治疗处理

1.治疗原则　本病为自限性,对深肤色人来说,是一美容问题。一般仅对症处理。治疗可促进色素恢复或色素沉着。

2.基本治疗　低效糖皮质激素,或联用 Lac-Hydrin,一般不必治疗,可试用硫磺霜,低效糖皮质激素,光疗。

3.治疗措施　一般不需治疗。可服用 B 族维生素及外用 3％～5％硫磺霜、2％水杨酸软膏、5％尿素软膏及 1％氢化可的松软膏、维 A 酸类软膏、PUVA 等。

4.疗效评价及预后　治疗可促进色素沉着。本病预后良好,一般经过数月或数年自然痊愈。

（刘建荣）

第十九节　苔藓类疾病

一、扁平苔藓

扁平苔藓又名扁平红色苔藓,是一种原因不明的慢性炎症性皮肤黏膜疾病。有独特的临床表现及组织病理学特征。病因不明,有感染、自身免疫、精神和遗传学说。

【诊断】

1.男女均可发病,以 30～60 岁最多见。

2.皮疹可发生全身各处,但以四肢屈侧、腘窝、踝部、胫前、腰及臀等处多见。也可侵及阴茎、肛周、阴唇等处。

3.典型皮损为紫红色的多角形扁平小丘疹,有蜡样光泽,边缘清楚。丘疹表面有灰白色小点及纵横交错的白色条纹(称为 Wickham 纹),搔抓后可出现串珠状损害(同形反应),丘疹散在或密集,或融合成大斑块,也可呈环状或带状排列。皮疹消退后遗留色素沉着。

4.病程慢性,易反复。

5.常有阵发性剧痒,或痒感轻微。

6.特殊类型

(1)肥厚性扁平苔藓(又称疣状扁平苔藓):损害为紫红或褐红色疣状斑块,消退后留有萎缩斑,常位于前踝部。

(2)环状扁平苔藓:皮疹排列呈环形,多见于龟头。

(3)线状扁平苔藓:常见,皮疹聚集,沿某一血管或神经径路呈线状排列,以下肢后侧多见。

(4)萎缩性扁平苔藓:萎缩性斑片,其边缘有微高起而中央凹陷的多角形小丘疹。

(5)大疱性扁平苔藓:在丘疹、斑块基础上出现水疱或大疱。

(6)此外,尚有糜烂溃疡性、光线性、色素性及毛囊性扁平苔藓等。

(7)黏膜损害:约 15％～35％患者发生黏膜受损,以口腔黏膜受累为多。多见于臼齿对面的颊黏膜,其次为舌、上牙龈和下唇,常对称性分布,表现为网状 Wickham 纹和糜烂,偶尔可见大疱性损害。舌部损害常有舌乳头萎缩。唇部损害可有糜烂、渗液及黏着性鳞屑,与红斑狼疮引起的唇部损害极相似。约 1% 口腔黏膜扁平苔藓可发生癌变。

(8)甲损害:6%～10%病例有甲损害。常在全身性扁平苔藓后 3～4 周出现。表现为纵嵴及表面粗糙不平。严重时甲板变薄、分裂。有不规则点状凹陷、褐色色素沉着及匙形甲,可发生甲胬肉、甲床萎缩、甲下角化过度或甲板脱落。少数仅有甲损害,而无皮肤、黏膜改变。

(9)组织病理示表皮角化过度,粒层增厚,棘层不规则增殖,表皮突呈锯齿形,基底层液化变性。真皮上层以淋巴细胞为主的带状浸润,向上侵入表皮,致表皮与真皮之间境界不清。

【鉴别诊断】

应与扁平苔藓样药疹、皮肤淀粉样变、神经性皮炎、银屑病、硬化性萎缩性苔藓、线状苔藓等相鉴别。

1.扁平苔藓样药疹　可引起扁平苔藓样皮疹,但多在用药数日至数周后发疹,起病急,皮疹分布对称,停药后多会逐渐消退。

2.皮肤淀粉样变　皮疹多对称分布于两小腿伸侧,为半球形丘疹,表面粗糙而无光泽,刚果红组织病理改变有助于鉴别。

3.神经性皮炎　常先瘙痒后发皮疹,呈典型的苔藓样变斑片,无 Wickham 纹及黏膜受损,皮疹多位于颈项、肘关节伸侧及腘窝等处。

4.银屑病。

5.硬化性萎缩性苔藓　好发于外阴及肛门,皮疹为淡白色扁平丘疹,周围绕以红晕,丘疹顶端见黑头粉刺样角质栓,晚期皮疹表面出现羊皮纸样皱纹。

6.线状苔藓　好发于一侧上肢或下肢,苔藓样小丘疹排列成条状,可仅有一条,亦可为数条平行排列,不痒,皮肤病理检查有助于鉴别。

【治疗】

(一)一般疗法

消除精神紧张,治疗慢性病灶,避免各种刺激。

(二)内用疗法

1.对瘙痒剧烈者可服抗组胺药及镇静药。

2.急性泛发者可口服皮质类固醇激素,醋酸泼尼松片,每日 15～20mg,待病情好转后,逐渐减量。

3.其他:可选用氯喹每次 0.25g,每日 2 次,1～2 周后改为每日 1 次,连服 1～2 个月。异烟肼每日 300～400mg 口服。氨苯砜(DDS)每日 100～200mg,分 2～3 次口服。可用维 A 酸。沙利度胺(反应停)每日 100mg,分 2 次口服。

(三)外用疗法

原则为止痒、抗炎。外搽皮质类固醇激素霜剂,0.05%～0.1%维 A 酸霜,5%硫黄煤焦油软膏,5%水杨酸软膏等。对小面积者可用上述药物包敷,也可用皮质类固醇激素如醋酸泼尼松龙作皮损内注射。黏膜损害外用过氧化氢、复方硼砂溶液等清洗。0.1%他克莫司软骨(普特彼)可用于治疗顽固性黏膜糜烂及难治性扁平苔藓。

(四)物理疗法

用于局限性肥大型者。用同位素^{90}Sr 锶敷贴,激光照射或液氮冷冻疗法。光化学疗法(PUVA)也有效。

【预后】

病程慢性,尚无满意的治疗方法。口腔黏膜损害,有人统计癌变率高达 10%以上。

二、硬化性萎缩性苔藓

硬化性萎缩性苔藓又称硬皮病样扁平苔藓、白点病、白色苔藓、萎缩性慢性苔藓样皮炎,是一种原因不明的少见病,表现为境界清楚的白色萎缩性丘疹,晚期真皮上层胶原硬化,皮损因之发硬。可伴女阴及肛周皮肤萎缩。病因不明,可能与内分泌有关,感染、外伤可能是其诱因。

【诊断】

1.发生于两性任何年龄,多见于女性,多绝经期后发病。女孩患者青春期后自然好转。

2.起病隐袭性,一般无自觉症状,偶有轻度瘙痒。

3.基本皮损为多角形平顶丘疹,呈瓷白色、象牙色或黄色,质地坚实,表面发亮,有群集倾向,周围绕红色或深红色晕,丘疹顶端可见黑头粉刺样角质拴,此栓脱落后有小凹陷。丘疹常融合成片状。偶有大疱、毛细血管扩张和紫癜。晚期皮疹表面起皱,萎缩,皮损平伏,下凹,呈羊皮纸样外观。皮肤发硬常持续存在,但也可消失,仅留色减斑。

4.好发于肛门、外生殖器、躯干上部、手腕屈侧、前臂、脐周等,常对称性分布。

5.龟头和包皮的硬化性萎缩性苔藓表现为闭塞性干燥性龟头炎。较少见。

6.口腔黏膜损害:常见于颊、腭黏膜及舌部。损害为淡蓝白色斑片,有时呈网状或表浅溃疡。

7.组织病理示表皮角化过度,毛囊或汗管上角质栓塞,棘层萎缩,基底层液化变性。表皮下、真皮上1/3处胶原纤维水肿和均质化,弹力纤维减少或消失,有淋巴细胞及少数组织细胞浸润。

【鉴别诊断】

需与点滴状硬皮病、萎缩性扁苔藓及女阴白斑相鉴别。

1.点滴状硬皮病　皮损一般不高起皮面,表面无鳞屑。亦无毛囊性角栓。组织病理学检查可助鉴别。

2.萎缩性扁平苔藓　损害呈深褐色或青紫色而不呈淡白色,硬化不显著,痒感明显,无羊皮纸样皱纹,组织病理象也不同。

3.女阴白斑　好发于小阴唇内侧黏膜,为白色斑点,扩大融合成灰白色斑片,剧痒,无萎缩,但组织病理象有助于鉴别。

【治疗】

无特效疗法,一般对症治疗。

1.避免各种刺激及致敏物质,加强营养。

2.瘙痒剧烈者,可口服抗组胺药物。

3.成人可长期口服己烯雌酚片,每晚1mg。注意可有胃肠道不适反应,有肝病、子宫肌瘤、乳腺肿瘤者忌用。

4.局部疗法:女阴硬化萎缩性苔藓用雌激素霜治疗;2.5%丙酸睾酮软膏治疗闭塞性干燥性龟头炎有效。皮质激素软膏有暂时止痒作用,但久用可使皮肤更萎缩变薄,不宜长期应用。维生素A或维A酸软膏也可外用。免疫抑制剂0.1%他克莫司软骨(普特彼)及1%吡美莫司乳膏(爱宁达)外用亦有较好的疗效。

5.激光照射或液氮冷冻疗法。

6.包茎引起闭塞性干燥性龟头炎者可做环切;尿道口狭窄者,用扩张术。

7.外生殖器皮损患者应定期(每6～12个月1次)随诊,以预防癌变。

【预后】

部分可自行消退,尤以儿童和年轻女性患者为然,极少数能发展为鳞状细胞癌,应进行长期追踪观察。

三、症状性苔藓样疹

症状性苔藓样疹又称扁平苔藓样疹,系指由多种原因引起类似扁平苔藓样改变,甚至损害黏膜。发病与药物、彩色显影剂,骨髓移植术等多种因素有关。

【诊断】

(一)药物引起的扁平苔藓样疹

1.常见药物:金、有机砷制剂、抗疟药、抗结核药等。

2.用药数周或数月后发疹。

3.突然发生,对称而广泛分布。

4.皮损类似扁平苔藓,但鳞屑较多,皮疹较肥厚,消退后留有较明显的色素沉着。伴明显毛发脱落,少数累及指甲。

5.组织病理变化类似扁平苔藓,但浸润细胞中有嗜酸粒细胞等。

(二)彩色显影剂引起的扁平苔藓样疹

1.常发生于接触部位。

2.皮损两种类型:急性湿疹样发疹和亚急性(或慢性)扁平苔藓样发疹,且两种皮疹可相互转化。皮损消退后遗留色素沉着。

3.可有剧痒。经过缓慢,持续数月。

4.斑贴试验阳性。

5.病理变化似不典型扁平苔藓或完全相同于扁平苔藓。

(三)骨髓移植术引起的扁平苔藓样疹

分急性期及慢性期。

1.急性期反应出现于术后约20天内,皮损为广泛性斑丘疹,红色至紫红色的鳞屑性损害或干性鳞屑性猩红热样疹,有色素沉着,可出现表皮坏死松解。

2.慢性期反应出现早期的扁平苔藓样疹和晚期的皮肤硬化症和异色症样改变。

3.组织病理:急性期表皮内很多变性角朊细胞,此种细胞常伴一个或更多的卫星淋巴细胞(称为卫星细胞坏死),广泛的细胞外移,真皮上部弥漫性淋巴细胞浸润。慢性期早期的组织像极似扁平苔藓,晚期表皮萎缩,过度色素沉着,基层空泡变化,真皮胶原束增厚、透明变性及附件结构破坏。

【治疗】

1.寻找病因,给以相应处理。

2.金制剂引起者,可用二巯丙醇(BAL)和依地酸钙钠(EDTA)治疗。

3.骨髓移植术引起者可用免疫抑制剂、抗胸腺细胞球蛋白等。

4.严重时用糖皮质激素治疗。

5.局部治疗:依据皮损选择外用药,如皮质类固醇激素制剂、炉甘石洗剂等。

(刘建荣)

第二十节　其它皮肤病

一、手足口病

手足口病多由柯萨奇 A16 及埃可 6 型肠道病毒 71 引起。多见于小儿,由人传染人。

【临床提要】

1.发病特征　突然发热、咽痛,于口腔黏膜、齿龈、舌和腭部出现小疱疹,继而成小溃疡。

2.疼痛性口腔炎　咽痛、口腔黏膜、齿龈、舌和腭部小疱疹、小溃疡。

3.手足疱疹　1～2 天后手足斑丘疹,很快变为疱疹。分布于指(趾)背面及指、趾间褶处,甚或掌跖,数个至十数个不等。发热和皮疹 2～3 天后可消失,病程持续 1 周。

4.诊断与鉴别诊断　本病同时口腔、手、足出现疱疹较为特殊,临床可诊断,确诊仍需病原学证实。应与疱疹性咽颊炎和疱疹性齿龈口腔炎、复发性单纯疱疹、多形性红斑相鉴别。

【治疗处理】

(一)治疗原则

支持、对症治疗,试用抗病毒药物,如利巴韦林、干扰素,中药清热解毒。

(二)基本治疗

见表 1-5。

表 1-5　手足口病的基本治疗

作用靶位	阻止病毒复制,促进干扰素及特异性中和抗体形成,消灭病毒
系统治疗	支持对症治疗,干扰索、利巴韦林、阿昔洛韦
局部治疗	对症抗炎,阿昔洛韦软膏、莫匹罗星软膏
中医中药	清热解毒

(三)治疗措施

1.局部治疗　①疱疹及溃疡局部涂以甲紫、莫匹罗星软膏即可。②利巴韦林滴眼、滴鼻:眼药水 8mg/ml,滴鼻液 50mg/10ml,每 1～2 小时 1 次,每次 1～2 滴。③气雾吸入:可将本品 50～100mg 的注射剂加入 10～20ml 生理盐水中,超声雾化吸入,每日 2 次。

2.系统治疗

(1)利巴韦林:①口服,成人每次 100～200mg,小儿每日 10～15mg/kg,分 3 次服。②肌内注射或静脉滴注,成人及小儿每日 10～15mg/kg,分 2 次肌内注射或静脉滴注。

(2)干扰素。

(3)阿昔洛韦:10mg/(kg·d),加生理盐水 100～200ml,静脉滴注,每日 1 次,5 天为一疗程。

(四)疗效评价及预后

上述支持对症治疗可缓解症状,本病病程一般 5～10 天,多数不治自愈。此外,在肠病毒 71 型流行期间,有报告可发生严重中枢神经系统病变。

二、疣病

（一）寻常疣

【概述】

寻常疣是由人类乳头瘤（HPV1、2、4 型）感染所引起的皮肤赘生物。

【诊断要点】

1.初起为小丘疹,渐增大呈黄豆大或更大。表面角化粗糙,坚硬。呈灰黄、污黄或污褐色。

2.皮损好发于手背、手指及足缘等处。发生于甲周者称甲周疣。在甲床者称甲下疣。有时皮损呈细长丝状突起,称为丝状疣。有时为一簇多个参差不齐的指状突起,称指状疣。

3.自觉症状轻微,病程慢性,可在 2 年内自然消退。

4.组织病理改变:表皮棘层肥厚,呈乳头瘤样增生,角化过度间有角化不全,棘层上部及颗粒层细胞有空泡化。表皮突延长,疣周围向内弯曲呈抱球状,真皮乳头上延,血管扩张。

【鉴别诊断】

传染性软疣:皮损呈半球形,表面呈蜡样光泽,不呈刺状,中心凹陷有脐窝,可查见软疣小体。

【疗效判断标准】

治愈　皮疹消退。

【治疗】

1.可涂三氯醋酸溶液、5％酞丁安软膏、20％足叶草酯软膏。

2.也可采取局部冷冻治疗,但应避免遗留瘢痕,亦可采用电凝、电烧灼、激光等治疗,对丝状疣体及较小的指头疣,术前应先剪去疣体。

3.聚肌胞:4mg,肌内注射,隔日 1 次。

4.碘酊注射法:以 2％碘酊,在皮肤常规消毒后,用注射器注入母疣基底部,视疣的大小注入 0.1～0.3ml,一次即可。

【预防与调护】

1.避免对皮肤的摩擦和撞击,以防出血与继发感染。

2.忌滥用强烈的外用腐蚀剂。

（二）跖疣

【概述】

寻常疣发于足跖部称跖疣。

【诊断要点】

1.初为细小发亮丘疹,逐渐增至绿豆大小,略高出皮肤,表面角化粗糙,灰黄或污灰色,周围境界清楚,绕以增厚的角质环。如用小刀将表面角质刮去,表面可见出血点。有时疣表面有微量血液外渗,凝固后呈小黑点。

2.有时损害可互相融合,为一角质斑块,又称镶嵌疣。

3.好发于足跟、跖骨头或跖间受压处。偶尔也可发生于手掌,称掌疣。

4.损害常伴触痛。

5.病理改变与寻常疣基本相同,但整个损害深入真皮,角质层增厚,有广泛的角化不全。空泡化细胞及炎症浸润更明显。

【鉴别诊断】

1.鸡眼 皮损为单个淡黄色角质栓,外围为透明黄色环,形似鸡眼,好发于足缘或足趾压迫部,多个或单个,中心皮纹消失,光滑,垂直压迫明显。

2.胼胝 好发于掌跖,皮损为蜡黄色角质斑片,中央略高,边缘不齐,皮纹正常,表面光滑,压痛不明显。

【疗效判断标准】

治愈 皮疹消退。

【治疗】

1.用5%氟尿嘧啶软膏外涂。

2.也可用0.05%~0.1%博来霉素生理盐水溶液或2%普鲁卡因溶液做局部损害内注射。

【预防与调护】

避免挤压。

(三)扁平疣

【概述】

扁平疣是好发于面部、手背,以扁平丘疹为特征的病毒感染性皮肤病。

【诊断要点】

1.好发于青少年颜面、手背及前臂等处,起病较突然。

2.损害为正常皮色,淡红或淡褐色扁平丘疹,米粒大到绿豆大,圆形或多角形,表面光滑,境界清楚。

3.皮疹数目较多,常散在或密集分布,可见由于搔抓后的自体接种现象——皮疹沿抓痕呈串珠状排列。

4.一般无自觉症状,病程呈慢性,可自行消退,消退前瘙痒明显,愈后不留痕迹。

5.组织病理改变:表皮角化过度,角质层呈网篮状,颗粒层及棘层脂厚,其上部可见多数空泡化细胞,细胞体大,核位于中央。

【鉴别诊断】

汗管瘤:皮损为肤色或淡黄色,表面有蜡样光泽,半球形丘疹,质中等,直径1~2mm,数个至百个以上,常密集而不融合,好发于两下眼睑。

【疗效判断标准】

治愈 皮疹消退,症状消失。

【治疗】

可采取局部冷冻疗法,但应避免遗留瘢痕。

【预防与调护】

1.避免搔抓,以防自身传染扩散。

2.慎用外用腐蚀药。

(四)传染性软疣

【概述】

传染性软疣,俗称"水瘊子",由痘病毒中传染性软疣病毒所引起,可直接接触传染或自体接种。

【诊断要点】

1.临床特点

(1)好发于儿童及青少年、女性等皮肤柔嫩者。

（2）潜伏期2～3周。

（3）典型损害为米粒至豌豆大小的半球形丘疹，表面呈蜡样光泽，呈灰白或珍珠色，继发感染也可发红。中心有脐凹，可挤出白色乳酪状物，又称软疣小体。

（4）皮损好发于躯干、四肢，散在不融合，无明显自觉症状或微痒。

2.组织病理改变　表皮病变为主，表现为高度增生。皮突延伸入真皮，真皮结缔组织受压形成假包膜、并分为多个梨状小叶。表皮基底细胞胞质内有均质性圆形或椭圆形、折光性强的病毒包涵体，下方嗜酸性，逐渐向上为嗜碱性，最后可突破角质层使表面呈火山口状。

【鉴别诊断】

寻常疣：表面粗糙不平，如花蕊状，呈乳头样，中央没有凹陷，不能挤出乳酪样物质。

【疗效判断标准】

治愈　皮疹消退。

【治疗】

外用酞丁胺霜外涂。

【预防与调护】

1.少与患者接触。

2.勤换洗衣服，最好煮沸消毒。

3.避免搔抓。

（五）疣状表皮发育不良

【概述】

疣状表皮发育不良是一种泛发性病毒性皮肤病。其特点是全身泛发性扁平疣样损害。病程漫长，常有家族史，易演变成鳞状细胞癌或基底细胞癌。

现代医学认为，本病是人类乳头瘤病毒（HPV）感染所致，其中由HPV-5感染的皮损会恶变，也有学者认为本病与先天性细胞免疫缺陷有关，是一种癌前期病变。

【诊断要点】

1.多自幼年发病，但亦可初发于任何年龄。

2.病程长，可持续终身不退，约20%的病人皮损经过10～30年的潜伏期发生癌变，多发于暴露部位。最初为Bowen病样表现。

3.皮损呈米粒到黄豆大扁平疣状丘疹。黯红、紫红或褐色。

4.好发于面、颈、手背及前臂，数目众多，广泛对称分布，严重者可泛发全身。

5.由HPV-5型引起的皮损可见大片鲜红色或红棕色斑块及脱色斑，常伴掌跖角化、指甲病变、雀斑样痣及智力发育迟缓。

6.皮损有时自觉瘙痒。

7.组织病理改变：表皮角化亢进，棘层肥厚，其上部及颗粒层内可见三五成群的病理细胞，胞体大，胞质蓝染，有的可呈泡沫状，核大、圆。这些细胞间无细胞间桥。

【鉴别诊断】

1.扁平疣　好发于青少年颜面、手背及前臂等处，损害较小，表面无油腻状鳞屑，可自行消退。

2.疣状肢端角化症　皮损为疣状角化性扁平丘疹，手掌有增厚及角化，好发于手、足背及肘、膝部。

【疗效判断标准】

1.治愈　皮疹消退。

2.好转　皮疹减少。

3.无效　皮疹泛发、持久存在或发生恶变。

【治疗】

1.有恶变时,采用抗肿瘤治疗。

2.冷冻或激光治疗。

【预防与调护】

1.年幼出现扁平丘疹且有家族史者应积极治疗。

2.对有恶变者,应及时采用抗肿瘤治疗。

三、营养缺乏性及代谢障碍性皮肤病

(一)胫前黏液性水肿

胫前黏液性水肿见于弥漫性甲状腺功能亢进患者,常伴有高代谢综合征、甲状腺肿大等病变,也可见于甲状腺手术后或甲状腺功能减退症的患者。

【诊断标准】

1.临床表现

(1)好发于双侧小腿的伸侧,可扩大到足背、大腿等处。也见于头皮,两肩及手背,常对称分布。

(2)皮损为高起皮面的坚实结节或斑块,压之无凹陷,呈肤色、淡红色或棕色,表面毛孔扩大如橘皮状,并有一些粗大毫毛生长。结节损害发展严重者可使腿、足变形。

(3)一般无自觉症状。有时可伴瘙痒及针刺感。

(4)部分患者甲状腺功能检查可见异常。

2.实验室病理　表皮角化过度,毛囊口扩大有角栓形成,真皮中部及下部毛囊及血管周围有大量黏蛋白沉积,呈线状或颗粒状,真皮增厚,胶原束被分离。

【治疗原则】

1.治疗原发病。

2.局部外用糖皮质激素。

(二)黏液水肿性苔藓

本病病因不清,部分患者与肝功能异常、骨髓瘤等疾病合并发生。

【诊断标准】

1.临床表现

(1)多见于 30～50 岁成人,无性别差异。

(2)好发于面、四肢伸侧、手指背、足背及上胸部等处。

(3)皮疹为肤色、淡红色或黄色的苔藓样丘疹与结节,表面有蜡样光泽。皮疹多少不定,可以密集成群,排列呈环状或盘状,也可呈线条状、带状或串珠状。

(4)硬化性黏液性水肿是本病的亚型,皮损密集形成浸润斑块者类似硬皮病样外观,发生在颜面部形成狮面状。引起张口受限、指(趾)弯屈困难等功能障碍。

(5)常伴有瘙痒。

(6)病程慢性。

2.实验室检查

(1)组织病理:真皮特别是深部有大量黏蛋白沉积,阿新蓝染色阳性。

(2)90％患者血中出现副球蛋白,多为 IgG α 型,部分患者有高 α、β、γ 球蛋白血症,有异常 α₂ 球蛋白,尿中酪氨酸排出增多。骨髓中见异常浆细胞增生。

【治疗原则】

1.查找原发疾病并进行治疗。

2.损害内去炎松(曲安西龙)封闭注射或皮质激素制剂封包外用。

3.对各种治疗抵抗者可试用免疫抑制剂。

(三)黑棘皮病

本病可能与刺激角质形成细胞和真皮成纤维细胞的因子水平升高有关。

【诊断标准】

1.临床表现

(1)好发生于颈、腋窝、腹股沟、外生殖器、肘、膝、脐、乳房及肛周等皱褶部位,个别患者皮损可波及全身。

(2)初为灰褐色至黑色弥漫性色素沉着,皮损逐渐增生,产生多数密集的乳头样增殖;常平行排列,触之柔软,呈天鹅绒样外观。

(3)可伴掌跖角化过度,黏膜亦可累及,出现乳头瘤样损害或色素沉着斑。

(4)本病分为多型,皮损基本相同,但严重程度、范围有所区别。临床上常见类型有肥胖型、良性型、恶性型和症状型。

1)肥胖型本病最常见的一型,男女均可发病,肥胖者好发,多见于 25～60 岁,皱褶处可伴发皮赘。随着体重下降,皮损可消退,但色素持续存在。

2)良性型可能为不规则的显性遗传病,见于肾上腺功能减退、结核病、婴幼儿畸胎瘤、体型肥胖的儿童等,青春期症状可加重,以后可长期处于静止状态;也可见于大剂量服用烟酸或皮质激素类药物的儿童或成人。

3)恶性型好发于壮年或老年,约 80％病例伴发内脏癌症,以腺癌居多,大多数是胃肠道、肺或乳房腺癌。

4)症状型见于某些综合征患者,如 Bloom 综合征、Rud 综合征及先天性脂肪代谢障碍等。

2.实验室检查

组织病理:角化过度、棘层肥厚和乳头状增生,间以棘层萎缩,显著色素增加,在基底层尤为突出。

【治疗原则】

1.包括查找恶性肿瘤、内分泌疾病并加以积极治疗。儿童患者控制体重,停服特殊药物等。

2.局部外用 0.05％维 A 酸软膏。

3.病情严重影响美观者可以电灼或手术祛除皮损。

(四)黄瘤病

黄瘤病是含脂质的组织细胞和吞噬细胞的局限性聚集于真皮或肌腱等处形成的黄色、橘黄色或棕红色的丘疹、结节或斑块。患者常伴有全身性脂质代谢紊乱和其他系统的异常而出现一系列临床症状。

【诊断标准】

临床表现,主要有以下几种类型。

1.扁平黄瘤

(1)多见于颈、肩、躯干、腋、股内侧及肘和腘窝等处。

(2)扁平稍隆起界线清楚的黄褐色或橘黄色斑片,无明显自觉症状。

(3)常伴有脂蛋白血症。

2.睑黄瘤

(1)睑黄瘤是黄瘤病中最常见的,发生在上下眼睑及内眦部,多对称分布。

(2)多见于中年以上妇女。

(3)皮损为扁平、柔软表面黄色小斑片,缓慢加大,须经数年或更久可达 $10\sim20mm$,并可数小片融合。

(4)部分患者可有高胆固醇血症,有些患者可并发扁平黄瘤、淋巴网织组织细胞瘤、糖尿病。

3.结节性黄色瘤

(1)多发于肘、膝、指关节伸侧、足跟及臀部,亦见于肩胛、足背、腋下、腹股沟、颜面等部。

(2)皮损为米粒大、黄豆大或杏核大球形或半球形结节,呈黄色至橙黄色,结节较硬、微有弹性,可单个、孤立或数个聚集。

(3)伴发多型高脂蛋白血症,最常见家族性脂蛋白血症Ⅲ型。

(4)可伴有血浆中等密度及极低密度脂蛋白(VLDL)以及乳糜微粒增高,也可伴有血管粥样硬化及冠状动脉或(和)周围血管循环障碍,高脂蛋白血症Ⅱ型或Ⅲ型,也可伴有其他黄瘤病。

4.腱黄瘤

(1)常见于手背、手指、肘、膝、足跟等部,尤以跟腱多见。

(2)皮损为直径约 1cm 大小的无痛性坚实结节,好发于肌腱上,与皮肤不粘连。

(3)发展缓慢。

(4)见于Ⅲ型及Ⅳ型高脂血症者。

(5)可同时具有结节性黄瘤及睑黄瘤,亦可偶见于血脂正常患有脑苷腱黄瘤病患者。

5.发疹性黄瘤

(1)皮损通常局限于肘、膝以及臀部、背腹、躯干的受压部位。

(2)成批出现红色、黄色、针尖至豌豆大的半圆形丘疹,急性期炎症明显,周围绕以红晕,有瘙痒。口腔损害常为孤立,可聚集成斑块状。

(3)血浆高浓度甘油三酯,可见于Ⅰ型、Ⅴ型高脂蛋白血症患者。

6.播散性黄瘤

(1)青年常见。

(2)好发于屈侧及皱褶等处,如腋窝、颈、肘膝、腹股沟等部。

(3)皮损为黄红色至褐色丘疹,可融合成较大损害,有些损害可有蒂。

(4)垂体受累后可导致尿崩症。偶可受损。

(5)亦可见于黏膜、中枢神经系统。角膜、巩膜,偶可累及口腔、舌咽、喉及上部支气管、肺、心脏及肾脏。

(6)可伴血脂异常,组织中无胆固醇沉集。

7.实验室检查　组织病理:各型黄色瘤组织病理特征主要为真皮内可见多数胞质中充满脂质微粒的单核或多核泡沫细胞,也可见 Touton 巨细胞。成熟损害主要为泡沫细胞,晚期损害呈纤维组织增生。

【治疗原则】

1.控制饮食,给低脂、低碳水化合物饮食,降低摄入总热量,治疗高血脂蛋白血症。如降脂药消胆胺、安妥明、烟酸等。

2.治疗相关疾病。

3.对数目少而小的皮损可酌用电解、电凝、激光或液氮冷冻去除,较大者可行外科切除。如不纠正患者的血脂异常,则术后易复发。

(五)蛋白质能量缺乏症

蛋白质能量缺乏症是较常见的营养缺乏病,往往蛋白质和能量缺乏同时存在,严重时可发生一系列症状群,同时亦有铁及维生素 A 缺乏,而使症状更加复杂。蛋白质能量缺乏症可以是由于摄入不足而引起的原发性缺乏,也可以是其他疾病消耗增多而不能满足需要引起的继发性缺乏,如癌症、贫血、结核病、寄生虫病等。

【临床提要】

1.发病特征　常在 6 个月～5 岁时发生,有蛋白质缺乏史,或断奶后以木薯等食物为主。患儿出现喂养困难、生长缓慢、智力发育迟缓、水肿、蛙腹和肌肉消瘦。

2.皮肤损害　皮损首先为红斑,随后变为紫红色或淡红褐色并伴有明显表皮剥脱,常有色素减退和斑片状炎症后色素沉着,小腿和下腹部可有皮肤龟裂。毛发干燥、无光泽、稀疏、纤细、质脆,可呈淡红褐色或灰白色。黏膜损害如唇炎、眼干燥和外阴阴道炎。

3.全身症状　智力障碍程度不一,可出现情感淡漠或易激惹,一系列低白蛋白血症症状,低血糖、昏迷和可有严重的细菌感染。

4.临床分型

(1)消瘦型:主要表现有能量不足。

(2)浮肿型:主要表现有蛋白质不足。

(3)混合型:大部分病例是在单纯能量缺乏和单纯蛋白质之间的混合型。这些病例是在中度至严重的蛋白质缺乏上合并有能量缺乏,或相反。

5.实验室检查

(1)蛋白质:浮肿型蛋白质能量缺乏常有负氮平衡,血中总蛋白降低,主要是白蛋白降低,β 球蛋白也降低,球蛋白正常或升高。消瘦型的血浆蛋白降低较少或正常。

(2)氨基酸:在浮肿型蛋白质能量缺乏,血浆游离氨基酸谱出现异常。在消瘦型、血浆氨基酸没有变化。

(3)其他:血糖降低,但波动范围较大,严重消瘦者更低。

6.诊断　轻型病例诊断困难。营养史、皮肤龟裂和水肿,特别是伴有色素变化时,应怀疑蛋白质缺乏。本病应注意与肠病性肢端皮炎鉴别。

【治疗处理】

1.治疗原则　①预防治疗并重,改善抚育条件,营养治疗、合并症治疗、原发病治疗。②治疗上注意纠正或去除威胁生命的危重症。③依据浮肿型、消瘦型混合型补充蛋白质和能量。补充营养而不引起内环境紊乱。④皮肤症状对症处理。

2.基本治疗　见表 1-6。

表 1-6　蛋白能量缺乏症的基本治疗

作用靶位	补充蛋白质能量,针对蛋白质能量缺乏所致的系统损害
方法选择	浮肿型:多补充蛋白质,纠正低血清白蛋白。
	消瘦型:多补充能量,纠正能量不足
	混合型:两者兼顾
急救期	抗感染:选择适当抗生素,调节水盐平衡,抗心力衰竭
	营养治疗:供给高于正常需要量的蛋白质和能量
恢复期	供给营养完全的混合食物
原发病合	恶性营养不良或传染病,如麻疹、腹泻等消耗所致疾病合
并症治疗	并消化吸收障碍、蛋白质吸收障碍或蛋白质丢失过多等
营养治疗	应缓慢进行,总热量、各种维生素逐渐补充到位。营养可经口服、肠胃(胃管)、静脉补充、少量输全血*、血浆或人血浆白蛋白

* 掌握输血指征。

3.治疗处理

(1)一般治疗:支持疗法,尽量给予平衡饮食,补充各种维生素,应补充维生素 A、D、E、B_1、B_2、C、烟酸、B_{12}等以满足合成代谢之需。往往在能量及蛋白质缺乏得到纠正后,潜在的维生素缺乏症状将会变得明显起来。尤其 B 族维生素。

蛋白质能量缺乏的治疗可分为急救期和恢复期两个阶段。急救期主要是抗感染,调节水盐平衡和抗心力衰竭。补充液体应至维持尿的正常排出量。

(2)纠正电解质紊乱

1)意义:应首先纠正水、电解质紊乱。①纠正低血浆渗透压伴低钠血症;②纠正轻至中度代谢性酸中毒。临床上一些病人并非死于饥饿而是死于治疗时的合并症和电解质紊乱。

2)方法:液体的补充应保证有足够尿量,儿童至少每 24 小时 200ml。世界卫生组织(WHO)推荐的口服补盐液(ORS)组成如下:每 1 升溶液含有氯化钠 3.5g,枸橼酸钠 2.9g(或碳酸氢钠 2.5g),氯化钾 1.5g,葡萄糖 20g(或蔗糖 40g),其渗透压为 310mmol/L,含钠 90mmol/L,钾 20mmol/L,葡萄糖 111mmol/L。通常在失水纠正后,应在饮食中补充钾,以保证钾的摄入总量每日每千克体重约 6～10mmol。ORS 液应分小量多次喂服。对轻至中度失水患儿,在 12 小时内每千克体重约补充 70～100ml,其速度慢于治疗一般失水患儿。

3)监测:应严密监测病情,如脉率和呼吸次数随体重增加而加快,出现肺部啰音、浮肿,提示输液过多。若脉率和呼吸加快伴随着体重减轻,尿少,持续腹泻、呕吐,示水分不足。根据病情变化调整治疗措施。

(3)营养治疗

1)意义:营养治疗的原则是供给高于正常需要量的能量和蛋白质。浮肿型患者宜多摄取蛋白质,消瘦型患者多摄取能量。由于病人已适应营养不良状态,故营养治疗应缓慢进行。补充蛋白质,饮食、口服或静脉给予蛋白质,开始总热量宜给予每日每千克实际体重 125.5kJ(30kcal),蛋白质摄入量每日每千克实际体重 0.8g。病情稳定后总热量逐步增至每日每千克实际体重 167.4～209.2kJ(40～50kcal),如合并感染、发热,可酌情增加;蛋白质可增至每日每千克实际体重 1.5～2.0g,其中至少 1/3 为动物蛋白。

2)方法:①口服营养治疗;②经胃管营养治疗;③静脉营养治疗。

3)监测:重症病人在输液期间、输液后或高蛋白、高能量喂食后不久可能发生心力衰竭,应严密观察病情,给予相应处理。

(4)输血或血浆或人血浆白蛋白:对严重贫血者(血红蛋白<40g/L)或严重缺氧者可使用。消瘦型患者轻度贫血(血红蛋白>6g%)可口服铁剂和维生素 C,严重贫血(血红蛋白<40g/L)可输血,消瘦型 10~20ml/kg 体重,浮肿型患者除因贫血出现虚脱或心力衰竭外,不宜输血。

(5)抗感染:本病特殊容易感染,疑有感染,应选用合适的抗生素。

(6)对继发性应寻找原发病,积极治疗:恢复期治疗可供给营养完全的混合食物,维持能量和蛋白质于较高水平。患者应逐渐开始体力活动。体内蛋白质和能量缺乏的恢复时间不等,大约需 12 周左右,主要取决于缺乏程度。恢复情况可用人体测量方法判定,凡达到标准值的 90% 以上即为恢复正常。

(7)对于皮肤症状的治疗:可使用皮质类固醇软膏,伴有继发感染和溃疡者应予以抗真菌抗细菌的外涂剂,如联苯苄唑霜,2%莫匹罗星软膏。

4.治疗评价与预后　早期经积极治疗,预后良好。严重病例,可有低血糖、低体温、昏迷、严重的细菌或寄生虫感染,这些都是严重致死的并发症。

蛋白质能量缺乏病的最好治疗是预防。除发展经济不断提高人民生活水平外,应加强卫生营养的普及教育,尤其注意孕妇、乳母、婴儿、儿童的合理营养问题,消除迷信、愚昧,改变不良生活方式和饮食习惯。

(李双阳)

第二章　常见皮肤病护理

第一节　一般皮肤病护理常规

一、环境与舒适

环境整洁、舒适、安静、空气清新、采光适宜,根据病种、患者病情调节室内温湿度及安排床位,选择舒适的被服及衣物,为患者营造一个温馨、舒适、安全的治疗环境。

1.病室整洁、安静、宽敞、明亮,物品摆放合理,室内温度、湿度、光线适宜(一般室温 18~22℃,新生儿及老年人室温应在 22~24℃,湿度 50%~60%为宜)。

2.病室空气清新、流通,每日通风换气 1~2 次,每次 30 分钟。

3.床单位整洁、安全,床单清洁、平整、干燥、无渣屑,每日湿式扫床 2 次,渣屑多时随时清理床单,创面大且渗出多的患者,床上置一次性中单,必要时备支被架。

4.选择纯棉、宽松、柔软、颜色较浅的被服,被、褥薄厚适宜,每周更换被服 1 次,被服污染后随时更换。

5.光敏性皮炎、红斑狼疮、皮肌炎、着色于皮病、卟啉病等疾病,应注意防止日光和紫外线照射,个别敏感者甚至应避免强人工光线的照射,上述患者不应安排靠近窗户或日光直接照射的床位。

二、休息与活动

经常巡视病房,及时了解患者的睡眠、生活起居等,评估患者的一般状况,给予适当的休息和活动指导。

1.一般状况良好、无全身症状者,可安排适当的活动。

2.皮损处疼痛或有创面、结痂时应避免剧烈运动,运动方式以不影响皮损愈合为宜。

3.对于用药或其他原因导致免疫力低下的患者,应卧床休息,限制患者活动量,根据病情制定活动量,活动强度以患者能耐受为宜,保证患者休息。

4.因疾病导致全身水肿患者应多卧床休息,下肢水肿者应抬高下肢,促进血液回流。水肿减轻后,可起床活动,但应避免劳累和长时间站立。

5.全面评估影响患者睡眠的因素及睡眠习惯,制定促进睡眠的措施,保证患者睡眠的时间和质量,以达到有效的休息,必要时遵医嘱给予镇静剂。

三、饮食与营养

评估患者营养状况,结合疾病的特点,制订有针对性的营养计划,并根据计划进行相应的饮食护理,帮助患者摄入足量、合理的营养素,促进疾病康复。

1.一般皮肤病患者可给予正常饮食,如有内科疾病史,须按要求安排膳食。

2.某些饮食可使有些皮肤病的病情发展、症状加重,应遵医嘱合理安排饮食,严格掌握饮食宜忌。

3.有明确食物过敏史的患者,应避免食用此类食物。

4.皮肤大量脱屑、创面大且渗出多的患者,应给予富含蛋白质的易消化食物。

5.口腔黏膜损伤严重、进食困难者,应给予高热量、高蛋白、富含维生素等易消化、无刺激性半流食或流食。进食流食可用吸管吸入,必要时少量多餐,饭后及时漱口。

6.对于长期大量使用糖皮质激素药物的患者应注意补钾、补钙。

7.治疗期间不宜饮咖啡、浓茶,禁止饮酒及一切含有酒精的饮料。

8.口服中药的患者要掌握饮食宜忌。

四、用药护理

遵医嘱准确给药,根据病情,选择适宜的给药时间、温度与方法,观察用药后的效果与不良反应。尤其注意外用药用后有无过敏、疼痛、吸收中毒等现象,发现异常及时报告医生处理。

1.使用外用药前,应先去除鳞屑、结痂等,皮损处有毛发者,应先剪除毛发,以促进药物吸收。

2.湿敷范围不能超过体表总面积的 1/3,热湿敷温度以不超过 50℃为宜,冷湿敷温度一般为常温(18～20℃),湿度以不滴水为宜,每次 20～30 分钟,每日 1～2 次或遵医嘱。对于大面积皮损的患者,使用冷湿敷时应注意保暖,可分部位进行,防止受凉。冷湿敷禁用于寒冷性荨麻疹等疾病。

3.外用易致敏或刺激性较强的药物时,应先小面积试用,无红斑、水肿等不良反应,方可使用。

4.长期全身应用刺激性或毒性强的药物,应做好计划,每日分部位涂擦,以防药物吸收过多出现中毒反应。

5.向患者详细说明外用药的使用方法、用药时间、次数、注意事项及用药前后的清洁方法等,护士应观察疗效及不良反应。

6.外科换药时严格执行无菌操作。

五、病情观察

根据患者病情,遵医嘱给予相应级别护理。观察患者的意识、体温、脉搏、呼吸、血压、皮肤情况、用药后的疗效等,及时、准确、客观地记录患者的病情及动态变化,发现病情异常及时报告医生。皮肤情况观察主要包括如下内容:

1.自觉症状　有无痒、痛、烧灼、麻木、刺痛、异物感等,对温度及接触异物的易感性增加或降低。自觉症状常具有特异性,包括感觉的性质,发生的时间、程度、持续时间等方面。

2.皮肤损害　主要包括各种损害的形态、光泽、色调、硬度、排列、分布及损害程度等。

(1)斑疹、斑片与斑块:大小、性质、颜色、有无鳞屑。

（2）丘疹：数量、性质、颜色、形状、存在的时间、有无鳞屑。

（3）结节：大小、形状、颜色、病变范围、累及深度。

（4）风团：大小、数量、性质、形状、颜色、有无皮肤划痕症。

（5）水疱与脓疱：数量、大小、形状、疱壁紧张度、疱液性质、病变范围、累及深度。

（6）肿块与囊肿：大小、形状、软硬度、浸润范围、移动度。

（7）损害程度：有无鳞屑、表皮剥脱、抓痕、浸渍、糜烂、苔藓化、皲裂、硬化、痂、溃疡、瘢痕、萎缩、皮肤异色。

六、消毒与隔离

（一）消毒

1.空气消毒

（1）病室应每日通风换气 1～2 次，每次 30 分钟，以保证病室内空气清新。

（2）保护性隔离病室应每日正压通风 2 次，每次 30 分钟，空气消毒采用连续性的消毒方式。

2.物品表面清洁与消毒

（1）病室内用品：如床头柜、桌子、凳子等表面无明显污染时，采用湿式清洁，每日 2 次；当受到病原微生物污染时，先用吸湿材料去除可见的污染物，再清洁和消毒。

（2）直接接触患者的用品：如床单、被套、枕套、病服等，一人一更换，患者住院时间长时，应每周更换；遇污染时，应及时更换。更换后的物品及时清洗与消毒。

（3）间接接触患者的用品：如被芯、枕芯、褥子、床垫等，定期清洗与消毒；遇污染时，及时更换、清洗与消毒。

（4）地面：无明显污染采用湿式清扫，用清水或清洁剂拖地，每日 1～2 次；当受到患者血液、体液明显污染时，先用吸湿材料去除可见的污染物，再清洁和消毒；特殊病原体污染的地面使用含有效氯 2000 毫克/升的消毒剂作用 30 分钟，然后清洁。

（5）墙面：一般情况下不需常规消毒，当受到病原菌污染时，用含有效氯 250～500 毫克/升消毒剂溶液喷雾或擦洗，一般高度为 2.0～2.5 米。

3.接触皮肤的医疗器械物品的消毒

（1）血压计袖带：保持清洁，被血液、体液污染后应先清洁再用含有效氯 500 毫克/升的消毒剂浸泡 30 分钟，清洗干净、晾干备用。

（2）听诊器：清洁后用 75％乙醇擦拭。

（3）腋下体温计：清洁后用 75％乙醇或含有效氯 500 毫克/升的消毒剂浸泡 30 分钟，清水冲净、干燥保存。

（4）止血带：用后浸泡于含有效氯 500 毫克/升的消毒剂中 30 分钟，清水冲净、晾干备用。

（5）突发原因不明的传染病病原体感染者应选用一次性诊疗器械、器具和物品，使用后进行双层密闭封装焚烧处理；接触性隔离患者使用的诊疗器械、器具和物品等，应专人专用，如必须与他人共用器械，其他患者使用该器械前必须经过严格的清洁、消毒或灭菌处理。

（二）隔离

1.保护性隔离

适用于皮肤破损面积较大、药物或疾病等原因导致免疫力低下的患者，如重症药疹、大疱性皮肤病、葡萄球菌烫伤样皮肤综合征、重症多形红斑等。

(1)应设立单独病室,室外悬挂明显的隔离标志。

(2)对于创面大且免疫力低下的患者,床单、被套、枕套、病服应高压蒸汽灭菌。

(3)进出病室的工作人员穿隔离衣,戴帽子、口罩、手套。

(4)进行各种操作前、接触患者前后均应洗手。

(5)应限制探视,家属进入病室应采取相应的隔离措施。凡患有传染病、呼吸道疾病、咽部带菌者,包括患者、患者家属、工作人员均应避免接触患者。

2.接触传播的隔离 适用于接触性传染病的患者,如传染性软疣、脓疱疮、疥疮、单纯疱疹、手足口病、麻风、真菌性皮肤病、性传播疾病等。

(1)隔离病室使用蓝色隔离标志。

(2)根据感染疾病类型确定人住单人隔离室,或者同病种感染者同室隔离。

(3)进入病室的工作人员必须戴好口罩、帽子、手套,从事可能污染工作服的操作时,穿隔离衣。

(4)限制患者活动范围,减少探视,必要时探视者进入病室应穿隔离衣,离开前洗手。

(5)医务人员接触隔离患者时,应戴手套,离开隔离病室前、接触污染物品后,应脱手套,洗手或手消毒。手上有伤口时,应戴双层手套。

(6)使用过的被服,应单独放置于黄色垃圾袋内,扎紧袋口,外贴"感染"字样,送洗衣房先消毒后清洗。

3.空气传播的隔离 适用于经空气传播的呼吸道传染疾病,如幼儿急疹等。

(1)隔离室使用黄色隔离标志。

(2)严格空气消毒。

(3)医务人员严格按照区域流程,在不同的区域,穿戴不同的防护用品,离开时,应按要求摘脱,正确处理使用后物品。

(4)相同病原引起感染的患者可同居一室,通向走道的门窗须关闭。

(5)当患者病情允许时,应戴外科口罩,定期更换,并限制活动范围。

(6)进入病室时,应戴帽子、医用防护口罩;进行可能产生喷溅的诊疗操作时,应戴防护眼镜或防护面罩,穿防护服;当接触患者及其血液、体液、分泌物、排泄物等物质时,应戴手套。

4.飞沫传播的隔离 适用于经飞沫传播的疾病,如水痘、麻疹、风疹、幼儿急疹、猩红热、麻风等。

(1)隔离病室使用粉色隔离标志。

(2)加强通风或进行空气消毒。

(3)同"空气传播的隔离"的第(3)、(4)、(5)。

(4)医务人员与患者近距离(1米以内)接触时,应戴帽子、医用防护口罩;进行可能产生喷溅的诊疗操作时,应戴防护眼镜或防护面罩,穿防护服;当接触患者及其血液、体液、分泌物、排泄物等物质时,应戴手套。

(5)患者之间、患者与探视者之间相隔距离在1米以上,探视者应戴外科口罩。

七、心理护理

皮肤科疾病因病情重、病程长、久治不愈、医疗费较高等,患者常出现烦躁、焦虑、悲观等情绪,不愿配合治疗、自暴自弃,因此要了解患者既往的生活习惯,倾听患者的主诉,评估患者的心理状态,针对不同的心理问题,给予耐心的解释和劝导。向患者讲解疾病有关的知识,使患者了解疾病的发生、发展过程,治疗方法及预后。介绍成功的病例,与患者共同寻求放松及增加舒适度的方法,以解除其顾虑。尊重患者的人格,使患者信任医护人员,树立信心,配合治疗,并向家属讲解病情发展经过,共同参与患者的护理,给予患者家庭情感支持,提高治愈率。

八、健康教育

1.向患者讲解疾病的病因、发展、预后、治疗方法等知识。

2.指导患者养成良好、健康、规律的生活习惯。

3.指导患者加强身体锻炼,增强抵抗力。

4.指导患者掌握饮食宜忌,戒烟、戒酒。

5.指导患者养成良好的卫生习惯,掌握皮肤护理的知识。

6.指导患者保持良好的心态,有助于疾病康复。

7.指导患者合理、规律、按时使用药物治疗,定期复诊或随诊。

(康文丽)

第二节　危重皮肤病护理常规

一、病室环境

为患者提供舒适、安静、整洁、空气流通、温湿度适宜的环境,将患者安置于单人病室或相同疾病、患者较少的房间,每日空气消毒2次,患者用物及室内物品均应每日用含氯消毒液擦拭2次。病室光线宜柔和,夜间降低灯光亮度,减少环境因素刺激,使患者有昼夜差别感。严格限制探视时间及探视人数,防止感染或加重病情。

二、备好抢救设备

床旁备有急救车及各种抢救仪器、药品、物品等,如氧气、吸引器、心电监护仪、除颤仪等,并处于备用状态,护士掌握各种仪器的使用方法,积极配合医生进行救治。

三、病情观察

根据患者病情,遵医嘱给予相应级别护理。密切观察患者意识、瞳孔、生命体征、心率、尿量、皮肤情况等病情变化,及时、准确、客观地记录患者的病情、24小时出入量,发现病情异常及时报告医生。对于使用特殊治疗方法或药物的患者,护士应严密观察疗效及不良反应。

四、皮肤护理

保持床单平整、干燥、清洁、无杂屑,随时扫除鳞屑、痂皮等,必要时每日更换床单。选择宽松、柔软、棉质衣裤,避免搔抓、摩擦皮肤。患者全身大面积皮损破溃时,应使用无菌病服,换药时需 2 人以上进行,减少暴露时间,防止着凉,同时实施保护性隔离,必要时使用支被架,避免皮损破溃处与被单粘连,影响皮损的愈合。

五、高热护理

1.高热时可选用物理降温(禁用酒精擦浴)或药物降温方法。定时测体温,一般每日测量 4 次,高热时应每 4 小时 1 次测量体温;实施降温措施 30 分钟后应测量体温,并做好记录和交班。

2.密切观察病情变化,观察发热类型、程度、经过及呼吸、脉搏和血压的变化;观察是否出现寒战、淋巴结肿大、出血、关节肿痛、意识障碍等伴随症状。

3.补充营养和水分,给予高热量、高蛋白、高维生素、易消化的流质或半流质食物。鼓励患者多饮水,以每日 3000 毫升为宜,促进毒素和代谢产物的排出。

4.高热者需卧床休息,应在晨起、餐后、睡前协助患者漱口或口腔护理。出汗时要及时擦干汗液,更换潮湿的病服,保持皮肤、床单的清洁、干燥。

六、加强基础护理

1.加强基础护理,剪短指(趾)甲,保持眼部、口腔、会阴部的清洁。

(1)每日用温水擦拭眼部,对眼睑不能闭合的患者应注意眼的保护,可涂眼药膏或覆盖油性纱布,防止角膜干燥致溃疡、结膜炎。

(2)保持口腔卫生,餐后、睡前漱口。对不能经口进食者,应做好口腔护理,防止发生口腔炎症、溃疡。对已发生口腔溃疡者,应加强口腔护理,每日 2 次,一般情况可选用生理盐水、复方硼砂含漱液交替漱口;若溃疡疼痛严重者可在漱口液内加入 2% 利多卡因止痛。漱口液每次含漱 15～20 分钟,每日至少 3 次,一般选择餐后及睡前含漱或遵医嘱。根据溃疡面的菌培养结果选择对症的漱口液,厌氧菌感染选用 1%～3% 过氧化氢溶液;真菌感染选用 1%～4% 的碳酸氢钠溶液、制霉菌素溶液或 1∶2000 的氯已定溶液等。含漱后,可外涂促进溃疡面愈合的药物,如溃疡贴膜、外用重组人表皮生长因子衍生物、新霉素、锡类散等,真菌感染者可外涂制霉菌素甘油。大剂量使用甲氨蝶呤药物引起的口腔溃疡可选用四氢叶酸钙口服与含漱;一般涂药后 2～3 小时方可进食或饮水,以保证药物疗效。

(3)保持会阴清洁,用温水清洗外阴部,每日 2 次,勤换内裤,女患者月经期间尤需注意会阴部的清洁。会阴处有皮损者,大小便后及时清洗外阴,用灭菌柔软手纸或纱布轻轻拭干,必要时用 1∶5000 高锰酸钾溶液坐浴或冲洗 20 分钟,每日 2 次,也可采用暴露疗法,但要保护患者隐私。若患者发生尿潴留,可采用膀胱区热敷、按摩和人工诱导排尿等方法排尿,如需导尿时,应严格执行无菌操作。

2.卧床患者,评估患者的自理能力,根据病情采取卧位或协助患者更换体位,每 2 小时翻身 1 次,按摩骨骼隆突部位,观察受压部位皮肤情况,预防压疮,若患者全身皮肤破溃可用自动翻身床(悬吊床)协助翻身;病情平稳时,应指导患者适当下床活动或床上被动活动。

七、安全护理

1.根据患者病情实施保护性措施,如使用床档。

2.对谵妄、躁动和意识障碍的患者,要注意安全,合理使用保护用具。

(1)使用保护用具时,应保持肢体及关节处于功能位,经常更换体位。

(2)使用约束带时,应先取得患者及家属的知情同意。

(3)约束部位固定松紧要适宜,每2小时放松约束带1次,注意每15分钟观察1次约束部位的皮肤、末梢循环情况,将呼叫器放置在适宜的位置,确保患者能及时与医务人员取得联系。发现异常及时处理,防止意外发生。

3.记录使用保护用具的原因、时间、效果、相应的护理措施及解除的时间。

4.指导患者坐起、站起时动作缓慢,出现头晕、心慌、出汗时应立即卧床休息并呼叫护士,必要时由护士陪同如厕或暂时改为床上排泄,防止跌倒、坠床等意外事件发生。

5.确保患者的医疗安全,认真执行查对制度,正确执行医嘱。

八、心理护理

对危重患者进行抢救的过程中,由于各种因素的影响,会导致患者产生极大的心理压力,患者的家人也会经历一系列心理应激反应,所以,护士态度要和蔼、宽容、诚恳、富有同情心。在任何操作前向患者或家属做好解释,举止沉着、稳重,给患者信赖感和安全感,注意保护患者隐私。保证与患者有效沟通,多采取"治疗性触摸",传递关心、支持或接收的信息给患者。鼓励家属及亲友探视患者,向患者传递爱、关心与支持。

九、预防医源性损伤

护理操作动作要轻柔,以免发生因护理操作引起的医源性损伤。

1.输液前要评估扎止血带处的皮肤情况,若有水疱等皮损,应垫无菌纱布4～6层或无菌敷布,再扎止血带,止血带绑缚得不可过紧,宜选用片状止血带,预防水疱等皮损继发性损伤。若水疱破裂后应无菌处置。

2.由于长期应用糖皮质激素或维A酸类药物易致皮肤变薄,输液固定不宜使用胶布,建议使用纱布包裹后,再贴胶布固定或使用透明敷贴。取下胶布时应顺着皮纹方向轻轻揭下,不可粗莽,以免撕脱皮肤。

3.测血压前要评估绑缚袖带处的皮肤情况,若有水疱等皮损,应垫无菌纱布4～6层或无菌敷布,再绑缚袖带,打气加压不可过快、过大,慢速适宜加压,同时观察患者的反应。袖带被污染后,应及时清洗、消毒、晾干备用。

（康文丽）

第三节　皮肤病常见护理问题及护理措施

一、舒适受损

舒适受损与皮肤瘙痒有关。

1.对变态反应性皮肤病患者,应积极协助其寻找变应原,消除致敏因素。

2.室内温湿度适宜,夏季不宜长时间开空调,冬季室内干燥时,应使用加湿器。

3.洗澡不宜过勤,夏季每日1次,其余季节每周1～2次,浴后涂抹护肤乳或护肤油,及时修剪指甲。避免使用肥皂、热水洗澡,忌用手搔抓及摩擦,婴幼儿可戴并指手套,避免穿粗、硬、厚及化纤衣裤,避免烈日曝晒,避免接触化学性物质。

4.可通过看电视、聊天、看书、看报、讲趣闻等分散注意力。

5.瘙痒剧烈时,嘱患者可通过轻轻拍打、按压、按摩以代替搔抓,缓解皮肤瘙痒,切勿将表皮抓破,强调保持局部表皮完整、清洁、干燥的重要性。局部剧痒、皮温高易致失眠,冷湿敷可降低局部皮肤温度,起到镇静功效。

6.必要时遵医嘱给予抗组胺或镇静药物缓解瘙痒并观察疗效。

7.合理饮食,避免进食腥、辣、酒、鱼虾等易过敏与刺激性食物。

二、疼痛

疼痛为皮肤炎症、皮肤完整性受损、神经受到侵袭所致。

1.评估患者疼痛的程度,根据不同程度的疼痛给予相应的护理措施。

2.协助患者取舒适体位,提供舒适、整洁、安静、通风、温湿度及采光适宜的环境。

3.进行护理操作前,向患者清楚、准确地解释,并将护理操作安排在镇痛药物显效时限内,促使患者身心舒适,有利于减轻疼痛。

4.缓解或解除疼痛的方法

(1)物理止痛:应用理疗、按摩及推拿的方法以缓解疼痛。

(2)针灸止痛:根据疼痛的部位,针刺相应的穴位,达到止痛的作用。

(3)药物止痛:正确使用镇痛药物,最好在疼痛发生前给药,给药20～30分钟后须评估并记录使用镇痛药的效果及副作用,当疼痛缓解时应及时停药,防止药物的副作用、耐药性及成瘾性。

5.减轻心理压力,不良的情绪可加重疼痛的程度,而疼痛的加剧反过来又会影响情绪,形成恶性循环。做好患者的心理疏导,讲解疾病的特点、病程及预后,减轻患者的心理负担。

6.转移注意力,指导患者参加感兴趣的活动;指导患者想象自己置身于一个意境或一处风景中;运用音乐疗法或有节律按摩、深呼吸,都能起到松弛和减轻疼痛的作用。通过自我调节、集中注意力,使全身各部分肌肉放松,以减轻疼痛强度,增加对疼痛的耐受力。

三、皮肤、黏膜完整性受损

皮肤、黏膜完整性受损与皮肤水肿、营养不良及疾病所致有关。

1.保持床单平整、清洁、干燥、无皱褶,及时清扫皮屑。

2.长期卧床患者,应定时翻身,查看受压部位皮肤情况,预防压疮。

3.皮肤糜烂者要进行清创、换药,促进创面愈合。

4.角膜受损者用眼药水清洁眼部,眼药膏涂眼睑防止粘连。

5.口腔糜烂者每日做好口腔护理,根据分泌物培养结果合理选用漱口液。

6.头部结痂较厚可局部药浴或液状石蜡外涂,将痂皮变软后慢慢清除。

7.会阴部大面积皮损伴有渗出时,应每日换药,大小便后及时清洗,并使用灭菌纸巾拭干;腹股沟处糜烂面换药后皮损暴露在空气中;皮损为小面积无渗出时应勤清洁外阴,穿宽松内裤,减少摩擦。

四、体液过多

体液过多与水钠潴留、大量脱屑所致血浆清蛋白浓度下降有关。

1.患者应卧床休息,下肢明显水肿者,应抬高下肢,增加静脉回流,减轻水肿,定时翻身,预防压疮;阴囊水肿者可用吊带或男性保护隔离带托起。水肿减轻后,可适当起床活动,避免劳累。

2.限制钠的摄入,宜少盐饮食,每天以 2～3 克为宜。注意补充各种维生素。

3.根据水肿程度及尿量限制液体的入量,记录 24 小时出入液量,监测尿量变化,定期测量体重,观察水肿的消长情况。

4.低蛋白症所致水肿者,若无氮质潴留,可给予 0.8～1.0 克/(千克·天)的优质蛋白质。

5.监测患者的生命体征,尤其是血压,观察有无急性左心衰、高血压脑病的表现,有无胸腔、腹腔和心包积液。

6.密切监测实验室检查结果,尿常规、血尿素氮、血肌酐、血浆蛋白、血清电解质等。

7.遵医嘱使用利尿剂,观察药物的疗效及不良反应,观察有无低钾血症、低钠血症、低氯性碱中毒。

五、躯体活动障碍

躯体活动障碍与关节受累、关节畸形、肌无力、肌萎缩有关。

1.观察并评估患者关节晨僵及疼痛等症状严重程度及持续时间;观察并评估患者的肌力情况,注意疼痛肌肉的部位、关节症状。

2.急性活动期,关节受累患者应卧床休息,以减少体力消耗,保护关节功能,但不宜绝对卧床;有肌痛、肌肉肿胀者,应绝对卧床休息。

3.注意活动受限的部位、范围;是否伴有发热、呼吸困难、乏力等症状,有明显异常应做好急救准备。

4.饮食以驱寒防湿为宜,多食含有丰富的植物蛋白和微量元素的食物,如大豆、黑豆、黄豆等。对吞咽困难者半流质或流质饮食,少量缓慢进食,以免呛咳或引起吸入性肺炎,必要时给予鼻饲。

5.鼓励患者坚持关节活动等医疗体育锻炼,游泳有利于四肢运动,运动后适当休息,如运动后持续疼痛 2 小时以上不能恢复,表明运动过量,应减少运动量。

六、睡眠型态紊乱

睡眠型态紊乱与皮肤瘙痒、疼痛有关。

1.保持周围环境安静,如关闭门窗,拉上窗帘,嘱患者取舒适体位,病情允许可于睡眠前热水泡脚,喝杯热牛奶。

2.指导患者使用放松技术,如缓慢深呼吸等。

3.减少患者日间睡眠时间和次数,病情许可应增加一定的活动量。

4.护理操作应尽量选择时间集中进行,做到开关门轻、操作轻、说话轻、走路轻。

5.必要时遵医嘱给予止痛、止痒药物或镇静药并观察疗效。

七、有感染的危险

有感染的危险与皮损面积广、表皮脱落、机体抵抗力下降有关,属于潜在并发症。

1.病室空气新鲜,每日通风30分钟,每日2次空气消毒,桌面、地面、用物等每日用消含氯消毒剂擦拭2次。床单、被服定时更换,必要时给予无菌被服。

2.密切监测体温变化。

3.保持皮肤清洁、干燥,及时清除皮损处的分泌物及渗出物。

4.做好眼部、口腔、会阴护理,每日2次。观察患者眼部、口腔、会阴黏膜部位有感染,遵医嘱合理使用抗菌药物。

5.评估皮肤黏膜完整性受损的程度,按皮肤、黏膜完整性受损的护理措施给予护理,必要时实施保护性隔离。

6.免疫力低下的患者,安排病室时应为单间,避免和患有带状疱疹、丹毒、上呼吸道感染等传染性疾病的患者接触,限制探视人员,嘱患者尽量在房间内活动,必要时实施保护性隔离。

7.遵医嘱使用敏感的抗菌药物并观察疗效及不良反应。

八、潜在并发症

潜在并发症与长期使用药物引起的并发症有关。

1.护士应掌握长期应用的药物(如糖皮质激素、免疫抑制剂、维A酸类等)作用和不良反应。

2.详细告知患者长期应用药物可能出现的并发症,教会患者预防或减轻并发症的措施。

3.用药期间密切观察有无不良反应的发生,发现异常及时报告医生处理。

九、体温过高

体温过高与皮损炎症反应、破溃感染及机体其他疾病所致有关。

1.病室空气新鲜,定时通风,每日2次,每次30分钟。

2.嘱患者卧床休息,观察患者生命体征及病情变化,每日4次测量体温并记录。体温≥38.5℃时遵医嘱给予物理降温(禁用酒精擦浴)或药物降温,实施降温30分钟后测量体温,并记录在体温单上。

3.无禁忌证者鼓励患者多饮水,给予清淡、易消化、高蛋白、高维生素的饮食。

4.勤漱口,餐前、餐后、睡前各1次;出汗后及时拭干汗液,随时更换潮湿的病服,注意保暖。

5.皮肤护理时,严格执行无菌操作原则,保持皮损处清洁、干燥,及时清除皮损处的分泌物及污秽。

6.遵医嘱应用抗菌药物并观察疗效及不良反应。

十、焦虑与恐惧

焦虑和恐惧与疾病反复发作、加重导致不良情绪有关。

1.使用倾听技巧,以心理学理论做指导,因人而异采取疏泄、劝导、解释、安慰、暗示等手段,有的放矢地进行护理教育及个人心理护理。

2.护士应多与患者沟通交谈,改变患者不正确的认知、不良心理状态,调整患者情绪。

3.鼓励患者参加适当的文娱活动,卧床期间可收听广播、听音乐等,也可多与病情恢复较好的患者交流,调动其主观能动性,树立战胜疾病的信心,以良好的心态接受治疗和护理。

十一、营养失调-低于机体需要量

营养失调-低于机体需要量与疾病导致代谢增加、消耗增加、食欲下降有关。

1.鼓励患者进食高热量、高蛋白、高维生素易消化的食物。

2.为患者提供色、香、味俱全的食物,促进食欲,满足患者的饮食习惯。

3.口腔有糜烂、溃疡造成进食困难时,可遵医嘱先经静脉给予胃肠外营养,而后再逐渐进食流食或半流食,并可适当加入治疗性膳食。

4.必要时,遵医嘱静脉滴注白蛋白。

十二、自我形象紊乱

自我形象紊乱与面部、身体暴露部位皮肤受损有关。

1.与患者多交流,告知患者有些疾病通过积极治疗,治愈后可恢复原有形象。

2.指导患者可通过选择适宜的服饰,修饰其形象的改变。

3.通过心理疏导,使患者能够接受自我形象改变的事实,积极面对疾病,同时劝导家属要理解、同情、关心患者,避免使用刺激性的语言。

十三、社交孤立

社交孤立与健康状况及适应环境能力改变有关。

1.根据患者的心理特点,做好针对性护理,注意倾听,用知心朋友谈话般的语言与患者进行交流,针对患者不同心理进行不同的教育与指导,减轻患者思想压力。

2.与患者建立良好的信任关系,鼓励患者通过多种渠道与他人多沟通、交流。

3.做好家属的思想工作,劝导家属要理解、同情、关心患者,避免在患者面前使用刺激性的语言,建立和谐的家庭氛围、良好的家庭成员关系,促使患者尽快地适应社会。

4.组织并鼓励患者参加支持性团体。通过小组成员的紧密接触,每周或每月 1 次的聚会,让他们能得到情绪上的支持,接受某一特定疾病的教育讲座或讨论会,并可使患者间多交流生活及治疗中的应对技巧,由此让患者感到被接纳而不孤独,使其逐渐适应社会。

十四、有传播感染的可能

有传播感染的可能与疾病本身具有传染性有关。

1.有针对性地做好传染性皮肤病的健康教育工作。

2.加强对患有传染性皮肤病的育龄期及孕期妇女的宣传教育及检查工作,原则上应在疾病治愈后再生育。

3.对传染性皮肤病患者实施接触性隔离,防止交叉感染。

4.医务人员加强自我防护,操作时戴口罩、帽子、手套,必要时穿隔离服。操作前后均应消毒双手,严防针刺伤。防止血液、分泌物污染衣物及皮肤。

5.严格落实消毒隔离措施,按规定正确处理患者的用物、医疗用物、器械等。

6.做好疫情报告。

十五、性生活型态改变

性生活型态改变与疾病、传染性皮肤病的患者担心对方或家人被传染有关。

1.保护患者隐私,对患者进行性保健指导,使之认识到疾病的危害性。劝说患者做到早治、快治、彻底治,否则延误病情,后患无穷。

2.告诫患者不要再与异性或同性发生不洁性行为,特别是还未得到彻底治愈之前。

3.要求患者的配偶或性伴侣到医院进行检查和治疗。

4.注意个人卫生,保持会阴部清洁干燥,每日清洁会阴和尿道口。患者用过的衣、被、毛巾、洁具等需分开清洗、消毒。

十六、部分/全部自理缺陷

部分/全部自理缺陷与疾病所致疼痛、活动受限有关。

1.根据患者病情采取卧位,保持功能体位,将患者经常使用的物品放在易取处,方便使用。

2.对于进食自理缺陷者尽可能鼓励患者自行进食,必要时给予帮助,提供患者适宜的餐具及适合的就餐体位。

3.鼓励患者自己梳头、清洁口腔和面部卫生,必要时给予帮助。

4.把呼叫器放在患者伸手可及处,听到铃响立即给予帮助,并告诉患者有便意及时呼叫,需床上排便者注意保护其隐私。

5.实施安全措施,如使用床档、穿防滑拖鞋、厕所及走廊有扶手,必要时由护士协助如厕、下床活动等,保证患者安全,预防坠床、跌倒等意外事件。

十七、便秘

便秘与长期卧床患者胃肠蠕动减慢及皮肌炎、肌无力有关。

1.病情许可应多饮水,多食富含纤维素的饮食,养成定时排便的习惯。

2.协助患者床上被动活动,按摩腹部,指导床上排便,病情许可应多下床活动,有助于排便。

3.必要时遵医嘱给予缓泻剂或灌肠并观察效果。

十八、知识缺乏

知识缺乏与患者缺乏对疾病基本知识的认知有关。

1.有计划、有层次地向患者讲解本病的病因、诱因、症状、发展、治疗方法及预后,药物的作用、不良反应及预防保健知识以及各种治疗、护理操作的目的和注意事项。

2.向患者提供医学信息,可使用多种方法,如解释、讨论、示教、网络、授课、书面材料等,鼓励患者自学有关知识。

3.鼓励患者多提出问题,护士应耐心、详细地予以解答。

(康文丽)

第四节　皮肤科常用药物不良反应的观察及护理

一、糖皮质激素不良反应观察和护理

(一)静脉迅速给予大剂量糖皮质激素

可能发生全身性的过敏反应,包括面部、鼻黏膜、眼睑肿胀,过敏性皮炎、血管神经性水肿、荨麻疹、气短、胸闷、喘鸣,用药期间加强巡视,出现过敏反应应积极给予对症处理。

(二)中长期给药可引起以下不良反应

1.库兴综合征表现:向心性肥胖,满月脸、痤疮、多毛、皮肤变薄、糖皮质激素性糖尿病,故用药期间应注意体重及血糖变化,避免食用含糖量较高的食物,每周测体重1次,每日监测血糖,应加强对糖尿病患者的观察。

2.可诱发或加重感染,加强皮肤、口腔、会阴等部位的清洁卫生。观察有无感染的发生,有无并发二重感染,防止白色念珠菌感染,原有感染病灶(如结核病)有无活动。长期使用激素者,遵医嘱应用抗菌药物,避免到人群密集的公共场合,外出时应戴口罩,以减少和避免感染的机会;病室清洁,定期消毒,被服勤换洗。

3.可并发或加重胃、十二指肠溃疡甚至导致穿孔或出血。观察有无腹痛及伴随症状,注意大便的颜色,有无呕血、黑便,饮食应软烂易消化,不宜食用生、冷、硬的食物,用药期间不宜服用阿司匹林,详细询问患者既往病史有无胃、十二指肠溃疡,根据医嘱使用胃黏膜保护剂。

4.可导致骨质疏松、骨缺血性坏死和伤口愈合迟缓,适当补充蛋白质、维生素D和钙质,加强安全措施,防止跌倒,避免外伤、骨折。

5.可导致精神异常,出现失眠、神经质、情绪异常,甚至抑郁、狂躁、精神分裂症或有自杀倾向等,应加强观察,尤其既往有精神病或精神病家族史的患者更应警惕发生。

6.心血管并发症,长期应用能导致水钠潴留和血脂升高,引起高血压和动脉粥样硬化,故饮食应清淡,每日盐的摄入量不宜超过6克,水肿患者记录24小时出入量,注意血压及血脂的变化,每日监测血压,定期检验血常规、肝肾功、电解质、血糖、血脂、出凝血时间等。

7.可抑制小儿生长发育,患儿使用此药时应谨慎。

8.诱发或加重青光眼、白内障等,加强对眼部视力的观察。

9.与强心苷和利尿剂合用应注意补钾。

10.宣教患者遵医嘱按时、按量服用,避免自行减量或停药。停药后观察有无糖皮质激素停药综合征的表现,积极对症治疗。

(1)下丘脑-垂体-肾上腺功能减退,可表现为乏力、身体软弱、食欲缺乏、恶心、呕吐、血压偏低、脱水,严重者可致死。

（2）反跳现象，即停药后原有疾病已被控制的症状重新出现并加重。

（3）撤药反应，有些患者在停药后出现头晕、晕厥倾向、腹痛或背痛、低热、恶心、呕吐、肌肉或关节疼痛、头痛等。

二、免疫抑制剂不良反应的观察及护理

（一）硫唑嘌呤

1.大剂量及长期用药可有严重的骨髓抑制，导致粒细胞减少，甚至再生障碍性贫血，也可有中毒性肝炎、胰腺炎、脱发、黏膜溃疡、腹膜出血、视网膜出血、肺水肿以及厌食、恶心、口腔炎等表现，应加强观察并了解各项检查化验结果，肾功不全者应适当减量，肝功能受损者应禁用。

2.可能致畸胎，育龄期妇女应注意避孕，孕妇应慎用。

3.可使患者对病毒、真菌和细菌等微生物感染的易患性增加，应加强观察，注意口腔、会阴等皮肤黏膜部位的清洁卫生，避免到人群密集的公共场合，外出时应戴口罩，减少和避免感染的机会。

4.有致癌的危险，应注意观察。

（二）环磷酰胺

1.主要副作用为骨髓抑制、恶心、呕吐、脱发，还可出现出血性膀胱炎、迟发性膀胱纤维化、膀胱癌、肺炎、不育、致畸等，应注意观察。

2.经常复查血象，对粒细胞减少者应加强监护，白细胞低于 $3 \times 109/$ 升应立即停药。

3.冲击治疗前、后 24 小时内应大量饮水或补液，摄入量要达到 3000 毫升/日，保持 24 小时尿量＞2000 毫升，防止出血性膀胱炎的发生。

4.每月 1～2 次复查肝、肾功能，防止发生中毒性肝炎。有肾衰者冲击治疗时应减少剂量。

5.治疗期间每月 1 次尿常规检查，治疗后每 6 个月复查 1 次尿常规，维持终身，以便早期发现膀胱癌，早期治疗。

6.对该药过敏者、妊娠期及哺乳期妇女禁用，育龄期妇女应注意避孕。

（三）甲氨蝶呤

1.肝毒性，观察有无发生肝纤维化，甚至肝硬化，用药期间定期检测肝功能，必要时进行肝活检，应宣教患者注意禁酒和减肥。

2.定期复查血常规，观察有无白细胞、血小板及各类血细胞减少等骨髓抑制现象。

3.观察有无恶心、呕吐等消化道反应，必要时遵医嘱使用止吐剂。

4.观察有无其他副作用如间质性肺炎、肺纤维化、肺癌及其他肿瘤，有无致命的毒性症状如厌食、进行性体重减轻、血性腹泻、抑郁和昏迷等。

（四）环孢素

1.监测肝、肾功能及血脂的情况，因本药可使转氨酶、碱性磷酸酶、血尿素氮、肌酐、尿酸、血脂升高，肾小球滤过率和血镁降低。定期复查肝、肾功及血脂，每日监测血压。

2.观察有无牙龈增生、恶心、呕吐、腹泻的情况。

（五）雷公藤多甙

1.最常见的是消化道症状，观察有无食欲减退、恶心、呕吐、腹泻、腹部不适、腹痛等症状，宣教患者应饭后服用。

2.定期复查血象,因本药可有骨髓抑制、可逆性中性粒细胞减少等不良反应。

3.告知患者使用本药可出现可逆性精原细胞减少、精子活力降低、月经量减少及闭经等表现。

4.观察有无神经系统症状如头晕、乏力、嗜睡等。

三、抗组胺药的不良反应观察及护理

1.中枢神经系统抑制作用,表现为嗜睡、疲倦、乏力、注意力下降、认知能力降低。服药期间不宜同时应用安定类药物及饮酒,不用于驾驶、高空作业、机器操作者及需要思想高度集中的职业者,实施安全措施,预防跌倒。

2.中枢神经系统兴奋作用,表现为精神兴奋、易激动、失眠,甚至抽搐、诱发癫痫。见于儿童和少数成人患者。癫痫患者禁用,婴幼儿慎用或忌用。

3.胃肠道不良反应常表现为口苦、恶心、呕吐、腹痛、腹泻、便秘,但一般程度轻,多可耐受。

4.刺激食欲、体重增加,如酮替芬、赛庚啶长期服用,可有体重增加。

5.抗胆碱能不良反应,常见为口干,其他表现有心悸、视力模糊、排尿困难。心律失常、心电图 Q-T 间期延长、低钾者禁用,支气管哮喘痰液黏稠者、青光眼、前列腺肥大者慎用。

6.致敏作用,局部外用可缓解疼痛和瘙痒,但易发生致敏反应,引起固定性红斑、荨麻疹、麻疹或猩红热样药疹等过敏反应。如异丙嗪有光敏作用,光敏性疾病者忌用。

7.血液系统损害,如苯海拉明引起粒细胞减少,赛庚啶诱发葡萄糖-6-磷酸脱氢酶缺乏性溶血性贫血。长期应用的患者定期复查血常规。

8.慢性肝肾疾患、肝肾功能不全者慎用,妊娠及哺乳期忌用。

四、系统性抗真菌药物的不良反应观察及护理

(一)两性霉素 B

1.观察有无寒战、发热,其发生率很高,可预先服用抗组胺药、阿司匹林等。

2.观察有无恶心、呕吐、头痛、厌食,给予对症治疗,使用药物前避免空腹,饮食应清淡可口,头痛严重者遵医嘱使用止痛药。

3.观察有无肾毒性,防止损伤肾小管,应定期检测肾功能,静脉补钠有助于防止肾损伤。注意监测血清中钾、镁浓度,及时补充。

4.本药不能用生理盐水稀释,以防止出现沉淀,只能用注射用水或 5% 葡萄糖溶液稀释,冲管需用 5% 葡萄糖溶液。

5.观察有无血栓性静脉炎,静脉注射时应经常更换注射部位,减慢速度,可加入小剂量肝素等。

(二)伊曲康唑、氟康唑、特比萘芬

1.观察消化系统症状,有无恶心、呕吐、腹泻、消化不良、腹胀、腹痛;少见便秘、胃炎、无症状肝酶升高、药物性肝炎。

2.观察皮肤情况,有无药疹、瘙痒、荨麻疹、剥脱性红皮病、严重皮肤反应,如 Stevens-Johnson 综合征即重症型多形红斑。

3.观察中枢神经系统症状,有无头痛、头晕、震颤、嗜睡、眩晕、注意力改变、视觉异常(如绿视、晶状体和视网膜改变)。

4.观察血液系统,少见中性粒细胞减少症、转氨酶升高、血小板减少、一过性淋巴细胞计数下降。

5.观察有无高血压、高脂血症、发热、水肿、月经紊乱、血钾降低、变态反应、阳痿、性欲下降。

6.哺乳期妇女在服药期间要停止哺乳。

五、常用抗细菌药物的不良反应观察及护理

(一)青霉素类

1.过敏反应　是青霉素常见的不良反应,表现为过敏性休克、皮疹等,备好急救药品(如肾上腺素等)及抢救设备,药物应现用现配。

(1)使用前详细询问过敏史,必须做药物过敏试验,如停药3天或更换批号应重新做过敏试验,试验前一日应保证休息,避免熬夜、进食辛辣腥发刺激性食物,尤其避免饮酒,以免引起假阳性反应。

(2)苄星青霉素因使用间隔期长,在每次用药前都要进行青霉素过敏试验。

(3)使用普鲁卡因青霉素时,应同时做普鲁卡因和青霉素两种过敏试验。

2.吉-海反应　系梅毒患者接受驱梅治疗,首次注射青霉素数小时(3~12小时)后出现,表现为寒战、发热、头痛、呼吸加快、心动过速、全身不适及原发疾病加重等情况。注射后注意观察,应与过敏反应相鉴别,并告知患者,避免引起患者心理负担,同时给予对症治疗。

3.毒性反应　低剂量不引起,大剂量应用可出现神经-精神症状,如血凝功能缺陷的患者,大剂量青霉素可扰乱血凝机制,导致出血倾向,用药前应详细询问患者病史,严格掌握用药剂量。

4.特异反应　普鲁卡因青霉素偶可见。注射药物时或之后1~12分钟内,自觉心里难受、濒危恐惧感、头晕、心悸、幻听、幻视等,一般无呼吸和循环障碍,多数可出现血压升高。一般不需特殊处理,症状维持1~2小时可自行恢复正常。注射前,护士应向患者讲解药物的不良反应,出现上述症状者,护士应安慰患者,消除其紧张、恐惧的心理,使其平稳度过或使用镇静药(如安定)、抗组胺药(如肌注苯海拉明)有助于恢复。

5.注射区疼痛　注射过程中,要观察患者对疼痛的反应程度,多与其沟通分散注意力,注射后可局部热敷,以缓解疼痛。

(二)头孢菌素类

1.过敏反应　同"青霉素类"。

2.胃肠道不良反应　表现食欲不振、恶心、呕吐、腹泻、假膜性肠炎和念珠菌感染。使用药物前应少量进食,避免空腹。

3.双硫仑样反应　又称戒酒硫样反应,是由于应用药物后饮用含有酒精的饮品(或接触酒精)引起中毒反应,如面部潮红、头痛、腹痛、出汗、心悸、呼吸困难等症状,尤其是在饮酒后症状会明显加重,故应告知患者用药期间避免饮酒或含有酒精的饮品。

(三)喹诺酮类

1.观察有无恶心、呕吐、腹泻、头痛、头晕、烦躁及睡眠不佳。

2.可引起光敏反应,夜晚服药可减轻光毒性。

3.未成年人禁用此药,因对软骨有一定的损害。

(四)大环内酯类

1.观察有无恶心、腹痛、腹泻,少见头痛、头晕。

2.肝毒性反应:胆汁瘀积、肝酶升高,一般停药后可恢复。

3.耳鸣或听觉障碍：静脉给药时可发生耳鸣或听觉障碍，停药或减量可以恢复。

4.观察有无药物热、药疹、荨麻疹等过敏反应。

（五）氨基糖苷类

1.肾毒性：可出现蛋白尿、管型尿，继而出现红细胞、尿量减少或增多，进而发生氮质血症、肾功能减退、排钾增多。与头孢菌素类、右旋糖酐合用，可致肾毒性加强。

2.神经肌肉毒性：可引起心肌抑制、呼吸衰竭等。

3.其他不良反应有血象变化、肝酶增高、面部及四肢麻木、周围神经炎、视力模糊等，口服可引起脂肪性腹泻。

4.观察有无过敏性休克、皮疹、药物热、粒细胞减少、溶血性贫血等。用药期间应加强观察，及时给予对症治疗。

（六）甲硝唑

1.观察有无胃肠道反应、头痛、失眠、皮疹、白细胞减少等。

2.少数可见膀胱炎、排尿困难、肢体麻木感，停药后可较快恢复。

3.可产生双硫仑样反应，治疗期间应戒酒。

六、常用抗病毒药的不良反应观察及护理

（一）阿昔洛韦

1.最常见的不良反应是肾毒性，因阿昔洛韦水溶性差，对于高浓度快速滴注或口服大剂量的失水患者，可析出结晶，阻塞肾小管、肾小球，造成肾衰竭，有脱水或已有肝、肾功能不全者需慎用，肾功能不正常的患者和婴儿排泄功能低，需减少药量。静脉给药时应用足量液体配制，缓慢滴注（持续 $1\sim2h$），不可快速推注，不可用于肌内和皮下注射。

2.严重免疫功能缺陷者长期或多次应用本药治疗后，可能引起单纯疱疹病毒和带状疱疹病毒对本品耐药，精神异常、孕妇、乳母、严重肝肾疾患者慎用。

3.与丙磺舒合用可使药物排泄减慢，半衰期延长，体内药物量蓄积，应注意警惕。

4.外用时，偶有药疹、出汗、恶心、头痛、低血压、腹痛、一过性肾功能障碍，局部刺激性强，应加强用药期间局部皮损的观察，停药后症状可消失。口服时，有恶心、呕吐、腹泻。

5.使用药物期间应多饮水，促进药物的排泄。

（二）伐昔洛韦

不良反应少见，偶有轻度胃肠道反应和头痛，建议患者空腹服药，以免影响药物疗效。

（三）泛昔洛韦

不良反应很轻微，少数有胃肠道不适和头痛。

七、维 A 酸类药物的不良反应及护理

1.观察皮肤黏膜情况，有无唇炎、睑缘结膜炎、眼干、鼻干、口干。鼻干可导致鼻黏膜出血，皮肤干燥会使皮肤瘙痒、脱屑，尤其是掌跖部位，容易导致足跖、手掌、指端脱皮和出血，也可导致皮肤光敏感。对于异位性皮炎患者，使用维 A 酸类药物可使湿疹加重，日常护理应保护皮肤，口唇外涂润唇膏，眼部涂擦眼药膏、眼药水，皮肤应外涂保护性润肤剂，多饮水，避免抓挠、摩擦、创伤，足部应选择棉质、柔软的袜子，软底、

宽松的鞋子,避免长时间站立、行走,涂擦维 A 酸类药膏时,宜选择晚间。

2.致畸性,可致流产或婴儿死亡。一般建议打算近期妊娠者禁止系统服用维 A 酸类药物,持续采取避孕措施,我国规定停用异维 A 酸后女性避孕 3 个月,阿维 A 酯和阿维 A 的避孕时间分别为 2～3 年。

3.长期、大剂量使用可出现骨骼和肌肉异常,骨质疏松、肌痛、肌痉挛、肌张力增加和肌肉僵硬。适当补充钙剂,经常按摩肌肉,避免剧烈运动,加强安全措施。

4.观察有无头痛、恶心、呕吐和视力下降。指导患者生活规律,注意休息,调整情绪,避免劳累、熬夜。

5.可发生急性出血性胰腺炎,当停用药物时,病情可很快缓解。指导患者合理饮食,宜清淡,忌暴饮暴食,戒烟、酒。

6.观察有无高脂血症、肝脏毒性、血液毒性,可能发生甘油三酯水平升高、胆固醇水平升高、肝功能异常、白细胞计数下降。用药前应评估患者的身体情况、血液化验指标,根据病情选择用药途径或用药剂量,定期复查血脂、肝功、血细胞等指标。

八、常用免疫生物制剂的不良反应观察及护理

(一)英利昔单抗

1.能增加感染的风险,甚至出现肺结核。常见症状为上呼吸道感染、鼻炎、咽炎和尿道感染;严重感染,如脓毒症和播散性结核。因此,使用药物前应检查有无结核,做结核菌素皮内试验和胸部 X 线,活动性肺结核应禁忌。

2.超敏反应,主要表现在静脉输液期间出现荨麻疹、呼吸困难和(或)低血压,与其有关的症状还有发热、皮疹、头痛、咽喉溃疡、肌肉疼痛、多发性关节痛、手和面部水肿及吞咽困难。在出现超敏反应时应立即使用对乙酰氨基酚、抗组胺药、糖皮质激素和肾上腺素治疗。

3.胃肠道反应,如恶心、腹泻等。

4.可能加重充血性心力衰竭,治疗前必须评估心功能,做心电图检查。

5.观察有无淋巴组织增生性疾病。

(二)依那西普

1.注射部位反应,表现为温和至中度的红斑、水肿,有时瘙痒、疼痛,反应为短暂性且有自限性。停药后 90% 以上患者反应消失,如反应仍存在可局部应用糖皮质激素或抗组胺药治疗。

2.观察有无上呼吸道感染、头痛、鼻炎、咽炎等感染,严重感染可致脓毒症和死亡。

3.观察胃肠道反应,有无腹痛、恶心、呕吐、胃肠道感染等。

4.观察有无皮疹发生。

九、免疫球蛋白

1.一般不良反应:在开始输入免疫球蛋白的早期,患者可出现头痛、肌痛、面红、恶心、发热、出汗、血压变化、心动过速等,根据患者反应的轻重,可停止或减慢输注速度,使症状得到控制。用药前、中、后,要进行血细胞计数、肝肾功能、病毒性肝炎血清学、冷球蛋白、免疫球蛋白监测,观察生命体征变化。

2.超敏反应:严重过敏反应发生于 IgA 缺陷的患者(如系统性红斑狼疮、青少年类风湿、重症肌无力等),表现为面色苍白或潮红、肿胀、皮肤瘙痒、皮疹、呼吸困难、发绀、烦躁、恶心、呕吐、血压过低、心动过速、脉搏细速,甚至精神紊乱、神志不清、失去知觉,严重时可危及生命。故使用前应对患者体内的 IgA 水

平进行检测,如发现血清中有抗 IgA 抗体,应选择不含有 IgA 或 IgA 含量极低的免疫球蛋白。

3.血液系统的不良反应:溶血发生于少数患者,患者的 Coombs(抗人球蛋白)试验阳性,多在使用 48 小时内发生,一般是短暂的、轻微的和自限性的。

4.心血管系统的不良反应:输注免疫球蛋白的量与血液黏滞度及心血管方面的不良反应呈正相关。输注免疫球蛋白后血液黏滞度明显增高,有心血管疾病的老年人,有发生梗死的危险。因老年人、高血压、冠心病、既往有卒中病史者是使用免疫球蛋白发生梗死的危险因素,所以输注免疫球蛋白后较长时间内应防止血栓栓塞。

5.肾脏的不良反应:可造成肾功能损害,一般是可逆的。老年患者、合并有糖尿病及肾功能受损者,易并发急性肾衰竭,在输注 2~5 日内表现为暂时性血肌酐水平升高,在这些患者中使用,应密切观察肾功能的改变,选择不含有蔗糖成分的免疫球蛋白制剂。

6.神经系统不良反应:发生率极低,头痛是常见的不良反应,持续时间短,用对乙酰氨基酚或非甾体抗炎药或减慢输注速度后可缓解。

7.输液时,开始滴注速度为 1.0 毫升/分,约 20 滴/分,持续 15 分钟,若无不良反应,可逐渐加快速度,最快滴注速度不得超过 3.0 毫升/分,约 60 滴/分,输液期间应加强观察。

(常军明)

第五节　病毒性皮肤病的护理

病毒性皮肤病是由病毒感染引起的皮肤黏膜病变。病毒侵入人体后,对各种组织有其特殊的亲嗜性。病毒感染可产生各种临床表现,其症状轻重主要取决于机体的免疫状态,同时,也与病毒的毒力有关。

本节介绍常见的病毒性皮肤病:带状疱疹、传染性软疣、手足口病和风疹的护理。

一、带状疱疹

带状疱疹是由水痘-带状疱疹病毒感染引起的急性疱疹性皮肤病。本病常突然发生,表现为成群的密集性小水疱,沿一侧周围神经呈带状分布,常伴有神经痛和局部淋巴结肿痛,愈后极少复发。在临床工作中,常发现有些小儿在接触了带状疱疹患者后发生水痘,而有些成人在接触了水痘患者后患带状疱疹。

【一般护理】

1.安排病室时,相同病原的患者可同居一室,避免与免疫力低下的患者同病室。

2.保持病室安静、整洁,温湿度适宜,每日定时通风,每日 2 次空气消毒,用物专人专用。

3.选择营养丰富、清淡易消化的饮食,多吃新鲜水果、蔬菜;急性期避免摄入辛辣、刺激性食物;治疗期间不宜饮浓茶、咖啡,戒烟、戒酒,禁止饮用一切含有酒精的饮料。

4.提供良好的睡眠、休息环境,保证充足的睡眠,有助于疾病康复。

5.评估患者二便情况,尤其是外阴部带状疱疹患者要密切观察其二便情况。

6.每日测量生命体征,注意体温变化。严重病例、泛发性患者以及偶见有复发者常伴高热等全身症状,往往提示免疫功能有缺陷及有潜在的恶性疾患。

【专科护理】

（一）皮损护理

1.保持皮损处清洁干燥,贴身衣物应选择宽松、纯棉织品,避免抓挠、挤压和冷热刺激,以免继发感染。

2.皮疹处有水疱者,按照"疱液抽取法"处理,局部皮损采用清除全部水疱和痂皮,可以缩短患者皮损干燥结痂的时间,减少感染机会,缩短疼痛的时间,减轻患者的痛苦,并外用抗菌溶液湿敷,每日 2 次,每次20～30 分钟,紫外线照射治疗。保持皮疹清洁、干燥。皮疹面积较大时,应用一层无菌纱布覆盖,避免摩擦皮损处,预防感染。

3.皮疹发生感染时,给予清除腐痂,外用抗菌药、复方壳聚糖膜剂,伴有糖尿病的带状疱疹溃疡者,外用每毫升生理盐水含有普通胰岛素 1 单位溶液湿敷,效果较好。

4.红光、微波照射治疗,促进表面干燥,必要时可使用促进表皮生长的药物。

5.皮疹处痂皮较厚的患者,可外用抗菌药物软膏,促进痂皮软化、脱落。

（二）病情观察及护理

1.观察皮疹情况,有无继发感染、水疱形成及皮损处是否清洁、干燥。

2.注意体温变化,高热者给予物理降温或适量应用退热药并按高热患者护理,儿童避免服用阿司匹林。

3.不同部位皮疹观察及护理

(1)皮疹发生在头面部,观察有无周围性面瘫;耳壳及外耳道疱疹,观察有无耳和乳突深部疼痛,有无唾液腺和泪腺分泌减少,有无眩晕、恶心、呕吐、眼球震颤、听力障碍等 Ramsay-Hunt 综合征表现;皮疹发生在头面部,应选择纯棉、色浅的枕巾,每日更换。

(2)皮疹累及眼部时,应观察患者视力情况,角膜和结膜有无充血、穿孔等。避免强光刺激,避免用手揉眼及不洁物接触双眼,如有分泌物,及时用一次性消毒棉签拭去,每日应用无菌生理盐水冲洗双眼,定时滴用抗病毒眼药水。

(3)皮疹累及口腔者,餐前、餐后、睡前应漱口,晨晚间进行口腔护理,影响进食者,应给予半流食或流食,必要时补液。

(4)皮疹发生在乳房部位,避免穿文胸、紧身内衣,乳房下皮疹伴水疱、破溃时,应将乳房托起,暴露皮损,促进通风干燥,预防感染。

(5)皮疹发生在手部,应避免提拿物品,避免接触水、污物等;皮疹发生在足部,避免穿袜子,鞋子应穿宽大的拖鞋。伴有肿胀者,应抬高患肢,促进血液及淋巴液回流,睡眠时应采取健侧卧位。

(6)皮疹发生在会阴处,观察二便排出情况,便后用 1：10000 高锰酸钾溶液清洗,确保皮损处清洁干燥。穿纯棉长裙,避免穿内裤,必要时给予支被架。尿潴留者,可采取听流水声、热敷、按摩、局部刺激等措施帮助排尿,若以上方法均无效,B 超提示膀胱残余尿量超过 400 毫升,予间歇导尿或留置导尿,留置导尿期间指导患者每日饮水 2500～3000 毫升,达到自然冲洗尿道的目的。尿道口每日消毒 2 次,膀胱每日冲洗1 次。间歇式夹闭导尿管,训练膀胱反射功能。排便困难者,除神经麻痹原因外,给予开塞露肛注、口服疏肝理气具有泻下作用的中药并观察排便情况,必要时遵医嘱予以灌肠。

(7)注意观察有无特殊类型带状疱疹,带状疱疹性脑炎会出现头痛、呕吐、惊厥或其他进行性感觉障碍;内脏带状疱疹引起的胃肠道、泌尿道、腹膜及胸膜刺激症状等。

（三）疼痛护理

1.协助患者取舒适体位,操作时动作应轻柔、迅速,夜间操作应尽量集中。

2.与患者充分沟通,评估疼痛的原因、性质和程度等。

3.了解患者既往疼痛的处理办法及效果,指导患者应用物理方法分散注意力,鼓励患者进行文娱活动,如看报、听收音机或音乐等,根据病情适当运动,如有节律地呼吸或按摩局部皮肤,有目的性地想象或者回忆过去愉快的经历,减轻疼痛,促进睡眠。

4.疼痛严重时可遵医嘱给予物理治疗、中医针刺疗法,必要时给予药物止痛并观察疗效。

(四)发热护理

1.保持床单位及被服的整洁、干燥,出汗后及时拭干汗液,更换衣服,注意保暖。

2.监测生命体征,每日4次并记录,体温≥38.5℃时遵医嘱给予物理降温或药物降温,降温30分钟后测量体温,并记录在体温单上。待体温正常3日后改为每日1次。

3.做好口腔护理。

4.无禁忌证患者,鼓励其多喝水,给予清淡易消化、高蛋白、高维生素的饮食。

5.遵医嘱应用抗菌药物并观察疗效。

(五)用药护理

1.抗病毒药物宜早期应用,常用药物如更昔洛韦、阿昔洛韦,都是通过肾脏代谢的,告知患者要多饮温水,注意有无肾脏损害发生。输注阿昔洛韦注射液可促使小血管收缩,冬季输液时应注意输液肢体的保暖,以避免因血管收缩引起输液不畅、疼痛。

2.营养神经的药物和止痛药应饭后服用,长期服用止痛药时应注意成瘾性。

3.中药应根据药物性质服用。常用疏肝清热、活血化瘀的药物,少量患者服用后发生腹泻,应观察大便的次数和性状。服用中药时不宜饮浓茶,如有饮茶习惯的患者建议其饮淡茶。

4.急性期疼痛时,遵医嘱合理应用糖皮质激素可抑制炎症过程,缩短疼痛的病程,主要用于病程7日内、无禁忌证的老年患者,可口服泼尼松7～10天。

5.使用退热药应及时补水,注意观察、记录用药后体温变化。

【健康教育】

1.注意休息,避免因劳累、感冒等降低机体免疫力,影响疾病恢复。

2.结痂未脱落前,禁搓澡、泡澡、蒸桑拿等,会阴部有结痂应避免性生活,以防止感染发生。

3.部分患者在皮损完全消失后,仍遗留有神经痛,可采取热敷、针灸、理疗等缓解疼痛。

4.患病期间禁止接触未行免疫接种的儿童、老人、免疫力低下的人群。

二、传染性软疣

传染性软疣是由传染性软疣病毒感染所致的皮肤病,多见于儿童及青年人,具有传染性。潜伏期14天至6个月,主要传播方式是皮肤间的密切接触,此外,亦可通过性接触、日常生活用品接触等途径传播。

【一般护理】

1.皮损无感染者,可给予正常的饮食。

2.保持皮肤清洁干燥,防止继发感染。

3.避免用手搔抓皮损,以免自身传染或传染给他人;内衣应柔软、宽松,防止摩擦。

4.患病期间洁具不应混用,衣服及接触物应单独使用,定期清洗、消毒。

【专科护理】

(一)皮损护理

1.无感染的皮疹,在严格无菌操作下,用刮匙将软疣小体刮除,以2%碘酊外涂创面,详见"匙刮法"。第2日开始,遵医嘱涂擦抗菌药物软膏每日2次,5～7天,预防感染。告知患者及家属皮损部位不用包扎,尽量避免摩擦及刺激伤口,禁止淋浴及搓澡。

2.皮疹发生感染时,可给予抗菌药物(如呋喃西林软膏等)外用,待炎症消退后再刮除。避免抓挠,因抓破皮疹可导致感染或接种正常皮肤出现新的软疣。

（二）病情观察

1.观察儿童皮损发生的部位,好发于手背、四肢、躯干及面部,也可发生于外阴部。

2.观察成人皮损发生的部位,经性接触传播,可见于生殖器、臀部、下腹部、耻骨部及大腿等,也可发生于躯干、四肢及面部。

3.观察皮损的大小、形状、颜色、数量及有无破溃、感染,皮损典型表现为直径 3～5 毫米大小的半球形丘疹,呈灰色或珍珠色,表面有蜡样光泽,中央有脐凹,内含乳白色干酪样物质即软疣小体。

【健康教育】

1.向患者或家属讲解疾病的病因、传染方式及预防的方法。

2.为防止传染性软疣扩散,告知患者避免到公共游泳池游泳、使用公共洗浴设施、参加接触性体育活动等,直至皮疹完全消退。避免搔抓,防止病变自身接种传染。

3.皮疹刮除后,贴身的内衣裤应开水煮沸,毛巾、拖鞋等个人洁具应专人专用,禁止共用搓澡巾,防止交叉感染。

4.皮损愈合期间,每天遵医嘱用抗菌药物软膏涂 1～2 次,预防皮损感染。愈合后局部可出现色素沉着,逐渐吸收。

5.创面 1 周内勿沾水,1 周后可淋浴,1 个月内禁搓澡、泡澡、蒸桑拿等,防止感染。

6.指导患者加强锻炼,提高机体抵抗力。

7.根据传染性软疣的疾病特点,治疗将进行多次,方可治愈。如发现有新生皮疹,应及时治疗。

8.告知患者沾污的衣物要消毒处理,可开水煮沸或日晒 6 小时。

9.幼儿园或集体生活勿共用衣物和浴巾,并注意消毒。

三、手足口病

手足口病是由多种肠道病毒引起的常见传染病,以婴幼儿发病为主,多发生于学龄前儿童,尤以 1～2 岁婴幼儿最多。大多数患者症状轻微,以发热和手、足、口腔等部位的皮疹或疱疹为主要特征。少数患者可并发无菌性脑膜炎、脑炎、急性弛缓性麻痹、肺水肿、循环障碍、呼吸道感染和心肌炎等,个别重症患儿病情进展快,易发生死亡,致死原因主要为脑干脑炎及神经源性肺水肿。少年儿童和成人感染后多不发病,但能够传播病毒。潜伏期一般 3～5 天,病程一般约 1 周,愈后极少复发。

【一般护理】

1.建立传染病登记卡,根据规定及时据实上报。

2.安排病室时,同病种患者应安排同一病室,以免传染他人,实施接触性、空气传播、飞沫传播的隔离。限制探视及陪护人员,陪护人员相对固定,禁止与其他患者相互接触。

3.病室每日空气消毒 2 次,地面、家具、物品用含氯消毒液每日擦拭 2 次,衣物、毛巾、玩具、餐具等个人用品均应消毒处理。患儿呕吐物、排泄物等倾倒前用等量含氯消毒剂浸泡 30 分钟后弃去。床头配备快速消毒洗手液,陪护及家属接触患者前后均应洗手消毒。

4.保持口腔清洁,餐前、餐后、睡前漱口,每日 2 次口腔护理。

5.对于低热及中等发热的患者不需要特殊处理(有高热惊厥史者除外),多饮水,注意保暖。对于高热患者,每日 4 次测量体温,给予物理降温或遵医嘱服用药物降温。高热持续患者,药物降温每日不超过 4

次。出现高热不退、肢体抖动或肌阵挛者,年龄在3岁以内,病程在5天以内,降温的同时,给予安定等镇静剂。大量出汗、食欲不佳及呕吐时,及时补充液体,防止虚脱。

6.饮食以清淡为主,宜选择温凉、无刺激、富含维生素、易消化、流食或半流食。多饮温开水,注意饮食卫生,避免饮生水及食用腐败、不洁食物。忌食辛辣腥发刺激性食物。口腔有糜烂者给予流质或半流质饮食。母乳喂养的患儿,母亲也应禁食辛辣刺激性食物,保持乳头部位的清洁卫生,每次哺乳前应用温水擦净乳头再行哺乳。

【专科护理】

(一)皮肤护理

1.保持口腔、手足等部位皮肤、黏膜的清洁卫生。选择柔软、舒适、宽大的棉质衣服,经常更换,保持清洁干燥。剪短指甲,婴幼儿可戴手套,避免抓伤皮肤,预防感染。

2.臀部皮疹者,保持臀部清洁、干燥,加强看护,防止搔抓,及时清理患儿的大小便,便后清洗臀部,防止疱疹破溃。

3.手足及臀部疱疹溃疡者给予抗菌溶液湿敷或外用抗菌药物软膏。

4.口腔黏膜疱疹溃疡者,餐前、餐后、睡前给予漱口液漱口,以减轻进食时口腔黏膜的疼痛,预防感染。每日2次生理盐水棉球口腔护理。对不会漱口的患儿,用棉棒蘸漱口液轻轻地擦拭口腔黏膜。遵医嘱使用西瓜霜等药物涂擦口腔患处,每天2～3次。

5.口腔及咽部疱疹溃疡严重者可遵医嘱应用抗病毒、抗菌药物进行雾化吸入。

(二)病情观察及护理

1.普通病例观察

(1)观察体温变化,注意热型,有无低热、全身不适、腹痛等前驱症状,有无咳嗽、流涕和流口水等类似上呼吸道感染的症状,如体温≥38.5℃,按高热护理,遵医嘱使用物理降温或药物降温。

(2)观察患者手足、口腔黏膜、齿龈、舌和腭部、臀部和身体其他部位有无疱疹、溃疡及皮疹消退情况;有无咽痛、疼痛性口腔炎、恶心、呕吐等。

2.重症病例观察

(1)观察神经系统表现,患者的精神状态,有无脑膜炎、脑炎、脑脊髓炎症状,如嗜睡、易惊、头痛、呕吐,甚至昏迷,有无肢体抖动、肌阵挛、肢体瘫痪、共济失调眼球运动障碍等表现。

(2)观察有无肺水肿、循环障碍、心肌炎等表现,如呼吸急促,呼吸困难,口唇发绀,咳嗽,咳白色、粉红色或血性泡沫样痰液。

(3)观察循环系统表现:有无面色苍灰、皮肤花纹、四肢发凉,指(趾)发绀、出冷汗、毛细血管再充盈时间延长、心率增快或减慢、脉搏浅速或减弱甚至消失、血压升高或下降。

3.密切观察　周围人群,包括患者家属、医护人员有无感染症状。

(三)用药指导

遵医嘱给予利巴韦林、阿昔洛韦等抗病毒治疗。利巴韦林常见不良反应有溶血、血红蛋白减少及贫血、乏力等。

【健康教育】

1.教会患者及家属皮肤护理及消毒方法。

2.患病期间应隔离治疗,一般1～2周,不能外出,限制在室内活动,以免传染他人。

3.养成良好的卫生习惯,进行分餐制,餐具应专人专用,不与他人共用生活用品,患者用过的毛巾、手绢、牙杯、玩具、食具、奶具以及床上用品均应消毒处理,接触患者和被患者污染的衣服、用物、分泌物、排泄物的前后均应及时洗手。保持皮肤清洁,选择纯棉、宽松衣物,勤换洗。

4.保持环境卫生清洁,空气新鲜,经常开窗通风。

5.避免与患者或有可疑症状者接触,不要随意使用别人的餐具或其他生活用品,尽量少去人口密集的公共场所,教导小儿勿随意将手放入口中。

四、风疹

风疹又称德国麻疹,是一种由副病毒引起的急性呼吸道发疹性传染病。以红色斑丘疹,枕后、颈、耳后淋巴结肿大,伴低热等轻微全身症状为特征。在大城市春季流行,多见于儿童及青年,潜伏期 14~21 天,平均 18 天,潜伏期有传染性,出疹后传染性迅速下降。

【一般护理】

1.建立传染病登记卡,根据规定及时据实上报。确诊后应实施空气传播的隔离,戴口罩,防止传染他人。

2.安排病室时,同病种患者可安排同一病室,避免接触孕妇及未行免疫接种的儿童、青少年,防止传染。

3.病室每日空气消毒 2 次,呼吸道分泌物、排泄物等应按消毒隔离原则处理。

4.给予富含营养的高蛋白和维生素的流质或半流质饮食为宜,多饮水。切忌盲目忌口,造成营养不良和维生素缺乏,导致机体抵抗力下降,疾病康复减慢,甚至加重病情,引发并发症发生。

5.监测生命体征,密切观察体温变化。高热者,应多饮水,每日测量 4 次体温,实施物理降温或药物降温,注意保暖。

【专科护理】

（一）病情观察与护理

1.观察有无发热、咳嗽、流涕、腹泻、呕吐、头痛、咽痛等情况发生,应嘱患者注意休息,多饮水,饮食应清淡、易消化,如体温≥38.5℃,按高热护理,遵医嘱给予物理降温或药物降温。

2.观察有无枕后、颈、耳后淋巴结肿大、触痛的情况。

3.观察皮肤黏膜出疹及消退情况,一般发热 1~2 日后出现淡红色大小不一的丘疹、斑丘疹或斑疹,部分融合成片,先见于面部,第 2 日扩展至躯干和四肢,而面部皮疹消退,第 3 日躯干皮疹消退,第 4 日四肢皮疹消退。皮疹消退后不留痕迹。部分患者皮疹可持续数周或没有皮疹。

4.注意风疹并发症的观察及护理。

（1）风疹综合征:孕妇在妊娠 4 个月内患风疹,可发生流产、死产、早产或畸胎。加强对孕妇及育龄妇女的观察。

（2）关节炎:成人及较大的儿童应注意有无关节肿痛情况,出现关节肿痛应注意卧床休息和保暖,减少活动,疼痛严重者遵医嘱给予止痛剂。

（3）观察有无并发中耳炎、支气管炎、心肌炎、脑炎、紫癜的发生。

（二）用药护理

根据患者病情遵医嘱给予退热药、止咳药等对症处理,同时观察疗效、药物作用及不良反应。

【健康教育】

1.本病传染期短,自皮疹出现后须隔离 5 天,必须外出时,应戴口罩,防止传染。

2.对已确诊风疹的早期孕妇,应终止妊娠。

3.对儿童、青少年及易感育龄妇女可接种风疹减毒活疫苗。

（常军明）

第六节　细菌性皮肤病的护理

细菌性皮肤病主要是由化脓性球菌感染或杆菌感染引起的。化脓性球菌感染引起的皮肤病有脓疱疮、毛囊炎、疖、痈、丹毒等;杆菌感染引起的皮肤病有麻风病、皮肤结核病、类丹毒等。细菌性皮肤病可以通过接触方式传播,感染后的症状与细菌数量、毒力、机体免疫功能有关。本章介绍常见的细菌性皮肤病:丹毒、脓疱疮、麻风病的护理。

一、丹毒

丹毒是皮肤或皮下组织内淋巴管及其周围软组织的急性炎症,成人好发于下肢和面部,婴儿好发于腹部。其临床表现为起病急,局部出现界限清楚、水肿性红斑,颜色鲜红,并稍隆起,压之褪色,皮肤表面紧张炽热,迅速向四周蔓延,有烧灼样痛,伴高热、畏寒及头痛等前驱症状。鼻部炎症、抠鼻、掏耳、足癣等因素是丹毒的常见诱因,若细菌潜伏于淋巴管内,当机体抵抗力低下时,易反复发作,为复发性丹毒。

【一般护理】

1.患者应安排单间,限制探视及陪住人员,并限制患者间的相互接触,避免传染,实施接触性隔离。

2.保持室内空气新鲜,按时通风,每日空气消毒 2 次。墙面、地面及用物等均应使用含氯消毒剂每日擦拭 1 次,床单位及被服保持整洁,用物专人专用。医护人员勤洗手,正确处理器械和敷料等,严格落实消毒隔离措施。

3.选择营养丰富、清淡易消化的高热量饮食为主,包括糖类、优质蛋白、各种维生素等,多饮水,每日 2000 毫升,忌食辛辣腥发刺激性食物,戒烟、戒酒。

4.给予适当卧位,抬高患处,避免局部压迫受累。小腿部丹毒应抬高患肢,肿胀明显时抬高患肢 30～45 厘米;颜面部丹毒患者应取半卧位,患处朝上;急性期应卧床休息,满足生活所需,协助患者床上活动,促进血液循环。

5.积极治疗全身疾病,如糖尿病、结核、慢性肾炎、营养不良、血液病等;查找病因并治疗耳、鼻、足部的感染灶。

6.保持良好的情绪,充足的睡眠,大便通畅,有助于疾病恢复。

7.每日测量生命体征,密切观察体温变化。

【专科护理】

(一)皮损护理

1.每日检查患者皮损情况,保持皮肤、黏膜的完整及清洁,用无菌生理盐水清洁皮损,每日 2 次。

2.局部肿胀、疼痛者,可用 0.1％依沙吖啶溶液、50％硫酸镁溶液冷湿敷;也可使用冰袋冷敷,适用于炎症早期;或行微波热疗,适用于中、后期。

3.水疱形成时,按"疱液抽取法"处理,严格执行无菌操作。

4.皮下脓肿形成时,应切开引流,及时换药,并遵医嘱外用抗菌药物软膏,如 0.5％新霉素软膏、达维邦或莫匹罗星软膏等。

(二)病情观察及护理

1.密切观察患者体温变化,有无畏寒、头痛、恶心、呕吐等前驱症状,高热患者应对症治疗。

2.观察皮损发生的部位、面积大小、深度、颜色、皮肤温度、有无水疱、脓疱及疱液的性质,有无自觉症状,如瘙痒、疼痛等。典型皮损表现为水肿性红斑,界限清楚,表面紧张发亮,迅速向四周扩大,在红斑基础上可发生水疱、大疱或脓疱。病情多在 4~5 天达高峰,消退后局部可留有轻度色素沉着及脱屑。

3.观察皮损发展情况

(1)坏疽型丹毒:皮损炎症深达皮下组织并引起皮肤坏疽。

(2)游走型丹毒:皮损一边消退,一边发展扩大,呈岛屿状蔓延。

(3)复发型丹毒:皮损于某处多次反复发作。

4.观察患者有无全身中毒症状,有无局部淋巴结肿大、皮下脓肿、皮肤坏疽等伴随症状,观察局部有无红肿、疼痛情况。

5.了解化验结果,如白细胞总数、中性粒细胞数等,观察尿的颜色、性状、量,有无肾炎、败血症等并发症。

6.婴儿应加强观察,避免发生高热惊厥。

7.下肢慢性反复发作性丹毒应注意观察有无继发象皮肿。

(三)用药护理

1.遵医嘱用药,不能擅自增、减、改、停药。

2.全身治疗首选青霉素,使用前首先要详细询问患者过敏史,做青霉素过敏试验,有过敏史者及药物过敏试验阳性者禁用,同时备好抢救设备、用物及药品。青霉素液须现用现配,要注意药物间的配伍禁忌,青霉素有增强抗凝药药效的作用。注意观察用药反应,大剂量青霉素治疗者要注意有无神经症状、出血、溶血、水及电解质平衡紊乱、酸碱平衡紊乱及肝肾功能异常等。

3.如青霉素过敏者可用红霉素,注意观察胃肠道反应,有无恶心、呕吐、腹部不适,告知患者饭后 30 分钟服用此药。输液时应加强观察,避免药液渗出,大剂量长时间给药时,应注意观察患者的听力、肝、肾功能情况,有无心律失常、口腔、阴道念珠菌感染等。

4.应用磺胺类药物时,应注意观察肝、肾功能及血液系统情况,有无中枢系统症状等。

5.复发性丹毒应以间歇小剂量抗菌药物长时间维持治疗。

(四)疼痛护理

1.协助患者取舒适体位,提供舒适、整洁的床单位,安静、通风、温湿度及采光适宜的环境。

2.进行护理操作前,向患者耐心、细致地做好解释,促使患者身心舒适,有利于减轻疼痛。

3.缓解或解除疼痛的方法:抬高患肢,减少下床活动;炎症早期,可局部使用冷敷法缓解疼痛,必要时遵医嘱使用药物止痛。

4.做好患者的心理疏导,讲解疾病的特点、病程及预后,减轻患者的心理负担。

5.教会患者分散注意力的方法,如读书、看报、听音乐、与人聊天等,缓解疼痛。

(五)心理护理

了解患者日常的生活习惯,观察患者言行,倾听患者主诉,评估患者心理,满足患者生活需要,呼叫器置患者床旁,多巡视,合理安排锻炼及社交活动,营造良好的住院环境,增加患者的舒适度,使患者信任医护人员,积极配合治疗,早日康复。

【健康教育】

1.指导患者养成良好的卫生习惯,保持皮肤清洁,避免搔抓。面部丹毒应避免和纠正挖鼻、掏耳习惯,根治足癣有利于预防下肢丹毒。

2.指导患者养成规律的生活习惯,注意休息,避免过度劳累。

3.按时、按疗程用药,避免自行减量、停药,病情复发应及时就医。。

4.避免丹毒的诱发因素,如有鼻孔、外耳道、耳垂下方、肛门、阴茎损伤、趾间裂隙或外伤等应积极处理并保持患处清洁。

5.指导患者保持全身皮肤清洁,有静脉曲张者,穿医用弹力袜,糖尿病患者应每日检查双足,避免足部外伤、烫伤及冻伤等。

二、脓疱疮

脓疱疮,俗称"黄水疮",是一种化脓球菌传染性皮肤病。特征为发生丘疹、水疱或脓疱,易破溃而结成脓痂,接触传染,蔓延迅速,夏秋季儿童(2～7岁)多见,易流行。本病分为两型:大疱型脓疱疮和非大疱型脓疱疮,后者也称接触性脓疱疮,传染性强于前者。

【一般护理】

1.患者应安排单间,限制探视及陪住人员,实施接触性隔离,避免传染他人。

2.病室安静、温湿度适宜,每日定时通风,空气消毒 2 次。墙面、地面及用物等均应使用含氯消毒剂擦拭,每日 2 次,床单及被服保持整洁,用物专人专用,定时消毒更换。医护人员勤洗手,正确处理器械和敷料等,严格落实消毒隔离措施。

3.保持床单位整洁,床单平整、清洁、干燥、无杂屑;保护皮肤清洁、完整,避免搔抓,协助患儿剪短指甲,必要时戴手套;选择宽松、棉质衣物。

4.每日测量生命体征,密切观察体温、呼吸变化。

5.选择营养丰富、清淡易消化的高热量饮食,包括糖类、优质蛋白、各种维生素等,同时加强水分和电解质的补充。避免食用辛辣腥发刺激性食物。

6.母乳喂养时,母亲应忌食辛辣腥发刺激性食物,将奶挤出后用奶瓶喂哺患儿,防止乳母被传染。

【专科护理】

(一)皮损护理

1.疱液澄清、疱壁未破时可每日涂擦炉甘石洗剂 5～6 次。

2.脓疱处理按"疱病清创法"清除脓液、痂皮等分泌物,外涂抗菌药物。

3.脓疱结痂时应用 1:5000 高锰酸钾溶液清洁创面,0.1%依沙吖啶溶液湿敷,外涂抗菌药物如 0.5%新霉素软膏,浸软痂皮后再剪除痂皮,不要强行剥离。

4.创面渗出较多时,使用糊剂外涂。

5.注意局部清洁,保护创面,避免搔抓或摩擦,避免患儿哭闹,防止患儿剧烈运动,以免扩散。

6.加强患儿眼、口、鼻的护理,及时清理分泌物。

(二)病情观察

1.观察皮疹发生的部位、大小、类型、颜色、有无水疱、脓疱及疱液的性质、侵犯面积、有无渗出、糜烂、尼氏征阳性(尼氏征又称棘层细胞松解现象检查法,有四种阳性表现:①手指推压水疱一侧,水疱沿推压方向移动;②手指轻压水疱顶,疱液向四周移动;③稍用力在外观正常皮肤上推擦,表皮即剥离;④牵扯破损的水疱壁时,可见水疱周边的外观正常皮肤一同剥离),有无新生皮疹、抓痕伴痒等情况。

(1)接触性传染性脓疱疮,本病可发生于任何部位,以面部等暴露部位多见。皮损初起为红色斑点或小丘疹,迅速转变为脓疱,有明显的红晕、疱壁薄、易破溃、糜烂,脓液干燥后形成蜜黄色厚痂。

(2)深脓疱疮,好发于小腿或臀部,皮损初起为脓疱,逐渐向皮肤深部发展,表面有坏死和蛎壳样黑色厚痂,红肿明显,去除痂后可见边缘陡峭的蝶状溃疡,自觉疼痛明显。

（3）大疱性脓疱疮,好发于面部、躯干和四肢。皮损初起为米粒大小水疱或脓疱,迅速变为大疱,疱液先清澈后浑浊,疱壁先紧张后松弛,直径1厘米左右,疱内可见半月状积脓,红晕不明显,疱壁薄,易破溃形成糜烂结痂,痂壳脱落后留有暂时性色素沉着。

（4）新生儿脓疱疮,发生于新生儿的大疱性脓疱疮,皮损为广泛分布的多发性大脓疱,尼氏征阳性,疱周有红晕,破溃后形成红色糜烂面。

（5）葡萄球菌烫伤样皮肤综合征,多累及出生后3个月内的婴儿,起病前常伴有上呼吸道感染或咽、鼻、耳等处的化脓性感染,皮损常于口周和眼周开始,迅速波及躯干及四肢。特征性表现为在大片红斑基础上出现松弛性水疱,尼氏征阳性,皮肤大面积剥脱见潮红的糜烂面,似烫伤样外观,手足皮肤呈手套、袜套样剥脱,口周可见放射状裂纹,无口腔黏膜损害,皮损有明显疼痛和触痛。

2.观察患者全身症状,有无咳嗽、咳痰、呼吸困难等肺炎表现;观察意识、精神状况,有无头痛、呕吐、精神萎靡等脑膜炎症状;有无咽痛前驱症状,有无全身中毒症状伴淋巴结炎,易并发败血症、肾小球肾炎。

3.密切监测生命体征,注意体温变化,如超过39℃以上时,遵医嘱应做血培养,以便及早发现脓毒血症,及时处理。观察尿的颜色、性状和量,以便于及早发现并处理急性肾小球肾炎症状。

（三）用药护理

1.遵医嘱用药,禁忌乱用药。

2.外用药涂擦前,要清洁皮损上的分泌物及残余药物。

3.痂皮厚时,先涂擦硼酸软膏,再以消毒液体石蜡油去除脓痂,最后涂擦抗菌药物,有利于药物吸收。

4.皮损面积大或有全身症状者,可选用抗菌药物如红霉素、青霉素等,应注意有无过敏反应及其他药物不良反应发生,并根据药敏试验结果选用敏感性高的抗菌药物。

【健康教育】

1.幼儿园如有发病应及时隔离治疗,衣服、被褥、毛巾、用具、玩具、换药物品应严格消毒。

2.告知患儿及家属不宜进入公共场所。

3.告知患儿家属皮肤护理的方法及注意事项,如涂擦法、湿敷法。

4.开展卫生宣教,注意个人卫生,保持皮肤清洁,及时治疗瘙痒性皮肤病,如痱子常是本病的前奏,防治痱子对预防本病很重要。

5.出院后患儿家里所有的衣物均应消毒处理,可采用日晒、煮沸。

三、麻风

麻风是由麻风分枝杆菌引起的一种慢性传染病,主要侵犯人的皮肤、周围神经,如不及时治疗也可损害眼睛、肝、脾、睾丸及淋巴结等。早期就可因神经损害发生残疾和畸形,使其不同程度地丧失劳动和生活能力。麻风杆菌可自健康人破损的皮肤进入机体,这是传统认为麻风重要的传播方式,目前认为带菌者咳嗽或打喷嚏时的飞沫或悬滴经过健康人的上呼吸道黏膜进入人体。

【一般护理】

1.消毒与隔离

（1）实施接触传播和飞沫传播的隔离,建立麻风病房来切断传播途径,控制麻风传播。

（2）焚烧污染的敷料,其他物品可通过煮沸、高压蒸汽、福尔马林熏蒸、紫外线照射等方法进行消毒处理。

（3）医护人员应加强个人防护，严格遵守操作规程，接触患者应戴口罩、帽子、手套，穿隔离服。

2.给予高热量、高维生素、低脂和易消化的饮食，加强营养，有利于创面愈合，避免辛辣刺激性食物。

3.密切观察体温、脉搏、呼吸、血压、皮损、疼痛、肢体活动等情况，发现异常，及时报告医生，配合处置。

4.评估患者自理能力，加强生活护理，实施安全措施。

5.患者住处要通风良好，环境清洁，及时消灭蚊虫，避免蚊虫叮咬。

【专科护理】

（一）皮损护理

1.保护手足皮肤，日常给予温水浸泡，油脂涂擦，湿润和软化皮肤，防止皲裂、裂口。

2.足底红肿压痛或溃疡者应避免行走，让患肢抬高，卧床休息。愈合后应穿足部防护鞋。

3.单纯性溃疡可用生理盐水、3%过氧化氢溶液清洗局部，消毒凡士林纱布保护创面，用无菌纱布包扎，每2~3天换1次药，若溃疡伴大量渗出时，应每日换药。

4.感染性溃疡应用抗菌药物控制感染，局部用过氧化氢溶液浸泡后，清除分泌物及坏死组织，外用抗感染药物，无菌纱布包扎，每日换药1次。

5.久治不愈或复发的顽固性溃疡，感染控制后用无菌方法进行扩创，也可根据病情给予手术治疗。

6.有水疱时，按"疱液抽取法"处理。

7.睾丸附睾炎的护理：卧床休息，用悬吊或男性保护隔离带托起阴囊，保持局部清洁、干燥，遵医嘱使用止痛剂或糖皮质激素。

（二）虹膜睫状体炎的护理

1.眼部受累可用1%阿托品和泼尼松眼药水或抗菌眼药膏交替滴眼或涂眼，每日1~2次。

2.局部热敷可促进血液循环，减轻疼痛，促进炎症吸收。

3.倒睫患者勿用手和不洁毛巾等揉眼睛，轻者可为其拔出倒睫，重者需进行手术治疗。

4.监测患者的眼压，以防发生糖皮质激素性青光眼。

（三）病情观察与护理

1.观察皮损的大小、数量、颜色、面积、形状、累及范围及自觉症状。

（1）未定类麻风，早期表现轻微，常被忽视，典型皮损为单个或数个浅色斑或淡红色斑，光滑无浸润，呈圆形、椭圆形或不规则形，局部轻、中度感觉障碍，神经症状较轻，可有浅神经粗大。

（2）结核样型麻风，皮损常局限，数目少，不对称累及面、肩、四肢、臀等少汗易受摩擦部位，典型皮损为较大的红色斑块，境界清楚或稍隆起，表面干燥粗糙，毳毛脱失，可覆盖鳞屑，可摸到粗硬的皮神经，可致神经功能障碍，伴有明显的感觉和出汗障碍、肌肉萎缩、运动障碍及畸形，一般不累及黏膜、眼和内脏器官。

（3）瘤型麻风，早期皮损为浅色、浅黄色或淡红色斑，边界模糊，广泛对称分布于四肢伸侧、面部和躯干等，浅感觉正常或稍迟钝，有蚁行感，鼻黏膜可见充血、肿胀或糜烂。中期皮损分布广泛、浸润明显，四肢呈套状麻木，眉、发脱落明显，周围神经普遍受累，可产生运动障碍和畸形，足底可见营养性溃疡，淋巴结、肝、脾肿大，睾丸也可受累。晚期皮损呈深在性、弥漫性浸润，常伴暗红色结节，双唇肥厚，耳垂肿大，形如狮面，毛发脱落。

（4）麻风反应，病程中突然原有皮损或神经炎加重，出现新的皮损和神经损害，并伴有畏寒、发热、乏力、全身不适、食欲减退等症状。神经肿痛的患肢应休息、保暖，必要时夹板固定。

2.观察足部情况，有无足底红肿压痛或破溃发生。保持皮肤清洁，加强足部护理，根据脚形选择合适的胶鞋或布鞋，新鞋每天穿不超过2~3小时，避免远行，足底变形者要学会走鸭步，以避免足底滚动，用足底起落于地面。指导患者每晚用温水浸泡足部30分钟，促进血液循环，再涂擦油膏保护皮肤。

3.观察眼部情况,有无充血、流泪和分泌物增多、视力下降、睑裂闭合不全等情况。注意用眼卫生,避免强光刺激,劳动时戴防护镜,防止异物进入眼内。

4.观察周围神经受损情况,浅感觉障碍的程度。

(1)通常温觉障碍发生最早,痛觉次之,触觉最后丧失。

(2)有无肌肉萎缩或瘫痪所致的运动障碍,容貌损毁。

(3)有无营养障碍所致的皮肤干燥、萎缩、脱毛、手足骨质疏松或吸收,形成畸形。

(4)有无手足发绀、温度降低、肿胀等循环障碍。

(5)有无出汗障碍。

(6)注意保暖,慎用取暖用品,防止烫伤,避免外伤,洗浴后给予涂擦保湿剂滋润皮肤,防止干燥。肌肉关节局部按摩,适当进行活动锻炼,以促进循环,防止萎缩。

(四)用药的护理

本病以内用药物治疗为主,采用联合化疗和麻风反应的治疗。世界卫生组织推荐联合化疗(MDT)治疗麻风病。

1.MDT 治疗方案及药物的不良反应观察及护理

(1)多菌型成人:利福平 600 毫克每月 1 次,氨苯砜 100 毫克每日 1 次,氯法齐明 300 毫克每月 1 次或 50 毫克每日 1 次,疗程 24 个月。

(2)少菌型成人:利福平 600 毫克每月 1 次,氨苯砜 100 毫克每日 1 次,疗程 6 个月。

①DDS(氨苯砜):极少数患者服药 1 个月左右可发生药疹。如呈麻疹样、猩红热样皮炎,严重时伴高热、蛋白尿。出现上述症状应立即通知医生,停用 DDS。鼓励患者多饮水,加强排泄,给予高蛋白、高热重、高维生素饮食。

②RFP(利福平):患者服用本品 2～3 个月后,可出现一过性丙氨酸氨基转移酶升高,严重时可出现黄疸,因此,使用 RFP 应定期做肝功能检查,明显异常者应停药。

③B-663(氯法齐明):服用后易引起皮肤干燥、红染,肤色可呈棕红至紫黑色和鱼鳞样改变,影响患者外貌;大剂量使用有消化道症状和腹痛。护士要做好解释工作,随着病情的好转,色素沉着会逐渐减轻,停药后半年左右即消退,不必过于忧虑,但应注意避光,外出时应着长袖衣裤,戴帽或打伞,每次沐浴后涂擦维生素 AD 油膏或润肤膏。

2.麻风反应的治疗,首选糖皮质激素,长期使用糖皮质激素的患者,注意观察疗效和不良反应。

(五)神经痛的护理

1.理疗或冰袋冷敷可缓解神经疼痛。

2.必要时遵医嘱给予镇痛剂,麻醉药不可滥用,疼痛剧烈时可给予吗啡或哌替啶制剂,应注意成瘾性。

3.肢体发生急性神经炎时,应予吊带、石膏或支架固定,使之处于休息状态,疼痛减轻或消失后,应尽早主动或者被动进行功能锻炼,避免关节僵直或挛缩。

(六)假肢的自我护理

1.初用假肢时残端易起水疱,在接受腔内垫柔软的衬垫,减少摩擦。应坚持用假肢,使残端皮肤角化,增加耐磨力。

2.教会患者每晚检查残端有无红肿、擦伤及水疱,清洗残端,涂擦油脂并按摩片刻,以保护皮肤。

3.开始使用假肢时可借助拐杖,两腿原地交替承重进行基本步态的训练,直至能单足站立平衡为止。迈步训练,应先迈健肢,慢行。

（七）心理护理

由于长期的社会偏见和恐惧,患者往往会讳疾忌医,甚至产生逆反心理和行为,护士应多与患者沟通、交谈,改变患者不正确的认知、不良的心理状态,调整患者情绪,调动主观能动性,树立战胜疾病的信心,以良好的心理接受治疗及护理。

【健康教育】

1.宣传麻风病的科学知识及其病情、诊断和处理,使患者对麻风病有正确的了解,早期发现、早期治疗,认识本病及其发生的反应是可防可治的。

2.鼓励患者正确对待社会上客观存在的不同程度的偏见,做到自尊、自重、自强、自立,树立与疾病做斗争的信心。

3.向新患者说明暂时勿去、少去公共场所,外出戴口罩。

4.遵守联合化疗的要求,按时、足量、规则服药,及时复诊。

5.根据既往患病史、检查结果及过敏史进行相关知识宣教。

6.注意手、足、眼的自我护理,加强麻木肢体的功能恢复锻炼。

7.向患者说明治疗后,一旦出现任何问题或疑问,应及时到当地诊治机构检查或咨询。

（张瑞国）

第七节　大疱性皮肤病的护理

大疱性皮肤病是一组发生在皮肤黏膜以大疱为基本损害的皮肤病。

【天疱疮】

天疱疮是一种与遗传、环境污染等因素有关的比较严重的自身免疫性疾病,特征为表皮棘层细胞松解,表皮内水疱形成,疱壁薄、易破裂、糜烂、结痂,渗出明显,口腔内糜烂,尼氏征阳性。天疱疮可分为四型:寻常型、增殖型、落叶型和红斑型。

（一）一般护理

1.病情平稳期可住在普通病房,禁止与病毒感染患者同病室,如带状疱疹、Kaposi水痘样疹等患者。进行冲击疗法治疗时应安排单间,必要时实施保护性隔离,限制探视,防止感染。

2.病室温度、湿度适宜,定时通风换气,保持空气新鲜。每日空气消毒1～2次。换药时,室温要提高,注意保暖,换药后更换床单,保持床单平整无渣屑、干燥清洁。

3.饮食以易消化、无刺激性食物为宜。多食高蛋白、高热量、多维生素、低盐、低糖食物,加强营养,提高机体免疫力。忌食辛辣刺激性食物。大剂量应用糖皮质激素治疗时,应注意补钾、补钙、保护胃黏膜。鼓励患者多饮水,以补充因大量渗液导致的水分流失。口腔糜烂溃疡、进食困难者给予软食或流质饮食,少食多餐,保证营养物质的摄入。

4.监测生命体征,密切观察病情变化。

5.重症患者必须卧床休息,限制活动,加强生活护理,保持皮肤清洁,根据皮损的部位变换体位、拍背、按摩骨突处,促进局部血液循环,防止压疮和坠积性肺炎发生。

6.评估患者睡眠及二便情况,保证有效的休息,大便通畅。

7.选择宽大、柔软、棉质、颜色浅的贴身衣服,勤换洗,被子不宜过厚,保持床单平整、清洁,污染后要及时更换,必要时使用支被架,防止粘连、摩擦,影响皮损愈合。

（二）专科护理

1.皮损护理

（1）水疱处理应严格遵守无菌操作原则，疱液及时抽取。对于直径＞1厘米的水疱尽可能抽取疱液并保留疱壁。

（2）处理未感染的糜烂面可遵医嘱外涂抗菌软膏后予无菌油纱贴敷。对于躯干部有大面积糜烂面者可外穿无菌油纱背心。渗液多时应每日清理创面，重新涂药后贴敷无菌油纱；渗液少时可不予更换外贴油纱。

（3）皮损有糜烂、渗液及脓性分泌物或恶臭时，及时进行清创处理，遵医嘱用 1∶10000 高锰酸钾溶液药浴或 0.1％依沙吖啶溶液清洗创面、湿敷，视皮损情况外涂抗菌软膏或无菌油纱贴敷。

（4）痂皮厚者应及时清除，可药浴或用油剂、软膏浸润软化后剪刀剪除，不可强行剥脱。

（5）皮损面积广泛，可采用暴露疗法。表皮剥脱处渗液多时也可用红外线、烤灯照射，每日 1～2 次，每次 20～30 分钟，使表面干燥结痂，促进愈合。床单被服应灭菌后使用。

（6）输液时用绷带固定输液针，勿用胶布粘贴皮肤，以免撕脱表皮。

（7）注意保暖，尤其在大面积换药时室内温度应保持在 28～30℃，勿使患者受凉。

2.疼痛及瘙痒护理

（1）取舒适体位，尽量避免压迫创面。

（2）口腔糜烂严重者遵医嘱进餐前含局麻药漱口液（如地塞米松注射液 10 毫克、0.1％利多卡因注射液 5 毫克、庆大霉素注射液 16 万单位加入生理盐水 500 毫升）漱口，以缓解进食时疼痛；进餐后及时清洁口腔。

（3）如结痂痂皮较厚，可给予油剂或软膏外涂，软化痂皮，防止干裂牵扯疼痛。

（4）转移患者的注意力，教会患者放松的方法，也可缓解疼痛及瘙痒的感觉，必要时遵医嘱使用药物治疗。

3.特殊部位观察护理

（1）观察口腔黏膜是否受累，根据分泌物培养结果，选择漱口液每日三餐后、睡前漱口，并加强口腔护理。根据口腔黏膜受累程度，给予易消化的软食，必要时给予流食或半流食，食物温度应避免过冷、过热，以减少对口腔黏膜的刺激，无法进食者可加用静脉营养。

（2）外阴部位受累者，用支被架隔开棉被与皮损，不穿内裤，暴露皮损处；便后用清水或 1∶10000 高锰酸钾溶液清洗，必要时遵医嘱用 0.1％依沙吖啶溶液湿敷 20 分钟，或烤灯照射 20 分钟，每日 2～3 次，外涂抗菌软膏。

（3）腋下、乳房下、腹股沟部位受累者，应保持局部通风，用 0.1％依沙吖啶溶液或 1.5％硼酸溶液湿敷 20 分钟，用可见光照射皮损，皮损干燥后外涂敏感的抗菌药物软膏，下次护理前用生理盐水清洗陈旧的药物及痂皮。

（4）观察有无真菌感染，如念珠菌感染等，重点观察口腔、会阴、腋、腹股沟、乳房下、臀裂、脐部等皮肤黏膜部位，还应注意内脏系统有无感染。局部皮肤黏膜感染外用制霉菌素制剂，阴道感染者外用制霉菌素栓剂，系统感染者口服克霉唑、酮康唑、氟康唑等。预防口腔感染给予肉桂溶液或 4％碳酸氢钠溶液漱口。

4.用药护理

（1）早期应用糖皮质激素及激素减量时应注意观察有无新生水疱出现，原皮损部位渗出是否减少，尼氏征是否阳性；中后期应用糖皮质激素应注意观察其不良反应及并发症，如糖尿病、高血压、电解质紊乱、骨质疏松等。

(2)应用免疫抑制剂应注意观察药物的不良反应。

(3)静脉注射入丙种球蛋白治疗时,注意严格控制输液速度,观察有无输液反应。

5.密切观察病情变化

(1)寻常型天疱疮好发于口腔、胸、背、头部,严重者可泛发全身。典型皮损为外观正常皮肤上发生水疱或大疱,口腔黏膜受累几乎出现于所有患者,尼氏征阳性,易破溃,渗液多,可结痂。预后差,死亡率高,多累及中年人。

(2)增殖型天疱疮好发于腋窝、乳房下、腹股沟、外阴、肛门周围、鼻唇沟及四肢等部位。口腔黏膜损害较轻,尼氏征阳性,皮损破溃后易形成肉芽增生,皱褶部位易继发细菌和真菌感染,常有臭味。病程慢,预后较好。

(3)落叶型天疱疮好发于头面及胸背上部,水疱在红斑基础上,疱壁更薄,在表浅糜烂面上覆有黄褐色、油腻性、疏松的剥脱表皮、痂和鳞屑,如落叶状,可有臭味,多累及中老年人。

(4)红斑型天疱疮好发于头面、躯干上部与上肢等暴露或皮脂腺丰富的部位,多见于红斑鳞屑性损害,伴有角化过度,面部皮损多呈蝶形分布。预后良好。

6.心理护理　由于皮肤损害的泛发,患者易产生焦虑、恐惧、无助、频死、绝望等不良情绪反应,护士应多与患者沟通、交谈,改变患者不正确的认知、不良的心理状态,调整患者情绪,调动主观能动性,建立信任,使患者感到安全,以良好的心理接受治疗及护理。

(三)健康教育

1.遵医嘱用药,尤其长期服用糖皮质激素和免疫抑制剂要严格遵医嘱,不可随意减量和停药,以免加重病情。

2.定期随诊,复查血常规、血糖、肝肾功能等。定期测量血压。

3.保持皮损处清洁干燥,按医嘱外用药物。

4.适当运动,加强锻炼,增加机体抵抗力。活动适量,防止骨折。

5.病情有变化时,及时就医治疗。

6.治疗期间应避免妊娠,如需怀孕请咨询医生。

7.减少感染机会,避免着凉、感冒,远离呼吸道传染病患者。

8.饮食避免过硬、过热、过冷的食物;尽量少食粗纤维、不易消化的食物,曾发生过消化道出血的患者尤其要严格遵守。

【疱性类天疱疮】

大疱性类天疱疮(BP)是一种好发于老年人的自身免疫性表皮下大疱病,以紧张性大疱为特征,尼氏征阴性。本病病因未明,进展缓慢,如不予治疗可持续数月至数年,也会自发性消退或加重,预后好于天疱疮。

(一)一般护理

1.病室整洁、空气新鲜,患者多为老年人,抵抗力低,室温一般保持 22～26℃,相对湿度保持在 50%～60%,注意保暖。

2.保持床铺清洁,床单干燥,无杂屑,每日 2 次湿式清扫,重症患者应随时清扫,污染的被服应及时更换。

3.加强营养支持,给予易消化、无刺激性食物,多进食高蛋白、高热量、多维生素、富含营养的食物;对水疱、大疱数量多者应适当补充血浆或白蛋白,预防和纠正低蛋白血症。

4.长期卧床患者,应加强生活护理。

5.注意休息,适当活动,活动量以患者能耐受为宜。

6.老年患者还应注意多饮水,多吃蔬菜、水果,保持大便通畅。

(二)专科护理

1.皮损护理

(1)口腔黏膜损害时,应加强口腔护理,饭前、饭后勤漱口,根据黏膜损害的程度及菌培养结果选用合适的漱口液,每日数次漱口,并配流食或半流食,食物温度不可过热。

(2)水疱处理应严格执行无菌操作原则,及时抽取疱液,按"疱液抽取法"进行处理。水疱处有感染时,应先使用抗菌溶液湿敷,每日1～2次,每次20分钟,再行抽取疱液,注意暴露皮损处,可使用鹅颈灯等对皮损部位进行照射,保持皮损干燥、清洁。

(3)局限性类天疱疮,可首选强效糖皮质激素霜剂,每日2次外涂。

(4)全身泛发者进行皮损护理时,要注意保暖,可分部位进行,避免着凉。

(5)保持皮肤清洁,避免搔抓,防止感染发生。

(6)皮损处糜烂、渗出时,应及时进行清创处理。

2.用药护理

(1)糖皮质激素是治疗本病的首选药物,由于本病患者多为高龄,在治疗过程中必须注意观察和预防糖皮质激素的常见不良反应。外用强效糖皮质激素软膏冲击治疗,应根据体重和新发水疱数决定用药剂量和次数(最高剂量40克/天,每天1～2次至每周2次),均匀涂抹全身,但头面部除外。长期使用可使皮肤变薄、毛细血管扩张、局部感染机会增加,应注意不良反应的观察,及时对症治疗。

(2)使用免疫抑制剂(如环孢素)时,应注意高血压、肾功能损伤和高血钾的发生。

3.密切观察病情变化

(1)好发于胸腹部和四肢近端及手、足部,多见于50岁以上的中老年人,预后较好。

(2)典型皮损为在外观正常的皮肤和红斑的基础上出现紧张性水疱和大疱,疱壁厚,呈半球状,直径可从1厘米至数厘米,成批出现或此起彼伏,尼氏征阴性,破溃后糜烂面常出现结痂或白痂,可自愈。

(3)观察水疱或血疱的性质,疱液是否澄清,是否有新发皮疹。

(4)观察患者有无自觉症状、伴痒等。

(5)观察患者有无湿疹样或结节性痒疹样皮损。

(6)观察患者有无口腔黏膜损害。

4.心理护理　多与患者交谈,改变患者的不良心理状态,调整患者情绪,向患者介绍成功的病例,调动其主动性,积极配合治疗,有利于疾病早日康复。

(三)健康教育

1.向患者介绍本病的诱发因素、疾病的发展过程、治疗方案及日常护理的知识。

2.定期门诊复查,长期应用糖皮质激素或免疫抑制剂的患者,应严格遵医嘱使用,不可自行调整药物剂量。

3.加强营养,提高免疫力,适当锻炼身体,注意休息。

4.减少感染的机会,避免着凉、感冒、远离呼吸道传染病的患者。

5.长期卧床患者应加强翻身、扣背、按摩骨突受压部位,防止发生压疮和肺部感染。

6.教会患者观察糖皮质激素及免疫抑制剂的不良反应,如高血压、糖尿病、骨质疏松,定期复查血常规、肝肾功及血脂等检验项目。

(赵高超)

第三章　中西医结合治疗皮肤病

第一节　红斑性皮肤病的中西医结合治疗

一、玫瑰糠疹

【概述】

玫瑰糠疹是一种常见的红斑鳞屑性皮肤病,因皮损色黯红,有糠秕状脱屑而得名,好发于躯干及四肢的近侧端。其病因和发病机制尚不完全清楚,许多学者认为本病是病毒感染后诱发的自身免疫性疾病。属中医"风热疮"范畴。

【诊断要点】

1.典型病例表现为初起的损害是在胸背(尤其胸部两侧)、腹部、四肢近端出现直径 1～3cm 的玫瑰色淡红斑,上覆有细薄的鳞屑,被称为前驱斑(母斑),数目为 1～3 个。1～2 周或以后相继有泛发性,形态、颜色相似的成批"子斑"出现,常对称分布。斑片大小不一,常呈椭圆形,斑片中间有细碎的鳞屑,而四周圈状边缘上有一层游离缘向内的薄弱鳞屑,斑片的长轴与肋骨或皮纹平行,可伴有不同程度的瘙痒。

2.不典型患者表现为母斑继发斑及皮疹形态的不典型。

3.好发于青年人和中年人,春秋季多见。

【鉴别诊断】

本病需与扁平苔藓、花斑癣等相鉴别。

1.扁平苔藓　病损发生于身体各部位,但四肢较躯干更多见,皮损为黄豆到蚕豆大小的紫红色斑片,微微发亮,可见 Wickham 纹。

2.花斑癣　皮损好发生于胸背部,也可累及颈、面、腋、腹、肩及上臂等处。初起损害为围绕毛孔的圆形点状斑疹,表面附有少量极易剥离的糠秕样鳞屑,灰色、褐色至黄棕色不等,有时多种颜色共存,状如花斑。病程慢性,冬季皮疹减少或消失,但夏天又可复发。

【疗效判断标准】

1.痊愈　皮损全部消退,仅留有暂时性色素沉着斑和脱屑,瘙痒消失。

2.显效　皮损消退 60％以上,瘙痒明显减轻或基本消失。

3.好转　皮损消退 20％～60％,瘙痒减轻。

4.无效　皮损消退不足 20％或无变化。

【中医治疗】

1.辨证论治

(1)风热型

证候:起病急,皮疹遍布躯干和上肢,横向排列。长轴与皮肤纹理平行,斑疹色淡红或鲜红,较多糠秕状鳞屑覆于其上,发疹前常有轻度发热、咽痛不适等感冒症状,自觉中度瘙痒,脉浮微数,舌质微红,苔薄黄或少苔。

治则:祛风止痒,凉血透疹。

方剂:消风散加减。荆芥、防风、银柴胡、五味子、乌梅、白芷、蝉蜕、蒺藜、生地黄、丹参、紫草、薄荷、甘草。

(2)血热型

证候:病程较短,斑疹色泽较红,遇热或午后更为明显,中央覆盖少许糠秕状鳞屑。自觉瘙痒。伴有性情急躁,心烦易怒,夜难入睡,小便短黄,脉细数,舌质红,苔少。

治则:消风活血,凉营清热。

方剂:凉血消风散加减。生地黄、紫草、玄参、板蓝根、防风、槐花、牡丹皮、赤芍、蝉蜕、凌霄花、甘草。

(3)血热风燥型

证候:病程迁延日久未愈,皮疹色泽淡褐或褐色,表面覆少许白屑,皮肤干燥。瘙痒明显。伴有咽喉轻微干燥作痛,口干,不欲饮,纳谷欠佳,小便赤涩。脉滑数无力,舌质红,苔少或无苔。

治则:养血润燥,消风止痒。

方剂:当归饮子加减。何首乌、生地黄、麦冬、茯苓、薏苡仁、当归、赤芍、川芎、蒺藜、荆芥、防风、白术、泽泻、甘草。

2.中成药　配合清热解毒中成药,如金叶败毒颗粒、一清胶囊等。

【西医治疗】

1.瘙痒明显者给予对症治疗,可适当应用抗组胺药物,如氯苯那敏、赛庚啶、特非那丁等。全身症状重者可用维生素 C 和葡萄糖酸钙或硫代硫酸钠静脉注射;或小剂量激素口服;或静脉注射复方甘草酸苷80mg,每日 1 次。

2.也可配合免疫调节药,如卡介菌多糖核酸等。也可给予抗病毒治疗,如利巴韦林、阿昔洛韦等。

【外治疗法】

1.皮疹稀少患者可给予炉甘石洗剂、激素软膏治疗。

2.也可给予窄谱中波紫外线治疗或皮下注射氧气。

【预防与调护】

1.要考虑到针对诱因的治疗,清除感染病灶、改善患者的生活环境,积极防治上呼吸道感染,这些措施都有利于患者的康复。

2.在急性期禁忌热水洗烫和肥皂的搓洗。禁用强烈刺激外用药物,临床上见到很多由于一般治疗注意得不够,因而延长病程或转变成自身敏感性皮炎。

3.保持心情舒畅,不食辛辣及鱼腥发物。

二、多形红斑

【概述】

多形红斑是一种以红斑为主,兼有水疱、丘疹等多形性损害,常累及皮肤、黏膜的急性炎症性皮肤病,严重时可导致死亡。本病类似于中医文献中所称的"雁疮""猫眼疮"。

【诊断要点】

1.轻型多形红斑,皮疹呈多形性,有红斑、丘疹、水疱、大疱、紫癜、风团等。

2.典型临床表现:为躯干、四肢虹膜状皮损,即圆形红斑的中央略凹陷,颜色较深,外围以一个颜色较浅的环。可相互融合,红斑可中心消退,形成环状,瘙痒轻,无高热,眼、口、生殖器等处黏膜损害轻。

3.重症型患者即 Stevens-Johnson 综合征,典型临床表现为躯干、四肢水肿性红斑,出现水疱和大疱,同时还伴有发热或眼、口、生殖器等处黏膜损害。

4.本病好发于春秋季。发病急剧,急性经过。

【鉴别诊断】

本病须与体癣、玫瑰糠疹、寻常型天疱疮等相鉴别。

1.体癣 皮疹环状,形态不规则,边缘部有丘疹、小水疱和鳞屑,经过慢性,鳞屑查真菌阳性。

2.玫瑰糠疹 红斑椭圆形,黄红色,边缘不整齐呈锯齿状,斑的长轴与皮纹方向一致,皮疹数目多,好发于躯干和四肢近端,无黏膜损害,经过慢性。

3.寻常性天疱疮 疱壁薄,尼氏征阳性。疱易破裂,形成大片糜烂,病理变化为表皮内水疱,有棘层松解现象。

【疗效判断标准】

1.治愈 红斑消退,自觉症状消失。

2.显效 红斑消退70%以上,自觉症状消失。

3.有效 红斑消退50%以上,偶有瘙痒感。

4.无效 未达到有效标准者。

【中医治疗】

1.辨证论治

(1)湿热蕴肤

证候:虹膜状皮损较多,大小不等,色潮红,并伴有红色丘疹、水疱,发热,咽痛,口干,尿黄,舌质红,苔薄黄腻,脉滑数或濡数。

治则:清热解毒利湿。

方剂:五味消毒饮合黄连解毒汤加减。金银花、连翘、紫花地丁、野菊花、黄连、黄芩、黄柏、栀子、土茯苓、白花蛇舌草等。

(2)寒湿瘀阻

证候:虹膜状皮损散布手足,色紫红或黯红,间有少量水疱,四肢不温,遇寒加重,下肢沉重,小便清长,舌质淡红,苔薄白,脉沉紧或弦紧。

治则:散寒祛湿、温通经络。

方剂:当归四逆汤加减。药用当归、桂枝、赤芍、白芍、鸡血藤、细辛、土茯苓、白花蛇舌草、金银花、黄芩等。

(3)毒热入营

证候:皮肤可见大片水肿性红斑、瘀斑、水疱或血疱,或鼻腔、口腔糜烂,甚则泛发全身,伴有高热、乏力、关节疼痛,舌质红绛,苔黄,脉数滑或细数。

治则:清营凉血解毒。

方剂:犀角地黄汤合黄连解毒汤加减。水牛角、生地黄、牡丹皮、赤芍、黄连、黄芩、黄柏、栀子、白花蛇舌草、土茯苓、金银花、板蓝根、大青叶等。

2.中成药　可配合中成药火把花根片或雷公藤总甙治疗。

【西医治疗】

1.轻症多形红斑　给予抗组胺药、维生素等治疗,有咽部充血、扁桃体肿大和上呼吸道感染者联合抗感染治疗,无明显用药史,且血白细胞不增高或中性粒细胞比例降低及复发患者,可联合抗病毒治疗。

2.重症多形红斑　除口服抗组胺药外,及时使用糖皮质激素,给予甲泼尼松 $1\sim1.5mg/(kg\cdot d)$,激素治疗及对症支持治疗后 $2\sim7d$ 体温恢复正常,$2\sim5d$ 后皮损明显消退,2 周后黏膜损害明显好转,临床症状改善后激素逐渐递减后停药。配合丙种球蛋白静脉注射,同时予胃黏膜保护药,预防及控制感染,纠正水、电解质平衡紊乱,肝功能异常者给予能量合剂、还原型谷胱甘肽,皮肤及黏膜损害给予对症处理,眼部定期用生理盐水冲洗,外用抗感染眼药水(如泰利必妥)和红霉素眼膏。口腔每日用 4% 碳酸氢钠溶液和 2% 普鲁卡因溶液含漱。

【外治疗法】

皮肤损害可给予激素软膏、炉甘石洗剂外搽,有大疱的皮损给予抗感染软膏莫匹罗星或庆大霉素湿敷。

【预防与调护】

1.寻找并去除致病原因,停用可疑致敏药物;严格在医师指导下用药,尤其有过敏史的患者,避免多用、滥用药物。

2.禁食鱼、虾、海鲜等发物。

3.重症患者,若全身大疱,疮面暴露,应注意床上用品消毒、更换清洗,防止感染。

三、结节性红斑

【概述】

痤疮是皮肤科常见的多发病,好发于青春期的男、女青年,是毛囊皮脂腺的慢性炎症,青春期过后往往自然痊愈或减轻。

【诊断】

痤疮好发于颜面及前胸后背部。按照发病的轻重程度,痤疮可分为炎性和非炎性,其中非炎性痤疮又可分为微粉刺、白头粉刺、黑头粉刺;炎性痤疮又可分为丘疹型痤疮、脓疱型痤疮、结节性痤疮、囊肿型痤疮、粉瘤。

1.微粉刺　在毛囊漏斗部角质细胞堆积,形成微小的痤疮,临床上尚无明显症状。

2.白头粉刺　毛囊漏斗部被角质细胞堵塞,角质化和皮脂充塞其中,顶部被表皮覆盖,成为封闭式粉刺,看起来为稍微高起的白头。

3.黑头粉刺　毛囊漏斗部完全被角质细胞堵塞,毛囊内均为角化物和皮脂。开口处与外界相通,形成开放性粉刺。

4.丘疹型痤疮　是痤疮最基本的损害,在毛囊漏斗部完全被角质细胞堵塞的情况下,形成了毛囊皮脂内缺氧的环境,厌氧性痤疮丙酸杆菌大量繁殖,导致炎症,形成炎性丘疹。

5.脓疱型痤疮　是炎性丘疹的进一步发展加重,大量脓细胞堆积在皮肤表面形成脓疱。

6.结节性痤疮　在脓疱的基础上,毛囊皮脂内大量的角化物、皮脂和脓细胞堆积,使毛囊皮脂结构被破坏而形成高出于皮肤表面的红色结节,压之有痛感。

7.囊肿型痤疮　在结节的基础上,毛囊皮脂内大量的脓细胞堆积,既有脓液、细菌残体、皮脂和角化物,又有炎症浸润,触摸起来有肿块感觉,挤压会有脓血溢出。

8.粉瘤　在囊肿型痤疮的基础上,毛囊皮脂内所有内容物逐渐干燥,炎症减轻,形成油腻性豆渣样物质,当囊内压力过大时会在表面形成小孔,可挤出豆渣样或干酪样物质。痤疮消退后可留有暂时性色素斑或小的坑凹状瘢痕。

【鉴别诊断】

本病需与酒渣鼻、颜面播散性粟粒性狼疮、职业性痤疮和药源性痤疮进行鉴别。

【疗效判断标准】

以临床症状的皮损控制及消退情况来判断疗效。

【中医治疗】

中医药治疗本病具有独特的优势,结合中药的现代药理学作用,结合其肺胃经湿热为主的病机,临床以清热祛湿、调整气血、调整内分泌为治则。

1.辨证论治

(1)肺经风热证

证候:丘疹色红,或有痒痛,或有脓疱;伴口渴喜饮,大便秘结,小便短赤;舌红,苔薄黄,脉浮数。

治则:清肺散风。

方剂:枇杷清肺饮加减。风热盛者,加鱼腥草、白花蛇舌草;脾胃湿热者,加薏苡仁、苦参,大便秘结者,加虎杖、当归。

(2)湿热蕴结证

证候:颜面、胸背部皮肤油腻,皮肤红肿疼痛,或有脓疱;口臭、便秘、尿黄;舌红,苔黄腻,脉滑数。

治则:清热,解毒,除湿。

方剂:茵陈蒿汤加减。脓疱多者,加蒲公英、紫花地丁、金银花;冲任不调者,加益母草、当归、白芍。

(3)痰湿凝结证

证候:皮损结成囊肿,或有纳呆、便秘;舌淡胖,苔薄,脉滑。

治则:健脾化痰,渗湿。

方剂:海藻玉壶汤合参苓白术散加减。结节、囊肿多者,加夏枯草、浙贝母;病程长者,加丹参、三棱、莪术。

2.针灸疗法

(1)体针:多取大椎、合谷、四白、下关、颊车。肺经风热证加曲池、肺俞;湿热蕴结证加大肠俞、足三里、丰隆;月经不调者加膈俞、三阴交。中等刺激,留针 30min,每日 1 次,10 次为 1 个疗程。

(2)耳穴(王不留行子压穴法):取肺俞、内分泌、交感、脑、点面颊、额区。皮脂溢出多者,加脾;便秘者,加大肠;冲任不调者,加子宫、肝。每次取穴 4～5 个,每 2～3 天换贴 1 次,5 次为 1 个疗程。

3.自血疗法　每次抽取自身肘静脉血 4～5ml,注入 2～3 对穴位中,每个穴位注入 0.5～1ml,隔日 1 次,10 次为 1 个疗程。连续注射时,应选择不同的穴位。选择穴位同针灸疗法选穴。

4.外用药　可选用金银花、鱼腥草、黄芩等中药低乙醇浓度酊剂外用。面红者可以选用中药外用方冷湿敷或中药面膜。

【西医治疗】

治疗原则:纠正毛囊内的异常角化,降低皮脂腺活性;减少毛囊内菌群,特别是痤疮丙酸杆菌,抗感染及预防继发感染。

1.全身治疗

（1）抗皮质分泌药物

①抗雄激素药：螺内酯、复方炔诺酮、达英35、西咪替丁。

②女性激素药：己烯雌酚、黄体酮。

③维生素类药：可口服维生素 B_2、维生素 B_6、复合维生素 B、维生素 A 等。皮脂分泌较多者，可考虑维生素 B_6 肌内注射或穴位注射。

（2）抗生素：四环素、红霉素、多西环素、米诺环素、克林霉素、克拉霉素、阿奇霉素等。

（3）皮质类固醇：用于皮损炎症反应明显、应用抗生素治疗无效的病例。常用泼尼松片口服。

（4）异维A酸：多用于较重的痤疮患者，本药能直接作用于皮脂腺，对皮脂腺的产生有较强的抑制作用，并对痤疮丙酸杆菌也有抑制作用。服此药应注意血液学、肝肾功能检查。

（5）其他：氨苯砜、锌制剂、烟酸肌醇、丹参酮。

2.局部治疗

（1）外用的抗生素，如1%红霉素乙醇溶液、5%过氧化苯酰凝胶、水氯酊等；或维A酸类0.05%维A酸霜或0.05%维A酸凝胶、0.1%阿达帕林凝胶；或复方硫黄洗剂。其他如壬二酸、烟酰胺等。可选择两种或以上复合应用。

（2）激光治疗：对于红斑、丘疹、脓疱型痤疮等可适当选用如 LED 激光等新兴激光治疗。

（3）手术治疗：对于部分囊肿结节和粉瘤可考虑在控制炎症的基础上采取手术治疗。

【预防】

1.清淡饮食，少食辛辣发物和肥甘厚腻之品。

2.坚持温水洗脸，保持皮损处清洁。

3.忌用手挤压皮损，防止继发感染。

四、苔藓

（一）扁平苔藓

【概述】

扁平苔藓是一种皮肤黏膜表面的瘙痒性、炎症性皮病，能呈现各种临床表现。其是一种自限性疾病，经1个月至7年可消退。中医称本病为紫癜风，以紫红色扁平丘疹，表面有蜡样光泽，剧烈瘙痒为临床特征。

【诊断要点】

1.典型特征　典型的皮肤扁平苔藓为多角形、平顶的紫色丘疹，可彼此融合成斑块，上覆网状白色鳞屑，称为 Wickham 纹。其最常波及四肢，尤其是腕部和踝屈侧，皮损往往剧痒，但很少见到继发性剥脱。皮肤对外伤有同形反应。

皮肤扁平苔藓可分为许多亚型。根据皮损的形态分为肥厚型、大疱型、光化型、环状萎缩型、糜烂和溃疡型、色素型、穿通型、无形型。

2.扁平苔藓常累及黏膜　累及口腔黏膜，表现为无症状或柔软性白色网状斑片或斑块，或为疼痛性糜烂和溃疡。最常见于颊黏膜，其次为齿龈黏膜和舌。多见于女性，40～50 岁最多。累及生殖器常表现为瘙痒或痛觉过敏，可导致阴道分泌物增多或出血，该部位最多见的扁平苔藓亚型为糜烂型，而肥厚型或丘疹鳞屑型较少。累及食管黏膜常表现为吞咽困难或吞咽疼痛，亦可无症状。

3.毛发和甲亦可受累　累及毛发常可见在头顶部、额部、枕部头皮发生不规则形的瘢痕性脱发,皮损往往有疼痛或瘙痒,可存在毛囊角化过度,可造成瘢痕性秃发,女性多见。累及甲常见甲翼状胬肉形成(甲床隆起的楔状畸形),非特异的变化有脆甲症、甲纵嵴、甲分离和甲薄等。

【鉴别诊断】

本病需与神经性皮炎、皮肤淀粉样变等相鉴别。

1.神经性皮炎　多位于颈部,苔藓化显著,无多角形脐窝状丘疹,常与肤色一致,无 Wickham 纹,不并发口腔与甲的损害。

2.皮肤淀粉样变　皮损多发于双侧胫前,为略扁平的丘疹密集似苔藓样变,表面粗糙无光泽,灰褐色或与皮色一致,无 Wickham 纹。

【疗效判断标准】

1.痊愈　症状消失,皮疹消退达 90%。

2.好转　症状改善,皮疹消退 30%～90%。

3.无效　症状无改善或加重,皮疹消退不足 30%。

【中医治疗】

1.辨证论治

(1)风热型

证候:初为红色扁平丘疹,多见于前臂内侧,发展很快,数日内可扩展至大部或全部皮面,舌红,苔薄,脉数。

治则:消风清热、祛湿止痒。

方剂:消风散加减。桑叶、野菊花、赤芍、牡丹皮、苦参、蝉蜕、黄芩、白花蛇舌草、白鲜皮、金银花。

(2)血热型

证候:多角形、平顶的紫色丘疹,可彼此融合成斑块,上覆网状白色鳞屑,伴见口干,小便黄,大便干结,舌红、苔黄、脉弦数。

治则:清热解毒、活血通络。

方剂:犀角地黄汤加减。犀牛角、生地黄、芍药、牡丹皮等。

(3)血虚风燥型

证候:口腔黏膜柔软性白色网状斑片或斑块,或为口腔黏膜疼痛性糜烂和溃疡。伴见口干咽燥,便秘,舌质红少津,薄苔,脉弦细。

治则:滋阴润燥、清热祛风。

方剂:四物汤和消风散加减。当归、川芎、白芍、生地黄、防风、蝉蜕、知母、苦参、亚麻子、荆芥、苍术、牛蒡子、石膏、甘草、木通。

2.中成药　可配合使用雷公藤总甙,每日 0.5～1mg/kg 口服,对口腔扁平苔藓有一定疗效。

【西医治疗】

1.一般治疗　皮肤扁平苔藓除极罕见的病例可发生恶变外,基本上是良性,病程常有自限性(从 1 个月到 7 年),故任何疗法均必须是安全的。丙型肝炎等基础疾病应给予治疗,引起扁平苔藓的可疑物应当停用;在黏膜扁平苔藓,刺激性食物和机械性外伤应予以避免,金属牙过敏者应予去除之。

2.皮质类固醇激素　是治疗本病最主要的药物。全身应用皮质类固醇往往可使扁平苔藓皮损消退、瘙痒减轻,对泛发型扁平苔藓尤为合适,且有预防阴道受累、甲萎缩和翼状胬肉形成的作用。皮质类固醇治疗扁平苔藓的最小有效剂量相当于泼尼松 15～20mg/d,共用 6 周,并在随后的 6 周内逐渐减量;对于顽固的病例甚至可用冲击疗法治疗。

3.维A酸　已有不少口服或外用维A酸治疗扁平苔藓成功的报道。维A酸外用对糜烂型扁平苔藓损害反应较慢,且停药后会复发,故长时间的维持治疗是需要的,其不良反应为局部轻度刺激和短暂灼热感,但不会引起全身吸收,减少使用次数可控制此类不良反应的发生。

4.抗菌药物　用甲硝唑、青霉素、复方磺胺甲噁唑、四环素类药物治疗本病有效,氨苯砜治疗儿童和成年人的大疱性扁平苔藓有效。也可使用免疫抑制药如环孢素、吗替麦考酚酯和硫唑嘌呤等。

5.环孢素(CyA)　此药为较新型的免疫抑制药,每日3～6mg/kg,口服,勿与非甾体抗炎药同时使用。

6.灰黄霉素　200mg,每日3次,口服,总量18g。其治疗作用可能是和干扰角质形成细胞的核酸代谢有关。

7.氨苯砜　它可抑制浸润细胞内的髓过氧化物酶和肥大细胞释放炎症物质。每日50～200mg,分次口服。

8.氯喹　氯喹用于治疗扁平苔藓有一定的疗效,尤其对光线性扁平苔藓和扁平苔藓甲病更佳;对大疱型扁平苔藓、红色扁平苔藓、线状扁平苔藓和黏膜扁平苔藓也有效,剂量为500mg/d,共2周,以后改为250mg/d。

【外治疗法】

1.首选外用药物　是糖皮质激素软膏,也可选用免疫抑制药如他克莫司、维生素D3衍生物如卡泊三醇等外用,不良反应小。

2.光疗　用于治疗扁平苔藓已有多年,主要是用窄谱中波紫外线(NB-UVB)治疗,经30～40次治疗,约85%的患者可望获得缓解;PUVA治疗皮肤扁平苔藓也有效,疗效与NB-UVB无明显区别;局部用5氨基酮戊酸光动力疗法能有效地治疗阴茎部扁平苔藓,而长波紫外线1(UVA1)治疗扁平苔藓也有效。

【预防与调护】

1.消除慢性病灶,消除或减轻精神紧张。

2.限制烟酒及刺激性饮食,避免搔抓,对可能激惹本病的药物应当停用。

(二)硬化萎缩性苔藓

【概述】

硬化萎缩性苔藓是一种慢性持续性炎症性皮肤病,可累及躯体的任何部位,好发于生殖器官,临床上典型表现为界限清楚的淡白色或象牙色萎缩性小丘疹,男、女均可发病,女性多见,女性发病年龄多在绝经期前后,另外也可发生在1～13岁的女童。

【诊断要点】

1.皮损特点　为群集性瓷白色或象牙色的丘疹和斑块,皮肤硬化萎缩,表面有小的黑头粉刺样毛囊性角栓,四周有红晕。丘疹开始为绿豆大或更大,圆形或卵圆形或不规则形。境界清楚,有光泽,部分损害中心轻度凹陷,触诊较硬,后期皮损出现羊皮纸样萎缩,可融合成境界清楚的白色硬化性斑块,其表面皱缩,毛囊口和汗孔扩张伴有棕黄色角质栓。白斑中央可起大疱或血疱。剧痒或无自觉症状。晚期,皮损萎缩成为略凹陷的色素减退斑,也有皮损自行消退后不留痕迹。最好发于男、女生殖器部位,且常是唯一受累部位。

2.女阴硬化萎缩性苔藓　好发于大小阴唇、阴蒂,可延至会阴、肛周及腹股沟。女阴部皮损为境界清楚的白色斑片,周围有浅红色水肿区,发亮发硬。会阴及肛周皮损为象牙色萎缩性丘疹或斑块。损害常有剧痒。可出现浸渍擦烂。有些患者肛周和女阴部白色萎缩斑可形成"8"字形、"葫芦"形或"哑铃"形外观。部分患者大小阴唇、阴蒂及系带可完全萎缩,阴道口变狭窄。可继发癌变。

3.龟头和包皮部位的硬化萎缩性苔藓　表现为闭塞性干燥性龟头炎,多见于患有包茎或龟头炎而未行包皮环切者。在包皮内侧、龟头、尿道口、冠状沟可见象牙色扁平丘疹或白色萎缩性轻度水肿斑,表面干燥、皱缩伴少量鳞屑。可引起尿道口狭窄,可继发鳞状细胞癌。

4.其他　还可累及颊黏膜、舌、牙龈及硬腭等口腔黏膜,表现为白色斑块,呈网状外观或形成表浅性溃疡。一般无自觉症状,可与口腔外皮损伴发或先出现。

【鉴别诊断】

根据皮损为瓷白色萎缩性斑片、黑头粉刺和中央轻度凹陷的形态等特征,好发部位,结合病理变化确定诊断。但需与下列疾病相鉴别。

1.萎缩性扁平苔藓　初起损害多呈紫红色扁平丘疹,以后萎缩发白,其外围可查见紫红色扁平小丘疹。无羊皮纸样皱纹。

2.斑状萎缩　本病主要位于躯干上部的萎缩性斑片。斑片的皮肤变薄呈淡蓝白色,稍隆起。触之有疝孔的感觉。

【疗效判断标准】

1.治愈　症状完全消失,白色病变区皮肤黏膜接近正常。

2.显效　症状部分消失,病变区皮肤黏膜呈现粉红色。

3.好转　症状减轻,皮肤黏膜变为淡红色或白色病变区域缩小。

4.无效　症状未消失,皮肤黏膜无变化。

【中医治疗】

1.辨证论治

(1)肝郁滞络型

证候:女阴部皮损为境界清楚的白色斑片,周围有浅红色水肿区,发亮发硬。伴见胸胁胀痛,善太息,不欲饮食,口苦喜呕,头晕目眩,舌苔白滑,脉弦。

治则:疏肝解郁、活血止痒。

方剂:柴胡疏肝散加减。陈皮(醋炒)、柴胡、川芎、枳壳、芍药、甘草、香附。

(2)心脾两虚型

证候:群集性瓷白色或象牙色的丘疹和斑块,皮肤硬化萎缩,伴见心悸健忘,失眠多梦,面色萎黄,舌质淡嫩,苔白,脉细弱。

治则:补益心脾、和营润肤。

方剂:参苓白术散加减。莲子肉、薏苡仁、砂仁、桔梗、白扁豆、白茯苓、人参、甘草、白术、山药。

(3)脾肾阳虚型

证候:羊皮纸样萎缩,可融合成境界清楚的白色硬化性斑块,其表面皱缩,毛囊口和汗孔扩张伴有棕黄色角质栓。伴见小腹冷痛,腰膝酸软,小便不利,形寒肢冷,面色苍白。舌淡胖,苔白滑,脉沉细。

治则:健脾补肾、调和阴阳。

方剂:肾气丸加减。炮附子、熟地黄、山茱萸、泽泻、肉桂、牡丹皮、山药、茯苓。

2.中成药　可选用火把花根片、雷公藤总甙等免疫调节药口服配合治疗。

【西医治疗】

1.维生素疗法　维生素 E 600～1600mg/d,分 3～4 次口服;维生素 A5 万 U,每天 3 次,口服;维生素 C 0.1g,每天 3 次,口服;维生素 K1 片,每天 3 次,口服;伊曲替酯 0.6～1mg/(kg·d),分次口服,疗程 3 个月。

2.氯喹　每天 0.5g,分 2～3 次口服。

3.己烯雌酚　每天 0.25mg,用于女性更年期患者。

4.对氨基苯甲酸钾　每天 4～12g,分 4 次口服,持续用药 6～8 个月。

5.阿维 A 酯　剂量为 0.6～1mg/(kg・d),分次口服。疗程 3 个月。

【外治疗法】

1.2%丙酸睾酮软膏:用于治疗闭塞性干燥性龟头炎及绝经后女阴硬化性萎缩性苔藓。

2.0.3%黄体酮软膏或己烯雌酚软膏:可外用治疗女阴硬化萎缩性苔藓,亦可与皮质激素交替使用。

3.局部可使用维生素 A 软膏、焦油制剂及维 A 酸软膏。

4.局部外用强效及超强效糖皮质激素软膏,是目前公认的首选治疗方法,丙酸氯倍他索软膏每天 2 次外用,疗程 3～6 个月,症状缓解可改用中低效糖皮质激素软膏维持治疗。亦可用曲安西龙混悬剂皮损内注射,但久用可加重皮肤萎缩,不宜长期使用。

5.液氮冷冻或二氧化碳激光治疗,有一定疗效。或可选用手术疗法。

(武彩霞)

第二节　银屑病的中西医结合治疗

银屑病基本特征为境界清楚的红色斑丘疹、斑块,表面有白色鳞屑,好发于四肢伸侧和头皮。

银屑病是一种常见的皮肤病,具有遗传性,有家族史者约占 30%。它是一种 T 细胞异常的免疫性皮肤病。

多种细胞因子、黏附因子、血管生长因子参与了银屑病的发病。银屑病多呈慢性,易复发;经过循证医学或经验医学证明:银屑病经治疗后完全可以达到安全、有效、长期控制症状的目的。

银屑病临床分几种类型,其中以寻常型最常见。红皮病型银屑病全身皮肤潮红,伴不同程度鳞屑。脓疱型银屑病以无菌性小脓疱为主要损害,严重者泛发全身;如果局限于掌跖,称掌跖脓疱病。银屑病性关节病除皮肤损害外,还可累及关节。

一、病因

(一)遗传

银屑病的发生是遗传和环境因素共同作用的结果,目前认为银屑病是一种多基因遗传病,银屑病患者中约 30%有家族史,父母一方有银屑病时,其子女银屑病发病率为 16%左右;而父母均为银屑病患者,其子女银屑病患病率达 50%。与银屑病相关的 HLA 基因,国外学者的研究发现 HLA A_1、A_2、B_2、B_{13}、B_{17}、B_{27}、B_{39}、B_{w57}、C_{w6}、DR_7 在不同人种及种族人群的银屑病患者表达的频率明显升高,HLA 到目前为止是唯一与寻常型银屑病相关一致的基因。

Henseler 将银屑病分为两型,Ⅰ型有家族史,发病年龄早(40 岁前发病);Ⅱ型散发,发病晚(40 岁以后、皮损局限),不表达 HLA DR_7,只与 HLA C_{w2}、B_{27} 有微弱联系。

国内学者曾对中国汉族人群,寻常性银屑病 HLA Ⅰ、Ⅱ类基因进行研究,发现 HLA A_{26},B_{13},B_{27},B_{44},B_{57},CW * 0602,DQA1 * 0104,DQA1 * 0201,DQB1 * 0201,与中国Ⅱ型有明显的正相关,可能是Ⅱ型的易感基因,或与易感基因相连锁,其中 HLA DQA1 * 0104,AQA1 * 0201 等位基因与Ⅰ型银屑病呈正相关,而 HLA DQA_1 * 0501、A_2、A_{66}、CW * 0304 与银屑病有明显负相关。它们可能具有阻止汉族人发生银屑病的作用。

其中存在 B_{13}、B_{17} 的人其个体发生银屑病的危险性为正常人的 5 倍，HLA B_{27} 可见于脓疱性银屑病及关节型银屑病，B_{13} 及 B_{17} 在点滴型及红皮症银屑病多见，在掌跖脓疱病中 HLA B_8、BW_{35}、CW_7 和 DR_3 比例增加。

银屑病的发病率在欧美约 2%，在我国约 0.123%，好发于青壮年，两性发病率无差异。

（二）免疫异常

多年来研究者认为银屑病是一种角质形成细胞异常的疾病，但近 20 年来，越来越多的研究表明银屑病是一种 T 细胞介导的免疫性皮肤病。由于活化的 T 细胞会表达多种黏附分子，从而加速 T 淋巴细胞的皮肤归巢，其中皮肤淋巴细胞相关抗原（CLA）是 T 淋巴细胞表达的一种特异的黏附分子，是记忆淋巴细胞向皮肤归巢的受体。

通过研究证明银屑病本身存在细胞免疫功能异常，其中 CLA 在 T 细胞上的表达，对银屑病的病情进展起重要作用，特别提出 CLA^+CD8^+ T 细胞可能对银屑病皮损的维持起一定作用，外界诱因如 SEB 可以通过刺激 CLA 表达增加而使银屑病发病或病情加重。

（三）超抗原

链球菌 M 蛋白、葡萄球菌肠毒素 B（SEB）等超抗原可以活化 T 淋巴细胞，释放大量细胞因子，在这些细胞因子的协同作用，使角质形成细胞活化增殖，表达 HLADR，上调 Fas 抗原，活化的 T 细胞表达的 FasL 与角质形成细胞表面的 Fas 抗原结合，诱导角质形成细胞凋亡，即"活化诱导凋亡"，从而构成银屑病的特征，在超抗原存在情况下，活化的 HLADR 角质形成细胞，又刺激 T 细胞活化，从而形成 T 细胞活化的正反馈环路，使银屑病皮损持续、扩散、病情迁延。

（四）精神因素

银屑病是一种心身疾病，1968 年 Farber 报道 2144 例银屑病患者中 40% 的患者都有在焦虑时发生了银屑病，随后又报道 5600 例中 1/3 患者的银屑病新皮损出现与焦虑有关。1977 年 Seville 报道 132 名银屑病患者中有 51 名（46%）在首次发病前 1 个月有特殊紧张事件，而对照组为 10%。1991 年有学者对 139 例银屑病病人和 147 例正常人作 A 型性格问卷，Zung 自我评定抑郁量表和 Zung 自我评定焦虑量表及特殊紧张生活事件调查，结果银屑病患者中 A 型性格是 B 型性格的 4.7 倍，而正常人中 A 型是 B 型的 1.2 倍；严重抑郁者和中等抑郁者占 84.8%，正常人为 28.6%；严重焦虑者和中等焦虑者占 77.7%，正常人占 22.4%；有特殊紧张生活事件如人际关系紧张、家庭不幸、经济困难等负性事件者明显比正常对照组多，差异均有显著意义。

心理因素如何引发银屑病的机制尚不明了。1988 年 Faber 提出心理紧张可使皮肤中许多感觉神经释放 P 物质和神经肽，引发银屑病中神经源性炎症假说，有的学者发现银屑病病人皮损中除了 P 物质外，还有血管活性肠肽（VIP）增加，P 物质有刺激角质形成细胞增殖、血管内皮细胞增生、诱导肥大细胞数目增加及脱颗粒的作用；VIP 对 KC 有直接致敏有丝分裂原作用。

有学者证明，银屑病患者血清中有较高的能抑制正常小鼠淋巴细胞转化的神经免疫蛋白。神经紧张能使 P 物质从外周神经末梢释放，并与肥大细胞结合，使之脱颗粒，并释放一系列炎症介质，并吸引炎症细胞聚集，进而引发一系列银屑病皮肤组织病理性改变。Bernsin 证明神经肽可以促使 KC 分泌 IL-1 和 GM-CSF，而发生皮肤神经血管内环境平衡紊乱。

（五）药物

银屑病可被一些药物诱发，例如 β 受体阻断剂（普萘洛尔）、锂剂（碳酸锂）、抗疟药等。更多的新药包括特比萘芬、钙通道阻断剂尼卡地平、硝苯地平、尼索地平、维拉帕米和地尔硫卓，卡托普利，格列本脲和降脂药如吉非贝齐也可诱发银屑病,很久以前就已经知道内服类固醇类药可能使病情反跳;Demitsu 等曾报道了 1 例地塞米松诱发的泛发型发疹性脓疱病,该患者地塞米松斑贴试验阳性。因为细胞因子可能与银屑病的发病有关。那么用细胞因子治疗可能诱发或加重银屑病就不奇怪了。已有粒细胞集落刺激因子(G-CSF)、白细胞介素、α 干扰素和 β 干扰素诱发或加重了银屑病的报道。

中药诱发加重,有学者通过观察 275 例银屑病患者,因服用中药致病情加重者 41 例(14%),其中寻常型 22 例,服中药后原有皮损扩大融合,15 例由寻常型变为红皮病型,3 例由寻常型变为泛发型银屑病,1 例由局限性脓疱型变为泛发性脓疱型银屑病,41 例患者中 17 例服用中成药克银丸、银屑敌胶囊等,24 例服用中药煎剂,作者认为患者病情加重的原因可能为,盲目使用偏方或秘方,中药引起变态反应,中药除某些无机物外,大多属有机物,如蛋白、多肽、多糖等(特别是动物性中药如全蝎、蜈蚣、蝉衣、乌梢蛇、土鳖虫、蛤蚧)可导致变态反应,某些中药如活血化瘀药乳香、没药可能是变应原,经过斑贴,证实了这一推断。另一些中药则为组胺释放机制,补体活化机制,影响花生四烯酸代谢机制,如降香、白药子含有非甾体类抗炎成分,通过抑制环氧合酶,导致花生四烯酸转入脂氧合酶代谢,大量合成 12 羟基廿碳四烯酸及白三烯而加重银屑病。某些中药外用可引起接触性皮炎如龙舌兰、白头翁、毛茛、追风草、防风、没药、板蓝根、仙人掌、藿香正气水;有些可引起剥脱性皮炎,如巴豆粉、透骨草、皮炎宁酊、骨有灵搽剂,这些也可以诱发银屑病加重。

(六)其他

酗酒和吸烟可能会加重银屑病。其中关于吸烟方面,Caroline M 等人发现银屑病患者吸烟者比例(46%)明显高于对照组(24%)。而调查这些人发病前吸烟情况,银屑病吸烟者比例(55%)显著高于对照组(30%),统计学差异有显著性。

饮酒与银屑病的关系,WoiIIJams HC 认为饮酒是已知可以诱发和加重银屑病的因素,但这方面还需作进一步研究。

外伤和化学刺激如染发剂,可以诱发受损部位的同形反应。

气候可以诱发银屑病,有学者统计 1616 例银屑病患者中,气候诱发者占 55.87%,冬季发病 632 例,占 39.1%,夏季发病者 84 例,占 5.19%。

二、临床表现

(一)寻常型银屑病

是最常见的类型。主要表现为境界清楚的红色斑块,表面覆以银白色鳞屑。皮疹好发于肘膝关节伸侧、骶尾部和头皮。皮损大小不等,可由小丘疹发展融合而成病变。呈圆形、地图状,亦可因中央消退而形成环状。

在检查皮损时有些体征具有诊断特征。如刮除鳞屑后,可见一半透明的薄膜样表面,称薄膜现象;再刮除膜状层,可见点状出血,称 Auspitz 征;皮损外伤后,沿伤口处出现皮损,称同形反应。头皮斑块处头发集中呈束状发。甲板可增厚变脆,与甲床分离,表面点状凹陷。

寻常型银屑病初期皮损可不断加重、增多,同形反应阳性,称进行期;进行缓慢发展或基本不变,称稳定期;而后逐渐消退,称消退期。如果不治疗,皮损可持续数月或几年。一般冬季加重,夏季减轻。

(二)点滴状银屑病

为泛发的小丘疹,0.5~1.0cm 大小,散在分布于躯干上部和四肢。好发于青少年。多因 β 溶血性链球菌所致的咽喉炎而诱发。也可因局部用药不当刺激和系统应用皮质类固醇突然停药而诱发。

(三)脓疱型银屑病

以无菌性小脓疱为特征性损害。临床分为两种类型。一种为局限型,因皮损只发生在掌跖处,又称为掌跖脓疱病。双侧掌跖对称性多发性小脓疱,2～4mm 大小,脓疱可在红斑基础上出现,也可发生在正常皮肤上,周围有红晕;脓疱一般经 8～10 天干涸,变成暗褐色,伴脱屑。一般无明显症状,偶有灼热、瘙痒感。脓疱分批出现,迁延反复。另一种为泛发性脓疱型银屑病,是银屑病的一种少见、严重类型。常因寻常型银屑病系统使用皮质类固醇后突然停药而发生。发病前常伴发热。在红斑基础上出现泛发小脓疱,2～3mm,发生于躯干和四肢,严重者脓疱可融合。随脓疱出现,原红斑不断扩大融合,甚至发展成红皮病。脓疱和发热呈周期性反复。少数患者因长期反复不愈,可出现水、电解质紊乱,甚至会危及生命。

(四)关节病型银屑病

除有皮损外,还累及关节,约占银屑病患者的 2%,好发于青壮年。多数患者表现为四肢远端非对称性、少数小关节受累,如手指、足趾间关节。也可侵犯骶髂关节、踝关节、腕关节和膝关节。表现为关节肿胀,日久关节活动障碍,出现畸形。

此型患者常伴甲损害,而且部分患者皮损较重,可同时伴脓疱或红皮病表现。

(五)红皮病型银屑病

是银屑病的严重类型。面部、躯干、四肢大部分皮肤甚至全身出现皮损。为广泛融合性红斑,伴不同程度脱屑。可以突然发生全身潮红浸润,也可从慢性斑块型皮损发展加重而成。有时可发现小面积未受累的正常"皮岛"。红皮病型银屑病可因局部治疗不当,如外用蒽林软膏或 UVB 照射等而诱发。部分红皮病型银屑病患者在加重阶段也可伴发一些小脓疱,或关节症状。本型银屑病多为慢性复发性,可出现发热、低蛋白血症,水、电解质代谢异常,严重时可危及生命,并常损害指(趾)甲,甚至引起甲缺失。

三、实验室检查

多数银屑病患者临床实验室检查无明显异常。但少数患者,特别是红皮病型、泛发性脓疱型等重型患者,可出现血沉增快、白细胞升高、轻度贫血、血 BUN 升高、低蛋白血症、血尿酸升高、电解质紊乱等。银屑病性关节病 X 线检查,可见关节面破坏。

在寻常型银屑病,典型组织病理表现为表皮融合性角化不全,部分皮损角化不全中有 Munro 小脓疡;颗粒层变薄或消失,棘层肥厚,皮突较规则延伸;真皮乳头上延,小血管迂曲扩张,其上表皮变薄,真皮浅层小血管周围轻度淋巴细胞浸润。

四、诊断和鉴别诊断

根据典型皮损一般不难诊断。但当不典型时易与其他疾病相混淆,应当进行鉴别。

1.玫瑰糠疹　好发于躯干、四肢近端屈侧,对称性淡红色斑丘疹、斑片,表面细糠状鳞屑,椭圆形,长轴与皮纹一致。

2.脂溢性皮炎　好发于头皮和腋窝、腹股沟等皱褶部。头皮损害为红色斑疹和斑片,一般无明显肥厚,表面有油腻性鳞屑,头发不呈束状。

3.二期梅毒疹　皮疹广泛,大小一致,无厚鳞屑,掌跖处有损害,有湿丘疹,梅毒血清试验,如 RPR 阳性。

关节病型银屑病应与类风湿关节炎作鉴别:后者主要为掌指关节受累,可致外翻畸形,患者无银屑病皮损,类风湿因子阳性。

五、诊治经验与分析

寻常性银屑病的发生率目前在国内有些地区已达 2%,基本与北欧地区发生率一样,由于本病不易根治,所以患病人数有逐年增多趋势,银屑病通常分为四型,其中寻常型占 90% 左右,关节病型占 7%～8%,脓疱型占 2%～3%(不包括掌跖脓疱病),红皮病型占 0.5%～1%。

以下介绍寻常型银屑病诊治经验。

寻常型银屑病的发生与消退和季节有密切关系。因此有冬季型与夏季型之分。冬季型是在秋末冬初发病,而至来年春夏消退。夏季型除发生在夏季外,更重要的是发生于手背、面部、上肢,在暴露部位出现红斑鳞屑皮损是典型的夏季型。

(一)寻常型银屑病的治疗原则

银屑病是一种遗传病,又是一种 T 细胞异常并参与的免疫性皮肤病。多种细胞因子、黏附因子、血管生长因子参与了发病。现在知道多种因素如精神因素、神经内分泌、外伤、超抗原、药物、外用药、食物、光照等都可能参与,影响、诱发乃至加剧病情,因此银屑病的防治原则是十分重要的。

1.要向患者说明银屑病为慢性复发性皮肤病,无传染性,治疗可以使症状控制,有可能复发,也不用灰心,坚持治疗可以达到长期控制症状的目的。

2.要发现可能诱发因素,给予相应处理,如由感染激发者要给予抗感染治疗,有长期服药的病人,要分析服药与发疹的关系,有诱发银屑病的可疑药物如 β 受体阻断剂(普萘洛尔)、锂剂、抗疟药、特比奈芬、钙通道阻断剂(尼卡地平、硝苯地平)、维拉帕米、地尔硫革、卡托普利、格列苯脲和降脂类药吉非贝齐也可诱发银屑病,要及时停药。中药中动物性药如土鳖虫、蜈蚣在进行期要避免应用,降香、黄药子等组胺释放剂也要避免使用。有药疹病史的银屑病病人要避免使用可疑药物,因为药疹复发可能转为银屑病。同样,有接触性皮炎的病人要避免接触过敏原,因为这类病人发生接触性皮炎后,很可能转变为银屑病损害。

有精神刺激或精神压力者,应采用心理治疗,减轻和消除精神刺激的影响,设法减轻精神压力。也可以给予镇静药。由刺激食物激发者,应禁止饮酒和摄入刺激性食物如鱼虾等。要少吃牛羊肉,因其花生四烯酸含量高。要避免吸烟。避免外伤和使用染发剂,尤其是有同形反应现象者。10 岁以内有慢性扁桃体炎的儿童银屑病患者,摘除扁桃体可减少银屑病复发。

3.根据皮损数目多少及病情进展快慢,可分别采用系统用药加外用药物或单纯使用外用药治疗。

4.寻常型银屑病禁用皮质类固醇系统治疗。

5.急性进行期银屑病患者禁用强烈的外用药。如高浓度的水杨酸软膏、蒽林软膏、汞软膏以及芥子气软膏、氮芥软膏等,也要避免采用紫外线照射,因为可以诱发病情加重,乃至出现脓疱及红皮病改变,点滴性银屑病患者应避免洗烫搔抓。

6.外用药治疗时,最好每天洗澡 1 次,每天搽药 2 次,保持药物在皮损处时间越长,疗效越好。

7.严重的银屑病患者应用抗代谢药、阿维 A 酸、甲氨蝶呤、环孢素 A 时一定要按时进行血常规(2 周)及肝肾功能检查(1 个月),发现异常及时停药。

8.在皮损消退、临床痊愈时不应马上停止治疗,宜继续巩固治疗 2～3 个月,可防止和减少复发,延长缓解期。

过去对银屑病的免疫治疗都是一些意外的发现,针对性不强。目前的免疫治疗药物多是以发病机制为基础确定了特异性的分子靶点。未来以免疫为基础的生物学制剂将划分得更细、副作用将更小。

(二)银屑病外用药治疗

治疗银屑病的外用药物种类繁多,如何选择要根据病人个体差异,皮肤敏感及皮损数目、浸润程度和部位等因素考虑。

1.应根据皮损处于进行期、静止期或消退期的不同阶段而选择作用强度不同的药物。进行期宜选择浓度低、温和的药物,在静止期或消退期可选择浓度高、作用强的药物。在进行期用浓度高、作用强的药物有时反可诱发疾病加重、皮损增多。

当皮损面积大,皮损菲薄且充血显著需计算单位时间内用药总量,以避免药物吸收引起不良反应产生。

2.局限性斑块型皮损适合采用封包疗法,即外用药物后,可外包保鲜塑料膜,以减少用药量并可提高疗效,但应注意可能会增加药物的吸收。

3.外用药治疗期间可配合温水浴、矿泉浴、苏打浴、淀粉浴和剃发等措施促进皮损鳞屑脱落,可利于药物的吸收。

(1)含水软膏,15%～20%尿素霜,5%硼酸软膏适用于进行期及面积较大皮损。

(2)20%尿素软膏＋5%水杨酸软膏等量,适用于静止期,有止痒作用。

(3)5%水杨酸＋5%白降汞软膏,适用于斑块型及消退型病例。对汞过敏者禁用白降汞。

(4)5%～10%黑豆馏油软膏＋20%尿素霜＋123 糊适用于痒感明显、病期较长及脂溢性皮炎型皮损。

(5)5%硼酸膏＋10%氧化锌软膏适用于夏季型进行期红斑型皮损。

(6)慢性静止期斑块型银屑病及已控制进行的银屑病,可采用皮质类固醇软膏(如哈西奈德膏)、卡泊三醇软膏顺序疗法。可以收到良好的效果。

卡泊三醇具有促进角质形成细胞分化成熟抑制角质细胞分裂增殖的作用。适用于慢性斑块性银屑病。一般 2～4 周起效,8 周以后疗效达最佳。

(7)慢性斑块性银屑病也可采用皮质激素软膏和 5%煤焦油软膏外用。

(8)慢性斑块性银屑病可用激素软膏与他扎罗汀(维 A 酸第三代),治疗效果较好。

(9)蒽林软膏有抑制角质形成细胞分裂作用,适用于慢性斑块银屑病,浓度从 0.1%开始,以后增至0.3%,本品易着色。

(10)喜树碱软膏有抑制角质形成细胞分裂增殖作用,适用于慢性斑块银屑病,少数患者发生局部刺激和色素沉着。

(三)全身用药

1.甲氨蝶呤:每 12 小时服 2.5mg,36 小时连服 3 次,此为 1 周用量,或每周肌注 10mg,也可增至25mg/周,要注意肝、肾功能及降低白细胞的毒性作用,适用于关节病型、脓疱型银屑病及红皮病型银屑病。由于毒副作用,目前除严重的关节型银屑病外,其他类型已较少应用。

2.维 A 酸、阿维 A 酯,30～60mg/d,连服 2 个月,逐渐减量,注意检查血脂、肝功能。可引起口干、皮肤瘙痒。

本药可致畸,孕妇禁用,青春期女性慎用,2 年内避免妊娠,可出现皮肤、口唇干燥。

适用于脓疱型、红皮病型、顽固泛发性寻常型银屑病、脓疱型,开始用量 1～2mg/(kg・d),红皮病型0.3～0.4mg/(kg・d)。

3.叶酸 5mg,维生素 C 0.1g,3 次/日。适合寻常型银屑病。

4.环孢素 A:用于脓疱型、关节病型。每日 3～5mg/kg,维持量 3～5mg/kg。一般 3～7 天见效,注意肝肾副作用。

5.雷公藤多苷:每次10～20mg,3次/日,2～4周见效。

6.皮质类固醇激素:不主张使用。此类药物起效较快,停药后易使病情加重。

7.依那西普为肿瘤坏死因子α(TNF-α)拮抗剂,是重组TNF-α受体融合蛋白,其分子中有两个与TNF-αp75受体结合部分,并增加了与人IgGFc片段连接部分。美国FDA批准依那西普治疗Crohn病和类风湿关节炎,2002年增加银屑病关节炎适应证,每周2次,每次25mg皮下注射,间隔72小时,每个疗程12周,87%患者达到银屑病关节炎综合疗效指标,依那西普的不良反应有:注射部位的反应,感染,充血性心衰,神经脱髓鞘病、狼疮综合征及肿瘤。

8.对于并发上呼吸道链球菌感染、咽炎、扁桃体炎的急性点滴状银屑病,可以点滴青霉素或口服红霉素、罗红霉素、头孢菌素。也可以点滴葡醛内酯300mg+维生素C 3g+生理盐水500ml,每日一次(3小时滴完),7天1个疗程,可点滴2～3个疗程。也可以点滴丹参注射液40ml+生理盐水500ml,每日1次,7天1个疗程,点滴2～3个疗程。

9.对于斑块状银屑病以活血化瘀为主要治则。丹参注射液40ml+生理盐水500ml,静脉点滴,每日一次,或静脉点滴苦参素葡萄糖液600mg(100ml),7天1个疗程,点滴2～3周。

10.对于红皮病型银屑病,采用清开灵注射液静脉点滴(有药物过敏者免用)。清开灵注射液40ml+生理盐水500ml,静脉点滴,每日1次,1周1个疗程,点滴2个疗程后,可以改用丹参注射液40ml+生理盐水500ml,静脉点滴,每日1次,1周1个疗程,点滴2个疗程。

11.对于泛发性斑块状银屑病,点滴型银屑病病情稳定后,可以采用PUVA治疗,内服补骨脂0.6mg/kg,2小时后进行长波紫外线照射,每周2～4天,皮损消退后改为每周或3周1次。注意紫外线对眼睛的损害及光敏反应。也适用于关节病型,红皮病型恢复期银屑病。窄波UVB(311nm)治疗对寻常型银屑病效果良好,不需服药。

六、中医辨证施治

本病病因尚未完全明了,一般认为与遗传、感染、免疫、代谢、精神、内分泌有关。

中医认为血热是本病的重要原因。从发病机制来说,虽有风、寒、湿、热、燥等邪,但经络阻隔、气血凝滞是发病的重要环节,故采用活血理气或活血化瘀等法论治,是当前主要治疗法则。

(一)血热型(进行期银屑病)

皮损分布广泛,色鲜红或暗红,红斑大,鳞屑附着面小,新疹不断出现,有薄膜及Auspitz征,便干,溲赤,瘙痒,心烦,舌质绛红,苔黄腻,脉浮数或沉缓有力。

辨证:内有蕴热,郁于血分。

治则:凉血活血。

方药:凉血活血汤。

生槐花30g,紫草根15g,赤芍15g,白茅根30g,板蓝根10g,生地30g,丹皮9g,丹参15g,鸡血藤30g,茜草根15g,制大黄10g,羚羊角粉(冲服)0.6g。

(二)血燥型(相对静止期)

病程日久而顽固,新发皮损少,皮损多呈斑片、钱币形或互相融成大片,色淡红,鳞屑与红斑等大,鳞屑附着较紧,有时仅发生于头部,缺乏全身症状,舌质淡红,苔薄白或薄黄,脉沉缓或沉细。

辨证:阴血不足,肌肤失养。

治则:养血法阴润肤。

方药:养血解毒汤(顾伯华)。

二地各 10g,当归 10g,红花 10g,鸡血藤 15g,僵蚕 10g,火麻仁 10g,玉竹 10g 二冬各 10g,白鲜皮 15g,豨莶草 10g,乌蛇 10g。

(三)血瘀型

皮损颜色暗红、经久不退。舌质紫暗或见瘀点,脉涩或细缓。

辨证:经脉阻滞、气血凝结。

治则:活血化瘀行气。

方药:紫草 30g,生地 30g,丹参 30g,乌蛇 10g,桃仁 15g,红花 15g,白蒺藜 30g,土茯苓 30g,草河车 15g,鸡血藤 30g,甘草 6g,茯苓 10g,三棱 10g,莪术 10g,白花蛇舌草 30g。

(四)湿胜型

头部银屑病,或渗出性银屑病,腋窝、腹股沟、屈侧多见,红斑、糜烂、浸渍流滋,瘙痒,神疲,下肢重,带下增多。苔薄黄腻,脉濡滑。

辨证:湿热蕴积。

治则:清热利湿,和营通络。

方药:二术各 10g,厚朴 10g,枳壳 10g,茯苓 10g,茵陈 30g,薏米 15g,黄芩 10g,栀子 10g,双花 10g,生地 15g,半夏 10g,陈皮 10g,土茯苓 30g,忍冬藤 15g 丹参 15g,路路通 10g,泽兰 10g。

(五)热毒型(红皮病型)

皮肤弥漫潮红,有大量落屑,寒热交炽,口燥少汗,舌绛红,苔黄或灰腻,脉弦紧或数。

辨证:心火炽盛,兼感毒邪,郁火流窜入于营血,蒸热肌肤,气血两燔。

治则:清营解毒,凉血护阴。

方药:解毒清营汤加减。

玳瑁粉(冲服)6g,生栀子 10g,川连 3g,双花 10g,连翘 10g,公英 15g,生地 60g,茅根 60g,丹皮 10g,石斛 10g,玉竹 10g,花粉 30g,麦冬 10g,紫草 20g,大青叶 30g,茯苓 30g。

(六)脓毒型(脓疱型银屑病)

有散在粟粒或豆大小脓疱,性质表浅,互相融合成脓湖,表面糜烂、脱屑,可泛发全身,常伴发热口渴,大便秘结,舌质红,苔白。

辨证:毒热内炽,郁于血分。

治则:清热解毒,凉血消肿。

方药:解毒凉血汤加减。

玳瑁粉 6~10g,生地 30g,二冬各 12g,鲜石斛 20g,鲜茅根 30g,连翘 15g,莲心 10g,赤芍 15g,丹参 15g,紫草 10g,茜草 15g,双花 30g,瓜蒌根 15g,砂仁 3g 泽泻 3g。

(七)寒湿型(关节病型银屑病)

常伴急性进行期甚至红皮病型银屑病皮损,关节症状与皮肤表现常同时加重减轻,指(趾)末端关节受累最为常见。X 线检查受累关节边缘肥大,呈帽状改变而无普遍脱钙和尺侧半脱位。血清类风湿因子检查阴性,可资鉴别。中医辨证本型多系风、寒、湿毒三气杂至、痹阻经络。

1.急性期 关节红肿疼痛、活动受限、皮损泛发、潮红、浸润肿胀、弥漫脱屑、舌红苔黄、脉滑数。

辨证:风湿毒热侵袭肌肤。

治则:凉血解毒为主。

方药:羚羊角粉 0.6g,玳瑁粉 3g,生地 15g,丹皮 15g,赤芍 15g,紫草 15g,茅根 30g,秦艽 15g,木瓜 10g,

双花 15g,重楼 15g,大青叶 30g,板蓝根 30g,土茯苓 30g,白花蛇舌草 30g。

2.缓解期　泛发的银屑病皮损或红皮样损害及关节红肿缓解,但关节疼痛较重,筋脉拘紧,活动受限,皮损干燥脱屑,白屑迭起,痒甚,常伴头昏,乏力,腰酸背痛,面色萎黄,舌红苔少,脉细数。

辨证:肝肾阴虚,寒湿痹阻。

治则:滋补肝肾,温经通络。

方药:独活寄生物与地黄汤加减。

秦艽 15g,乌蛇 10g,全虫 3～6g,络石藤 10g,独活 10g,钩藤 10g,木瓜 10g 桂枝 10g,二地各 10g,鸡血藤 30g,桑寄生 15g,麦冬 15g,黄芪 15g,丹参 15g,红花 10g,羌活 10g。

此方通络破瘀止痛疗效虽好,但可加重银屑病皮损,故血热之象未除时不宜服用。

(八)冲任不调型

皮疹发生与经期、妊娠有关,多在经期、妊娠、产前发病或皮损加重,少数经后、产后发病,周身皮损呈丘疹或斑片,色鲜红或淡红,覆盖银白色鳞屑,伴微痒,心烦口干,头晕腰酸,舌质红或淡红,苔薄,脉滑数或沉细。

治则:养血调经,调摄冲任。

方药:二仙汤合四物汤加减。

当归 10g,赤芍 10g,熟地 10g,首乌 10g,仙茅 10g,淫羊藿 10g,女贞子 10g 旱莲草 10g,枸杞子 10g,钩藤 10g,生牡蛎 30g,菟丝子 10g,知母 10g,徐长卿 10g 紫草 10g。

(武彩霞)

第三节　湿疹的中西医结合治疗

湿疹是指皮肤由于外界和内在的各种因素引起的一组过敏性、炎症性皮肤病,具有皮损多形性,明显渗出倾向,瘙痒剧烈,且病情反复发作,容易慢性化,往往多年不愈。中医统称为"湿疮",根据其症状及发病部位、年龄不同,名称各异,如"浸淫疮"相当于泛发性湿疹;"旋耳疮"相当于耳廓湿疹;"绣球风"相当于阴囊湿疹;"胎癣"相当于婴儿湿疹等。

一、病因及发病机制

湿疹由多因素致病,发病原因非常复杂,病人可有多种过敏因素,由于致敏因素较多,往往不易查清,有些对食物中的鱼、虾、牛肉过敏,有些因吸入空气中的花粉、尘螨、羊毛、羽毛过敏。有些因内分泌及代谢障碍、慢性感染病灶而引起,如患有慢性胆囊炎、扁桃体炎、齿龈炎、肠寄生虫病等均有一定的致病作用,遗传因素也起着至关重要的作用。久病之后,诱发本病的复发和促使皮损加重的原因已经不仅仅局限于原始的致病因素,某些非致病性因素亦可以上升为主要的发病原因,其中某些物理性因素和神经精神因素,如局部的搔抓刺激、寒冷或湿热的环境以及精神刺激等,均可以诱发湿疹发作或者使病情加重。

湿疹的发病机制可能与Ⅰ型速发型变态反应和Ⅳ型迟发型变态反应有关。在Ⅰ型变态反应中,由于机体接触变应原如尘螨、花粉等致敏物质,刺激机体表皮的朗格汉斯细胞,朗格汉斯细胞具有高亲和力的IgE 受体,产生 IgE 抗体,并吸附在细胞表面,使机体处于致敏状态,当抗原再一次进入机体后,与细胞表面的 IgE 抗体结合,发生Ⅰ型变态反应,引起湿疹样皮肤损害。

在Ⅳ型迟发型变态反应中,T淋巴细胞介导的细胞免疫起着重要作用。本型变态反应的发病机制是由于T淋巴细胞受到抗原刺激后转化为致敏的淋巴细胞,产生临床症状。所致敏的T细胞主要有CD4$^+$和CD8$^+$两个亚群,分别称为辅助性T细胞和抑制性T细胞。CD4$^+$T细胞与相应变应原再次接触时,细胞活化释放出一系列淋巴因子,而CD8$^+$T细胞则能直接杀伤携带有变应原的靶细胞。各种炎症细胞和活化因子一起引起血管扩张,血管壁的通透性增强,形成湿疹样改变。

湿疹虽然是由复杂的内外激发因子相互作用所引起的变态反应,但又受身体情况及环境条件的影响,湿疹患者普遍存在细胞免疫功能相对紊乱,例如患者有时不能耐受生活和工作中的许多无害刺激,如某些食物可使湿疹加重。患者的敏感性很强,斑贴实验可以对许多物质发生阳性反应,除去某些致敏因子,病变也不会很快消失。但也有患者通过自身锻炼,改变环境等使机体的反应性发生变化,再接受以往诱发湿疹的各种刺激,可不再发生湿疹,这些都说明湿疹发病机制的复杂性。

二、临床表现

(一)根据皮损表现以及病程分型

1.急性期　初发的皮肤损害为多数集簇的点状红斑及针尖至粟粒大小的丘疹和丘疱疹,密集成片,基底潮红,有轻度肿胀,边界弥漫不清。自觉症状为剧烈瘙痒,有灼痛。由于搔抓或摩擦后,皮疹很快变成小水疱,皮损继续发展时,小水疱可以融合而形成较大的水疱,疱壁溃破后形成点状糜烂及结痂。常因外界刺激或热水洗烫,造成糜烂面进一步向皮损周围扩散,疱壁容易破裂形成湿润的糜烂面,并有大量的珠状渗出液,其干燥后形成浆痂,皮损中心往往比较重,逐渐向外蔓延,周围常常散在有丘疹及丘疱疹,边界不清,并可以移行于正常的皮肤之中。若合并感染时则出现脓疱疹或脓性渗出液以及污黄色痂屑,亦可以引起局部淋巴结发炎。在急性期,皮损可以发生于身体的任何部位,常见于头、面、耳后、乳房、四肢远端及阴部等处,多呈局限性,常对称分布。若处理得当,去除继发因素,一般经过2～3周,红斑和渗出减轻,出现脱屑,皮损趋于痊愈,如处理不当,如饮酒、搔抓、热水及肥皂烫洗等均可以使皮损加重,痒感增剧,使病程延长,容易发展成为亚急性或者慢性湿疹。

2.亚急性湿疹　介于急性和慢性湿疹之间的过渡状态,多由急性湿疹治疗不及时变化而来。当急性湿疹的红肿、渗出等急性炎症减轻后,可出现此型皮损。一般炎症比较轻,以小丘疹为主,兼有少数丘疱疹、小水疱,或有轻度浸润、糜烂渗出,自觉剧烈瘙痒。若处理得当,数周内可痊愈,治疗不及时或处理不当,可以转化为慢性湿疹或再次急性发作。

3.慢性湿疹　多由急性、亚急性湿疹反复发作,缠绵不愈,转化而来,也有患者一发病即表现为慢性湿疹样皮损。皮肤损害形态不一,常常因为发病部位不同而表现为不同的皮疹。主要病变为患处皮肤干燥粗糙、脱屑结痂、浸润肥厚、呈苔藓样变和皲裂,皮疹颜色为暗红色或者淡褐色,有少量鳞屑、点状渗出、抓痕血痂,病程日久则出现色素沉着,或者有色素脱失。皮损多表现为局限性损害,瘙痒较剧烈或者呈阵发性,遇热或入睡时瘙痒尤为严重。若过度搔抓刺激,在慢性皮损上亦可发生丘疱疹或水疱,由于搔抓而形成渗出糜烂面,消退后又表现为肥厚性皮损。如此反复发作,病程可迁延数月或数年,经久不愈。

(二)按皮损部位分型

湿疹可以发生于皮肤的任何部位,某些局部的湿疹常由特定的环境或局部刺激所导致。

1.头部湿疹　皮损表现多为急性渗出性,由于头皮瘙痒不止或皮脂溢出而过度搔抓、烫洗,引起湿疹样改变。初发皮疹可以局限于头皮的几个部位,出现红色丘疱疹,自觉瘙痒,抓之则渗出、糜烂、结痂,头发黏腻成团,若继续发展则延及大片头皮,甚至蔓延至面颈部位,常容易引起继发感染,颈部淋巴结肿大疼痛。

2.耳部湿疹 多发生于耳后皱褶处,皮损表现为鳞屑性红斑,出现渗出糜烂面,伴有结痂及皲裂。常双侧对称分布,有时带有脂溢性。外耳道湿疹常常由于局部继发真菌或者细菌而引起,出现黄色分泌物,伴有瘙痒和疼痛,周围淋巴结肿大。

3.口周湿疹 好发于小儿和青年人,表现为口唇周围的皮肤出现一圈红斑,皮损干燥而瘙痒,覆有糠秕状脱屑以及小的裂纹,边界清楚。小儿常有用舌头舔口唇四周的不良习惯。

4.乳房湿疹 主要发生于乳头和乳晕部位,多见于哺乳期妇女,由于婴儿吮吸乳头引起,皮损色红浸润,境界清晰,乳头肿胀,糜烂结痂,瘙痒剧烈,伴有皲裂时疼痛明显。一般停止哺乳时多可以自愈。非哺乳而导致的乳房湿疹亦不少见。

5.脐窝湿疹 脐窝部位容易藏污纳垢而刺激局部皮肤,继而发生湿疹。皮损表现为鲜红色或暗红色斑,表面湿润,渗出结痂明显,边缘清楚,多局限于脐窝内,很少波及周边皮肤。自觉瘙痒明显,不易治愈。

6.肛门湿疹 儿童常由于寄生虫、蛲虫而引起,成年人多由于素有肛门疾患,如痔疮、肛瘘及肛裂等导致局部瘙痒,经常搔抓刺激以及过度擦洗而引起。局部皮损潮湿,浸润肥厚,甚至皲裂,奇痒难忍,入夜尤甚,皮损经年不愈。

7.阴囊湿疹 本型为湿疹中比较常见的一种,精神因素以及局部刺激均可以导致阴囊湿疹,多局限于阴囊皮肤,也可延及肛门周围以及阴茎部位。急性期可见阴囊皮肤水肿糜烂,渗出结痂;慢性期则见阴囊皮肤皱褶加深增宽呈橘皮样外观,浸润肥厚而干燥,其上覆以薄层鳞屑,色素加深。常因瘙痒无度而搔抓不止。病情呈慢性经过,经久不愈。

8.女阴湿疹 为女性常见的一种湿疹,多因为妇科疾病如阴道炎或附件炎的白带刺激,或由于月经期使用卫生巾等物使局部产生过敏反应而引起。病变累及两侧大小阴唇及其周围皮肤,急性期患处潮红糜烂,水肿渗出;慢性期皮损浸润肥厚,奇痒难忍,夜间尤为明显,影响睡眠。由于经常搔抓,皮损处呈现苔藓样变,并可以激发色素减退,容易被误诊为女阴白斑,应予以鉴别。

9.手部湿疹 由于双手接触物品最广,所以手部湿疹比较多见,大约占湿疹的1/3。好发年龄为30～50岁,皮损可以呈现亚急性经过,但多为病程较长的慢性顽固性湿疹。好发于手掌、手背、指背以及指端掌面,对称分布。多表现为境界不清的小片状皮损,浸润肥厚,干燥脱屑,冬季容易发生皲裂,甲周的皮肤多肿胀,指甲可以变得凹凸不平。手掌部位的皮损多为肥厚角化性斑片,表面粗糙。若急性发作时亦可出现水疱和红斑。伴有瘙痒,顽固难愈。

10.小腿湿疹 是一种比较常见的湿疹,多由于小腿静脉曲张而导致下肢血液循环障碍而引起。皮损多发生于小腿下部内侧或伸侧,呈现片状、局限性的密集丘疹、丘疱疹,颜色暗红或暗紫,可有渗出、糜烂和结痂,日久则皮肤变厚、继发苔藓样变,色素沉着。由于患处的皮下组织少,血液回流不畅,容易形成局部溃疡而经年不愈。

三、组织病理

1.急性湿疹 皮肤组织病理改变主要表现为轻度表皮细胞间水肿和细胞内水肿,明显者可见弥漫性海绵形成,表皮内水疱形成。浅层血管周围淋巴组织细胞浸润,可见数量不等的嗜酸性粒细胞浸润。真皮乳头水肿,可见血管内红细胞外溢,若炎症剧烈,血管外渗有较多红细胞进入表皮,形成血疱。皮损继发感染时,在真皮浅层及疱液内可见到以嗜中性粒细胞为主的浸润。

2.亚急性湿疹 皮肤组织病理改变表现为角质层轻度增生,中等程度的棘层肥厚,有不同程度的灶性角化不全,可见均一红染物质及炎性细胞,海绵形成、细胞内水肿,常有局灶性海绵型水疱,浅层血管周围炎症浸润,包括淋巴细胞、组织细胞、浆细胞以及嗜酸性粒细胞,真皮乳头水肿,胶原纤维增粗红染。

3.慢性湿疹　皮肤组织病理改变为表皮角化过度和局限性角化不全,在角化不全下方的颗粒层减少或消失,棘层中等程度或明显肥厚,表皮突延长,轻度海绵水肿,真皮乳头层不同程度增厚。炎症浸润一般分布于真皮上部的血管周围,可见淋巴组织细胞浸润,间有嗜黑色素细胞及嗜酸性粒细胞。

四、诊断及鉴别诊断

根据湿疹的典型症状即皮损形态多形性,对称分布急性期渗出明显,慢性期皮损浸润肥厚,常伴有剧烈瘙痒,病程较长,易于反复发作等不难诊断。但需要与以下疾病相鉴别。

1.接触性皮炎　皮损与急性湿疹相似,但有明确的接触史,皮损局限于接触部位或暴露部位,从红斑到大疱,皮损比较单一,境界清楚,病程比较短,病因去除后很容易治愈。

2.神经性皮炎　与慢性湿疹相似,但有好发部位,如颈部、双肘和骶尾部,皮损为成群粟粒至米粒大小圆形或多角形扁平丘疹,无渗出史,日久皮疹逐渐融合成斑片,表面肥厚,苔藓样变。自觉阵发性剧烈瘙痒,夜间尤甚,病情呈慢性经过。与性格及精神因素关系密切。

3.手足癣　与手足湿疹相似,可以表现为水疱、脱屑等,但手足癣患者多为成年人,常单侧手足发病,皮损境界清晰,真菌检查阳性;一般夏天潮湿季节发作,冬季减轻或者症状消失。

五、治疗

(一)一般防治

积极寻找并尽可能地避免患者的发病诱因、隔绝过敏原。注意饮食,尽量避免外界的不良刺激,保持皮肤清洁、防止皮肤感染。

对因治疗:帮助病人尽可能地找出发病原因,对症治疗。

精神疗法:帮助病人寻找发病规律,解除顾虑,建立治愈疾病的信心。

(二)内用疗法

1.抗组胺药　常用药有氯苯那敏、赛庚啶、氯雷他定、西替利嗪等,本类药物具有脱敏止痒作用,若患者症状明显可选用两种药物联合使用或者交替使用,可以增强疗效。

2.非特异性脱敏剂　急性或者亚急性湿疹可加用非特异性脱敏剂,如静脉注射10%的葡萄糖酸钙、10%的硫代硫酸钠,或静脉注射维生素C 1~2g,每日一次。

3.抗生素　伴有严重的继发感染者,应配合使用有效的抗生素。

4.皮质类固醇激素　病情严重,使用治疗皮炎湿疹的一般疗法不能控制者,可适当使用皮质类固醇激素,但是停药以后容易复发,长期应用可导致诸多不良反应。

(三)外用疗法

根据不同病期的皮损表现,对症治疗,以温和、无刺激性为原则,选用不同的药物和剂型。急性渗出性皮损用冷湿敷方法;急性期以丘疹、红斑和水疱为主而无明显渗液者可选用炉甘石洗剂、氧化锌油;伴有继发感染时可加用抗生素软膏。亚急性阶段的皮损,可选用3%~5%的糠馏油、黑豆馏油软膏或各种皮质类固醇激素软膏。慢性湿疹可根据皮损的肥厚和干燥程度,采用不同浓度的软膏、焦油类制剂,如皮质类固醇激素软膏、糠馏油、黑豆馏油等。

六、中医辨证施治

1.湿热内蕴证　起病急,皮肤起红斑水疱,焮热作痒,滋水浸淫,或糜烂结痂。身热心烦口渴,大便干燥,小便黄赤。舌质红,苔黄腻,脉滑数或濡滑。见于急性湿疹、接触性皮炎、自身敏感性湿疹。

治则:利湿清热。

方药:龙胆泻肝汤加减。常用药有龙胆草、黄芩、生栀子、白鲜皮、白术、泽泻、柴胡、苦参、甘草。出现脓疱加银花、连翘,大便偏干加制大黄。

2.血热风盛证　身起红粟(以红丘疹为主),搔破出血,渗水不多,剧烈瘙痒,可见搔痕累累,尤以夜间为甚。舌质红,苔薄白或薄黄,脉弦带数。此种类型,是热重于湿,以血热为主。

治则:凉血消风为主,除湿清热为辅。

方药:皮癣汤加减。常用药有生地、丹皮、赤芍,黄芩、苦参、地肤子、白鲜皮、丹参、生甘草。

3.脾虚湿盛证　身体多发丘疱疹、颜色黯淡、渗液清稀,或有淡黄色结痂,或以结痂浸润的斑片为主,反复不愈。伴有脘腹胀满,纳呆便溏,口中黏腻。舌质淡,苔白腻,脉濡缓或滑。本型多见于异位性皮炎、婴儿湿疹、亚急性湿疹等。

治则:健脾除湿。

方药:以除湿胃苓汤加减。常用药物有苍术、陈皮、茯苓、泽泻、六一散、白鲜皮。胃纳不佳加藿香、佩兰芳香化浊;腹胀加川厚朴、大腹皮。

4.气阴两伤证　皮损呈浸润肥厚性斑片,色泽黯淡,瘙痒不止,肌肤干燥,粗糙,抓痕累累,皮损迁延日久,不易消退。可伴有面色㿠白,口干思饮,舌淡或红,舌苔少或光,脉细弱。本型多见于异位性皮炎、慢性湿疹等。

治则:滋阴除湿。

方药:常用药物有生地、元参、当归、丹参、玉竹、何首乌、茯苓、泽泻、白鲜皮、蛇床子。本法用于久治不愈的慢性湿疹以及慢性阴囊湿疹疗效好。

5.气血瘀滞证　皮损色黯肥厚、色素沉着,甚则肌肤甲错,皮损时轻时重,反复不愈,伴有面色晦暗,女子月经不调,经期腹痛。舌质黯或有瘀斑,脉细涩。本型多见于慢性荨麻疹,异位性皮炎,慢性湿疹等。

治则:活血化瘀祛风。

方药:生熟地黄、当归、赤白芍、玄参、川芎、红花、桃仁、白蒺藜。夜间痒甚,失眠多梦加夜交藤、五味子、珍珠母等。

七、调护

1.尽量避免外界刺激物和局部刺激,不搔抓,不用热水肥皂烫洗。

2.不饮酒及浓茶、咖啡。不食辛辣炙煿及其他刺激性食物。

3.在皮炎湿疹的发作期,忌食黄鱼、海虾、海鲜等容易引起过敏的食物。

(侯俊丽)

第四节 粉刺的中西医结合治疗

粉刺是一种毛囊皮脂腺的慢性炎症性疾病,相当于西医的寻常痤疮,是青少年常见的皮肤病,具有一定的损容性。

由于皮脂腺分泌旺盛,毛囊上皮角化异常,痤疮杆菌增殖,雄激素分泌增加促使发病,本病好发于颜面、胸背上部等皮脂腺分泌旺盛部位,特征性皮损为红斑、丘疹、水疱、糜烂等。

减少皮脂分泌、纠正毛囊上皮角化异常,抗微生物、调节内分泌是治疗的主要方法。

一、病因病理

粉刺的发病与多种因素有关。

皮脂腺的生长是受雄激素所调控,在青春期,由于雄激素和受体的影响,皮脂腺增大,分泌增加。近来对睾酮的研究表明,它在皮肤内通过 5a 还原酶的作用,代谢成双氢睾酮(DHT);它和皮脂细胞内的受体结合,与睾酮相比,其促进皮脂腺增生和分泌的作用更强,在皮脂通过毛囊口排泄到皮肤表面的过程中,由于粉刺患者的毛囊上皮角化异常,使毛囊口变窄,皮脂排泄受阻,阻塞在毛囊口形成粉刺,堆积的皮脂使毛囊下部扩张,形成囊肿。正常存在于毛囊内的微生物痤疮丙酸杆菌、糠孢子菌、葡萄球菌等大量增殖,痤疮丙酸杆菌等产生能分解皮脂的脂酶,使皮脂分解成游离脂肪酸,刺激毛囊、皮脂腺引起炎症反应,因此粉刺的发生和雄激素的影响、毛囊口上皮角化、皮脂分泌增加,以及细菌、真菌的作用密切相关。此外,粉刺的发病和遗传及患者的体质、免疫反应、化妆品使用,乃至饮食习惯、胃肠功能也密切相关。

粉刺发病的可能免疫机制:痤疮杆菌、葡萄球菌可以刺激毛囊、皮脂腺、角质形成细胞分泌出多种细胞因子。过量的皮脂分泌也可能刺激细胞因子分泌。细胞因子可促进角化,形成粉刺,另外,脂类异常如亚油酸的缺乏,维 A 酸受体异常,遗传因素等影响角化过度,皮脂生成和炎症形成。细胞因子,尤其是趋化因子的表达引起中性粒细胞、单核细胞的聚集,继而释放各种酶类。活性氧、炎症因子破坏毛囊壁,在毛囊周围形成炎症。由于个体差异,有的还可以出现免疫肉芽肿反应。在临床上形成了丘疹、脓疱、炎症结节或囊肿,最后形成瘢痕。

宿主的免疫反应存在明显的个体差异,反应强的个体对很少的痤疮杆菌刺激能激发出强而持久的反应,而反应弱的个体,则由于这种不同个体反应差异导致临床上粉刺类型、症状的千变万化。

二、临床表现

男女均可发生,好发部位为面部、胸背上部,有的还可偶发于臀部。发病年龄:本病好发于青少年时期,男多于女,一些女孩常于月经来潮前一年初发(8~10 岁),一般男孩多于 14~16 岁发病。

粉刺的皮损表现为黑头粉刺、白头粉刺、炎症性丘疹、脓疱、结节、囊肿、瘢痕疙瘩等,在粉刺中可挤出豆腐渣样脂栓,为本病特征性表现,黑头粉刺系黑色素及皮脂氧化所致,同一病人可同时存在多种损害,也可以某一两种损害为主,结节、囊肿、瘢痕疙瘩等重症粉刺多见于男性患者,而有些女性病人常在月经期加重。

三、诊断与鉴别诊断

诊断要点为青年男女,在面部、胸背等皮脂溢出的部位对称分布出现粉刺、丘疹、脓疱等损害,其中粉刺为特征性损害,可挤出脂栓。

应与酒渣鼻鉴别诊断,后者多在中年以上发病,皮损仅分布于以鼻为中心的面部,皮损除丘疹、脓疱外,还有红斑、毛细血管扩张,晚期由于结缔组织增生可形成鼻赘。

四、治疗

可以用抗角化、抗炎症、减少皮脂分泌的药物,如米诺环素、红霉素、克林霉素、维 A 酸、硫黄、间苯二酚等,有时还可以用抗雄激素疗法。

(一)一般处理

对皮脂油腻者应经常用肥皂水清洗干净,少吃甜食及高脂食物,海鲜和含碘盐会加重病情,应注意避免,多吃蔬菜、水果,少吃油腻、辛辣食物。

(二)内用药物

1.抗生素药物 抑制痤疮杆菌,也可能有其他机制,多用于中等及严重型粉刺,及胸背、肩部广泛粉刺,或局部抗生素使用失败者或不耐受患者。抗生素治疗的原则是合理剂量和足够疗程,常需要 3～6 个疗程。

(1)四环素类:米诺环素 500mg,每日 2 次,疗效优于四环素和红霉素,有时有头晕反应,不可与异维 A 酸使用。

(2)大环内酯类药:红霉素 500mg,每日 2 次,罗红霉素 150mg,每日 2 次,用于不耐受四环素者。

2.抗雄激素药物 多用于女性患者无生育愿望或有其他高雄激素体征者,如月经周期不规则或多毛症有多囊卵巢综合征(PCOS),常与局部或口服抗生素合用。

(1)螺内酯:有效剂量为 50～200mg/d,以 50～200mg/d 时效果最明显。

(2)西咪替丁:200mg/d,作用弱于螺内酯。

(3)Diane35(环丙氯地孕酮 2mg＋炔雌醇 35μg):仅适用于女性,在月经来潮第一天起每日服 1 粒,连服 21 天,停药 7 天,然后继续服用。

(4)雌激素己烯雌酚:每次 1mg,每日 1 次口服,男性患者连服 10 天为 1 个疗程,一般 1～2 个疗程,妇女患者于月经后 5 天服用,连服 21 天停药,停药一周后开始第 2 个疗程。

(5)小剂量糖皮质激素:有文献认为大剂量糖皮质激素的作用是抗炎,而小剂量糖皮质激素有抗雄激素作用,在严重的聚合粉刺时,可以作辅助治疗。用量为泼尼松 10～20mg,现在认为糖皮质激素与雌激素或抗雄激素联合治疗可以提高疗效。

学者认为如果能用其他治疗方法,如采用异维 A 酸、抗雄激素或合用中药治疗,最好不用糖皮质激素,这样病情容易控制一些。

3.异维 A 酸 用于严重广泛的粉刺和结节性囊肿性粉刺、聚合性粉刺、暴发性粉刺,能直接或间接影响粉刺发病的四个环节而表现出卓越的疗效。①抑制皮脂生成；②抗炎作用：抑制超氧阴离子形成，抑制胶原酶及明胶酶生成；抑制鸟氨酸脱羧酶的活性，有抗增生作用；③抑制皮脂腺导管的角化；④抑制痤疮杆菌的作用：低剂量时有免疫刺激作用，高剂量有免疫抑制作用。是治疗粉刺的维A酸类首选药物。

剂量为 0.5～1mg/(kg·d)，当累积剂量达 20～150mg/kg，即疗程达 16～30 周，可达最佳疗效，每日剂量大小与复发有关，2mg/(kg·d)，也很少复发，低于该剂量容易复发，副作用为口唇干。

异维A酸有致畸作用，育龄期妇女在疗程中及疗程后 3～6 个月需避孕。

4.维胺酯　50mg，每日 3 次口服，适用于中重度粉刺。

5.DDS　对结节、囊肿、聚合性粉刺，可与抗生素联合应用，每日 100mg，病情控制后减量。

6.其他　锌制剂、肌醇烟酸酯、丹参酮等，均可作辅助用药。

（三）外用药

1.抗生素　1%红霉素乙醇溶液，1%磷酸克林霉素醇水溶液，3%红霉素，5%过氧化苯甲酰凝胶等对丘疹、脓疱效果好。

2.维A酸类　0.05%全反式维A酸霜或凝胶，0.1%阿达帕林（达芙文）凝胶，0.1%他扎罗汀膏，对粉刺效果好，但注意应于晚上使用。

3.抗菌治疗　对炎症性皮损，局部应用抗菌类药物有效，常用 2.5%～5%过氧化苯甲酰凝胶，外用后缓慢释放新生态和苯甲酸，可杀死痤疮杆菌，不产生耐药，能抑制皮脂分泌，并能溶解粉刺，但注意有 1%人发生过敏，如出现过敏（红肿、水疱）应停药，其他抗菌药克林霉素或红霉素外用，单独应用易引起耐药，故常与过氧化苯甲酰合用。

4.15%～20%壬二酸软膏　具有杀死痤疮杆菌和粉刺溶解作用，并可减轻粉刺引起的色素沉着。

总之，由于粉刺的严重程度差异很大，治疗药物较多，在临床上应根据具体情况选择适当的药物，以达到最佳效疗效，并尽量减少或避免不良反应，具体可参粉刺治疗指南（中国粉刺治疗共识会纪要）或 Cunliffe 粉刺分型分级。

Clark 治疗方案

轻度粉刺（1 期）：外用治疗。

中度粉刺（2、3 期）：系统抗生素加局部外用消除粉刺药物（3 个月），疗效良好，继续用抗生素最少 6 个月，用量可减少至维持量同时加外用药。

系统抗生素加局部外用消除粉刺药物，3 个月疗效不好，少许瘢痕形成，改换抗生素或考虑病人依从性问题。

少许瘢痕形成：瘢痕明显或精神受影响，口服 13 顺维A酸（泰尔丝）6～9 个月。

重度粉刺（4 期）：开始先用抗生素治疗（3 个月），口服 13 顺维A酸（泰尔丝）6～9 个月。

五、中医辨证施治

粉刺是一种毛囊皮脂腺的慢性炎症性皮肤病，主要发生于颜面、胸背上部。

本病属"肺风粉刺""粉刺""面疱""痤痱""粉花疮"。

（一）病因

多因饮食不节，过食肥甘厚味，肺胃湿热，或肺经血热，复感毒邪以致血热凝结而成。并有外用化妆品刺激,或沥青黏着而诱发本病。

病因病机的现代研究:中医认为粉刺是由内外合邪而成,外受风热、湿热之邪,蕴阻肌肤,内多由肺、脾胃、肝肾功能失调以及久病痰瘀互结凝滞肌肤而成。素体血热偏盛,是粉刺的发病根本;饮食不节,外邪侵袭是致病的条件,血瘀使病情复杂渐重,近几年许多医学家从传统的风热、肺热、血热发病理论的基础上,提出了血瘀、湿热、痰结、肾虚的新观点和新理论。

血瘀痰结,该观点认为粉刺初起多为风热、肺热、血热,日久热邪郁阻皮肤脉络,气血运行不畅,而致血瘀痰阻、瘀痰互结,以致面部出现结节、囊肿和瘢痕疙瘩。

湿热困阻,认为饮食不节,或过食辛辣肥甘油腻之品,日久中土运化不畅,助阳生湿化热,循经上蒸头面而发为粉刺,或脾运不畅,水湿内停成痰,郁久化热,湿热阻滞肌肤,毛窍闭阻而发为粉刺。

肾阴不足,认为粉刺的发生主要是由于素体(先天肾阴)不足,肾之阴阳平衡失调和天癸相火太旺,循经上蒸头面,肾阴不足,不能充养肺胃之阴,以致肺胃阴虚血热发为粉刺。

(二)粉刺的辨证治疗

1.肺热、血热　以炎性丘疹为主,色潮红,苔薄舌红,脉浮数。

治则:凉血清热。

方药

(1)枇杷清肺饮加减

枇杷叶 9g,桑白皮 12g,地骨皮 12g,丹皮 12g,双花 15g,黄芩 9g,生石膏 30g,白花蛇舌草 30g,生山楂 10g,生甘草 6g,山栀 9g。

(2)蛇丹方

白花蛇舌草 30g,黄芩 10g,连翘 30g,益母草 30g,丹参 10g,生石膏 30g,夏枯草 10g,龙胆草 10g,白蒺藜 30g,苍术 10g。

2.热盛染毒　皮疹红肿,脓头较多,自觉皮疹灼热疼痛。

治则:清热解毒,通腑化滞。

方药:五味消毒饮。

双花 20g,连翘 10g,公英 15g,地丁 15g,野菊花 15g,枇杷叶 10g,栀子 10g,玄参 10g,黄芩 10g。

3.血瘀痰湿　皮疹色暗红,有囊肿、结节或瘘管、瘢痕。

治则:健脾祛湿,化痰散结。

方药:除湿胃苓汤合散结灵汤。

党参 10g,茯苓 10g,苡米 15g,厚朴 10g,浙贝 10g,皂刺 10g,山甲 6g,公英 15g。

伴纳呆、便溏、舌淡胖苔薄、脉滑,方以海藻玉壶汤、参苓白术散、四物汤加减。

方药:海藻 15g,昆布 15g,夏枯草 15g,连翘 15g,生龙牡各 30g,茯苓 15g,泽泻 10g,生薏米 30g,生白术 10g,益母草 15g,桃仁 10g,浙贝母 15g。

身体虚弱营养不良者,可服养阴清肺膏,每次 5 钱,一日 3 次,消化不良者,可服加味保和丸,每次五钱,每日 2 次。

4.冲任失调　多见于青中年女性,油脂分泌不多,月经不调,乳房肿块。

治则:清热利湿,调摄冲任。

方药:金菊香煎剂。

桑白皮 20g,地骨皮 15g,黄芩 10g,生地 10g,大黄 10g,全瓜蒌 30g,金银花 20g,野菊花 30g,鸡冠花 10g,益母草 10g,香附 10g。

5.肾阴不足,相火偏旺　女性,月经前粉刺加重。

治则:滋肾阴,清相火。

方药:知柏地黄汤。

知母 10g,丹皮 10g,赤芍 10g,黄柏 10g,山萸肉 10g,生地 10g,茯苓 10g,泽泻 10g。

注:此一类型,西医采用内服泼尼松,每日 5mg,在月经前数天或一周开始服用,月经来潮停药。

(王宁丽)

第五节　荨麻疹的中西医结合治疗

荨麻疹的皮损表现为风团,此起彼伏,单一风团多在 24 小时内消退,消退后不留任何痕迹。如果单一风团超过 24 小时,又无虫咬史,则可能为荨麻疹血管炎。一般无全身症状,常见症状为瘙痒,严重时可有低血压,呼吸困难及过敏性休克样反应。

一、病因

荨麻疹的病因复杂,大多数患者找不到确切的原因,常见的病因如下:

(一)食物

以鱼虾、螃蟹、蛋类最常见,其次是某些肉类和某些植物食品如蘑菇、草莓、可可、番茄或大蒜,以及食物添加剂如苯甲酸、酒石酸、柠檬酸、水杨酸、胭脂红。

有些食物引起荨麻疹属于变态反应。但有些食物,如不新鲜食物腐败分解为肽类,碱性多肽类是组胺释放物。蛋白类食物在彻底消化前,以胨或肽形式被吸收,可引起荨麻疹。

(二)药物

引起变态反应导致本病的药物,常见的有青霉素、血清制剂、各种疫苗、呋喃唑酮、避孕药(黄体酮)、磺胺等。也有些药物为组胺释放剂,诱导肥大细胞脱颗粒释放组胺,如阿司匹林、吗啡、奎宁、肼苯达嗪等。

(三)感染

包括病毒、细菌、真菌、寄生虫等,最常见的是引起上呼吸道感染的病毒和金黄色葡萄球菌。其次是肝炎病毒(尤其是乙肝病毒)、幽门螺杆菌。慢性感染病灶如鼻窦炎、扁桃体炎、慢性中耳炎等与荨麻疹的关系不易简单地确定,需要进一步临床研究加以证实。

(四)物理因素

冷、日光、摩擦、压力等可以引起荨麻疹,其中皮肤划痕症,就是机体遭受机械刺激,产生明显的 Lewis 反应,寒冷性荨麻疹与患者体内有异常的冷球蛋白有关。

(五)吸入过敏原

呼吸道吸入物如花粉、粉尘、尘螨、动物皮屑、羽毛、真菌孢子、气溶剂、甲醛,可引起荨麻疹。

接触过敏原如荨麻、桂皮醛、苯丙烯酸、山梨醇、吐温 80、化合物 48/80、拉伯醇、昆虫叮咬、毒毛虫可引起荨麻疹。

（六）精神因素

精神紧张、热饮、运动诱发乙酰胆碱分泌，可引起荨麻疹症状加剧。

（七）内脏和全身性疾病

如风湿热、类风湿关节炎、系统性红斑狼疮、恶性肿瘤、传染性单核细胞增多症、甲状腺炎可以成为荨麻疹尤其是慢性荨麻疹的发病原因。

二、发病机制

有变态反应和非变态反应两种。

（一）变态反应

多数为Ⅰ型变态反应，少数为Ⅱ型或Ⅲ型变态反应。

1.Ⅰ型变态反应引起荨麻疹的机制为变应原使体内产生 IgE 抗体，特异性 IgE 抗体与血管周围肥大细胞和血液循环中嗜碱性粒细胞相结合。当该变应原再次进入体内，与肥大细胞表面 IgE 特异性结合，促使肥大细胞脱颗粒和一系列化学介质的释放。引起本病的化学介质主要是组胺，其次是激肽，特别是缓激肽、慢反应物质，这些介质引起血管通透性增加，毛细血管扩张，平滑肌收缩和腺体分泌增加，从而产生皮肤、黏膜、消化道和呼吸道等一系列症状。抗高亲和力 IgE 受体自身抗体 FceRIa 经 IgE 受体激活肥大细胞产生自身免疫性荨麻疹。

2.Ⅱ型变态反应性荨麻疹如输血反应，多见于选择性 IgA 缺乏患者，当这些患者接受输血后，产生 IgE 抗体，再输入血液后即形成免疫复合物，激活补体，产生过敏毒素及各种炎症反应介质，引起红细胞破碎及过敏性休克和荨麻疹。

3.Ⅲ型变态反应引起的荨麻疹样损害称荨麻疹血管炎，风团超过 24 小时以上，属血管炎。

（二）非变态反应

由下列物质进入体内使补体激活或直接刺激肥大细胞释放组胺、激肽等引起。

1.药物　如阿托品、箭毒、吗啡、奎宁、阿司匹林、毛果芸香碱、罂粟碱、多黏菌素 β、可待因、可卡因等，或某些简单化合物如胺、脒的衍生物、吐温 80 等。

2.毒素　蛇毒、细菌毒素、海蜇毒素、昆虫毒素等。

3.食物　水生贝壳类动物，龙虾、蘑菇、草莓等。

三、临床表现

荨麻疹为常见病，15%～20%的人一生中至少发生过一次，根据病程，分为急性和慢性两类。前者在短期内能痊愈，后者则反复发作达数月至数年。

（一）急性荨麻疹

起病常较急，皮肤突然发痒，出现大小不等的红色风团，呈圆形、椭圆形，开始时孤立或散在，逐渐扩大，融合成片，微血管内血清渗出急剧时，压迫管壁，风团呈苍白色，皮肤凹凸不平，呈橘皮样，数小时内水肿减轻，风团变成红斑后逐渐消退，风团持续时间一般不超过 24 小时，但新的风团此起彼伏，不断发生。病情严重时可伴有心慌、烦躁、恶心、呕吐，甚至血压降低等过敏性休克样症状，部分可因胃肠黏膜水肿出现腹痛，剧烈时疑似急腹症，亦可发生腹泻，乃至里急后重及黏液稀便。累及气管、喉头黏膜时，可出现胸闷气憋呼吸困难症状，甚至窒息。

(二)慢性荨麻疹

全身症状一般较轻,风团时多时少,反复发生,常达数月至数年之久,有的有时间性,如晨起或临睡前加重,有的则无一定规律,大多数患者找不到病因,一般超过两个月属于慢性荨麻疹。

20%～60%慢性荨麻疹患者血清中存在组胺释放活性物质。Hide检测了慢性荨麻疹患者的血清,其中存在抗高亲和力IgE受体(简称FcεRIa)的IgG类自身抗体,FcεRIa是一个异四聚体,一条α链,一条β链,两条γ链,α链胞外段可特异性结合IgE,抗IgE受体FcεRIa有IgG_1和IgG_3两类型,当该抗体与FcεRIa结合后,可以直接桥连该受体,激活细胞跨膜信号传导,使肥大细胞和嗜碱性粒细胞脱颗粒产生风团。

抗FcεRIa自身抗体依赖于游离的IgE受体,而与嗜碱性粒细胞表面IgE关系不大。

Leznoff首次在140例慢性荨麻疹患者中发现,17例(占12.1%)抗甲状腺微粒抗体滴度升高(正常人对照组为5.6%)其中9例有甲状腺肿或甲状腺功能紊乱,提示慢性荨麻疹或血管性水肿与甲状腺免疫功能有关。

慢性荨麻疹与抗黄体酮自身抗体。一些慢性荨麻疹女性患者,经期前或经期周期性出现风团,是由于患者对月经后期内源性黄体酮产生了自身抗体。

这些都是我们应该注意的问题。

(三)一些特殊类型的荨麻疹

1.皮肤划痕症　亦称人工性荨麻疹。用手搔抓或用钝器划过皮肤后,沿划痕发生堤状隆起,伴瘙痒,不久即消退,可单独发生或与荨麻疹伴发。

2.寒冷性荨麻疹　可分为两种,一种为家族性寒冷性荨麻疹,较少见,于出生后不久或早年发病,终身反复不止;另一种为后天获得性,较常见,接触冷风、冷水后,或暴露于寒冷环境中,于接触部位发生风团或血管性水肿,严重时可以出现手麻、唇肿、胸闷、腹痛、腹泻、晕厥甚至休克等。有时进食冷饮可引起口腔及喉头水肿,被动转移试验可以阳性,冰块试验可以在局部诱发风团。

寒冷性荨麻疹可为某些疾病的症状之一,如冷球蛋白血症,阵发性寒冷性血红蛋白尿症,冷纤维蛋白原血症。

3.胆碱能性荨麻疹　多见于青年人,由于运动、受热、情绪紧张、出汗使胆碱能神经发生冲动释放乙酰胆碱,然而乙酰胆碱能释放ATP介质,两者均可引起肥大细胞脱颗粒释放组胺,引起风团,这种风团小,仅2～3mm风团,周围有1～2mm红晕,风团不互相融合,一般发作快仅数分钟出现,约半小时至1小时消退,自觉有剧痒,有时仅有剧痒而没有皮疹,偶尔伴发乙酰胆碱的全身反应,如流涎、头痛、脉缓、瞳孔缩小,及痉挛性腹痛、腹泻、哮喘等,头晕严重者可致晕厥,病程一般经数年后好转,1:5000乙酰胆碱作皮肤划痕,可出现星状小风团。

4.日光性荨麻疹　较小见,由中波及长波紫外线或可见光引起,以300nm左右紫外线最敏感,对280～320nm紫外线过敏者,被动转移试验可呈阳性,风团发生于暴露部位的皮肤,有瘙痒和针刺感,有时透过玻璃的日光也可诱发,严重时可有全身反应如畏寒、乏力、晕厥、痉挛性腹痛等。其中由280～320nmUVB引起的荨麻疹多见,其发病机制为过敏反应,而其他波段紫外线引起的荨麻疹,原因不明。

5.压迫性荨麻疹　皮肤受压后4～6小时,局部发肿胀,累及真皮及皮下组织,持续8～12小时消退,常见于行走后的足底部和受压迫的臀部皮肤,本病好发于年轻人,男性占65%～80%。有些患者是对食物中的蛋白过敏,饮食中去除过敏原后,临床症状明显减轻。

6.水源性荨麻疹　罕见,皮肤接触水半小时后,出现毛囊周围针头大小风团,可累及颈、上肢、躯干等,发病机制可能为水与皮肤结合后产生一种毒性物质或产生表皮的水溶性抗原,引起过敏反应,引起毛周肥大细胞脱颗粒所致,可见血清组胺增高,组织病理可见肥大细胞脱颗粒,但患者作被动转移试验常阴性。

7.血清病型荨麻疹 在异体血清如破伤风血清、白喉血清、抗蛇毒血清、抗狂犬病血清及药物(如青霉素、呋喃唑酮)、感染性疾病(如乙肝病毒等)的抗原刺激7～20天后起病,起病急,有发热、关节痛、淋巴肿大,70%患者有荨麻疹,并且常合并肾脏炎、尿血、尿蛋白、管型、哮喘、慢阻肺、葡萄膜炎、恶心呕吐、腹痛腹泻、视神经炎、肌炎、癫痫、心肌炎、血小板减少等。

8.食物依赖运动激发性过敏反应(FEIAn) 食用有关食物后,进行运动后会发生过敏反应如荨麻疹,发病机制:患者体内特异性 IgE 增高,运动后血液 pH 下降(肥大细胞脱颗粒的最适宜 pH 值约为 7.0),运动可导致胃肠黏膜活性或屏障功能改变,使肠道更容易吸收过敏原,引起食物过敏,其表现为皮肤潮红,全身泛发性大风团(直径 10～15mm),血管性水肿,呼吸困难,可有腹痛,心动过速,严重者可出现过敏性休克或室颤。

常致病食物,贝壳类水生物、西红柿、葡萄、乳制品(如奶酪、牛奶)、芹菜、小麦、花生、榛子等,其中小麦(麦角蛋白)被认为是最重要的过敏原,在日本则多以虾引起。

9.接触性荨麻疹 接触性荨麻疹根据病因可分为过敏性或非过敏性两型。

过敏性接触性荨麻疹的过敏原有肉、鱼、贝类、动物毛、皮屑、唾液、粉尘、精油、野菜、药物。

非过敏性接触性荨麻疹接触物有安息香酸、二甲亚砜、48/80 复合物、药物、食品、毛虫、食物添加剂、防腐剂(如山梨酸、肉桂酸),它们刺激肥大细胞脱颗粒,释放组胺。接触性荨麻疹临床上表现有风团、红斑、形态各异,与接触物有关,常发生在口周,可以合并泛发荨麻疹、哮喘、鼻炎和胃肠症状。

四、诊断

根据迅速发生及消退的风团不难诊断,急性者必须同时检查生命体征,如血压、呼吸、脉搏的变化,应详细询问病史,全面综合分析病情,以明确诊断,急性荨麻疹应多考虑食物感染及药物,慢性者需检查的指标包括血常规嗜酸性粒细胞计数,肝功能,胸片,鼻窦 X 线,大便常规(寄生虫)检查,尿常规,自身抗体,皮肤划痕试验,冷球蛋白测定,不同波长 UV 和可见光试验,运动热水澡试验,点刺斑贴试验,食物过敏原检测,必要时还要做皮肤病理以鉴别荨麻疹性血管炎,以及食物运动激发过敏试验。

五、鉴别诊断

荨麻疹与丘疹性荨麻疹的鉴别,后者多为昆虫叮咬所致,为 1～2cm 大小的淡红色梭形风团,中心有水疱,持续数日后消退,多见于儿童及妇女,好发于四肢、腰部臀部。

六、治疗

(一)急性荨麻疹

1.首先要寻找病因,排除发病因素。避免组胺释放物如阿司匹林、肼苯达嗪等应用。物理因素引起者应避免相应物理因素。

2.对由感染引起的荨麻疹,应采用抗感染药。要避免采用诱发过敏的抗生素。

3.对症治疗,对风团和瘙痒采用抗组胺药,可选择第一代抗组胺药如马来酸氯苯那敏(扑尔敏)、赛庚啶、去氯羟嗪。

4.为了减轻镇静副作用,也可选用第二代 H_1 受体拮抗剂;皮疹广,有呼吸困难倾向者,立即皮下注射 0.1%肾上腺素 0.3～0.5ml,然后用糖皮质激素,如泼尼松内服,或静脉滴注地塞米松或氢化可的松,用量相当于泼尼松 0.5～2.0mg/(kg·d)。可与抗组胺药同时应用。

(二)慢性荨麻疹治疗

1.原则 排除病原、病因。

(1)避免致敏因素。

(2)特异性脱敏,但目前并不能完全解除患者对保留过敏原的敏感状态,而是提高抗体对致敏物的耐受性。

2.抗组胺药

(1)联合应用两种 H_1 受体拮抗剂,对传统抗组胺 H_1 受体拮抗剂(第一代)如氯苯那敏、赛庚啶单一使用治疗慢性荨麻疹效不佳者,可合并使用第二代抗 H_1 受体拮抗剂,药物包括西替利嗪、氯雷他定。

(2)如果第二代抗 H_1 受体抗剂疗效欠佳,可换用第三代抗 H_1 受体拮抗剂,如左旋西替利嗪,5mg,每日一次;或地氯雷他定,5mg,每日一次;或咪唑斯汀(皿治林),10mg,每日一次。

如果晚间加一次多塞平 25mg,效果更好。

阿斯咪唑,特非他定,由于有心脏毒性,可导致心律不齐、心电图 Q-T 间期延长。多塞平也有心脏毒性,有心脏病者禁用,老年人慎用。

(3)联合 H_1 受体拮抗剂和抗 H_2 受体拮抗剂,如西替利嗪或氯雷他定,每日一次,每次 10mg,加法莫替丁 20mg,每日 2～3 次。

尤其适用于脾胃湿热患者,或合并有胃肠食物过敏原者。

(4)过敏介质阻释剂:为了控制肥大细胞活化,提高细胞内 cAMP 含量,可以阻止肥大细胞脱颗粒,有这一类作用的药物有酮替芬、曲尼司特、苦参素、色甘酸钠、氨茶碱、硝苯地平等。

(5)其他联合治疗:抗 H_1 受体第二代拮抗剂如西替利嗪可加白三烯受体拮抗剂如孟鲁司特,成人 10～50mg/次,可增至 100～250mg,儿童 5～10mg/d,可减少激素依赖。

苦参素有降低白三烯作用、咪唑斯汀通过抑制脂氧合酶活性,抑制花生四烯酸产生白三烯。

(6)第二代抗 H_1 受体拮抗剂加环孢素 A 可以用来治疗免疫性荨麻疹,如抗高亲和力 IgE 受体自身抗体引起免疫性荨麻疹,或由自身免疫疾病 SLE 等引起荨麻疹样血管炎。

(7)其他特殊类型荨麻疹治疗

1)物理性荨麻疹(人工性荨麻疹):可用第二代 H_1 受体拮抗剂西替利嗪或左旋西替利嗪加酮替芬或多塞平。

2)迟发性压力性荨麻疹:第二代 H_1 受体拮抗剂西替利嗪加泼尼松 20～40mg/d。

3)寒冷性荨麻疹:西替利嗪加赛庚啶或酮替芬、孟鲁司特。

4)日光性荨麻疹:西替利嗪加羟氯喹或中药青蒿。

5)胆碱能型荨麻疹:西替利嗪加酮替芬 1mg/d,或达那唑 100mg/d。

七、中医辨证施治

荨麻疹是一种常见的过敏性皮肤病,其临床表现为局限性风疹块样损害,骤然发生并且迅速消退,愈后不留任何痕迹,有剧烈瘙痒及烧灼感,荨麻疹与中医文献记载的"瘾疹"相类似。

中医文献中关于瘾疹的记载见于《素问·四时刺逆从论》,以后《备急千金要方》《外台秘要》称本病为风疹,《诸病源候论》把本病称之为"正瘾疹",并将其分为赤疹与白疹两类;《外科大成》根据本病症状特点有白色及红色风团,故又有赤白游风的名称。

本病的特征是皮肤瘙痒性风团,突然发生,迅速消退,急性者可以数小时或数天内痊愈,慢性者,可迁延数月、数年,经久不愈。本病可发于任何年龄,男女均可患病。

(一)病因病机

《素问·四时刺逆从论》:"风邪客于肌中则肌虚,真气发散,又被寒搏皮肤,外发腠理,开毫毛,淫气妄行,则为痒也。"《诸病源候论·风瘙痒候》说:"夫人阳气外虚则多汗,汗出当风,风气搏于肌肉,与热气并,则生。"说明机体正气虚弱,风寒风热之邪搏于肌肤,可发生本病,此外,过食荤腥发物,机体素有蕴热等,皆可化热动风,七情内伤,冲任不调,气血虚弱,又可发生血虚生风,气虚易感等病理变化,从而引起本病的发生。

1.风邪外袭　机体卫表不固,则易为风邪侵袭,风为百病之长,常夹寒、夹热等邪气侵犯机体,若人体阳气不足,则易感风寒之邪,产生风寒表证;若素体气阴不足,则易为风热侵犯,产生风热表证。

风寒、风热之邪侵入肌肤腠理之间,与气血相搏,气血运行障碍,邪滞气血,故皮肤出现风团、瘙痒。

2.胃肠湿热　过食荤腥发物,或肠道素有寄生虫,或脾湿积滞,皆可致脾胃运化失调,湿热积滞,燥火动风。"中焦受气取汁,变化为赤而为血",脾胃内之湿热风邪,随气运行到肌肤,风湿热邪与肌肤腠理间的气血相搏而成本病。此外胃热湿热内生,尚可阻滞肠胃气机,出现腹胀、腹痛、便溏或便结等症状。

3.情志失调　肝主泄,主情志,若因忧思郁怒太过,使肝气不疏,气机郁结,气郁化火,化火生风,则肌肤气血运行不畅,内生风热之邪,郁遏于肌肤腠理,与气血相搏,则发生风团,瘙痒等。此外五脏都有主持情志的功能,过度精神活动,势必消耗五脏精血,致生虚风内燥、虚风搏于肌肤而成本病。

4.冲任不调　由于先天禀赋不足,及后天多种原因致使肝肾亏损,以致肝血虚不能化肾精,坚精亏不能化肝血,致冲任失调,肾精亏,正气不足不能御外邪,精血亏,内热生,肌肤失养,营卫失和,则发本病。

5.气血亏损　气虚则卫外不固,易受风寒、风热之邪侵犯,血虚则内生燥热风邪,肌肤失养,内外邪气阻滞肌肤腠理,与气血相搏而发生本病。

6.血热证　由于情志不畅,精神刺激,心经有火,血分蕴热,血热生风所致。

7.血瘀证　因瘀血阻于经络,营卫之气与风寒或风热相搏所致。

8.脾胃虚寒证　脾失健运,风寒入里,凝结于内,发于肤外所致。

(二)中医治疗

1.风热证(急性荨麻疹)　皮疹色红,遇温热则加剧,得冷减轻,多夏季发病,苔薄黄,脉浮。

辨证:风热袭表,肺卫失宣。

治则:辛凉透表,宣肺清热。

方药:荆防方。

荆芥10g,防风10g,双花15g,牛蒡子10g,黄芩10g,连翘10g,丹皮15g,浮萍10g,僵蚕6g,蝉衣6g,干生地10g,薄荷5g,生甘草6g。

如胃热炽盛,口渴口臭,便秘或大便热臭可加生石膏、栀子、川军以清热泻火、釜底抽薪,泻阳明实火。

2.风寒证(寒冷性荨麻疹)　皮疹色白,遇冷或风吹加剧,得热减轻,多冬季发病,苔薄而腻,脉迟或濡缓。

辨证:风寒束表,肺卫失宣。

治则:辛温解表,宣肺散寒。

方药:麻黄方加减。

麻黄 6g,杏仁 6g,干姜皮 6g,浮萍 10g,甘草 10g。

遇风重者加黄芪、白术、防风。

3.胃肠湿热证(胃肠型荨麻疹)　发疹时伴胃脘腹部疼痛,神疲纳呆,大便秘结或溏薄,或有恶心呕吐,苔黄腻,脉滑数。

辨证:脾胃湿热,风邪客表。

治则:疏风解表,通腑泻热。

方药:防风通圣散合茵陈蒿汤。

荆芥 10g,防风 10g,茵陈 15g,山栀 10g,法半夏 6g,制大黄 10g,苍术皮 10g 茯苓皮 12g,苦参 12g,便秘加生大黄(后下)9g。

腹泻加双花炭 10g,黄芩 10g,山楂炭 10g。

肠炎加木香 10g,川连 10g。

有寄生虫加使君子 10g,槟榔 10g。

4.气血两虚证(慢性荨麻疹)　皮疹反复发作,常数月不愈,劳累后发作加剧,神疲乏力,午后及夜晚加重,心烦易怒,手足心发热,口干,舌红少津,舌质淡,脉沉细。

辨证:阴血不足,风邪束表。

治则:益气养血,疏散风邪。

方药:复方当归饮子。

二地各 10g,川芎 10g,二芍各 10g,当归 10g,首乌 10g,黄芪 20g,刺蒺藜 15g,党参 10g,白术 10g,浮萍 10g,僵蚕 10g,麻黄 3g,蝉衣 4.5g,地肤子 10g,防风 10g,芥穗 10g,茯苓 10g,甘草 10g。

(也可适用人工划痕症、寒冷性荨麻疹)

5.心脾两虚证(人工性荨麻疹)　在晚间发作,先皮肤灼热搔抓后即起风团,或条痕状隆起,越抓越多,伴有心烦不宁,口干思饮,舌红苔薄,脉滑数,皮肤划痕(＋)。

辨证:心脾两虚,卫气不固。

治则:养血安神,益气固表。

方药:多皮饮、玉屏风散加减。

黄芪 10g,生地 10g,白芍 15g,麦冬 10g,五加皮 10g,防风 10g,炒白术 10g,甘草 6g,白鲜皮 30g,干姜皮 10g,冬瓜皮 15g,首乌藤 30g,珍珠母 30g,钩藤 10g,刺蒺藜 30g,僵蚕 10g。

6.冲任失调　常在月经前数天发疹,月经干净后减轻或消失,每月发作,以少腹,腰骶,大腿内侧为多,苔薄,舌淡红,脉弦细。

辨证:冲任失调

治则:调摄冲任,养血活血。

方药:四物汤加减。

生地 15g,当归 9g,赤芍 9g,川芎 9g,丹参 30g,仙茅 9g,淫羊藿 30g,肉苁蓉 9g,知母 9g,黄柏 9g,大枣 15g,炙甘草 3g。

7.血瘀证(压迫性荨麻疹)　皮疹暗红,风团多发生于受腰带、表带压之处,舌红或有瘀斑,脉细涩。

辨证:气血瘀滞,卫气不固。

治则:活血化瘀,疏风解表。

方药:桃红四物汤合消风散加减。

生地 30g,赤芍 9g,当归 9g,川芎 9g,桃仁泥 9g,红花 6g,荆芥 9g,防风 9g,知母 9g,牛蒡 9g,苦参 9g,生石膏(打)15g,生甘草 3g。

8.脾胃虚寒证　发疹时伴有形寒怕冷,四肢不温,脘闷纳呆,神疲乏力,大便溏泄,舌淡,脉沉细。见于胃肠型慢性荨麻疹,血管神经性水肿。

辨证:脾胃虚寒,营卫不固。

治则:温中健脾,调和营卫。

方药:附子理中汤合桂枝汤加减。

熟附块(先煎)9g,党参 9g,白术 9g,干姜 3g,桂枝 9g,白芍 9g,防风 10g,苍耳子 4g,炙甘草 3g。

(武彩霞)

第六节　甲真菌病的中西医结合治疗

甲真菌病是由皮肤癣菌和非皮肤癣菌等真菌感染引起甲病变,包括皮肤癣菌、酵母菌以及其他霉菌。以红色毛癣菌为主(85%)。甲癣仅指皮肤癣菌侵犯甲板所致的病变。

【临床提要】

1.远端侧位甲下甲真菌病(DLSO)　最常见。病原菌开始侵犯远端侧缘甲下角质层,继而侵犯甲板底面,甲板变色变质,失去光泽,甲板下有角蛋白及碎屑沉积,使甲板甲床分离脱落,整个甲板缺失。常由皮肤癣菌引起。

2.白色表浅甲真菌病(SWO)　趾甲极为常见,病原菌只侵犯甲板表面,出现白点或白斑,可融合成片。

3.近端甲下甲真菌病(PSO)　少见,开始甲近端有白点,扩大为白斑。甲板底面受累,整个甲板均可被累及。常由念珠菌引起。

4.全甲营养不良性甲真菌病(TDO)　上述三型最终可进一步发展成此型。

5.直接镜检　先用小刀刮弃病甲表面疏松甲屑,再刮取甲屑于载玻片上,滴 10%氢氧化钾后加热溶解角质,皮肤癣菌感染可查见分枝分隔的菌丝,常断裂为关节孢子样。培养阳性率低。为提高阳性率,可用 20%氢氧化钾,在 56℃加热 30 分钟,将甲屑溶解,经离心、洗涤后取未溶解的菌体成分涂片,用派克墨水染色镜检。

6.诊断及鉴别诊断　依临床和真菌学检查诊断,须与下列甲病鉴别。

(1)先天性甲病:先天无甲病、反甲、球拍状甲,先天性外胚叶发育不良,20 甲营养不良症等。

(2)皮肤病所致甲病:①银屑病:点状凹陷,甲下角质增生,甲增厚,甲分离,甲沟纹等。②扁平苔藓:甲纵嵴、点状凹陷、脆甲、甲胬肉、无甲症等。③湿疹:甲横纹,甲肥厚,甲板污黄等。④其他皮肤病的甲病。

【治疗处理】

(一)治疗原则

1.明确甲真菌病诊断　应有真菌学证据。抗真菌治疗应在真菌学确诊后才能开始;皮肤癣菌是目前最常见的致病菌;对酵母菌和非皮肤癣菌霉菌的培养结果的解释应慎重。酵母菌常为继发感染,而非皮肤癣菌霉菌可能是受损甲上的腐生菌。

2.治疗选择　局部外用治疗的疗效均不如系统抗真菌治疗疗效好。应根据不同甲真菌病的类型选用不同治疗方法及抗真菌药物。

3.治疗目标　治疗的首要目标是清除病原体,使镜检和培养结果转阴。必需认识到真菌的清除并不总意味着甲恢复正常,因为甲可能在感染前就存在营养不良的情况。这种甲营养不良的病因包括外伤和非真菌感染引起的甲病,其真菌培养可分离出酵母菌或非皮肤癣菌的霉菌(分别是继发的致病菌和腐生菌)。

(二)基本治疗

1.作用靶位/治疗终点　杀灭致病病原菌,恢复正常甲组织,达到真菌学和临床治愈。

2.局部治疗

(1)抗真菌剂:限于 SWO 或 DLSO,如阿莫罗芬、噻康唑、水杨酸、甲基十一烯酸酯。

(2)其他:环吡酮、碘酊。

(3)软化脱甲:剥甲硬膏、尿素软膏、外涂抗真菌剂。

3.系统治疗

(1)手术拔甲:外涂特比萘芬软膏。

(2)外科拔甲:涂药联合治疗。

(3)单一药物:伊曲康唑,特比萘芬,氟康唑。

(4)联合治疗:口服抗真菌药物+外用抗真菌药物,两种抗真菌药物。

(三)治疗措施

1.局部治疗

(1)40%尿素软膏:涂于病甲上,塑料薄膜封包(注意保护周围皮肤),1~2 天更换 1 次。5~10 天后该甲板可被移动。可将甲板从甲床上提起,然后在近端甲皱处将其异常部分的甲割去。再外用抗真菌药物。此法软甲效果可达 93.3%。

(2)0.1%醋酸铅溶液:浸泡,约 30 分钟后用刀片将病甲刮薄,将 3%或 5%的乳酸碘酊涂于病甲上,每日 1 次,直至新甲长出。

(3)手术拔甲加涂抗真菌药物:此方法是最常用的拔甲疗法。单纯外科除甲治疗的失败率约 50%,且复发率极高,因为甲床内带菌率极高,临床已少用。

(4)剥甲联合治疗:将剥甲硬膏(30%尿素,加氧化锌、橡胶、汽油等)贴在患处,1 周后取下,用刀将病甲削除后涂用 1%盐酸特比萘芬软膏。后 2 种方法适用于单发的病甲。

(5)阿莫罗芬(罗每乐)搽剂:是吗啉类广谱抗真菌药。它可同时抑制次麦角固醇转变为类固醇过程中所需的关键酶-14 还原酶和 7-8 异构酶,使次麦角固醇堆积于真菌胞膜中,麦角固醇大量减少,终致真菌死亡。5%阿莫罗芬二氯甲烷或乙醇涂膜剂能力在 24 小时内能穿透甲,甲最表层的药物浓度约是最下层的 100 倍。外用 5%阿莫罗芬甲涂膜剂后,甲板及甲床中能达到足够的杀菌或抑菌浓度,能在甲下部角质中存留 7 天。5%阿莫罗芬二氯甲烷和乙醇涂膜剂在甲板上产生非水溶性胶膜,可维持 1 周。一般推荐 5%甲涂膜剂每周用 1 次或 2 次,指甲真菌病疗程 6 个月,趾甲 12 个月至临床痊愈。

(6)8%环吡酮(商品名:巴特芬):甲涂剂亦有效。

2.全身治疗

(1)伊曲康唑:200mg,每日 2 次,服药 1 周,停药 3 周为 1 个疗程;指甲真菌病为 2 个疗程,而趾甲真菌病需 3 个疗程。

(2)特比萘芬:指甲真菌病,第 1 周每日 250mg,每日 1 次,第 2~7 周改为隔日 1 次,每次 250mg;趾甲真菌病,第 1 周每次 250mg,每日 1 次,第 2~11 周改为隔日 1 次,每次 250mg。

(3)氟康唑:150mg,每周 1 次,或 100mg,每周 2 次,指甲真菌病疗程为 20 周,而趾甲真菌病需 24~40 周。

3.联合治疗　有学者指出,综合口服药物结合外治的方法是目前提高甲真菌病疗效的重要方法。

(1)口服药物联合治疗:最近一项对特比萘芬和伊曲康唑联合治疗甲真菌病是一种安全有效的方法。可以拓宽抗菌谱,加速起效,增加疗效。

(2)外用和口服药物联合:外用5％阿莫罗芬甲搽剂联合口服灰黄霉素或特比萘芬可提高严重趾甲真菌病的治愈率。口服伊曲康唑加外用5％阿莫罗芬甲搽剂联合疗法。已有报告28％噻康唑溶液与灰黄霉素合用。

(3)与外科方法联合应用:包括清创术和剥脱术,与药物联合应用均能取得极大的功能。处理全甲营养不良型甲真菌病要求患者在口服治疗前和治疗期间去除大部分的甲板。

4.中医疗法或中西医结合疗法

(1)搽药法:先用修脚刀的片刀或条刀轻刮,然后涂药,10％土槿皮酊或土槿皮百部酊或30％冰醋酸溶液、3％～5％碘酊等任选一种。

(2)浸泡法:醋泡方、灰指甲浸泡剂、鹅掌风浸泡剂,任选一种,每次浸泡30min,待甲板软化后用修脚刀刮去甲屑,每日1次。

(3)布包法:取凤仙花30g,明矾9g,或土大黄3g,凤仙花梗1颗,枯矾6g,捣烂如泥,包敷病甲,每日换1次。

(4)贴膏法:选用黑色拔膏棍,将药棍加温外贴病甲,3～5d换1次。

(5)拔甲法:采用拔甲膏,贴在患甲处,3～5d换药,清除病甲后,再外涂上述外用药。

(四)循证治疗步序

见表3-1。

表 3-1　甲真菌病的循证治疗步序

项目	内容
一线治疗	口服特比奈芬250mg/d(手指甲真菌病服药6周,足趾甲真菌病服药12周)
	口服伊曲康唑400mg/周(手指甲真菌病服药6周,足趾甲真菌病服药12周)
二线治疗	口服氟康唑300～450/周(手指甲真菌病服药6个月,足趾甲真菌病服药9个月)
三线治疗	口服特比奈芬250mg/d(手指甲真菌病服药6周,足趾甲真菌病服药12周),及外用阿莫罗芬保护膜涂液每周一次,连用6～12个月

(五)治疗评价

1.治疗甲真菌病的目的　是要治愈,仅好转和改善意义不大。因为停止治疗后症状又会重现。

治愈包括两个方面:①临床治愈:长出完全健康的甲;②真菌学治愈:即真菌镜检及培养均转阴,并持续阴性。因甲生长慢,故判断疗效一般要在3～6个月甚至1年后。

2.外用疗法的联合使用　外科拔甲后加灰黄霉素粉,甲真菌病治愈率可达75％。拔甲后外用抗真菌药物不封包法有50％病例治疗失败,封包后治愈率明显提高。用二氧化碳激光除甲后外用抗真菌药6个月,有6/12例痊愈。在化学剥甲后外用各种抗真菌药物如咪唑类药物,疗效明显提高。某学者剥甲后加碘酊(10％碘酊、冰醋酸50ml)外用,每日1次,共3个月,6个月后指甲治愈率达75.9％,趾甲治愈率达52.75％。不用剥甲硬膏,单纯用刀刮病甲板后醋碘酊者,指、趾甲治愈率分别为32.2％和21.59％。

3.灰黄霉素　已批准用于1个月和以上的儿童,剂量为10mg/(kg·d)。成人推荐的剂量是500mg/d,指甲感染的疗程为6～9个月,而趾甲则需12～18个月。指甲感染可获得70％的真菌学治愈率,而趾甲则疗效较差,仅有30％～40％的治愈率。与新型抗真菌药物特比萘芬和伊曲康唑的直接或回顾性对比研究均显示灰黄霉素不宜再用于甲癣的治疗。

4.伊曲康唑

(1)药代动力学:可迅速进入甲,7 天后即可在指甲远端检测到,停药后可在角质层保持抗菌浓度达 6～9 个月,因此可获得持久疗效。停止治疗后,随着甲的更新,向前推进,病甲也随之消失。此外,末端甲板中伊曲康唑的含量似乎与该药的临床效果相关,由此提出甲真菌病治疗推荐采用短期间歇冲击疗法。伊曲康唑一旦进入皮肤毛发及甲后,再回到血液循环者非常少,因此在血浆中已检测不到伊曲康唑时,角质组织中仍可检测到它。

(2)伊曲康唑疗效:全国 21 家大医疗单位组成的伊曲康唑临床试验观察组,用伊曲康唑常规间隙冲击疗法对 646 例甲真菌病患者进行为期 1 年的临床观察。结果表明,伊曲康唑采用两周期和三周期疗法亦可获得较好的疗效。服药结束 6 个月,3 周期疗法,临床治愈 84.9%,真菌学治愈 98%;2 周期疗法,临床治愈 83.1%,真菌学治愈 97.7%。

5.特比萘芬

(1)扩散速度超过甲生长速度:一般抗真菌药在甲板内含量达到饱和并把真菌完全排除约需 18 个月。口服疗特比萘芬每日 250mg 治疗指趾甲癣时,平均 7.8 周(3～18 周)在病甲远端测出特比萘芬,甲的正常生长速度为每周 0.41mm。根据计算,该药物在甲板中扩散的速度超过甲的生长速度。

(2)特比萘芬疗效:①长程疗法。英国 103 例甲真菌病,每日 250mg,趾甲癣用药 12 个月,指甲癣用药 6 个月。真菌学治愈率:趾甲癣为 80%,指甲癣为 95%。②短程疗法。Goodfield 等用疗霉舒每日 250mg,12 周,对 85 例甲真菌病(75 例为趾甲感染,10 例为指甲感染)进行治疗,指甲癣真菌学的治愈率为 71%,趾甲癣为 29%,48 周,趾甲癣治愈率 82%,指甲癣仍为 71%。4 例复发。③超短程疗法。有学者治疗 24 例指甲甲真菌病,每日 250mg 或隔日 250mg,共服药 6 周,服药后 12 周,每日服药组的临床和真菌学治愈率均为 93.8%,而隔日服药组的临床和真菌学治愈率 87.5% 和 100%。

6.特比萘芬和伊曲康唑治疗比较　这两种药物对甲癣的疗效都比灰黄霉素好,在两者间需要选择最恰当的治疗方案。英国甲真菌治疗指南指出,有大量的研究报道比较特比萘芬和伊曲康唑连续疗法的效果,大部分人认为特比萘芬疗效更好。

在英国甲真菌病治疗指南中特比萘芬治疗甲癣的体内外疗效均优于伊曲康唑,是甲癣的一线用药,伊曲康唑是次要选择。

7.氟康唑　学者们用 FCZ 治疗甲真菌病 20 例,多数为红色毛癣菌所致,每周 150mg 1 次口服,平均治疗 9.3 月,最后评价了 46 个甲,治疗 6 个月后,100% 的指甲和 83% 趾甲好转,治疗结束时 100% 的指甲和 92% 趾甲临床和真菌学检查为治愈和清除。

8.治疗失败　特比萘芬是治疗甲癣最有效的药物。下列因素与治疗失败明显相关:依从性差,吸收不好,免疫低下,皮肤癣菌耐药及甲生长停滞;除了这些因素外,治疗失败最常见的原因与药物动力学有关。甲下皮肤癣菌球因甲下有致密真菌成分的堆积,阻止了药物有效浓度的渗透。此时可使用甲部分剥离术。已有报道在治疗前拔甲,可使治愈率接近 100%。长期随访研究提示,治疗开始后的 12～24 周,真菌学检查阳性预示治疗可能失败,应继续治疗或更换药物。

(六)预后

甲癣如不治疗,则持续存在和发展,采取有效治疗治愈率极高。

(张芳勇)

第七节　病毒疣皮肤病的中西医结合治疗

一、扁平疣

【临床表现及诊断】

扁平疣由 HPV-3、5、8、28、41 型等型引起,日光暴露似乎是获得性扁平疣的一种风险因素,其消长与皮肤局部的细胞免疫功能有关。可以发生于任何年龄,因其主要侵犯青少年,尤其以青春期前后的少女为多,故又称青年扁平疣。扁平疣是一种由人类乳头瘤病毒感染引起的良性皮肤赘生物。常发于颜面和手背,容易自身接种,也可传染他人。大多数都是突然出现。本病一般无自觉症状,根据皮疹特点即可确诊,必要时可做组织病理学检查。

（一）皮疹特点

皮损初起表现为芝麻大,逐渐增大如米粒状或绿豆状的无炎症扁平丘疹,呈圆形、椭圆形、多角形或不规则形,略高于皮肤表面,也可显著地突起而形成圆顶状。表面光滑,境界清楚,触之较硬,为淡褐色、黄褐色或浅褐或灰白色、白色、淡黄色或正常皮色。多数分散存在或密集成群,有的互相融合或因抓搔而发生自身接种,沿抓痕呈条状分布。一般无自觉症状,不痛不痒,个别偶感轻度微痒,成批发生时略有痒感。临床上若瘙痒加重,皮损突然增多,色红,明显高出皮肤,出现水肿、色素脱失晕及突然发生许多微小的皮疹,往往为治愈的征兆,扁平疣不久即可消失。好发于颜面、前额和手背,也可发生在腕、肩胛和膝部等处,大多对称,数目不定,有时和寻常疣同时存在。少数可以自愈,亦可再复发,愈后一般不留瘢痕。病程为慢性,大多长年不愈,反复发作。

（二）扁平疣的临床分期

根据扁平疣的发展,临床上可分为早期、中期和晚期,患者可根据以下几种表现进行自我判断。

早期:1~2 年,扁平疣疣体分布面积小,颜色与肤色接近或略显深色。

中期:3~6 年,扁平疣疣体分布面积逐渐增大,颜色呈浅咖啡色或深咖啡色。

晚期:6 年以上,扁平疣疣体颜色呈灰褐色。

（三）组织病理

表皮明显角化过度,角质层呈网状,颗粒层和棘层轻度增厚,无乳头瘤样增生及角化不全。棘层上部及颗粒层内可见多数空泡化细胞,该细胞体大,细胞核位于中央,有不同程度的固缩,一些核呈嗜碱性,有些扁平疣基底层内可含有大量的黑素,真皮内无特异改变。

（四）诊断

1.皮损好发于颜面、手背及前臂等处,起病突然。

2.损害为正常皮色、淡红或淡褐色扁平丘疹,米粒至绿豆大小或稍大,圆形或不规则形,表面光滑,境界清楚。

3.皮疹散在或密集分布,如搔抓后可自体接种,可见沿抓痕呈串珠状排列的扁平丘疹。

4.一般无自觉症状,部分患者可有瘙痒。

5.病程慢性,但有少数患者可自然消退。

【中医治疗】

（一）分型论治

1.风热湿毒

症状：皮疹初起，形如粟米或米粒大小，扁平隆起，色泽淡黄或淡红或正常皮色，表面光滑发亮，散在分布，伴有轻微痒，搔抓痕可呈带状分布。舌淡红苔黄或黄腻，脉滑数。

治则：疏风清热，利湿消疣。

治法：内治法、外治法、针灸疗法、美容法。

（1）内治法

1）药物：桑菊消疣汤。

2）食膳：薏苡仁粥。

（2）外治法

1）外用方：鸦胆子油，适用于少数疣者。点法：用牙签蘸鸦胆子油少许，小心点在疣上，不碰到周围好皮肤，点后不碰水，不洗脸，2～3天后结黑痂即脱落。

2）疣洗方：马齿苋30g，苍术、露蜂房、白芷各10g，苦参、陈皮各15g，蛇床子12g，细辛6g，煎水约300mL，趁热反复湿洗患处，擦至皮肤略呈淡红色为度，每日加温，洗3～5次，每次洗15分钟，每煎可洗2天。或内服煎药，第三汁浓煎后在患处擦洗。

3）外擦法：用新杀取的鲜鸡肫皮擦疣上2～3分钟，但不要擦破皮肤，每日擦1～2次。若无新鲜者，可用干鸡肫皮浸水中变软使用。

（3）针灸疗法

1）毫针刺。主穴：印堂，阳白，太阳，颧髎，颊车。配穴：风池，曲池，合谷，血海。选30～32号毫针斜刺，从皮损周围的正常皮肤进行，针尖对准病损部位，行平补平泻法。四肢穴直刺，用提插治泻法，留针30分钟，留针期间每10分钟行针1次。每日1次，10日为1个疗程。

2）耳针疗法。主穴：肝，肺，内分泌。配穴：面颊，枕，神门，大肠。每次选主、配穴各1～2个，留针30分钟，每日1次，连续治疗2周，或用王不留行贴压，两耳轮换，3日1次，10次为1个疗程。

3）划耳疗法。两耳的耳轮上脚或下脚用手术刀划5～10mm长切口（以出血为度），每周2次，10次为1个疗程。

4）皮肤针疗法。取穴：脊柱两旁穴位线，阿是穴。从上到下，从左到右.从内至外用皮肤针叩刺脊柱两旁穴位线，每行叩刺20～22下，以皮肤发红为度；再从左至右，从上至下，叩刺1～5胸椎及颈椎两侧，每椎体两侧各横叩刺2下；最后密刺病变局部，使皮肤渗血为止，每日1次。治疗期间忌食辛辣、鱼虾及白酒。

5）穴位注射法。取穴：血海，风池，用注射器抽吸2%川芎注射液及防风注射液各3mL，进行穴位注射，每穴注射2mL。隔日1次，10次为1个疗程。

（4）美容法：按美容护肤常规洁面，然后以美容超声波仪做中药透入治疗，透入药物可选用上述外治法的煎剂，每次治10～20分钟。上述治疗每周进行1次。在不做护肤治疗的情况下可隔日1次做超声波中药透入治疗，连续10次为1个疗程。亦可每周1次加用面膜，在面膜粉中加入清热解毒祛疣药物。

2.气滞血瘀

症状：皮疹日久，疣体较大，部分呈多角形或不规则形斑块，数目较多。病变以手背、面部为主，皮损疹色紫褐，质略硬，表面粗糙，皮疹长期不消，亦无新皮疹出现，无明显痒感，舌质暗红有瘀点或瘀斑，脉弦或涩。

治侧:活血化瘀,软坚散结。

治法:内治法、外治法。

(1)内治法:可用活血消疣方。

(2)外治法:大黄 30g,红花 15g,三棱 20g,赤芍 20g,郁金 20g。

75％酒精 500mL 浸泡 1 周后取药液外涂疣体,每日 2～3 次。

3.肝经郁热

症状:皮疹初起,疣体较小,数目或多或少,呈浅褐色或灰褐色,伴有微痒,口干心烦,大便干结。舌红苔黄、脉弦数。

治则:疏肝清热,解毒散疣。

治法:内治法、外治法。

(1)内治法

1)药物:疏肝消疣汤。

2)食膳:白花蛇舌草 30g,薏苡仁 30g,黄芪 10g,加粳米适量煮食,每日 1 次,7 日为 1 个疗程。

(2)外治法

1)外洗:大青叶 30g,板蓝根 30g,紫草 30g,香附 20g,郁金 20g,水煎微温擦洗疣体 15 分钟,每天 1 次。

2)推疣法:局部皮肤用 75％酒精消毒后,在疣体根部,用棉签或刮匙(刮匙头部用棉花包裹,与皮肤成30°)向前均匀用力推动使疣体脱落。此法可将一些中小的疣体推除,创面涂紫药水,消毒纱布加压包扎。

3)针刺疗法:局部消毒后用毫针垂直速进针至疣的基底(以疣体的大小决定进针深度),强刺激后不留针,4 周后如疣体不脱落可再针 1 次。或选母疣(最先出现或体积最大的疣体)局部消毒后,用 0.5～1 寸毫针于其平面中点垂直进针,到疣底后快速捻转 30 次,并加提插后迅速出针。

4)耳针疗法:取肺、皮质腺、肝等穴,针刺后留针 30 分钟,每日 1 次。

4.脾肺气虚

症状:疣体稀疏分布,呈皮肤颜色或灰白色,日久不消,食少肢倦,大便溏烂。舌质淡或淡红,苔薄白,脉细弱。

治则:健脾益气,养血散结。

治法:内治法、外治法。

(1)内治法

1)药物:芪术苡仁汤。

2)食膳:黄芪 20g,淮山药 20g,枸杞子 20g,煎 20 分钟代茶饮。

(2)外治法

1)外擦:将鲜天门冬块根折断,断面置于消毒后刺破的扁平疣上,来回摩擦,每日 2 次,隔 3～5 日再进行一次。

2)外洗:苍术 30g,细辛 6g,大青叶 20g,白芷 15g,陈皮 12g,贯众 30g,板蓝根 30g,赤芍 15g,水煎2000mL,微温擦洗疣体,每日 1 次,每次 20 分钟。

3)毫针刺:取合谷、曲池、列缺等穴用泻法,每 1 次,留针 30 分钟。

4)耳针:用撳钉或耳针留于双侧耳的肺和皮质下两穴,外贴胶布,早晚用手轻压留针处,7 日为 1 个疗程。或取耳穴肺、神门、内分泌,每日针 1 次,每次留针 30 分钟,10 次为 1 个疗程。

(二)审美评价

扁瘊为常见的损容性皮肤疾病,其皮损多发于面部及手足前臂暴露部位,使面部皮肤呈现点状褐色污迹,甚则面容呈晦暗色斑;皮损突起于皮肤表面,触之失去光滑感;如伴瘙痒,则患者不自觉以手搔抓,公众场合亦有失文雅。本病从视觉和触觉上严重影响人体美,因此积极治疗十分必要。

【西医治疗】

(一)局部治疗

1.化学疗法　①0.5%鬼臼毒素搽剂涂于皮损处,每日2次,连续3天,停4天为1个疗程,有较显著的疗效。②5%咪喹莫特乳膏外用,每日1次,可消除皮损,并有效预防复发。③酞丁胺二甲基亚砜溶液或3%酞丁胺软膏外涂,每日3~4次。④0.1%阿达帕林凝胶或0.025%~0.1%维A酸乳膏,外用,每晚1次。⑤干扰素软膏,外用,每日2次。⑥1%~5% 5-FU霜或1%5-FU二甲基亚砜溶液,早、晚各1次,涂药勿超出患处,用药期间尽量避光。要慎用,特别是面部皮损,因可引起色素沉着、水肿或过敏反应等副作用。

2.免疫疗法　①灭活卡介苗划痕疗法:卡介苗浓度为7.5%,经过100℃10分钟灭活后,储存冰箱中备用。每周划痕1次,10次为1个疗程,予上臂三角肌处滴0.1mL,在滴处做划痕。②疣体理植术:对久治不愈的扁平疣可采用疣体埋植术,常能取得令人满意的效果。尽可能在面部较为隐蔽的地方选择新鲜的疣体,用刀片刮去表皮,切除2粒后,创面涂红霉素软膏,外贴创可贴,在左上臂内侧缘做一米粒大小的切口,用蚊氏血管钳经切口分离至皮下组织,将取下的2粒疣体用蚊氏血管钳经切口植入皮下组织,创口涂夫西地酸乳膏,外贴创可贴固定。

3.物理疗法　如皮损很少,可选用轻微的冷冻治疗。皮损较多的可选用电干燥疗法、电灼法、电解法或多功能电离子手术治疗机、微波、CO_2激光等。对于难治性皮损,为了减少瘢痕的风险,可在电干燥治疗之前选用低量的激光治疗,或者光动力疗法。

(二)全身治疗

1.左旋咪唑50~150mg/d,分次口服,服3天停11天,6周为1个疗程。

2.西咪替丁0.4g,每日3次,10日为1个疗程,或西咪替丁0.2g和潘生丁50mg,每日3次,口服,30日为1个疗程。

3.转移因子胶囊6mg,每日2次,1个月为1个疗程,或转移因子腋下淋巴结部位皮下注射,每次1支,每周2次,3周为1个疗程,此两种药物与其他疗法或药物联合应用可提高疗效。

4.香菇菌多糖4片,每日2次,2个月为1个疗程。

5.胸腺肽片剂20mg,每日3次,1个月为1个疗程,或者胸腺因子D10mg,肌注,隔日1次,1个月为1个疗程,或胸腺素5mg,3日1次,皮下注射,10次为1个疗程。

6.聚肌胞4mg肌内注射,3天1次,5次为1个疗程。

【其他疗法】

(一)火针法

阿是穴(扁平疣体)治疗方法:采用火针放在酒精灯上烧红,迅速点刺疣体使之炭化,疣多者分次点,每次以4~6个为宜。

(二)穴位中药埋藏治疗

术前常规消毒臂部,局部麻醉后,做长7~8mm的纵形切口,面部局部麻醉,取单发成熟的扁平疣,将其自基底部全部切下,切面向下埋于臂臑穴中,充分止血后缝合切口,用无菌纱布覆盖,切口用酒精棉球加压止血。术后常规抗感染治疗,并隔日换药1次,注意防止切口感染。同时内服中药:香附、板蓝根、柴胡、血竭各15g,上药加水1000mL煎至200mL,用棉布蘸药反复搓洗患处,早晚各1次,每次10分钟,每剂可用3日。治疗1个月为1个疗程。

（三）刮破外敷

用手术刀（或剃须刀）将扁平疣体表面角质层刮破，取六神丸数粒，研碎敷患处，胶布固定，大多5～7天即可结痂脱落而愈。

（四）中药内服外洗

1.取桑叶、菊花、连翘、薄荷、桂枝、杏仁、牛蒡子、生地黄、玄参、蝉衣、金银花各10g，生甘草5g，每日1剂，水煎，分两次内服，2周至1个月为1个疗程。病久者选用生牡蛎30g，丹参、鸡血藤、玄参各15g，当归、红花、紫草、赤芍、川芎、白蒺藜、三棱、莪术各10g。每日1剂，水煎，分两次内服。药渣外洗。

2.取薏苡仁15g，红花、苍术、藿香、马齿苋各9g，厚朴、白术、甘草各6g，陈皮5g。每天1剂，水煎，分两次内服。外洗：蛇床子、苦参、千里光各30g，煎水外洗，每日3次。

二、寻常疣

【临床表现与诊断】

寻常疣是由人乳头瘤病毒（HPV-1、HPV-2、HPV-3、HPV-4、HPV-7、HPV-27、HPV-28、HPV-29）感染所引起的一种皮肤良性肿瘤。皮肤和黏膜的损伤、细胞免疫功能异常是感染本病的直接因素。人乳头瘤病毒经伤口进入暴露的基底细胞。可以分裂的基底层细胞是病毒DNA的储存库，带有病毒DNA的上皮细胞可以不出现任何临床表现而呈潜伏状态。发病时，病损处皮肤棘层肥厚，乳头瘤样增生和过度角化，伴有角化不全现象。

中医称本病为"千日疮"，俗称"刺瘊""瘊子"等。中医认为寻常疣为生于肌肤之良性赘疣，出自《外科启玄》卷七，又名疣、疣疮，俗称瘊子，或名尤。系因风邪搏于肌肤而生者，或因肝虚血燥、筋气不荣所致。其好发部位以手背、指背、头面以及颈项、背部为多见。初起小如粟粒，渐至大若黄豆，突出皮表，色灰白或污黄，表面呈现蓬松枯槁，状如花蕊。所发之数多少不一，少者独一，多则甚至数十者，或散在或群聚，并无一定规律。一般无自觉症状，若受挤压则局部有疼痛感，或碰撞、摩擦时易于出血。

（一）皮损特点

1.特征：寻常疣初起为米粒大小，微黄色角化性丘疹，逐渐增至绿豆大小，甚至豌豆大或更大的圆形或多角形乳头状隆起，境界明显，角化明显，质坚硬，表面粗糙呈刺状，灰白，污黄或污褐色。

2.好发部位及年龄：多见于手指、手背、足缘等处，亦可发生于身体表面的任何部位，甚至口角、鼻孔及睑缘等皮肤黏膜交界处，也可发生于舌面、耳道内、唇内侧、颊等黏膜处，广泛者可累及四肢大部分。本病可发生于任何年龄男女性，但多见于青少年与儿童。

3.数目不等，初起多为一个，以后不断增多，可发展为数个到数十个，邻近皮损互相融合可增大呈斑片状，有时可自身接种，也有皮损长期不变者。一般无自觉症状，偶有压痛。

4.病程慢性，少数可自愈。

5.特殊类型

（1）丝状疣：好发于眼睑、颈、颏部等处，为单个细软的丝状突起，长度一般不超过1cm，顶部角化，正常皮色或棕灰色。

（2）指状疣：在同一个柔软的基础上发生一簇集的参差不齐的多个指状突起，其尖端为角质样物。常发生于头皮或趾间，亦可发生于面部。常为数个，可经久不消。

（3）甲周疣和甲下疣：发生在指（趾）甲周或甲下的寻常疣称为甲周疣或甲下疣。其根部常位于甲廓内，表现为单纯性角化，待侵及皮肤时，才出现典型的赘疣状损害。若向甲下蔓延，可使甲掀起，破坏甲的生长,易致裂口、疼痛及继发感染。

(二)病理变化

1.棘层肥厚,呈乳头瘤增生,在棘细胞上层及颗粒层可见空泡化细胞,该细胞核小而圆,嗜碱性,周围似一狭窄的晕。

2.表皮角化过度伴角化不全,在隆起嵴上方角层内常可见陈旧性出血。

3.乳头状隆起嵴上方角层内可见叠瓦状角化不全,嵴间凹陷处颗粒层细胞大小及数量均增加。

4.无空泡细胞的棘层上部及颗粒层内可见浓密成块的透明角质细胞,空泡细胞颗粒及角化不全细胞中含有很多病毒颗粒。

5.表皮突延长,边缘之表皮突向内弯曲,形成中心辐射状排列,或向中心弯曲形成抱球状。

6.浅层血管丛周围少量淋巴细胞浸润,在寻常疣消退期更加明显。

7.真皮乳头上延,其中血管扩张,可直达乳头顶部。

(三)诊断

1.寻常疣的诊断主要根据损害发生的部位与损害特征,一般即可诊断。

2.疑难者可做活组织病理检查。

(四)并发症

丝状疣发生于眼睑者,有可能伴发病毒性结膜炎或角膜炎。

【中医治疗】

(一)全身治疗

1.养血润燥,化淤解毒

(1)丹参 30g,赤芍 15g,红花 10g,鸡血藤 15g,莪术 10g,生牡蛎 30g(先煎),紫草 10g,马齿苋 30g,大青叶 30g。

(2)马齿苋 60g,板蓝根 30g,紫草根 15g,薏苡仁 30g,赤芍 15g,大青叶 30g,红花 10g,穿山甲 10g。

(3)灵磁石 15g,生牡蛎 15g,代赭石 15g,珍珠母 30g,桃仁 10g,红花 10g,赤芍 10g,陈皮 10g。

(4)熟地黄 12g,制首乌 9g,杜仲 9g,川牛膝 9g,红花 9g,白芍 9g,当归 9g,川芎 6g。

(5)薏苡仁,每次 30g,2 次/天,煎服。

2.养阴平肝,活血软坚　珍珠母 30g,生牡蛎 30g,蜀羊泉 15g,龙葵 15g,郁金 15g.红花 9g,桃仁 9g,落得打 12g,炙穿山甲 9g。每日一剂,煎汤内服。

(二)局部治疗

1.外洗法

(1)香附水洗剂:香附 30g,木贼草 10g,露蜂房 10g,金毛狗脊 15g,水煎外洗。

(2)疣洗方:马齿苋 60g,露蜂房 9g,紫草 10g,白芷 9g,蛇床子 9g,陈皮 15g,莪术 15g,煎汤外洗患处。

(3)板蓝根洗剂:板蓝根 30g 或苦参饮片 30g,煎汤洗涤患处,每日洗 3~4 次。

(4)木贼洗剂:木贼 30g,香附 30g,山豆根 30g,板蓝根 30g,煎浓水泡洗患处。

(5)地肤子洗剂:地肤子 30g,金毛狗脊 30g,煎水浸泡,2 次/天,每次 30 分钟。

2.涂药法　木鳖子(去壳)50g,大蒜 50g,蔓荆子 15g,五倍子 15g,75%酒精 200mL。将木鳖子、大蒜共研为极细糊状后去渣,蔓荆子、五倍子研极细粉末后与前药同浸于酒精溶液中,搅匀,装瓶密封备用。用法:先对疣体做常规消毒,然后用无菌针点刺疣体顶部,刺激以微微出血为度,用棉棒蘸药涂疣体上及周围,每日 2 次。用药 1 周为 1 个疗程。据报道,此法治扁平疣效果较好,一般用药 1 周后疣体色泽变褐色或灰色,2 周后疣体消失,脱屑痊愈。本方加密陀僧粉 20g,治寻常疣疗效亦佳。

3.敷贴法

鸦胆子泥敷剂:鸦胆子仁 5 粒,捣烂。先将患处以热水浸洗,用消毒刀刮去疣体表面的角质层,再将鸦胆子泥敷在创面上,以玻璃纸和胶布固定,3 日换药 1 次。

黑色拔膏棍贴剂:黑色拔膏棍,加温外贴,5～7 天换 1 次,疗效显著。

4.摩擦法

将荸荠削去皮,用其白色果肉摩擦疣体,每日 3～4 次。每次摩擦至疣体角质层软化、脱落,微有痛感或点状出血时为止,一般数日可愈。

取菱蒂长约 3cm,洗去污垢,在患部不断涂擦,每次 2～3 分钟,每日 6～8 次。

取鸡胗皮 1 只用温开水泡软,再将泡软的鸡胗皮撕成小块,摩擦患处,擦至皮肤微红有刺痛感时为度,每日早、晚各 1 次。通常连续治疗 3～4 周显效。

5.结扎法　最适宜于丝状疣,可在疣体根部用丝线或头发结扎,数日后即可自行脱落。

6.针挑法　对于传染性软疣,可用消毒注射针头,挑破皮损处,挤出豆腐渣样小栓,外涂紫药水或络合碘。如疣体较多,可分批治疗,隔 3～4 天针挑 1 次。

7.针灸法

取列缺、合谷、足三里、大骨空等穴位,针刺得气后留针 30 分钟,每日 1 次,10 天为 1 个疗程。

局部取阿是穴,将消毒针直刺疣体中心,有酸重感时捻针 5～7 次拔出。

单用艾灸烧灼之法者,多能获效。

8.其他　耳针疗法、穴位注射法及低功率 He-Ne 激光耳穴照射法等亦有良效。皮肤寻常疣患者可在医师的指导下酌情选用。

【西医治疗】

寻常疣的治疗方法有全身及局部治疗两种类型。治疗方法依患者年龄、皮肤状况、持续时间、免疫状态而有所不同。

(一)全身治疗

1.利巴韦林　具有广谱抗病毒作用,为一种强效单磷酸次嘌呤核苷(IMP)脱氢酶的抑制剂,能抑制 IMP 的活性,从而阻止病毒核酸的合成。其作用机制多,故抗病毒谱广。本品可口服、肌注、静脉滴注、滴鼻和喷雾吸入。用法:成人口服每次 0.2～0.4g,3 次/天;肌注或静滴按 10～15mg/(kg·d)剂量,分次给药。

2.聚肌胞　①通过诱生干扰素间接产生抗病毒作用;②直接抗病毒作用;③通过增强和调节免疫作用产生抗病毒活性。聚肌胞的抗病毒作用是这三种机制的综合性结果。用法:每次 2～4mg,肌注,隔日 1 次或每周 2 次。

3.干扰素　用于多发性且顽固难治的寻常疣,可全身或皮损内局部注射。

4.中药注射剂　板蓝根注射液、柴胡注射液、贝母皂苷注射液,肌注,2～4mL,1 次/天,10～20 次为 1 个疗程。香附注射液(每支 2mL,每毫升相当于生药 3g),每次 4mL,肌内注射,1 次/天或隔日 1 次,15 次为 1 个疗程。

(二)局部治疗

本病主要为局部治疗,多选用各种物理疗法,如二氧化碳激光、高频电针、液氮冷冻等。治疗前要考虑疼痛、遗留瘢痕,发于关节部位的应考虑对关节活动的影响等。冷冻治疗时注意勿损伤神经,儿童的肘膝皮损做冷冻治疗时易留瘢痕,治疗时要特别注意。

1.非手术疗法　局部可用多种化学药物,如 0.5%鬼臼树脂酊、20%水杨酸火棉胶、30%冰碘酸、纯石炭酸、鸦胆子、灰碱粉(生石灰、食用碱等量)等。

(1)3%酞丁安霜或3%酞丁安二甲基亚砜涂擦。亦可用0.7%斑蝥素加等量火棉胶,隔天外涂1次,20%～40%碘苷(疱疹净)霜外用。

(2)5-氟尿嘧啶(5-FU)软膏包敷,但可能出现不良反应,如局部疼痛、红斑、色素沉着等。

(3)单个较大的寻常疣可选用局部封闭疗法。2.5%碘酊0.1～0.2mL,或高渗盐水(18%)加2%普鲁卡因0.5～1mL,或5%氟尿嘧啶注射液0.5～2mL,平阳霉素10mg以1%普鲁卡因20mL稀释,或0.05%～0.1%博来霉素(争光霉素)生理盐水溶液或2%普鲁卡因溶液,根据疣的大小每次注射0.2～0.5mL,从疣基底部注入,每周1～2次,2～3次后即可脱落。

(4)0.05%～0.1%维A酸酯局部外用,每天1～2次。可有局部轻度烧灼感、红肿、脱屑及色素沉着等不良反应。

(5)推疣法:适用于明显高出皮肤、损害较小的疣。治法是在疣的根部用棉花棒或刮匙(刮匙头部用棉花包裹)与皮肤成30°角,向前推动,推动后的创面应刮净残余疣组织,压迫止血,涂2%碘酊,并用消毒纱布盖贴,胶布固定,避免浸水直至表皮痊愈为止。如疣体表面角化,则应在局麻下行推疣法。

2.手术治疗　冷冻治疗、电灼疗法、激光治疗、手术切除等适用于数目少的寻常疣。

【鉴别诊断】

1.疣状痣　始自幼年,常排列成线状,与神经走行一致,表面光滑或粗糙,呈刺状隆起,色淡褐或灰黄,无自觉症状。

2.疣状结核　为不规则的疣状斑块,四周有暗红色浸润,组织病理有特异性结核性肉芽肿。

3.获得性脂纤维角化瘤　发生于指(趾)关节附近,表面光滑可有短蒂。

(侯俊丽)

第八节　热疮的中西医结合治疗

热疮是指伴随发热过程所发生的一种急性疱疹性皮肤病,常见于高热过程中,也可见于高热过后。宋·《圣济总录》云:"热疮本于热盛,风气因而乘之,故特谓之热疮。"男女老幼均可发病,以成年人居多。热疮相当于现代医学中的单纯疱疹。

【病因病机】

中医学认为本病多为外感风热邪毒客于肺胃二经,蕴蒸皮肤而生;或因肝胆湿热下注,阻于阴部而成;或因反复发作,热邪伤津,阴虚内热所致。

西医学认为本病是由人类单纯疱疹病毒(HSV)Ⅰ型引起的感染性皮肤病,多在发热、劳累、月经期、妊娠、肠胃功能障碍等机体抵抗力低下的情况下易复发。

【临床表现】

本病可见于身体任何部位,好发于皮肤黏膜交界处,如口角、唇缘、鼻孔周围和外生殖器等处。发生在口腔、咽部、眼结膜等处,称黏膜热疮。发病前,局部有灼痒、紧绷感,重者可有发热、身体不适等全身症状。皮损初为红斑,继而在红斑基础上发生数个或数十个针尖大小的、簇集成群的小丘疱疹或水疱,内含透明浆液,数日后疱破糜烂,轻度渗出,逐渐干燥,结淡黄或淡褐色痂,1～2周痂皮脱落而愈,但易在同一部位复发。发于口角、唇缘或口腔黏膜者,可引起颌下或颈部臖核肿痛。

原发性热疮感染主要为婴幼儿的疱疹性龈口炎或女性阴道炎。继发性感染由 HSV 引起。特殊类型者,由于疱疹病毒的接种和扩散,引起接种性疱疹、疱疹样湿疹、疱疹性脑膜炎、播散性热疮等。

【诊断】

1.根据典型临床表现不难诊断。

2.实验室检查

(1)病毒检查:病毒培养、病毒接种、细胞学法(Tzanck 涂片)、电子显微镜、直接免疫荧光、PCR 等。

(2)血清学抗体检查:当不能进行病毒学检查或取材不合适时,可以进行血清学抗体检查,急性期和恢复期血清抗体相差 4 倍以上者,可以诊断。

【鉴别诊断】

1.黄水疮(脓疱疮) 由金黄色葡萄球菌或链球菌感染引起,以脓疱和脓痂为主要表现。儿童夏季多发。

2.蛇串疮(带状疱疹) 皮损为多个成群的水疱,沿神经走向排列成带状,疱群间有正常皮肤间隔,刺痛明显,很少复发。

【辨证治疗】

1.肺胃热盛证

[主要证候]可出现簇集小疱,灼热刺痒,轻度周身不适,心烦郁闷,大便干,小便黄,舌红,苔黄,脉弦数。

[治法治则]疏风清热。

(1)常用中成药:牛黄解毒片。

(2)简易药方:辛夷清肺饮合竹叶石膏汤加减。黄芩 10g,金银花 30g,侧柏叶 10g,木贼草 10g,辛夷 10g,生石膏(先煎)30g,竹叶 10g,黄连 3g。水煎服,每日 1 剂,分 2 次服。发热明显者,加金银花、连翘;瘙痒重者,加白鲜皮、地肤子、苦参。

2.阴虚内热证

[主要证候]间歇发作,反复不愈,口干唇燥,午后微热,舌红,苔薄,脉细数。

[治法治则]养阴清热。

简易药方:增液汤加减。生地黄 30g,天冬 10g,麦冬 10g,玄参 30g,板蓝根 30g,马齿苋 30g,生薏苡仁 30g。水煎服,每日 1 剂,分 2 次服。发热、口渴者,加竹叶、石斛、天花粉、麦冬;大便干结者.加全瓜蒌、大黄。

3.气阴两伤证

[主要证候]皮损在劳累后发作,伴有气短、懒言,周身乏力,舌质淡红,舌苔少,脉沉细。

[治法治则]益气养阴。

(1)常用中成药:生脉饮口服液。

(2)简易药方:生脉饮加减。西洋参 5g,生黄芪 10g,麦冬 10g,五味子 10g,竹叶 10g,薏苡仁 30g,生甘草 6g。水煎服,每日 1 剂,分 2 次服。气短乏力明显者,加党参、生黄芪;急躁易怒者,加柴胡、郁金、黄连。

【外治疗法】

1.初起者局部用乙醇溶液消毒,用三棱针或一次性 5 号注射针头浅刺放出血水。

2.局部外用药以清热、解毒、干燥、收敛为主。可用紫金锭磨水外搽，或金黄散蜂蜜调敷，或青吹口散油膏、黄连膏外涂。

【预防与调理】

1.饮食宜清淡,忌辛辣炙赙、肥甘厚味之品。

2.多饮水,多吃蔬菜、水果,保持大便通畅。

3.保持局部清洁,促使创面干燥结痂,防止继发感染。结痂后宜涂软膏,防其痂壳裂开。

4.对反复发作者,应避免诱发因素。

【临证心得】

临床上对热疮的治疗应该抓住热邪与正虚两个病机要点,同时注意调理,保持局部清洁,防止继发感染。

1.辨热邪轻重　热疮的发生,"本于热盛",但在不同的患者及疾病的发展过程中,热邪的轻重是不同的,治疗方法应随之改变,不能千篇一律。从临床特点来看,热邪重者,常见局部红斑及丘疱疹面积较大、灼痒、紧张感突出,有发热、不适等全身症状,舌质红赤,脉滑数。热邪较轻者,具有典型皮损,不伴有全身不适症状,舌质红,脉滑。对于热重者,常用黄芩、金银花、生石膏、黄连等清热泻火类中药。对于热轻者,选用连翘、蒲公英、板蓝根、竹叶等清热散邪类中药。

2.辨全身情况　首先辨有无发热。一般发热是病毒感染的表现,中医学认为正邪交争引起发热,治宜祛风散邪,或加荆芥、防风、桂枝等温散之品,或加连翘、金银花、薄荷等凉散之品。其次辨妇人经期。月经来潮时女性处于特殊时期,抵抗力较弱,肝气疏泄于外,气随血脱。一旦经期发生热疮要注意扶正祛邪,不可一味攻伐。一般加柴胡、黄芩解郁清热,党参、白术、薏苡仁益气健脾。此外,辨大便也是全身辨证的重要内容。大便溏泻说明脾虚有湿,治宜健脾化湿,常用白扁豆、薏苡仁、冬瓜皮、怀山药等。大便秘结,说明内热较重,津液亏耗。治宜清热通腑,增液行舟,常用大黄、天冬、麦冬等。

3.辨气血虚实　若素体乏力,精神不振,腹胀便溏,舌淡胖而脉虚弱,为脾气不足,治疗不能单纯清热,要加用党参、白术、茯苓、炒扁豆等益气健脾化湿之品,使正气恢复,气血充实;若平素怕冷,四肢不温,脉沉者,为阳气不足,当以附子、淫羊藿、干姜等温肾助阳;若平素心烦易怒,睡眠不足,潮热盗汗,舌红脉细,为阴虚火旺之体,治疗当加知母、黄柏、玄参、龟甲等滋阴降火。

4.预防　本病预防主要从两方面着手。第一,发病时正确、及时治疗,祛邪务尽。第二,平素根据体质情况或全身状况,适当调整:或以玉屏风散益气;或以六味地黄丸补肾;或以人参健脾丸补脾,使正气旺盛,气血舒畅,阴阳平衡。

5.经验方　自拟花草汤是总结本科名老中医金起凤教授的经验,又经多年实践加减化裁而成的热疮经验方,在本科室应用多年,疗效显著。金老认为热疮的病机属于外感风热邪毒,或客于肺胃,或留于肝胆。花草汤由金银花、龙胆草、黄芩、蒲公英、苍术、生薏苡仁组成。若急性期发热明显者,加连翘、板蓝根、大青叶;若瘙痒重者,加白鲜皮、地肤子、苦参;若水疱大、糜烂者加马齿苋、芦根、板蓝根;若口渴大便干结者,加竹叶、石斛、天花粉、麦冬、全瓜蒌、大黄。

(王宁丽)

第九节　蛇串疮的中西医结合治疗

蛇串疮是一种皮肤上出现成簇水疱,呈带状分布,痛如火燎的急性疱疹性皮肤病。因皮损状如蛇行,故名蛇串疮;因多缠腰而发,故又称缠腰火丹;又称为火带疮、蛇丹、蜘蛛疮等。清·《外科大成·缠腰火丹》称此病"俗名蛇串疮,初生于腰,紫赤如疹,或起水疱,痛如火燎"。以成簇水疱,沿一侧周围神经作带状分布,伴刺痛为临床特征。多见于成年人,好发于春秋季节。相当于西医学的带状疱疹。

【病因病机】

本病多为情志内伤,肝郁气滞,久而化火,外溢肌肤而发;或饮食不节,脾失健运,湿邪内生,郁而化热,湿热内蕴,外溢肌肤而生;或感染毒邪,湿热火毒蕴结于肌肤而成。年老体虚者,常因血虚肝旺,湿热毒盛,气血凝滞,以致疼痛剧烈,病程迁延。

西医学认为带状疱疹是由水痘-带状疱疹病毒引起的皮肤病,初次感染表现为水痘,常见于儿童。以后病毒可长期潜伏在脊髓后根神经节中,当机体受到某种刺激导致抵抗力下降、免疫功能减弱时,水痘-带状疱疹病毒可再度活动、生长繁殖,沿周围神经活动,波及皮肤,出现皮损,即带状疱疹。患带状疱疹后患者一般可获得对该病毒的终身免疫。

【临床表现】

1.一般先有轻度发热、倦怠、食欲不振,以及患部皮肤灼热感或神经痛等前驱症状,但亦有无前驱症状即发疹者。经1~3天后,患部发生不规则的红斑,继而出现成簇的粟粒至绿豆大小的丘疱疹,迅速变为水疱,聚集一处或数处,排列成带状,水疱往往成批发生,各簇水疱群间皮肤正常。疱液透明,5~7天后转为浑浊,或部分破溃、渗液基底糜烂,最后干燥结痂,再经数日,痂皮脱落而愈。少数患者,不发出典型水疱,仅仅出现红斑、丘疹,或大疱、血疱、坏死;岩瘤患者或年老体弱者可在局部发疹后数日内,全身发生类似于水痘样皮疹,伴高热,可并发肺、脑损害,病情严重者,可致死亡。一般在发疹的局部常伴有臖核肿痛。

2.皮损多发生于身体一侧,不超过正中线,但有时在患部对侧亦可出现少数皮损。好发于腰肋、胸部、头面、颈部,亦可见于四肢、阴部及眼、鼻、口等处。本病若发生在眼部,可有角膜水疱、溃疡,愈后可因瘢痕影响视力,严重者可引起失明、脑炎,甚至死亡。若发生在耳部,可有外耳道或鼓膜疱疹、患侧面瘫及轻重不等的耳鸣、耳聋等症状。此外,少数患者还可见运动麻痹、脑炎等。

3.疼痛为本病的特征之一,疼痛的程度可因年龄、发病部位、损害轻重不同而有所差异,一般儿童患者没有疼痛或疼痛轻微,年龄愈大疼痛愈重,头面部较其他部位疼痛剧烈,皮损为出血或坏死者,往往疼痛严重。部分老年患者在皮损完全消退后,仍遗留神经疼痛,持续数个月之久。

4.儿童及青年人,病程一般为2~3周,老年人为3~4周。愈后很少复发。

5.特殊类型的蛇串疮包括顿挫型蛇串疮、大疱型蛇串疮、出血型蛇串疮、坏疽型蛇串疮、泛发型蛇串疮、眼蛇串疮、Ramsay-Hunt综合征、蛇串疮性脑膜炎及复发性蛇串疮等。

【诊断】

1.根据典型临床表现不难诊断。

2.实验室检查

(1)Tzarck涂片:不能鉴别单纯疱疹病毒和水痘-带状疱疹病毒。

（2）直接免疫荧光：可检测病毒的特征。

（3）血清学检查：在发病1周后，血清抗体滴度明显升高。

（4）PCR：可扩增出水痘-带状疱疹的 DNA 片断。

【鉴别诊断】

1.热疮（单纯疱疹）　多发生于皮肤黏膜交界处，皮损为针尖至绿豆大小的水疱，常为一群，1周左右痊愈，但易复发。

2.漆疮（接触性皮炎）　发病前有明确的接触史，皮损发生在接触部位，与神经分布无关。无疼痛，自觉灼热、瘙痒。

【辨证治疗】

1.肝经郁热证

［主要证候］皮损鲜红，灼热刺痛，疱壁紧张，口苦咽干，心烦易怒，大便干燥或小便黄，舌质红，苔薄黄或黄厚，脉弦滑数。

［治法治则］清泄肝火，解毒止痛。

（1）常用中成药：龙胆泻肝丸。

（2）简易药方：龙胆泻肝汤加减。龙胆草10g，黄芩10g，板蓝根30g，马齿苋30g，薏苡仁30g，当归10g，泽泻10g，竹叶10g，生甘草10g。水煎服，每日1剂，分2次服。发于头面者，加牛蒡子、野菊花；发于下肢者，加牛膝、黄柏。

2.脾虚湿蕴证

［主要证候］皮损色淡，疼痛不显，疱壁松弛，口不渴，食少腹胀，大便时溏，舌淡或正常，苔白或白腻，脉沉缓或滑。

［治法治则］健脾利湿，解毒消肿。

（1）常用中成药：四妙丸。

（2）简易药方：除湿胃苓汤加减。苍术、白术各10g，薏苡仁30g，茯苓30g，猪苓10g，白扁豆30g，马齿苋30g，当归10g，丹参30g。水煎服，每日1剂，分2次服。有血疱者，加水牛角粉、牡丹皮；水疱大而多者，加土茯苓、萆薢、车前草。

3.气滞血瘀证

［主要证候］皮损减轻或消退后局部疼痛不止，放射到附近部位，痛不可忍，坐卧不安，重者可持续数月或更长时间，舌质黯，苔白，脉弦细。

［治法治则］理气活血，通络止痛。

（1）常用中成药：丹参注射液、丹参酮胶囊。

（2）简易药方：柴胡疏肝散合桃红四物汤加减。柴胡10g，郁金10g，延胡索10g，丹参30g，桃仁10g，红花10g，当归30g，徐长卿10g，秦艽10g。水煎服，每日1剂，分2次服。疼痛明显者，加制乳香、制没药；心烦眠差者，加珍珠母、牡蛎、山栀子、酸枣仁。

【外治疗法】

1.初起用二味拔毒散调浓茶水外涂；或外敷玉露膏；或外搽双柏散、三黄洗剂、清凉乳剂（麻油加饱和石灰水上清液充分搅拌成乳状）；或鲜马齿苋、野菊花叶、玉簪花叶捣烂外敷。

2.水疱破后，用黄连膏、四黄膏或青黛膏外涂；有坏死者，用九一丹或海浮散换药。

3.若水疱不破或水疱较大者,可用三棱针或消毒空针刺破,吸尽疱液或使疱液流出,以减轻胀痛不适。

【其他疗法】

1.针灸治疗

(1)毫针疗法:①主穴:曲池、身柱、阳陵泉、三阴交。②配穴:合谷、太冲、太阳、阿是穴等。一般用泻法。留针30分钟,隔天1次,10次为1个疗程。

(2)七星针疗法:采用七星针刺激局部皮损区,稍有出血为度。2天1次,3次为1个疗程。

(3)穴位治疗:阿是穴、足三里、三阴交等,当归注射液局部注射或120mW氦氖激光照射。隔日1次,10次为1个疗程。

2.西医治疗

(1)抗病毒药物:在病变早期,可给予抗病毒药物,如伐昔洛韦胶囊或泛昔洛韦片,有阻止病毒繁殖、缩短病程、减轻神经痛的作用。也可用聚肌胞肌内注射。

(2)镇痛药:可口服索米痛片(去痛片)、布桂嗪(强痛定)、罗通定(颅痛定)、卡马西平、曲马朵等,后遗神经痛可用阿米替林。发生在躯干部的皮损,伴剧烈疼痛,用镇痛药无效时可做脊柱旁神经节封闭治疗。

(3)类固醇皮质激素:在病变早期(3～5天)口服泼尼松(强的松)对减轻炎症及疼痛、预防后遗神经痛有一定效果。最初剂量为30～40mg/d,隔日递减,10～12天撤尽。

(4)神经营养药:维生素B_1口服;维生素B_{12}或腺苷钴胺肌内注射。

3.局部治疗　以抗病毒、消炎、干燥、收敛、止痒镇痛、防止继发感染为治疗原则。常用药物为炉甘石薄荷脑洗剂、0.1%依沙吖啶液(利凡诺液)、5%阿昔洛韦乳膏等。对眼有损害者应及时请眼科大夫会诊,局部滴碘苷眼药水(疱疹净眼药水),外涂抗生素眼药膏。

【预防与调理】

1.发病期间应保持心情舒畅,以免肝郁气滞化火,加重病情。

2.生病时忌食肥甘厚味和鱼腥海味之物,饮食宜清淡,多吃蔬菜、水果。

3.忌用热水烫洗患处,内衣宜柔软宽松,以减少摩擦。

4.皮损局部保持干燥、清洁,忌用刺激性强的软膏涂敷,以防皮损范围扩大或加重病情。

【临证心得】

临床上对于蛇串疮的治疗重点应放在发疹期和疹退后的疼痛上。抓住火毒这一基本病机要点,同时注重调理肝脾,扶正祛邪,通络镇痛。

1.辨火毒轻重　蛇串疮的发生和火毒侵袭密切相关,但由于体质不同,火毒轻重不同,治疗方法各异。从临床特点来看,火毒重者,皮疹、水疱面积大,血疱或坏死常见,常发于头颈、五官等特殊部位,疼痛较重,病情严重,如大疱型蛇串疮、出血型蛇串疮、坏疽型蛇串疮、泛发型蛇串疮、眼蛇串疮、Ramsay-Hunt综合征、蛇串疮性脑膜炎等,常有低热、疲乏、全身不适;火毒轻者,多发生于腰肋、胸部,无明显全身症状,皮损面积小,疼痛轻。火毒重者治疗宜重用清热解毒之品,如大青叶、板蓝根、金银花、马齿苋、白花蛇舌草、黄连、黄芩等,必要时应用刺络放血等攻毒祛邪的方法,或中药汤剂配合西黄丸、梅花点舌丹、片子黄等内服外用,协同作战;火毒较轻者治疗以清热为主,如常用竹叶石膏汤等。

2.辨皮损部位及特点　皮损部位不同,表示火毒所居脏腑不同,治疗也有所差异,常在去火解毒方中加引经之品。如发于腰、肋、胸、阴部者,病在肝胆,加柴胡、龙胆草等;发于头面、颈部者,病在上,加菊花、牛蒡子等;发于四肢者,病在脾胃,加苍术、薏苡仁等;发于眼、鼻、口者,病在窍,加升麻、防风、黄连、密蒙花、藿香等;有血疱者,加水牛角、赤芍、牡丹皮;水疱大而多者,加苍术、土茯苓、猪苓。

3.顾护脾胃阳气　从发病角度看,蛇串疮可由饮食不节,脾失健运,湿邪内生,郁而化热而生;且临床多用寒凉之品,大剂量清热祛火解毒药很容易造成脾胃功能异常,特别是苦寒药物,造成脾胃阳气损伤,对疾病预后不利。在治疗过程中,一方面寒凉药使用要恰当,中病即止;一方面可在大堆苦寒药中加入九香虫、香橼、山药、炙甘草等药物,清热同时顾护阳气。

4.重视止痛　疼痛是蛇串疮最常见的后遗症,彻底解决疼痛问题是治疗该病的主要难点,关键还是辨证论治。临床常用的治疗思路及用药如下。

(1)清火止痛法:常用药物有黄芩、龙胆草、栀子等。

(2)疏肝止痛法:常用药物有柴胡、香附、佛手等。

(3)行气止痛法:常用药物有川楝子、川芎、延胡索。

(4)活血止痛法:常用药物有丹参、红花、桃仁等。

(5)养血止痛法:常用药物有当归、白芍、熟地黄等。

(6)温阳止痛法:常用药物有附子、细辛、生姜等。

(7)祛湿止痛法:常用药物有苍术、黄柏、海桐皮等。

不论辨证如何,修复病损的经络是止痛的重要环节,依据不通则痛的观点,能让经络疏通、气血流畅的方法均是有效的止痛方法。在具体应用时,常常不分证型如何,加入徐长卿、秦艽、当归、白芍等通络缓急止痛之品,疗效显著。

5.及时清除水湿是取得疗效的关键环节　由于疱疹病毒的作用,神经根及皮肤黏膜炎性水肿,表现为大小不等的水疱。而利湿可以减轻组织和神经的水肿,故而清热解毒利湿是治疗本病的关键。常用药物有泽兰、泽泻、土茯苓、车前草等。

(王宁丽)

第十节　丹毒的中西医结合治疗

丹毒是以患部皮肤突然发红成片,色如涂丹,灼热肿胀,迅速蔓延为主要表现的急性感染性疾病。《素问·至真要大论》云:"少阳司天,客胜则丹疹外发,及为丹㾦疮疡……"《诸病源候论·丹毒病诸候》云:"丹者,人身忽然焮赤,如丹涂之状,故谓之丹。或发于足,或发腹上,如手掌大,皆风热恶毒所为。重者,亦有疽之类,不急治,则痛不可堪,久乃坏烂。"本病发无定处,生于胸腹腰胯部者,称内发丹毒;发于头面部者,称抱头火丹;发于小腿足部者,称流火;新生儿多生于臀部,称赤游丹。本病相当于西医的急性网状淋巴管炎。

【病因病机】

中医学认为由于素体血分有热,外受火毒,热毒蕴结,郁阻肌肤而发;或由于皮肤黏膜破伤(如鼻腔黏膜、耳道皮肤或头皮破伤、皮肤擦伤、脚湿气糜烂、毒虫咬伤、臁疮等),毒邪乘隙侵入而成。凡发于头面部者,夹有风热;于胸腹腰胯部者,夹有肝火;发于下肢者,夹有湿热;发于新生儿者,多由胎热火毒所致。

西医学认为丹毒系由溶血性链球菌感染引起的皮肤及皮下组织内淋巴管及其周围组织的急性炎症。起病前常有皮肤及黏膜的微细破损,如发生于下肢与足部的丹毒常因足癣引起,颜面丹毒常与颜面、咽、耳等处病灶感染有关。此外,通过污染的器械、敷料、用具等感染也可发生丹毒。致病菌可潜伏于淋巴管内,引起复发。

【临床表现】

1.多数发生于下肢,其次为头面部。可有皮肤、黏膜破损等病史。

2.发病急骤,潜伏期2～5天,初起往往先有恶寒发热、头痛骨楚、胃纳不香、便秘溲赤等全身症状。继则局部见小片红斑,迅速蔓延成大片鲜红斑,略高出皮肤表面,边界清楚,压之红色稍褪,放手后立即恢复,表面紧张光亮,摸之灼手,肿胀、触痛明显。一般预后良好,5～6天后消退,皮色由鲜红转暗红或棕黄色,最后脱屑而愈。病情严重者,红肿处可伴发瘀点、紫斑,或大小不等的水疱,偶有化脓或皮肤坏死。亦有一边消退,一边发展,连续不断,缠绵数周者。患处附近臀核可发生肿痛。也可出现脓疱、水疱或小面积的出血性坏死。好发于小腿、颜面部。

3.新生儿丹毒常游走不定,多有皮肤坏死,全身症状严重。

4.本病由四肢或头面走向胸腹者,为逆证。新生儿及年老体弱者,火毒炽盛,易致毒邪内陷,见壮热烦躁、神昏谵语、恶心呕吐等全身症状,甚至危及生命。

5.发于小腿者,愈后容易复发,常因反复发作,皮肤粗糙增厚,下肢肿胀而形成象皮腿。

6.丹毒的复发可引起持续性局部淋巴水肿,最后结果是永久性肥厚性纤维化,称为慢性链球菌性淋巴水肿。乳癌患者腋部淋巴结清扫术后由于淋巴瘀滞,也易反复患丹毒。

【诊断】

1.根据前驱症状、好发部位、典型皮损、实验室检查即可诊断。

2.实验室检查:血常规检查白细胞总数常在20×10^9/L以上,中性粒细胞80%～90%,可有嗜酸粒细胞增多,还可有血清嗜酸性阳离子蛋白增高,部分患者有血清IgE增高。

【鉴别诊断】

1.蜂窝组织炎　局部色虽红,但中间隆起而色深,四周较淡,边界不清,胀痛呈持续性,化脓时跳痛,大多可坏死、溃烂;全身症状没有丹毒严重;不会反复发作。

2.漆疮(接触性皮炎)　有明显过敏物质接触史;皮损以肿胀、水疱、丘疹为主,伴灼热、瘙痒,但无触痛;一般无明显的全身症状。

【辨证治疗】

1.风热毒蕴证

[主要证候]发于头面部,皮肤焮红灼热,肿胀疼痛,甚至发生水疱,眼睑肿胀难睁,伴恶寒发热,头痛,舌红,苔薄黄,脉浮数。

[治法治则]疏风清热解毒。

(1)常用中成药:西黄胶囊、皮肤病血毒丸。

(2)简易药方:普济消毒饮加减。黄芩10g,黄连10g,柴胡10g,升麻10g,金银花30g,连翘10g,蒲公英30g,白芷10g。水煎服,每日1剂,分2次服。大便秘结者,加生大黄、芒硝。

2.湿热毒蕴证

[主要证候]发于下肢,局部红赤肿胀、灼热疼痛,或见水疱、紫斑,甚至结毒化脓或皮肤坏死,可伴轻度发热,胃纳不香,舌红,苔黄腻,脉滑数。反复发作,可形成象皮腿。

[治法治则]清热利湿解毒。

(1)常用中成药:龙胆泻肝丸、四妙丸、西黄胶囊。

(2)简易药方:五神汤合萆薢渗湿汤加减。萆薢 10g,黄柏 10g,赤芍 10g,牡丹皮 10g,泽泻 10g,车前子 10g,蒲公英 30g,紫花地丁 30g,白花蛇舌草 30g,茯苓 10g,金银花 10g。水煎服,每日 1 剂,分 2 次服。肿胀甚者或形成象皮腿者,加生薏苡仁、防己、赤小豆、丝瓜络、鸡血藤。

3.胎火蕴毒证

[主要证候]发生于新生儿,多见于臀部,局部红肿灼热,常呈游走性,或伴壮热烦躁,甚则神昏谵语、恶心呕吐。

[治法治则]凉血清热解毒。

简易药方:犀角地黄汤合黄连解毒汤加减。水牛角(先煎)20g,赤芍 10g,牡丹皮 10g,生地黄 10g,黄连 10g,黄芩 10g,黄柏 10g,栀子 10g。神昏谵语者,可加服安宫牛黄丸或紫雪丹。

【外治疗法】

1.同痈外治法 1～3。

2.皮肤坏死者,若有积脓,可在坏死部位切一两个小口,以引流排脓,掺九一丹。

【其他疗法】

1.针灸治疗

(1)刺血疗法:在患处消毒后,用三棱针围绕患处四周点刺放血,可以清泻热毒,适用于下肢丹毒,颜面丹毒禁用。

(2)穴位注射:足三里、三阴交均取患侧。每穴注射银黄注射液 1ml,每天 1 次,5 次为 1 个疗程。

(3)七星针疗法:局部红肿处常规消毒,取七星针轻叩刺之,直至少量渗血,2 天 1 次,5 次为 1 个疗程。适用于慢性丹毒。

2.西医治疗

(1)早期、足量有效地应用抗生素治疗。首选青霉素,过敏者可用红霉素静脉滴注。口服泰利必妥,也可选用抗菌谱较广的头孢类抗生素。一般疗程为 10～14 天,在皮损消退后应维持一段时间。

(2)加强支持疗法,对于高热、全身症状明显者应对症处理。

(3)局部处理:有水疱破溃者可用 1∶2000 小檗碱(黄连素)或呋喃西林液湿敷,无水疱者可外用抗生素类软膏如莫匹罗星(百多邦)软膏、诺氟沙星乳膏等。

3.物理治疗　常采用紫外线照射、音频电疗、超短波、红外线、微毫米激光,均有一定疗效。

【预防与调理】

1.患者应卧床休息,多饮开水,床边隔离。流火患者应抬高患肢。

2.应积极寻找可导致致病菌进入的皮肤病变,如湿疹的搔抓、破损或外伤,一旦发现这些皮肤病变应积极治疗。

3.因脚湿气致下肢复发性丹毒的患者,应彻底治愈脚湿气,以减少复发。

4.忌食辛辣、海鲜、牛羊肉等发物,以及香菜、韭菜、姜、葱、蒜等辛香之品。

【临证心得】

1.凉血解毒是治疗基本大法　丹毒属于火毒诸证,临床症见红、肿、热、痛,其发病多由湿热病机转化而来,火毒与热不能截然分开,只是程度不同的两种状态,火为热之极,热为火之渐,火热炽盛则成毒。火毒致病多急骤,《外科理例》云:"外科冠痈疽于杂病之先者,变故生于顷刻,性命悬于毫芒故也。"故病情较重,易于传变。《外科精要》有云:"凡痈疽之疾,真如草寇,凡疗斯疾,不可以礼法待之,必服一二紧要经效之药,把定脏腑。"因而火毒之皮肤诸疾治疗必当机立断,以绝传变后患。火毒易入营血,治当清营凉血解毒之法,常用大剂量之水牛角、鲜生地黄、赤芍、牡丹皮、大青叶、板蓝根、野菊花、紫花地丁、七叶一枝花、白花蛇舌草等,配生大黄、厚朴、枳壳以通腑泻热、釜底抽薪,加生石膏、黄连、知母清气分之热,同时又加生薏苡仁、茯苓淡渗利尿,且能健脾护胃。

2.注重发病部位的辨证　丹毒发于头面多与风热毒邪瘀滞肌肤有关,以清热疏风、凉血解毒为主要治法。应用风药必不可少。常用防风、荆芥、升麻、芦根、白鲜皮等,结合清热解毒、凉血散瘀之品如金银花、赤芍、牡丹皮、生石膏、水牛角等每每获效。因头面为人体上部,风热之邪易于侵袭头面,疏风清热给邪以出路。而发于胁肋部与气郁化火有关,因胁肋部为肝经所系,肝胆郁热,夹毒而发则出现胁肋部丹毒。疏肝理气、解郁化瘀成为治疗的关键。常用药物如柴胡、郁金、佛手、川楝子、木香、香附、丹参、苏木等必不可少。发于下肢者多夹有湿热。湿热瘀滞,夹毒阻滞肌肤则发生下肢丹毒。清热利湿、活血化瘀则显得尤为重要。常用药物为黄柏、萆薢、土茯苓、冬瓜皮、茯苓皮、桃仁、红花等。在一些病案中,湿热瘀滞日久,血脉不通,湿热无以出路,需加大活血化瘀的力量,活血利湿成为重中之重。临床用水蛭、土鳖虫、全蝎、泽兰、泽泻等,概因气血通,湿热清。

3.后期顾护气阴　热毒邪气阻滞肌肤,日久必然伤及气阴。特别是疾病后期,气阴两伤,络瘀血阻成为疾病主要的病机。益气养阴、活血化瘀是后期治疗的基本法则。常用药物为生黄芪、党参、麦冬、五味子、天冬、麦冬、丹参、牡丹皮、当归、白芍等。后期治疗应避免过于苦寒伤及气阴,败坏肠胃。益气养阴,活血化瘀可以修复病络,恢复皮肤功能,减少复发。

（王宁丽）

第十一节　杨梅疮的中西医结合治疗

杨梅疮是一种由性传播的慢性全身性疾病。特点是早期多先在生殖器部位发生疳疮,然后全身皮肤、黏膜出现形态各异的杨梅疮;晚期形成杨梅结毒,常侵犯骨骼、内脏、神经引起严重后果。中医在不同的时期又称其为"霉疮""广疮""时疮""棉花疮"等。即西医的梅毒。

本病是一种外来性疾病,在中医学文献中最早记载本病的是释继洪氏的《岭南卫生方》,其卷三末记有"治杨梅疮方"。"霉疮"病名首见于《韩氏医通》,陈司成著《霉疮秘录》是我国第一部论述梅毒最完善的专著。特别值得一提的是在新中国成立后,20世纪50年代大规模治疗杨梅疮时,各地普遍应用了多种中医中药疗法,为我国在短期内基本消灭霉疮作出了应有的贡献。

【病因病机】

(一)中医病因病机

中医学认为本病系霉疮毒气侵犯人体,或从肺脾而入,或从肝肾而入,循经入脉,血毒蕴盛,外溢肌肤,或滞留筋骨,或内犯脏腑,以致病情缠绵。霉疮毒气侵入人体的途径,中医学认识到有:①精化染毒,即直接染毒,由于不洁性交,阴器直接感受霉疮毒气。②气化染毒,即间接染毒,由于接触霉疮患者,或同厕、同寝、共食等感染霉疮毒气,毒从外入。③胎中染毒,系父母患霉疮,遗毒于胎儿所致。胎中染毒有禀受和染受之分。禀受者由父母先患本病而后结胎;染受者乃先结胎元,父母后患本病,毒气传入胎中。

霉疮毒气由精化传染多从经阴部直入肝经,致肝经湿热结聚故疳疮生于男子龟头、包皮系带,女子阴户及阴道内。由间接接触气化传染多经皮肤侵入肺脾二经,致肺脾蕴毒,故疳疮发生于手指、乳房、口唇等生殖器以外。霉疮淫毒流窜血脉,常致血热蕴毒,外溢肌肤故周身起杨梅疮,色如玫瑰。毒邪滞留,可出现毒结筋骨,痰瘀血阻,心气不足,肝肾亏损等证候。

(二)西医病因病机

1.病原为梅毒螺旋体　是小而纤细的螺旋状微生物,因其透明不易染色,所以称为苍白螺旋体。梅毒螺旋体的特征:①螺旋整齐,固定不变。②折光力强,较其他螺旋体亮。③行动缓慢而有规律,其方式是,围绕其长轴旋转中前后移动,或伸缩其圈间之距离而移动,或全身弯曲如蛇行。梅毒螺旋体在体外不易生存,煮沸、干燥、肥皂水及一般的消毒剂如升汞、苯酚(石炭酸)、酒精等很容易将其杀死。

2.传染途径　杨梅疮的传染源是梅毒患者,其传播途径有:

(1)性接触:这是主要的传染途径。未经治疗的患者在感染后的1年内最具有传染性;随着病期的延长,传染性越来越小;到感染后4年,通过性接触一般无传染性。

(2)血液传播:杨梅疮患者、潜伏杨梅疮及隐性杨梅疮其血清具传染性,通过输血及共用针头可传染他人。

(3)母婴:患杨梅疮的孕妇可以通过胎盘使胎儿受染。一般认为感染发生在妊娠4个月以后。病期超过4年未经治疗的杨梅疮妇女,虽然通过性接触一般已无传染性,但妊娠时仍可传染给胎儿,病期越长传染性越小。

(4)其他:少数可以通过性接触以外的途径受传染,如接吻、哺乳;接触有传染性损害患者的日常用品,如衣服、毛巾、剃刀、餐具烟嘴等也可传染。

【临床表现】

1.一期杨梅疮　一般在感染后3周左右发生,主要表现为硬下疳和梅毒性横痃。

硬下疳是梅毒螺旋体在进入体内部位发生的第一个症状,一般是感染梅毒螺旋体后2～4周后出现,但也有短于1周或长达1～2个月者。发生的部位90%以上是在阴部。男性患者在阴茎冠状沟、包皮内侧、包皮边缘、龟头系带外、尿道外口部等;女性患者则在大阴唇、小阴唇、阴蒂、子宫颈等处最为常见,此外,也可见于阴囊、阴阜、肛门周围等部。极少数也可发生于口唇、舌、指、乳房及眼睑等部位,往往容易被忽视。硬下疳的数目通常为1个,稀有多发者。初为无自觉症的小红斑,以后变为隆起之硬结,最后破溃、糜烂,形成溃疡。它的特点是圆形或椭圆形,黄豆到蚕豆大小,基底光滑,呈火腿肉样红色,表面比较干净,上有浆性分泌物,溃疡边缘整齐,境界清楚,自周围组织微向上方隆起触之如软骨硬,无自觉疼痛或瘙痒等症状,也无压痛。硬下疳即使不予以治疗,经1个月左右,可以自然愈合,仅留1个浅表的瘢痕或留轻微的色素沉着。如经驱梅治疗可迅速治愈。硬下疳除上述较典型者外,也可见到非典型的损害,如巨大型、疱疹型、崩蚀型、多发型、混合型(与软下疳同时存在)与复发型等下疳。

梅毒横痃即近卫淋巴结肿胀。下疳出现后1～2周,距离下疳最近处的淋巴结即发生肿胀,一侧或两侧,临床上多为两侧。淋巴结呈圆形或椭圆形,约为豌豆大,数目多,但彼此不融合,可活动,境界清楚,与周围组织无粘连,表面皮肤颜色正常,淋巴结不软化、不溃破,也无自觉疼痛症状。梅毒横痃痊愈比硬下疳晚,一般常需数月之久。

2.二期杨梅疮　为梅毒螺旋体进入体内在全身大量播散时期,一般于一期皮损出现后2～12周出现,可侵犯皮肤、黏膜、淋巴系统,有时可侵犯骨骼、眼及神经系统。本期又可区分为二期早发杨梅疮及二期复发杨梅疮。

发病常有前驱症状,如头痛、低热、眩晕、全身不适、关节酸痛、食欲不振等。头痛常昼轻夜重,骨骼关节痛亦有上述特点。

皮疹特点为无急性炎症现象,境界清楚、铜红色,有浸润,易侵犯掌跖部,压之不完全褪色,可自然消退,无自觉症状。复发性二期皮肤梅毒疹常排列成圆形、半月形、花朵状、卫星状等奇异形。二期皮肤梅毒疹常见有斑疹型、丘疹型、苔藓型、脓疱型,扁平湿疣等表现。

3.三期杨梅疮 三期杨梅疮一般发生于感染后4~5年,开始出现皮肤黏膜晚期肉芽肿样损害,10~20年可侵犯心血管及中枢神经系统等重要器官,危害甚大。三期杨梅疮梅毒血清阳性率降低,甚至转阴。三期杨梅疮传染性较小。

其表现主要是结节性梅毒疹、树胶肿、三期黏膜杨梅疮、三期骨骼杨梅疮、心血管杨梅疮及神经性杨梅疮等严重损害。结节性梅毒结节豌豆大到扁豆大,簇集成群,隆起皮面,呈铜红色,质坚硬有浸润,可以存在数周至数月。结节由中心部消退,边缘续生新疹,而成环状、蛇形或卫星状。结节可形成溃疡,底面凹凸不平,被覆豚脂样膜,消退后留有薄的羊皮纸样瘢痕。树胶样肿发生时间较结节性梅毒疹为迟,形态较大,损害较深。开始时为皮下硬结,指头大到核桃大或更大。常单发,硬结逐渐扩大,中心液化坏死,形成溃疡,境界清楚,边缘锐利,基底凹凸不平,肉芽呈紫红色,分泌黏稠脓汁,状如树胶,故名树胶样肿。全身各处均可发生,但以头部、下肢胫前、臀部等处多见。三期黏膜杨梅疮发生于舌部者,形成间质性舌炎,杨梅疮性白斑;引起穿孔,鼻骨破坏,形成鞍鼻;发生于软腭者,软腭部浸润肿胀,破溃形成溃疡,可破坏悬雍垂或扁桃体。心血管系统杨梅疮不仅发生于皮肤与黏膜,也可侵犯全身任何器官与组织。其中尤以心血管系统较常见,愈后不良。主动脉是其主要发病部位,具体的疾病有杨梅疮性主动脉炎、主动脉瓣闭锁不全与主动脉瘤等。在周围血管中,可以发生动脉瘤,各小动脉尤以脑内小动脉及四肢末端的血管,可发生闭塞性动脉内膜炎,而引起局部组织坏死。神经系统杨梅疮可引起脊髓痨及全身性麻痹性痴呆。此时脑脊液检查可有细胞及蛋白增加,梅毒血清反应阳性,胶体金试验阳性。

4.潜伏杨梅疮 杨梅疮感染后,经一定活动期,由于机体抵抗力增加,或由于治疗的影响,临床症状暂消退,但梅毒血清反应仍阳性,此阶段称为潜伏杨梅疮。潜伏杨梅疮并非痊愈,一旦机体抵抗力降低,可发生早期或晚期杨梅疮症状。

5.先天杨梅疮 又称胎传杨梅疮。乃梅毒螺旋体经胎盘传染给胎儿之杨梅疮。故胎传杨梅疮儿的母亲一定是杨梅疮患者。早期胎传杨梅疮:皮肤症状可在出生时,或出生数月出现。有各种皮肤损害,小儿发育不良。晚期胎传杨梅疮:最主要的症状为角膜炎,耳聋与哈钦森牙齿。

【诊断】

1.根据病史 不洁性接触是主要的传染途径,仔细询问病史有助于诊断。

2.根据病程及症状 一期杨梅疮主要发生于生殖器部位,无痛痒的硬结溃疡,境界清楚,基底清洁,可自然消退是其主要特征。二期杨梅疮皮疹对称红斑浸润,铜红色,易侵犯掌跖部,无痛痒,伴淋巴结肿大应高度怀疑患有本病。三期常见的结节性梅毒疹和树胶肿形成,神经性杨梅疮的诊断需要脑脊液检查。

3.实验室检查

(1)组织病理:硬下疳表面常有溃疡形成,其下真皮内为致密、弥漫以浆细胞为主的浸润,嗜银染色在表皮及真皮乳头血管周围常可见梅毒螺旋体。二期杨梅疮疹组织学改变以真皮浅层及深层血管周围及淋巴组织细胞浸润。并有数量不等的浆细胞及血管扩张、管壁增厚、内皮细胞肿胀为其特点。有的损害如扁平湿疣尚可见棘层肥厚,表皮突下延,在真皮乳头及表皮内有嗜中性粒细胞浸润。晚期活动性杨梅疮的损害有大量的淋巴细胞、浆细胞、巨噬细胞浸润。先天杨梅疮的组织病理与早期或晚期活动性后天杨梅疮相似。

(2)暗视野显微镜检查:早期皮肤黏膜损害(一期、二期霉疮)可查到苍白螺旋体。一期杨梅疮苍白螺旋体多在硬下疳的硬结、溃疡的分泌物和渗出液中存在,肿大的淋巴结穿刺也可检出,二期杨梅疮苍白螺旋体可在全身血液和组织中检出,但以皮肤检出率最高。早期先天性杨梅疮,可以通过皮肤或黏膜损害处刮片发现梅毒苍白螺旋体。最近,通过羊膜穿刺术获得孕妇的羊水,以其作为暗视野显微镜观察,对先天性杨梅疮有诊断价值。

(3)梅毒血清学检测:①非梅毒螺旋体血清试验:这类试验的抗原分为心磷脂、卵磷脂和胆固醇的混悬液,用来检测抗心磷脂抗体。由于这些试验具有相同的标准化抗原,所以敏感性相似。常用的有 3 种:a.性病研究实验室玻片试验(VDRL)。b.血清不加热的反应素玻片试验(USR)。c.快速血浆反应素环状卡片试验(RPR)可用作临床筛选,并可作定量用于疗效观察。②梅毒螺旋体血清试验:包括 a.荧光螺旋体抗体吸收试验(FTA-ABS)。b.梅毒螺旋体血凝试验(TPHA)。c.梅毒螺旋体制动试验(TPI)等。这类试验特异性高,主要用于诊断试验。

(4)梅毒螺旋体 IgM 抗体检测:特异性 IgM 类抗体(TP-IgM)检测,来作为梅毒的治愈判定方法。特异性 IgM 类抗体的产生是感染杨梅疮和其他细菌或病毒后机体首先出现的体液免疫应答,一般在感染的早期呈阳性,随着疾病发展而增加,IgG 抗体随后才慢慢上升。经有效治疗后 IgM 抗体消失,IgG 抗体则持续存在,TP-IgM 阳性的一期杨梅疮患者经过青霉素治疗后,2～4 周 TP-IgM 消失。二期杨梅疮 TP-IgM 阳性患者经过青霉素治疗后,2～8 个月 IgM 消失。此外,TP-IgM 的检测对诊断新生儿的先天性杨梅疮意义很大,因为 IgM 抗体分子较大,其母体 IgM 抗体不能通过胎盘,如果 TP-IgM 阳性则表示婴儿已被感染。

(5)分子生物学检测:应用分子生物学技术诊断杨梅疮主要有两点:制备大量的螺旋体蛋白供血清诊断试验作抗原及用多聚酶链式反应(PCR)从选择的材料扩增选择的螺旋体 DNA 序列,从而使经选择的螺旋体 DNA 拷贝数量增加,能够用特异性探针来进行检测。

(6)脑脊液检查:对神经杨梅疮的诊断、治疗及预后的判断均有帮助。检查项目应包括:细胞计数、总蛋白测定、VDRL 试验及胶体金试验。

【鉴别诊断】

依据病史及皮疹特点结合实验室检查诊断杨梅疮并不困难。临床上一期杨梅疮硬下疳需与软下疳鉴别,梅毒横痃需与软下疳横痃及第四性病鉴别,二期杨梅疮玫瑰疹需与银屑病及玫瑰糠疹鉴别,二期扁平湿疣需与尖锐湿疣鉴别,三期树胶肿需与瘰疬性皮肤结核鉴别。

【辨证治疗】

1.湿热下注证

[主要证候]多见于一期杨梅疮,皮疹为疳疮,色红质硬,溃烂而润,或伴有横痃,兼见胸胁胀痛,心烦易怒,口苦纳呆,尿短赤,大便秘结,舌质红,苔黄腻,脉滑数。

[治法治则]清热利湿,解毒祛梅。

(1)常用中成药:龙胆泻肝丸。

(2)简易药方:龙胆泻肝汤加减。龙胆草 10g,柴胡 10g,牡丹皮 10g,赤芍 10g,黄芩 10g,车前草 15g,泽泻10g,通草10g,土茯苓30g,白花蛇舌草30g,虎杖15g,金银花30g,生甘草6g。水煎服,每日1剂,分2次服。疮疡红赤肿胀,加黄连、黄柏;疳疮硬结明显,加夏枯草、土贝母。

2.热毒炽盛证

[主要证候]多见于二期杨梅疮,全身出疹,形态各异,疹色黯红或古铜色,而无痛痒兼见全身不适,咽干而红,便干溲赤,舌质红,苔黄,脉数。

[治法治则]清热解毒,凉血散瘀。

(1)常用中成药:皮肤病血毒丸合栀子金花丸。

(2)简易药方:清营汤加减。水牛角(先煎)15g,生地黄10g,牡丹皮15g,玄参20g,金银花15g,连翘15g,土茯苓30g,黄连10g,黄芩10g,栀子10g,大青叶10g。水煎服,每日1剂,分2次服。大便秘结者,加大黄;口渴者,加天花粉、麦冬;皮疹泛发者,加紫草、白花蛇舌草;掌跖部皮疹明显者,加苍术、黄柏;扁平湿疣者,加土贝母、夏枯草、红花。

3.痰瘀血阻证

[主要证候]患杨梅疮数年,头部或下肢出现树胶肿样损害,边缘整齐,腐臭不堪,舌紫黯,苔腻,脉弦滑。

[治法治则]化痰散结,解毒活血。

(1)常用中成药:小金丹。

(2)简易药方:海藻玉壶汤合血府逐瘀汤加减。海藻30g,昆布15g,贝母15g,半夏9g,青皮6g,陈皮10g,当归15g,川芎10g,连翘10g,桃仁10g,红花10g,牛膝10g,当归10g。水煎服,每日1剂,分2次服。结节较大者,可加入全蝎、蜈蚣;脓液较多者,加皂角刺、天花粉、白芷;病程长久,腐肉难脱者,加生黄芪。

4.心气不足证

[主要证候]常见于杨梅疮性心脏病,心悸不安,怔忡,健忘,失眠,头晕目眩,面色无华,神疲气短,自汗盗汗,舌淡黯,苔少,脉细滑或结代。

[治法治则]补气养心,化瘀解毒。

(1)常用中成药:生脉饮。

(2)简易药方:炙甘草汤加减。炙甘草10g,生姜9g,桂枝9g,人参6g,干地黄30g,阿胶(烊化)6g,麦冬10g,麻仁10g,大枣6g,土茯苓30g,丹参30g。水煎服,每日1剂,分2次服。胸闷气短者,加瓜蒌、薤白、五味子;大便干结难解者,加白术、当归、肉苁蓉;唇甲紫暗加参三七、山楂等。

5.肝肾亏损症

[主要证候]见于晚期脊髓痨,患霉疮数十年,逐渐两足瘫痪或痿弱不行,肌肤麻木或虫行作痒,筋骨串痛,腰膝酸软,小便困难,舌淡嫩,舌苔水滑,脉沉细。

[治法治则]温补肝肾,填髓息风。

(1)常用中成药:金匮肾气丸。

(2)简易药方:地黄饮子加减。熟地黄10g,山茱萸10g,麦冬10g,石斛15g,远志6g,石菖蒲10g,茯神10g,五味子10g,肉苁蓉10g,肉桂3g,熟附子10g,巴戟天10g。水煎服,每日1剂,分2次服。头目眩晕者,可加入钩藤、白僵蚕;腹胀呕呃,可加入半夏、竹茹、厚朴。

【外治疗法】

1.疳疮 可选用珍珠散外敷患处。

2.横痃　未溃时选用金黄膏;破溃时先用四黄膏,脓尽后再用生肌散。

3.杨梅疮　可用蛇床子、忍冬藤、大青叶、川椒、紫花地丁、白鲜皮煎汤熏洗。

4.杨梅疮结毒　可用阴症膏、九一丹等外用。

【其他疗法】

目前杨梅疮临床上以西药治疗为主。一旦确诊为杨梅疮,驱梅疗法就要及早实施,并要足量,连续,保证疗程,规则用药。

1.早期杨梅疮(包括一期、二期及早期潜伏杨梅疮)、晚期杨梅疮(包括三期皮肤、黏膜、骨骼杨梅疮,晚期潜伏杨梅疮,或不能确定病期的潜伏杨梅疮及二期复发杨梅疮)均选用苄星青霉素G。

2.心血管杨梅疮:预备治疗,应用水剂青霉素G 3日后,按照正规方案治疗,采用普鲁卡因青霉素。

3.神经杨梅疮:水剂青霉素连续10~14天,继以苄星青霉素,共3周。

心血管杨梅疮、神经杨梅疮为避免吉海反应,青霉素注射前应口服泼尼松,每次10mg,每日2次,连续3天。妊娠梅毒禁服四环素、多西环素(强力霉素)。

【预防与调理】

1.强化精神文明建设,净化社会风气,禁止嫖娼卖淫,加强性病防治。

2.早诊断,早治疗,坚持查出必治,治必彻底的原则,并建立随访追踪制度。

3.做好孕妇胎前检查,对梅毒患者要避孕或及早终止妊娠。

4.夫妇双方共同治疗。

【临证心得】

1.急则治其标　本病初期属实证,病位在肝肾等经脉和血脉之中。病性突出为"毒"字,由霉疮毒气经性接触或非性接触传染而来。故治疗早期梅毒以解毒除湿为主,土茯苓是解毒驱梅的要药,宜重用,常用量为30~60g。此外,金银花、白花蛇舌草、黄连也是常用来治疗由于毒邪阻滞引起的杨梅疮损害。霉疮毒气蕴滞肌肤,搏结气血,常引起气血运行补充,或夹痰湿,缠绵难愈,治疗常用活血散瘀之品,如丹参、赤芍、牡丹皮、紫草等。

2.缓则之其本　晚期杨梅疮出现气血亏虚及肝肾不足等证候,治疗宜标本兼治,对杨梅疮引起的神经损害,特别是杨梅疮性脊髓痨患者治疗应用河间地黄饮子可取得良好的疗效。但治疗的全过程要紧紧抓住霉疮毒气浸淫肌肤血脉这一核心病机,土茯苓、金银花、白花蛇舌草、生甘草等解毒之品要全过程使用。

3.对于杨梅疮患者经过正规的驱梅治疗　但血清不能阴转的患者,但血清抗体滴度不高,视为血清固定。不能认为杨梅疮没有治愈,而长期服用解毒驱梅药物。可酌情使用调补气血,健脾化浊之品如八珍汤、当归饮子、二陈汤等。可以起到调整免疫,阴转抗体的作用。

(王宁丽)

第十二节　花柳毒淋的中西医结合治疗

花柳毒淋是常见的花柳病之一。所谓花柳旧指烟花柳巷,为狎妓嫖娼之俗称。毒淋即由于嫖娼等不洁性交传染的尿道淋涩疼痛之证。"淋"首见于《黄帝内经·素问》,如"小便赤黄甚则淋也",但此处淋主要是指泌尿系感染。隋·巢元方《诸病源候论》一书把淋证分为石淋、痨淋、血淋、气淋、膏淋5种。但毒淋的概念则出于近代。如《医学衷中参西录》就记载有治毒淋的"毒淋汤"。

花柳毒淋就是西医的淋病。其特点是以尿频、尿急、尿道刺痛,或尿道溢脓,甚至排尿困难为主要临床表现。临床上可表现为单纯性尿道炎,也可表现为除尿道炎外并发前列腺炎、精囊炎、盆腔炎等,严重者可出现腹膜炎及淋菌性败血症,危及生命。所以本病是危害性较大的性病。

【病因病机】

中医学认为乃因不洁性交或秽浊毒邪乘虚侵袭阴器,酿湿化热,热蚀尿道,血败成脓而成本病。

1.湿热秽浊之气由下焦前阴窍口入侵,阻滞于膀胱、尿道、精室等,局部气血运行不畅,气化失司,湿热熏蒸,精败肉腐。

2.湿热秽浊之气久恋,一则伤津耗气,一则阻滞气血,久病及肾,导致肾虚阴亏,瘀热内阻;病程日久,形成本虚标实或虚实夹杂之证。

西医学认为,淋病的病原体是淋球菌,急性期多存活于白细胞内,成双球状,慢性期则存在于白细胞外,数量较少,有些可呈单个球形、四联或八叠状。淋球菌十分娇嫩,不耐寒热,一般消毒剂即可将其杀死。淋病主要通过性交传染,但是也可以通过污染的衣裤、被褥、寝具、毛巾、浴盆、马桶圈和手等间接传染,幼女常通过间接途径受传染,也有极少数幼女因受性虐待而被感染。新生儿淋菌性结膜炎多在通过母体产道时受传染。妊娠期妇女淋病患者,可引起羊膜腔内感染,包括胎儿感染。

【临床表现】

接触史:有婚外或婚前性行为,性伴感染史,或与淋病患者共用物品史,或新生儿的母亲有淋病史等。淋病潜伏期1～10天,平均3～5天。

1.男性淋病

(1)急性尿道炎:可分为初发的前尿道炎和以后发展而成的后尿道炎。

前尿道炎:尿道外口瘙痒、灼热、疼痛,尿道口潮红肿胀,继之尿道口溢出黄白色脓液,排尿困难、尿痛、疼痛性勃起,可并发龟头炎,腹股沟淋巴结肿大。

后尿道炎:多由前尿道炎未经规范治疗发展而来,主要表现为尿频、尿急、尿痛、终末血尿、会阴部钝痛、压迫感。

两者均可伴有发热、不适等全身症状。

(2)慢性尿道炎:多因治疗不规范、不彻底引起。表现为尿道炎症状反复出现,或持续2个月以上,患者临床症状较轻,可合并有前列腺炎、精囊炎、附睾炎等。

2.女性淋病　女性患者症状轻微,约60%患者无症状。好发于宫颈、尿道、尿道旁腺、前庭大腺等。可出现阴道脓性分泌物增多,宫颈充血明显或水肿糜烂,自宫颈流出脓性分泌物。尿道炎症状较轻,可有尿急、尿频、尿痛等症状,可见尿道口红肿及脓性分泌物。前庭大腺部位可发生红肿及疼痛。上行感染则可引起盆腔炎、继发输卵管卵巢囊肿,腹膜炎引起下腹痛、脓性白带增多、附件增厚,还可出现全身症状。

3.儿童淋病

(1)幼女外阴阴道炎:多由间接感染所致,表现为急性外阴阴道炎及淋菌性阴道炎。

(2)新生儿淋菌性眼结膜炎:主要由产道感染引起,多在出生后2～3天发病,多为双侧;表现为结膜充血水肿,大量脓性分泌物,严重时可出现角膜溃疡甚至引起角膜穿孔,导致失明。通过血行,全身播散,有较严重的全身症状。

4.播散性淋球菌感染　较少见,淋菌入侵血液后出现全身症状。

5.其他部位淋病　淋菌性咽炎和直肠淋病,因淋病患者有口交或肛交行为而感染。

【诊断】

1.根据病史,有不洁性交史,或有毒淋的传染接触史。

2.根据典型症状,特别是男性急性尿道炎伴有脓性分泌物,女性宫颈炎伴有脓样白带等症状。

3.有合并症或慢性淋病者多由急性淋病转化而来。

4.实验室检查

(1)实验室检查涂片:分泌物的涂片检查。①方法:用灭菌等渗盐水拭净尿道口,用手指捋出脓液,用接种环或棉拭子蘸取少许分泌物轻轻涂于载玻片上。待其自然干燥后,加热固定,做革兰染色镜检。②结果:在急性患者的尿道分泌物涂片中常可见到大量多形核白细胞。其中有些白细胞吞噬有淋球菌。淋球菌为革兰染色阴性,菌体呈圆形或卵圆形,常成双排列。二菌相对面扁平或稍凹,但二菌大小可稍有差异。细胞中可含有 1 至数对,甚至 20~50 对淋球菌。在治疗不规则的患者涂片中,有时也可见到淋菌,但数量少,形态不规则,且常位于细胞外。涂片检查方法简便,价格低廉。对男性有症状的尿道炎标本敏感性可达 90%,临床症状加上尿道分泌物涂片阳性可对这类患者做出初步诊断并开始治疗。而女性宫颈分泌物涂片中由于杂菌较多,故涂片法的敏感性和特异性差。因此,世界卫生组织不主张用涂片法检查女患者而推荐用培养法。

(2)培养:淋球菌在多黏菌素 B 血液琼脂上经 24~48 小时培养之后,可形成圆形、已凸起、湿润、光滑、半透明或灰白色的菌落。边缘呈花瓣状。直径为 0.5~1.0mm。用接种环触之有黏性。如继续培养,菌落体积增大,表面粗糙,边缘皱缩。氧化酶试验阳性。取典型菌落做细菌涂片可见到革兰阴性双球菌。淋球菌培养对症状很轻或无症状的女性和男性都是敏感的,因此,培养是目前世界卫生组织推荐的过筛淋病患者的主要方法。

【鉴别诊断】

毒淋必须根据病史、体检和实验室检查结果进行综合分析,慎重做出诊断。临床上男性毒淋与非淋菌性尿道炎鉴别,女性毒淋需与念珠菌性阴道炎等鉴别。

1.非淋菌性尿道炎　有冶游史。但其潜伏期长,多为 7~21 天;尿道分泌物少或无,质稀薄;尿痛、排尿困难轻或无;无全身症状;分泌物涂片无细胞内革兰阴性双球菌。一般实验室检查衣原体或支原体为阳性。

2.念珠菌性阴道炎　外阴、阴道剧烈瘙痒,白带增多,呈白色凝乳样或豆腐渣样,略有臭味,小阴唇肿胀肥厚,阴道黏膜充血水肿、糜烂,表面有白色假膜。白膜镜检可见成群卵形孢子及假菌丝。

【辨证治疗】

1.湿热毒蕴证

[主要证候] 相当于急性毒淋,尿道口红肿,尿急,尿频,尿痛,淋漓不止,尿液浑浊如脂,尿道口溢脓。严重者尿道黏膜水肿,附近淋巴结红肿疼痛。女性宫颈充血、触痛,并有脓性分泌物,可有前庭大腺红肿热痛等。可有发热等全身症状,舌红,苔黄腻,脉滑数。

[治法治则] 清热利湿,解毒化浊。

(1)常用中成药:龙胆泻肝丸、分清五淋丸。

(2)简易药方:龙胆泻肝汤加减。龙胆草 10g,柴胡 10g,牡丹皮 10g,赤芍 10g,黄芩 10g,车前草 15g,泽泻 10g,通草 10g,野菊花 10g,天葵子 10g,土茯苓 30g,白花蛇舌草 30g,虎杖 15g,金银花 30g,生甘草 6g。

水煎服,每日1剂,分2次服。毒热蕴滞,脓液较多,疼痛明显者,加黄连、黄柏、栀子;尿频,尿急明显者,加萹蓄、瞿麦。

2.毒邪流窜证

[主要证候]见于合并症的患者,男性合并前列腺炎,肿痛,拒按,小便溷浊或点滴淋漓,腰酸有下坠感。女性合并附件炎,有下腹部隐痛,压痛,外阴瘙痒,白带多,或有低热等全身不适感,舌红,苔薄黄,脉滑数。

[治法治则]清热解毒,活血利湿。

(1)常用中成药:热淋清颗粒。

(2)简易药方:五味消毒饮加减。金银花15g,野菊花10g,蒲公英30g,紫花地丁15g,天葵子10g,黄柏10g,萆薢10g,赤芍10g,泽兰10g,泽泻10g,马鞭草15g。水煎服,每日1剂,分2次服。外阴瘙痒者,加苦参、地肤子;小腹疼痛者,加厚朴、桃仁;女性白带多者,加鱼腥草、生薏苡仁、冬瓜子;男性小便淋涩疼痛者,加虎杖、琥珀。

3.正虚毒恋证

[主要证候]见于慢性毒淋者,病程超过3个月,小便不畅,短涩,淋漓不尽,腰酸腿软,五心烦热,酒后或疲劳易发,食少纳差,女性带下多,舌淡或有齿痕,苔白腻,脉沉细弱。

[治法治则]益气除湿,解毒通淋。

(1)常用中成药:知柏地黄丸。

(2)简易药方:补中益气汤合知柏地黄汤加减。黄芪15g,党参10g,白术10g,茯苓20g,炙甘草15g,当归10g,陈皮10g,升麻10g,柴胡10g,知母10g,黄柏10g,熟地黄10g,山茱萸10g,牡丹皮10g,茯苓20g,泽泻10g,山药10g,虎杖15g,马鞭草15g。水煎服,每日1剂,分2次服。伴小腹疼痛不适者,加小茴香、厚朴;伴失眠多梦者,加合欢皮、酸枣仁;伴晨起尿道分泌物多者,加山药、鱼腥草;会阴坠胀不适者,加桃仁、红花。

4.热毒入络证

[主要证候]见于毒淋性败血症患者,小便灼热刺痛,尿液赤涩,下腹痛,头痛高热,或寒热往来,神情淡漠,面目浮肿,四肢关节酸痛,心悸烦闷,舌红绛,苔黄燥,脉滑数。

[治法治则]清热解毒,凉血化浊。

简易药方:清营汤加减。水牛角15g,生地黄20g,玄参20g,竹叶心10g,麦冬10g,丹参30g,黄连10g,金银花15g,连翘10g,黄柏10g,萆薢10g,泽兰10g,泽泻10g,马鞭草15g,瞿麦10g,萹蓄10g。水煎服,每日1剂,分2次服。高热不退者,加加金银花、生石膏;心烦口渴,加淡竹叶、百合、生甘草。

【外治疗法】

1.中药外洗　大黄、千里光、野菊花、苦参、黄柏、土茯苓等煎水外用。男性冲洗阴茎龟头及尿道口,女性可以取药液用注射器或阴道冲洗器灌注阴道。每日2次。

2.二黄散　对于淋病合并龟头或女性外阴红肿或有溃疡糜烂者,用二黄散香油调涂患处。

3.中药坐浴　对于淋病合并前列腺炎,会阴坠胀不适,可用小茴香30g,红花10g,细辛10g,水煎趁热(不烫为度)坐浴,每天1次,每次20分钟。

4.复方黄柏液　用于脓液较多,或出现外阴溃疡瘘管,蘸取药液,敷于患处。

【其他疗法】

1.物理治疗　超短波、微波或射频疗法。用于治疗淋菌性慢性前列腺炎。

2.西医治疗

(1)淋菌性尿道炎(宫颈炎):选用头孢曲松、头孢噻肟、大观霉素(壮观霉素)、环丙沙星或氧氟沙星等。

(2)有合并症的淋病(包括淋菌性附睾炎和输卵管炎):选用头孢曲松或大观霉素(壮观霉素)。

(3)新生儿淋菌性眼炎:选用头孢曲松、头孢噻肟、大观霉素(壮观霉素),连续 7 天。同时用生理盐水冲洗眼部,每小时 1 次,之后用 0.5%红霉素或 1%硝酸银滴眼液。

(4)淋菌性咽炎和直肠炎:选用头孢曲松或氧氟沙星。

(5)妊娠期淋病:选用头孢曲松、大观霉素。孕妇禁用氟喹诺酮类和四环素类药物。

(6)儿童淋病:选用头孢曲松、大观霉素。体重大于 45kg 者按成人方案治疗。

【预防与调理】

1.树立正确的性观念,不发生不正常的性行为,不发生嫖娼卖淫行为。

2.外出时便前便后洗手,注意洗浴卫生,尽量避免池塘浴,提倡淋浴。

3.夫妇不可隐瞒病史、病情,如共患要双方同时治疗。

4.忌烟酒及辛辣刺激之品。

5.及时、足量、规则用药,治疗后一定要做细菌学检查。

【临证心得】

1.中医学认为毒淋是湿热之体外感淫毒而发病。初期多为热证,实证,治宜清利为主。若日久不愈或治疗不当、劳累、房事过度,可导致正虚邪恋,肝肾虚弱。

2.本病的主要证为尿频,尿急,尿痛和脓性分泌物。症状的轻重与湿热邪气盛衰成平行关系。症状明显者,重用清热解毒通淋之品;症状轻者,清热利湿为主。

3.对于有合并症毒淋患者,早期即应用活血化瘀、解毒通淋之品。常用的活血通淋之品如虎杖、马鞭草、赤芍、王不留行等。对于合并前列腺炎要加用桃仁等活血透膜的药物,因为前列腺有以完整的包膜,一般药物难于进入,加入具有亲脂性的桃仁有助于药物的进入。

4.慢性毒淋症状迁延复杂,中医治疗治宜扶正祛邪,一般扶正首先从调和气血、健脾化浊开始,病程更长者,则需要滋补肝肾,或温阳益肾。

(王宁丽)

第十三节　牛皮癣的中西医结合治疗

牛皮癣是一种常见的以皮肤剧烈瘙痒,肥厚如牛皮为特征的慢性皮肤病。在中医文献中,因其好发于颈项部,故称为摄领疮;因其缠绵顽固,故亦称为顽癣。《诸病源候论·摄领疮候》云:"摄领疮,如癣之类,生于项上痒痛,衣领拂着即剧,是衣领揩所作,故名摄领疮也。"《外科正宗·顽癣》云:"牛皮癣如牛项之皮,顽硬且坚,抓之如朽木。"本病好发于青壮年,慢性经过,时轻时重,多在夏季加剧,冬季缓解。相当于西医的神经性皮炎,又称慢性单纯性苔藓。

【病因病机】

中医学认为本病多由情志不遂,紧张劳累,肝郁化火,心火上炎,热盛生风,发于肌肤而成;风湿热之邪阻滞肌肤或硬领等外来机械刺激所引起;病久耗伤阴液,营血不足,血虚生风生燥,皮肤失于濡养而成。

西医学认为本病是一种皮肤神经功能障碍性皮肤病。临床表明与神经精神因素有明显的关系。患者多有情绪紧张、压力较大，胃肠功能障碍等。

【临床表现】

本病多见于青年与中年人，老年人较少见，儿童一般不发病。好发于颈后及两侧、肘窝、腘窝、股内侧、尾骶及腕、踝部，但其他部位亦可发生。起病时患部皮肤往往仅有瘙痒而无皮损发生。经常搔抓或摩擦后便出现针头至粟粒大小多角形扁平丘疹，散在分布，历时稍久，因丘疹逐日增多，密集融合形成皮纹加深和皮嵴隆起的典型苔藓样变之斑片。斑片多呈现淡红、黄褐或正常皮色，或有色素沉着，有时覆有鳞屑。斑片边界清楚，周围亦可有少数孤立散在的扁平丘疹。斑片的数目不定，一片或数片，大小不等，可如指甲或手掌，形状可为圆形、类圆形，或不规则形状。伴阵发性剧烈瘙痒，夜间为甚，泛发性神经性皮炎奇痒难忍，严重影响睡眠和工作。本病病程缓慢，常多年不愈，易反复发作。

【诊断】

1.根据典型皮损形态，针头至米粒大小的多角形扁平丘疹，淡红、淡褐色或正常肤色，质地较为坚硬而有光泽，密集融合形成皮纹加深和皮嵴隆起的苔藓样变之斑片，境界清楚，表面覆有少许鳞屑，或有抓痕、血痂。

2.好发于颈侧、项部、额部、尾骶、肘窝、腘窝、股内侧。亦可发于眼睑、外阴、肛门等处。如发疹仅限于某一部位，称局限性牛皮癣，皮损广泛或大部分受累则称泛发性牛皮癣。

3.根据自觉症状，表现为阵发性剧烈瘙痒，夜间为甚，泛发性牛皮癣奇痒难忍，严重影响睡眠和工作。

【鉴别诊断】

1.慢性湿疮（慢性湿疹）　多有糜烂、渗液等病史，皮损边界不清，苔藓样变不及牛皮癣明显，治疗不能耐受刺激性外用药，可资鉴别。

2.风瘙痒（瘙痒症）　多见于老年人。先有瘙痒而无原发疹，搔抓后可产生抓痕、血痂。

3.原发性淀粉顽癣　好发于双小腿伸侧、上背部，损害为粟粒至绿豆大半球状丘疹，质坚硬，密集成片，有的呈串珠样排列。组织病理改变有诊断价值，可以鉴别。

4.紫癜风（扁平苔藓）　表现为多角形或圆形紫蓝色中央微凹的扁平丘疹，表面有蜡样光泽、网状纹，颊黏膜、龟头或指（趾）甲常有损害。组织病理变化有其特异性。

5.白疕（银屑病）　好发于小腿伸侧的慢性局限性银屑病，类似牛皮癣。但白疕皮损基底呈淡红色浸润，上覆银白色鳞屑，其他部位常有白疕损害。

【辨证治疗】

1.血热风盛证

［主要证候］本证多见于泛发性牛皮癣或急性发作，皮损泛发色红，阵发性瘙痒，伴心烦易怒、口苦咽干，眩晕多梦、便干溲赤，剧烈瘙痒，舌质红，苔薄黄，脉弦滑。

［治法治则］清热凉血，消风止痒。

（1）常用中成药：防风通圣丸、清开灵口服液。

（2）简易药方：凉血地黄汤合消风散加减。生石膏（先煎）30g，知母10g，苦参10g，黄芩10g，生地黄30g，赤芍15g，枳壳10g，天花粉30g，荆芥10g，防风10g，蝉蜕6g，生甘草6g。水煎服，每日1剂，分2次服。皮损色红赤者，加水牛角片、蚤休、生槐花；瘙痒剧烈者，加鸡血藤、首乌藤、生龙骨、牡蛎、地肤子、白鲜皮。

2.风湿蕴阻证

［主要证候］病程日久，皮损浸润肥厚，呈淡褐色，或多发于肛门和会阴部，可有糜烂、渗液，瘙痒剧烈，夜间尤甚，舌质暗，苔腻，脉濡。

［治法治则］搜风除湿，养血润肤。

(1)常用中成药：龙胆泻肝丸、当归苦参丸、湿毒清胶囊、乌梢蛇片。

(2)简易药方：乌蛇祛风场合四物汤加减。乌蛇10g，荆芥10g，防风10g，黄芩10g，苦参10g，生薏苡仁30g，刺蒺藜10g，当归10g，赤芍15g，川芎6g，白鲜皮30g，生甘草6g。水煎服，每日1剂，分2次服。发于额部、眼睑部者，加生石膏、白芷；发于骶尾部者，加龙胆草、土茯苓；苔藓化明显者，加三棱、莪术、露蜂房。

3.血虚风燥证

［主要证候］病程长，多见于老年及体弱患者，皮损色淡或灰白色，肥厚粗糙，脱屑明显，瘙痒难忍，反复发作，日久不愈，伴头晕、心悸、气短、乏力，舌质淡、苔薄白，脉细。

［治法治则］养血润燥，息风止痒。

(1)常用中成药：当归饮子丸、肤痒冲剂。

(2)简易药方：当归饮子加减。当归10g，川芎10g，熟地黄12g，何首乌20g，赤芍、白芍各12g，黄芪20g，刺蒺藜10g，天花粉30g，乌蛇10g。水煎服，每日1剂，分2次服。胃胀纳呆者，加枳壳、陈皮、苍白术；心神不宁少寐者，加首乌藤、合欢皮、珍珠母；疲倦乏力者，加炙黄芪、党参。

【外治疗法】

1.三黄洗剂外洗，每日3～4次，适用于皮损较薄者。

2.丁香罗勒药膏、山宝皮宁酊、冰黄肤乐霜等外涂，每日3次。

3.10%黑豆馏油软膏外涂，每日2次，适用于皮损较厚者。

【预防与调理】

1.保持情绪稳定，避免精神刺激。

2.禁食辛辣刺激性食物，如辣椒、海鲜、羊肉等。

3.禁烟酒。

4.尽量避免搔抓患处。

5.患处保持清洁，避免烫洗、摩擦等刺激。生活应规律，注意劳逸结合。

【临证心得】

1.辨证要素　由于现代社会人们的生活节律加快，工作和生活的压力增加，牛皮癣已经成为常见病和多发病。关于其病机的认识，一般来讲，外与风湿郁阻肌肤有关，内与肝气亢旺有关，久病则血虚风燥肌肤失养。在中医治疗上，既要针对风湿郁阻肌肤的外因，也要针对肝气亢旺的内因，久病更要考虑血虚风燥的病机转换，孰轻孰重，把握分寸。辨证施治断不可将3种证候完全分离，要考虑其内在的联系和刻下的表现。

2.重视止痒　由于本病表现突出一个痒字，止痒治疗尤为关键。在止痒的对策和方法上，依据中医的"无风不作痒"观点，虽风、湿、热、毒、虫、虚、瘀均可致痒，但风为贼首，擒贼擒首，治风止痒尤为关键。虽辨证有不同，但荆芥、防风、苦参、白鲜皮、地肤子等祛风胜湿之品不论何证型，结合配伍均可使用。在外治方子中，祛风胜湿更是必选之品，如苍术、苍耳子、白鲜皮、地肤子、蛇床子、艾叶等用于外洗或入膏散。

3.活血通络　对病久入络，肌肤肥厚，如牛项之皮。治疗中必用活血化瘀，通经活络之品，体现"治风先治血,血行风自灭"的古训。事实上,本期患者风湿久郁,非重用活血化瘀、通经活络之品不可如全蝎、蜈蚣、水蛭、土鳖虫、威灵仙等。这些药的使用,不但起到止痒之效,而且可以改善组织营养,减轻皮肤肥厚。

4.疏肝理气　肝气亢旺在本病的发病中起到至关重要的作用。没有患者的焦虑、紧张,情志异常,纵有外在风湿之邪,也不能发为牛皮癣。即所谓外因要靠内因而起作用。在肝气亢旺证的治疗中,丹栀逍遥散是常用的方剂,疏肝健脾,木土共调。笔者在临床中,除应用丹栀逍遥散方义之外,更注意对心的调理,因为情志致病,心肝同患。心肝火旺也是临床最常见的证型。故临床上患者除烦躁易怒外,必有心绪不佳、失眠多梦等症状。因为在遣方用药中必配伍百合、黄连、合欢皮、酸枣仁、珍珠母等调心安神之品。

5.自拟清肝解郁汤　本方在临床应用多年,疗效显著。近年来,我国社会经济发展非常快,个人的生活节奏必然加快,竞争压力自然增大,这些外在因素,与人们社会及心理适应能力的相对不足的个体因素共同作用,使人们长期处于怒悲忧恐惊的不正常情志状态,中医理论分析则多属于七情致病,乃肝气郁结化火所致。清肝解郁汤的组成为:柴胡、黄连、赤芍、牡丹皮、珍珠母、合欢皮、首乌藤、当归、冬瓜皮、竹茹、白鲜皮、地肤子、防风、荆芥等,具有清热泻火、解郁安神的功效。本方适用于表现为烦躁易怒、失眠多梦、夜间瘙痒等疾病的早期。

(王宁丽)

第十四节　结缔组织病与红斑狼疮

结缔组织病包括一组临床表现、组织病理学和免疫学有共性的疾病,曾称为胶原病,现均概括于风湿病的范畴中。

本组疾病是以结缔组织黏液样水肿、纤维蛋白样变性和血管炎为基本病理改变的一组疾病。

由于结缔组织广泛分布于全身各系统,如皮肤、关节、心脏、肺、肝和肾脏,因此结缔组织病均为多系统受累疾病。

在结缔组织病内,不但是结缔组织受累,而且被强调有免疫学的不正常,因此,这种情况也被称为"自身免疫疾病"或免疫性疾病。

一、盘状红斑狼疮(DLE)

概述面部为主的持久性红斑,角化明显,呈慢性经过,愈后萎缩或色素脱失,日晒后皮损加重。

皮损超出头面部时称为播散性DLE,个别可转变为SLE。患者应注意避免日晒,口服氯喹有效。

盘状红斑狼疮主要累及皮肤,一般无系统受累,好发于20～40岁,男、女之比约为1:3。慢性病程,预后良好。

1.临床表现　皮损好发于头面部,基本损害为境界清楚之紫红色丘疹或斑块,表面有黏着性鳞屑,鳞屑下方有角栓,陈旧皮损中心有萎缩,毛细血管扩张和色素减退。

一般无明显自觉症状,日晒后可使皮损加重,黏膜病变以下唇多见,表现为红斑、糜烂和溃疡,皮损超出头面部范围时称为播散性DLE,头部皮损可导致永久性秃发,经久不愈的皮损可继发癌变。一般全身症状不明显,少数患者可有乏力、低热或关节痛等。少于5%的患者可转变为SLE。

2.实验室检查　少数患者 ANA 阳性,滴度较低。少数播散性 DLE 患者有时可有白细胞减少,血沉稍快,球蛋白增高等。

3.组织病理　有特征改变,表现为角化过度,毛囊角栓,表皮萎缩,基底细胞液化,基底膜增厚,真皮血管和附属器周围有灶性淋巴细胞浸润。胶原间可有黏蛋白沉积。

4.免疫病理　直接免疫荧光检查即狼疮带试验(LBT),皮损区表皮和真皮交界处可见 IgG 和 C3 沉积,以 IgM 沉积为主,呈颗粒状荧光带,阳性率为 70%～90%,正常皮肤狼疮带阴性。

5.诊断和鉴别诊断　根据皮损的特征易于诊断,须依血尿常规检查和免疫学检查以排除是否有系统受累。本病还须与扁平苔藓、脂溢性皮炎、多形性日光疹等进行鉴别。

6.治疗　避免日晒,外出时宜外用防晒剂。局部可外用皮质类固醇霜,对顽固而局限的皮损可用类固醇激素皮损内注射。皮损较广泛或伴有全身症状者须采用全身治疗。可选用以下药物:

(1)抗疟药:羟氯喹 100mg,每日 2 次。其主要副作用是视网膜病变,服药期间应定期(3～6 个月)查眼底。停药后视觉的改变似不再发展。

(2)沙利度胺(反应停):每日 100mg,对不能耐受抗疟药治疗的 SLE 及 DLE 十分有效。但应注意其致畸作用,其他不良反应有嗜睡、便秘及感觉障碍。

(3)皮质类固醇:对皮损广泛、伴有低热和关节痛等全身症状者或单纯氯喹疗效不理想时可配合中小剂量泼尼松(每日 15～20mg)治疗,待病情好转后再缓慢减量。

二、系统性红斑狼疮(SLE)

概述女性多见,多系统、多器官受累,表现多样化,以蝶状红斑、盘状红斑、关节痛、肾炎最常见。严重狼疮性肾炎和狼疮脑病为常见死亡原因。系统性红斑狼疮常有日光加重病情的历史。

患者血清中有多种自身抗体,为重要的诊断依据,治疗主要为皮质类固醇和免疫抑制剂,可以配合中药。

系统性红斑狼疮(SLE)是多系统受累的疾病,可累及全身各个器官,本病好发于生育年龄的妇女,男、女之比约为 1:9～1:15。

随着免疫学的进展,对本病的认识水平和诊断方法有了显著进步,使许多患者能得到早期诊断和治疗,由于激素、免疫抑制剂、中药的合理应用,使得本病的预后大为改善,目前 SLE 的 10 年生存率已达80%～90%。

(一)临床表现

本病临床症状较复杂,各种症状同时或先后发生。早期症状中最常见的为关节痛、发热和面部蝶形红斑等,有时贫血、血小板减少或肾炎也可成为本病的初发症状。

1.皮肤黏膜　病程中的 70%～80%患者有皮损。面部蝶形红斑是 SLE 的特征性皮损,为分布于面颊和鼻梁部的蝶形水肿性红斑,日晒性皮肤型红斑狼疮的特征性皮损(环形红斑和丘疹鳞屑性红斑),有时手指、手掌可见掌红斑及紫斑荨麻疹样溃疡等血管炎样皮损。病情活动时患者常有弥漫性脱发(休止期脱发),前后发际毛发细而无光泽,常于 2～3cm 处自行折断,形成毛刷样外观(狼疮发)。约 1/3 患者有日光过敏。还可有紫癜样皮损、雷诺现象、大疱性皮损、多形性红斑样皮损、荨麻疹样血管炎或血栓性静脉炎等表现。黏膜损害主要表现为口腔溃疡及下唇鳞屑白色斑片。

2.关节肌肉　关节受累是SLE中最常见的症状,90％以上患者均有不同程度的关节炎和关节痛,可伴有关节红肿,但关节畸形不多见。肌炎和肌痛也较常见,但肌无力不明显,少数患者可出现缺血性骨坏死,股骨头最常受累。

3.浆膜炎　心包炎和胸膜炎较常见,可为干性或有积液,腹膜炎较少见。

4.系统受累　累及心脏可有心包炎、心肌炎和心内膜炎。肺部病变主要为间质改变,表现为活动性呼吸困难,肺功能检查及CT扫描对帮助诊断有一定价值。5％～6％患者有狼疮样肾炎表现,可导致肾病综合征甚至肾衰竭。中枢神经系统受累表现为头痛、癫痫样发作等,也可引起意识障碍和定向障碍等,周围神经受累可引起多发性神经炎的症状。还可有肝大、肝功能异常,多数SLE患者在疾病活动期伴有血液系统的异常,可表现为自身溶血性贫血、白细胞减少和血小板减少。视网膜可有棉絮样渗出。

（二）实验室检查

1.血常规和尿常规检查　常有贫血、白细胞减少、血沉增快。可有蛋白尿、血尿和管型尿。血沉增快、C3水平低常提示疾病的活动。

2.生化和血清学检查　常有血清蛋白异常如球蛋白升高,免疫球蛋白IgG、IgM或IgA升高,蛋白电泳α_2和γ球蛋白升高,补体常降低。此外常有RF阳性,肾受累时可有血肌酐、尿素氮水平上升。部分患者肝功能异常。

3.自身抗体　SLE患者体内有多种自身抗体,这些抗体是疾病诊断的主要依据。抗核抗体（ANA）为SLE的过筛试验,抗双链DNA抗体对SLE特异性较强,是监测疾病活动的指标之一。抗Sm抗体是SLE的特异性抗体。

（三）组织病理

SLE皮损的组织病理学改变与DLE基本相同,基底细胞液化,真皮浅层水肿,有黏蛋白沉积,有时可见白细胞碎裂性血管炎改变,血管和附属器周围的炎症细胞浸润不如DLE致密。

取皮损做直接免疫荧光检查,皮损区表皮真皮交界处有IgG、IgM、IgA和C3。沉积形成颗粒状荧光带,阳性率为50％～90％,外观正常皮肤（上臂内侧）狼疮带试验（LBT）阳性率为60％～70％。

（四）诊断和鉴别诊断

SLE的诊断可参考1982年修订的美国风湿学会SLE的分类标准。本病还须与其他疾病如皮肌炎、硬皮病、血液病等进行鉴别,有时SLE也可和其他结缔组织病并存,组成重叠综合征。

要与亚急性皮肤红斑狼疮、混合结缔组织病和干燥综合征相鉴别。

其中误诊SLE的现象不少见,误诊最多者为原发性干燥综合征,因为其至少50％ANA阳性,0～20％抗dsDNA亦可呈阳性。

（五）治疗

首先应解释病情,使患者一方面解除顾虑,另一方面重视疾病,并配合治疗,应避免日晒和过劳,病情活动时应注意休息,避免妊娠。

1.皮质类固醇　治疗SLE的主要药物,如何合理应用激素是治疗本病的关键,普通轻症SLE病人服泼尼松每日20～30mg;有明显全身症状及脏器损害轻者每日泼尼松30～40mg,病情重者用大剂量每日60～80mg,对于急剧加重肾衰竭者,有明显神经精神症状,如发现有抽搐,以及重症溶血性贫血,可采用甲泼尼龙每日500～1000mg静脉冲击疗法,连续3天。协和医院对24例常规糖皮质激素无效CNS-SLE患者给予鞘内注射甲氨蝶呤加地塞米松各10～20mg,每周1次,有效率为91.1％,住院病死率大大降低。病情稳定后,皮质类固醇维持至 10～15mg/d。

2.免疫抑制剂　LE 肾炎如仅用激素治疗疗效不满意时须加免疫抑制剂,如环磷酰胺(CTX)或硫唑嘌呤,国内外较推崇 CTX,认为可减少肾组织纤维化和稳定肾功能。目前一般推崇环磷酰胺冲击疗法,每月一次,环磷酰胺 600～800mg 加生理盐水 500ml/次,连续 6 个月。可改为每 3 个月一次,每次 600～800mg/次,总量 6～8g。

3.环孢素 A　对疗效不理想的病人,还可选用环孢素 A 治疗,环孢素 A 一般用 4～6mg/(kg·d)。要注意肝肾功能及高血压等副作用,总治疗时间 2～3 个月,再逐步减量。

4.骁悉　0.5～2.0g/d,每个疗程 3～24 个月。

5.非甾体类抗炎药(NSAIDS)　可用于治疗关节炎和低热等症状。

(六)中医辨证

中医文献中并无红斑狼疮的记载,但对红斑狼疮所表现的症状、体征等描述并不鲜见,如东汉·张仲景《金匮要略》中有"阴阳毒"论述,用升麻鳖甲汤治疗,至今仍有人沿用此方治疗系统性红斑狼疮。明·申斗垣《外科启玄》描述之"日晒疮",近代名医赵炳南据本病的体征表现,称之为"鬼脸疮""红蝴蝶"等。

中医辨证论治,可以参照"温毒发斑""水肿""心悸""胁痛"等。

病机(中医):红斑狼疮是虚证还是实证,是因病致虚,还是因虚致病,根据上海中医学院沈丕安教授分析住院 500 例 SLE 病例,认为红斑狼疮是一种虚证,素体不足,真阴亏损为本,本虚标实,阴虚内热为主体。病程长者,可有气阴两虚、阴血两虚、阴阳两虚;晚期有阴阳气血俱虚表现,内脏以脾肾两虚为主,晚期可出现五脏俱虚。病位在经络血脉,以三焦为主,与脾肾密切相关,可累及心、肺、肝、脑、皮肤、肌肉、关节、营血,可遍及全身各个部位和脏器。

本病总是以虚证为主导,这就是本病的本,即使在急性病情突出表现为毒热的表象,但从根本上来看,还是虚中夹实,标实本虚,虚始终在疾病的过程中占主导地位,因此在治疗本病时,应切记虚是本病之本,始终注重扶正重于祛邪的指导思想。

在本病急性进展期,机体自身变态反应激烈,炎症及机体损伤发展很快,应以皮质类固醇治疗为主,早期迅速足量给药,控制病情,保护主要脏器,为继续治疗争取时间,同时应本着急则治其标的原则,采用清热解毒、凉血护阴的治疗方法,解除患者的高热、烦躁、神昏谵语等毒热炽盛、毒邪攻心等临床表现,这样就可以提高疗效,迅速解除患者的病痛,在这一阶段以激素治疗配合中药如清营的解毒凉血汤,可以较快控制病人的毒热症状,而且还有凉血、退热、护心护阴的作用。

当高热退后,患者出现阴阳失调,气血失和,则主张采用养阴益气、清热解毒、活血通络的方法,扶正祛邪,一方面扶正固本,改善体质,调节机体免疫功能,控制低热,减少激素使用引起的感染等合并症,一方面又协助身体,恢复机体水平。北京市中医院常用的养阴益气清热方,改善了临床症状,减少激素用量,提高了疗效,降低了皮质类固醇的副作用和并发症,改善了实验室指标,提高补体水平,降低了病情活动性。

对于红斑狼疮的发病原因,张志礼教授认为红斑狼疮久病伤阴,脾肾两虚,虚证上升为主导地位,这时中药治疗就上升到重要地位。要以补虚扶正为主要治则,发挥中药扶正固本,改善体质,调节机体免疫功能的作用。健脾药中黄芪性味甘,微温,归脾、肺经,可补气升阳,益卫固表,利水消肿;太子参性味甘、微苦,归脾、肺经,功能补气生津;白术性味苦、甘,温,归脾、胃经,功能补气健脾,燥湿利水;茯苓性味甘、淡、平,归心脾经,功能渗湿、健脾,张志礼教授将这四味药合用,可补元气,益心脾,利水消肿。现代药理研究表明这些药物具有增强免疫功能和免疫调节作用,可增加有效循环血容量,降低全血比黏度,改善微循环,证实了气虚致瘀,益气化瘀的理论。益肾药中,女贞子性味甘、苦、凉,归肝肾经,功能补益肝肾,养阴明目;菟丝子性味甘辛平,归肝肾经,功能补阳益阴,固精缩尿;仙灵脾性味辛甘温,归肝肾经,功能补肾壮阳,祛风除湿,三药合用肾阳肾阴兼而补之。现代药理学研究证明这些药物在调节免疫反应方面有明显作用,可抑制 T 淋巴细胞对 IgE 的免疫调节,调节下丘脑-垂体-肾上腺皮质轴的功能水平,对性腺功能水平、细胞水平、受体水平均有一定的提高作用。现代药理学研究还发现女贞子有强心利尿作用,菟丝子有升高白细胞作用,仙灵脾有雄性激素样用。张志礼通过数十年临床观察及实验室研究,证实了益肾药对免疫功能的调节作用,因此以健脾益肾药的补益疗法,明显地提高了对红斑狼疮的疗效。

分期辨证论治

1.毒热炽盛　高热烦躁,面部红斑或出血斑,全身无力,关节肌肉疼痛,烦热失眠,精神恍惚,严重时神昏谵语,抽搐昏迷,呕血、便血、衄血,口渴思冷饮,舌红绛,苔黄或光面苔,脉数。实验室检查自身抗体阳性,血沉可明显异常。

辨证:热入营血,毒热炽盛,气血两燔。

治则:清营解毒,凉血护阴。

方药:玳瑁粉 6g(羚羊角粉 0.6g),生地炭 15～30g,双花炭 15～30g,板蓝根 30g,白茅根 30g,丹皮 15g,赤芍 15g,元参 15g,天花粉 15g,石斛 15g,草河车 15g,白花蛇舌草 30g,生石膏 30g。

加减:高热不退加安宫牛黄丸;昏迷加局方至宝丹;毒热盛加大黄、黄连、漏芦;毒热下注小便淋漓加海金沙、车前子;低热不退加地骨皮、柴胡、青蒿、鳖甲;邪热盛加秦艽、乌梢蛇、鱼腥草;抽搐加钩藤、菖蒲;精神症状加马宝 0.6～1.5g;红斑加鸡冠花、玫瑰花、凌霄花、菊花。

分析:此期多见于急性期或复发活动期,热入营血,毒热炽盛,故高热不退;热伤脉络,故见皮肤斑疹或出血、衄血;毒热耗伤阴血,筋血失养,气血阻隔则肌肉关节疼痛,毒热攻心则神昏谵语。

方中玳瑁粉清热镇心、平肝退热,双花炭、板蓝根、草河车、白花蛇舌草解毒清热,生地炭、生石膏、丹皮、赤芍、茅根清热凉血,元参、天花粉、石斛养阴、清热。

2.气阴两伤　高热退后不规则发热或持续低热,心烦乏力,手足心热,自汗盗汗,懒言声微,面色深红,腰痛,关节痛,足跟痛,脱发,视物不清,月经量少或闭经,舌红苔白或镜面舌,脉细数软或芤脉。

辨证:气阴两伤,血脉瘀滞。

治则:养阴益气,清热解毒,活血通络。

方药:南北沙参各 30g,石斛 15g,党参 10～15g,生黄芪 10～30g,黄精 10g,玉竹 10g,丹参 15g,鸡血藤 15～30g,秦艽 15～30g,乌梢蛇 10g,草河车 15g,白花蛇舌草 30g。

加减:脾虚加白术、茯苓;胸闷加石莲子、荷梗、枳壳;心悸失眠加紫石英、首乌藤、莲子心;正气衰微,心气虚加西洋参、白人参;头昏加川芎、菊花、茺蔚子、钩藤。可配合服八珍丸、地黄丸。

分析:此型多见于亚急性期,因高热耗损阴血,阴虚内热故持续低热,手足心热;阴虚阳亢,虚阳上越则面色深红;心阳浮越则有心烦,血虚不能濡养四肢百骸,故倦怠乏力,脱发,腰腿痛,关节痛;目不能得血濡养故视物不清,肾阴亏耗则足跟痛,腰腿痛。

方中党参、黄芪、黄精补气养血;沙参,石斛养阴清热,丹参、鸡血藤、秦艽、乌梢蛇活血通络;草河车、白花蛇舌草清热解毒。

3.阴虚内热　相当于盘状红斑狼疮、亚急性皮肤红斑狼疮、系统性红斑狼疮缓解期,红斑转暗,低热不退,口干唇燥,神疲乏力,耳鸣目眩,关节疼痛,自汗盗汗,头发稀少,月经不调,大便不润,小便短赤,或有胸闷心悸,夜难安眠,面色㿠白,或胁肋胀痛,胃纳不香,呕恶暖气,肝脾肿大,苔薄舌红,脉弦细。

辨证:阴虚内热。

治则:养阴清热,补益肝肾。

方药:知柏地黄丸加减。

生地 30g,元参 10g,麦冬 10g,知母 10g,黄柏 10g,青蒿 12g,地骨皮 30g,太子参 15g,枸杞子 12g,女贞子 10g,黄精 10g,鹿含草 15g。

加减:关节痛者加秦艽 10g,威灵仙 10g,乌蛇 10g;关节红肿明显加忍冬藤 30g,络石藤 30g,红藤 30g;自汗盗汗加生芪 15g,生牡蛎(先煎)30g;夜寐不安加夜交藤 30g,酸枣仁 10g;头发脱落加菟丝子 10g,旱莲草 10g;月经不调加当归 10g,益母草 10g;心悸胸闷者加生芪 15g,五味子 10g,酸枣仁 10g;咳嗽痰多者加北沙参 12g,炙紫菀 10g,款冬花 10g;心绞痛者加麝香保心丸;四肢厥冷,脉微欲绝者加附子、陈皮各 10g,厚朴 10g;肝脾肿大,加大黄䗪虫丸 4.5g。

4.脾肾两虚　疲乏无力,关节痛,腰腿痛,尤其有足跟痛,肢凉发白,水肿腹胀,有时低热缠绵,五心烦热,肢冷面热,口舌生疮,胸膈痞满,甚则咳喘胸闷,尿少,夜尿增多,舌质淡或暗红,舌体肿嫩或有齿痕,脉沉细,尺脉尤甚。实验室检查以尿异常,血浆白蛋白低,肾功能异常为明显。

辨证:脾肾两虚,阴阳不调,气血瘀滞。

治则:健脾益肾,调和阴阳,活血通络。

方药:生黄芪 10～30g,太子参 10～15g,白术 10g,茯苓 10g,女贞子 15～30g,菟丝子 15g,仙灵脾 10g,车前子(包)15g,丹参 15g,鸡血藤 15～30g,秦艽 15～30g,桂枝 10g,草河车 15g,白花蛇舌草 30g。

加减:气虚下陷加白人参;水肿加冬瓜皮、抽葫芦、仙人头;尿闭加肾精子 2～3 粒;腹水加大腹皮、汉防己;胸水加桑白皮、葶苈子;尿素氮升高加附子、肉桂;腰痛加杜仲炭、川断、桑寄生;月经不调加益母草、泽兰;腹胀胁痛加厚朴、枳壳、香附;关节肿痛加稀莶草、老鹳草、透骨草;可配合服金匮肾气丸。

分析:此型多数为慢性患者,常伴有狼疮性肾炎,由于阴病及阳,脾阳不足,水湿不运,脾土不能制水,肾阳不足,肾水泛滥,故有水肿,腹水,少尿。

方中黄芪、太子参、白术、茯苓健脾益气;女贞子、菟丝子、桂枝、仙灵脾益肾助阳;车前子利水消肿;丹参、鸡血藤、秦艽活血通络,调和阴阳;草河车、白花蛇舌草解毒清热。

5.脾虚肝郁　腹胀,纳差,胁痛,头昏头痛,月经不调或闭经,皮肤红斑或瘀斑,舌暗紫或有瘀斑,脉弦缓或沉缓。实验室检查多有肝功能异常。

辨证:脾虚,肝郁,经络阻隔。

治则:健脾疏肝,活血解毒通络。

方药:黄芪 10～30g,太子参 10～15g,白术 10g,茯苓 10g,柴胡 10～15g,丹参 15g,鸡血藤 15g,首乌藤 30g,钩藤 10g,益母草 10g,草河车 15g,白花蛇舌草 30g。

加减:胸胁胀痛加陈皮、厚朴、香附;便秘加瓜蒌、制军;尿黄加茵陈、六一散;恶心呕吐加竹茹、乌梅,可配合服乌鸡白凤丸、八珍益母丸。

分析:有的学者称此型为邪热伤肝,常见有肝损害,肝气郁结则胸胁胀,腹胀纳差,热盛伤阴,肝阴不足,虚阳上扰清窍则头昏目眩,肝血不足则月经不调。

方中黄芪、太子参、白术、茯苓健脾益气;柴胡、枳壳、益母草疏肝理气行血;首乌藤、鸡血藤、钩藤调和阴阳;草河车、白花蛇舌草解毒清热。

6.风湿痹阻　关节疼痛,可伴肌肉疼痛,肌肤麻木,皮肤红斑、硬结、结节,可伴不规则低热。舌红苔黄,脉滑数。

辨证:风湿痹阻,经络阻隔。

治则:祛风湿宣痹,温经治血通络。

方药:黄芪10～30g桂枝10g,秦艽15～30g,乌梢蛇10g,丹参15g,鸡血藤15～30g,天仙藤10～15g,首乌藤15～30g,桑寄生15g,女贞子15g,草河车15g,白花蛇舌草30g。

加减:关节痛重加制川乌、草乌;结节性红斑加紫草根、茅根、养血荣筋丸、雷公藤等。

分析:此型以皮肤红斑、结节及关节症状为主,毒热凝滞,阻隔经络可致肌肉麻木、关节疼痛,阴阳失调,气血瘀滞则肢节沉重,难以转侧,皮肤出现红斑结节。

方中黄芪、桂枝温经益气;秦艽、乌梢蛇、天仙藤、丹参、鸡血藤活血通络;女贞子、首乌藤、桑寄生养血益肾;草河车、白花蛇舌草解毒清热。

(王宁丽)

第十五节　蕈样肉芽肿

蕈样肉芽肿(GF)又名蕈样霉菌病(MF),是一种原发于皮肤的低度恶性 T 细胞淋巴瘤。该病多见于老年患者,男女比为 2∶11。临床一般分为红斑期(斑片期)、斑块期(又称浸润期)、肿瘤期。GF 的免疫表型大都是 $CD2^+$、$CD3^+$、$CD4^+$、$CD11a^+$、$CD44^+$、$CD45RO^+$ 和 $CD29^+$。

一、病因病理

本病的病因不甚明确。过去认为有两种情况,一种是不明原因的刺激,属炎症性反应;另一种是一开始即为新生物性 T 细胞淋巴瘤,早期所见的炎症细胞浸润是机体对瘤细胞的反应,此时患者的体液和细胞免疫均正常。当病变发展时,真皮内炎症细胞减少。肿瘤期表现为单一瘤细胞浸润,患者细胞免疫也明显下降。而近来有一种假说,认为本病的发生经过三个阶段,即不典型的皮肤浸润阶段、皮肤扩展阶段、系统性病变阶段,早期是"反应性"而后发展成恶性新生物。

二、临床表现及诊断要点

本病的临床表现一般分三期:

1.红斑期　又名湿疹样期或蕈样前期,最常见为散在红斑鳞屑性斑片,边缘清楚而不规则,皮损颜色多变,以红色及红褐色为多,主要见于躯干,伴有明显瘙痒。

2.斑块期　又名浸润期。皮肤损害主要为浸润性斑块或结节,形态不规则,边缘清楚,表面光滑,红色或褐红色。浅表淋巴结可肿大。浸润程度往往不同,中央或边缘可自行消退,形成环状或弧形损害,消退时常呈皮肤异色症样损害。

3.肿瘤期　多从斑块期发展而来或突然出现于正常皮肤上,好发于面部、头部、背部和四肢近端。损害为圆形或不规则形隆起肿物,形似蘑菇,褐红色,可破溃。常伴有剧烈疼痛。

本病的淋巴结肿大常见于浸润期,主要为腹股沟或腋下淋巴结,对受累的淋巴结进行病理检查,可确定其属反应性还是蕈样肉芽肿性质,如属后者则提示疾病进展,预后不良。

本病为慢性过程可迁延 10～20 年,进入肿瘤期淋巴结受累。本病的内脏损害较广泛,以脾脏为多,其次是肺、肝、肾、甲状腺、胰、骨髓、心脏等。有内脏损害者一般在 6～12 个月病人就死亡。

三、实验室及其他检查

1.早期血红蛋白正常。晚期可有轻度贫血,偶可见溶血性贫血,有些病例白细胞数增加,嗜酸性粒细胞和单核细胞增加,淋巴细胞数减少。这种现象在泛发斑块期或肿瘤期常见。

2.骨髓象:一般正常,偶见浆细胞增加。

3.外周血:电解质正常,尿酸可增加,晚期血清蛋白可以减少,$\alpha 1$ 球蛋白和 $\alpha 2$ 球蛋白可增加。

4.循环辅助 T 细胞可以减少,血清 IgE 和 IgG 增加。

5.红细胞沉降率有不同程度的增快。

6.细胞免疫反应呈阴性或低于正常。荧光显示血管壁中有 IgG、IgA、IgM 和 IgD 沉积。

7.其他如累及肝脏时血清碱性磷酸酶值增加,其他肝功测定也异常。肺脏受累时 X 线摄片示肿瘤样阴影。

四、组织病理

1.红斑期 真皮浅层血管周围以淋巴细胞浸润为主。表皮内有单个或小的聚集性淋巴细胞浸润,可伴轻微海绵水肿,但无表皮内水疱形成。轻度棘层肥厚。

2.浸润期 真皮浅中层内较为致密,以淋巴细胞为主的带状浸润,同时还可见嗜酸性粒细胞、组织细胞等。部分淋巴细胞的核大,不规则,有切迹及少数丝状分裂象。瘤细胞具有亲表皮性。它们单个或成巢在表皮内。三五个或更多瘤细胞及组织细胞在表皮内聚集称为 Pautrier 脓肿,则更具诊断意义,

3.肿瘤期 真皮全层甚至皮下组织中致密不典型淋巴细胞浸润,它们的核大,不规则,有丝分裂象。此阶段表皮中可无瘤细胞浸润。

五、诊断及鉴别诊断

诊断本病应密切结合临床及病理。早期损害应慎重诊断,注意经常随访,早期应与湿疹、红皮病、银屑病、副银屑病、泛发型神经性皮炎鉴别。本病的斑块期应注意区别于斑块状副银屑病,前者有向表皮性特别是可见 Pautrier 微脓疡。另外在肿瘤期应与深部真菌病鉴别,后者为肉芽肿样改变,PAS 染色和培养可见真菌。

六、治疗

GF 的治疗分为局部治疗和系统治疗 2 种。红斑期、斑块期以局部治疗为主,同时增强患者的免疫力。

如注射干扰素、内服维 A 酸、激素,肿瘤期可采用局部治疗加化学疗法。

(一)局部治疗

是以皮肤为靶向的治疗方法,包括光化学疗法(PUVA)、窄波紫外线(NB-UVB)疗法、皮肤电子束放射治疗以及外用糖皮质激素、维 A 酸类和氮芥制剂等。

1.光化学疗法　PUVA 是治疗早期 GF 较合适的方法之一。患者服用 8-MOP 后 2 小时接受 UVA 照射而达到治疗目的。8-MOP 可以通过抑制胸腺嘧啶合成从而抑制 DNA 和 RNA 的合成,还可抑制基因突变以及姐妹染色体互换,在细胞核水平发挥作用。体外研究表明,口服 8-MOP 后 2 小时抽取患者的血分离外周血单个核细胞接受 UVA 照射,可诱导单个核细胞的凋亡。患者接受 UVA 的起始剂量大约为 $0.5J/cm^2$,以后根据患者的耐受情况,逐渐增加剂量,直到达到最小红斑量。一般每周治疗 3 次,直到皮损消退。有时,为了获得长期缓解,维持治疗是必要的。早期 GF 经 PUVA 治疗有较高的皮损清除率,有 65% 的患者皮损和组织学病损完全消退。PUVA 的不良反应包括短期反应和长期不良反应两方面。短期反应包括,服用 8-MOP 后出现恶心、皮肤出现红斑瘙痒、光敏性皮炎等。长期不良反应包括慢性光损害和继发恶性皮肤肿瘤等。

2.窄波紫外线(NB-UVB)疗法　NB-UVB 是波长为 311nm 的中波紫外线,同 PUVA 相比,由于 NB-UVB 是单一波长的紫外线,故其治疗 GF 早期的皮损具有疗效较好,不良反应较少的优点。如果对于 NB-UVB 治疗无效或病情仍在进展则可改用 PUVA 治疗。

3.放射治疗　GF 对放射线敏感且对放射治疗有效。但应用电子束治疗有一定的毒副作用,故该方法仅用于晚期患者或播散期患者的治疗。治疗的标准剂量为 36Gy,疗程 8～10 周。最近研究表明,应用电子束治疗,60% 红皮病型 GF 皮损可完全消退,其中 26% 患者的缓解期长达 5 年。应用更强的电子束治疗GF,有 74% 患者皮疹可完全消退,其中 26% 患者缓解期达 10 年。其不良反应包括,放射部位的红斑、水肿、脱屑、溃疡并有不可逆性皮肤附属器消失。

(二)系统治疗

主要用于晚期患者,包括单一应用化疗药物或联合化疗、体外 PUVA、α 干扰素或 γ 干扰素、细胞因子、单克隆抗体和重组免疫毒素等。

1.系统性化疗　系统性化疗仅限于晚期或复发性难治的 GF。治疗措施包括单一应用化疗药物和联合化疗,包括糖皮质激素、甲氨蝶呤、丁苯酸氮芥、阿霉素和依托泊苷。尚有新的嘌呤类衍生物如氟达拉滨和2-氯脱氧腺苷。对于初治的 GF 患者缓解率达到 28%～66%。由于其缓解期持续时间短加之其有较长时间的免疫抑制作用限制其应用。替莫唑胺是一种新的口服烷化剂,有一项 Ⅱ 期临床试验表明,应用替莫唑胺治疗复发性 GF 和 Sezary 综合征有较好的疗效。另外,脂质体阿霉素治疗难治性复发性 GF 缓解率达83%,且其不良反应轻。

2.维 A 酸类　13 顺维 A 酸、全反维 A 酸、阿维 A 酯和阿维 A 在人体内均需和其受体结合,从而抑制细胞的生长和分化。所有的这些维 A 酸均可用于治疗 GF,并且都有一定的疗效,但这种治疗缓解时间是短暂的。其不良反应包括头疼、黏膜干燥。贝沙罗汀是一种新合成维 A 酸,它可以选择性结合 RXR 受体。体外实验证明,贝沙罗汀和 RXR 结合后,RXR 受体被活化,从而可诱导细胞的凋亡,而细胞凋亡障碍正是GF 发病的原因之一。贝沙罗汀治疗早期难治性 GF 疗效较满意,治疗剂量为每天 $300mg/m^2$,54% 的早期难治患者和 43% 的晚期难治患者完全缓解,平均缓解期为 299 天。治疗剂量的贝沙罗汀可引起高脂血症、皮肤黏膜干燥、甲状腺功能减退等不良反应,故治疗过程中应密切监测。贝沙罗汀常可和 PUVA 联合治疗,这样贝沙罗汀的剂量可以减小,且可提高疗效,并可延长缓解期。1%贝沙罗汀凝胶也被批准用于治疗早期 GF,有研究表明,应用 1%贝沙罗汀凝胶治疗早期 GF,有 63%的患者皮损全部消退,73%的患者可出现轻或中度的皮肤发红等不良反应。

3.干扰素　α干扰素具有抗病毒和调节细胞免疫功能的作用,它可以增强机体针对恶性 T 淋巴细胞的免疫应答,故 α-2b 干扰素可被用来治疗 GF。有研究表明,单一应用 α干扰素治疗 GF 有 50%～80%的患者皮损显著缓解。治疗方法一般为皮下、肌内或皮损内注射 α-2b 干扰素。开始用小剂量 α-2b 干扰素 100 万～300 万 U/次,每周 3 次,逐渐增加剂量直至达到患者的耐受量为止。最常见的不良反应是流感样综合征:畏寒、发热、头痛、肌痛和乏力。少见的不良反应如忧郁、粒细胞减少、肝功能受损、肾脏及心脏的功能损害等。α-2b 干扰素还可和维 A 酸类、PUVA、电子束放射治疗以及体外光化学疗法联合应用。α干扰素和 PUVA 联合治疗 GF,90%患者皮损显著缓解,且这两种方法联合优于其他方法的联合。γ干扰素治疗 GF 的报道较少,其通过抑制恶性肿瘤细胞产生的 Th2 型细胞凶了而起作用。有一项研究应用 γ干扰素治疗 16 例难治性皮肤 T 细胞淋巴瘤,5 例患者皮损部分缓解,缓解期约 10 个月。其不良反应与 α-2b 干扰素相似,干扰素可用于早期患者及晚期 GF 病人。

4.体外光化学疗法(ECP)　ECP 是患者服用 8-MOP 一段时间后,抽取患者的外周血分离白细胞,在体外应用 UVA 照射后再回输患者。每月连续治疗 2 天。这种方法的作用机制目前还不清楚,推测可能是光照诱导了肿瘤细胞凋亡,凋亡的肿瘤细胞释放肿瘤抗原进一步导致机体产生抗肿瘤免疫应答,从而导致肿瘤细胞克隆的清除。而病程短、外周血异形淋巴细胞数不多,且 CD8$^+$ T 淋巴细计数正常的 Sezary 患者最适宜接受 ECP 治疗。但由于接受治疗的患者有明显的免疫抑制作用,对于早期 GF 不是理想的方法。

5.白介素(IL)-2 融合蛋白　白喉毒素-IL-2 融合蛋白是一种重组的具有细胞毒性的融合蛋白,它能与恶性 T 淋巴细胞以及活化的 T 细胞表面的 IL-2 受体结合,一旦带有白喉毒素的 IL-2 与恶性 T 淋巴细胞表面的 IL-2 受体结合后就可以通过细胞吞噬作用将融合蛋白内化,然后在 ADP 核糖转移酶的作用下将白喉毒素和 IL-2 裂解,释放出的白喉毒素可以抑制恶性肿瘤细胞蛋白合成,从而导致肿瘤细胞的死亡。Ⅱ期临床试验表明,白喉毒素 IL-2 融合蛋白能使 37%GF 患者有平均 10 个月的临床缓解期。对于难治性和晚期 GF 患者也有 30%缓解率。应用白喉毒素-IL-2 融合蛋白治疗,有 74%的患者可出现不良反应,主要为急性期超敏反应,如畏寒、发热、皮疹、肌痛,另外还可出现血管渗漏综合征等。糖皮质激素可以减轻这些过敏反应。

6.重组 IL-12　GF 的病情进展与 Th1 细胞因子 IL-12 和 γ干扰素生成受损有关,而 IL-12 和 γ干扰素缺乏可导致细胞免疫功能缺陷。体外研究表明,IL-12 是很强的 γ干扰素的诱导剂,且诱导细胞介导的细胞毒作用。皮下或皮损内注射 IL-12 治疗 GF,56%的患者皮损全部消退。

7.人源化单克隆抗体　Alemtuzumab 是一种人源化单克隆 IgG 抗体,它能与表达在恶性 B 和 T 淋巴细胞表面的 CD52 抗原特异性结合。其作用机制还不完全清楚,可能是通过调节抗体依赖细胞介导的细胞毒作用、补体介导的细胞溶解作用以及细胞凋亡而发挥其作用。恶性 T 淋巴细胞瘤的细胞表面表达高水平的 CD52 分子,并与其病情有关。目前,Alemtuzumab 已用于治疗多种恶性肿瘤,如淋巴瘤和淋巴细胞白血病等,并已取得令人鼓舞的疗效。这种药物不良反应较轻,大多数为注射后出现发热、畏寒、恶心、血压降低、皮疹和乏力等。血粒细胞减少和免疫抑制偶可发生,需预防性应用抗生素。

（三）GF 的预后

单因素分析显示，年龄大于 60 岁、进展期、淋巴结病变、骨髓受累、高乳酸脱氢酶、高 β_2 微球蛋白和转化为大细胞淋巴瘤等均是影响预后的重要因素。多因素分析显示，进展期、高乳酸脱氢酶、年龄大于 60 岁的患者存活时间为 2.5～3.5 年，而无这些临床指标的患者存活时间超过 13 年。因此，认为进展期、高乳酸脱氢酶、年龄大于 60 岁的患者生存率低下。另有研究结果发现，T_2 期患者平均存活时间为 11.7 年，58 岁以下的患者生存率高于 58 岁以上的患者。多因素分析表明，皮肤以外疾病的存在、皮肤受累的类型和程度、对初始治疗的反应与疾病活动和死亡率有关。

但是在诊断后最初 10 年内，仅一小部分通常表现为活动病情的患者发生疾病恶化和死亡。

七、中医治疗

本病属中医的"乌白癞"范围，认为是由于风湿侵袭皮肤血分之间，郁久化火耗血，正不胜邪，气血凝滞所致。

本病的中医治疗主要根据具体情况辨证施治。根据分期辨证治疗也较实用。

1.红斑期　红斑颜色鲜红，瘙痒伴口干舌燥、发热恶热、大便燥结、尿黄量少。舌红苔黄，脉沉细数。治疗养血润燥，疏风解毒。用清肝芦荟丸加减。药用生地、当归、川芎、黄连、青皮、蛤粉、芦荟、天花粉、沙参、丹皮、牛蒡子、干蟾皮。如结节较明显，瘙痒较重，可用全虫方加减。如红斑的同时渗出较多伴结痂，可用除湿胃苓汤加减。

2.斑块期　用除湿活血散瘀法，方用活血除湿汤。药用茯苓、白术、车前子、丹参、桃仁、当归、红花、桔梗、五灵脂等。

3.肿瘤期　主要的治疗法则为消肿软坚，但可配合益气养血或滋补肝肾之法。消肿软坚用小金丹：白胶香 45g，草乌 45g，五灵脂 45g，地龙 45g，木鳖子 45g，乳香 22.5g，没药 22.5g，当归 22.5g，香墨 2g，以上各味共为细末，每 300g 细粉兑研麝香 10g，和匀用面粉 100g 打糊为丸，每丸 0.6g。

我们对于红斑期浸润期患者采用张志礼益气活血、解毒软坚治疗 8 例病人，部分合并使用 α-2b 干扰素 300U，1 次/日，阿维 A 酸口服（观察 8 个病人病情稳定，病情好转。已超过 5 年）。

治则：益气活血，解毒软坚。

方药：生芪 15g，太子参 15g，白术 10g，茯苓 16g，丹参 15g，赤芍 15g，鬼箭羽 15g，夏枯草 15g，生牡蛎 15g，草河车 15g，白花蛇舌草 30g，连翘 15g，白鲜皮 30g，首乌藤 30g，鸡血藤 30g。

（王宁丽）

第十六节　其它皮肤病的中西医治疗

一、药物性皮炎

药物通过内服、注射、吸入等途径进入人体内引起的皮肤及黏膜的炎症反应,称之为药物性皮炎,又名药疹。

由于医药事业的迅速发展以及用药种类的不断增加,因药物引起的不良反应亦逐渐增多。其不良反应大致分为:药物过量、耐药性、特发性、副作用、继发作用以及过敏反应等,而药物性皮炎是过敏反应最常见的一种类型。

【病因及发病机制】

许多药物在一定条件下都可能引起药物性皮炎,比较常见的有:①抗生素类:如青霉素、链霉素等;②磺胺类:如长效磺胺等;③解热镇痛剂:如阿司匹林等;④镇静药与抗癫痫药:如苯巴比妥、苯妥英钠等;⑤异种血清制剂及疫苗:如破伤风抗毒素、狂犬病疫苗等;⑥中药类:如乳香、没药、苍耳子、茵栀黄注射液、清开灵注射液等,近年来中药饮片以及制剂引起的过敏反应逐渐增多。

药物性皮炎的发病机制非常复杂,主要有以下几个方面:

1.变态反应　系应用药物后引起的异常免疫反应。常见的有四型:

Ⅰ型(速发型):可产生荨麻疹、血管性水肿及过敏性休克等症状。

Ⅱ型(细胞毒型):可引起过敏性紫癜等。

Ⅲ型(免疫复合物型):如血管炎等。

Ⅳ型(迟发型):由致敏淋巴细胞介导,如湿疹样药疹、剥脱性皮炎等。

2.药理作用　某些药物本身为组胺释放剂,可引起荨麻疹、血管性水肿等。

3.药物的蓄积和过量反应　如碘化物、溴化物引起的粉刺样药疹以及某些药物产生的中毒性药疹。

4.光敏性反应　服用或接触光感性药物后,再经日晒后引起的皮疹。

【临床表现】

药物性皮炎症状复杂,临床表现形式多样,主要归纳如下。

1.麻疹样及猩红热样药疹　麻疹样药疹皮损为散在或密集呈弥漫性红色针头至米粒大的斑疹或斑丘疹,对称分布,以躯干为多,可泛发全身。猩红热样药疹初起为小片红斑,从面部、颈部、上肢、躯干向下发展,于2～3日内可遍布全身,并互相融合,尤以皱褶部位及四肢屈侧更为明显。本型药疹与麻疹及猩红热比较,其全身症状轻微,且无麻疹或猩红热的其他症状。半数以上病例停药两周后皮疹消退,若未能及时发现及停药,则可向重型药疹发展。

2.荨麻疹型药疹　症状与急性荨麻疹相似,但其风团与一般荨麻疹比较,色泽鲜红,灼热,自觉瘙痒,可伴有刺痛。全身症状较明显,持续时间也比较长(>24小时)。

3.固定性药疹　本型是药疹中较常见的一种疹型,皮疹特点为圆形或椭圆形水肿性鲜红或紫红色斑,微高出皮面,重者中央可形成水疱。皮疹边缘清楚,多为单发,也可多发,皮疹可发于身体任何部位,以唇部、口周、龟头、肛门等皮肤黏膜交接处为多,约占80%,亦可见于指(趾)间皮肤、手足背、躯干等部位。愈后留有色素沉着,重复用药时,在原处复发,但皮损范围扩大,随着发作次数的增加,皮疹愈难消退,色素愈深。多数病人无全身症状,少数可伴有轻微的发热、乏力、食欲减退等症。

4.剥脱性皮炎或红皮症型药疹 本型为严重型药疹,其表现为全身皮肤鲜红肿胀,伴有渗出、结痂,渗液有臭味,大约两周皮损呈大片叶状鳞屑剥脱。手足部位则呈手套或袜套状脱落。常伴有明显的全身症状:如恶寒、高热、恶心呕吐。可有浅表淋巴结肿大、蛋白尿、肝大、黄疸等症。

5.大疱性表皮松解萎缩坏死型药疹(TEN) 为严重型药疹,发病急,全身中毒症状严重,伴有高热不退以及内脏症状。皮疹初发于面颈、胸部,出现弥漫性紫红色或暗红色斑片,迅速波及全身,融合成片,触痛显著。旋即于红斑处发生大小不等的松弛性水疱及表皮松解,手指可推动,稍用力表皮即可擦掉成糜烂面,如烫伤样表现。口腔黏膜等也可坏死脱落。若抢救不及时,可死于继发感染、肝肾衰竭、毒血症及内脏出血。

6.多形红斑型药疹 皮疹特点为豌豆至蚕豆大小、圆形或椭圆形水肿性红斑或丘疹,中心呈紫红色,或有水疱,境界清楚,对称分布于四肢伸侧。痒痛感,常伴有发热、关节痛、腹痛等。严重者累及口、眼、外阴黏膜及全身,出现水疱、糜烂,疼痛剧烈,伴有高热,肝肾功能障碍及肺炎等,称重症多形红斑型药疹。

7.湿疹型药疹 常由外用磺胺或抗生素软膏,局部接触致敏而发生局部湿疹样皮炎,如未停药,可逐渐发展至全身;若服用同样药物,则可产生泛发性湿疹皮炎样皮损。

8.紫癜型药疹 双小腿散在或密集分布红色瘀斑、瘀点,有的可略隆起,呈紫癜样损害。发生Ⅱ型变态反应者可引起血小板减少性紫癜,Ⅲ型变态反应可引起毛细血管炎症而产生紫癜。严重者皮损累及躯干、四肢,甚至出现黏膜出血、贫血等。

9.光敏皮炎型药疹 服用光敏性或光毒性药物后,如氯丙嗪、灰黄霉素、磺胺、补骨脂素等,经日光或紫外线照射后出现:①光毒性红斑,皮疹与晒斑相似;②光变态性发疹,皮疹多呈湿疹样改变,不仅见于暴露部位,也可见于遮盖部位,有一定的潜伏期。

10.扁平苔藓样药疹 皮损与扁平苔藓相似,但鳞屑显著,伴有湿疹样变,愈后有明显色素沉着。常由砷剂、金剂、抗疟药、对氨苯甲酸、奎尼丁、阿昔洛韦、苯妥英钠、氯氮平、氢氯噻嗪等引起。

11.粉刺样药疹 类似寻常粉刺,皮疹发展缓慢,主要由碘、溴制剂、皮质类固醇激素或口服避孕药等引起。

12.血管炎型药疹 皮损表现为紫癜、瘀斑、结节、坏死或结节性动脉炎样病变,发于全身者可有发热、关节痛、水肿、蛋白尿、血尿或肾衰竭等。

【组织病理】

根据不同的临床表现呈现不同的组织病理学改变,如麻疹样及猩红热样药疹的组织学改变为:表皮轻度海绵水肿和淋巴细胞浸润,真皮浅层血管周围淋巴细胞浸润。多形红斑型药疹的组织学改变为:角质形成细胞变性坏死,基底细胞液化变性,表皮下海绵水肿性水疱形成,真皮浅层致密淋巴细胞浸润等。

【诊断要点】

1.患者有明确的服药史。

2.有一定的潜伏期,其后皮疹突然发生,重复用药常在 24 小时内发病。

3.除固定性药疹外,皮损常对称分布,进展较快。

4.皮疹形式多样,色泽鲜红。

5.应用与致敏药物结构式相近的药物,常出现交叉过敏。

6.抗过敏药物,特别是皮质激素治疗有效。

【鉴别诊断】

麻疹样及猩红热样药疹应与麻疹及猩红热鉴别。

1.前者有明确的用药史。

2.前者皮疹形态较后者更鲜红及瘙痒,而全身症状较后者轻。

3.前者无传染病接触史,且无后者应有的其他症状或体征,如口周苍白圈、杨梅舌、Koplik 斑、耳后和枕部淋巴结肿大等。

其他各型药疹与同型皮肤病的鉴别应根据病史、全身症状、病情演变规律及实验室检查作出判断。

【治疗】

(一)轻型药疹

1.停用致敏药物及可疑药物。

2.给予抗组胺剂、维生素 C、钙剂等,静脉点滴 10％葡萄糖溶液以尽快促进药物排泄。

3.对无渗出的皮损局部外用炉甘石洗剂等,保持清洁干燥;有糜烂及渗出时,可用 3％硼酸溶液湿敷。

(二)重型药疹

1.首选皮质类固醇激素　用氢化可的松 200～400％mg,维生素 C 1.0～2.0g,加入 5％～10％葡萄糖溶液 1000～2000ml 内,缓慢滴注,每日一次,直至病情稳定后逐渐减量,改泼尼松口服,对于大疱型表皮坏死性松解症可点滴甲泼尼龙 60～80mg,必要时可点滴丙种球蛋白 10～20g/d,持续 3～5 天。

2.防止继发感染　因表皮剥脱,加之大量使用皮质类固醇激素,易诱发感染,应采用严格消毒隔离措施,尽可能减少感染机会,积极预防和治疗合并症。

3.注意补液及维持水电解质平衡　渗液多时,除补充液体外,还要补充胶体,必要时补血或血浆。

4.加强护理　是治疗重型药疹的重要环节,尤其对眼部的护理要及早采取措施。角膜受累时,每 2～3 小时用皮质类固醇激素眼药水滴眼,并用抗生素眼药膏保护角膜。对口腔黏膜损害应保持口腔清洁。

5.局部治疗　以保护、散热、干燥、消炎为目的,无渗液糜烂的皮损,可采用粉剂或振荡剂;肿胀明显用湿敷及油剂;表皮剥脱及大疱者,以暴露疗法为好,可用温度适宜的红外线灯照射。

【中医辨证施治】

中医文献中将药物性皮炎归为"中药毒",早在隋代《诸病源候论》中就提到:"凡药物云有毒,及有大毒者,皆能变乱,与人为害,亦能杀人。"

(一)中医病因病机

1.禀赋不耐　患者先天禀赋不耐,肌肤腠理不密,药物进入体内后或机体不耐药毒刺激或毒热外达肌肤所致。

2.药毒浸淫　药物繁多,化热生毒,先天禀赋不耐之人,误食刚剂热药,内可攻脏腑,外可淫肌肤,轻者肌肤发斑,身热不退;若毒热入营血,灼伤津液,肌肤失养则见肌肤脱屑如云片;若药毒与湿热相结,下注阴器则浸淫湿烂,红肿灼痛;若药毒与风热搏结,郁于肌腠,则发风疹块。

(二)辨证施治

1.风热相搏证　全身起风瘾疹,色泽鲜红,高出皮肤,边界清楚,形态不一,大小不等,瘙痒剧烈。舌质红,苔薄白,脉浮数。常见于荨麻疹样或血管水肿性皮损。

治则:疏风清热止痒。

方药:疏风清热饮化裁。

羌活 10g,荆芥 10g,防风 10g,牛蒡子 10g,丹皮 10g,银花 10g,大青叶 10g,滑石 10g,薄荷 6g,蝉衣 6g,黄芩 10g。

加减:痒甚者加生地、白鲜皮;皮疹鲜红者加紫草、白茅根、生槐花;伴发热者加生石膏、知母、元参;水肿不退者加冬瓜皮、茯苓皮、大腹皮。

2.血热发斑证　肌肤焮红成片或密集针头大小红色粟丘疹,常见于猩红热样、麻疹样皮损,压之褪色,或见于紫癜样皮损,压之不褪色。自觉瘙痒,伴口渴、便秘,舌质红,苔薄黄,脉数。

治则:清营凉血透疹。

方药:皮炎汤和银翘散化裁。

生地30g,赤芍10g,丹皮10g,银花12g,连翘12g,竹叶10g,薄荷6g,牛蒡子10g,黄芩10g,生石膏30g,知母10g。

加减:若斑疹色紫红,压之不褪色加茜草、紫草、白茅根;瘙痒剧烈者加白蒺藜、防风、地骨皮。

3.湿热发斑证　皮疹为圆形或椭圆形的鲜红肿胀斑,压之褪色,伴有水疱、渗液,或见黏膜糜烂,局部瘙痒疼痛。多见于多形红斑样、固定性药疹、湿疹型及血管炎型药疹。可伴有发热,口干不渴,胃纳欠佳。舌质红,苔黄腻,脉滑数或弦滑。

治则:清热利湿,解毒退斑。

方药:龙胆泻肝汤化裁。

龙胆草10g,栀子10g,黄芩10g,茯苓12g,泽泻10g,木通6g,车前子10g,生地20g,冬瓜皮15g,生龙骨30g。

加减:外阴黏膜糜烂、舌苔黄腻者,加藿香、佩兰。

4.毒热发斑证　起病急骤而病情重,皮疹为弥漫性红斑,迅速波及全身,疹色鲜红、肿胀斑上起水疱,疱壁松弛,易擦破,伴有渗液、结痂、糜烂,或大片表皮脱落。多见于剥脱性皮炎样或红皮病型药疹,大疱性表皮坏死松解症(TEN)及重症多形红斑药疹(SJS)。常有明显的高热、恶寒、恶心呕吐,浅表淋巴结肿大,舌质红,苔黄或腻,脉弦数。

治则:清营凉血解毒。

方药:清瘟败毒饮合清营汤化裁。

水牛角6g,或玳瑁粉6g(冲),生地30g,赤芍10g,丹皮10g,生石膏30g,知母10g,元参10g,竹叶10g,连翘10g,青蒿30g,地骨皮10g,银柴胡10g,胡黄连10g。

加减:热退后去水牛角、青蒿、地骨皮、银柴胡、胡黄连,加冬瓜皮、茯苓皮、焦三仙。

5.气阴两伤证　皮损后期疹色黯,皮肤干燥脱屑。多系毒热发斑证转化而来。伴有神疲形倦,少气懒言,口咽干燥,大便干小便赤,舌质红绛,苔少或剥脱,脉细数或虚数。

治则:益气养阴、清解余毒。

方药:增液汤合清营汤化裁。

生地30g,元参10g,丹皮10g,天冬10g,麦冬10g,玉竹10g,石斛10g,天花粉10g,太子参15g,生黄芪10g,银花10g,竹叶10g,生甘草6g。

(三)外治法

1.皮损以红斑、丘疹、风团为主者,可以外用复方炉甘石薄荷脑洗剂,每日2～3次。

2.皮损以糜烂渗出为主者,局部可以用清热解毒除湿中药湿敷,如马齿苋、生地榆、黄柏、苦参等煎汤,待温后用纱布湿敷。

3.皮损若干燥、结痂,可用中药软膏外涂皮损处。

【预防】

杜绝滥用药物,在未明确诊断之前,根据适应证,尽可能减少用药品种,不要盲目用药。在处理病人时,应详细询问有无药物过敏史,避免再用曾引起过敏反应的药物。对易引起过敏反应的药物如青霉素、血清制剂等,用前一定要做皮试。对个人或家庭成员中有过敏史者应特别谨慎。

中药治疗药物性皮炎有较好的疗效,一般本病初发多以热证为主,或为风热或为血热或为湿热或气血两燔,治疗应尽早应用清热凉血、疏风除湿解毒等法,常用生地、丹皮、赤芍、金银花、连翘、竹叶、生石膏、黄芩、白茅根等。如果发病日久,皮损干燥脱屑,易导致机体津液大伤,此时,在前法基础上加大养血滋阴、润燥息风力度,如熟地、玄参、龟甲、鳖甲、天麦冬、珍珠母等。若辨证准确,用药恰当,往往取效迅速。但是药物性皮炎的重症单纯使用中医药治疗,尚难以迅速控制病情,一定要采用中西医结合的方法,以免延误治疗。

二、红皮病

红皮病是一种严重的皮肤疾病,又称剥脱性皮炎,为多种原因引起的一种综合病症。急性期全身皮肤弥漫性潮红、肿胀、渗液,亚急性期和慢性期皮肤浸润肥厚,大量脱屑。

【病因及发病机制】

引起红皮病的原因很多,常见有以下几类:

1.银屑病 各家报道由银屑病引起本病的百分率高低不一。

2.药物 药物引起本病的百分率较高,常见致敏药物有磺胺、抗疟药、青霉素、汞剂、砷剂、苯巴比妥、索米痛片、异烟肼、氯霉素、链霉素等。

3.恶性肿瘤 常见的恶性肿瘤有淋巴网状系统肿瘤、蕈样肉芽肿、霍奇金病、白血病、Sezary 综合征等,也可见于其他恶性肿瘤。肿瘤可先见于皮肤病,也可同时或其后出现。

4.湿疹皮炎类皮肤病 本病继发于湿疹皮炎类皮肤病也并不少见,包括泛发性湿疹、自家敏感性湿疹、异位性皮炎、脂溢性皮炎、接触性皮炎等。

5.继发于其他疾病 包括毛发红糠疹、落叶型天疱疮、泛发性扁平苔藓、疥疮等。有报道说本病发生于真性红细胞增多症、皮肌炎、斑片状副银屑病、血管萎缩性皮肤异色症。

6.原因不明 有相当比例红皮病原因不明,亦称原发性红皮病,这些病例在诊断后的病程经过中,有部分病例仍能查明病因,因此对原因不明的红皮病要长期随访观察。

【临床表现】

(一)皮肤黏膜

全身 90% 以上皮肤发生弥漫性潮红、肿胀、渗液、皮肤浸润、增厚、大量脱屑,常伴有发热等全身症状。病情初起由于原发基础病不同而表现不同。由药物所致者起病急,红斑迅速扩展全身,可先表现麻疹样、猩红热样皮疹,以后发展至红皮病,伴有发热等全身症状显著。恶性肿瘤及其他疾病引起者发病缓慢,瘙痒剧烈,病程长。本病在急性期,皮肤呈鲜红色,肿胀显著,可有渗液,尤其以腋部、会阴、肛门周围、肘窝、腘窝处显著;亚急性和慢性期,渗液、肿胀减轻,皮肤浸润、肥厚、大量脱屑,鳞屑可细小呈糠秕状或为小叶状。手掌、足跖部鳞屑可呈手套、袜子样脱落。鳞屑反复多次剥脱。恢复期全身鳞屑减少,皮肤颜色转暗,伴有色素沉着。黏膜损害以急性期显著,肿胀、充血、糜烂,可出现眼结膜炎,睑缘炎、角膜炎、角膜溃疡。口腔黏膜红肿、疼痛、溃疡。外阴部、尿道口、肛门周围糜烂,继发感染时有脓性分泌物。毛发、指(趾)甲可受累,可出现不同程度的脱发、指(趾)甲增厚黄浊或甲体萎缩,甲板有小凹坑、纵脊和横沟。随疾病的好转可逐渐恢复。

(二)内脏损害

本病严重时可出现脏器功能损害,甚至危及生命。

1.多数病例有淋巴结肿大,以腋下淋巴结、腹股沟淋巴结、颈淋巴结肿大最常见,伴淋巴网状系统肿瘤者可侵犯胸腔和腹腔淋巴结,肿大淋巴结多数为皮病性淋巴结炎,少数为肿瘤性浸润。

2.肝、脾肿大约见于 1/3～1/2 患者,以淋巴网状系统和药物过敏引起者最为常见,由药物引起的肝损害,严重时出现黄疸和肝功能衰竭。

3.肾损害引起蛋白尿、血尿,药物可致急性肾衰竭。

4.由于红皮病时水、电解质紊乱,血管通透性改变和血流动力学改变,可发生心率增快、心律失常、心力衰竭,出现颈静脉压升高,肝大,下肢可凹陷性水肿。

5.本病有小肠绒毛萎缩,影响食物吸收和肠内菌群失调,可发生脂肪痢。

6.内分泌改变:少数男性患者睾丸萎缩、精子减少、乳房女性化发育;女性月经失调,乳房组织增生。

（三）代谢紊乱

1.蛋白质代谢紊乱　由于大量脱屑,蛋白质丢失,加上红皮病的肠道改变,影响蛋白质吸收和利用,血清总蛋白量降低,出现低蛋白血症。

2.水和电解质失衡　红皮病皮肤的屏障功能被破坏,引起失水、低血容量、低血钠、低血氯等变化而影响血流动力学和心脏功能。

3.皮肤调节体温功能受到影响　体内热能经皮肤大量流失,不能保持恒定体温,可出现低体温状态,引起寒战、发热与低体温交替出现。

【实验室检查】

1.白细胞总数增加,伴细菌感染时尤为明显;嗜酸性粒细胞增多。

2.部分患者有低色素性贫血。

3.低血浆蛋白。

4.血沉增快。

5.有内脏损害者可出现相应变化,如蛋白尿、血尿、肝肾功能异常、心电图变化。

6.并发肿瘤时可出现特异性骨髓象和周围血象变化。

【病理变化】

本病的组织学变化为非特异性改变。表皮角化不全,颗粒层消失、棘层肥厚、细胞内和细胞间水肿、海绵形成。有时见表皮内微脓疡。真皮中上部水肿、血管扩张充血、血管周围有炎症细胞浸润,主要为淋巴细胞、组织细胞和嗜酸性粒细胞。

【诊断和鉴别诊断】

红皮病诊断不难,皮损面积占体表面积的 90％以上即可确诊,主要应详细询问病史,系统全面的体格检查,寻找病因,对原因不明者要长期随访观察。

【治疗】

1.病因治疗　病因明确者要积极治疗原发病。

2.症状治疗　皮质类固醇在治疗中很重要,对重症患者尤其是药物过敏引起者可口服或静脉滴注,以迅速控制病情发展。可选择醋酸泼尼松、甲泼尼龙、氢化可的松、琥珀酸钠等。另外,抗组胺药物也可选择。外用药物以安抚、止痒、消炎为原则,严禁使用刺激性大的外用药。急性期外用药宜缓和,无刺激性,常用植物油、氧化锌油、硅油、皮质类固醇乳膏等。继发细菌感染时加用抗生素乳膏,如环丙沙星凝胶、莫匹罗星乳膏、红霉素软膏等。

3.并发症治疗　对继发感染应查明原因,积极选用抗生素或相关药物,尽快控制感染;对出现的内脏损害和功能障碍应做相应处理。

4.支持疗法 对本病的治疗支持疗法非常重要,应及时补充营养成分、维持水及电解质平衡、精心的皮肤护理。

【中医辨证施治】

应在明确病因的基础上用药,如因药物所致本病,治疗应避免应用过多药物,以免药物之间交叉过敏。

1.热入营血证 症见全身皮肤弥漫性潮红,灼热瘙痒,大量脱屑,头痛身热,烦躁口渴,舌红苔黄,脉滑数。

治则:清热解毒凉血。

方药:清瘟败毒饮、解毒清营汤等加减。

生玳瑁 10g,生石膏(先煎)30g,丹皮 12g,紫草 12g,白茅根 30g,银花 15g,知母 10g,元参 15g,生地 20g。

2.气阴两伤证 原有皮损颜色变为暗红色,脱屑减少,感瘙痒,口干唇燥,舌质红,苔少,脉细。

治则:滋阴益气凉血。

方药:炙黄芪 15g,生地 15g,丹皮 15g,白芍 15g,沙参 30g,麦冬 15g,白茅根 30g,羚羊粉(冲服)0.6g。

三、色素性紫癜性皮肤病

色素性紫癜性皮肤病是一组以紫癜、丘疹含铁血黄素沉着的慢性皮肤病,是原因不明的毛细血管炎,包括进行性色素性紫癜、色素性紫癜性苔藓样皮炎和毛细血管扩张性环形紫癜。

【进行性色素性紫癜】

又称 Schamberg 病,是指不对称发生于小腿伸侧,为针尖至针头大小的瘀点组成的斑点。中年以后多发。男性多于女性,本病有家族性,常与服药有关。

(一)病因病理

本病发病原因不明,可能与长期站立,静脉压增高,回流不畅有关。本病有家族史,有的病人胆固醇高,有长期服用利尿药、阿司匹林等服药史。血管壁通透性增高,红细胞外溢和崩溃以致含铁血黄色素沉着而发病。

(二)临床表现

损害初起针头大淡红色瘀点或瘀斑,逐渐增多后密集成为形状不规则的棕红色斑片,界限鲜明,互相连成网状、岛屿状,压之不褪色,对称分布,无自觉症状。

新的损害散布在陈旧损害中呈胡椒粉样小点,皮损消退后呈淡褐色或淡黄色斑片,表面覆以细屑,中央陈旧性损害变成羊皮纸样的小皱纹,该处毛发存在,未见毛细血管扩张及静脉扩张,病程 3～6 个月。

(三)诊断依据

根据皮疹以小腿伸面为主,对称分布,境界鲜明的棕褐色斑片,外界为胡椒粉样斑片,压之不褪色,缓慢扩大,诊断不难。

必要时做皮肤活检,组织病理改变:角质层增厚,角化不全,层间排列紊乱,早期见毛细血管,红细胞外溢以及毛细血管周围大量淋巴细胞及少量组织细胞、嗜酸性粒细胞浸润。

(四)鉴别诊断

需要与单纯性紫癜、瘙痒性紫癜鉴别。

(五)治疗

积极寻找原因,特别是药物因素。治疗一般不主张应用类固醇激素,应用维生素 C、芦丁、钙剂即可,可酌情应用抗组胺药。

【色素性紫癜性苔藓样皮炎】

又称 Gougerot Bulm 病,是一种原因不明的慢性皮肤病,好发于中老年男性,小腿多发,为红棕色小丘疹性紫癜,相互融合成边界清楚的苔藓斑片,本病与中医的血疳相似。本症由于风热邪气闭塞腠理,血燥多热所致,形如紫癜,痛痒时,抓痕累累,皮肤出血。

（一）病因

病因不明,有人认为本病有可能与胆固醇代谢异常,肝功能异常,血管功能障碍及毛细血管脆性改变有关。

（二）临床表现

初起 0.1~0.5cm 大小散在性丘疹,表面光滑,圆形或多角形。多为紫癜性,鲜红色或棕红色斑,轻度苔藓样变,表面有少许鳞屑,伴有毛细血管扩张及紫癜,压之不褪色,好发于小腿,可延至大腿及躯干。可发生于臀部,但不侵犯颜面、胸部及黏膜。愈后色素沉着斑,慢性病程,皮损常持续存在。

（三）鉴别诊断

需与毛细血管扩张环状紫癜相鉴别,后者发生于女性。

（四）治疗

西医治疗同进行性色素性紫癜。

【毛细血管扩张性环状紫癜】

又称 Majocchi 病,病因不明,可能由于某种感染性或中毒性因素所致局部血管炎,也可能是全身疾病如心血管病、肾病的一种表现。女性多见,青年人多。本病属于中医的"葡萄疫""血风疮"范畴。

（一）临床表现

初起毛囊周围红点及紫红色环状斑,毛细血管扩张,可向外扩展,可呈半环形、线形等形状。

（二）鉴别诊断

需与进行性色素性紫癜性皮炎相鉴别。

（三）治疗

可参考其他另种色素性紫癜病。

（四）中医辨证施治

中医将这一类皮肤病称为"葡萄疫""血风疮"。

病因病机:中医认为本病系源于内有蕴热,外感风邪,因热蕴腠理,郁于血分,热灼脉络,瘀血凝滞,溢于脉外,日久耗伤阴血,肌肤失养。

治疗:根据相关学者经验,将此病分为三型:

1.心肾阴虚,脾虚失统

治则:补肾,滋阴养血,健脾安神,佐以清热。

方药:四妙勇安汤加减。

桑寄生 15g,川断 15g,枸杞子 15g,北沙参 15g,生地 15g,元参 12g,党参 10g,白术 12g,当归 10g,枣仁 10g,鸡血藤 15g,胆草 10g,双花 15g,连翘 9g,甘草 6g。

2.心肝阴血亏损,血热热灼络脉

治则:养血育阴,清热健脾益气。

方药:生地 15g,元参 12g,二冬 12g,北沙参 15g,赤芍 15g,石斛 12g,丹皮 10g,枣仁 15g,甘草 6g,当归 12g,知母 10g,槐花 15g。

3.肝郁不舒,肝心肾阴虚,血热热灼络脉

治则。疏肝解郁,育阴养血。

方药:醋柴胡 12g,麦冬 15g,枸杞子 15g,旱莲草 10g,女贞子 15g,白术 15g,枳壳 12g,太子参 30g,丹皮 10g,胆草 10g,香橼 10g,白芍 20g。

色素性紫癜,基本病理变化为淋巴细胞性血管炎,西医治疗用芦丁、维生素 C 一般仅可减轻症状;使用皮质类固醇可以使病变消退,但停药后又复发,且皮质类固醇的副作用大,不为患者接受,也不易达到长期控制病情的目的;雷公藤多苷有时可以达到较好的效果,但因对肝肾的毒副作用,影响其进一步的推广。中药滋阴健脾补肝肾法,较之为一般活血化瘀法,安全,效果好,疗效比较持久。

四、疖、痈

疖是一种急性化脓性毛囊和毛囊周围的炎症。多发及反复发作者称为疖病。疖病好发于项后、背部、臀部等处,几个到数十个,或散发于身体各处,常反复发作,甚至缠绵数年不愈。痈是多个相邻毛囊和皮脂腺或汗腺的急性化脓性感染。

中医学认为本病是因外感风热火毒,内有脏腑蕴热或气阴两虚,毒邪壅滞于肌肤所致。对疖、痈的治疗,应进行辨证论治,而不可拘泥于一方一药。

【病因及发病机制】

该病的致病菌主要为金黄色葡萄球菌,其次是白色葡萄球菌。皮肤外伤、糜烂等均有利于细菌的侵入及增殖,皮脂溢出也是其诱因。此外,贫血、慢性肾炎、营养不良、糖尿病、白塞综合征、低丙种球蛋白、剥脱性皮炎、天疱疮、长期使用皮质类固醇激素以及免疫缺陷者,皆易并发疖和痈。

【临床表现】

疖好发于面颈、臂及臀部等,初起为毛囊性炎性丘疹,后形成红色硬性结节,有疼痛和压痛。2~3 天后,结节化脓坏死而形成脓疡,排出脓液、脓栓和坏死组织后,肿胀消退,1~2 周内愈合。常伴有发热,局部淋巴结肿大等。在营养不良患者,可引起脓毒血症和败血症。一般为单发,也可以多发,如果数目较多,而且反复发作,经久不愈者,则为疖病。

痈好发于颈、背、肩、臀及大腿等处,初起为红色炎性弥漫性浸润斑块,表面光亮,疼痛剧烈,继而表面出现多个脓头,呈蜂窝状,其中有坏死性脓栓,最后脓栓和血性脓液同时排出,形成深在性溃疡。常伴有发热、头痛、食欲不振等全身症状,局部淋巴结常肿大。

【组织病理】

疖为毛囊炎和毛囊周围炎,毛囊周围大量中性粒细胞浸润,少量淋巴细胞浸润,以后形成脓疡,毛囊和皮脂腺均被破坏。

痈为多数相邻的毛囊和毛囊周围组织与皮下组织的化脓性炎,部分组织坏死,形成相互沟通的脓肿,脓肿周围组织充血、水肿和中性粒细胞浸润,皮肤表面多个排脓口。

【诊断及鉴别诊断】

根据毛囊性结节、后化脓坏死、形成脓栓及局部疼痛的可以诊断疖;痈局部浸润明显,表面多个脓头,形成蜂巢状,疼痛剧烈。

疖与汗腺炎鉴别:后者仅发于腋窝、肛周、外阴及乳晕等大汗腺分布区域。炎症轻,不形成脓栓。

痈与蜂窝织炎鉴别:后者局部呈弥漫性红肿、浸润,境界不清,表面无多个脓头。

痈与脓癣:后者多见于头皮,为多个毛囊性脓疱,患处头发常易折断及拔除,真菌镜检阳性。

【治疗】

局部避免挤压,多休息,饮食清淡,适当补充维生素等增强机体抵抗力。对疖肿反复发作者,应重视有无原发病。根据具体情况,应用降糖、升高白细胞、提高机体免疫力、抗生素及通便等方法治疗。

（一）药物治疗

1.抗生素 全身症状明显时可抗生素。

2.多价葡萄球菌菌苗 从临床顽固性头颈部疖病患者的感染部位采集标本,经分离、鉴定后筛选出不同类型的葡萄球菌,组合成多价葡萄球菌菌苗,1ml/支,首次取 0.5ml 臀部肌内注射,以后每次 1ml,隔日肌注 1 次,10 次(20 天)为 1 个疗程。治疗顽固性头颈部疖病作用快而持久,具有较理想的治疗效果。

（二）物理治疗

可应用热敷、紫外线、红外线、超短波及透热疗法等。

（三）局部治疗

未成脓者可用 3％碘酊外涂,或 10％鱼石脂软膏、金黄散等醋调外敷。也可用中药局部外敷。已成脓者应切开排脓。

【中医辨证施治】

（一）概述

疖是以红、肿、热、痛,高突根浅为特点的小结节。痈以红肿高突、灼热疼痛、界限清楚、发病迅速、易肿易脓等为特点。

（二）病因病机

《灵枢•痈疽》:"荣卫稽留于经脉之中,则血泣而不行,不行则卫气从之而不通,壅遏而不得行,故热。大热不止,热胜则肉腐,肉腐则为脓。"《医宗金鉴•外科心法要诀》说:"痈疽原是火毒生,经络阻隔气血凝。"故热毒为疖、痈的基本病因,血瘀是疖、痈的病理基础,治当以清热解毒、化瘀排脓为主。

一般认为,疖属实证、热证,治疗多采用清热解毒为主。疖病以正虚为本,以热毒蕴结为标,实火与虚火互助为虐。阳证疖、痈一般表现为红肿热痛、功能障碍,可伴有轻重不同的畏寒、发热等全身反应,重者可有寒战、高热、头痛、食欲不振、便秘溲赤等症状;阴证疖、痈初起一般无红热现象,待到寒凝化热之后才有微红、微热,初期无明显全身表现,或伴虚寒症状,酿脓时,伴有骨蒸潮热等虚热证,溃后则有自汗、盗汗之气阴两虚证。

疖痈的转化过程一般要经历初起、成脓、溃后 3 个阶段。初起邪毒蕴结于肌肤筋骨,使局部经络阻塞不通,营卫气血凝滞,发生肿痛之象。若人体抗病能力强,正能胜邪,渐渐肿势局限,疮疡消散;如人体抗病力弱,病邪猖獗,热盛肉腐成脓,从而导致脓肿形成,即进入疖痈的中期。脓成若及时切开引流或人体正气充足,脓出畅泻,毒随脓解,腐肉脱落,新肉生长,疮口结痂愈合。这一过程则为疖痈的后期,即溃疡期。

（三）内治法

古人根据疮疡转化过程之初起、成脓、溃后这 3 个阶段,相应地设立了消、托、补 3 个治疗大法。

1.宜用消法 清热解毒法是最常用的法则。代表方剂有五味消毒饮、黄连解毒汤、五神汤、犀角地黄汤等。但是,火热毒邪的形成有时要经过一定的变化阶段,其最初不一定都是火热之邪。因此,不能概用清热解毒法,而应针对具体的病因分别采用解表法、通里法、温通法、利湿法、祛痰法等。

(1)卫气不固:疖肿反复发作,根盘较小,微红,中央色白,常畏风自汗,易患感冒,舌淡红,苔薄白,脉浮。

治则:调和营卫,补气固表。

方药:玉屏风散加减。

黄芪 24g,党参 15g,防风 9g,白芷 9g,白术 9g,金银花 18g,野菊花 15g,赤芍 9g,甘草 6g。

(2)湿热蕴结:好发于躯干、下肢,局部红肿疼痛,根盘收束,成脓较速,脓出黄稠,伴身热不扬,渴不多饮,小便短赤,大便黏滞不爽,舌红苔黄腻,脉濡数或滑数。

治则:清热利湿,消肿止痛。

方药:加味芩连汤加减。

黄芩 9g,黄连 9g,栀子 10g,川朴 6g,赤芍 15g,川芎 9g,银花 15g,大黄 9g,皂角 1.5g,六一散 10g。

(3)气滞痰凝(初期):疖肿散发于全身各处,色白,有头或无头,以面部、臀部为多见,体形肥胖,动则气喘,纳差脘闷,舌淡红,苔薄白或薄白腻,脉平或滑。

治则:健脾化痰,兼清热活血。

方药:二陈汤加味。

半夏 9g,陈皮 12g,茯苓 15g,胆南星 10g,夏枯草 9g,金银花 18g,紫花地丁 15g,赤芍 9g,当归 10g,川芎 10g,天花粉 14g,浙贝母 10g,海藻 10g,香附 10g,石菖蒲 9g,穿山甲 9g,甘草 6g。

(4)热毒炽盛:症见局部红肿、焮热,或基底坚硬,表面有多数粟粒状脓头,触之剧痛,伴高热、头痛、口干,尿黄,便秘,舌红苔黄,脉滑数。

治则:清热解毒,活血化瘀。

方药:五味消毒饮合四妙勇安汤加减。

野菊花 15g,紫花地丁 15g,紫背天葵 15g,公英 15g,金银花 15g,生甘草 6g,玄参 15g,归尾 12g,炙乳香 6g,炙没药 6g。

2.宜用托法　用补益托毒或透脓托毒的药物扶助正气,托毒外出,以免毒邪内陷。补托法用于正虚毒盛,不能托毒外达者。

(1)气血虚弱,余毒不尽(后期):局部肿势平塌,闷胀疼痛或疼痛不甚,脓腐不透,脓水稀薄,创面灰暗,伴神疲乏力,面色苍白,气短自汗,寒战怕冷,舌淡苔净,脉细数。

治则:补气益血,扶正解毒。

方药:托里透脓汤加减。

党参 10g,白术 10g,炮山甲 6g,白芷 6g,升麻 10g,当归尾 10g,甘草 6g,生黄芪 15g,皂角刺 6g,青皮 15g,金银花 10g,连翘 20g,薏苡仁 30g。

(2)阳虚寒凝,余毒未清(后期):见头皮散在大小不等的结节、囊肿、脓肿、溃疡等,溃口内溢脓不多,脓液清稀,常有死骨,肉芽苍白不鲜,体温不高,肢冷便溏,小便频等。舌淡,苔灰腻,脉虚数无力。

治则:温阳散寒,托毒外出。

方药:阳和汤加减。

熟地 10g,炙麻黄 6g,鹿角霜 10g,白芥子 6g,肉桂 3g,生甘草 10g,炮姜 6g,皂角刺 6g,炙黄芪 15g,炮山甲 6g,当归尾 10g。

(3)阴虚火炽:由于阴液不足,火毒炽盛,甚至正不胜邪,毒陷营血。疮顶不高,根盘平塌,散漫不收,疮色紫暗,疮口干枯,无脓而流血水,灼热疼痛,壮热口渴,烦躁不安,甚至神昏谵语,舌红绛,苔黄燥,脉数。

治则:清营解毒,滋阴泻热。

方药:清营化毒汤加减。

生地 30g,丹皮 9g,赤芍 15g,地丁 15g,银花 15g,连翘 15g,公英 15g,玄参 15g,石斛 10g,皂刺 6g,竹叶 10g,生石膏 30g,花粉 10g。

3.宜用补法 即用补养的药物,恢复其正气,助养其新生,促进疮口早日愈合。一般来说,轻浅的疮疡后期很少应用补法。较大较重的溃疡,出脓较多、溃烂较大,疮口愈合缓慢,可酌情补气养血,或理脾和胃,或补益肝肾。方剂可选四君子汤、四物汤、六味地黄丸或桂附八味丸。

(四)外治法

运用药物、手术、物理方法或使用一定的器械,直接作用于体表患部或病变部位而达到治疗目的。根据疮疡不同的发展阶段,采用不同的治疗方法。

1.宜箍毒消肿 可用草药、箍围药、油膏、膏药、掺药等,以活血、行气、祛风、解毒、消肿定痛,使疮毒收束,不致扩散;使蕴结消散,不致化热腐肉成脓;或使疮疡转重为轻,疮形缩小,早日成脓。草药:可选蒲公英、紫花地丁、马齿苋、芙蓉花叶等,将其鲜品洗净,加盐捣烂外敷,1~2次/天。

箍围药:阳证可选用金黄散、玉露散,阴证选回阳玉龙散。一般用冷开水调成糊状,涂敷患部,见干即换。

2.宜透脓祛腐 使疮疡内蓄之脓毒早日排出,从而毒随脓解,进而腐脱新生。具体方法包括切开法及药物代刀破头法。当疮疡酿脓成熟时,及时切开排脓,以免毒邪扩散,使脓液顺利排出,减轻患者痛苦,利于疮口愈合。药物代刀破头适用于体虚或畏惧手术者。

3.宜提脓祛腐与生肌收口 疮疡后期脓肿切开或自行穿溃,宜提脓祛腐;待脓腐已尽,宜使用生肌收口法。根据具体情况可用洗涤、药线、提脓祛腐、腐蚀、生肌收口法等。

洗涤:用于疮口脓水较多时,做洁净疮口之用。可选用三黄洗剂或等渗盐水。

提脓祛腐:用于溃疡脓腐未尽的阶段,阳证选九一丹、八二丹;阴证选七三丹、五五丹。

腐蚀:用于溃疡疮口太小或疮口僵硬,或腐肉不脱,或胬肉增生时。常用的药物有千金散、白降丹、平胬丹。

生肌收口:用于溃疡疮口腐肉已脱,脓腐将尽时。常用的药物有八宝丹、生肌散。无论阴证阳证直接掺于疮面,或调成油膏使用。

(五)针灸治疗

1.豹文刺加火罐疗法 局部常规消毒,在疖痈肿基底部取穴,快速将针尖刺入皮下0.5cm,然后针尖斜向疖痈肿的基底部中央,每个疖痈肿四周扎四针。拔罐疗法:起针后拔火罐。火罐口径大小视疖痈肿大小而定,一般火罐口径应大于疖痈肿边缘1~2cm。留罐3~5分钟,出血1~2ml,起罐后行常规消毒,外敷消毒纱布固定即可。豹文刺即清心泻火、活血通络的针刺之法,加之拔罐使之积脓瘀血排出,故可迅速缓解症状。所以用此法治疗疖痈肿等症见效迅速。

2.火针 用细火针点刺疖、痈之顶部各1针,四周刺8针,三棱针大椎放血,隔日治疗1次,2~3次为1个疗程。

五、白癜风

白癜风是一种常见的后天性色素脱失性皮肤黏膜病,临床表现为皮肤局部色素脱失斑,诊断容易而治疗困难。世界各个种族均有发病,各地患病率差别较大,全世界人群患病率为1%~2%,有地区、人种、肤色的差异,一般肤色越深的人种患病率越高,如在法国、美国等白种人中白癜风患病率不到1%,而印度则不低于4%,我国人群患病率为0.1%~2%。无明显性别差异。

中医学对白癜风的认识历史悠久,中医称为"白癜"或"白驳风",在《诸病源候论》中描述为:"面及颈项身体皮肉色变白,与肉色不同,亦不痒痛,谓之白癜。"

【病因及发病机制】

本病发病机制尚不清楚,有几种学说,主要涉及自身免疫、遗传、黑色素细胞自身破坏、神经体液等多方面因素。近年的研究发现白癜风是一种多基因遗传的自身免疫性疾病,其发病受到遗传与环境等因素的共同影响。

(一)自体免疫学说

白癜风患者可伴发许多自身免疫性疾病,常见的有甲状腺疾病(甲状腺功能亢进或减退)、慢性肾上腺皮质功能减退、恶性贫血、恶性黑色素瘤、糖尿病、斑秃、红斑狼疮、硬皮病等。有对白癜风先证者进行研究,结果表明六种自身免疫性疾病在这些先证者和其一级亲属中的发病率显著增加,其分别为:白癜风、自身免疫性甲状腺疾病(特别是甲状腺功能减退症)、恶性贫血、Addison 病、系统性红斑狼疮、炎性肠病。白癜风的发病与这些疾病有着某种基因上的关联。

此外以下证据亦支持自身免疫学说:①在活动性白癜风患者的血清中可以检测出抗黑色素细胞自身抗体,且其滴度与病情呈正相关;②将活动性患者血中提取的 IgG 加入培养基中,能引起补体介导的黑色素细胞破坏;③对进展期白斑的边缘做组织切片检查,可发现淋巴细胞或单核细胞浸润,皮损区朗格汉斯细胞增多;④多数学者研究发现患者外周血辅助性 T 细胞的含量明显减少,$CD4^+$ T 细胞下降,$CD4/CD8$ 比值较低,皮损部位有以 $CD8^+$ T 细胞为主的 T 淋巴细胞浸润,提示 T 细胞在发病中可能起重要作用。

(二)遗传学说

白癜风有遗传背景,患者可有阳性家族史,国外报道白癜风家族史的阳性率为 10%～30%,国内报道低于国外,为 3%～12%,一级亲属患病的相对危险度较其他亲属及一般人群显著升高。虽然白癜风存在家族聚集现象,但其遗传方式并不遵循孟德尔定律。有人提出白癜风可能是伴有不同外显率的常染色体显性遗传疾病。

(三)黑色素细胞自毁学说

Lerner 提出黑色素细胞自毁学说,认为由于表皮黑色素细胞功能亢进,促使其耗损而早衰,也可能是由于黑色素细胞合成黑色素的中间产物过量或积聚造成黑色素细胞本身损伤或破坏。实验证明儿茶酚等对黑色素细胞有损伤作用,人们由于职业等原因,接触并吸收了这些化学品可诱发白癜风。

研究发现白癜风患者皮肤黑色素细胞超微结构有异常改变,包括粗面内质网扩张增多、黑色素小体聚集、内膜间隔形成、自噬体出现等,提示黑色素细胞存在遗传缺陷。患者黑色素细胞体外培养不易传代,可能与缺乏维持黑色素细胞正常结构及功能的某种生长因子有关。

(四)神经化学因子学说

精神因素与白癜风的发生密切相关,部分病例起病或皮损发展与精神创伤、过度劳累、焦虑过度等有关。有些白癜风皮损沿神经节段分布,皮损及其邻近正常皮肤处神经肽增多,提示某些神经介质损伤黑色素细胞或抑制黑色素形成。

(五)微量元素及自由基学说

白癜风患者皮损内发现有过氧化氢堆积现象,而过氧化氢酶水平却明显降低,过氧化氢堆积可导致过氧化氢酶失活和表皮黑色素细胞空泡形成。此外超氧化物歧化酶(SOD)是机体清除自由基的主要抗氧化酶之一,研究发现部分白癜风患者血清中超氧化物歧化酶低于正常人。铜、锌在黑色素代谢中起辅酶作用,人体缺乏铜时,酪氨酸酶的主要辅基铜不足,无法催化酪氨酸转化成黑色素,致使皮肤脱色,部分白癜风患者血清中铜、锌偏低。另有研究白癜风患者皮损内钴和硒的含量较正常人低,而血清中水平无明显差异,提示铜、锌、钴、硒等微量元素低下可能也是白癜风致病因素之一。

（六）其他

如环境因素、外伤、暴晒、药物、内分泌、细胞凋亡等因素可能均与白癜风的发生有关。

【临床表现】

白癜风在任何年龄均可发病，多见于青壮年，无明显性别差异。任何部位皮肤均可发生，但好发于暴露及摩擦损伤部位，如颜面部、颈部、躯干部和四肢等。口唇、阴唇、龟头及包皮内侧黏膜亦可受累。大部分白斑对称分布，少部分患者白斑沿神经节段分布。

皮损为局限性的色素脱失斑，乳白色或瓷白色，白斑边缘境界清楚，色素反见增加，周边为正常肤色，白斑处毛发可变白或无变化。白斑大小形态不一，有的白斑中可见散在的色素岛。在疾病进展期，脱色斑向正常皮肤移行，发展很快，并有同形反应，即在压力、摩擦、外伤、日晒等外界刺激后形成继发白癜风。少数病例白斑相互融合成大片，泛发全身如地图状。一般无自觉症状，少数病例在发病前或同时有瘙痒感。

临床分型有多种方法，多为五型划分法：①局限型：白斑单发或群集某一部位；②散发型：白斑散在，大小不一，但多对称分布；③泛发型：常由前面两型发展而来，总面积可大于体表50％以上，甚至波及全身，只余少数或全无正常色素皮肤；④肢端颜面型：白斑发生于面部、手足指趾暴露部位；⑤节段型：白斑按皮节或某一神经分布区分布，此型在儿童白癜风中较多见。

临床分期分为进展期与稳定期。

【组织病理】

白癜风皮肤病理显示表皮明显缺少黑色素细胞及黑色素颗粒。基底层往往完全缺乏多巴染色阳性的黑色素细胞。活动期损害内，中心处黑色素细胞密度降低，周围处有异常增大的黑色素细胞；晚期脱色皮损内无黑色素细胞，即使用特殊染色和电镜观察亦不例外。极早期损害或损害的白斑边缘处可见少数淋巴细胞位于真皮上部和基底层附近；朗格汉斯细胞可有增加、正常或重新分布。

【诊断及鉴别诊断】

本病根据临床表现易于诊断，但需与以下疾病区别：

1.花斑癣　损害发生于颈部、躯干、上肢，为淡白色圆形或卵圆形斑，表面往往有细鳞屑，损害中容易找到真菌。

2.麻风　浅色斑有感觉改变，患者有神经粗大等其他麻风症状。

3.贫血痣　先天性减色斑，病变局部毛细血管功能不良，摩擦局部，淡色斑本身不发红，而周围皮肤发红。

4.白色糠疹　好发于儿童及少年，皮损多在面部，为境界清楚的圆形或椭圆形苍白色斑，上有少量糠状鳞屑，皮损可自行消退。

5.无色素痣　出生时或出生后不久即有局限性浅色斑，境界模糊，损害往往沿神经节段分布，一般单发，持续终身。

【治疗】

（一）药物治疗

1.补骨脂素类加紫外线　补骨脂素及其衍生物是光毒性物质，内服或外搽后经长波紫外线（UVA）或日光照射可增加黑色素细胞密度、酪氨酸酶活性，使黑色素合成及转运增加，恢复色素。常用8-甲氧补骨脂素（8-MOP）或三甲基补骨脂素（TMP）。每次口服0.3～0.6mg/kg的8-MOP，服药1.5～2小时后用长波紫外线照射白斑（称系统性PUVA），每周服药2～3次，照射强度以发生轻度红斑为宜。一般照射20～30次开始发生色素沉着，治疗半年以上有效，治疗期间要防护好眼睛，定期查肝功能。也可以用0.1％～0.5％ 8-MOP溶液或软膏外搽，半小时后再照UVA（称局部PUVA），治疗需要数月，要严格掌握药物的浓度、剂量及照射时间,以免发生局部光毒性皮炎。

2.糖皮质激素　白癜风发病机制中认为自身免疫可能参与发病,因此利用糖皮质激素抑制免疫反应可起到治疗的作用。

对泛发性、进展期的皮损可系统应用,如泼尼松 5mg/次,3 次/日,持续数月;对局限性、早期损害或 10 岁以下的儿童,可局部外用,如 0.05％卤米松、0.1％倍他米松二甲基亚砜乙醇溶液、0.1％曲安西龙霜等;皮损内注射曲安西龙混悬液也有一定的效果。3 个月内未见色素再生,应停止使用。需要注意的是长期应用此类药物可发生粉刺、皮肤萎缩、毛细血管扩张等副作用。

3.盐酸氮芥　本品是最早用于临床的抗肿瘤药物,治疗白癜风可能是通过免疫抑制或影响氨基而发挥作用。盐酸氮芥 50mg 加于 95％乙醇 100ml 中,用棉签蘸药液外搽,2 次/日,需新鲜配制,冰箱保存。注意本品有刺激性和致敏性,应适量,仅限于白斑处。

4.卡泊三醇和他卡西醇　该药是维生素 D_3 的衍生物,能抑制皮肤细胞(角质形成细胞)的过度增生和诱导其分化,具有免疫调节、抗炎症递质的作用,常用来治疗银屑病。后来有研究表明维生素 D_3 增强黑色素细胞内酪氨酸酶活性,而表皮黑色素细胞表面有维生素 D_3 受体,卡泊三醇可促进维生素 D_3 受体的表达,从而使黑色素细胞合成黑色素的能力增强。近来研究表明 1,25-(OH)维生素 D_3 可刺激未成熟的黑色素前体细胞分化及内皮素受体的表达,在诱导黑色素细胞的成熟及黑色素合成中起重要作用。有研究显示他卡西醇上调 c-kit 的表达,下调对黑色素细胞的细胞毒免疫反应。本品可单独使用也可联合 UVA/UVB 照射,使用安全,病人依从性好,尤其适用于不适合长期使用激素的部位。

5.他克莫司　2002 年开始 Grimes 等尝试他克莫司治疗白癜风,获得良好效果。该药是大环内酯类的免疫抑制剂,可抑制细胞毒性 T 淋巴细胞的形成,抑制 T 淋巴细胞活化及 TH 细胞依赖性的 B 细胞增殖,以及细胞因子的生成。此外,他克莫司还可以抑制皮肤肥大细胞和嗜碱性粒细胞内已合成介质的释放,对细胞免疫和体液免疫均起到抑制作用,所以该药可以局部外用来治疗白癜风。尤其适用于面部等不适合长期外用激素的部位。最新研究显示他克莫司还可以促进色素恢复及黑色素细胞迁移,激发酪氨酸酶活性和表达,从而促进色素恢复。有 0.03％和 0.1％两种浓度的软膏,两种浓度均可用于成人,0.03％浓度可用于 2 岁及以上的儿童。该药局部外用,一天 2 次,注意部分患者在刚用药时会有局部轻微烧灼或瘙痒等刺激症状,一般 3 天内症状消失。有报道他克莫司软膏联合 308nm 准分子激光可增强治疗效果,并且起效较快。

6.免疫调节剂

(1)转移因子:本品属于免疫增强剂,使细胞免疫增强,作为白癜风、红斑狼疮等免疫相关疾病的辅助治疗,可口服或皮下注射。无明显不良反应,个别病人有皮疹、粉刺增多,一过性发热等。

(2)胸腺素:为动物胸腺提取物,具有免疫增强作用,也具有调节机体免疫平衡作用,可口服和肌肉或皮下注射。

(二)光疗法

1.光化学疗法(PUVA)　口服或外涂补骨脂素联合长波紫外线治疗称为光化学疗法,目前仍是常用的治疗白癜风的主要方法之一,分为局部 PUVA 和系统性 PUVA(如前药物治疗所述)。

2.窄谱 UVB(NBUVB)　1997 年首次报道应用窄谱 UVB(311～313nm)治疗白癜风。UVB 的初始剂量为 7mJ/cm² ,每周照射 2 次,每次递增 20％。其 311nm UVB 疗效与 UVA 等同,但前者光毒性小、色素恢复均匀,治疗时间短。目前临床中,窄谱 UVB 已部分替代 PUVA 治疗白癜风等皮肤病。与 PUVA 相比,窄谱 UVB 有毒性小、无光接触变态反应,长期照射无光过度角化,色素恢复比较一致等优点。窄谱 UVB 治疗白癜风的机制还不完全清楚,有观点认为 UVB 作为免疫调节剂导致白斑局部某些细胞因子和炎症介质水平升高,从而促进色素细胞增殖、迁移及黑色素合成。体外培养的人角质形成细胞经 UVB 照射后,可释放碱性成纤维细胞生长因子(BfGF),后者能够促进角质形成细胞分泌内皮素-1(ET-1),两者均为较强的黑色素细胞促分裂剂,可引起黑色素细胞的增殖、分化,加速黑色素合成。

3.308nm 准分子激光　308nm 准分子激光是近几年出现的新型医用激光,是一种氯氯准分子激光,其波长在 UVB 范围内,是 UVB 中最具有生物活性的波长,其穿透皮肤最深,能达到真皮浅层。传统的光疗方案通常为大面积照射,累及周围正常皮肤,而 308nm 准分子激光为光斑输出,仅作用于皮损部位,治疗更具专一性。研究证明 308nm 准分子激光能清除皮损处浸润的 T 淋巴细胞,可促使白癜风皮损内活化的 T 淋巴细胞凋亡。根据皮损部位和最小红斑量(MED)确定照射起始剂量,一般每周治疗 2 次。大约 10～30 次。对颜面、躯干部位的白癜风效果较好,而对肢端及关节突出部位的皮损效果较差。在治疗过程中要掌握好光照的剂量,以免出现水疱、灼痛等不良反应。

光疗的禁忌证:有光敏性疾病者、使用光敏性药物者、以前或目前有肿瘤的患者等。

4.低能量氦氖激光　利用生物刺激作用而非热效应。发现氦氖激光照射可修复损伤的神经,故认为此类激光对节段型白癜风会有一定治疗作用。氦氖激光照射还可引起黑色素细胞的增殖与迁移,这既有激光的直接效应,又有照射后角质形成细胞释放的细胞因子的间接作用。He-Ne 激光照射治疗白癜风可能还和其刺激角质形成细胞、纤维母细胞或神经末梢释放其他黑色素细胞促分裂因子有关。

(三)移植疗法

主要适应于:①静止期或病情稳定＞3 个月的白癜风患者;②小面积皮损;③其他方法无效的白癜风患者。

1.自体表皮移植　将患者白斑区的表皮去除,将患者自身健康皮肤的表皮移植到白斑受皮区,使黑色素细胞成活,生长蔓延覆盖。主要操作:用表皮移植白癜风治疗仪在供皮区和受皮区发泡分离表皮,去除受皮区表皮,完整剪下供皮区的表皮,贴在供皮区,加压包扎,术后 7～10 天内注意保护,避免大幅度活动,预防感染。

2.自体黑色素细胞移植　借用细胞培养技术来增加黑色素细胞数量,然后将其移植到白斑区。包括自体黑色素细胞培养后移植和表皮细胞悬液移植。

自体黑色素细胞培养后移植:从患者皮肤中分离黑色素细胞进行培养,白斑部位用负压吸疱,抽出疱液,再将培养的黑色素细胞悬液注入腔内。

表皮细胞悬液移植:取患者正常着色皮肤,制成表皮细胞悬液,将含有黑色素细胞及角质形成细胞的混合液移植到用液氮冷冻去除表皮的白斑上。

(四)其他疗法

1.遮盖治疗　化妆品和外用染料可遮盖脱色斑,特别是可见部位损害如面、颈、手等。特殊品牌的化妆品如 Covermark,金妆红颜霜等,含有二羟基丙酮,能与白癜风最表层皮肤蛋白质氨基酸上的游离氨基结合,通过缩聚形成一种深于白斑,类似正常皮肤颜色的蛋白黑色素,均匀遮盖在白斑皮肤上。外用染料需不定期进行,无副作用,但不适合活动期和泛发白癜风。

2.脱色治疗　又称逆向疗法,是指用脱色剂使久治不愈的白斑边缘着色过深的皮肤变淡而接近正常皮肤色泽,或消除泛发性白斑中残留的正常皮肤,而达到肤色一致的目的。这类药物有氢醌、氢醌单苯醚等。该方法仅限于泛发性白癜风患者小片正常皮岛或白斑边缘的脱色。

3.细胞因子和生长因子　白癜风皮损处黑色素细胞缺失可能与黑色素细胞生长、移行相关的生长因子或其受体缺乏有关。主要和黑色素细胞分裂、移行相关的细胞因子有:bFGF、转化生长因子(TGF)-α、干细胞因子(SGF)、白三烯(LTC4、LYD4)和 G 蛋白及受体生长因子如 ET-1。其中 bFGF、LTC4、ET-1 对黑色素细胞有化学趋化作用。有人认为通过直接在皮损部位注射上述细胞因子和生长因子可治疗白癜风。

【中医辨证施治】

(一)概述

白癜风是一种常见的后天获得性色素脱失性皮肤病。中医学文献记载的"白癜"或"白驳风"与之相类似。马王堆汉墓出土的帛书《五十二病方》载有治疗的内外治法,以后医家论述也多不胜举,如《诸病源候论》载"白癜"者,面及颈项皮肉色变白,与肉色不同,并痒谓之"白癜";又如《医宗金鉴·外科心法要诀》白癜风记载:此症自面及颈项,肉色忽然变白,状类斑点,并不痒痛。若因循日久,甚至延及遍身。宋代《圣济总录》记载:白癜轻者仅有白点,重者举体斑白,毛发亦变,终年不瘥。我国人群发病率在 0.1%～2%。据上海市 11 万人口调查白癜风占 0.54%。

中医对此病的病机说法不一。《圣济总录》称"白斑""斑驳",提出此病的发生乃肺经蕴热,风邪乘之,风热相搏,传通荣卫,湿滞肌肤而成。《医林改错》提出此病由血瘀皮里而成,主张活血化瘀治疗,首创通窍活血汤。《医宗金鉴》白癜风指出本病是由风邪相搏于皮肤,致令气血失和。有学者认为:白癜风少数患者与七情内伤,五志不遂,劳倦,惊恐等因素有关,这些因素可造成气血运行不畅,气滞血瘀,或导致肝肾阴虚,心脾两虚,冲任不调,此为病之本,而外界环境因素影响,风邪客于肌表或邪毒所乘,搏于肌肤,日久化热,致气血失和,气滞血瘀,运行失畅,造成血热、风热而发病,此为本病之标,临床上可把白癜风分为五型。

(二)中医辨证

1.血热风盛　进行期,发病急,有时有过敏史。白斑粉红,不断增加.并向周围正常皮肤移行扩大,境界模糊不清,多分布于额面鼻唇口耳五官附近,局部皮肤常有轻微瘙痒,可有情绪烦躁,口干、溲赤,苔薄黄,舌质红,脉细数。

治则:凉血活血,清热祛风。

方药:凉血地黄物加减。

生地 15g,当归 10g,赤白芍各 10g,首乌 10g,桃仁 10g,红花 10g,黑芝麻 10g,丹参 15g,浮萍 10g,木贼草 10g,豨莶草 10g,谷精草 10g,生芪 20g,沙苑子 10g,乌蛇 10g,防风 10g,川连 3g,焦三仙各 3g,白蒺藜 10g,生甘草 6g。

2.肝肾阴虚　相当稳定期,体虚弱,头昏耳鸣,口舌生疮,手足不温,腰膝酸软,有时有遗传倾向。无固定好发部位,可局限,可泛发,白斑固定,境界清楚,脱色明显,白斑内毛发变白,白斑边缘皮肤色暗黑,病程长。可合并甲状腺炎,斑秃,糖尿病,类风湿关节炎,红斑狼疮,硬皮病,局灶性结肠炎,恶性贫血。面色无华,苔薄,舌胖有齿痕,脉细弱。

治则:补益肝肾,养血活血祛风,中和气血。

方药:当归 10g,生熟地各 10g,女贞子 15g,菟丝子 15g,枸杞子 15g,首乌藤 30g,白术 10g,赤白芍各 10g,红花 10g,川芎 10g,丹参 15g,补骨脂 15g,黑桑椹 30g,桂枝 10g。

3.心肾不交,心脾两虚　此型与精神神经因素有关,皮损按单侧分布。白斑常沿一定神经区域发生,多按皮节分布,多发生于青壮年,发病常突然,病程短,发展快,活动期往往一年左右,发病前常有一定的精神神经因素,患者易激动,常有失眠状态,心悸怔忡,盗汗自汗,倦怠乏力,妇女多伴有月经失调,实验室检查常无异常改变。舌质多红或有齿痕,脉象多弦滑或沉细。辨证属心肾不交,心脾两虚,气血失调。

治则:补益心脾,交通心肾,调和气血。

方药:生芪 10g,党参 10g,当归 10g,川芎 10g,白术 10g,茯苓 10g,钩藤 10g,石菖蒲 10g,丹参 15g,黑桑椹 30g,红花 10g,补骨脂 15g,白蒺藜 30g,木香 10g。

4.肝郁气滞,气血失和　皮肤白斑,发病前常有郁闷不适,心情不畅等精神症状,胸闷气短,女性多伴有月经不调。舌质红,苔白,脉弦滑或弦细。

治则:疏肝理气,调和气血。

方药:当归 10g,白芍 15g,柴胡 10g,枳壳 10g,香附 10g,郁金 10g,白术 10g,黑桑椹 30g,白蒺藜 30g,白芷 10g,丹参 15g,益母草 10g,浮萍 10g。

5.血瘀风盛,肾亏气虚　对腰膝酸软、耳鸣耳聋的肾虚型和无症可辨的患者效果较好。

治则:活血化瘀,补肾益气。

方药:桃仁 10g,红花 10g,赤芍 10g,川芎 10g,白芷 10g,生芪 30g,刺蒺藜 30g,首乌 30g,补骨脂 15g,枸杞子 15g,菟丝子 15g,女贞子 15g。

六、黄褐斑

黄褐斑是面部黑变病的一种,其特征为颜面部有对称性黄褐色或深褐色斑片,局部多无自觉症状,发病率较高,病情亦较顽固,目前尚无特异性治疗方法。

【病因及发病机制】

本病发病机制尚不清楚,有几种学说,主要涉及精神因素、日晒、化妆品使用不当、妊娠、口服避孕药及抗癫痫药、皮肤微生态失调、自由基损伤以及慢性疾病,如结核、癌瘤、慢性酒精中毒以及肝病等。

(一)内分泌紊乱

黄褐斑好发于妊娠、口服避孕药的妇女,有人统计口服避孕药的妇女,约 20% 发生黄褐斑。豚鼠实验研究表明,雌孕激素联合作用可促进色素沉着。雌激素促进黑色素细胞分泌黑色素体,孕激素促进黑色素体的转运和扩散。血中雌激素、孕激素或黑色素细胞刺激激素(MSH)水平高,可使黑色素细胞活性增加。雌激素可刺激黑色素细胞分泌黑色素颗粒,孕激素能促使黑色素体转运和扩散,MSH 与黑色素细胞高亲和力的受体结合而增加其黑色素量。

(二)日光照射

黄褐斑好发于面部曝光部位,而且常在夏季日晒后诱发和加重,说明与日光照射有关,并且面部肤色越深,发生的机会越多。有学者分析了 906 例新疆黄褐斑患者,其患病率较内地高,认为主要与海拔高、春夏两季日照较强有关。紫外线照射确切的机制未完全阐明。紫外线可使照射部位黑色素细胞增殖,这可能是黄褐斑好发于面部的原因之一。

(三)氧自由基

生物体内存在内源性的自由基,为人体生化循环中的代谢产物,他们的蓄积能对生物膜、核酸、胶原蛋白和生物酶等造成多种损伤。由于黑色素是由苯酚类通过酶促反应或化学反应产生的,在氧化和聚合过程中也有自由基产生。国内有学者研究 48 例女性黄褐斑患者过氧化脂质(LPO)、超氧化物歧化酶(SOD)、谷胱甘肽过氧化物酶(GsH-Px)活性均高于对照组,过氧化氢酶(CAT)活性显著低于对照组,提示患者体内 CAT 降低,酪氨酸酶活性增强,黑色素形成可以增多,而超氧阴离子自由基、LPO 和 SOD、GSH-Px 可能尚处于平衡或 O_2、LPO 仅在皮损局部区域增多。有学者发现黄褐斑患者血清 LPO 含量明显增多,SOD 活性显著降低。有学者报道黄褐斑患者 LPO 含量明显高于对照组,而 SOD 与对照组比并无差别,提示机体氧化与抗氧化之间平衡发生紊乱,使黑色素形成增多并伴细胞衰老、破坏。

(四)精神因素

黄褐斑患者常见的情绪变化主要有易怒、抑郁、神经衰弱等。情绪对黄褐斑的影响不仅表现在可以致病上,而且当黄褐斑发生后,患者还可能出现痛苦焦虑、孤僻寂寞、急于求成、自卑、失望泄气等不良心理,而这些不良情绪又可进一步加重黄褐斑的病情。情绪致病的原因可能是通过下丘脑-垂体而导致垂体间叶黑色素细胞刺激激素 MSH 的释放所致色素沉着。另外,副交感神经过度兴奋时产生黑色素促进因子,对 MSH 有增强作用,也可使色素加深。如 1996 年,有学者采用问卷方式对广州地区进行黄褐斑病因流行病学调查,结果显示精神因素与黄褐斑发病密切相关。

(五)血液流变学变化有关

有学者均发现黄褐斑患者的血细胞比容、低剪切率下的表现黏度、高剪切率下的表现黏度、血浆黏度、红细胞聚集指数均较对照组明显增加,且与 HCT 关系不大。其主要由红细胞聚集性增高、变形性降低所致,全血黏度增加易致血液淤滞,微循环障碍。但黄褐斑的发生与血液流变学变化的具体原因尚不清楚,可能与血中纤维蛋白原、球蛋白的增加有关。治疗上,此类患者可酌加活血化瘀的药品和改善血液流变学的疗法。

(六)其他

一些男性及非妊娠、停经及服避孕药的人也可以发生典型的黄褐斑,其原因不明。服用苯妥英钠的患者有时可发生黄褐斑,少数患者合并慢性疾病,如女性生殖系统疾病、痛经、附件炎、结核、癌瘤、慢性酒精中毒以及肝病等。对黄褐斑患者血清中锌、铜、铁和镁等微量元素含量的分析结果发现,某些微量元素的改变与黄褐斑的发生可能有一定关系。已证明酪氨酸酶催化酪氨酸形成黑色素的能力与铜离子的数量成正比。血清铜水平升高可使皮肤酪氨酸酶活性增加,色素沉着增加而发生黄褐斑。肝豆状核变性患者偶可出现面部黄褐斑样皮损,可能与其铜代谢异常,大量铜在体内蓄积并沉积于皮肤有关。

【临床表现】

本病好发于中青年妇女,男性也可见发病。好发于颜面部,对称分布,呈淡褐色或淡黑色斑,边缘清楚或呈弥漫性,局部无炎症或鳞屑,一般无自觉症状。

【组织病理】

基层中黑色素增加,真皮上部可见游离的黑色素颗粒,有时在血管和毛囊周围有少数淋巴细胞浸润。

【诊断及鉴别诊断】

本病根据临床表现易于诊断,但需与其他面部黑变病鉴别。

1.颧部褐青色痣　损害为颧部散在的色素斑点,直径 1～3mm,灰褐、灰蓝或深褐色,对称分布于两颊,不累及眼及上腭。发病较早(10 岁以后)者,可有阳性家族史。

2.太田痣　本病约半数患者先天发生,其余出现在 10 岁后。好发于同侧面部的三叉神经第一、二支分布区域,呈灰蓝色网状或斑状色素沉着,上腭及颊黏膜也可受累。2/3 的患者同侧巩膜蓝染。约有 5% 的患者发生于颜面的两侧。

3.Addison 病　面部弥漫性青黑或红褐色斑片,其他如乳晕、外生殖器及黏膜、皱襞处色素沉着明显,还可见乏力,体重减轻,血压降低等全身症状。

【治疗】

(一)药物治疗

1.内用药

(1)维生素 C 和维生素 E 是目前较经典且疗效肯定的药物,采用电离子透入法给予维生素 C 时通过增强透皮作用可获得更好的疗效。维生素 E 降低过氧化脂质作用高于维生素 C,两者联合应用疗效明显优于单用。

(2)谷胱甘肽:可清除自由基,抑制黑色素形成,与维生素 C 同时口服或混合静注可显著提高疗效。

(3)川芎嗪:可抑制黑色素细胞的增殖,明显降低黄褐斑患者血清过氧化脂质(LPO)含量、增加血清

SOD 含量。用川芎嗪注射液 160mg 加入葡萄糖 250ml 中静滴,1 次/天,疗程 15 天。

（4）从天然产物中的提取物：茶多酚是一种天然抗氧化剂。碧萝芷是松树皮提取物,体外实验中,其抗氧化作用远胜过维生素 C 和维生素 E,并能促进维生素 C 再循环及维生素 E 再生,增强体内抗氧化酶系统的功能,阻抑紫外线等,疗效确切且无明显不良反应。黄酮醇类：如银杏叶、沙棘制剂等,酚类抗氧化剂,有不同作用方式,如抑制 Tyra 的活性。灵芝多糖具有广泛的药理活性,能提高机体免疫力,消除自由基,抗肿瘤、抗辐射、提高肝脏、骨髓、血液合成 DNA、RNA、蛋白质的能力等。羟基白藜芦醇是红葡萄皮提取物,具有褪色、抗氧化等作用,其褪色疗效是曲酸的 32 倍。原花色素是葡萄籽提取物,其抗氧化作用为胶原蛋白、维生素 C、维生素 E 的 20 倍以上,能使黄褐斑患者的黑色素指数、斑片大小等得到明显改善。祛斑素是中药山茱萸的有效成分,其对 Tyra 及黑色素产生的抑制作用与浓度呈正相关,高浓度时对 Tyra 的抑制作用强大。

2.外用药

（1）酪氨酸酶抑制剂：0.1%～0.4%甘草提取物甘草黄苷、甘草黄酮均能抑制 Tyra 活性,其霜剂外用可明显亮洁皮肤,治疗黄褐斑、老年斑均获得显效。3%～7%熊果苷、2%～4%曲酸、20%壬二酸、1%～5%苹果酸等均能抑制 Tyra 活性而抑制黑色素的形成,可单独或联合维 A 酸、羟基乙酸等使用,不良反应轻微。有学者采用 2%曲酸+10%果酸+2%氢醌凝胶观察曲酸治疗黄褐斑的疗效显著,不良反应轻且治疗 3 周黄褐斑可消退。研究发现芦荟苦素对 Tyra 的抑制作用比熊果苷和曲酸都强,其与熊果苷联合治疗有协同作用。氨甲环酸：体外试验表明有抑制黑色素形成的作用,局部显微注射可作为一种新型有效且安全的治疗方法,每日 1～1.5g,有效率为 95%。患者自我评价色斑明显减轻且副作用轻微。

（2）脱色剂：3%氢醌能影响黑色素的合成,在临床应用疗效确切。3%氢醌单戊酸酯霜由氢醌与戊酰氯在催化剂作用下酯化制得,性质较氢醌稳定,脱色力更强。樱桃属植物提取物、亚油酸制剂等体外实验能抑制黑色素瘤细胞的黑色素生成,同时是 Tyra 抑制剂,外用 0.05%戊酸倍他米松+2%亚油酸+2%林可霉素对不同类型黄褐斑患者疗效显著,且副作用轻微。用积雪苷软膏或积雪苷为脱色剂的配方能有效治疗黄褐斑。

（3）全反式维 A 酸：0.025%～0.05%维 A 酸霜剂可通过溶解角质而减轻色素沉着。

（二）激光

目前激光治疗皮肤色素沉着疾病的手段较多,但远期疗效尚不甚理想,治疗后常会导致皮肤色素沉着过度和黄褐斑的复发,甚至较治疗前色斑的颜色加深和或色斑面积扩大。但较多专家预测激光在治疗色素沉着性皮肤病方面会有较好的发展前景。

1.分次光热疗法（FP）：是一种 1550nm 的通过铒释放出的激光束,每平方厘米区域可以射出数千显微光束,在皮肤上产生微小的类似像素样的点,即微温区（MTZs）。这些治疗区可以达到一定皮肤深度而不会伤到周围正常组织,治疗区之间的未受损组织可以加速受损区皮肤的修复。治疗的恢复期很短且红斑反应轻微,患者在治疗后可以立即使用化妆品,同样可以使用其他无创的激光治疗或接受其他多种治疗。FP 是一种没有激光治疗副作用的方法,而且可以用于身体任何部位,包括面部皱纹、粉刺瘢痕、外伤瘢痕、黄褐斑和日光损害性皮肤病等。该方法治疗黄褐斑的疗效已通过美国 FDA 的认可。

2.超脉冲 CO_2 激光和 Q 开关紫翠玉激光联合治疗难治性黄褐斑,减少表皮黑色素,治疗真皮型黄褐斑较好,疗效优于单独用 Q 开关紫翠玉激光治疗。

3.光子嫩肤技术：该技术采用强脉冲光的选择性热解作用和光化学作用,直接照射皮肤表面,在不损伤皮肤的前提下发挥祛除色斑、红血丝、细小皱纹等影响皮肤美容问题的作用,从而整体提升皮肤状态,在短时间内发挥显著疗效。

4.微晶换肤：其原理是用气泵用天然矿物"微晶体"高速冲击表皮,使老化衰退的表皮脱落,以自愈方式创造新的表皮,使皮肤变白、柔软和富有弹性。3~10天治疗1次,8~10次为1个疗程。

【中医辨证施治】

(一)概述

黄褐斑属中医"面尘""黧黑斑""蝴蝶斑""肝斑"范畴,是一种常见的色素沉着性皮肤病,好发于女性。中医药治疗黄褐斑有明显的特色和优势,本着辨证论治的原则,补虚泻实,改善腑脏功能,以达到调和阴阳气血,养颜祛斑的目的。祖国传统医学中用于补益、活血、消斑的药物多具有很强的抗氧化、清除自由基作用,与现代医学研究结果相符,中药合理配伍是有效发挥消瘀除斑作用的关键。

(二)中医病因病机

中医学认为面部黄褐斑之成因离不开虚、瘀二者。《医宗金鉴·外科心法要诀》认为本病"源于忧思抑郁,血弱不华,火燥结滞而生于面上,妇女多有之"。《外科正宗·黧黑斑》曰:"水亏不能制火,血弱不能华肉。"中医外科名家指出本病为"脾虚不能生化精微,气血两亏,肌肤失于荣养,以致湿热熏蒸而成;或由于水亏不能制火,血弱不能华肉,虚热内蕴,郁结不散,阻于肌肤所致"。结合众医家观点,本病的产生与肝、脾、肾三脏关系甚密,证多虚实夹杂,但血虚、血瘀是其总的病机。当以养血调经、调理冲任、理气活血、清解郁热、补肾等方法治疗。

(三)辨证施治

1.肝气郁滞　皮损表现为浅褐色至深褐色斑片,大小不一,边缘不整,对称分布在眼周、颜面,可伴急躁、易怒、纳谷不香、女子月经不调,经前斑色加深,两乳作胀,舌边红有瘀点,苔薄白,脉弦滑。

治则:疏肝解郁,理气活血。

方药:柴胡疏肝散或逍遥散加减。

柴胡10g,白芍12g,白术10g,茯苓10g,甘草6g,薄荷(后下)3g,当归10g,川芎6g,香附6g。

乳胀、胸闷者,加郁金、川楝子;伴口苦者,加栀子;伴瘀血重者,加大黄䗪虫丸;伴月经不调者,加丹参、益母草;伴经来有血块者,加桃仁、红花。

2.脾虚湿蕴　皮损多表现为灰黑色斑片,对称分布于鼻翼、前额、口周,自边向中间加深,多伴慢性疾病,短气乏力,腹胀纳差,或素有痰饮内停,舌淡苔腻,脉缓细。

治则:温阳健脾,化湿散寒。

方药:补中益气汤加减。柴胡、升麻、郁金、白芍、远志各10g,当归、陈皮各12g,生黄芪、茯苓、夜交藤、苡米、合欢皮各15g。

腹胀纳差者,加炒山药、陈皮;乳胀痛者,加青皮;便溏者,加党参、炒山药;面色苍白无华等血虚症状明显时加归脾汤。

3.肾阴不足　皮损多为深褐色斑片,以鼻为中心对称分布在颜面,如蒙灰尘,伴头晕耳鸣,腰膝酸软,五心烦热,夜尿频或月经失调,男子遗精,女子不孕,舌红、苔少,脉沉细数。

治则:滋阴补肾,补血活血。

方药:六味地黄丸加减。

熟地20g,山茱萸15g,泽泻6g,怀山药15g,茯苓10g,桃仁10g,红花6g,川芎6g,丹皮10g,白附子6g,白僵蚕9g,泽兰10g。

腰膝酸痛者,加杜仲、菟丝子;夜尿频者,加益智仁、芡实、桑螵蛸。

4.气滞血瘀　皮损多为深黑褐色斑片,可有轻微疼痛感,病情发展缓慢,疗效缓慢,可伴有面色黯,肌肤甲错,舌质紫暗或有瘀斑,舌下静脉迂曲,苔薄,脉细涩。

治则:养血活血,疏风通络。

方药:血府逐瘀汤加减。

当归 10g,生地 10g,桃仁 10g,红花 6g,枳壳 10g,桔梗 6g,赤芍 10g,川芎 6g,柴胡 10g,牛膝 12g,甘草 5g,白芷 10g,冬瓜子 10g,益母草 10g,女贞子 10g。

肝郁不舒者,加柴胡、郁金;气滞血瘀者,加川芎、地鳖虫;肝肾阴虚者,加熟地、山萸肉;心烦失眠者,加柏子仁、夜交藤;脾虚泄泻者,加党参、白术;湿热下注者,加黄柏、车前草。

(四)外治

1.中药面膜 目前以中药为主的面膜治疗黄褐斑日渐成熟。猪苓、白芷、白薇、藁本、党参、紫草、丹参、桃仁、当归、马齿苋、蔓荆子、山茱萸、乌梅、白鲜皮、白蒺藜等均有抑制 Tyra 活性的作用。将其研末调水成糊状,涂颜面部,再倒石膏膜,取膜后用维生素 A、维生素 E 或维生素 C,或 3%过氧化氢外搽患处。

有研究分析,加用中药可使黄褐斑治疗有效率由 20%提高到 65.5%。茯苓、白术、薄荷、人参、紫草、丹参、红花、竹叶、黄芪等用淀粉调匀,敷于面部。

中药白芷、白蔹、白及、当归、川芎、桃仁、细辛各 100g,共研细末,过 80 目筛,备用。患者洁面后用开水将面膜中药 15g 调成糊状,待温热时敷于面部,20 分钟后洗去。每周 2 次,2 个月为 1 个疗程。

白及、白芷共研细末,蜂蜜调涂。

2.针灸 局部取穴:上星、太阳、阳白、下关、四白、印堂、风池、合谷,远端取穴:太冲、内关、三阴交、公孙、气海等。

3.耳针 基本用穴:肺、内分泌、缘中、交感、皮质下、面颊。随证配穴:肝郁气滞证,配肝、神门、胆、胸;脾胃虚弱证,配心、脾、胃、三焦;肾虚证,配肾、肾上腺。同时结合伴随病症配穴:月经不调,配子宫、附件、腹;神经衰弱,配心、神门、脾;慢性肝胆病,配胰、胆、脾。操作:每次选 4~6 个穴位,用毫针轻刺激,留针 20 分钟,每日或隔日 1 次,10 次为 1 个疗程。

4.艾灸 灸足三里、气海、关元以益气养血固本,适于虚证患者。可悬灸或隔姜灸,每次 20 分钟,每天 1~2 次。

七、糖尿病足

糖尿病足是糖尿病(DM)的一种特殊的、慢性的血管并发症。糖尿病患者因周围神经病变而失去感觉或因缺血而失去活动能力,合并感染所致足部疾患,糖尿病足病变是周围神经病变(包括自主神经病变)、大血管病变和诸多因素之间复杂的相互作用所导致,各个因素所起作用的大小因人而异,并因种族而异。其发病率占糖尿病患者的 15%。在亚洲人群中周围血管病变所起的作用可能会略轻一些,周围神经病变伴痛觉消失是足部溃疡最常见的原因。周围血管疾病引起的足部溃疡容易出现疼痛,其溃疡难以愈合,其结果是导致下肢截肢。最常见的后果是慢性溃疡,最严重的结局是截肢。中医学认为糖尿病足为"消渴"和"脱疽",辨证为热毒炽盛(阳疽),阳虚血凝(阴疽)。

【病因及发病机制】

(一)糖尿病足的诱因

足的常见诱因有鞋子不合适、水疱病、鸡眼、足部的肉赘、足趾间的真菌感染、甲沟炎、趾甲损伤等。

(二)周围血管病变

糖尿病患者因体内代谢紊乱,机体长期持续处于高血糖与蛋白质的非酶糖化状态、脂代谢异常造成动脉狭窄,病变顺序依次为股深动脉、腘动脉、胫动脉及趾动脉。糖尿病足患者动脉硬化造成下肢血供障碍,而侧支循环又不易建立,使足部营养供应减少,容易发生溃疡、坏死,感染不易控制。

(三)神经病变

包括运动神经病变、自主神经病变以及感觉神经病变。运动神经病变使糖尿病患者足易变成垂弓足、垂趾,如长期受压或创伤可致骨质吸收破坏和关节变形,称营养不良性关节炎(亦称 charcot 关节)。自主神经病变可使足部皮肤干燥、破损,出现裂口;感觉神经病变使足部麻木、感觉异常及感觉迟钝(触觉、痛觉、温度觉、震动感),自我保护能力下降。糖尿病足神经病变会影响轴突反射,导致其他外来损伤进一步加重。

(四)感染

因神经病变足部外伤后,下肢血供减少,使创伤不易愈合;而且糖尿病足易发生感染,其可能的原因:①糖尿病患者多核白细胞的趋向、移动、吞噬和细胞内杀伤作用受损;②糖尿病患者免疫功能减弱;③糖尿病患者伤口肉芽组织形成不好、愈合不良,使细菌容易侵入,感染持续时间延长。

【临床表现】

足部的一般症状:由于神经病变,患肢皮肤干而无汗,角化变脆,肢端刺痛,感觉迟钝或消失。因肢端营养不良,肌肉萎缩,屈肌和伸肌失去正常的牵引张力平衡,趾间关节变曲,形成弓形足、鸡爪趾等畸形,周围血管病变,足背动脉搏动消失,足部皮肤温度下降,休息时伴疼痛等。

间歇性跛行,是早期下肢症状,行走一定距离后感觉下肢乏力、劳累、麻木,下蹲起立困难,夜间出现休息痛,肢端溃疡坏疽或坏死。

糖尿病足的分级:经典的分级法为 Wagner 分级法。0 级:有发生足溃疡的危险,皮肤无开放性病灶。1 级:足表面有溃疡,临床上无感染。2 级:足部有较深的溃疡感染病灶,常合并软组织炎,无脓肿或骨的感染。3 级:足部深度感染,伴有骨组织病变或脓肿。4 级:骨质缺损,部分趾足坏疽。5 级:足的大部分或全部坏疽。

【诊断及鉴别诊断】

糖尿病足早期表现为局部皮肤营养障碍、肌肉萎缩、关节变形和感觉障碍,严重时出现坏疽,具备上述临床表现可以诊断,但要与以下疾病鉴别。

1.闭塞性血栓性脉管炎　多发生于年轻男性,常并发血栓性静脉炎,病程进展慢,无动脉壁钙化,无糖尿病、高血压、高血脂等。

2.雷诺病　多发生于青、中年妇女的手部,侵犯足者少见。

3.闭塞性动脉硬化症　多见于 40 岁以上男性,往往有高血脂、高血压和血糖升高等病史,多累及下肢大、中等动脉,罕见累及上肢,无浅静脉炎,雷诺现象少见,组织病理有动脉壁粥样硬化和钙化。

4.冻疮　手足均可发病,以暗紫色红肿、斑块、结节为主,可以破溃,常局限性分布,损害于整个冬季持续存在,气候转暖后自愈。

【治疗】

(一)一般治疗

对患者及其家属进行宣传教育,让患者了解糖尿病的有关基本知识和治疗要求,学会饮食疗法,掌握降血糖药物的使用、胰岛素注射技术、尿糖测定和低血糖的早期识别及处理等。保持生活规律,注意个人卫生,预防各种感染,坚持参加适当体育锻炼或劳动,避免或减轻肥胖,以改善代谢状况和胰岛细胞储备功能。

(二)药物治疗

药物治疗将血糖控制在正常范围是防治糖尿病性肢体缺血症发生、发展的基础,因此需根据患者的不同情况选用口服降糖药或胰岛素。

1.控制感染　糖尿病性缺血的肢体,一旦遭受感染常引起广泛的坏疽,且病情发展迅速,出现严重的代谢紊乱,可危及肢体甚至生命。因此在合并感染时控制感染和治疗糖尿病同样重要。根据细菌种类或药敏试验结果选用抗菌药物,且要适时、足量和综合用药。需注意,由于糖尿病患者合并感染不易控制,所致坏疽发展迅速,故一开始就应选用强力有效的抗生素,而不可逐步升级。但抗生素不能代替手术治疗。一旦感染就应果断、适时和充分地切开引流,包括皮肤、筋膜和腱鞘。切开引流宁早勿晚,只有通畅引流才能控制感染。

2.改善末梢神经功能障碍　可用传统的神经营养药,如维生素 B_1、B_6、B_{12}、阿米替林、奋乃静、卡马西平等,可使神经痛缓解。局部皮下注射胰岛素对神经病变和疼痛可能有所疗效。改善肢体的微循环是治疗神经病变的基础。对足灼热综合征可用阿司匹林、氯苯那敏和清热凉血的中药治疗。

3.改善肢体血液循环　由微血管和低位动脉病变引起的缺血,药物是主要的治疗方法。扩张血管、抗血小板和降低血黏度的药物都可应用,可以单独或联合用药。对于有血液高凝状态的患者,也可用抗凝剂和溶栓剂。常用的药物有:前列腺素、抗栓酶、中药。

(三)外科治疗

1.清创术　外科清创术宜在炎症控制后,且清创面积不宜过大。目前比较有前景性的清创方法为:蛆清创治疗和水凝胶清创。蛆清创治疗主要用于难治性坏疽,特别是在抗生素与外科联用的情况下;而水凝胶清创主要是促进伤口愈合。

2.外敷　外敷的技术发展迅速,品种繁多。主要有:半渗透性聚合膜、藻酸盐、透明质酸盐等。而且目前临床使用的银离子敷贴,对已形成的窦道、溃疡面都可使用,具有抗菌、促进伤口愈合等作用,取得了较好效果。但因其价格昂贵,尚难普及。

3.介入治疗　①经皮腔球囊扩张血管成形术:用带有扩张球囊功能的导管,在电视荧屏的导引下,对病变处的血管进行扩张。②经皮、动脉路径血管内旋切术:用具有旋转切割功能的导管装置,从股动脉进入将增厚呈粥样硬化的病变旋转切割,并通过导管吸出体外,使血管再通。③血管支架成形术:经血管腔将支架置入病变血管处,撑开狭窄的血管,解除病变部血流通过障碍。

4.动脉重建术　动脉重建术包括自体大隐静脉血管移植术和人造血管移植血管重建术。但对于血管重建的作用,一直有争议。Bommayya 和 Edmonds 报道了 30 例因为糖尿病足溃疡和(或)坏疽接受下肢血管重建术的病例。作者强调了下肢血管重建术在挽救糖尿病足中的重要性。

5.造血干细胞移植　因干细胞及内皮祖细胞可以分化为血管内皮细胞,可以形成新生血管的原理,将患者自体骨髓或外周血里的干细胞及内皮祖细胞分离出来,移植到缺血的肢体肌肉里,使其逐渐分化为新的毛细血管,促其血管再生,改善和恢复下肢血流,达到治疗下肢缺血的目的。此治疗方法正处于探索阶段,还未用于临床。

6.截肢术　在适当时机选择截肢术不仅是一种治疗方法,更重要的是能够挽救病人的生命,截肢前应行动脉造影术,以判断截肢平面。

(四)其他疗法

高压氧治疗:高压氧能明显改善机体对氧的摄取和利用,使血氧含量增多,血氧分压增高,血氧弥散能力增强,从而改善全身的缺氧状态,改善组织供氧,降低血液黏度,抑制血液凝固系统,改善微循环调节功能,加速损伤组织修复。高压氧疗对糖尿病足组织皮肤修复和生长有明显促进作用,治疗后创面分泌物明显减少,新生组织肉芽新鲜,上皮生长快,促进糖尿病足溃疡面的愈合。

【中医辨证施治】

中医学认为本病乃消渴日久,燥热内结,营阴被灼,络脉瘀阻,蕴毒而发。学者在临床中体会到本病不外乎"阳疽"和"阴疽",而瘀血是其发生、发展的重要病理基础。辨证为热毒炽盛、阳虚血凝和病灶愈合期。常用分型治疗方法如下。

1.热毒炽盛(阳疽)　轻者患肢皮肤潮红,肿胀发热,疼痛,局部有小的溃疡或坏疽;重者伴有发热,患足严重肿胀,皮肤发红或发暗、发黑,患处热感,破溃出脓汁多,且有恶臭味。舌质红或绛,苔黄腻或黄燥而厚,脉洪数或滑数。

治则:清热利湿,养阴解毒,佐以活血化瘀。

方药:五味消毒饮合四妙勇安汤加减。

金银花 30g,连翘 15g,紫花地丁 10g,冬葵子 15g,野菊花 30g,蒲公英 30g,牡丹皮 15g,川牛膝 15g,当归 20g,白芍 15g,天花粉 20g,白芷 15g,黄芩 15g,三七 3g。

加减:疼痛甚者加生乳香、生没药;瘀血较重患肢皮肤色暗红或紫斑者加赤芍、鸡血藤。

2.阳虚血凝(阴疽)　患肢畏寒喜暖,趾端紫暗,麻木冷痛,遇寒加重,步履不利,甚者趾端紫或黑,局部病灶腐烂,但脓水不多,腐肉干枯,甚至局部漫肿。舌嫩或紫暗,苔白或滑润,脉沉细。

治则:温阳益气,活血养血,佐以活血化瘀。

方药:阳和汤加减。

熟地黄 30g,肉桂 3g,鹿角胶 9g,白芥子 6g,赤芍 20g,黄芪 50g,炮姜 6g,当归 20g,桃仁 15g,穿山甲 6g,三七 3g。

加减:疼痛者加生乳香、生没药;气虚较甚者加党参、白术等。

3.病灶愈合期　本期为疽疡后期,疮面逐渐变小愈合,诸症缓解或消退,包括局部肿消,坏死肌肉脱净,肉芽上皮生长,热退脉静,舌嫩苔转薄等。

治则:益气养阴,活血通络,脱疽生肌,佐以活血化瘀。

方药:内托生肌散加减。

黄芪 50g,乳香 10g,没药 10g,白芍 15g,天花粉 15g,丹参 15g,甘草 6g,当归 15g,党参 30g,白术 20g,三七 3g。

（武彩霞）

第四章　皮肤烧伤整形修复

第一节　热损伤

【流行病学】

在美国,每年有 200 万~300 万的热损伤患者。5%~10%的烧伤受害者需要入院,有 5000~6000 的患者死亡的直接原因是热损伤。这些患者损伤体表面积的每个百分比(TBSA)需要 1~2 天的住院时间。早期治疗的花销占总体费用的 1/6,其中还包括后期恢复和慢性残疾的处理。

患者的年龄、烧伤面积和烧伤深度是热损伤患者急性死亡率的主要决定因素。在过去 30 年中,由于重症监护病房护理的改善及掌握伤口早期切除和移植术的基本原理,热损伤患者的死亡率明显减少。早期康复的死亡原因主要是败血症,而且至今该问题依然是一个挑战。总体而言,感染成为决定后续治疗发病率和死亡率的首要原因,感染通常合并肺部感染。

没有人可能免受热的损伤,但人口统计数据显示,有四个高风险群体:年幼者、年长者、极其不幸的和非常不小心的人。2 岁以下儿童及高龄人士的风险主要是在家庭烹饪和洗澡时发生意外。年轻人常发生在工作中或从事高危活动(如玩火、非法毒品)。事实上,3/4 的成人烧伤,是由于受害人自己的行为。为减少热损伤的发生,应进行广泛的公众教育。

【病理生理学】

热损伤的程度取决于热源的强度和暴露于热源下的时间。受损伤部位分为三个同心区:凝固区、淤血区和充血区。中心部位是凝固区,由坏死组织构成。凝固区被淤血区包绕,淤血区的微循环延缓障碍终至崩溃可以继发内皮损伤,往往导致缺血和随后的坏死。最外层是充血区,是由于炎症介质造成血管舒张所致。

对于热损伤,机体系统的反应是驱使部分皮肤的功能受损失,如无法防止水分蒸发和细菌入侵、加速体液流失、降低宿主抗感染能力、通过微血管释放炎性介质和末梢器官功能障碍。细菌在焦痂下滋生(坏死组织覆盖的烧伤部位)引起全身感染,围绕烧伤部位立即出现组织水肿,继发局部病灶释放血管活性介质的,如前列腺素和氧自由基。当热损伤超过体表面积的 20%(TBSA),炎症介质大量释放,造成更广泛的全身性炎症反应综合征(SIRS)。远端微血管损伤可能会干扰器官系统功能,但并不是直接与热损伤相关,而是由于大面积烧伤导致频繁地出现肺部或其他器官功能障碍。其他的代谢反应并未完全了解,但在临床上表现显著的是内分泌疾病(改变的下丘脑-肾上腺轴,胰岛素抵抗),广泛水肿,合并细菌易位的胃肠道屏障功能缺陷。

【诊断】

改变灌注和增强淤血区的生存能力,在烧伤患者最初的 24 小时内,不均匀的烧伤深度难以准确地确定其范围和深度。已经开发许多技术来协助诊断热损伤的深度,其中包括烧伤活检术、激光多普勒流量计、荧光染料,但却没有一种足够精确的临床观察指标可与经验丰富的烧伤专家相比。

成年人的烧伤程度用"九分法"估算。从人类角度估计,人的手掌面积与体表面积(TBSA)的1%是等同的。其他身体部位的表面积将分为9的倍数。头部占体表面积的9%,单侧上肢占9%,大腿前侧占9%,后侧占9%。前侧的躯干占18%,后侧占18%。利用标准化图形说明烧伤中心的烧伤程度。

【治疗】

热损伤受害者往往同时承受额外的伤害,应像多发性创伤患者一样进行评估。高级外伤挽救术(ATLS)准则:初步观察,建立有效的气道和静脉通道及系统的后继观察。严重烧伤需要"每口一管",其中包括气管插管、鼻胃管、导尿管和至少两个大口径的静脉通道。破伤风是治疗的基础。

(一)热损伤患者的初期治疗

1.病史　确定封闭暴露空间、暴露时间、入院前处理、病史、用药史、过敏史。

2.肺　评估气道控制,胸腔活动,是否需要胸廓焦痂切除术。吸入性损伤

这是热损伤死亡的主要原因。

(1)发病机制:①上呼吸道的直接热损伤;②吸入燃烧产物,化学性烧伤低级支气管分支;③一氧化碳吸入。

(2)诊断:体格检查:烧焦的鼻毛,面部或口咽部灼伤,碳色痰,喘鸣;动脉血气分析(ABG),包括碳氧血红蛋白水平(CHgb>10%显著;CHgb>50%与高死亡率相关):一系列ABGs非常必要,因为血氧饱和度可以随着高浓度的CHgb人为提高。

(3)治疗:支持疗法、气管插管、100%氧气吸入(降低一氧化碳的存留时间,从250分钟至40~50分钟),频繁从鼻气管腔抽吸含碳成分的痰液,以防止黏液堵塞;积极治疗肺感染等并发症。

3.心血管/流体复苏　大量液体、电解质、蛋白质损失的损失量可以在急性处理时予以计算。为避免"烧伤休克",高容量液体复苏是非常必要的。可靠的迹象表明充分灌注意味着神经功能(唤醒、定位)、尿量[成人0.5ml/(kg·h),儿童1ml/(kg·h)]以及生命体征(心率、血压)平稳。肾功能衰竭或心脏衰竭的患者可能需要更先进的监测仪器,如中央静脉导管或天鹅漂浮导管。

4.上呼吸道　口周和口腔灼伤、含碳痰、进行性声嘶显示气道受累及。早期处理的重点是确保呼吸道气管插管如期安放。

5.实验室检查　当存在呼吸道受危及或吸入性损伤时,监测动脉血气(与碳氧血红蛋白水平)是非常重要的。基线血红蛋白及电解质可能有助于复苏。有尿潜血的患者提示存在深部热损伤或电损伤。

6.腹部　应安置鼻胃管,其功能已被验证。出现应激性溃疡表示严重烧伤,组胺受体阻滞剂可以预防。腹部焦痂切除术有利于通气。

7.四肢　肢体环形烧伤需要及时减压,当临床检查显示远端灌注减弱时,应施行焦痂切除术。建议应用内侧及外侧轴向方法。筋膜切开术很少使用,除非四度烧伤或电烧伤时。尤其注意检查穿着衣服的肢体,以免忽视潜在的危险。烧伤肢体应高架或用夹板固定在功能位置。

8.伤口　应立即谨慎确定伤口的大小、深度及其周围的烧伤情况。在初步检查时,往往低估伤口的深度而高估伤口的大小。在初步清创松散皮肤和轻柔地清洗伤口前必须给予足够的镇痛剂。坏死组织被清除掉以后,局部应用抗菌剂。局部抗菌剂的应用对烧伤的治疗具有革命性的意义,大大降低了发生烧伤创面脓毒症的几率。注:预防性全身使用抗生素,对防止烧伤创面脓毒症没有作用。

9.营养　从伤后当天到伤口愈合的过程里,机体代谢亢进明显,要求充分的营养支持。代谢率的比例与TBSA烧伤相当,也可能高达两倍的基础能量支出(BEE)。对于严重烧伤患者,有必要按照准则推算营

养需要量,包括 Harris-Benedict 方程和 Curreri 公式。在所有供养方法中,肠道喂养是首选,因为其可降低感染率和成本,并可减少并发症的发生。

(二)烧伤创面护理

烧伤创面护理的目标是早期切除坏死组织和覆盖烧伤创面,尽量减少感染、疼痛和并发症的发病率。一度烧伤需要控制疼痛和小范围局部伤口护理。浅二度烧伤需要进行初步伤口处理,包括用消毒肥皂清洗、清除杂物、刺破水疱、局部应用药物。深二度烧伤和全层烧伤应首先进行局部伤口护理,其次是行切除和移植术。

从经验上看,烧伤的主要治疗多为期 2～3 周,先行局部伤口护理再行切除和移植术。1970 年,在烧伤最初的 2～7 天行切除和移植术的哲学对于护理烧伤患者具有革命性的意义。虽然这种护理上的变化对降低总体死亡率的作用微乎其微,但它在限定医疗费用的情况下,可以降低发病率,缩短住院时间,减少失业率、疼痛和慢性残疾等方面已取得重要的作用。从生理上讲,它降低了系统总体的坏死组织负荷和发生烧伤创面脓毒症的几率。早期伤口的稳定性有助于关节早日活动,以减少僵硬,并最终改善其功能。最后,它还是脱水和感染的主要屏障。

大面积烧伤的切除原则

严重烧伤是否需要行切除术,需要一名经验丰富的烧伤外科专家来判断。必须将患者的临床表现及病前的功能一并考虑。关于行切除术的适应证有以下两种学说:

1.最先保证清除所有坏死组织,并尽量减少感染。相对宽阔的区域优先切除,如躯干及四肢。

2.最先考虑移植区域将会给患者带来的最佳功能和最好的美容效果。因此,手、脚、关节、四肢及面部是首要移植部位。

(张芳勇)

第二节　电烧伤的治疗

随着电能在生产、生活中的应用日益广泛,电损伤的发生率亦随之增加。它在致伤机制、病理生理及临床治疗等方面有其特点,与热力烧伤显然不同,故称为特殊原因烧伤。

电源对人体的损伤作用,其机制归纳起来有热效应、刺激效应和化学效应 3 个方面,目前对热效应知道得较为清楚。人体是电流的导体,不同组织和器官的电阻也不同,从小到大依次为血管、神经、肌肉、皮肤、脂肪、肌腱和骨组织,这是电流传导途径上电能对组织细胞的直接损伤作用,其损伤又分真性电损伤和电烧伤;另一种系触电时通过神经反射、体液因素或组织破坏毒素等引起的损伤,系间接的全身作用。

一、电烧伤的诊断及分类

电流对人体造成的损伤总称为电损伤。其表现及致伤机制多种多样,但主要是电热效应造成机体组织高温烧伤,所以文献及临床习惯上常称为电烧伤。人体在触电一刹那,神经系统会受到强烈的刺激,特别是电流直接通过头部,可造成伤员晕厥跌倒、神志丧失、肌肉痉挛抽搐,甚至呼吸、心跳暂停,类似于用电治疗精神病患者时的"电休克"样表现,俗称"电击",故也有人把电损伤为电击伤。严格来说,电击伤可以没有体表组织的毁损,主要是针对呼吸、循环及神经系统症状进行内科处理。电烧伤患者通常有电休克,而电击伤患者可能没有组织烧伤,因此目前国内外多以诊断电损伤为总称,通常以电烧伤诊断有创面的电损伤患者,而单纯触电无外科情况者则诊断为电击。电热效应引起组织烧伤又有两种情况:一是人体直接接触电源,电流顺利通过组织产热,由于电流在人体的入口及出口处密集而造成高温烧伤,在人体传导径路上由于电流分散可不发生明显的组织烧伤。此种情况常发生在人体先接触电路,再突然通电,或人体直接倒伏在电路上。另一种情况是人体接近高压电源而尚未直接接触,由于高压电流强电场感应作用造成人体和电路之间隙中本来不易导电的空气电离而发生放电,"击穿"空气间隙,此时人体虽未直接接触电源,却在放电瞬间有电流通过人体,在电流的入口及出口,产生强烈的电弧放电,随电压及电流强度等情况的变化,温度可达数千甚至上万度,造成严重的组织烧伤。因此,过去文献上常常强调的"接触"电烧伤,实际上可分为直接接触型和击穿接触型两种。

电路上电弧放电或电火花的高温或被两者引燃衣物,可造成人体烧伤,这种烧伤无入口出口组织毁损而类似于热烧伤,实际上不属于电烧伤。在实际情况中,上述各种致伤机制常常混合存在,伤员可表现为较大面积烧伤,而又同时有典型的电烧伤表现。

近十余年来的研究表明:电流通过人体或人体在强电场中可造成机体组织细胞蛋白质电离变性,尤其是细胞膜的损伤,在细胞膜上可造成"微孔",形成渗漏、破裂、溶解,细胞器变性、坏死,其中长形的肌肉及神经细胞较圆形结缔组织细胞对这种损伤更为敏感。这可以用来解释触电后一些迟发的损伤,如肌肉的渐进性坏死、迟发的神经麻痹和脊髓损伤等。文献上有人把这种非电热效应产生的损伤称为"真性电损伤"。

电流通常可按直流电、交流电或低压、高压来分类。民用直流电(如汽车的蓄电池)或低压交流电(如民用 110V、220V 电压)造成的电烧伤,组织毁损范围小,程度轻,通常多为触电入口手指小块深烧伤,偶可造成手指坏死。如故意缠绕手足通电自杀,或其他原因通电时间较长,也可造成整个手足环状深度烧伤而致缺血坏死。

临床上电烧伤病例绝大多数由高压交流电引起,国内外报道占电烧伤的 90% 以上。通常电工学对电压在 1000V 以上的称为高压,现代电力工业送电在 1 万伏到几十万伏之间。高压电流电烧伤组织毁损范围大,程度重,有的人在触电现场即死亡。触电伤员在电流入口、出口处常有较大面积的深度烧伤,除皮肤全层坏死以外,还损及肌肉、骨骼、神经,甚至伤及胸腹腔内脏器。

电烧伤伤口常呈口小底大的倒锥形,深部组织损伤范围常被低估,肌肉可有渐进性坏死,神经系统可发生迟发性损伤;组织坏死界限不清,清创不易彻底,创面易感染;大血管可立即或逐渐有血栓形成,或管壁烧伤坏死突然发生大出血。诸如此类的原因都使高压电烧伤的治疗成为外科临床工作中的一大难题。

二、颅骨电烧伤的早期修复

头部高压电击伤常致头皮全层和颅骨烧伤,严重者可伤及颅骨内板、硬脑膜和脑组织,治疗较难。一般可通过颅骨钻孔来探测判定颅骨电烧伤的深度。传统的治疗方法,是将颅骨烧伤周围的头皮烧伤切除植皮,再根据颅骨烧伤大小来决定治疗方法。传统的治法有:①坏死颅骨钻孔,即用 1cm 的颅骨钻头,钻出孔洞直径为 1cm,间距为 0.5cm,钻通颅骨外板至板障,等长出肉芽组织后,去掉孔间坏死颅骨,行刃厚皮移植。②待伤后 4～6 个月坏死颅骨分离,揭去死骨,行刃厚植皮。这种方法费时长,患者需长期换药,不是理想的治疗方法,有待改进。

在临床中,如患者入院早,或入院虽晚,但局部感染不严重,均应根据坏死颅骨面积的大小,或彻底清除坏死头皮及颅骨表面的坏死组织,行局部头皮皮瓣转移;或用吻合血管的游离皮瓣、肌皮瓣或大网膜修复创面。有学者指出坏死颅骨不必切除,只要将坏死颅骨表面稍予凿除,保留死骨支架,一期皮瓣修复,仍可获得满意的愈合；死骨在血供良好的皮瓣覆盖下，可逐渐被吸收。如仅为外板烧伤，则可由基底或周边正常颅骨生长修复。如为颅骨全层坏死，仍可由硬脑膜外结缔组织的成骨作用修复，不致形成颅骨全层缺损。如死骨已有感染分离，则应去除死骨，这种手术愈早愈好，因创面感染轻，手术成功机会大，不仅可缩短疗程，更重要的是能减少患者痛苦。在硬脑膜上植皮，愈合后即在正常头皮处埋置扩张器，扩张后用钛网或自体骨行颅骨修补，并作头皮皮瓣转移。在颅骨电烧伤治疗时，应根据病情，合理选用抗生素，以防颅内感染。

三、面部电烧伤的治疗

1.眼眶部骨组织烧伤，应待其自然分离后在肉芽创面上行游离皮片移植。

2.上颌窦和筛窦烧伤，应早期清除坏死之骨骼和粘膜，并充分引流，以防感染向颅内蔓延。

3.面颊部电烧伤，若未伤及全层，可按一般方法进行清创植皮。如烧伤造成洞穿性缺损，且常致颞颌关节外露，其治疗目的一是修复洞穿性缺损；二是要保护颞颌关节治疗后关节不强直，张闭口功能好。以往对这类患者的治疗，采用早期消减创面，遗留洞穿性缺损，晚期整形，手术时间很长，且颞颌关节由于长期暴露后易感染，形成僵直。根据现在的治疗体会，如果患者烧伤仅局限在头面部，且为洞穿性缺损，颧骨弓和下颌骨也外露，在休克期过后，即可按照面颊部缺损的需要，设计胸肩峰皮瓣，进行延迟，同时于洞穿性缺损相应部位行游离皮移植，并清除面部坏死组织，能植皮的创面尽量植皮，口腔用五合板制成阶梯形，逐步张大，固定于张口位。术后 2 周左右，彻底清除面部坏死组织，咬除或用骨刀剔除死骨，反复清洗。将延迟皮瓣掀起，转移至面部。转移时，先缝合衬里的皮肤与粘膜，应分两层缝合，缝合要严密，以免愈合不良形成窦道；然后再分层缝合转移的皮瓣，皮瓣下放置负压引流。手术后，患者向健侧侧睡，用 10% 康旺漱口液清洗口腔。若患者漱口困难，可将橡皮管插入，用空针将漱口液注入，停顿片刻，用吸引器将口腔水吸出，每 6 小时 1 次，每次重复 3 遍，以控制口腔厌氧菌感染。学者先后作了 3 例，均取得良好效果，颞颌关节活动正常，外形尚满意。

四、胸部电烧伤的治疗

对胸部电烧伤应根据烧伤深度的不同来进行相应处理。

1.胸部电烧伤未伤及深部组织，可切除焦痂，游离植皮。

2.胸壁全层烧伤但未发生气胸者，宜行保守治疗，千万不要急于将坏死肋间肌和肋骨切除，而应待其自然分离及胸膜产生粘连。如伤口周围有正常组织，可再行皮瓣转移修复；若无正常组织，则行游离植皮修复。

3.胸壁洞穿性电烧伤伴开放性气胸，在急救时应用无菌敷料填塞洞穿部位，使开放性气胸变为闭合性气胸；同时作胸腔闭式引流和全身补液治疗，积极准备急诊手术。待患者一般情况好转，各项准备就绪，即可进行扩创，清除坏死组织，行皮瓣转移。若胸壁缺损范围大，难以用皮瓣修复，则可行背阔肌肌皮瓣、腹直肌肌瓣或大网膜移植，以修补胸壁缺损。术后需重视患者胸腔内感染，根据病情合理选用抗生素。

五、腹部电烧伤的治疗

腹部电烧伤应视病情轻重和复杂程度来选择治疗方法。

1.单纯腹壁电烧伤未伤及腹膜,在病情允许时,可行坏死组织切除,根据创面大小,采用游离植皮或局部皮瓣及阔筋膜张肌皮瓣转移修复。

2.全层腹壁和腹膜烧伤,或并发内脏穿孔者,常有急腹症症状及体征,一般能及时诊断,确诊后应及早进行剖腹探查,查清腹腔脏器的损伤情况,修补穿孔处。如穿孔较多,且有坏死,则需行坏死肠段切除。根据切除长度,再决定是否行肠吻合或肠外置。腹膜缺损,可用阔筋膜、一侧腹直肌前鞘、戊二醛牛腹膜、国产丝绸等修复缺损,再用皮瓣修复腹壁。如有其他脏器损伤,则应视其损伤程度,决定手术方案是修复还是切除。对大面积腹膜缺损,可用大网膜固定于缺损的腹壁周围,封闭腹腔,并在大网膜上行游离植皮。

六、上肢电烧伤的治疗

手接触电源机会最多,且常为电击伤的入口。腕部及前臂远端的皮肤及皮下组织薄,当手触电后,肌肉发生痉挛,不易脱离电源;而长时间的电接触烧伤,极易造成尺、桡动脉损伤,腕部神经损伤及旋前方肌等深部组织坏死,局部水肿严重,筋膜下压力很高,伤后数小时甚至数天后可出现血循环障碍。

入院后应立即行腕部焦痂切开减张术,注意作腕管和腕横韧带减压,有助于神经功能的恢复。上肢电烧伤时,通过血管的电流较其他组织为多,易产生局部血管壁损伤,导致血管栓塞,肢体坏死。一般血管壁为节段性损伤,腕部较重,其后逐渐减轻或正常,至肘、腋部又出现不同程度损伤。重者往往导致血流中断,肢体远端坏死,截肢率高,可达 $40\%\sim65\%$。

(一)上肢电烧伤的手术时机

电烧伤患者常有心、脑、肾等脏器合并症。入院后,应首先采取抗休克及保护心、肾等综合治疗措施,待全身情况稳定后再进行手术,一般在伤后 $3\sim10$ 天施行。但如果患者情况允许,没有严重并发症,手术则愈早愈好,以免发生严重感染。

在未手术前,创面应保持干燥,可涂 1% 磺胺嘧啶银或 3% 碘酒,使其干燥,避免糜烂,以防止感染。

(二)电烧伤后深部组织烧损的识别

1.活组织染色法　在手术前 48 小时,经健康皮肤向焦痂下浸润注射美蓝 $2\sim4ml(20\sim40mg)$,用药剂量不超过 $1\sim2mg/kg$,使组织着色。美蓝在健康组织内通过血循环可被吸收而从尿中排出,坏死组织着色后不被吸收,故可作为辨认坏死组织的指示剂。此外,还可采用冰冻切片、动脉造影、同位素扫描等技术,来鉴别健康组织与坏死组织,但对临床用处不大。

2.临床识别原则　①烧伤的肌肉呈熟肉样苍白,刺激时不收缩,切割时不出血。在止血带下手术,烧损血管所供给的肌肉由于血管栓塞,血液不能排空,肌肉呈现红色;而健康的肌肉由于驱血后血管排空,反而显示苍白缺血。放松止血带,肌肉呈现相反颜色,借此亦可鉴别肌肉烧损与否。②肌腱和神经烧损后颜色改变不大,与健康神经和肌腱相比,烧损的神经和肌腱失去原有光泽,呈灰白色。放松止血带后,在肌腱周围和神经被膜上可见伴随的微小血管,观察血液是否流通,则有助于判断。③对烧损血管平面的判断。电烧伤后血管损伤的程度分 4 种:a.内皮细胞轻度损伤,下层水肿,外观颜色正常,搏动好;b.内皮层有剥离,弹力纤维部分断裂,血管腔稍有扩张,粗细不匀、色紫,可见小出血点,搏动弱;c.内膜烧损,中层平滑肌变性,管径变粗、色紫,有血栓形成,无搏动;d.动脉壁全层坏死,或变细,或变硬,如条索状,血供中断。根据临床显微血管手术和实验中电镜观察及临床观察,一致认为单纯血管内膜损伤远远超过肉眼观察到的血管壁损伤的范围。血管内膜损伤处虽不致发生血管破裂大出血,但可发生血管栓塞。

(三)电烧伤手术探查的范围与方法

高压电造成的传导性电烧伤,在电流的入口处及出口处皮肤被烧焦呈炭化状,并造成深部组织的热损伤。其电烧伤伤口小，深部组织烧损的范围大，多限于屈侧，烧损的深部组织与解剖层次并不相符，而是与电流走行的直线方向一致。有时肌肉浅层坏死，深层正常；有时仅少数几个肌束部分坏死；有时大部分肌肉正常，而深部组织、血管、神经、肌肉等坏死范围参差不齐，极为复杂，这给清创带来了困难。

清创方法：目前国外对电烧伤创面的处理方法，通常是早期行焦痂和筋膜切开减张术，减轻因肢体肿胀压迫引起的血循环障碍，减少组织和肢体坏死。有人认为电烧伤有进行性扩展性肌肉坏死，肌肉在初期清创时显示出血，以后很快坏死，故认为早期清创，不可能把所有坏死组织一次性彻底切除，主张先用异体皮、生物敷料暂时覆盖，以后每隔两天反复探查清除坏死组织，直到切除所有无活力组织，采用自体皮移植或皮瓣修复，封闭创面。我国学者则主张手术清创愈早愈好，坏死组织清除越彻底越好。

1.切除焦痂及其周围的深Ⅱ度烧伤皮肤，然后向上下两端，尤其是向肿胀的近心端延长切口，充分暴露烧损的深部组织。如腕部屈侧电烧伤时，应逐层探查屈腕肌群、指深屈肌群、指浅屈肌群、拇长屈肌和旋前方肌，探查神经、血管受损情况。

2.彻底切除失去活力和间生态的肌肉组织，防止进行性肌肉组织坏死及引起继发性感染。尽可能保留一组屈肌群，最好保留指深屈肌腱和拇长屈肌腱，争取保存屈指功能。坏死的旋前方肌应切除，以避免或减轻后期瘢痕挛缩造成前臂旋前畸形及旋后功能障碍。

3.对于烧损的正中神经、尺神经、桡神经等，除明显液化、感染、坏死者需要切除外，对神经连续性存在的病例，应保持其完整，用血液循环丰富的组织覆盖，待创面愈合后经随访并进行电生理检查，无恢复者，晚期再进行修复。

4.腕部以上尺、桡动脉坏死栓塞，应予以切除，可采用大隐静脉移植，重建血循环通道，效果较好。

（四）上肢及手各部电烧伤后的处理

上肢及手是人类工作、劳动、日常生活中活动最多，也最容易遭受电烧伤的部位，有资料表明，上肢电烧伤的病例可占到电烧伤病例的94%以上。现将腕、掌、指、肘、腋等部电烧伤后的处理分述如下。

上肢触电时手部多因持物呈握拳状，即使空手时也因触电强烈刺激肌肉痉挛造成握拳、屈肘及上臂内收，因而引起典型的腕、肘、腋三节段损伤。其中手腕部组织损伤最重，肘、腋部屈侧被认为是继发电弧放电引起烧伤，损伤程度较轻。严重的上肢高压电烧伤可为前臂以上，甚至是上臂整个肢体炭化坏死，不得不截肢。

部分病例在三节段损伤之间的前臂、上臂尚有完好皮肤存留，但皮肤之下的深部肌肉等组织损伤连成一体，肢体严重肿胀，切开减张，可见肌肉呈熟肉样表现。这种病例处理十分棘手，感染严重，修复困难，往往也以截肢告终，即使勉强保留下来也只剩下毫无功能的一段残肢。

单纯上肢伸侧的电烧伤较少见，由于手背及前臂伸侧组织结构较屈侧简单，肌腱滑动范围要求较小，主要神经、血管集中在屈侧，故修复较容易，功能恢复也较好。

1.手腕部电烧伤的分型、早期处理及预后　临床上把前臂远端、腕管以近部位的电烧伤称为手腕部电烧伤，或简称腕部电烧伤。绝大多数病例的创面以腕屈侧为中心，损伤最重，创面可偏向桡侧或尺侧，甚至累及腕背形成环状。腕屈侧有桡、尺动脉通过供应手部血循环，正中及尺神经在前臂远端及腕掌部行走比较表浅，支配手内肌，主导手部精细动作。行走于皮下的肌腱、屈拇及屈指浅深肌腱的正常滑动是保证手的主要功能，如抓、捏、握、持等的必要条件。因此，腕部电烧伤，轻则神经、肌腱损伤，手部功能障碍；重则桡、尺动脉栓塞，影响手部血液供应，甚至可引起手部血供中断，致手坏死。学者根据多年对临床不同程度腕部电烧伤病例的病程演变过程、手术所见、治疗难易及预后的观察，特别是就手部发生缺血坏死可能性的大小，提出了可将腕部电烧伤分为Ⅰ、Ⅱ、Ⅲ、Ⅳ4型。简而言之，创面局限在腕掌侧的为Ⅰ型；整个屈侧烧伤并波及腕背的为Ⅱ型；腕部环状深度电烧伤为Ⅲ型；如手部中断血循环或大部分坏死则为Ⅳ型。

腕部电烧伤应该在全身情况稳定的条件下,尽早行手术去除坏死组织,立即用皮瓣等组织修复创面,以避免感染,保存重要血管、肌腱、神经等组织,并为后期功能重建准备良好的皮肤覆盖。如全身情况不允许较长时间的手术,则可作暂时性焦痂切开减张,在腕掌侧作纵形减张切口,切开坏死的皮肤焦痂及深筋膜,并打开腕管,用无菌敷料或异体皮暂时覆盖,最长可等 2～3 天再作彻底的清创及修复手术。腕部电烧伤时桡、尺动脉的损伤可表现为栓塞或管壁烧伤轻重不等。当腕部桡、尺动脉有损伤时,水肿压迫及继发感染最易造成动脉逐渐闭塞,手部血循环中止。

腕部电烧伤动脉损伤的早期诊断依据为:①手部血循环障碍,如出现发紫、发凉,毛细血管反应迟缓,症状进行性加重,或经腕部及前臂深筋膜切开减张后,只有一过性好转。但伤后早期手部无血循环障碍者,不能排除动脉有损伤。②肉眼观察创面深度,创口内有无断裂栓塞的血管。③用触摸及多普勒仪探测桡、尺动脉是否通畅。④用 Allen 氏血管通畅试验,轮流压迫及放松桡、尺动脉或同时压迫桡、尺动脉,观察手部血循环,并用多普勒超声血流仪测听手部动脉血流声,可分别判断桡、尺及骨间动脉是否通血。⑤术中探查动脉有无损伤,如有栓塞,管壁坏死,失去光泽及弹性,血管搏动微弱,血流缓慢,刺激后不收缩等,均为严重损伤的表现,即使暂时通畅也极易栓塞。局部轻度损伤者,管壁有红染或变色,在有良好血循环组织的覆盖下,可保持通血并自行修复。⑥部分病例可作肱动脉造影术,显示前臂及手的动脉影像。如节段充盈缺损,血管腔扩张,腕管不光滑均匀,甚至呈串珠样等,均为严重损伤表现。但动脉造影存在假阳性及假阴性,并有加速已有损伤血管栓塞的危险,故只可在少数病例中选择性应用。如腕部电烧伤伤后不久即发凉、发绀、苍白,血循环逐渐中止,表明桡、尺动脉有严重损伤,应立即作彻底清创,去除坏死组织。在截除栓塞的动脉段以后,可用自体血管移植重建桡或尺动脉通道,通常要移植 20cm 左右甚至更长的自体大隐静脉连接前臂和手部动脉以恢复手部血供。血管移植的创面必须用有良好血循环的皮瓣组织覆盖,否则暴露的移植血管很快会发生栓塞。有时也可用带有较粗节段动脉,两端均可作血管吻合的"通血皮瓣"或大网膜移植,起到了动脉血管通道重建及创面覆盖的作用。

腕部电烧伤扩创时如指浅屈肌腱已坏死,应予切除;指深屈肌腱及已有烧伤的正中、尺神经应保留;旋前方肌多呈熟肉状,应予切除,以防止感染及后期瘢痕形成,造成前臂旋转功能障碍。

腕部创面修复根据其大小,可选用局部筋膜皮瓣、尺动脉皮支岛状皮瓣、腹部带蒂皮瓣及游离皮瓣和大网膜移植等。腕部电烧伤创面几乎都是Ⅲ度、Ⅳ度烧伤,缺乏经验时可误认为只是浅度烧伤,切痂扩创后用游离皮片移植覆盖创面,结果往往是皮片坏死或部分存活,深部组织感染后肌肉坏死,肌腱、神经断裂,甚至动脉血管栓塞,导致手缺血坏死。

通过上表可以看出,Ⅰ、Ⅱ型腕部电烧伤,只要在治疗中不发生失误,完全可以避免截肢;而Ⅲ型腕部电烧伤即使作了很大努力,截肢率仍然很高。学者曾尝试用大网膜带蒂移位覆盖腕部环状创面,及将胃网膜动脉和掌弓动脉吻合恢复手部血循环,并用静脉移植重建手部血循环回流通道等方法,挽救Ⅲ型腕部电烧伤濒死手部取得成功,并恢复了较好功能。Ⅳ型中的一部分病例实际上是由Ⅱ型或Ⅲ型病例发展而来,由于失去了早期手术时机,故难以避免截肢。

腕部电烧伤的早期处理目的不仅在于及时修复创面,避免截肢,而且要求最大限度地保留手腕部深部组织,并为后期功能重建准备较好的条件。因此,避免感染,争取创面一期愈合应为治疗的另一个重要目标。学者比较了 1987～1995 年 9 年间治疗的 57 例 68 个腕部电烧伤用远隔带蒂皮瓣或吻合血管游离皮瓣移植修复创面者,两组病例伤情、入院早晚等情况基本相同,但游离皮瓣移植组愈合优良率占 91％,而带蒂组为 56％;前者住院期间平均手术次数 1.5 次,后者为 4.1 次;带蒂组发生动脉破裂、手循环中断、皮瓣脱落等较严重并发症共 31 例,占 67.3％,前者仅 4 例发生皮瓣下慢性骨感染等较轻并发症,占 18％。分析两组治疗结果差异,其主要原因是游离皮瓣组创面闭合较好,结合充分引流、使用有效抗生素等,创面一期愈合明显高于带蒂组。因此,临床医师应努力掌握显微血管复合组织移植技术,积极采用手术难度大、时间长,但有利于得到更好结果的治疗方案来早期修复腕部电烧伤创面。

2.手掌电烧伤的处理 手握持金属等导电性能良好的物件触及电源,或先有握持导线后有电流通过时,可在手掌部造成伸及屈肌腱、指总神经、掌骨的烧伤创面。由于手背尚有掌背动脉,即使掌弓动脉栓塞断裂,手部血循环也不致发生中断,但有时会造成整个手烧伤坏死呈焦炭状。此种情况常伴随腕部电烧伤发生,尤以高压触电致伤为多见。

手掌电烧伤亦应采用早期手术,彻底扩创后用带蒂或游离皮瓣修复。常用腹股沟皮瓣转移,远端覆盖手掌创面,近端蒂部可卷成管状,供区多可直接缝合,不需植皮。游离皮瓣除足背皮瓣以外,多数嫌肥厚,植于手掌外形及功能均不理想,必要时可用游离筋膜瓣加植皮的方法修复。受区动脉吻合口宜选在远离创面处,如游离组织瓣血管蒂不够长,可用静脉移植嵌植于两者之间。

部分病例早期修复掌部创面有困难,或失去时间,可在肉芽生长后先用游离植皮消灭创面,后期再换皮瓣,以便修复深部肌腱、神经等组织。

3.手指电烧伤的处理 单纯手指电烧伤多为不慎触及家庭民用低压交流电源所致,亦可发生在较轻的高压电烧伤病例中,某些病例中手指电烧伤可和上肢及身体其他部位严重电烧伤并存。学者治疗一组单纯手指电烧伤 56 例 78 只手 125 个手指,多指烧伤者多于二指烧伤及一指烧伤,平均每例有 2.3 处创面,低压电烧伤占全部病例的 3/4。患者左右手受伤机会大致相同,以拇、示、中三指的掌桡侧居多,显然与这些部位接触电源机会多有关。手指电烧伤创面多为皮肤全层坏死的Ⅲ度烧伤,并有皮下伸及屈肌腱、指神经、指动脉和手部骨关节的Ⅳ度烧伤,甚至部分或全手指坏死。单个或数个手指电烧伤处理不当,可造成全手功能障碍,处理时应照顾全手功能恢复。

手指深度烧伤应采用手术方法积极消灭创面,常用方法有扩创植皮,局部皮瓣、邻指皮瓣、手指各种岛状皮瓣,及远隔的交臂、胸腹部带蒂皮瓣移植。拇指坏死早期手术时可保留指掌骨支架,用吻合血管的游离拇甲瓣移植以消灭创面及行拇指再造。

手指电烧伤创面虽然不大,但使用局部皮瓣转移常嫌组织量不够,创面勉强缝合,张力较大,极易裂开甚至引起皮瓣远端部分坏死,造成深部组织暴露、感染坏死,失去早期手术初衷。因此,在使用局部组织瓣有疑虑时,应宁可选择组织量比较丰裕的远隔组织瓣转移。电烧伤创面只有在无张力情况下,才容易得到一期愈合。这个原则不仅适用于手指电烧伤,也适用于其他电烧伤创面的修复。

4.肘部电烧伤的处理 上肢高压电烧伤在肘部屈侧因继发电弧可造成全层皮肤坏死及肱二头肌腱等烧伤,有时肘外后侧直接接触电源造成肘关节开放,肘内后侧的血管、神经位置因较深而常可幸免。肘前小块创面有时干燥后可在痂下愈合。较大的创面,特别是肘关节前方有大量坏死组织时应积极早期手术扩创,可用局部皮瓣、上臂外侧逆行岛状皮瓣、侧胸皮瓣或岛状背阔肌肌皮瓣移位至肘前封闭创面,争取一期愈合,保存烧伤的肱二头肌腱,否则因感染可造成肱二头肌腱断裂、肘关节开放或肘关节屈侧大量瘢痕增生挛缩,造成严重屈曲畸形及伸肘障碍,影响上肢及手部功能的发挥。

肘部伸侧电烧伤因皮下软组织薄,极易在早期即发生肘关节开放,用局部皮瓣、侧胸皮瓣等常不易严密闭合创面,或勉强闭合后极易裂开。学者的经验是:用岛状背阔肌肌皮瓣移位方法简单可靠,肌皮瓣血循环丰富,抗感染、愈合能力强,即使创面已经感染也常可一期愈合,而且利用背阔肌可以在肱二头肌或三头肌损伤时重建屈肘或伸肘功能。学者一组 13 例 20 个肘关节严重电烧伤开放感染,肱二头肌腱及三头肌腱断裂的病例中,用岛状背阔肌肌皮瓣移位手术,创面全部一期愈合,并恢复了屈、伸肘功能。部分Ⅳ型腕部电烧伤病例手及前臂远端坏死,需行截肢术,但常因肘部亦有严重烧伤创面难以闭合,不得不从上臂截肢。为了保存肘关节,以利安装功能较好的前臂假肢,可用岛状背阔肌肌皮瓣移位的方法将皮瓣部分覆盖修复前臂及肘部创面,同时用移位的背阔肌重建屈肘或伸肘功能。

5.腋部电烧伤的处理 上肢高压电烧伤后腋部可因继发电弧放电引起腋前后缘皮肤烧伤,或在腋下侧胸壁皮肤上呈两排对称的圆弧形排列,这些创面多较浅且散在,可自愈。偶尔腋部因直接夹持或触及高压电源,可造成严重烧伤并累及腋部血管、神经,需早期手术扩创。腋部血管、神经位置比较深在,周围软组织丰厚,很少造成完全性损伤,扩创后可用侧胸壁胸大肌、斜方肌或背阔肌等皮瓣移位修复创面。有肱骨头烧伤坏死外露,可作肱骨头切除,使肩部形成假关节,保留一定功能。

(五)手及上肢电烧伤的截肢问题

手及上肢电烧伤后即使损伤严重,修复困难,也不应轻率截肢。现代烧伤治疗及修复重建整形外科技术的发展,包括显微外科复合组织,如皮瓣、大网膜、神经、血管、肌腱、手指、足趾等的移植应用,常可使严重烧伤毁损的上肢及手保留下来,而且能恢复一定程度的功能;即使只能保存 1~2 个手指,患者也常感到给日常生活和工作带来很多用途,比安装假肢有更多优越性,尤其是儿童适应性很强,截肢就更要慎重。假使无法避免截肢,亦应力争保留较长假肢残端及腕、肘、肩等处关节,不应牺牲正常组织来追求"直接缝合"截肢伤口。利用前述多种皮瓣、肌皮瓣移植技术,常可有效闭合截肢残端伤口,保留关节及较长截肢残端。

受热损伤的肌腱和神经、骨关节等组织,在有血供的软组织覆盖下如能避免感染而一期愈合,根据损伤程度轻重或为瘢痕组织替代,或有可能依靠周围组织的"爬行替代"过程而逐步恢复原有组织的结构与功能。学者对一组上肢电烧伤病例肌腱、神经功能恢复情况进行长期随访的观察结果表明:早期手术并在皮瓣等组织覆盖下一期愈合者,屈指肌腱功能恢复优良率占 85%,正中及尺神经功能有半数获得部分功能恢复,其中又有部分病例经过神经松解手术使功能进一步改善,未恢复病例经过其他重建手术也都获得了较好功能。这种对电烧伤早期用皮瓣等修复创面保护深部组织的办法,比起后期再作二期肌腱、神经移植手术的办法,不但功能恢复好,代价小,而且省时省力,减少了手术次数、住院时间及费用。

(六)手及上肢电烧伤后的整形及功能重建

1.腕部电烧伤后肌腱缺损的修复 腕部电烧伤后最常造成腕掌部前臂远端屈肌腱缺损(即屈肌腱Ⅲ、Ⅳ、Ⅴ区),必须用肌腱移植的方法修复以重建屈指功能。肌腱移植手术应在创面愈合至少 3 个月后进行,以免残余感染复发造成手术失败。术前患肢应达到手部关节柔软,被动活动范围达至或接近正常;腕部皮瓣软化,无水肿及炎症;前臂近端肌肉收缩有力。如达不到上述 3 个条件,手术应推迟,并通过理疗和体疗积极创造条件。前臂肌肉收缩的力量及幅度决定肌腱滑动的范围,而电烧伤后前臂肌肉常有萎缩、粘连,收缩幅度下降,再加上移植肌腱在腕掌部粘连及手指关节伤后可能失去一部分活动度,因此,电烧伤后肌腱修复比外伤后肌腱修复难度大,效果也往往不太理想。为了减少移植肌腱在腕部粘连,早期创面修复时应选择皮下脂肪较厚的皮瓣,移植肌腱通过脂肪组织床,比直接和腕部的腕骨及骨间膜、旋前方肌残留瘢痕粘连时滑动幅度大。在选择前臂动力肌肉时,宜选用肌肉组织较完整,有腱性组织残留,被动牵拉时滑动幅度长、回缩弹性大的肌肉作动力,通常可选用指深浅屈肌、拇长屈肌、屈腕肌等。腕部移植肌腱过密,常在腕管处互相粘连成团,因此不必每个手指都用单根肌腱修复,通常拇长屈肌单独修复,屈示、中指及屈环、小指用 2~3 根肌腱即可。

移植肌腱的来源可根据缺损长度、根数,以及患者意愿选用自体掌长肌腱、蚓肌腱、趾长伸肌腱,或经冷冻干燥或用戊二醛处理过的异体肌腱,有时也可用自体阔筋膜折叠缝成条状。

移植肌腱和远端残留指深屈肌腱缝合时应采用端端缝合法,如 Kessler 或改良 Kessler 法;和近端动力肌肉缝合时应尽量与残留腱性组织编织。长段移植肌腱难免粘连,应尽量使其走行在脂肪组织中并互相分隔开。学者曾采用颗粒脂肪移植到肌腱周围的方法以减少粘连,取得了一定疗效。移植肌腱应保持一定张力,手术结束时各手指屈曲度数应比正常休息位略大,制动5～6周后即可逐步开始主动及被动锻炼,半年至1年后多数需要再作肌腱松解手术,术后早期开始主动锻炼并辅以支具牵引。

腕背部伸肌腱缺损修复原则及方法与上述大致相同。如前臂伸肌动力丧失,或腕背部皮肤条件差,有贴骨瘢痕等无法恢复正常伸肌腱连续性,也可将伸指肌远断端缝合固定在掌背起腱固定的作用。腕屈伸肌腱缺损无法修复腕关节不稳时也可作腕关节融合手术,以增加手部稳定性及手指活动范围。

学者随访腕部电烧伤肌腱修复病例,其疗效和原始损伤程度、是否早期手术、有无感染有直接关系;其次和手术后锻炼及康复治疗有密切关系;而与肌腱移植手术本身,如移植长度、缝合方式、肌腱种类等关系较小。多数病例需经过2～3年的锻炼方可恢复一定程度的握捏功能,伸肌腱移植效果明显好于屈肌腱,拇屈指肌腱效果又较其他指要好。

2.腕部电烧伤后神经损伤的治疗　腕部电烧伤后正中、尺神经损伤几乎难以幸免,损伤程度可分为不全损伤及完全损伤两种。前者在伤后表现出完全麻痹,手术探查连续性存在,仅在局部有烧伤,创面修复后手部感觉及小肌肉可有部分恢复,但常不完全;作神经松解术有时可增加恢复程度,但常不能完全恢复。完全损伤可分为小段坏死瘢痕化和大段神经缺损两种情况,两者都应尽早作神经移植修复。腕部电烧伤神经缺损长度从几厘米到十几厘米,缺损越长,修复效果越差。手部小肌肉运动功能极少能恢复,主要是争取恢复手部一些保护性感觉及神经营养功能。移植神经多选用自体腓肠神经,有的病例正中、尺神经均有大段缺损,而尺神经远断端已无法寻找修复,可用带蒂移位法将尺神经近断端转移到正中神经缺损处,或直接截取一段尺神经近断端移植到正中神经缺损处,但应注意勿损伤尺神经近端的指深屈肌支,腕部电烧伤后神经损伤的修复可和肌腱修复同时进行,或待肌腱修复以后再进行。肌腱松解手术很容易损伤移植的正中神经,应密切注意。

正中及尺神经损伤后手部内在肌完全瘫痪萎缩,形成"猿手"样畸形,失去手部精细动作功能,但常因腕部肌腱缺损,手部肌腱功能同时有障碍,而掩盖了手精细功能的缺失。因此,当手部肌腱修复完成后,应再进行肌腱移位及小肌肉功能重建手术,如拇外展功能重建及掌指关节掌板紧缩手术等。上肢电烧伤后桡神经损伤出现垂腕、垂指畸形的病例,通常可选用旋前圆肌腱-桡侧腕长、短伸肌腱、掌长肌腱-拇长伸肌腱、尺侧腕屈肌腱-指总伸肌腱等,移位手术常可取得较好效果。如上述动力肌腱缺损,可用肌腱移植增加长度。动力肌肉有缺损,也可用上述肌肉的协同肌代替。

3.电烧伤后手部残缺的治疗　手部电烧伤后根据损伤造成缺损畸形及功能障碍程度的不同,可分为轻、中、重及特重度,其表现可归纳如表4-1。

表 4-1　电烧伤手部残缺分类

程度	临床表现
轻度	皮肤瘢痕挛缩,指蹼粘连,手指或手掌活动轻度障碍,单个手指部分截指
中度	皮肤瘢痕挛缩,伴有指神经、屈指肌腱或伸腱装置损伤,槌状指或纽孔畸形,手部小关节僵直或歪扭畸形,2～5单个手指缺失,或多指部分缺失,前臂旋转功能障碍
重度	手部完全性神经损伤,拇指缺损,多个手指小关节僵直或歪扭畸形,或多指经掌指关节截除,甚至部分掌骨缺损,前臂旋转功能丧失
特重度	手大部缺损,只剩单个或2～3个功能基本丧失的手指,或只剩部分掌骨,感觉、运动丧失,血循环不足,或有桡尺骨远端骨-皮肤缺损、骨不连接等

根据上述残缺情况,可选用皮肤瘢痕松解、植皮或皮瓣移植、神经修复、肌腱移植、关节成形或关节融合、指蹼开大、第2掌骨切除虎口开大、残留第2和第3掌骨拇化等手术方法治疗。残缺严重,而腕掌部皮肤及血管神经条件较好者,也可选用拇甲瓣、足趾移植等显微外科复合组织移植方法来重建手部一定程度

的捏持、抓握、托扶等功能。电烧伤残缺手和正常手比较虽然功能很差,但经过患者锻炼后常可适应部分工作生活的需要,和假肢比较有一定优越性,不宜轻易放弃治疗或截肢。

4.肘关节屈伸功能的重建 肘部电烧伤后常见两种功能障碍。一种是肘前皮肤及深部瘢痕肘关节屈曲畸形,活动障碍,应该用侧胸皮瓣等更换肘前瘢痕,并作深部瘢痕切除,松解肘关节。如肱二头肌腱等有断裂、缺损而肌肉动力良好,可作屈肘肌腱修复,或用背阔肌肌皮瓣移位,同时修复肘前瘢痕及重建屈肘功能。另一种是肘关节处于僵直位,屈肘受限,如 X 片表明肘部骨关节结构基本完好,可作肘后纵形皮肤切口"V-Y",延长肱三头肌腱并作肘关节松解,用手法活动肘关节使其屈曲在功能位,术后经过一段时间锻炼,可恢复较好功能。个别病例肘关节有异位骨化,常在肘前二头肌或关节囊处,或肱骨内外髁处,骨块大的应予切除,如肘关节已有骨性强直,则可作肘关节成形术,切除强直骨关节部位形成假关节,恢复一定活动度。肘后瘢痕伴伸肘肌肉动力丧失,也可用背阔肌移位方法重建伸肘功能。

5.骨-皮肤复合缺损的治疗 儿童腕部电烧伤后,可在腕部皮肤、肌腱等缺损的同时发生桡骨远端骨骺坏死脱落,桡、尺骨远端骨坏死,而手部血循环及结构尚好,造成腕部骨不连接,创面愈合后形成所谓的"拐棒"手畸形。

成人腕部或前臂电烧伤也可造成骨-皮肤复合缺损,骨不连接,手部丧失稳定,难以发挥功能,在进行其他功能重建手术之前必须先修复骨-皮肤缺损。传统方法是先作皮瓣,再作游离骨移植,这种办法不仅需行多次手术分期完成,而且大块游离植骨容易吸收。学者采用髂嵴前部的带蒂髂骨-皮肤复合组织瓣移植,取得良好效果,即在髂前上棘以后,髂嵴前部设计蒂在上方(适于修复桡骨缺损)或蒂在下方(适于修复尺骨缺损)的皮瓣,同时根据所需骨移植的长度,凿取一段带旋髂深动脉血供的肌肉-骨膜-髂骨复合组织块,将髂骨块逆时针或顺时针旋转 90°~180°后嵌植于前臂远端桡骨缺损处,用一根粗克氏针穿过腕骨-髂骨块-桡骨,恢复其对线连续性,3 周后皮瓣及髂骨块断蒂,有血循环的髂骨块抗感染力强,愈合快。此方法适用于新鲜或陈旧桡骨远端骨-皮肤复合缺损的病例;尺骨远端缺损不需修复,中近端骨缺损骨不连接,也可用此法修复。手尺侧骨-皮肤复合缺损也可用此法增加手的宽度、改善外形和防止手指尺偏畸形。学者一组 13 例 15 个肢体的病例中,包括 3 例新鲜烧伤患者,均取得一期愈合。当然,如果局部血管条件良好,也可用吻合血管的腓骨或髂骨移植,但在腕部电烧伤病例中常因血管损伤范围广泛而失去这种机会。

6.前臂旋转功能障碍的治疗 腕及前臂电烧伤早期即可因旋前方肌烧伤而造成旋前畸形,或虽处于中立位,但有明显旋后活动受限;创面修复后上述畸形和旋转功能障碍多因旋前方肌部位瘢痕,及前臂骨间膜的挛缩引起。下尺桡关节和桡骨小头旋转活动也可因早期前臂组织水肿、炎症、感染等而受限。对这类病例可作尺骨远端切除术,辅以术前术后的锻炼,常可获得较好恢复。

七、大关节部位电烧伤创面的修复及功能重建

大关节指肩、肘、腕、膝、踝等处关节,附近皮肤及皮下组织较薄,电烧伤时往往造成软组织缺损、关节开放,关节囊、骨、肌腱、韧带和血管、神经等组织暴露、损伤甚至坏死。如不及时清创封闭创面,则引起关节腔感染,导致关节粘连、僵直,丧失功能,甚至截肢,处理较难;若早期采用肌瓣或肌皮瓣修复,常可取得满意效果。

(一)手术时机

大关节部位电烧伤常伴有其他部位损伤或并发症,尤其是心、脑、肾。患者入院后,需进行全面检查,积极抗休克,治疗并保护重要脏器,待病情平稳,一般手术时机在伤后 3～10 天为宜。如烧伤局限,患者一般情况好,也可在当日进行。电烧伤由于深部损伤严重,加之血管栓塞,易发生继发性坏死,故在伤后 10

天以内手术为早期手术,10天以后为晚期感染手术。早期手术伤口一期愈合率在96%以上,晚期感染手术一期愈合率仅为78%左右。由此看来,如患者情况允许,应尽早手术。

(二)大关节部位坏死组织的处理

大关节对人体具有十分重要的功能,宜采用较保守的慎重态度。其处理应根据关节功能、烧损和感染的程度,以及有无恢复的可能性来决定切除与保留。对烧损的皮肤,含深Ⅱ度烧伤,坏死的、变性的及间生态的肌肉组织,应彻底切除,以防肌肉发生进行性坏死而引起感染,并减少毒性物质的吸收。

重要肌腱和关节韧带组织对关节的活动及稳定有重要作用,故清除时应注意。除将已感染、液化、坏死、断裂而没有可能恢复者切除外,部分坏死的肌腱和韧带,只作部分剔除,尽量保留其解剖的连续性。对于大关节部位电烧伤,手术探查暴露的或烧损的大动脉和大静脉,如无破裂和穿孔,无管径膨出或变性者,应切除;而对于仅有血管表层烧损者,可用血供丰富的肌瓣或肌皮瓣覆盖,仍可一期愈合。

对暴露或变性的神经组织应保存其解剖连续性,以肌瓣和肌皮瓣覆盖,不少患者可完全恢复和部分恢复神经功能。合并烧损或坏死的骨组织,尤其是管状骨,则应尽量凿除其坏死部分,直至出血为止。儿童电烧伤,骨骺也常发生烧损变性,对该骨的日后生长会产生一定的影响。手术清创时,如发现关节囊暴露、开放或部分坏死,则应切除坏死部分的关节囊。如缺损小,则应尽可能缝合;缺损大无法闭合时,则用肌瓣或肌皮瓣直接覆盖关节缺损部分,肌肉深层的肌膜有助于闭合关节囊。

(三)清创后创面覆盖与感染防治

1.皮瓣的选择　随意皮瓣受长宽比例的限制,且血供和抗感染能力较差,难以完成较大面积深度烧伤创面的修复。大关节部位清创后多造成巨大的组织缺损,同时又有重要的深部组织、肌腱、韧带、血管、神经、骨和关节囊的暴露及烧损,尤其是就诊较晚的深层组织已发生坏死和感染者。选用血供丰富的肌皮瓣不但抗感染能力强,而且可达到充填缺损、清除死腔的目的。Tsuchida报告,皮下脂肪组织的血流量仅相当于皮肤的11.5%,而肌肉组织的血流量为皮肤的182.3%,肌肉组织的血流量大约为脂肪组织血流量的16倍。血供好的肌肉组织直接覆盖于间生态的肌腱、血管、神经、骨和关节囊等组织上,血管易重新长入这些组织,改善其血液供应,有利于烧损,的组织自行修复与再生,并使其功能得以保存和恢复。

2.皮瓣、肌皮瓣感染的防治　大关节部位电烧伤创面的修复能否成功,关键在于能否控制转移皮瓣下感染。一旦皮瓣下发生感染,这些烧损后缺血及处于间生态的深部组织和关节也必然受到感染甚至坏死,造成手术失败,其结果难以设想。防止皮瓣下感染有以下措施:①电烧伤早期应采用暴露疗法,涂1%磺胺嘧啶银混悬液,保持干燥,防止感染和糜烂。②手术应在全身情况允许的条件下施行,越早越好,最好在伤后3~7天内进行。③手术中仔细探查,彻底清除坏死组织。反复用1.5%过氧化氢溶液、1∶1000苯扎溴铵、生理盐水清洗创面,以减少细菌。④选用血供丰富的轴型动脉皮瓣、筋膜皮瓣,最好是肌皮瓣封闭创面。皮瓣下放置两根硅胶管,一根持续滴入抗生素液,一根持续负压吸引关节腔内的渗液或脓液,控制皮瓣下感染。根据引流物决定负压引流管保留时间。⑤术后关节要制动2~3周,至伤口完全愈合为止。如能做到,绝大部分伤口能一期愈合,免于截肢,并保存部分或全部的关节功能。

(方艳丽)

第三节　深度烧伤焦痂处理

深度烧伤包括Ⅱ度烧伤、Ⅲ度烧伤。其烧伤区都有一层像皮革样的凝固坏死物,这层坏死物称为焦痂。

焦痂无弹性,覆盖在创面上,限制局部水肿向外扩展。环状焦痂紧紧地环绕于患者肢体与躯干上,加上痂下组织渐进性水肿,这两种力量像止血带一样持续而有力地压迫深部组织,引起压迫综合征。如在肢体压迫深部的血管与神经、肌肉等组织,可造成血液循环障碍,引起筋膜综合征,表现为受压局部肌群缺血性坏死,甚至发生指(趾)端坏死,严重者整个肢体坏死;在颈、胸部压迫气管或胸廓,可严重影响呼吸,导致呼吸困难,甚至最终发生呼吸衰竭。焦痂是一种凝固坏死物,是细菌生长、繁殖的一个极好环境。另外,焦痂到一定时间将自溶、分离,在这过程中可释放出多种腐败产物,加上细菌作用引起感染,或毒素吸收后引起中毒,轻者出现一系列中毒症状,重者可使患者致死,故对焦痂一定要采取适当的措施,防止上述并发症的发生。

一、焦痂切开减压术

焦痂切开减压术可减轻环状焦痂对肢体的损伤程度;改善颈部、胸部环状焦痂烧伤患者的呼吸状况,挽救患者生命。

(一)手术指征

1.动脉搏动消失,烧伤肢体为环状焦痂。由于肢体水肿,动脉搏动突然消失,肢体发凉、发绀。

2.知觉丧失,这一指征更为重要,因为周围神经的改变比动脉搏动更加敏感。

3.焦痂内组织压力接近或超过动脉压。可用一18号针头插入痂下,其上接玻璃测压管,组织液进入测压管中,其水平面所示刻度即为焦痂内组织压。

4.颈、胸部焦痂,患者感到呼吸困难或呼吸深度减弱,或血气分析出现渐进性低氧和高碳酸血症者,是行躯干、颈部焦痂切开术的临床指征。

(二)切口选择

焦痂切开减压无需麻醉。切口长度应延伸到焦痂两端的浅烧伤创面,甚至到达正常皮肤。焦痂切开平面应达深筋膜下。但电烧伤常伴有深部肌肉坏死,水肿多发生在深筋膜之下,必须同时作深筋膜或肌膜切开减压,才能达到减压目的。具体部位切口的选择如下。

1.颈部焦痂　切开减压的切口,沿胸锁乳突肌走行切开。

2.胸部焦痂　可沿两侧腋前线切开,如为胸腹部焦痂,还需沿两侧肋缘各作一横切口,以达到胸廓能充分扩张和保证良好的呼吸。

3.下肢焦痂　减张术应在肢体的外侧或内侧中线切开,避免损伤其主要皮神经,皮下静脉应尽量保留。小腿Ⅲ度烧伤未及时作焦痂切开减压者,易发生胫前肌群的坏死及腓总神经的瘫痪,因胫前间隙的两侧为胫腓骨,后侧为骨间筋膜,前侧为深筋膜,故毫无伸展之余地。两侧切口不能松解胫前间隙时,应同时作胫前筋膜的切开减压。

足部焦痂切口应在足的两侧,并与拇趾、小趾外侧切口相连。在蜇骨骨间肌的表面可作纵长切口,以松解足内肌受压。

4.上肢焦痂切开减压术　在上肢内、外两侧正中线行切开。前臂内侧切口,应从内上髁前方直达尺骨茎突,切开时注意肘部的尺神经和尺骨茎突近侧的感觉支。前臂外侧切口,应从外上髁前方直达桡骨茎突,要注意避免损伤桡神经,否则易发生痛性神经瘤。

手部焦痂切开减压术,其目的是松解手内肌,需在腕部尺桡两侧切开。如为电击伤手部严重肿胀者,应在手术室无菌条件下松解腕管,以防正中神经受压。桡侧切口经腕直达拇指桡侧。在手的尺侧作尺侧切口与前臂腕部尺侧切口相连。手指切口作在尺桡两侧直达指尖,以松解各指,改善血供,保留手指长度。

焦痂减张切开,应看作是抢救手术,决不能等待。如果等到知觉和脉搏消失,则肢体可能发生不可逆的损害。如果等到血气改变,则患者很快发生呼吸衰竭。若为环状焦痂,则应尽早行焦痂切开减压术。

5.焦痂切开后创面的处理　焦痂切开处创面最好用生物敷料覆盖,如猪皮、异体皮或人工皮,其上再盖消毒纱布,用4号线在两侧缘连续缝合固定。如无上述生物敷料,可用抗生素湿纱布填充,再用缝线固定,以防切口感染。

二、焦痂切除术

焦痂切除术,是指用手术的方法,在烧伤早期将焦痂快速切除,以达到减轻中毒、控制感染、缩短疗程、恢复功能的目的。

切痂的深度选择:主要取决于烧伤的深浅,临床上常可分为浅切痂和深切痂。浅切痂即切至浅筋膜层,可保留皮下大量的淋巴管和毛细血管网,植大片皮治愈后,手不肿,其外形与功能近似正常,多用于手部的深Ⅱ度和混合度烧伤。此方法较削痂好,平面一致,不会因残留上皮组织而致植皮面出现高低不平。深切痂,其标准深度在深筋膜上,此平面界线清楚,局部血供良好,植皮容易成活。如果切痂深度在脂肪以上,由于脂肪血供差,一旦感染,脂肪液化,植皮极易失败。深Ⅲ度烧伤,除皮肤、皮下脂肪全部烧伤外,深部肌肉组织一并烧毁,肌肉变性坏死,故应把坏死的肌肉一起切除干净。切痂时,对一些大的、完好的体表静脉应尽量保留,日后静脉回流好,肢体不肿。对女性乳房部Ⅲ度烧伤切痂时应慎重,要尽量保留乳腺。对跟腱部位切痂要非常小心,应轻轻牵拉,将跟腱旁脂肪保留,跟腱部尽量浅切,保留腱膜上正常组织,以利于植皮存活。如用力过大,易将焦痂自跟腱上撕下,造成跟腱裸露,植皮不易存活。裸露跟腱易坏死,应保持湿润或用生物敷料保护,待肉芽长出后植皮,局部的深部烧伤可用皮瓣修复。尽量保留部分跟腱,以免日后造成足下垂畸形。

三、削痂术

削痂术创用于20世纪60年代末,是切痂术的一种改良方法。其具体方法是用滚轴取皮刀将坏死组织削除,保留正常真皮和正常脂肪组织。

(一)削痂时机

与切痂术一样,在伤后3~5天是削痂的最好时机。因过早削痂,分界线不清,常易发生削痂过浅;另一方面,在渗出期削痂会引起严重渗出,加重休克。削痂过晚,因焦痂变硬而不易削除,易发生削痂过深的现象。对一些小面积的深度烧伤,应尽早削痂,创面用自体皮移植,以封闭创面,达到早期痊愈。

(二)削痂深度

削痂深度一般通过肉眼观察判断,其方法有两种。一种是肢体在止血带控制下进行削痂深度判断,如削痂创面呈瓷白色、光泽、湿润,则为正常组织;如呈灰或棕、暗、无光泽、干燥,甚至可见栓塞的血管、瘀斑等,则为坏死组织,应再削,直到削干净为止。另一种是不用止血带进行削痂,削痂时可根据创面的出血情况判断削痂深度。如创面呈细小密集的点状出血点,则需削到正常组织。以上削痂方法都需要有一定的实践经验,不易掌握。不少医院采用美蓝或美蓝磺胺嘧啶银合剂,在手术前24小时涂布于创面。美蓝进入焦痂及焦痂下的正常组织,因焦痂是无血供的坏死组织,故着色后不褪色;而焦痂下的正常组织,由于血循环好,把美蓝吸收到体内分解,故正常组织不被染色。削痂时,可通过这种着色与不着色界线来判断削除的深度,如削后的创面仍呈蓝绿色,则说明焦痂未削尽。

（三）削痂后的创面覆盖

深Ⅱ度烧伤削痂后，由于基底还有残存的毛囊、皮脂腺、汗腺上皮的真皮组织，最好是彻底清洗后，撒上抗生素，然后用少油的凡士林油纱布包扎。如果不发生感染，上皮即在凡士林油纱布下迅速生长，历时2～3周，创面可基本愈合。有人主张在削痂后创面用异体皮覆盖，这样可减少感染，且反应较少，但术后20天～1月后异体皮脱落，会重新出现创面，反而拖延疗程。最好是用撒有自体微粒皮的真丝绸布覆盖创面，这样可缩短疗程，且愈合后瘢痕轻或无，学者已用数例，效果较佳。因此，混合度烧伤与Ⅲ度烧伤削痂后，可用自体皮移植，一次封闭创面；或用异体皮加自体微粒皮移植，待异体皮脱落时，自体皮已扩大，融合成片，最终消灭创面。但注意不可用凡士林纱布覆盖创面。因削痂能保留皮下脂肪，故愈合后烧伤部位的外形、功能往往比切痂术要好。但也有部分削痂植自体皮的患者，愈后被移植皮下残留的上皮顶起，出现高低不平，甚至形成囊肿，影响外观。

（方艳丽）

第四节　大面积深度烧伤创面的修复

20世纪70年代中期，我国对大面积深度烧伤患者采取早期分期、分批的焦痂切除，并立即用整张打孔的异体皮覆盖，于孔内嵌入小点状自体皮，达到尽早消灭创面，降低了败血症的发生率，提高了治愈率。故大面积深度烧伤的处理原则为：早期尽可能采取暴露疗法。如需采用包扎，则时间不宜过长，一般为3～5天。在处理方法上应尽可能争取早期积极去痂（如削痂、切痂）植皮，以缩短疗程，使功能恢复较好。

焦痂切除术成功与否，取决于适应证的选择、焦痂切除的时机与范围、术前准备、手术方法与步骤等因素。

一、适应证的选择

Ⅲ度烧伤均可进行焦痂切除术，但常因年龄、病情、烧伤部位以及医疗条件等方面的限制而不能进行手术。

1.年龄　一般2～55岁为切痂的适合年龄。2岁以内的婴儿，由于年龄过小，不能耐受较大出血的打击；55岁以上的老年人往往体弱多病，术后易发生并发症，均不宜早期行切痂，但也不是绝对禁忌，如果一般情况较好，也可进行，曾有70～80岁的高龄者经切痂而治疗成功的病例报道。

2.病情　病情较平稳，一般无合并症与并发症。如果患者正处在休克状态、心肺功能受到严重障碍、呼吸道严重损伤、电解质紊乱或患有其他较重的内科疾病时，则应待患者病情稳定或好转后再行手术。但如果由于创面感染引起了创面脓毒症或全身中毒性休克时，即使病情垂危，也应冒风险进行紧急手术。曾有1例烧伤40%的患者，由于早期治疗不当，五十余天后仍有30%的肉芽创面，且有严重感染，合并急性心肌梗死，病情十分垂危。经过反复分析研究，认为肉芽创面存在是病情恶化的主要原因，但麻醉和手术有可能造成患者死亡。征得患者家属和领导的同意后，在全麻下进行了手术。麻醉一开始，患者即发生室颤，除颤后继续麻醉，最后顺利完成了手术。术后所植皮片100%成活，患者全身情况好转，再配合内科治疗，急性心肌梗死也渐好转，最终患者痊愈出院。此患者如果不行手术，则病情继续恶化，后果将难以设想。

3.烧伤部位　一般而言，四肢功能部位及躯干部的Ⅲ度烧伤为焦痂切除的适应证。而颜面、会阴部的Ⅲ度烧伤由于不易掌握切痂深度，且出血多，故一般采用剥痂治疗。但也有行面、颈及会阴部切痂植皮手术效果亦很满意者。

因此,年龄、病情、烧伤部位虽说是确定手术适应证的重要因素,但遇有特殊情况,亦可在充分准备的条件下,克服不利因素,选择手术并使手术取得成功。

4.医疗条件　焦痂切除是一项较大的手术,特别是大面积的焦痂切除,必须具备较好的医疗条件,包括人力、血源、异体皮的准备及其质量等,缺一不可。如条件不具备,则不应进行焦痂切除手术。

二、焦痂切除的时机与范围

焦痂切除时机与范围视伤情的严重程度而异。

1.焦痂切除时机　小面积的Ⅲ度烧伤,可在伤后立即进行手术。中度烧伤无休克,且Ⅲ度烧伤区集中者也可立即进行手术;如已发生休克,经过抗休克治疗,待病情平稳后(一般在伤后 48 小时)即可进行手术。大面积Ⅲ度烧伤,因受多种因素的影响,一般认为在伤后 3～5 天为首次切痂的最佳时机,此时烧伤深度诊断明确,病情平稳,烧伤与焦痂之间有水肿液,焦痂易剥离,且出血少。对有些特殊患者,如黄磷烧伤者,为了及时去除黄磷吸收对机体的影响(如肝坏死、肾功能衰竭等),需要立即进行切痂。还有些患者,因入院晚,已发生创面脓毒症,为了将感染的病灶切除,挽救患者生命,也要进行紧急切痂术。

2.切痂面积　15％以下的Ⅲ度烧伤,可将焦痂一次全部切除。大面积Ⅲ度烧伤,一次切痂的面积,以占体表面积的 20％为宜。但也需根据具体情况而定,如自体皮源的多少、有无好的异体皮、人力是否充足及技术熟练程度如何等。如果各方面条件较好,一次切痂面积达 40％～50％,甚至是一次切除 4 个肢体的焦痂也能获得成功。

3.切痂部位的先后安排　Ⅲ度面积烧伤,不能一次手术把焦痂全部切除,常常需要分期、分批地进行切痂,这就要根据自体皮源多少、焦痂的分布和对患者造成的影响,以及患者的全身情况来制订周密的治疗计划,安排切痂部位与切除面积,确定采用何种植皮。在通常情况下,一般是先切肢体部位,后切躯干部位的焦痂。因为肢体可在止血带控制下切痂,出血少,副作用小,比较安全。如遇特殊情况,则要依据Ⅲ度烧伤创面的具体情况来确定切痂的先后次序。如某个部位有焦痂压迫综合征,为了减少肢体的损伤和改善患者的呼吸状况,就要先切这个部位;或某个部位焦痂感染比较明显,为了减轻中毒症状及防止全身感染,就要先切除感染的部位。

三、术前准备

1.全身准备　①详细询问病史并作全身检查,特别是应注意心、肺、肾、脑等功能及休克度过的情况。②维持水、电解质平衡,如有失衡,应予以纠正。③术前应补充血液,使血红蛋白与血浆蛋白尽可能接近正常水平。④作创面分泌物培养,了解创面细菌情况,以利于选用敏感抗生素。手术前晚、术晨和术中,抗生素的用量可稍大,均采用静脉滴注。⑤给予大量维生素(如维生素 B、C、K 等)。如有凝血障碍,应尽可能查明原因,及时纠正,以减少术中渗血。

2.局部准备　①浸浴,以减少创面的细菌数量及污垢,手术前晚和手术当日清晨各浸浴 1 次。②Ⅲ度烧伤应采用暴露疗法,焦痂上可涂 1％磺胺嘧啶银保痂,术前改涂 2.5％碘酒,使其干燥。对疑有痂下感染的创面,可将敏感的抗生素用生理盐水稀释后注射至焦痂下(如先锋必 1g 加 100ml 生理盐水稀释),创面上可涂 5％～10％甲磺灭脓霜等,以控制感染。

3.人员、物品准备　大面积切痂手术需用人力、物力较多,必须事先作好安排,以免临时忙乱,延误手术时间。①参与手术人员应进行术前讨论,订出具体实施方案,并估计手术中可能会发生的问题,订出预防及急救措施。参与人员虽有分工,但必须密切配合。②手术前必须备血。失血量的估计,按每切除1%体表面积,出血50~100ml计算。但若在伤后3~5天手术,且在止血带下进行,则出血会减少。采用二氧化碳激光刀、等离子刀、电脑氩气刀切痂,可明显减少出血量,尤其在躯干切痂时更为突出。笔者所在医院曾用电脑氩气刀进行颈部及上肢未上止血带时的切痂,创面出血极少,所植皮片100%存活。③术前建立两条静脉通道,一为输血、输液用,一为麻醉用。通道应确保通畅,必要时可快速输血。④应事先准备好异体皮。

4.供皮区的准备 术前1日需将供皮区毛发剃净并予清洁,剃毛时切勿刮破皮肤。

四、手术方法与步骤

手术在止血带下进行。创面有感染时,可抬高肢体数分钟后上止血带,不用驱血带驱血,以免感染扩散。如果两个肢体进行手术,应注意不要同时绑或松解止血带,绑和松的相距时间不宜太短,以免过多影响血循环量。

在肢体近端和远端作环形切开,直达深筋膜平面。在两环形切口之间,作纵形切开,然后根据烧伤深浅,在浅筋膜或深筋膜浅层,将焦痂或焦痂连同皮下脂肪组织全部切除。妥善止血后,用1.5%过氧化氢溶液、1:1000苯扎溴铵液及生理盐水反复清洗创面两次,用肾上腺素纱布一层(即100ml生理盐水中加肾上腺素2~5mg),外加温盐水纱布和消毒绷带包扎,压迫止血。放松止血带,5~10分钟后,再行止血,后行植皮。

其他部位切痂术过程同上。

术中注意:①坏死组织必须彻底切除;②肌腱、骨尽量不要暴露;③自体皮源若足够,则将Ⅲ度周围的深Ⅱ度烧伤一并切除,尤其是手背和手指背的深Ⅱ度烧伤一定要切除,以免日后长出瘢痕,影响手的功能与外形恢复,或导致晚期还要再次手术。

五、大面积Ⅲ度烧伤植皮的几种主要术式

(一)自体皮大片游离移植

自体皮大片游离移植适合于Ⅲ度烧伤在50%以下,自体皮源较多者。每次切除Ⅲ度烧伤面积约20%~25%左右,切后行自体薄皮片移植。术后5天观察创面,皮片100%存活。术后10天左右,供皮区愈合即可行第二次切痂手术,于供皮区重复取皮,再行移植。这种手术,植皮区皮片愈合好,植皮部位外观和功能好,晚期不会产生畸形,不需再作整形手术。

(二)自体网状皮移植及皮片制备

网状植皮法,1964年由泰钠等首次介绍并运用于临床,此后,不少学者相继报道了网状植皮临床应用的经验与体会。该法如使用得当,效果尚满意。

用取皮鼓切取一定面积的中厚自体皮,然后采用泰钠-范德堡特网状切皮机或国产的三用切皮机将其压制成网状,即成网状皮片。这种皮片呈棱形网眼,网眼大小可分成1:1、1:3、1:6与1:9四种;扩大倍数与拉网成正比,即1:1者可扩大1倍,1:9者可扩大9倍。

网状植皮法可运用于烧伤的各种植皮创面,还可用于瘢痕切除后的整形修复。大面积烧伤患者,可按创面大小和供皮区面积,选择适当的扩展比例,用以消灭创面,但临床应用多以1:3的比例为宜。如果扩

大至 1：6 或 1：9,则网眼间隙较大,虽利于引流,但因暴露创面大,渗液也多。为防止患者由于体液丢失而引起的低蛋白血症,有人将异体皮或生物敷料打洞,重叠植于网皮上,以减少渗出,但网皮愈合后,网眼处瘢痕多,网眼越大则瘢痕越明显,有碍美观,故尤其不能用于面颈部。

(三)自体皮与异体皮联合移植

异体皮移植到创面后,早期与自体皮一样,与创面建立血液循环,表皮细胞也有暂时增生。但经过 3～6 周,皮片出现肿胀,逐渐变为暗紫色,并失去原来的光泽,以后则形成浅表溃疡,最后完全脱落或消失。镜下观察,发现先是组织间隙水肿,细胞浸润,且血流变慢,发生瘀血,最后血流完全停止,水肿和细胞浸润更明显,浸润细胞中有嗜伊红多核细胞、单核细胞和中性多核细胞,上皮与真皮层有散在性腐蚀现象并逐渐扩大,最后坏死脱落。有人认为,异体皮移植是所有器官移植中排异现象最强的一种,移植后存活时间最短。皮肤包括表皮和真皮两层,就其抗原来说,两者不完全相同,表皮抗原性较强,移植后往往最先脱落,而真皮抗原性相对较弱,因而脱落也相应较迟缓。在采用自体皮与异体皮联合移植时,有的可见自体皮上皮爬到已经脱落表皮的异体真皮上,形成像夹心饼干样。有人观察,这些异体皮有的最后被吸收,有的长期存活而被同化,对此尚需进一步观察其转归。自体皮与异体皮联合移植的方法有:

1.大张异体皮开窗嵌入自体小皮片法　焦痂切除后,将大张异体皮用打洞机打洞,每个洞呈"几"形,间距为 0.5～1cm。将大张异体皮采用张力缝合法缝于创面,皮片紧贴创面,内盖一层抗生素纱布,外以大量纱布加压包扎。术后第 3 天,再行嵌植自体皮手术。将取下的自体皮,用切皮机切成 0.4cm 大小的方形小皮片,每块小皮片嵌植于异体皮小孔内,内盖网眼纱布一层,其上放湿纱布、干纱布,再行加压包扎。移植后 3 周左右,异体皮排斥脱落时,自体皮已向四周扩展,有的已融合成片,往往一次手术就可能成功。如有小创面未愈,再行补充植皮。此法节省皮源,适用于大面积Ⅲ度烧伤患者。其缺点为:①手术需分两次进行;②用此法创面愈合后,局部瘢痕比较严重,外观不理想。

2.条状和点状相间移植　此法是将异体皮切成 0.5～0.6cm 的条状,自体皮切成 0.4～0.5cm 的方形,移植一条异体皮后,异体皮两边植自体点状皮。自体点状皮,间距为 0.5cm,依次相间。移植完毕,盖网眼纱一层,再盖一层含抗生素纱布,及大量湿纱布和干纱布行加压包扎。其优点为:能较好地覆盖创面,所植皮片易成活,约 10 天左右即可消灭创面;愈合后创面平坦,瘢痕较少。该法适合于大面积肉芽创面植皮。其缺点为:手术费人力、费时间。

(四)微粒皮肤移植术

对大面积烧伤患者,常感自体皮源缺乏,希望用少量的自体皮,覆盖大面积的Ⅲ度创面。1985 年,北京积水潭医院研制出微粒皮肤移植术,应用于大面积深度烧伤创面的修复,取得了良好效果。

微粒皮肤移植术,就是取厚约 0.1～0.2mm 的薄断层皮片,将皮片切割成很小的微粒,其数量很多,总的边缘很长,依靠处于边缘的细胞有向外周空间扩展的机会,发挥其分裂增殖,向周围蔓延修复创面的作用,使皮片得到最充分的利用。

1.手术方法　系将自体皮剪成很小的微粒,约为 1mm,越小越好,放入生理盐水中即可漂浮在水面。由于皮肤表皮较真皮的比重轻,且表皮比重较水小,在水中微粒皮的表面均自然向上,漂浮在水面,基本达到方向一致。微粒皮在生理盐水漂浮过程中即可均匀分散,然后利用绸布转移法,将微粒皮移植到同种异体皮上。

手术之前用不锈钢制作一长方形平底漏盘,漏盘大小约为 37cm×27cm,盘底钻若干小孔,孔径约 2mm,孔距约 2cm,以备漏水之用。另备一稍大之托盘(搪瓷盘即可),以备盛水之用。将漏盘放在托盘内,再用一块真丝绸布平坦地覆盖于漏盘之表面,即上面为绸布,中间为漏盘,下面为托盘。将微粒皮在生理盐水中分散,然后倾注于绸布上,加生理盐水至漏盘中,约为漏盘的 1/3 或 1/2,双手提起托盘,缓缓倾斜,使微粒皮接触到绸布后,再遇水则漂于水面,漂于水面的绝大部分表皮面向上;使其均匀分散在水面上后,双手提起漏盘,盐水渗过绸布,通过漏孔,缓缓流入托盘,微粒皮均匀地沉在绸布上,表皮面仍向上;将绸布取出,附有微粒皮的一面覆盖在同种异体皮的真皮面上,用手轻轻按压绸布,使微粒皮转移到同种皮上,此时微粒的表皮面与同种皮真皮面接触,微粒皮的真皮面与同种皮方向一致。这样,制备成附有自体微粒皮的同种皮即可移植到创面上。

2.微粒皮的外层覆盖物　由于自体微粒皮很小,如无良好的保护,不易附着在创面上,故微粒皮的外层需要覆盖物来保护。以同种异体皮效果最好,且要求质量好的同种皮覆盖。同种皮存活后,其中自体微粒皮亦存活,此时局部环境完全符合生理条件,适用于微粒皮分裂、增殖及向外爬行。多数病例在同种皮坏死脱落后,其下面的创面可完全愈合或基本愈合。

异种皮也可应用,一般多采用猪皮,此种皮易获得。但猪皮排斥较快,一般存活 2～3 周即排异,此时微粒皮尚未扩展融合,又出现创面,故在移植前需注意两点:①微粒皮的量要多。由于微粒皮密度大,融合快,当异种皮排斥时,暴露创面较少。②猪皮真皮面光滑,绸布上微粒皮不易转移其上,此时可在真皮面用手术刀划出很多纵横交错的沟痕,有利于贴附微粒皮。但因猪皮排斥早,易出现继发创面,故对大面积切痂创面不适用。

3.微粒皮修复创面的过程及临床效果　微粒皮很小,数量很多,如将 1cm 自体皮剪碎,可达到两百余粒微粒皮。当受皮面积与供皮面积之比为 20:1 时,分散在 10cm 创面上的微粒皮,则每厘米受皮区可有 10 粒自体微粒皮。微粒皮虽小,但间距很近,易于融合,节省自体皮,只需很少量的自体皮即可修复广泛创面。临床上受皮面积与供皮面积之比可达 18:1,经 45 天左右创面即愈合。如供皮面积更少,受与供之比还可更大些。

(1)微粒皮修复创面的过程:积水潭医院在 1985～1990 年间对 67 例大面积烧伤患者的 168 个部位采用早期切痂微粒皮移植术,以及第四军医大学西京医院近年来移植 10 例的经验表明:用微粒皮移植覆盖的创面面积达 40%～50%,最小者为 10% 以下;受皮区与供皮区面积之比最小为 7:1,最大为 18:1;创面愈合时间在 35～55 天之间。其修复创面的过程有两种类型:①行植皮术后,如同种皮存活,约 1～2 周后在同种皮上可见散的斑点区,呈暗红后发黑,其下即为存活的自体皮微粒。同种皮上的黑斑逐渐扩大,融合成片,经 4～6 周,同种皮大部分呈干性坏死,但仍附着较牢固。待自体微粒皮已融合成片,异体皮完全变干脱落,创面愈合或留有小创面,经补充植少量自体皮或换药而愈。②同种皮存活后,自体微粒皮在其下生长、扩展,并逐渐融合成片。而同种皮仅有脱屑表现,无变黑、坏死、发干等改变,可能逐渐被自体皮所取代,其脱落过程不明显,直至创面完全愈合;也可能为同种皮的表皮成分脱落,真皮成分仍然残存在自体皮下。实验研究表明:残留在表皮下的异体(或异种)真皮,可以被巨噬细胞等吞噬,随着时间的推移而逐渐被吸收、消失。

(2)微粒皮移植后的治疗结果微粒皮生长、扩展后互相融合,创面完全被覆盖,或残存小创面,经换药后迅速愈合。另一种类型是创面愈合约 60% 以上,尚残存较大创面,需补充植少量自体皮。再一种类型是异体皮移植后未存活,皮下积液、积脓,其下微粒皮部分存活,创面愈合在 60% 以下或完全未愈合。

微粒皮移植愈合后,创面比较平整,瘢痕较轻,这与微粒多少有关。微粒多,间距小,皮片融合后相互衔接紧密,形成的瘢痕就少。有的微粒皮过稀,愈合延迟,则瘢痕亦多。

总之,微粒皮肤移植术方法简单,操作容易,手术分工后可同时进行,时间大为缩短,且不需特殊设备,易于开展。要确保手术成功,必须将创面坏死组织彻底切除,止血应彻底,同种皮质量要好,包扎时所植皮片不要移动,术后受皮部位制动要好,这样才能保证微粒皮存活良好。

(五)表皮细胞的培养与移植

自 1975 年 Rheinwald 和 Green 发表了"人表皮细胞培养与移植"的有关文章后,引起了各国学者的重视,并开展了不少研究,取得了不少成绩。表皮细胞培养在医学上有很多用途,对外科领域来讲主要有以下作用:①对大面积烧伤患者,因皮源少,可经培养扩大皮源覆盖创面。②用于深Ⅱ度或混合度烧伤,创基残留上皮,按常规治疗愈合后即瘢痕增生。这种创面经控制感染后,植上培养的同种表皮细胞膜片,可增加细胞成分,以加速愈合,缩短疗程。如果异体细胞被排斥,而代之以自体细胞,则创面炎性反应轻,纤维组织形成少,晚期瘢痕少。③可作为异体器官移植排斥机制研究的常用手段之一。

体外培养的表皮细胞,在 20 世纪 80 年代中后期,不少国家已用作大面积烧伤创面的覆盖,并取得了一定经验。近年来,这种移植的病例增多,且用在部分整形和皮肤科患者,也取得了较好效果。由于自体表皮细胞培养和增殖至所需要的面积一般需 1 个月左右,不能满足大面积烧伤患者的早期需要,故临床应用受到限制;而对异体表皮细胞膜片移植后是否排斥等,至今尚无结论。不少学者正对如何缩短培养周期、应用方法、各种创面的选择、真皮的移植与否,以及临床和组织学随访与最终转归等问题进行深入研究。

1.表皮细胞的培养 表皮细胞培养是一个正在发展中的课题,由于各实验室的条件和培养后的目的不同,还很难肯定一个标准的理想方法。现大致上可将培养方法分为两大类:一是组织块培养法,二是细胞悬液接种法。

(1)组织块培养法应选择正常皮肤。供皮者应无传染性、感染性、遗传性或恶性疾病。如为尸体皮,应在死亡后 6 小时内取得;如为大面积烧伤患者,则尽量在伤后 24 小时内取得,过晚,则在培养过程中,被污染的机会就会增多。在无菌条件下,取下中厚或全厚皮肤,放入含适量抗生素的 Hank's 平衡盐液或无血清培养液中即可作培养,或保存在 4℃ 左右的冰箱内,以不超过 6～12 小时为宜。

皮肤标本先用平衡盐液彻底冲洗 3 次,若为全厚皮,则要用剪刀剪去皮下脂肪或真皮深层,处理完毕,再用平衡盐液冲洗 1～2 次。用锐利剪刀将皮肤剪成小于 1mm 的皮肤碎粒,将碎粒分散分布于培养皿(瓶)的底部,各皮粒间最好相距 5mm 左右,尽量让真皮面朝下。在无菌条件下静置 15～30 分钟,待其略干,以增加贴附率,然后自培养皿边缘缓缓加入培养液,一般达 3～4mm 深即可。常用培养液为 DMEM 加 10%～15%胎牛血清,加入适量抗生素,一般为青霉素 100 单位/ml 及链霉素 100 单位/ml,置于 37℃ CO_2 培养箱(含 CO_2 5%～10%)内进行培养,隔日或隔两日换液 1 次。在生长旺盛时,培养液应尽量隔日换液并适当增加培养液用量。

一般在培养后第 3 天,多数组织块边缘开始有表皮细胞生长,逐渐增多呈紧密连接的多边形细胞,胞质均匀。1～2 周生长较快,有的生长速度可达每日 0.2～0.5mm。3 周左右多数可以连接成片,此时复层化速度加快。这种培养方法,当表皮细胞生长不佳时,1 周左右即在组织块周围长出成纤维细胞,愈长愈旺,导致表皮细胞培养失败。

此法比较简便,易于实施,有一定的扩增面积效果。但扩增比例较小,生长速度较慢,易生长成纤维母细胞,很难得到不残留孔隙的完整细胞膜片。

(2)细胞悬液接种法:取皮的要求、清洗、修剪与组织块法相似。将清洗和修剪好的皮片,剪成 1mm×3mm 大小的皮条,放入 0.125% Dispase 溶液中,每 cm^2 皮片加入 1ml,盖好瓶盖,放至 4℃冰箱 16 小时左右,取出揭下表皮,放入小瓶中,用 0.125%胰酶,在常温下作用 3～5 分钟,用吸管吹打,加入有血清的 DMEM 培养液,用滴管进行吸吹,离心,即得细胞悬液。调整细胞数至 105/ml,然后采用点状接种法接种,放入 CO_2 箱约 4～5 小时,再加入适量的 DMEM 培养液,放入 CO_2 孵箱中培养。每隔 1～2 天换液 1 次。一般在接种后 1 天,细胞贴壁良好;2 天可见集落形成,有新生细胞生长;10 天集落开始融合;2 周形成膜片;3 周左右即可供移植用。此法虽较复杂,但不易生长成纤维细胞,表皮细胞易生长,形成细胞膜片快。

为了增加表皮细胞的贴壁,不少人采用 3T3 细胞滋养层用于接种。3T3 细胞是来自小鼠胚胎瘤的纤维母细胞株,为 H.Green 实验室所选用的功能较稳定的一个亚系。用 3T3 细胞滋养层培养表皮细胞,可促进细胞的贴附和生长,并有抑制成成纤维细胞的功能。将这种方法培养的人表皮细胞膜片应用于临床,第 1 例近二十余年,尚未发现因其而造成的不良后果。其制备方法为:3T3 细胞培养接近生长成片时(约需 3 天),用致死剂量 60Gy(戈)γ 射线照射后,1～2 天内可直接接种表皮细胞。

2.培养表皮细胞膜片的移植　经 Dispase 处理,从培养器皿上脱下的表皮细胞膜片呈略带雾状的透明膜,面积缩小 1/3～1/2 左右。由于膜片的韧性较差,移植时必须以油纱布作为载体,膜片的表面贴于油纱布上,基底面向外。移植于创面时,使基底面接触创面,膜片下不能残留气泡,四周固定,然后用多层纱布或碎纱布轻压包扎,严防皮片错位。移植后,如分泌物不多,则在术后 10 天内只需更换外层敷料,之后根据创面情况,潮湿则更换内层油纱,即可见一薄层呈乳白色的透明薄膜,以后渐增厚变成粉色。如油纱干燥,则不需更换,待其下表皮形成后常可自然脱落。愈合的创面,表面光滑平整,色素沉着轻。

培养的表皮细胞膜片抗感染能力很低,极易被创面的细菌所液化而造成移植失败,故受区应清洁、健康,一般在切痂后先用异体(种)皮敷盖创面。移植培养膜片时,将其敷盖物撕掉,止血、清洗后再植培养膜片。如系肉芽创面,移植前应用抗生素液湿敷,减少创面菌量,有利于移植成功。

3.培养表皮细胞膜片与"真皮"的复合移植　单纯培养表皮细胞膜片移植后,由于缺乏真皮,存活膜片极薄,易破,故进行了移植"真皮"的研究,在"真皮"上再植培养的表皮细胞膜片。常用的有两种移植方法。

(1)二次移植法:按常规进行异体中厚皮移植。3 周左右后,用纱布彻底擦去移植存活的异体皮的表皮,不损伤异体皮的真皮层,擦至有出血为止。用湿盐水纱布压迫止血后,按前述方法移植培养的自体表皮细胞膜片,妥善加压固定。另一方法为:用牛皮胶原与鲨鱼软骨的硫酸-6-软骨素共聚沉淀,经冷冻干燥等理化措施制备成具有一定孔径的海绵状薄膜,其孔径大小控制在 $50～150\mu m$,经戊二醛交联后表面附着一层可透气的硅胶膜而制成人工皮,其厚度应在 0.3～0.4mm 之间,这样可通过受床组织液获得必需的营养。将这种人工皮移植于经切痂清理的创面,其贴附良好,受床的毛细血管也可长入。约 1 个月左右,将人工皮的硅胶膜撕去,把培养的自体表皮细胞膜片植在合成的人工皮上,按常规包扎。

(2)一次移植法:人工"真皮"制作同前述。在制备好的胶原-硫酸软骨素膜的多孔面培养成纤维细胞至接近成片,然后在膜的无孔面接种自体表皮细胞膜片,培养 4 天,用油纱布覆盖于复合物的表皮细胞侧,复合移植的抗牵拉强度比中厚皮片的强度差,将其边缘与创缘相缝,能保证移植物良好地固定于创面。另一方法为:将异体真皮的深层切取呈 0.3～0.4mm 厚,放入 0.25% 的胰蛋白酶中,将盛器放入 45℃ 温水中,热消化 3 分钟,取出用生理盐水冲洗两次,洗去胰酶,将这种真皮移植在创面上,用 3-0 丝线将四周边缘固定,其上再植培养的自体表皮细胞膜片,用湿纱布轻轻加压固定。移植后 10 天左右,表皮细胞各层分化良好,表皮已明显角质化,真皮内已有毛细血管生长及纤维细胞长入。术后 4 周其表面柔软光滑,表皮真皮界面已开始有表皮钉突形成,但无皮肤附件发生。这种真皮复合物移植后的转归尚不十分清楚,仍需进一步观察研究。

总之,培养的表皮细胞膜片的移植与应用,对大面积烧伤创面的封闭和一些整形外科的治疗有重要意义,但目前有些问题尚在研究之中。如对扩增速度和培养所需时间较长,满足不了患者需要这一情况,目前有用转基因的方法,如将表皮细胞生长因子和碱性成纤维细胞生长因子基因转染角朊细胞膜片,加快表皮细胞的培养速度,以缩短时间。培养表皮细胞膜片与"真皮"的复合移植后的转归,以及培养的异体表皮细胞膜片移植后的转归有待于进一步观察研究。

(方艳丽)

第五节　特殊部位小面积深度烧伤创面的修复

一、手部深度烧伤的处理

手为人的劳动器官,且为暴露部位,占体表面积的5%。手部烧伤机会最多,国内统计手烧伤发生率为44%,有的医院报告高达80%。手烧伤中手背烧伤最常见,其次是手的大小鱼际部位。儿童多因无知,用手抓热的物品而烧伤手掌。手的结构精细,深度烧伤后常遗留畸形和功能障碍,严重者可失去工作和生活的自理能力。故治疗手烧伤,不能仅满足于创面愈合,而应尽可能保存更多的功能,以利于患者今后的工作和生活。

(一)手背烧伤的特点

手背的皮肤薄而柔软,皮下组织疏松,富有弹性而便于关节屈曲,握拳时的面积较伸直时增大25%。因皮下组织少,只有一薄层疏松结缔组织将皮肤和下面的伸肌腱、关节囊及关节韧带隔开,且静脉丰富,故手背烧伤的特点是:肿胀明显,深度烧伤较多,易波及肌腱、关节和骨骼。由于手指背侧在指间关节部位几乎无皮下组织,该处常累及肌腱和关节囊,故手指常呈干性坏死。深度烧伤愈合后,常伴有挛缩畸形和功能障碍,典型表现为指间关节过度屈曲,掌指关节过度背伸,手掌向前突出,拇指内收,掌弓消失,称"爪形手"畸形。形成这种畸形的原因是第2~5指的指总伸肌腱与各指间关节囊融合在第1指间关节近侧分成3束,中央束止于第2节指骨基底,双侧束与骨间肌腱和蚓状肌腱合并止于第3指骨基底,指间关节囊烧伤时中央束往往被烧毁。

(二)手掌烧伤的特点

手掌皮肤有很厚的角质层,耐摩擦,无毛囊和皮脂腺,有丰富的汗腺,掌中央皮下组织有许多纤维隔将皮下脂肪分成小叶,脂肪小叶和结缔组织将掌腱膜和屈肌腱紧紧地连接在一起,使手掌在抓物时不易滑动。一般说来,除儿童外,手掌均不易被烧伤,但若直接接触热源、电源、化学药品等也可烧伤。烧伤程度一般不太深,如有时呈蜡白色似Ⅲ度烧伤,经换药也可自行愈合。若为深度烧伤合并感染时,手掌肿胀受到限制,表现为手背肿胀。手掌烧伤常见畸形为瘢痕挛缩畸形,多为手指屈曲不能伸直,或手指和手掌粘连,严重者呈拳状挛缩畸形。

(三)手烧伤的处理

1.改善局部循环　手部深度烧伤,尤其是环状烧伤,焦痂束缚,组织水肿,易发生缺血性坏死。为防止血循环障碍进一步加重,减轻水肿程度,应尽早进行早期焦痂切开减压,抬高患肢,以改善手的血液循环。

2.尽快消灭创面　是处理手部烧伤的最根本原则,也是最大限度地保存手功能的根本措施。若深度烧伤坏死组织不清除,则易造成感染,故只要全身情况允许,宜尽早消除或切除手部坏死组织。一般以伤后2~5天为宜,此时休克期已过,创面又无明显感染,皮下水肿界限较清楚,术中出血少。切痂时可根据烧伤深浅,决定用浅切还是深切,手部如有深Ⅱ度烧伤区应一并切除,以免日后瘢痕增生。切除后的创面,用自体筛状皮移植,皮片拼接以横形为宜,在缝合中厚皮片时指蹼处应尽量拉紧,并与皮下组织缝合固定,避免指蹼过长或形成假蹼。术毕,创面盖网眼纱一层,每个手指用纱布缠绕,手背敷盖大量松散的湿纱布和干纱布,再用绷带加压包扎。

因某种原因早期未能手术者,伤后2周内仍可切痂,但易感染,故在术前应加强浸泡,切痂前后用

1.5％过氧化氢溶液、1∶1000苯扎溴铵、外用盐水反复清洗3次,可使创面细菌减少到103/g以下,仍可植大片筛状自体皮,且能良好存活。

关于肌腱、骨骼、关节的处理:肌腱未烧毁应予以保留;如果烧伤很深,肌腱、骨骼、关节均有烧伤,不宜植皮,可应用皮瓣修复。如指背烧伤深,指掌侧组织较好,在早期切痂时,手指痂不必切除,等伤后3周左右再行去痂,咬去坏死指骨,即可见骨髓腔已充满肉芽,指间关节可能外露。此时可用消毒铝片将指间关节固定呈伸直位,使关节腔隙缩小,再行薄皮片移植,直至皮片完全存活才去掉固定铝片。如果手指环形的深度烧伤已干涸,则可在尽量保留长度的情况下行截指修整。

全手深度烧伤一般较少见。如有供皮区,应早期切痂植大张中厚皮片。虎口处植皮时,皮片应作"W"形交叉缝合;各指蹼皮片做"V"形插入;手指环形植皮时,皮片交接处在手指侧面,做多"Z"形连接缝合;腕部环形植皮,皮片亦应做多"Z"形修剪成锯齿形缝合。

术后3～5天揭示伤口,如有血肿或血浆肿,则行清理,血肿较大则补充植皮,过3日再换药。待皮片100％存活,即可浸泡于温水中,进行手部功能锻炼。

3.防止感染　手部深度烧伤后,如处理不当,可因创面感染而加重烧伤深度,使深Ⅱ度变成Ⅲ度,严重者可毁损肌腱及关节,拖延愈合时间,使手丧失功能。

预防感染的措施,重点应放在局部,如尽早清除坏死组织、外用有效抗生素、及时植皮等,均可取得良好的效果。

4.最大限度恢复手的功能　①应保持功能位。除深度烧伤造成患肢功能障碍外,患者怕疼,常将手置于非功能位,久之则造成畸形。另外,由于治疗不当,未行分指包扎,手指创面紧贴,五指粘连,可造成畸形愈合。手的功能位如何维持:在治疗时,应将手包成半握拳位;治愈后可用夹板或牵引支架及早纠正。保持伤手的功能位:如涉及腕关节,单纯手背烧伤者宜掌屈,手掌烧伤者宜背伸,全手烧伤宜保持中位;涉及掌指关节,此关节应屈曲呈80°～90°,使侧副韧带保持最长位置;手指背烧伤者应取伸直位,全手烧伤呈半握拳位;拇指宜保持外展、对掌位。②早期活动。手部烧伤愈合后,即每日将手浸泡于温水中,在水中活动,戴弹性手套或用牵引支架,并鼓励患者自理生活,增强与伤残做斗争的信心和勇气,逐步做些家务劳动,使手能有更多的锻炼机会。如能持之以恒地锻炼,将最大限度地恢复手的部分或全部功能,使后期整复手术能获得满意效果。

(四)手部热压伤的处理

热压伤是指由热接触伤及挤压两种因素所造成的损伤,其皮肤有烧伤,伤区软组织包括血管、肌腱、神经等均有挤压伤,或伴有皮肤撕裂伤,严重挤压可导致掌骨和指骨骨折。热压伤多发生于手背和手指背,局部大多为Ⅲ度烧伤,常伤及深部肌腱或骨骼。血管壁受挤压后,累及静脉,引起回流障碍,水肿明显,动脉血管壁受损,导致继发性、进行性血管栓塞,使坏死范围扩大。临床表现为伤指端充盈不良,由发绀逐渐变为黑、凉及坏死,并渐向近端发展,使手指或手大部分坏死。处理前应详细了解挤压的原因、程度、接触温度的高低和时间等,伤手应行X线摄片以了解有无骨折,这些均有助于对伤情做出正确的判断。

热压伤治疗应行急诊手术,尽早彻底清除烧伤和损伤组织,根据清创后组织损伤的程度和范围,决定修复缺损的方案。如果仅伤及皮肤,清创后即可行游离植皮;如累及肌腱、骨骼、关节时,则先行骨折复位克氏针固定,后选择合适的皮瓣修复缺损。一般常用下腹部直接皮瓣、髂腰部皮瓣、脐旁皮瓣等修复,皮瓣下放负压引流,后将手放置于适当位置,使皮瓣不受牵拉,不折叠,用石膏固定。手术成败的关键为:①手术时清除坏死组织一定要彻底,尤其是急诊手术时常不易判断,而致清创不彻底,术后发生继发性坏死。②术中应用1.5％过氧化氢溶液、1∶1000苯扎溴铵、生理盐水反复冲洗,可减少术后感染。③一定要放负压引流,以防局部积液或积血,影响皮瓣存活。④术后应用低分子右旋糖酐加丹参或用山莨菪碱静脉滴注,以扩张血管,改善手部循环。⑤全身使用抗生素抗感染。⑥密切观察皮瓣血供。一旦皮片或皮瓣存活,立即开始手的功能锻炼。热压伤常累及肌腱、骨和关节,故晚期常发生掌指关节和指间关节强直,需行掌指关节成形或指间关节用克氏针固定于功能位,使其最大限度地恢复功能。

二、面部深度烧伤的处理

面部为暴露部位,易遭烧伤,据统计发生率为52%左右。面部皮肤细嫩,组织疏松,移动性大,血液循环丰富,有丰富的汗腺和皮脂腺,在颊部形成颊脂体,皮下有大量的血管和表情肌。颜面部各器官之间都有一定的相互关系,但在功能、活动方式、部位与邻近关系等方面,又都有其独特性。这些组织结构与面部烧伤后治疗的选择有密切关系。

面部烧伤后,由于组织疏松,血管、神经丰富,伤后水肿较剧,伤后48小时达最高峰,面部变形,眼不能睁开,重者使眼睑外翻,口唇肿胀似鱼口状,张口困难。一般在48小时后开始回收,肿胀逐渐消退。深度烧伤时,由于Ⅲ度焦痂硬,外观肿胀不明显,水肿向咽后壁扩展,有时压迫上气道或阻塞咽喉部,引起上气道梗阻。五官分泌物和进食易污染口周围及面部创面,故需及时清理。面部烧伤患者全身反应强烈,尤其是小儿,常易发生高热、惊厥、抽搐等症状。面部烧伤后愈合较身体其他处快3～5天。

面部烧伤后渗液多,液体复苏量以面积计算,一般要比其他部位相同面积的多。如小儿头面部烧伤第一个24小时,需补给的胶体和电解质溶液量应大于每1%烧伤面积2ml/kg。

面部深Ⅱ度烧伤,由于该部位血循环丰富,毛囊较多且深,有时外观似乎为Ⅲ度烧伤,结果可自行愈合。面部Ⅲ度烧伤,一般不采用早期切痂植皮,因早期深度不易判断,切痂平面不清,且出血多。伤后2～3周,焦痂分离时,将坏死组织彻底清除,分区用大张皮片覆盖,能取得满意的效果。如已形成肉芽创面,术前应湿敷2～3日,术中刮除肉芽和坏死组织,反复用1.5%过氧化氢溶液、1:1000苯扎溴铵和外用盐水冲洗,再行分区大片皮游离移植。如烧伤仅伤及皮肤全层,也可行早期切痂,植皮方法同上。以上3种植皮方法,如果植皮全部存活,则效果一样。在植皮时应注意以下几点:①坏死组织清除应彻底,如有深Ⅱ度烧伤,应一并切除。②所植皮片应为0.3～0.4mm厚,不宜太薄,切忌打洞。③皮片排列应分区,其缝合处要用小针细线仔细缝合,以减少瘢痕形成。④植皮存活,伤口完全愈合后,即可进行面部皮肤护理,以减少皮片色素沉着及挛缩。如出现睑外翻,可行外翻矫正植皮;如发生小口畸形,可行小口加大等。⑤鼻部切痂植皮后,鼻孔应用橡皮管支撑,以防皮片挛缩,影响鼻孔外形。

眼睑全层烧伤,应在面部植皮愈合后行眼睑再造。局部无条件设计皮瓣者,可用下述两种方法进行眼睑再造:①将眶隔脂肪和穹隆部的结合膜游离,向下牵拉至睑裂处,其上行游离植皮,植皮存活后效果好。②将穹隆部粘膜向下游离,行示指背皮瓣转移再造眼睑。

三、会阴部深度烧伤的处理

会阴部较隐蔽,一般不易烧伤,一旦接触热源,则常为Ⅲ度烧伤,据统计约占20%。该处易被大小便污染,较易感染,故烧伤后应剃去阴毛,清除污物,两下肢充分外展,使会阴部完全暴露,保持干燥。会阴部高低不平,切痂平面不易掌握,且出血多,一般不宜早期切痂,多等待焦痂自行分离后,刮除肉芽,反复清洗,再行大片筛状皮游离移植,其上盖网眼纱和较多纱布行加压包扎,两腿用髋人字石膏固定。为了减少大小便污染,应做到:①术前清洁灌肠;②术后给服鸦片酊;③留置导尿;④口服无渣全流质饮食;⑤如为阴茎植皮,术后应口服己烯雌酚,防止阴茎勃起;⑥阴囊如为Ⅲ度烧伤,清除坏死组织后应尽量缝合,并放负压引流,如睾丸已被烧坏,则应一并切除。

四、足部深度烧伤的处理

足部深度烧伤后,应同手烧伤一样予以重视,最大限度地保存和恢复足部功能。如治疗不当,常会造成严重畸形,如足下垂、跗趾关节脱位和引起马蹄内翻足等。

足部烧伤以足背烧伤较多见,且常累及踝部和跟腱部位。这些部位烧伤,切痂时如深部组织未烧毁,应尽量保留腱膜或腱膜上的软组织,足底尽量保留有活力的纤维脂肪垫,其上行中厚游离植皮,包扎后固定于功能部位。如烧伤累及深部组织,伤口很深,则行皮瓣修复。

(陈　仲)

第五章 整形外科学

第一节 畸形学

一、畸形学的概念

畸形学和畸胎学不同,后者是一门古老的学科,是胚胎学和病理学的一个部分,虽然它也属畸形学,所探讨的也是异常胚胎发育和先天缺陷,但重点是在物理、化学、生物学等致畸、致变因素对胚胎孕育过程中的影响。我们现在所说的畸形学,则是临床医学中较新形成的一个分支学科,其主要内容是对新生儿中出现的各部位或器官形态结构上的各种缺陷进行归类、分析及阐述,通过追溯它们的致病原因、发病机制、发展进程、可能的预后,来推断它们的遗传关系、亲代素质、同胞及后代的再发风险,以提供防治依据。

由于生活水平的提高及孕产期防治工作的普及,新生儿中早产、滞产、感染等的发病率和死亡率逐渐下降,而先天性畸形、出生缺陷的发生率和死亡率则逐渐上升,这引起了社会对产前胚胎发育情况的特殊关注。大量遗传或环境因素所导致的形态发育异常也日益增多地为人们所报道。随着认识的深入,从仅仅是描述性的记录,逐渐被从致病原因和发病机制上的探讨所补充和取代;在儿科、妇产科、口腔科、胚胎学、医学遗传学、环境卫生学、流行病学等各学科领域,从临床、基础到社会等各方面共同参与,由 20 世纪70 年代中期开始,逐渐形成了畸形学这一学科。

畸形学探讨的范围只涉及出生缺陷中器官及形态结构上的异常,不包括代谢、生化、免疫、功能(聋、哑、盲)、精神(智力)等方面的紊乱或障碍,也不包括产程中出现的损伤。

二、畸形学与整形外科学

对整形外科工作人员来说,先天性畸形的修复是整形外科工作中的一大领域。尽管对身体各部位各器官的畸形已设计了不少修复方法,积累了数十年经验,取得了不小的成就,但总的来说,只是从修复的观点就事论事,很少从病因或发病机制上进行探讨。虽然在整形外科的专著和杂志文献上对上述畸形胚胎的形成也作了一些介绍,但也只是略为提及,浅尝辄止,重视是不够的,因此,从畸形学的观点来深入认识这些畸形,还是具有一定意义的。举例来说,唇腭裂是整形外科日常工作中大量接触的病种,每个整形外科单位也都有以十、百计的治疗经验,但从畸形学的角度衡量,我们的认识就显得太不足了。我们一直把唇腭裂当作同一个畸形看待,单纯从修复的角度看不是什么问题,但在胚胎发育上,两者虽然有相同的地方,却还有着不同之处。上唇、齿槽嵴及切牙孔以前的硬腭部分是由原腭发育形成的,而切牙孔以后的硬腭和软腭是由次腭发育形成的,两者的始基不完全相同,发育的先后也不一致,由此而造成许多差异,因此在遗传学、流行病学、出生缺陷监测上,都是作为唇裂[简写为 CL(p),带有或不带有腭裂]及腭裂(简写为CP)两种畸形分别进行对待的。大量的统计和研究资料显示:在 CL(p)中,男性发病多于女性(1.6∶1),并有明显的种族发病差异,黄色人种的群体频率最高,为 1.7/1000 新生儿,属于常见病;黑色人种的最低,为0.4/1000 新生儿,属于少见病;而白色人种居中,为 1/1000 新生儿(在遗传决定的疾病中,普遍被人接受的常见病和少见病的分界线是 0.1% 的群体频率)。这种结果是由遗传因素决定的。因为在人类学上,蒙古人种(黄色人种)、尼格罗人种(黑色人种即非洲人)和高加索人种(白色人种)的面骨发育存在着种属上的差异,这些差异造成了对此畸形的不同易患性。在 CP 中,畸形更多的是由环境因素引起,种族间发病的差异不大,平均的群体频率约为 0.45/1000,女性比男性患者多,男女之比为 1∶1.4。同时两种情况的再发风险也不相同,在 CL(p)中,如患者为女性,则其再发风险为 5%,如患者为男性,其同胞的再发风险为 3.9%;但在 CP 中,女性患者同胞的再发风险为 2.3%,而男性则为 6.3%。

再从另一方面来看唇腭裂,除作为一个单独的畸形表现外,还参与了许多综合征的组成,截止到 20 世纪 70 年代末就有统计资料显示:有 15 种常染色体显性综合征、14 种常染色体隐性综合征、3 种 X 连锁综合征、近 20 种染色体综合征,以及 16 种病因不明或非遗传病因的综合征,其中都有 CL(p)或 CP 的表现。不少患者在婴儿期就注定要夭折。

如果我们从事整形外科的人有这样一些认识,可能在对任何一例唇腭裂患者从检查到处理到和家属的接触中,就会多考虑一些问题,而不只是单纯的手术修复了。

三、正常胚胎的发育

在讨论先天性异常之前,有必要先复习一下正常胚胎的发育过程。在受精卵发育的最初 8 周,是人类胚胎发育的早期阶段,称为胚期。在这阶段的第 1、2 周,为受精卵开始卵裂,形成胚泡、胚盘,并植入宫壁时期,从第 3 周开始,形成 3 个胚层,并开始了细胞的分化、组织的发生、器官的形成和形体的建立。经过这前 8 周的胚胎发育,人体的部位和形态已基本形成,90% 的器官和系统已经建立,然后进入胎儿期,直至产出。在胎儿期主要是胎体的迅速长大和各组织器官的成熟与完善。

四、先天性结构异常的发生

先天性结构异常可由于遗传的原因或环境的因素,或两者共同作用所造成。环境因素对胚胎的致畸作用,随胚胎发育的阶段不同而各异。在胚胎期第 1、2 周致畸作用的损害如较重,则胚胎死亡,妊娠终止;如较轻,则由于此期细胞的分化潜能较大,能自行调整而得以补偿,因此不表现异常。在第 3~8 周细胞分化、组织发生、器官形成、形体建立的阶段,是最易受致畸因素干扰的时期,因此这段时期被称为敏感期或脆弱期。从第 3 个月开始进入胎儿期以后,由于各器官系统已基本形成,形体部位已基本建立,除中枢神经系统和泌尿生殖系统仍在继续分化,还有一定敏感性以外,整个胎儿对致畸因素的反应已迅速下降,引发畸形的机会也就少了。

五、先天性结构异常发生的分类

根据致病原因和其作用的时间,先天性结构异常可以分为 4 大类:①组织发育异常;②畸形;③变形;

④毁形。现分述如下。

（一）组织发育异常

组织发育异常是指在胚胎发育最早时期,3个胚层形成、细胞分化、组织发生这一阶段出现的异常及由此引发的形态上的变异,换言之就是组织发生障碍的过程及其后果。其受累的结构在组织这一层次,可发生如血管瘤、色素痣、神经纤维瘤等。

这种异常可局限于一个部位,称为局限性组织发育异常,也可以随着组织的移行出现于身体各个部位,呈多发性或全身性分布,如多发性海绵状血管瘤、巨痣、神经纤维瘤病等。

这种组织发育异常,常带有一些肿瘤的含义,上述3种疾患,其实就是一种错构瘤,有的甚至有较高的恶变倾向,如结肠息肉瘤。有的为永久性,出生后还可继续发展;有的也可逐渐自行消失,如海绵状血管瘤;有的在出生时即已存在;有的在出生后才逐渐或迅速显现,如血管瘤、个别的畸胎瘤等。

（二）畸形

畸形是指在胚胎器官形成和形体建立的阶段,由于某种内源性发育过程异常造成的某一器官或某一部分的结构异常,或身体某一区域的形态缺陷。据估计,在新生儿中约有3%带有比较严重的畸形,约1%有多发的畸形。

畸形的种类繁多,根据其发生的时期和情况的不同,表现亦千差万别。在器官和系统发生的早期,器官原基的形成要依赖不同细胞团之间的相互诱导及反应才能正常完成。如诱导因素或反应能力缺乏,可以出现器官不发育,如无眼、无耳、双肾不发育等;如诱导和反应不足,可以出现小头、小颌、小眼、小耳等;诱导和反应过盛,可出现多指、多乳头、多尿道等;诱导及反应出现时间差,可造成肾发育不全,这是由于输尿管芽与后肾发生不同步的缘故。

在器官原基形成以后,器官和系统要经过进一步的发育,如融合、移行、闭管、成腔、分隔、退化、消失等过程,这期间出现紊乱可发生:

1.融合异常　如唇裂、腭裂、眼睑裂、面裂、尿道下裂等。

2.移行异常　如肾位异常、睾丸未降、纵隔甲状腺、肠道回转失常等。

3.闭管异常　如心房、心室间隔缺损,及由神经管闭合异常造成的无脑、脑膜脑膨出、脊柱裂、脊髓脊膜膨出等。

4.管道成腔异常　如食管闭锁、肛门闭锁、外耳道闭锁、阴道闭锁等。

5.管腔分隔紊乱　如有些类型的心脏畸形、直肠阴道瘘等。

6.退化消失异常　如动脉导管未闭、美克耳憩室、脐尿管未闭、残遗尾等。

畸形的表现可轻可重,如悬雍垂裂为腭裂的最轻度表现,单侧上唇皮下裂或上唇切迹是唇裂的最轻度表现,而双侧唇腭完全裂则是两者的最重度表现了。

畸形是非特异性的,每一种畸形都可能是单独发生的一种缺陷,也可能是许多综合征中的一个组成成分。如我们熟知的并指、指偏斜、指屈曲、短指等都是常见的单发的手指畸形。但是据统计,并指又是48种不同综合征中的一个表现,同样,有偏指的综合征有36种,有屈曲指的综合征有20种,而有短指的综合征则有18种。

（三）变形

变形是指非破坏性的机械外力持续作用于胎儿的躯体,使已经正常发育成长了的某个部分出现了形态或位置的异常。据估计,在新生儿中约有2%带有这样或那样的变形,如马蹄内翻足、先天性髋关节脱臼、先天性姿势性脊柱侧凸等。

引起变形的机械外力最多是来自子宫的压力,如首次妊娠的子宫伸展不足、双角子宫、向宫腔内生长的肌瘤等。但是变形发生的基本机制还是胎儿活动的缺乏,胎儿如有经常的活动,则即使是外力压迫,也不会持续地作用于一个固定不变的部位,也就难于造成变形。

　　功能上的障碍或早期发生的畸形也可以间接地或继发地造成变形。如胎儿神经管闭合不全导致脊柱裂,则可产生下肢神经支配不全,肌力平衡的丧失,限制了胎儿下肢的伸展能力,不能改变肢体的位置,在长期持续外力的作用下就可以形成髋关节脱臼、马蹄内翻足等。早期发生的畸形还包括泌尿系统的严重畸形,如双侧肾不发育或发育不全、严重的多囊肾、输尿管闭塞等,也可以继发面部及双上肢的变形,即所谓的 Potter 序列。由于要保护胎儿有良好的活动范围和能力,不受外力的直接压迫,因此必须有足够的羊水将胎儿悬浮于子宫中。羊水的组成,一部分是跨过羊膜的漏出液,而大部分则是胎儿的尿液。任何能严重减少胎儿排尿量的泌尿系统畸形,都会造成羊水过少,限制胎儿活动,子宫直接压迫在胎儿身上而导致变形。据对新生儿位置性变形的调查研究发现:7.6%的畸形儿中伴有变形,而伴有变形的畸形主要就是涉及中枢神经系统和泌尿系统的。

　　畸形和变形比较,归纳起来有以下一些不同。

　　1.发生时间　畸形一般趋向于发生在妊娠早期的胚胎期,是器官形成和形体建立过程中的原发失误;而变形则趋向于发生在妊娠后期的胎儿时期,是原本已经正常形成了的部位的继发形态改变。但要注意这并非绝对,有些畸形如软腭裂、尿道下裂等也是发生于胎儿时期;动脉导管未闭、睾丸未降则发生在围产期;而第 3 磨牙不发生则出现于成人以后。另一方面,变形除了发生在胎儿时期外,有些也可能发生在出生以后,如进行性脊柱侧凸,严重大脑瘫中随年龄增长而出现的颜面畸形、肢体挛缩,婴儿时期因照顾不周出现的一侧偏头等。

　　2.受累层次　畸形牵涉的是器官水平,而变形则在身体区域即属体部范畴,多涉及骨-关节-肌肉系统。

　　3.遗传因素　很多畸形是有遗传因素的,在谱系中可以找到同样病例,在同胞和后代中可以出现再发。变形一般都没有遗传背景,不可能出现家族中的同病、同胞和后代中的再发,除非是母亲子宫的致变原因保持不变,则也可能出现同胞间的再发,但这也不是遗传所致。

　　4.死亡率　在每一个围产期的普查统计中,畸形儿都有一定数量的死亡率,这是由于其中有不少是中枢神经系统或心血管系统的异常,而在变形儿中则很少有发生死亡的。

　　5.纠正　自然发生的纠正或用体位、姿势固定方法的纠正在变形中是可能的。有统计资料表明,90%的变形在出生后都能自发得到不同程度的纠正。这本不足为奇,因为在出生后,患儿不再受到子宫的压迫或约束。当然,自然纠正的可能程度还要取决于在胎儿时期致变约束力作用时间的长短以及变形的严重程度。在脊柱侧凸、先天性髋关节脱臼、马蹄内翻足的病例中,在一定范围内和一定程度上都可以用姿势固定方法来纠正。而在畸形中,除了极少数外(如房间隔缺损、睾丸未降等),自发纠正的很少见,一般均需经手术方法修复,用姿势固定方法来纠正的可能性很小。

　　(四)毁形

　　毁形是指一个器官或一个器官的某一部分,或身体的一个区域原本正常的发育被破坏或干扰形成的形态缺陷,如宫内迷行的组织索带(一般是羊膜带)缠绕扭结造成的截指、截肢,环状缩窄等。毁形均为散在发生,没有遗传性。

　　畸形、变形、毁形三者的相互区别在临床上有其指导意义,但是三者又是互相关联,有时还是互相重叠的。有时要确定某个缺陷究竟属于哪类甚是困难,如有些类型的咬𬌗,既是畸形,又是变形。同样一个小颌、舌后缩和腭裂的所谓 Robin 序列,既可能是原发的下颌发育不良引起的畸形,又可以是羊水过少,胎头难伸,导致胸骨对下颌的压迫,限制了下颌发育造成的变形。严重的宫内压迫发生于胚期,可以产生肢体和体壁的同时缺陷,既含变形成分,又有毁形成分。还有些病例可见到在变形的基础上发生毁形。

（五）轻度异常及其临床意义

先天性异常的轻重主次是有区别的。重度或称主要的异常,如法洛四联症、先天性髋关节脱臼、唇裂等,是存在着功能障碍和形态破坏的重要性的;而轻度或称次要的异常,如内眦赘皮、扁平耳等,其在功能上没有什么重要性,在形态上妨碍也不大,总的说是无关大局。这里列举一个轻度异常的清单,并非想包括所有的轻度异常,只是提供一些例证,表示轻度异常大概包括哪些范围,以作为对比参照。

头部:头发分布模式的异常,枕部平扁,枕部骨刺,第三颅囟。

眼部:内眦赘皮,倒转型内眦赘皮,睑裂上斜,睑裂下斜,睑裂狭小.眦错位,眶距稍窄,眶距稍宽,上睑轻度下垂。

耳部:原始形态,扁平耳,两侧大小不等,耳后旋,小耳,招风耳,无耳屏,双耳垂,耳赘,耳前窦孔,外耳道狭窄。

鼻部:鼻孔狭小,鼻翼切迹。

口部:下颌稍小,不全唇裂,悬雍垂裂,舌系带短缩,牙列畸形。

颈部:轻度斜颈,轻度颈蹼,鳃裂瘘。

手部:发育不良的多指、双指甲、通关手,手皮肤纹理异常,小指偏斜,4、5指短指。

足部:并趾,1、2趾间裂,4、5趾后缩,短拇,厚趾甲,高跟足。

皮肤:面颈外的单发血管瘤,色素痣,脱色斑,咖啡牛奶斑,多乳头,乳头异位。

躯体:腹直肌分离,小型脐疝,骶窝深陷,冠状沟型尿道下裂。

骨:肘外翻,膝外翻,膝内翻,膝反屈。

有统计表明,轻度异常的发病中以手部为最多,约占 24%,其次为眼部,约占 22%,面部(除眼部外)占13%。71% 的轻度畸形发生于头颈及手部。单发的轻度异常在人群中极为普遍,约见于所有新生儿中的15%。但是不要忽视了这些轻度异常,异常虽然不严重,但它是个信号,起码说明胚胎在发育过程中有偏离正常的情况,提示我们应对患儿作比较全面的检查,看有没有隐藏的内脏器官的重大缺陷;还要作严密的随访,看有没有目前没显示但在成长过程中会逐渐出现的其他问题,如精神发育迟缓;另外还应了解一下是否同样的异常也存在于家族中的其他成员,或虽不是同样的异常,但在家族中有较多的成员带有这样或那样的异常。

要是轻度异常呈多发地出现于一个患儿,那意义就更为重要了。据统计,在带有 3 个以上轻度异常的新生儿中,90% 有重度畸形,包括心、肾、脊柱等。在许多畸形综合征中,多发的轻度异常有很高的发病率。如在染色体 21 三体综合征中,临床所能检测出的所有畸形,有 79% 是轻度异常;在染色体 13 三体综合征中为 50%;在 Turner 综合征中为 73%。在自发的精神发育迟缓患者中,42% 都有 3 个以上的畸形,其中80% 是轻度异常。

（崔荣霞）

第二节　整形外科手术的麻醉

一、整形外科手术与麻醉的关系

（一）整形外科麻醉的特点

整形外科手术涉及全身,手术内容包罗万象,变化多端,今天作了插管困难的颏颈粘连松解手术,明天可能作四肢显微外科手术,这两类手术的麻醉处理方法绝对不同,疑难程度各异。有时会有一米八的大个子和体重只有 3kg 的婴儿,在同一天同一个手术台做手术,无论麻醉方法的施行、器械的使用、处理、监测及恢复都常常是不同的。因此,麻醉医师在手术前应充分了解患者的全身状况及手术内容。整形外科医师如果能在术前几天邀麻醉科医师商讨某些特殊患者的情况,则对手术和麻醉均会带来积极的结果。假如订立一个制度,所有需要麻醉医师参与的特殊患者在入院时能够由麻醉科会诊一次,则对提高医院的医疗质量会大有帮助,因为整形手术中计划性手术占大多数,有充分时间考虑麻醉问题。

(二)婴幼儿麻醉

婴幼儿无论从生理学和解剖学上来看,麻醉实施都跟成人不同。"小儿不是成人的缩影",如果你安排一例婴幼儿手术与一例成人手术在同一天作的话,你第一个作的应该是婴幼儿手术而不是成人手术;如果同一天有好几个婴幼儿做手术,你必须先作年龄最小的,把年龄最大的一个放在最后,这样才是科学的安排方法。婴儿不耐饥饿,所以在手术前最好给哺乳婴儿的母亲规定一个最后喂奶的具体时间。

(三)颏颈瘢痕粘连的麻醉

整形外科医师都知道颏颈部重度瘢痕粘连对麻醉者是个棘手的问题。20 世纪 60 年代用过单纯静脉麻醉的办法,而不加用气管内插管,手术中患者出血颇多,呼吸道没有保障,进入 70 年代以后,改用了气管内麻醉,试用了许多方法才使插管成功。有人建议在局部浸润麻醉下先切开瘢痕,在颏颈粘连瘢痕挛缩松解后才插管,这样安全,其实不然,首先是局麻药液很难浸润厚达 2cm 的瘢痕,其次是经历手术-插管-再手术这一过程,容易使创面污染,难以保证无菌。最成问题的还是小儿颏颈瘢痕粘连,局部麻醉时小儿不能合作,必须先全麻后再插管,但颏颈粘连最忌的就是呼吸道没有保障前先给全身麻醉。现在已经有一种麻醉药既能麻醉小儿又能保障呼吸道,这就是氯胺酮。

(四)输血的问题

多次手术多次输血是烧伤后期整形患者的特点,在烧伤急救期这些患者都有过大量输血的历史,许多患者由此染上了肝炎,国外输血后肝炎的发病率为 2.4%～27.3%,国内为 7.6%～19.7%。我国于 1996 年在供血者人群中又发现庚型肝炎病毒携带者,这很可能是继乙型、丙型肝炎之后我国第三种致慢性肝病的病毒,艾滋病也日渐成为输血后的严重传染病,但在我国,输血后肝炎仍是最严重的威胁。因此,手术中减少输血已成为许多国家外科医师们努力的方向。印度自 1988 年使用自身输血方法以来,全印医学研究所已进行了 3000 例自身输血。日本致力于开发"人造血",力争几年内出成果,据统计,全日本 300 张病床的医院,实行无输血手术的(包括输自己的血在内)已达 65.6%。

以某血液中心为例,虽然对供血者血液有严格的检验措施和程序,但还是有些肝炎患者未被检查出来,例如丙肝有两周的潜伏期,早期对供血者验血是查不出来的。此外,尚有 35% 的血液来源于外地。因此,减少手术时输血是十分重要的。

(五)肝炎问题

手术前作肝功能及肝炎病毒标志物检查是必要的,对肝炎化验报告的解释常使临床医生感到困惑,遇到肝炎免疫抗原抗体反应阳性的患者,如何作正确说明?虽然整形外科手术大部分是选择性手术,但是有些患者的确是需要抓紧时间做手术的,否则患者运动器官功能障碍时间久了,就会难以医治。学者认为:对一些传染性不太强的肝炎患者,还是可以考虑做手术的,但必须加强术后手术室内及器械的消毒,并加强对手术医师及护士的保护,防止医师及护士的手被弄破。

一般临床医院不可能直接查获肝炎病毒,对相关化验结果的解释只有专门研究机构才能办到,因此只能利用免疫学方法检测肝炎病毒感染的标志物,随着检验手段的日新月异,项目越来越多,而且还在增加。以乙肝为例,经常要做的免疫抗原抗体反应是乙肝"二对半",即第一对:HBsAg 和抗-HBs;第二对:HBeAg

和抗一 HBe;第三对:HBcAg(需特殊技术才能检出)和抗-HBc。

上述检验的临床意义:

1.传染性强,俗称大三阳。

2.可能为急性感染或 HBsAg 携带者,传染性弱。

3.为急性感染趋向恢复或 HBsAg 携带者,传染性弱,俗称小三阳。

4.既往感染,仍有免疫力,或急性感染非典型恢复型。

5.既往感染,也可能是急性感染。

6.既往感染,也可能是急性感染恢复期,少数仍有传染性。

7.为被动或主动免疫后,或感染后康复期。

8.急性感染康复期,或既往感染。

9.急性感染早期或 HBsAg 携带者,传染性弱。

10.早期感染或慢性携带者,传染性强。

另有几种新的检查方法及其意义:①乙肝病毒脱氧核糖核酸(HBV-DNA),它是 HBV 的遗传物质,阳性时表示血清中存在 HBV 并复制活跃,传染性强,有些医院已能检测。②乙肝病毒 DNA 聚合酶(DNA-P),其意义同上。③前 S1S2 抗原抗体,这是近几年发现的 HBV 新一组抗原抗体系统,它存在于 HBV 的表面,是病毒复制的信号和具有传染性的标志,抗-前 S1S2 蛋白的出现则是疾病恢复的信号。④HBV-聚合酶链式反应(HBV-PCR),这是一种非常灵敏的技术,在病毒浓度很低时也能检出,阳性时说明病毒增殖很活跃,有传染性。PCR 结果阳性也就是 HBV-DNA 阳性,但 PCR 技术容易出现假阳性。

(六)减少整形外科手术中的输血

20 世纪 60～90 年代,手术过程中的失血已显著减少。如颏颈粘连瘢痕挛缩松解植皮术,以前失血可近 1000ml,手术中必须输血。现在可不输或少输血,这是由于手术方法及器械的改进,止血器械的广泛应用,麻醉药、麻醉方法的进步,以及成分输血的推广等综合因素造成的。

缩短手术时间,可减少失血,这与手术方法的改进及手术器械的改善有关,例如电锯较之手工的旧式锯既准确又省时。局部注射生理盐水加肾上腺素(1:20 万),也可减少手术区域面的出血。如在皮肤供区预先作皮下注射,或取皮后局部创面敷以肾上腺素盐水纱布加压包扎,都可减少手术过程中的失血。又如微波手术刀,是利用微波能量辐射穿透切割组织,在内部引起自身组织包括血管的凝固,从而达到切割及止血目的,且对深部止血也有效。手术前用促血凝药物以及于术中静脉滴入凝血药物,在一定程度上均有助于控制术中失血。

静吸复合麻醉辅以肌肉松弛剂控制呼吸,常可获得一个干燥的手术区,切开皮肤时出血很少。肌肉松弛剂箭毒有降压作用,用于整形外科可能是有益的。控制性降压是特殊的麻醉方法,用硝酸甘油或硝普钠等降压药将患者血压降低 2.66～4.0kPa(20～30mmHg),在几个小时内是很安全的,可使出血量大为减少。

"先输自己的血,不够时才输他人的血",这不失为正确的指导思想。如何储备自己的血?有两个办法,一是手术前两三周开始为患者采血,一般每次采血 400～800ml,最多可采到 1200ml,采血后给予补充铁剂,必要时用红细胞生成促进剂,手术时将贮存的血回输。第二个办法是在手术当天麻醉以后采血,采血量约为全身血容量的 10%～30%,一般可采 400～1200ml,每采血 100ml,输回 250～300ml 代血浆和平衡液,手术中或手术末将采集的血回输给患者。

(七)麻醉恢复室

这是临床麻醉现代化的内容之一。由于整形外科全麻手术比较多,如果有了麻醉恢复室,手术结束即可将患者送入恢复室,由专职人员监测生命体征,直到完全清醒后再送回病房。

二、颅颌面手术的麻醉

从麻醉角度可将颅颌面手术分为颅面外科与颌面外科两部分。

【颅面外科手术的麻醉】

(一)颅面外科手术麻醉的特点

颅面外科在我国主要是从 20 世纪 70 年代逐渐发展起来的,主要包括对先天性颅面畸形,如眶距增宽症、Crouzon 颅面成骨不全综合征、颅缝早闭、尖头畸形等的治疗,患者中 12 岁以下的小儿约占 1/3;也可治疗后天获得性畸形,多系外伤造成。术中需在颅骨及面部骨骼进行较大的剖割和重新组合,有时因涉及颅内,需要神经外科医师协同,手术时间一般较长,达 7～8 小时或更长,手术本身可能对脑组织有一定的损伤或伴有难以估计的连续渗血。对麻醉的要求则是在大创伤、大出血的手术过程中始终保持内环境的稳定。为使患者在手术中十分安全,术后没有并发症,围麻醉期处理要周到,术中应严密监测生命体征,随时给予适当处理,这是保证手术成功的重要环节。另外,颅面外科患者如不伴有呼吸道畸形,插管困难的机会较少。

(二)术前准备

1.与家属进行谈话　因为颅面外科手术是创伤较大的整形手术,在术前应向患者家属详细解释,以取得合作。

2.进行术前检查及用药　对患者的心、肺、肝、肾等脏器功能需作全面检查,此外尚需检查血糖、电解质及凝血机制等。血红蛋白需在 12g/dl 以上,凝血机制亦必须完好,以防不测。

术前用药有两项必须执行:①维生素 K3 8mg 或维生素 K1 10mg,术前 3 天开始每天肌注 1 次。②术前 24 小时开始给予广谱抗生素,手术当天及术后继续给予有效剂量。

(三)麻醉诱导及麻醉维持

1.插管途径　首先应估计插管有无困难,一般经口插管即可。如果手术需要将面中部向前移动,则要求用经鼻插管,对手术干扰少。

2.麻醉诱导药的搭配　可以采用快速诱导。硫喷妥钠与维库溴铵的搭配最好,咬肌松弛程度比较完全。也可采用传统的硫喷妥钠与琥珀胆碱的搭配。

3.导管的选用　供经口插管用的 RAE 导管,其最大优点是可以最大限度地让开面部,减少麻醉装置干扰手术野暴露的弊病,现在 RAE 导管在国内已有供应,其优点逐渐为人们所认识。但它有吸痰不便的缺点,如果术中要吸痰,则需拆除粘贴胶纸,或利用软性的吸痰管抽吸。

4.麻醉回路的选择　成人可使用多功能呼吸麻醉机,如有"F"形回路更佳。"F"形回路是将两根粗螺纹管并成了一根,长度有 1.5m,可使麻醉机远离手术台。

小儿体重在 15kg 以上(约 5 岁)即可使用紧闭麻醉机,但需将呼吸囊及螺纹管更换成小儿使用的规格,即呼吸囊为 1.5L 左右,螺纹管直径为 2cm。术中应作控制呼吸,并使用呼气末二氧化碳监测仪。低于 15kg 的小儿可用小儿麻醉回路,其前端是改良"T"形管装置,死腔量很小,能很方便地作控制呼吸,废气排除也方便。现今国际上通用 MaplesonD 回路(Jackson-Reesl 回路)及 BAIN 回路,都适用于小儿。为了不至于发生二氧化碳蓄积,必须十分注意氧的供应量,按下述公式供氧是必要的:氧供应量＝2.5L＋100ml/kg/min。麻醉过程中应作辅助或控制呼吸。利用上述回路作麻醉时,吸入麻醉剂可以由挥发罐被氧带出送入回路内,同时患者的呼气也很容易被收集排除。

麻醉的维持采用静吸复合麻醉,以吸入为主,加肌肉松弛剂作控制呼吸的现代麻醉技术,则较为理想。吸入恩氟烷或异氟烷,同时吸入氧化亚氮(笑气),辅以间隙地给予芬太尼、大量肌肉松弛剂,这样即使手术时间很长,手术结束时也只需用肌肉松弛剂的拮抗药,患者便会恢复自主呼吸,很快清醒。肌肉松弛剂也可使用传统的箭毒,利用其神经节阻滞作用,血压可稍有下降,从而达到减少出血的目的。箭毒首量成人可注射 5mg 以观察反应,如无太过剧烈的异常反应,以后每小时可追加 5~10mg,手术结束前 30~60 分钟停止使用,以便术毕用新斯的明 2mg 加阿托品 1mg 拮抗。

(四)术中监测

随着术中监测设备的改进,麻醉监测仪器已成为现代临床麻醉不可分割的一部分。麻醉安全性也随之显著提高。

1.呼气末二氧化碳($ETCO_2$)监测仪　应当在全身麻醉时启用,最理想的是每部全能麻醉机都配备一部 $ETCO_2$ 监测仪。成人长时间麻醉及小儿较长时间(如 2 小时以上)麻醉时应监测 $ETCO_2$。它能连续显示每一呼出气所含二氧化碳的量,用数字表示,正常值是 4.66~6.0kPa(35~45mmHg),或 4.0~5.0 容积%。成人用紧闭麻醉机作控制呼吸,设定的通气量是否合适,用 $ETCO_2$ 监测仪即可明了。如呼气末二氧化碳分压($PetCO_2$)越来越高,说明通气量不足,有二氧化碳蓄积,反之,如 $PetCO_2$ 越来越低,则是通气过度。一般 $PetCO_2$ 控制在 4.0~4.66kPa(30~35mmHg)较为理想,宁可通气过度一点,也不要通气不足。小儿麻醉使用 Mapleson D 回路或 BAIN 回路时,更需监测 $ETCO_2$。

现在的呼气末二氧化碳监测仪大多采用红外线光谱吸收原理。

2.脉搏-氧饱和度监测仪　此监测仪对监测患者有无缺氧很有帮助,是麻醉监测工作的一大进步。它不仅用于手术室内患者的监护,而且可以用于病房危重患者的监护。它是无创性的连续监测。只要将探头夹在患者手指、足趾、耳垂或鼻翼等处.监测仪在数十秒钟以后即可显示出心脏每次搏动时末梢的血氧饱和度(SpO_2),以及每分钟心搏次数(HR)。生理状态恒定时这两个参数很少发生变化,一旦出现缺氧,SpO_2 数值立即会有下降,缺氧纠正后它又会很快上升。SpO_2 正常值是 95%~97%,如果给患者吸氧,SpO_2 可上升到 100%,这是最高值。

Pulse-Oxymeter 的基本原理是探头夹子的一侧同时发出不同波长的两个光束,穿过搏动中的小动脉,血管内的还原血红蛋白,吸收较长波长的光束,放走较短波长的光束,而氧合血红蛋白却相反;探头夹子的另一侧是接收器(包括分光光度计和换能器),它接收到不同波长的光量,将其转换为电讯号,输入经微机处理后,再用数字表达出来。

3.创伤性动脉压与中心静脉压监测　①大型颅面外科手术要求有创伤性直接动脉压的监测,以便在每搏心跳时显示动脉血压,其较袖带式血压计更能迅速直接地反映循环系统的状态。常用桡动脉穿刺插管(踝动脉也可用),把血液引至换能器,将动脉压力转换成电讯号,经微机处理后以数字表达。虽然每搏心跳均能显示血压值,但监测时动脉血在管道内并不全程流动,因此每隔一段时间就要用肝素液冲洗,以防止血液凝固而影响测压结果。②测定中心静脉压值的相对变化常提示血循环容量的变化,为输血输液提供参考。常行颈内静脉穿刺置管,也可行股静脉穿刺,其优点是避开了手术区,但容易发生感染,置管时需上达膈肌以上(约需 40cm 以上)方能准确测压,在膈肌以下因受腹压影响,可导致压力失真。

4.颅内压力监测　对大型颅面外科手术要不要监测颅内压力有着不同意见。澳大利亚阿特来德颅面中心麻醉科认为没有必要监测;学者则认为凡经颅内径路的手术,均应监测颅内压力,那些畸形不太严重、可以用比较简单的颅外整复手术方法矫正的病例,可不必监测颅内压力。

目前学者用的是简单腰部穿刺置管测压的方法,此处测得的压力与颅内压相等。利用普通硬膜外导管,由腰部置入蛛网膜下腔,留置腔内 3cm 即可,将脑脊液引出,接上消毒塑料管挂在盐水架上,在床边定一个零点,手术前先测得基础值,以后每次测量都从这个零点开始算起,观察其变化的相对高度。如果压力上升迅速达基础值 1 倍以上且持续不下,则表明有意义,上升迅速时可暂停手术,静观变化,或作过度通气,让二氧化碳迅速排出,使脑血管收缩,脑血容量减少,脑容积也随之减少,因此压力会下降;也可给予甘露醇点滴,或速尿、地塞米松等;也可放出脑脊液,成人一次放出 5～10ml 不会发生严重并发症。学者主张应少量多次放出脑脊液,而不宜一次大量放出。小儿可用细硬膜外导管和细针头穿刺。术后带回病房继续监测 48～72 小时才拔除导管。

(五)麻醉管理

1.麻醉导管的维护　颜面手术以经口插管为主,手术时常要移动头部,凿骨时有剧烈震动,易致导管脱出。据国外 42 例大型颜面手术的统计,有 3 例于凿颅骨时发生导管脱出,所以应当插深一些并牢固固定。另外,防漏气囊亦很可靠,如在导管周围填塞纱条则更好。

2.作好大量输血的准备　如有可能当然是先输自己的血,但颅颌面手术中大量失血时,不输库血是不可能的。在学者的病例中,早期输入超过一个自身血容量的库血是常事,但由于诸多环节的改进,特别是手术时间缩短了 1/3,输血量已大为减少。无论小儿或成人,输入库血都必须加温。

3.防治心跳骤停　手术进行到分离眼球和眶内组织时,通过迷走神经发生眼心反射,心跳突然减慢,严重时可致心搏骤停。学者曾见过心跳突然由 100 次/分下降到 40 次/分的病例,此时应立即暂停手术,并静脉注射阿托品,待心跳恢复后再继续手术。

4.预铺复温毯　小儿手术时应先在手术台上铺好复温毯。

5.注意记录尿量　尿量也是内环境稳定的一个有用参数,尿量最少应达到每小时 1ml/kg。

(六)大量输血后的处理

输入库血大于一个自身血容量称为大量输血,大型颜面外科手术难免需要大量输血,如某医院首例为 6 岁儿童作的眶距增宽症矫正手术,输血量达 2000ml,约相当于 4/3 的自身血容量。

大量 4℃ 的库血输入,会引起患者体温下降,有时可降低到 34℃,从而导致一系列生化代谢紊乱及心脏功能抑制,因此必须将库血预行加温,市售的库血加温器可以采用。而最简单的办法则是将血袋置入 30～40℃ 的温水中待升温后再输入。手术台预置复温毯应是常规的方法。

大量输血时应尽量使用储存日期短的血液,最好储存期是在 5 天之内。实际上,储存 24 小时的库血其血小板的活性已基本丧失,储存 3 周的库血,Ⅱ 和 Ⅲ 凝血因子已被破坏达 85%～90%。出血倾向是大量输血的严重并发症,凝血因子存在于血浆中,大量输血时间隔输入新鲜冰冻血浆和血小板 1～2 个单位是明智的。库血内有一种由纤维蛋白网带血小板、白细胞构成的微小聚合物,它能阻塞肺毛细血管,引起呼吸窘迫综合征。库血储存时间越短,这种物质形成越少。另外,选用 20～40μm 的微孔滤器也是预防办法。

库血中大量枸橼酸结合体内游离钙,使游离钙减少而影响心肌活动,因此每输入 1000ml 库血,应补充 10% 葡萄糖酸钙或氯化钙 5～10ml。高钾血症不多见,因钾离子可很快返回红细胞内。如有高血钾出现,可立即输入葡萄糖及胰岛素以促进钾离子进入细胞内,按胰岛素 1 单位配葡萄糖 3～4g 给予。库血中的枸橼酸盐代谢后生成碳酸氢钠,可引起代谢性碱中毒合并低血钾,所以大量输血后用碱性药要慎重;库血 pH 值较低,会引起代谢性酸中毒,但只要不发生低血压,组织灌注量有保证,酸中毒是能自行纠正的。

【颌面外科手术的麻醉】

涉及口周和下颌骨的手术,患者常有插管困难的因素,如小口畸形、下颌骨畸形、颞颌关节强直不能张口等。

(一)小口症的麻醉问题

瘢痕挛缩性小口畸形是整形外科较为常见的病症。典型的小口畸形犹如鱼嘴状,曾见有一成人口裂仅 1.5cm，一 5 岁儿童口裂仅 0.9cm。有经验的麻醉医师可以采用静脉慢诱导麻醉，在保持自主呼吸的情况下自鼻腔插管，此类患者必须具有颈颌后仰无限制，下颌能前移托起的条件，等到静脉给予麻醉药后才会避免气道阻塞的惊险场面出现。许多烧伤后期整形患者的瘢痕不仅限于口周，还包括鼻孔及其周围颈部，则宜在清醒时借纤维喉镜或其他简易工具如带亮光的导引器经鼻插管。如伴有鼻孔缩小，有的成人只能勉强用内径为 6.5mm 的导管(相当于 8～10 岁小儿用管)。麻醉要采取过度通气，避免二氧化碳蓄积，加强 $ETCO_2$ 监测，术者需尽量缩短手术时间。小儿不合作时必须先给予基础麻醉，氯胺酮是目前最理想的药物，以 3～4mg/kg 肌内注射，入睡后呼吸道保持通畅，舌根不会后坠，然后经鼻腔插管。如果麻醉医师对盲探插管无把握，也可在加用局部浸润麻醉下切开口周瘢痕，施行经口腔明视插管。手术结束后，由于口周及颈部敷料包扎很厚，醒后拔管宜十分小心，应尽量吸尽胃内容物，此点要特别强调。

(二)下颌骨畸形缺损的麻醉问题

颞颌关节强直、下颌骨缺损及小下颌畸形，这些患者通常是口底窄小，颏舌肌下部不能提起舌骨，舌骨舌肌与茎突舌肌有后缩趋势，咽喉镜无法暴露气管入口，故只能作清醒经鼻腔插管。快速诱导是危险的，麻醉医师在术前应有充分估计。

三、颈部手术的麻醉与处理

颈部瘢痕挛缩可单纯表现为屈颈畸形，或构成颏颈瘢痕粘连，或颏胸粘连，是麻醉中十分棘手的问题。颈部瘢痕挛缩较轻，又能张口者，仍很难使用普通咽喉镜插管，勉强进入时必致口内及咽腔粘膜面创伤，而大多数患者鼻孔足够大。即使是轻度粘连的患者，也可用快速诱导插管，但安全的诱导方法还是慢诱导，严重颈部瘢痕挛缩患者的插管过程应在与手术医师合作的清醒状态下进行，才不致出现呼吸道梗阻的惊险场面。

(一)颈部瘢痕挛缩的分类

1.轻度颈部瘢痕挛缩　对颈部瘢痕轻度挛缩，颈伸受限，但头尚能稍向后仰，下颌能托起，口能张开放入喉镜者，可先试探能见度。此类型插管时可用慢诱导，如尚有左右活动度，很有经验的麻醉医师也可采用快速诱导。

2.颏颈粘连瘢痕挛缩　对颈部有大片挛缩瘢痕，头虽不能后仰，但颏颈部粘连的瘢痕仍没有造成颈部向前倾斜屈曲，下颌部虽有瘢痕，但仍能自如地托起下颌骨，口也能张开使用喉镜者，可先试探能见度。对这类患者可用静脉慢诱导插管，如口不能张开，应采用清醒法插管。

3.严重的颏颈或颏胸瘢痕挛缩　患者呈低头或斜头状，下颌部粘在颈前或胸前，下颌角及头被固定在颈屈曲位，则只能用清醒盲目插管。

(二)慢诱导和清醒插管方法

1.慢诱导　保持患者自主呼吸，静脉给药，常用药物是 Y-OH，成人给予 5g，地西泮(安定)10～20mg，芬太尼 0.1mg，体重 60kg 以上的患者可再加用氟哌利多 5mg。用药后约 10 分钟，患者即可进入深睡状态，下颌松弛，可放通气道，然后经鼻腔插管，有困难时可借咽喉镜协助。

2.清醒插管　有经验的麻醉医师会将插管的不适减至最低程度。其方法现介绍如下。

(1)插管前用药：可给予阿托品 0.25mg 静脉注射、芬太尼 0.1mg 及咪唑安定 2.5～5mg 静脉注射。咪唑安定有遗忘作用。

（2）粘膜表面麻醉。①药物：2％利多卡因总量 5ml 作口咽喷雾或滴入表面麻醉；或用利舒卡气雾剂行喷雾麻醉，该气雾剂含 7％利多卡因，而且喷射力强。②给药方法：鼻腔及咽喉部均要用表面麻醉，咽喉部可用 2～3mm 的细软塑料管，由鼻腔伸入，进入 12～14cm 时成人已到声门附近，用针筒将利多卡因间断注入，每次注药均需改变一下软管的位置及深度，以期达到满意的麻醉效果。③效果标准：粘膜表面麻醉效果关系到清醒插管的成败，其要求是经表面麻醉后患者已无主动吞咽动作。一次表面麻醉大约可维持 30 分钟。

（3）经鼻腔插管：成人用气管导管内径为 7.0mm 的已经足够，偏细一些的插管容易成功，而且通过鼻腔的损伤也小些。导管通过鼻孔即可停止前进，此时可借纤维光束窥镜将导管送入气管内。

（三）纤维喉镜或纤维支气管镜的应用

1.纤维喉镜　是专门为作气管插管而设计的，简单实用。光束在 4.5mm 的纤维喉镜，可套入内径为 5.0mm 的气管导管，所以 4～5 岁小儿也能使用。一般常用的纤维喉镜只能套入内径为 7.5mm 的导管，因太粗，故术后喉痛发生率高。

2.纤维支气管镜　细的纤维支气管镜成人、小儿均能使用。例如能套入内径为 4.5mm 气管导管的小儿支气管镜，既可用于 4 岁小儿，也可用于成人，并且手术后咽喉痛发生率低。导光纤维中尚有空管道供吸引用，也可由此管道送入局麻药作粘膜表面麻醉，其效果肯定。纤维支气管镜的使用在临床上有"六要六不要"的原则，即：①要一开始就使用纤维支气管镜，不要在盲探插管失败时才用，这时咽喉部大多已有创伤出血，血液遮盖了镜面而不能观察目标。②操作者要站立在患者头顶部正前方，不要站在侧面，这样才不致发生方向上的错误。③要有完善的粘膜表面麻醉操作，不要让患者有吞咽动作。如果镜头一靠近声门前区（这个部位最敏感），患者就出现吞咽动作，则插管是不会成功的。如果出现吞咽，可通过吸引管道追加粘膜表面麻醉药。④要从镜头放入鼻孔时就开始循序观察，不要一插到底才观察。一般常在近会厌部 3～4cm 处仔细观察，然后逐渐接近，如果一插到底，就很难确定镜面的位置。⑤镜面圆盘标记要在 12 点处，不要在其他部位。只有标记在 12 点时，末端关节才能上下弯曲，才能找到声门。⑥要注意进入深度，如 7cm 大约在后鼻孔，10cm 大约在口咽部，12cm 以后则大约在喉咽已接近声门外区，不要置深度于不顾。

（四）麻醉维持

现今常以静脉吸入复合麻醉辅以非去极化肌松剂作控制呼吸，以吸入麻醉为主，吸入 0.5％～1％恩氟烷或异氟烷，50％氧化亚氮可持续吸入到手术结束。肌松剂可用阿曲库铵，手术结束时用新斯的明 2mg 加阿托品 1mg 静脉给药以拮抗肌松剂。

（五）小儿严重颏颈粘连的处理

儿童患者不合作，不可能作清醒插管，必须先给予基础麻醉。最早曾用哌替啶（度冷丁）异丙嗪（非那根）合剂作肌内注射，但中枢抑制不够深，以后经多年筛选，认为用氯胺酮最好。氯胺酮具有维持肌肉紧张的特性，使肌张力不松弛，起效剂量为肌内注射 3～4mg/kg，可使患儿迅速进入静止状态，不再哭闹抗拒，而整个呼吸道框架张力亦能完整保持，舌不后坠，呼吸不抑制，此时即可作外周静脉穿刺输液，又可迅速给予咽喉粘膜表面麻醉，选择一只鼻孔作气管插管，其处理与成人相同。医务人员如能取得患者信任，即使 10 岁小儿也能主动配合清醒插管。

（余克锋）

第三节 组织工程学在整形外科的应用

一、概述

（一）组织工程学的产生与发展

在整形外科领域中,组织器官缺损或功能丧失的修复一直是临床治疗中的难点。治疗方法有异种、同种异体、自体组织移植及人工合成代用品的应用等。异种移植可引起急性排斥反应;同种异体移植因供体的匹配、受体的同化、组织保存及传染疾病等问题,限制了它的应用;自体移植来源有限且会造成供区缺损,所取组织可能因为血供较差而影响其存活或难于塑形;人工合成代用品存在易感染和被排除体外的危险,并且可能与宿主的免疫系统发生反应。人们一直在寻找修复或替代组织器官缺损的理想方法。

早在 20 世纪 50 年代,人们应用营养液和酶将组织离解为有功能的细胞成分,从而开始了体外细胞培养的研究。细胞工程的诞生使大规模细胞制备成为可能。进入 20 世纪 80 年代后,随着组织分型培养技术的普及,在体外对细胞间的相互作用进行了研究,使重建有功能组织的技术成为可能。

Green(1977)试图将分离的软骨细胞种植于去钙的骨内形成软骨,但没有成功。Grande(1989)通过注射自体软骨细胞悬液修复兔关节软骨缺损,因细胞无附着的锚基,修复效果不理想。人们一直在寻找理想的传送细胞的物质——细胞载体。Vacanti 等(1988)从一种属海草类的羊齿植物的生长方式中得到启示,提出了三维立体培养的概念。这个概念在后来的实验中得到证实。他们将分离的胎鼠和成鼠肝细胞、胰岛细胞及小肠细胞种到三维的聚合物支架上,发现细胞吸附在支架表面,在体外培养期间可以存活,并可由支架携带回植到体内,从而确立了细胞外基质替代物即细胞培养支架在组织工程学中的地位。细胞培养支架为细胞提供了锚基,可携带大量细胞到特定的部位,同时起到机械支撑作用,防止细胞受到周围环境中的压力和张力,为组织形成提供了潜在的空间,并有引导组织再生的作用。另外,细胞培养支架也为细胞提供了生存的三维空间,有利于细胞获得足够的营养物质,进行气体交换,排除废料,使细胞按预制形态的三维支架生长。

软骨组织是当今组织工程学研究最多的组织。因为软骨只含有一种细胞,即软骨细胞,这种细胞可以大量分离出来并易于存活和培养。软骨细胞的耗氧量低,是肝细胞耗氧量的 2%,在活体内不需要血管而通过扩散作用获得营养。Vacantl(1988)将分离的软骨细胞接种于生物相容性良好、可生物降解的合成材料上,在裸鼠体内形成了新的软骨组织。Vacanti(1991)将牛的肩关节软骨细胞接种于非编织的可降解缝线上,植入裸鼠皮下形成了新的透明软骨。Paige(1995)对可注射性聚合物作为细胞载体进行了研究,将含钙藻酸盐水凝胶与软骨细胞混合后注射到裸鼠背部皮下形成了新的软骨组织。关于软骨组织工程的应用研究也有报道,如利用组织工程化软骨替代鼻中隔软骨、颞下颌关节的研究,修复关节软骨缺损,人耳郭形态软骨的预制,以及复合组织如气管组织的研究等,都为临床应用开辟了广阔的前景。

皮肤是第一个应用于临床的组织工程化组织。Allen(1994)采用组织工程化人工真皮治疗深度烧伤创面获得了成功。Black(1994)以组织工程化人工真皮治疗慢性溃疡,疗效明显优于对照组。这些研究将有助于解决困扰临床医师已久的皮肤来源问题。

总之,随着一些基础问题如细胞来源、细胞保存、细胞老化及基因治疗等问题的解决,随着材料学所涉及的细胞载体的发展,组织工程技术必将从实验室过渡到临床应用,并进一步带动神经、角膜等组织,以及肝、胰、肾等器官组织工程的动物实验及临床应用的研究。这将使人工制造生物组织和器官成为现实。我们期待着这一医学辉煌前景的到来。

(二)组织工程学的概念和研究方法

组织工程学是一门跨学科的新领域。它是应用工程学及生命科学的原理产生一种可以恢复、维持或改善受损组织和器官功能的新的组织和器官,具有下面 3 个优点:①以少量的组织和器官形成大块的组织和器官,达到真正意义上的无创伤修复创伤。分离的细胞可在体外进行培养、扩增,使细胞数量大大增加,从而形成较所取组织和器官大得多的新组织和器官。②利用有功能的活的组织和器官修复。因形成的组织工程化组织和器官具有原组织和器官的功能及形态,从而达到真正意义上的功能重建。③可按损伤组织和器官的形态进行修复。组织工程化组织和器官可按损伤组织和器官的大小及形状进行预制,从而达到真正意义上的形态重建。

将分离的高浓度有活力的细胞种植于生物相容性良好、可生物降解的合成聚合物或天然的细胞载体中,体外培养后回植到体内达到形成新的、自身的、具有功能的活体组织和器官的目的。细胞载体将细胞携带到特定部位,其表面具有特定的修饰物质如生长因子等,具有促进细胞分裂和组织形成的作用。在细胞分泌基质逐渐形成组织的过程中,细胞载体不断降解,其降解产物被机体代谢排出体外。

细胞载体目前按其来源可分为人工合成的高分子聚合物及天然生物材料两大类,按其物理性状可分为固体和液体两类。固体的聚合物可呈非编织的缝线状、无纺网或泡沫状。其代表物质有聚羟基乙酸(PGA)、聚乳酸(PLA)及聚乳酸和聚羟基乙酸的双聚合物(PLGA)。天然的细胞载体是从人或动物的组织中提取,如胶原等。这些固体的载体可以是开放性的,也可以是封闭的。开放、多孔、三维空间的细胞载体为植入的细胞提供了网状或多孔结构,回植后与宿主组织融为一体,细胞和分子可以在宿主组织与植入的细胞之间自由移动,促使新组织容易形成,同时也提供了最大程度的扩散系数。在载体完全降解后,形成了新的组织和器官。密闭的载体通过膜性结构将细胞与机体分隔开来,这层膜允许营养物质和气体通过,对于抗体和免疫细胞则是一道屏障。膜性结构内细胞分泌的活性物质透过膜进入体内,参与调节人体组织和器官的功能与代谢活动。

液体细胞载体的主要代表为藻酸盐水凝胶,其在室温时为胶胨状,在 4℃ 时呈水溶液状,可利用此特性将其与细胞混合后注射到体内形成新的组织和器官。

二、皮肤组织工程

皮肤作为人体最大的组织,是与外界环境接触的屏障。它是一种复杂的高度有序的组织,具有持续增殖的表皮。表皮由角质细胞为主的细胞构成,包括角质层、弹性蛋白、纤维蛋白、角质蛋白、明胶、肌动蛋白及原胶原蛋白等,构成结缔组织层以发挥皮肤较强的抗张力作用。临床有关皮肤替代的应用研究报道较多:Yannas(1982)使用体外培养的角质细胞在体内介导新皮形成的复合材料;Cuono(1986)使用了冻干异体皮;Bell 等(1979)应用了牛胶原提取的全厚皮等价物;Hansbrough(1992)对生物工程化皮肤进行了评价。人工真皮(dermagraft)是利用组织工程技术形成商品化用于临床的真皮替代物。它可诱导正常的皮肤愈合过程,已用于治疗大面积烧伤患者的暂时性皮肤覆盖及慢性皮肤溃疡的治疗,同时它也是研究体外上皮化和胞外基质与粘附上皮相互关系的良好模型。人工真皮的基础是人二倍体成纤维细胞的培养,后者在聚合物支架上生长并分泌基质蛋白和生长因子。细胞来源于新生儿术后包皮按标准方法培养的成纤维细胞株。母血样应常规检测传染性疾病,包括艾滋病病毒、T 淋巴细胞依赖性病毒、单纯疱疹病毒、巨细胞病毒、肝炎病毒等。培养细胞的初次筛选包括细菌、支原体及 8 种人病毒。取第 3 代细胞建立主细胞库,取第 5 代细胞建立操作者工作细胞库。细胞库还需符合美国食品药物管理局(FDA)及欧洲专利医学制品联合会的检测标准。将第 8 代细胞接种于聚合物支架上,此时细胞总数已增加 30 倍,约为生长周期一半时的细胞型。这样 1 份包皮可制得 $23222m^2$ 的人工真皮,优于尸体皮移植,且安全。接种的细胞初浓度为 $10^5 \sim 3 \times 10^5$ 个/cm^2,4~7 天后,细胞以几何倍数增殖到 $0.8 \times 10^6 \sim 1.5 \times 10^6$ 个/cm^2。第 1 周几乎无胶原生成,而 7 天后至收获细胞的第 16~25 天,基质产生旺盛。胶原沉积很可能超过 25 天,但一般在胶原沉积速率较高时收获人工真皮。

用于治疗严重烧伤患者的人工真皮是将上述制得的人成纤维细胞接种到一层尼龙网上,并粘贴一层薄的硅胶膜。尼龙网构成了人工真皮组织生长的三维空间,硅胶膜则充当人工表皮(无免疫原性),可阻止液体丢失。随着细胞生长,逐渐分泌蛋白及各种因子产生三维组织基质。在生长期末分离密闭的反应体系,以封闭每个生物反应体或反应盒,进行包装。密封盒储存于 -70℃ 冰箱内供临床医师使用。临床上对 10 例烧伤患者采用 dermagraft-TC 和尸体皮同时治疗,结果前者可覆盖创面达 6 周以上,后者可覆盖创面 2~4 周,显示了人工真皮对创面覆盖的良好效果。

治疗皮肤慢性溃疡采用的是与 dermagraft-TC 性质相似的一种新生儿成纤维细胞产品,即抗溃疡人工真皮,可极大地改善目前对慢性皮肤溃疡的治疗效果。成纤维细胞接种于网状聚合物支架上,细胞在此三维空间生长,最终目的是模拟新生真皮的生长环境,刺激正常真皮生长并可避免真皮损伤产生瘢痕。此产品可冻存,供医师直接使用。在一组 50 例患者的临床前期试验中,8 例使用 dermagraft-Ulcer 治疗,结果 so% 的创面愈合,而接受常规治疗的对照组仅有 8% 创面愈合。治疗组的创面随访 4 个月~1 年,均未复发。在一组静脉性溃疡的治疗中,dermagraft-Ulcer 治疗组复发率为 6.3%,而对照组复发率为 19.7%。以 dermagraft-Ulcer 治疗临床常见的压迫性溃疡也有效,治疗组治愈率为 46%,对照组治愈率为 25%。dermagraft-Ulcer 对糖尿病溃疡的治疗也显示了令人欣喜的结果,其结果正在统计中。

综上所述,成纤维细胞体外组织工程化产品——人工真皮的应用是一种可行、有效的治疗方法。目前该法已应用于严重烧伤和皮肤溃疡的治疗,显示了令人鼓舞的临床应用前景。

三、软骨组织工程

(一)概述

软骨损伤或疾病后自发修复能力有限。早期骨关节炎的发生主要是由于损伤的关节软骨所致。全身软骨结构的缺损或损伤很难重建或修复,常常需要人工假体来替代。在软骨结构的重建过程中,使用合成材料有许多潜在的危险和并发症,且感染、外露、断裂、植入体的松脱及与宿主免疫系统的反应都限制了它们的使用。软骨重建如耳的再造,常用的方法是从患者自体远处部位切取软骨,然后雕刻成所需的形状。此方法虽然造成了继发性的病损,但可获得较满意的外观或功能上的效果。异体移植存在着供体匹配、组织保存、供体不足、感染机会增加及传播疾病等问题。

有报道采用骨膜修复关节软骨缺损后持续被动运动可刺激软骨的形成,但软骨膜或骨膜的应用一直没有成功。Miura(1994)将骨膜暴露于生长因子(如转化生长因子),能刺激骨膜形成软骨组织,但有待于长期观察形成的软骨是否存在退化和吸收问题。Brittberg(1994)采用培养的自体软骨细胞悬液修复人膝关节较深的软骨缺损,先以取自胫骨前方的骨膜瓣覆盖软骨缺损,再将软骨细胞悬液注射于软骨缺损部位,结果软骨缺损得到了不同程度的修复。

Green(1977)试图将分离的软骨细胞种于脱钙骨中形成软骨,但没有成功。采用细胞悬液形成软骨遇到困难后,传送细胞的装置即细胞载体得到了发展。许多天然材料被用于细胞载体,并获得了不同程度的成功。Wakitani(1989)和 Kimura(1983)将软骨细胞接种于胶原凝胶内形成了软骨。这种凝胶不仅能传送细胞,而且在培养期间能使细胞保持原有的表型,在单层培养期间避免分化。Itay(1987)采用纤维蛋白胶传送细胞,结果软骨缺损很少修复,主要是因为纤维蛋白胶影响了细胞的活力和功能。Upton(1981)采用纤维蛋白胶和胶原海绵利用软骨膜形成透明软骨,但新形成的软骨与周围软骨之间没有形成很好的界面愈合。Hsieh(1996)研究了利用多肽刺激软骨细胞形成软骨组织,取得较好的效果。最近,遗传工程也作为一种新方法来修复关节软骨缺损。Kang(1996)将外源基因通过逆转录病毒引入兔关节软骨细胞,用转化的细胞异体移植修复关节软骨缺损。这种方法通过逆转录病毒介导的转基因使转染细胞能刺激基质的合成,具有很大的应用潜力。

可供移植的组织和器官的不足促使人们寻找其他方法,其中之一是在 20 世纪 80 年代早期提出的采用组织工程技术形成新的组织。Vacanti(1988)将分离的软骨细胞种植于生物相容性良好、可生物降解的合成材料上,结合组织培养技术形成了新的软骨组织。Vacantl(1991)将牛的肩关节软骨细胞接种于非编织的可降解缝线上,种于裸鼠皮下形成了新的透明软骨,并采用不同染色方法对不同时间形成的软骨组织进行了组织学评价。以 5-溴脱氧尿核苷或荧光染料标记细胞,证实新生成的软骨是由植入的细胞产生。Puelacher(1994)通过控制聚合物的类型和数量而改变聚合物支架的形状、大小、降解时间及对细胞的吸附力,并筛选出软骨形成的理想细胞浓度。

Paige(1995)对可注射性聚合物作为细胞载体进行了研究。将含钙藻酸盐水凝胶与软骨细胞混合后,注射到裸鼠背部皮下形成了新的软骨组织,也可将含钙藻酸盐水凝胶与软骨细胞的复合物注入一定形状的模具内,成形后再回植到体内形成具有特定形状的软骨组织。

关于软骨组织工程的应用实验研究也有相继报道。Puelacher(1994)进行了组织工程化软骨替代鼻中隔软骨及颞下颌关节的研究;Vacanti(1992)尝试在裸鼠体内形成人耳郭形态软骨,但未获得满意结果;有学者在国际上首次成功地于裸鼠体内形成了具有精细三维结构和皮肤覆盖的人形耳郭软骨;Vacanti(1994)在裸鼠体内成功地形成了衬有纤毛柱状上皮的管状软骨复合组织,并进行了气管替代动物实验研究;Grande(1995)利用软骨细胞-支架复合物成功地修复了兔关节软骨缺损;Zimber(1995)利用生长因子对可降解聚合物进行修饰,发现能促进细胞分裂和组织形成。综上所述,利用自体细胞形成组织工程化软骨来治疗损伤或患病的关节软骨或重建体内软骨结构,在不久的将来会成为一种普遍应用的手段。

(二)组织工程化入耳郭形态软骨的动物实验研究

全耳郭再造目前主要有下列两种方法:人工合成代用品和雕刻的自体肋软骨支架移植。人工合成代用品所用的硅橡胶和聚丙烯不受来源限制,由于是预先成形,因此不必在手术台上花很长时间进行塑形,它们有统一固定的形状。然而这种植入物同样具有其他人工合成代用品的缺点,如易感染,具有被排斥的危险、长期留置后的不稳定性及与宿主免疫系统之间的相互反应等。

最早由 Tanger(1959)提出,由 Brent(1992)逐渐完善的采用自体肋软骨雕刻移植进行全耳再造克服了人工代用品的缺点,是目前仍在沿用的全耳郭再造方法。Brent 进一步证实了自体组织移植物具有长期稳定性甚至可以长入体内这一观点。但雕刻肋软骨需要花费大量的手术时间,且精细结构不明显;切取肋软骨可导致供区损伤,有时所取肋软骨亦不能满足要求。

组织工程技术使按预先设计的形状形成软骨成为可能。Vacanti(1992)尝试在裸鼠体内形成人耳郭形态软骨,但其形态与人耳郭形态相差甚远。有学者第一次于裸鼠体内形成了具有精细三维结构和皮肤覆盖的人形耳郭软骨,此项成果获得全美整形外科协会颁发的最高荣誉奖——James Barrett Brown 奖。下面是在裸鼠体内形成人耳郭形态软骨的基本方法。

1.聚合物支架预制　以人耳郭为模板,浇铸石膏耳模型。将厚 $100\mu m$,纤维直径 $15\mu m$ 的聚羟基乙酸在 1%(重量/体积)的聚乳酸二氯甲烷溶液中浸泡 2 分钟,然后取出按石膏耳模型塑成成人耳郭形状,置于 35mm 聚苯乙烯培养皿中待用。

2.软骨细胞分离　　无菌条件下分离暴露新鲜牛(死亡 6 小时内)前腿的盂肱关节和肱尺关节的关节面。从每个关节的表面锐性刮取软骨碎片,按 Klagsbrum 所述方法,以Ⅱ型胶原酶(3mg/ml)在 37℃恒温震荡器内消化 12～18 小时后,经过滤、漂洗、计数制成细胞悬液,浓度浓缩为 $5×10^7$ 个/ml,且活细胞数超过 85%。

3.细胞接种及移植　　将 3ml 的软骨细胞悬液(细胞总数为 $1.5×10^8$ 个)种到 PGA 支架上,以 5-溴脱氧尿核苷标记后,在 37℃培养箱中放置 4 小时使软骨细胞吸附到 PGA 纤维上,加入含 10%胎牛血清的 F-12 培养液(含抗坏血酸 5mg/ml、L-谷酰胺 292μg/ml、青霉素 100 单位/ml、链霉素 100μg/ml),在 37℃ 5% CO_2 培养箱中培养 1 周。培养液每 3 天更换一次。培养期间定期在倒置显微镜下观察软骨细胞的吸附及基质产生情况,并作扫描电镜检测。

在全麻状态下,采用严格无菌技术将培养的软骨细胞-支架复合体埋置于裸鼠背部皮下,以与聚合物形态相似的硬模胶在皮肤外固定 4 周。4 周后去除硬模胶固定,在裸鼠背部已可见到人形耳郭形成。进一步的观察证实新形成的软骨能完全抵抗周围皮肤的压力和张力,已完全具有了正常耳软骨的功能。组织学检查证实为成熟的软骨组织,特殊染色证实了硫酸软骨素的存在。抗人的Ⅱ型胶原单克隆抗体免疫组织化学检测证实有Ⅱ型胶原存在。细胞标记物检测证明新形成的软骨由植入的细胞产生。

本实验的研究结果是比较初始的,有许多问题尚需进一步探讨。如应对新形成软骨的生物力学进行测定以评价其是否达到了正常耳郭软骨的生物力学要求;在细胞来源方面,本研究采用了只有一种细胞类型的关节软骨作为细胞来源,而耳软骨因含有成纤维细胞成分,在组织培养过程中有过度生长倾向,可能会抑制软骨的形成。这些问题的解决将为临床全耳郭再造开辟广阔的应用前景。

四、骨组织工程

关于骨缺损的治疗,目前主要有两种方法:一是使用有机或无机骨永久性地替代骨组织,如骨水泥可通过注射方式对不规则的骨缺损进行充填,采用金属材料制作的股骨头可对坏死的股骨头进行替换。这两种材料均能获得高强度的机械力学支持。当一种十分强硬的物质替代骨组织时,它会吸收骨组织原来所承担的日常活动时产生的应力,形成应力遮挡,使骨组织失去对骨缺损的再生反应,所以上述替代物邻近区域仍处于骨缺损状态。二是用骨组织重建骨缺损,包括自体和异体骨移植。它们可提供支架,使缺损邻近骨组织长入并产生新的细胞外基质,进行骨重塑。尽管上述方法得到了广泛的应用,但异体骨移植存在一定的危险性。未加工的异体骨可携带病毒,如肝炎病毒、艾滋病病毒,或可能遭受免疫排斥反应;加工后的骨组织虽已得到广泛应用,但加工后的骨组织失去了正常的骨诱导能力。自体骨移植受来源及产生新创伤的限制,但它有骨传导和骨诱导功能,有成骨细胞存在,且无传播疾病的危险。

组织工程学是近年兴起的一个新领域,其不受来源限制,不会传播疾病,不存在免疫排斥反应,为骨缺损的修复开辟了广阔的前景。目前对骨组织工程的研究主要集中在下列两个方面。

一是骨组织诱导。使用一种孔性可降解支架来充填缺损。这种支架具有骨诱导和骨传导能力,能引发成骨细胞及该区域其他细胞长入并吸附于支架上。细胞生长于支架中,且不会超出支架生长。随着基质堆积,骨组织逐渐形成,并重新塑形。由于其具有愈合和重塑的潜力,可使非有机组合的孔状物质随组织长入形成有机结构的骨组织。这类物质主要有生物陶瓷及聚延胡索酰丙烯。

二是细胞传输。骨传导支架上的自体成骨细胞或成骨母细胞,对于骨缺损的愈合具有重要的功能。

成骨细胞移植有助于骨组织长入和细胞外基质形成。移植细胞能释放广谱生长因子促进骨诱导和骨再生。所以细胞传输在具有骨移植优点的同时,避免了供体来源受限、供体部位损伤及免疫排斥反应。多聚α羟化酯对于骨移植来说是一个很有前途的细胞传输物质。其他具有传输细胞功能的物质有 PLA、PGA及 PLGA。

Vacanti(1993)将牛骨膜细胞种于 PGA 无纺网内形成细胞-支架复合物种人裸鼠皮下形成了新的骨组织。细胞-支架复合物体外培养期间,培养液上清液免疫组化染色骨特有蛋白骨钙素阳性,说明有功能成骨细胞的存在。细胞-支架复合物体内回植,于不同时间取材进行大体及组织学观察,早期标本中可见到软骨组织,但其中有点状血管侵入,以后逐渐形成成熟规则的骨组织。10 周后标本具有骨的形态,其中有明显血管增殖、区域性的软骨膜内骨化、小的软骨岛及骨髓细胞成分。

Kim(1994)采用软骨细胞-PGA 复合物和成骨细胞-PGA 复合物修复裸鼠颅骨 2cm×2cm 大小的缺损获得成功。实验证明 9 周、12 周后,以软骨细胞-PGA 充填的骨缺损内为软骨组织,以骨膜细胞—聚合物充填的骨缺损已被新的、规整的骨组织修复,而单纯聚合物充填和未作任何充填的缺损均未修复。

有学者将体外培养的牛骨膜细胞-PGA 复合物种于裸大鼠右侧隐动、静脉血管束周围,6 周时肉眼及组织学观察形成的组织主要由软骨构成,其中有些骨样小岛,随着时间延长、血管侵入,骨样组织逐渐形成带有血管蒂的有规则骨小梁的骨组织,表面有丰富的毛细血管出血。经带血管蒂移植该骨能成活,并可修复骨缺损。Freed(1993)有选择地将软骨细胞或骨膜细胞(成骨细胞)种于聚合物上,或将种有软骨细胞和骨膜细胞的聚合物缝在一起形成了骨和软骨复合结构。早期的标本显示只有软骨形成,随着时间延长,肉眼和组织学证实有新的骨和软骨形成。骨组织主要存在于种有骨膜细胞的聚合物一侧,而种植软骨细胞的一侧无骨组织形成,只有软骨组织形成,在骨和软骨之间形成了明显的界面。这个实验说明,骨膜细胞或成骨细胞种到体内后先形成与软骨类似的组织,最后通过软骨内骨化方式成为成熟骨组织,而软骨细胞以类似方式形成成熟的软骨组织。

今后骨组织工程的研究主要是将不同学者的研究方法结合起来,如使用生物力学特性较好的新的可降解聚合物支架;在体外以生长因子或生物反应器的作用促进或刺激细胞生长及组织形成。通过技术的不断完善,将开始着手于组织工程化骨和软骨对人类不同方面的临床应用研究。

五、其他组织和器官的组织工程

(一)肌腱组织工程

肌腱移植是临床上常用的一项技术。但自体肌腱来源有限,且通过爬行置换的过程而形成,已非原来的肌腱。异体肌腱也有应用,但存在排异和感染的可能。在 20 世纪 70~80 年代,各种人工代用品已被试用,如应用碳纤维作为支架,它在体内最终被纤维组织替换,而发挥肌腱或韧带功能,但碳分子并不消失,甚至 8 年后仍可出现于局部淋巴结中,故现已停止使用。近年来,由 Dacron 诱导生成的纤维组织十分近似瘢痕或肉芽组织,但可引起炎性或异物反应。胶原性肌腱代用品亦被试用过,但已证明它可被受体纤维母细胞侵入而导致吸收。因此应用组织工程技术再生肌腱目前已成为研究目标之一。有学者首次报道了以肌腱细胞与 PGA 复合培养,成功地形成与自身肌腱相似的组织工程化肌腱组织。他将新生小牛肌腱组织经胶原酶消化后分离出肌腱细胞在体外接种到聚羟基乙酸支架上,体外培养 1 周后种到裸鼠皮下。10 周后取材进行大体及组织学观察,种有肌腱细胞的聚合物形成了与正常肌腱相似的肌腱组织,而未种有肌腱细胞的聚合物无肌腱形成。其胶原纤维排列方式与种植时聚合物置放位置无关。10 周后所有新形成肌腱组织的胶原纤维均呈平行排列。对新形成肌腱的生物力学测定表明,8 周时其抗张强度已达正常肌腱的

30%。对组织工程化肌腱的长期生物力学特性观察尚有待于进一步研究。

（二）周围神经组织工程

研究表明,周围神经横断损伤后能够再生。临床上将横断神经以显微外科技术端端缝合,能修复神经。当神经损伤造成的缺损太大时则难以愈合。以自体神经移植物桥接,有助于修复,但取材有限。在动物模型上,以合成或天然的(如胶原、硫酸软骨素)多聚物制成神经导向物可以促进神经再生,并且能够保护再生的神经不受渗透的瘢痕组织的影响,引导新生轴突向目标端生长。将雪旺细胞接种于多聚物膜上,形成神经再生室,更有助于神经缺损的修复。

六、基因治疗的手段和方法

现代分子生物学的进展使我们能够在分子水平阐明许多遗传性疾病和获得性疾病的发病机制,也使我们更加希望能从修正基因的角度来治疗疾病。从广义上讲,基因治疗即为将基因转入细胞内以治疗疾病或防止疾病的发生。传统的治疗方法一般是针对疾病的某一过程,如炎症或功能异常来进行治疗;基因治疗则是直接针对致病基因的异常表达或某一基因的缺失,从而达到防治疾病的目的。

基因治疗作为一个飞速发展的治疗手段,1985 年,全世界引用基因治疗的文献仅 11 篇;1990—1995年,全世界发表有关基因治疗的文章达 7000 篇;到 1996 年 7 月,美国国立卫生院和食物药品管理局共批准 149 项临床基因治疗计划。随着基因治疗的发展,这一手段也将逐步被应用于整形外科领域。

（一）基因治疗的手段

基因治疗是通过将治疗基因转入细胞内来实施的。其目的是诱导细胞合成转入基因所指导的蛋白质。现将转基因的手段简述如下。

1.重组病毒载体引导的基因转入　由于病毒能有效地将自身的核酸转入宿主细胞内,因而是非常好的转基因载体。已有一系列病毒被用作转基因载体。最常用的病毒包括反转入病毒、腺病毒、副腺病毒、牛痘病毒和单纯疱疹病毒。组建重组病毒载体的原则是把用于基因治疗的特殊基因替换病毒的致病基因。例如,将病毒中导致病理变化的基因和病毒复制基因去除,而把指导某一蛋白合成的基因放入到病毒中。当重组病毒进入细胞后,失去了致病和自身复制的能力,其所携带的基因就能指导这些细胞合成所需的蛋白质,从而达到基因治疗的目的。

采用重组病毒作为转基因载体的优点是转基因的效率非常高。在建立转基因细胞株时,效率可接近100%。反转入病毒所导入的基因可以嵌入到细胞的染色体内,使之成为细胞整组遗传基因的一部分,从而达到长期表达转入基因的目的。重组病毒载体的缺点是制作过程复杂,需要做一系列的安全检测,以确保其非致病性。另一问题是在病毒载体的生产过程中,有些载体病毒可通过 DNA 的重组而重新获得致病能力。例如,单纯疱疹病毒载体虽然不能自身复制,有时却仍然具有毒性作用。另外,由于反转入病毒能随机嵌入细胞染色体内,因而也存在细胞基因突变的可能性和潜在的致癌性。由疫苗注射而产生的免疫性使得某些病毒载体的使用受到限制,如牛痘病毒。虽然病毒载体有不足之处,但它们仍是转基因的有效手段。如反转入病毒载体和腺病毒载体已被成功地用于皮肤表皮细胞和纤维细胞的基因转入。有关各种病毒载体优缺点的比较

2.化学试剂引导的基因转入　用于基因导入的常用化学试剂包括微脂粒和磷酸钙等。该法的特点是将所需转入的基因放到具有表达功能的非病毒性载体中。这种载体称作质粒。当质粒与微脂粒混合后会形成一复合体并被细胞吞噬从而达到转基因的目的。磷酸钙则能使细胞膜的通道短暂开放,以便质粒进入细胞内。化学试剂引导的基因转入的优点是没有明显的副作用,操作简单,特别适用于体外的基因转

入。这类手段的缺点是效率较低，较难维持长期的基因表达。随着技术的不断改进，如采用具有自身复制功能的质粒等，这类手段将会得到更广泛的运用。

3.电击引导的基因转入　当细胞被电击后，细胞膜会暂时呈多孔状。此时若将细胞放在含质粒DNA的培养液中，质粒可进入细胞内，并且其所含的基因能得到表达。此法多用于体外悬浮细胞的基因转入。

4.DNA直接注入法　已经发现将DNA直接注入不同的组织中，其所含的基因可在肌肉、心脏、肝脏、大脑、皮肤及其他器官中得到表达。其中肌内注射的效果最佳。与其他方法相比，虽然直接注射的基因表达率较低，但注入肌肉内的DNA能维持较长时间的基因表达，故仍为体内转基因的一个良好手段。据发现，肌肉内直接注射DNA疫苗能有效地诱导特异的体液和细胞免疫力，表明注入肌肉内的基因能较好地指导蛋白质的合成。

5.DNA颗粒射入法　此法最早用于植物的基因转入，现已被用于多种哺乳类细胞的体外或体内的基因转入。其原理是将DNA涂在金微颗粒（$1\sim5\mu m$）的外面，然后用高速发射的装置（又称基因枪）将DNA金微颗粒射入细胞或组织内。DNA通常为带有治疗基因的质粒。采用金作为DNA的载体颗粒是因为金具有高密度、化学性质稳定和无毒性等特性。DNA颗粒射入的深度可自由调节。一般皮肤的射入深度为$50\sim100\mu m$，而肝脏的射入深度则可达$500\mu m$。DNA颗粒射入法被用于多种细胞体外或体内的基因转入，是基因治疗的一种良好手段。此法使用得当则很少产生副作用。其唯一潜在的不良因素是留在体内的金颗粒。如果DNA颗粒射入的组织为皮肤的表层，则射入的金微颗粒最终会因表皮细胞的再生而被排出体外。若射入的组织为内脏器官，则金微颗粒可长期置留在组织内，其副作用尚需调查。

（二）基因治疗的方法

基因治疗的方法可分为经体外疗法和不经体外疗法两种。

1.经体外的基因治疗　经体外的基因治疗过程包括从患者身上获取组织，在体外作细胞培养并将治疗基因转入培养的细胞内，最后将获得基因的细胞送回患者体内。经体外的治疗方法最适用于获取组织方便的治疗方案。

皮肤因取材方便，所以是经体外基因治疗的理想器官。由于转基因的过程是在体外进行的，因此能够采用最有效的转基因手段，并能对转基因后的细胞进行筛选，从而确保回输的细胞都能表达被转入的基因。基于此优点，经体外疗法具有较高的疗效。

用于经体外疗法的常用转基因手段包括病毒载体、化学试剂引导、电击及DNA颗粒射入等。

2.不经体外的基因治疗　不经体外的基因治疗与经体外治疗的显著不同点是将基因直接送入患者的组织中。该疗法的主要缺点是基因表达期相对短暂，转基因效率低。相对于经体外疗法而言，不经体外疗法虽不十分成熟，但仍能用于皮肤、肌肉或其他组织疾病的治疗。

用于不经体外疗法的常用转基因手段包括组织内直接注射质粒DNA、重组病毒载体、DNA颗粒射入和微脂粒毛囊渗透等。

七、整形外科领域的基因治疗

基础科学研究手段的不断发展使得我们能够深刻了解与整形外科领域有关的一些生物学现象，诸如创伤愈合过程、神经和肌肉的再生过程，以及血管吻合口血栓形成机制等。整形外科领域的研究也将着重于促进伤口愈合和伤口的无瘢痕愈合，促进外周神经的再生和修复，预防失神经支配的肌肉萎缩，防止血管吻合口血栓形成，以及运用组织工程修复组织缺损和促进皮瓣血液循环的建立等。基因治疗作为一种有效的治疗工具，将在上述领域里发挥重要作用。

(一)基因治疗在创伤愈合中的应用

创伤愈合是指组织对创伤的反应和修复过程。在这一修复过程中,生长因子起着重要作用。这些作用包括:①引导嗜中性细胞和巨噬细胞进入受创区域以清除坏死细胞和病菌;②促使纤维细胞和表皮细胞的增殖;③增进其他生长因子的合成;④肉芽形成;⑤促进细胞外间质分子的合成和堆积;⑧瘢痕形成。

参与创伤愈合的主要生长因子包括源于血小板的生长因子(PDGF)、组织转化生长因子(TGF-beta)、表皮生长因子(EGF)、角质细胞生长因子(KGF)、胰岛素生长因子1(IGF-1)和碱性纤维细胞生长因子(bF-GF)等。生长因子的作用复杂,既可以促进伤口的愈合,又可导致不良的愈合结果如瘢痕增生。比如,bFGF能加速猪的供皮创面的愈合。联合使用PDGF、TGF-beta和EGF能促进伤口的胶原沉积和愈合。PDGF与TGF-beta或bFGF合用能使患糖尿病鼠的伤口得到愈合。相反,创面局部TGF-beta过量及持续的存在会导致瘢痕形成和收缩。正确运用基因治疗手段,既可促进伤口的愈合,也可防止不良的伤口愈合。

Vogt等用反转入病毒载体将beta-半乳糖苷酶基因转入猪的表皮细胞内,然后再将这些表皮细胞撒在猪的全厚层皮肤供皮区创面。4周后,皮肤活检显示转基因细胞存活良好并能表达beta-半乳糖苷酶。与此同时,他们也将人类生长激素基因转入猪表皮细胞内并将细胞放回创面,结果表明置有转基因细胞的创面比无转基因细胞的创面愈合更快。Andree等则将带有人类EGF基因的质粒DNA-金颗粒用基因枪直接射入猪的断层皮肤供区创面,基因治疗后创面渗液内所含的EGF是对照组的190倍,且创面的愈合速度明显加快。

近来的研究表明,一氧化氮在正常的伤口愈合中起着重要作用。如果一氧化氮合成酶(iNOS)的功能受到抑制,则会导致某些慢性伤口的不愈合。若去除老鼠的iNOS基因,其伤口的愈合时间较正常鼠约延长1/3。用含有iNOS基因的腺病毒载体处理伤口后,伤口愈合时间恢复正常。

如何防治伤口的病理愈合(如瘢痕增生)将是另外一个重要的研究领域。胎儿伤口无瘢痕愈合的研究表明,TGF-beta是导致成人伤口瘢痕形成的一个重要因素。基因治疗手段将可用于伤口局部抑制TGF-beta的产生或阻断TGF-beta的作用,以达到减缓瘢痕增生的目的。

(二)基因治疗在防治血管吻合口血栓形成中的应用

如何有效地防治微血管吻合口血栓形成仍是整形外科研究的一个重要课题。传统的治疗方法主要是全身应用抗凝药物,如肝素,或溶血栓药物,如组织纤维蛋白溶酶原激活体(t-PA)、链球菌激酶等。然而,全身使用这些药物会产生明显的副作用,如脑血管意外、出血倾向等。理想的治疗方法应该是在血管吻合口局部持续释放溶栓或抗凝物质。采用基因治疗手段可以达到这样的目的。其基本方法为:将带有溶栓酶或抗凝蛋白基因的载体DNA转入吻合口附近的血管内皮细胞内,这些内皮细胞将在吻合口局部不断少量地释放抗凝或溶栓物质,以达到防治血栓形成的目的。

抗凝基因治疗的方法可分为经体外和不经体外两种。常用的经体外疗法大多是在体外培养血管内皮细胞并将基因转入细胞内,经过筛选和扩增后再种植到体内的血管内壁。该方法的缺点是在回植的过程中比较容易损伤血管内壁,而造成继发性的血栓形成。用于不经体外疗法的转基因载体包括微脂粒、反转入病毒载体及腺病毒载体等。虽然包含DNA的微脂粒能转移至血管内皮深层,但其转基因的效率相对低下且表达期较短。虽有报道反转入病毒载体能将抗凝基因转入内皮细胞并得到表达,但原则上反转入病毒载体对低度分裂的细胞如内皮细胞的转基因效率较低。腺病毒载体则能有效地将基因转入内皮细胞内并得到表达,故是首选的载体。

Shenaq等建立了一种微血管吻合口血栓形成模型。其方法是在作吻合时,其中一针作反向缝合,并将线结留置在管腔内,开放血管夹后10~15分钟即可形成吻合口血栓。运用该模型,他们将带有t-PA基因的腺病毒感染吻合口局部的血管内皮细胞,并发现其吻合口的栓塞明显低于对照组。随着这一领域研究的不断完善,抗栓塞基因治疗将会被用于临床。可用于抗凝或溶栓治疗的基因包括 t-PA、iNOS、凝血酶抑制剂、血栓调节素、水蛭素和抗凝血酶等。

(三)基因治疗在神经和肌肉再生中的应用

外周神经在受到损伤之后能通过再生来修复其功能。显微外科技术的发展也有效地促进了神经功能的恢复。然而外周神经的自然再生速率相对较低。如果在肢体高位的外周神经被损伤后,受该神经支配的远端肌肉的功能(如手内肌的功能)丧失,将很难避免。因此,如何加速神经的再生速率,并有效地防止肌肉失神经支配后的萎缩将是一个重要的研究课题。

神经科学的研究表明,神经生长因子在神经的修复过程中起着重要作用。神经受损之后,Schwann 细胞、脊髓内及脊髓背根神经节(DRG)的神经元细胞均能增加神经生长因子及其受体的合成。研究发现,神经损伤局部释放的神经因子能逆行递到 DRG 的神经元,以促进神经的再生和修复。基于这一现象,运用基因治疗手段能在神经损伤部位合成并持续释放大量的神经生长因子,因而能有效地促进神经的再生和肌肉功能的恢复。

可能参与神经再生和功能调节的生长因子包括神经营养因子家族和睫状神经生长因子(CNTF)等。神经营养因子家族包括神经生长因子(NGF)、源于大脑的神经因子(BDNF),以及神经营养因子 NT-3、NT-4/5、NT-6 和最新发现的成员 NT-7。这些因子的氨基酸顺序具有一定的相似性,但它们又有各自的独特功能。

NGF 是最早发现的神经营养因子,它的受体包括 p75 和 trkA。p75 在神经营养因子的逆行传递中起着重要作用。神经损伤后,Schwann 细胞及纤维细胞合成并释放 NGF。释放 NGF 能促进其受体的表达。NGF 在受损的神经末端与其受体结合后被内吞,并逆行到相应的神经元。由于 NGF 能促进神经轴索的生长,因而可用于神经再生的基因治疗。

BDNF 的氨基酸顺序约 50% 与 NGF 相同。与 NGF 相似,BDNF 也可由 Schwann 细胞产生并逆行传递至 DRG 神经元。BDNF 是感觉和运动神经元的重要营养因子,局部使用 BDNF 可减缓外周神经损伤后的退行性变化。其他神经营养因子也能影响神经的再生,其作用机制尚在研究之中。

CNTF 能影响中枢和周围神经系统许多细胞的功能。CNTF 能诱导体外培养的交感神经元表达神经多肽及促进受损神经元的恢复。坐骨神经受损后,储存在 Schwann 细胞内的 CNTF 可以释放并逆行至神经元参与神经修复过程。与其他神经生长因子不同的是:CNTF 不仅参与神经的修复,也参与肌肉的再生。研究发现,神经损伤后,CNTF 大量释放到损伤部位,与此同时,失神经支配的骨骼肌内的 CNTF 受体的表达明显增加,表明 CNTF 是一种源于神经组织的肌肉再生因子。将 CNTF 注入失神经支配的肌肉内能导致 CNTF 受体的磷酸化和其他基因的表达,并减缓肌肉的萎缩进程。

神经再生的基因治疗尚处于实验研究阶段。其基本原则是增加神经损伤局部神经生长因子的含量,以加速神经的再生和修复。Blesch 等将鼠的脊髓作双侧的半横切术。1～3 个月后,他们在脊髓的一侧放置已转入 NGF 基因的纤维细胞,另一侧则放置未转基因的纤维细胞。3～5 个月后,放置转基因细胞一侧脊髓的轴索生长状况明显优于另一侧,充分说明基因治疗在神经的再生和修复领域具有很大的潜在价值。Tuszynski 等则将带有 NGF 基因的 Schwann 细胞植入鼠损伤的脊髓,并发现能促进轴索生长和髓鞘的形成。相信这些方法也同样适用于周围神经修复的研究。除了 NGF 之外,其他因子如 BDNF 和 CNTF 等也能有效地促进神经的再生。基因治疗过程中,联合使用不同的生长因子,将会取得更好的疗效。

如何防治失神经支配后的肌肉萎缩是神经修复的另一个重要研究课题。由于骨骼肌在失去神经支配后能大量表达 CNTF 受体,且实验发现 CNTF 能减缓肌肉萎缩的过程,因此 CNTF 将成为良好的候选治疗基因。在基因治疗的各种靶器官中,肌肉组织具有其特殊的优越性。DNA注入肌肉组织后能维持基因表达长达19个月;重组病毒载体,如腺病毒载体,在肌肉组织中也具有良好的转基因效果。把带有CNTF基因的载体直接注入失神经支配的骨骼肌内,将有可能延缓肌肉的退行性变。把转基因后的骨髓干细胞或纤维细胞注入肌肉组织并诱导其分化为肌细胞,将成为促进肌肉再生的另一有效手段。

(崔荣霞)

第四节　瘢痕的外科治疗

一、瘢痕的分类及临床表现

临床上根据瘢痕组织学和形态学的区别,可以将其分为以下几种类型。

(一)表浅性瘢痕

表浅性瘢痕因皮肤受轻度擦伤,或由于浅Ⅱ度灼伤,或皮肤受表浅的感染后所形成,一般累及表皮或真皮浅层。

临床表现:表面粗糙,有时有色素改变。局部平坦、柔软,有时与周边正常皮肤界限不清。一般无功能障碍,不需特殊处理。

(二)增生性瘢痕

凡损伤累及真皮深层,如深Ⅱ度以上灼伤、切割伤、感染、切取中厚皮片后的供皮区等,均可能形成增生性瘢痕。

临床表现:瘢痕明显高于周围正常皮肤,局部增厚变硬。在早期,因有毛细血管充血,瘢痕表面呈红色、潮红或紫红。在此期,痒和痛为主要症状,甚者可因搔抓而致表面破溃。在经过相当一段时期后,充血减轻,表面颜色变淡,瘢痕逐渐变软、平坦,痒痛减轻以致消失,这个增生期的长短因人和病变部位不同而不同。一般来讲,儿童和青壮年增生期较长,而50岁以上的老年人增生期较短;发生于血供比较丰富如颜面部的瘢痕增生期较长,而发生于血供较差如四肢末端、胫前区等部位的瘢痕增生期较短。增生性瘢痕虽可厚达2cm以上,但与深部组织粘连不紧,可以推动,与周围正常皮肤一般有较明显的界限。增生性瘢痕的收缩性较挛缩性瘢痕为小。因此,发生于非功能部位的增生性瘢痕一般不致引起严重的功能障碍,而关节部位大片的增生性瘢痕,由于其厚硬的夹板作用,妨碍了关节活动,可引致功能障碍。位于关节屈面的增生性瘢痕,在晚期可发生较明显的收缩,从而产生如颌颈粘连等明显的功能障碍。

(三)萎缩性瘢痕

萎缩性瘢痕,其损伤累及皮肤全层及皮下脂肪组织,可发生于大面积Ⅲ度灼伤、长期慢性溃疡愈合后,以及皮下组织较少部位如头皮、胫前区等受电击伤后。

临床表现:瘢痕坚硬、平坦或略高于皮肤表面,与深部组织如肌肉、肌腱、神经等紧密粘连。瘢痕局部血液循环极差,呈淡红色或白色,表皮极薄,不能耐受外力摩擦和负重,容易破溃而形成经久不愈的慢性溃疡。如长期时愈时溃,晚期有发生恶变的可能,病理上多属鳞状上皮癌。萎缩性瘢痕具有很大的收缩性,可牵拉邻近的组织、器官,而造成严重的功能障碍。

(四)瘢痕疙瘩

瘢痕疙瘩的发生具有明显的个体差异。大部分瘢痕疙瘩通常发生在局部损伤1年内,包括外科手术、撕裂伤、文身、灼伤、注射、动物咬伤、接种、粉刺及异物反应等,许多患者的原发病史可能被忘记。

临床表现:瘢痕疙瘩的临床表现差异较大,一般表现为高出周围正常皮肤的、超出原损伤部位的持续性生长的肿块,扪之较硬,弹性差,局部痒或痛,早期表面呈粉红色或紫红色,晚期多呈苍白色,有时有过度色素沉着,与周围正常皮肤有较明显的界限。病变范围大小不一,从 2～3mm 丘疹样到大如手掌的片状。其形态呈多样性,可以是较为平坦的、有规则边缘的对称性突起,也可以是不平坦的、具有不规则突起的高低不平的团块,有时像蟹足样向周围组织浸润生长(又称"蟹足肿")。其表面为萎缩的表皮,但耳垂内瘢痕疙瘩的表皮可以接近正常皮肤。大多数病例为单发,少数病例呈多发性。瘢痕疙瘩在损伤后几周或几月内迅速发展,可以持续性连续生长,也可以在相当长一段时期内处于稳定状态。病变内可因残存的毛囊腺体而产生炎性坏死,或因中央部缺血而导致液化性坏死。瘢痕疙瘩一般不发生挛缩,除少数关节部位病变引起轻度活动受限外,一般不引起功能障碍。瘢痕疙瘩一般不能自行退化,偶有报道病变在绝经期后退化,其退化与病程、部位、病因或症状无关。瘢痕疙瘩的恶变曾有报道,但发生率很低。

(五)其他

在临床上,根据瘢痕的形态,又可分为线状瘢痕、蹼状瘢痕、凹陷性瘢痕、桥状瘢痕等数种。

二、瘢痕的诊断及鉴别诊断

瘢痕虽然发生于人体表面,但对其作出一个明确的诊断是非常重要的,这对治疗方案和治疗时机的选择具有重要意义。对于瘢痕的诊断,应明确以下几个方面。

(一)瘢痕的确诊

瘢痕多发生于各种原因所造成的皮肤损伤,一般不难作出诊断,但是瘢痕疙瘩有时因其起始病因可能会被患者忽视而遗忘,故应仔细追问病史。

(二)瘢痕的病期

瘢痕的增生活动期,表面呈红色、潮红或紫红,充血明显,扪之坚硬;而在退化期,表面颜色变淡,质地变软,这与瘢痕发生的病程有关。但是,不同年龄和不同部位,其增生活动期的长短不一,应综合考虑。

(三)增生性瘢痕和瘢痕疙瘩的鉴别诊断

目前尚无一种特异性的诊断方法,主要依靠其临床表现和对治疗的反应来明确诊断。

(四)瘢痕疙瘩与皮肤纤维肉瘤的鉴别诊断

临床上均表现为结节样突起,但可以从组织学上对两者进行鉴别。

三、瘢痕的预防及治疗

【瘢痕的预防】

瘢痕的治疗是非常棘手的,很难获得非常满意的结果。从理论上讲,瘢痕一旦形成,即使采用最精细的手术方法,也只能使其得到部分改善,而不能彻底根除。因为每一次整形手术,都是一次新的创伤。因此,采取各种措施,最大限度地预防瘢痕形成,与瘢痕的治疗具有同等重要的意义。

预防瘢痕的根本点在于尽可能小地减少创口的第二次创伤,促使创口早期一期愈合。这包括创面的处理、择期手术患者的病例选择、精细的手术操作技术和妥善的术后护理。

(一)创面处理

对早期的新鲜创口,应彻底地清除血块、异物和碎片,对确定已失去活力的组织,也应彻底清除。尽可能早地闭合创口,如果任由创口自愈,则常常形成瘢痕增生、瘢痕挛缩和与深部组织的粘连。对晚期污染创口,如存在感染的可能性,应彻底清创,闭合创口时放置引流。如已确定存在感染,则应局部或全身应用抗生素,待感染控制后,再二期闭合创口。

对存在较大组织缺损的创口,应尽早采用组织移植的方法来覆盖创面,以减少肉芽组织和瘢痕组织形成。可采用推进皮瓣、旋转皮瓣、远位皮瓣或游离皮肤移植。有时,最简单的手术方法往往是最明智的。尽可能避免作不必要的附加切口,特别是对有瘢痕疙瘩倾向的患者。

(二)病例选择

对于一个恶性病变或有恶性变倾向的患者,或者存在严重功能障碍或溃疡的患者,除了手术治疗外别无选择。但对有些病例,特别是要求美容或一般瘢痕治疗的患者,整形外科医师应慎重选择手术适应证,在术前应确定手术治疗能否对原有瘢痕有较大程度的改善。对儿童、年轻人、肤色较黑的患者尤应慎重,特别是当患者瘢痕不明显或位于隐蔽部位或无功能障碍时。因为如果手术处理不当,可能会使原有的瘢痕更加明显。对于瘢痕增生和瘢痕疙瘩的好发部位,如胸前、肩部等处,存在张力和运动的部位,如胸前上部、肩胛部、四肢屈侧等处,存在乳房重力和胸部呼吸运动的部位,如胸骨部等,术后瘢痕容易增生,这些部位的较小病损,如囊肿、痣等的手术切除应格外慎重。

婴儿和儿童因代谢旺盛,术后瘢痕也易增生,同时婴儿皮肤较薄,缝合时创缘难以准确对合,因而可影响术后效果。

对于严重油性皮肤、汗毛孔粗大和存在粉刺的患者,应该考虑到术后有瘢痕增生的可能性。对此类患者,尤应注意术前手术部位的局部清洁。如粉刺发作,应使用抗生素。闭合创口时,应避免皮脂腺对创口的污染。

(三)手术操作

1.设计切口时,在满足手术需要的前提下,应尽量遵循下述原则。

(1)选择在隐蔽部位,如乳房下、毛发区等。

(2)沿轮廓线切口,如鼻唇沟、腋前线等。

(3)顺皮纹切口,如在额部、眼睑等处。

(4)在自然结合部,如耳颈结合部等。

(5)四肢切口选择在屈曲皱褶线或平行于皮肤张力线处,避免作环状圆形切口或跨越关节面切口。

(6)颞部或颈侧手术可选择在发际区。

(7)面部避免作弧形、半圆形或大的"Z"形、"S"形切口。

(8)体腔外口周围避免作环形切口。

(9)如切口必须横过轮廓线、皮纹时,应设计"Z"改形切口。

2.行无菌操作。

3.刀片垂直于皮肤切开,动作要轻柔,器械要锐利,避免不必要的创伤。

4.彻底止血。

5.无死腔形成。

6.无张力缝合,创缘对合准确;缝合时以创缘对拢为准,不可过紧,以避免造成缝线周围组织坏死。

【瘢痕的治疗】

1.手术治疗原则　除了某些表浅性的瘢痕一般无需给予治疗外,其他各类瘢痕组织均因存在不同程度的挛缩畸形和功能障碍而需要治疗。颜面部及颈部的瘢痕,除产生畸形及功能障碍外,还可因影响外貌而使患者产生精神上和心理上的负担。手部的瘢痕以造成功能障碍为主。手背部的瘢痕挛缩,时间稍久即可引致掌指关节背屈及拇指内收畸形,造成所谓的"爪形手",可使手部功能几乎完全丧失。身体其他部位的瘢痕挛缩,也可影响到各个肢体或关节的正常活动。

伴有功能障碍的各种瘢痕挛缩,都需要进行治疗。从目前的技术条件来讲,这种治疗仅限于应用外科手术切除瘢痕,以及应用各种整复外科方法(包括植皮等)来修复创面和纠正畸形。有些瘢痕虽然没有产生挛缩症状,但由于它引起持续的痒、痛症状,或经常破溃,也应考虑予以切除修复。深部的瘢痕组织有时也可因收缩而牵拉周围脏器,产生神经性症状。这种症状常不易诊断,但如果一旦确诊,手术治疗的效果还是比较满意的。

对于影响功能活动或形成畸形的较小面积的增生性瘢痕,特别是面部及双手,应考虑用外科手术切除,予以植皮。但这种切除手术不宜在瘢痕早期充血阶段时进行,否则可能引起更多的瘢痕组织增生(特别是在植皮区的边缘部分)。一般应等待进入退化阶段后再进行切除及植皮为妥。

对于萎缩性瘢痕的治疗,原则上应尽早进行切除,以解除挛缩状态,使正常组织复位,然后在创面上进行中厚皮片移植。如面积很大,不适宜于全部切除者,可在挛缩最严重的部位进行部分切除及植皮,以促使剩余部分继续收缩而逐渐进入稳定状态。在经常有溃疡存在的部位,一般无需等待创面愈合,而应及早进行切除手术。

除使用游离植皮外,在遇到紧贴于骨骼表面的萎缩性瘢痕,或基底血供情况极差的情况下,应考虑应用带蒂皮瓣移植,以防止再度破溃。带蒂皮瓣移植包括局部皮瓣转移、远位皮管移植、对侧肢体交叉皮瓣移植等。

严重创伤伴有皮下组织、肌肉或骨骼等深部组织缺损时,待伤口愈合后,常形成低于正常皮肤表面的凹陷性瘢痕。凹陷较轻时仅在体表造成沟状或碟状组织低陷,妨碍美观;严重者可与肌腱、肌肉或骨骼组织,或与神经干等组织直接粘连,有时引起严重的功能障碍,或破溃后经久不愈,或产生疼痛等症状。

2.手术治疗前的几个注意点　瘢痕的治疗,特别是对严重烧伤后遗留的广泛性瘢痕,在考虑采取手术治疗之前,必须注意以下几点。

(1)一般增生性瘢痕不宜过早地进行手术治疗,如上所述。但在全面部有挛缩瘢痕时,往往存在严重的睑外翻或小口畸形。在这种情况下,为防止角膜过久暴露而造成严重后果,或利于进食,应及早进行局部的睑外翻纠正术或小口开大术。面部其余部位的瘢痕,则等待增生期消退后再进行手术治疗。此外,对于手部的瘢痕挛缩,学者主张较早进行手术治疗。手术可以选择在创口愈合后 2~3 个月,局部已无残余感染存在,而患者全身情况又许可时进行。这样就防止了手部产生关节、肌腱的严重继发性畸形。

(2)在创伤愈合瘢痕形成早期,往往就开始发生挛缩。这时可以考虑在挛缩最明显的部位切开;或仅切除部分瘢痕,并予以植皮,以减轻挛缩。以后再按情况治疗其余部位。有时经上述处理后,瘢痕的剩余部分可能逐渐变成一种稳定状态,以后亦可不作进一步治疗。

(3)手术前,可先给予适当的物理治疗和体育治疗,如超声波、蜡疗等,以使瘢痕软化。应用理疗和体疗后,往往可以缩小瘢痕切除的范围。其他如加压包扎、中药治疗等亦可选用。

(4)切除瘢痕的范围应限于影响功能最严重的部位,对广泛性瘢痕挛缩及皮源不足的患者尤应注意此点。若切除过多的瘢痕区,或试图切除所有的瘢痕区域,则常会发现供皮区不够等问题。

3.手术治疗方法　外科手术治疗瘢痕,需要依照瘢痕的特点而选用不同的方法。

(1)表浅性瘢痕的治疗:大部分表浅性瘢痕无需治疗,如上所述。但如果发生在面部而有碍外貌完整时,可以慎重考虑手术切除。如面积较小,可以在一次手术中切除和直接缝合;面积较大者,可以应用分期切除和直接缝合。不论一次或多次切除,都应注意将切口及缝合线设计在顺皮纹方向上;如遇与皮纹成直角交错时,应设计"Z"形切口以整复之,否则就会影响最后效果,甚至导致另一种畸形。大面积表浅性瘢痕的处理较为困难,切除后予以游离植皮的结果在色泽上很难令人满意,有时还可能因植皮片的收缩而发生不良后果。

(2)凹陷性瘢痕的治疗:当瘢痕组织在体表面造成凹陷畸形时,常有皮下组织、肌肉或骨骼组织的缺损。简单的凹陷性瘢痕仅是线状瘢痕及其局部区域的低陷;广泛的凹陷则波及范围较广,深度亦更深。要纠正这种畸形,不但要处理皮肤上的瘢痕,而且还要按照凹陷程度轻重采用不同方法来充填缺损,以恢复正常外形。

处理简单的线条状凹陷性瘢痕时,可先切除瘢痕表面的一层极薄的上皮组织,而将深部瘢痕组织留下;再在两侧皮下各作一横形切口,潜行分离两侧皮下组织,拉拢创缘,缝合于深层瘢痕组织的上方。一般凹陷不深的瘢痕应用本法后就可以得到整复。如果凹陷较深,此法就难以奏效。可在切口附近皮下组织中设计1~2块带蒂脂肪组织瓣,旋转后充填于缝合线的下方。但应注意切勿因此而造成邻近的另一凹陷畸形。

在处理广泛的凹陷性瘢痕时,除了切除瘢痕组织外,还需要在凹陷处移植或填入某种组织,以达到改善外形的目的。除了考虑充填的移植组织外,还应注意瘢痕切除后皮肤覆盖的组织张力问题。在移植组织上方,如果覆盖的皮肤血供不佳,则移植手术就有失败的可能。这时局部转移皮瓣是一个较好方法,但应注意避免造成另一畸形。仅在邻近皮肤组织来源十分缺少的情况下,才可以考虑远处皮瓣或皮管的移植。充填的组织可依据局部需要而定,如真皮、筋膜、脂肪、软骨或骨骼等均可选用。有时也可应用真皮带脂肪或筋膜带脂肪等复合组织进行移植。对大片的凹陷畸形,可以设计皮管进行带蒂的脂肪组织移植以充填皮下缺损,这种结果常较大块的游离脂肪移植为佳。一般由于骨骼缺损而造成的低陷,可以应用软骨或骨骼移植。非生物性的物质如羟基磷灰石、硅橡胶等均可应用。

(3)线状瘢痕的治疗:线状瘢痕常出现于创伤或外科手术切口缝合后。临床上常见到一些缝合后的切口瘢痕,不仅中间有一条宽阔的增生性瘢痕,而且两侧还各有一排显著而突出的点状瘢痕。这种瘢痕有时仅遗留外形缺陷,但有时也由于直线瘢痕而引起挛缩。在瘢痕增生期还有痒、痛难耐的症状。处理方法是将线状瘢痕切除,然后应用"Z"形手术原则形成一个或几个三角形,这样解除了挛缩,而且也防止了创口愈合后产生新的挛缩瘢痕。如瘢痕两侧伴有凸出的点状瘢痕,可以多个W成形术修复。

(4)蹼状瘢痕挛缩的治疗:在关节屈面的索条状瘢痕挛缩,如经过较长时间,则挛缩瘢痕两侧的皮肤及皮下组织可以逐渐伸长,成为蹼状的瘢痕挛缩。此种蹼状瘢痕有大有小,大的蹼状瘢痕常见于颈前侧、腋窝、肘窝、腘窝、踝关节前部以及其他部位;小的蹼状瘢痕可出现在内外眦角、鼻唇沟、口角、手指掌面、指蹼等部位。

有的蹼状瘢痕也呈环状出现,在体表孔道开口处,如口角、尿道口、阴道外口、气管内、外鼻孔、人工肛门外口等处,其主要症状是造成口径狭窄,影响正常功能。

蹼状瘢痕一般均可应用"Z"形手术原则来解除挛缩。手术操作简单而且效果良好。"Z"形切口的设计系充分利用局部已被拉长的皮肤及皮下脂肪组织交错互换位置,使蹼消失,并同时解除了挛缩。术后创缘缝合线不成直角,从而防止了再度发生挛缩。一般来说,两个三角形皮瓣互换位置后,即可完全消灭创面;但挛缩较重者,易位后仍有部分创面裸露,这时可取中厚皮片移植或局部皮瓣转移修复。

环状瘢痕挛缩也可应用"Z"形手术原则来处理,但通常须作一个以上的"Z"形切开。先天性肢体环状挛缩也是属于此类的挛缩,亦可应用"Z"形手术原则来解除。

(5)大片瘢痕挛缩的治疗:治疗大面积瘢痕挛缩的原则,是将该部位的瘢痕部分或全部切除,待挛缩解除后,即在创面上进行皮片移植或应用皮瓣转移修复。一般挛缩较轻、瘢痕不深的情况,均以采用游离植皮为宜。但如挛缩严重,瘢痕紧贴深部组织如肌肉、肌腱或骨骼者,则以采用皮瓣为佳。皮瓣可来自邻近组织,或采取远处皮管或直接皮瓣转移。这些必须在事前作好治疗计划,充分准备,然后按计划进行手术。

长时间的瘢痕挛缩,特别是幼年时期造成的挛缩,可以影响到肢体肌肉、肌腱、血管和神经以及骨骼等组织的发育,造成短缩及畸形。在这种情况下,切除瘢痕后,常不可能全部解除挛缩。此时切忌勉强用暴力复位,以避免损伤这些组织,或因此把血管口径拉长变细,阻滞血液循环或拉断神经而造成严重后果。这时应将肢体放置在最大功能的位置上进行植皮,待术后辅以持续牵引及物理治疗等纠正之。必要时,可行肌腱延长、关节囊切开、关节韧带切除等辅助手术,以达到充分松解。

(6)深部瘢痕挛缩的治疗:创伤深及体内,如刺伤或弹片伤,常可能在深部组织中形成大量瘢痕组织,它不仅与周围神经、肌肉等发生粘连,而且还由于挛缩的结果,可以牵引周围组织发生反射性疼痛和肌肉障碍。处理这种瘢痕时,应注意两点:

1)瘢痕的位置、范围及深浅常难在术前确切估计,有时须在手术中方可确定。有的瘢痕与重要器官粘连,难作根治手术,故术前须有充分思想准备。

2)瘢痕切除后所产生的空腔,应设法利用组织充填消灭之,否则又将形成新的瘢痕挛缩。这类充填组织以采用脂肪组织进行移植较好;游离的脂肪块或带蒂的脂肪组织均可达到治疗目的,而以后者更佳。

(7)增生性瘢痕:手术治疗只用于有功能障碍或形态改变时。手术原则为切除瘢痕,充分松解,矫正畸形,以皮片或皮瓣覆盖创面。对瘢痕面积大、皮源缺乏的病例,可只切开或部分切除瘢痕,只求彻底松解挛缩,以皮片修复缺损;残余的增生瘢痕,因张力消失,可逐渐自行软化。

(8)瘢痕疙瘩:众所周知,手术切除瘢痕疙瘩极易复发,且复发后常较过去增大。因此许多学者认为,单纯的手术切除治疗瘢痕疙瘩无意义,需结合其他方法进行综合治疗,方可取得较好的疗效。

Hynes 介绍将瘢痕疙瘩削除至与周围皮肤相平,再行刃厚皮片移植。但他指出,被削瘢痕必须已成熟并呈苍白色;否则,术后将重新发生纤维化过程。为防止供皮区形成瘢痕疙瘩,Ketchum 建议采用刃厚皮片(0.02~0.025cm),且供皮区应选术后可加压的部位。

不论采取何种手术方法,在瘢痕疙瘩切除时,必须尽量减少组织损伤、血肿、坏死组织、死腔、感染和张力。因为张力增加可刺激成纤维细胞增生。

在学者对瘢痕疙瘩的治疗中,常常采用下述两种方法:①瘢痕疙瘩病变范围内部分切除,周缘保留一条残余瘢痕。因为有迹象表明,残留的瘢痕不增加复发率,同时大大减少了病变的面积和体积,为进一步的局部药物治疗创造了条件。②对范围较大的瘢痕疙瘩,采用瘢痕疙瘩表面表皮作为瘢痕疙瘩切除后的皮肤移植物,以避免取皮时造成新的创伤。

(余克锋)

第五节 颌面损伤

一、概述

口腔颌面位于人体显露的部位,无论在平时或战争条件下都易遭受损伤。颌面部有很多重要的器官和组织,有着特殊的解剖生理特点,遭受损伤后,其正常生理功能和容貌都有较大的影响,可使发音、语言、进食、咀嚼、吞咽及表情等功能发生障碍,严重者可引起呼吸困难,甚至窒息或大量失血而危及生命。因此,对颌面损伤及时而正确的救治,对于保护社会生产力、保障部队战斗力、恢复及改善患者的生理功能和面容,进而减轻和解除患者身体的痛苦及心理的压力都是至关重要的。

在和平时期,颌面损伤除极少数为火器伤外,均为非火器损伤,主要有交通事故伤、工伤、运动伤、跌打损伤及动物致伤等。

在战争时期,则以火器伤为主。从近代历次战争的战伤统计资料可以发现,随着高速度、高爆破弹丸的发展,颌面部火器伤的发生率有增加的趋势。

由于武器的发展变化,损伤的情况也有所不同。如在1904～1905年的日俄战争中,枪弹伤占85%左右,弹片伤仅占15%左右;在1914～1918年第一次世界大战早期,仍以枪弹伤为主,但到大战后期,由于炮兵和空军参战,使弹片伤跃居首位,爆炸伤的发生率达75%;第二次世界大战以后,出现了高速、小弹片武器,如钢球弹、碎片弹、橘子弹、蜘蛛雷、跳弹、百舌鸟火箭和其他小型爆炸武器等,爆炸伤的发生率均较高;在1951～1953年朝鲜战争中因使用凝固汽油弹和火焰喷射器,造成颌面部的严重烧伤,且损伤的发生率也大幅度提高。以上可见,由于武器的不断发展,损伤的程度在加重和复杂化,因此,对损伤救治水平的要求也相应提高。

二、颌面损伤的分类及解剖生理特点

【颌面损伤的分类】

颌面损伤的分类,是以损伤部位、损伤类型、损伤原因和损伤程度等给予诊断及命名,如上颌骨骨折、下唇撕裂伤、面部烧伤及颊部切割伤等。

（一）按损伤部位分类

颌面损伤可按照颌面部表面解剖分区进行分类,如额、颞、眶、颧、眶下、鼻、耳、唇、颊、颏及腮腺咬肌区等损伤。

口腔可单独成一区,分为唇、颊、口前庭、牙列、腭、舌、口底及颌骨等损伤。

颈部可分为颏下、颌下、颈动脉三角、气管三角及锁骨上三角区等损伤。

（二）按损伤类型分类

按受伤的组织形态分类,如根据伤后体表是否完整,可分为闭合伤和开放伤;火器伤则根据伤道的形态,可分为盲管伤、贯通伤及切割伤等;非火器伤类型也较多,如擦伤、挫伤、挫裂伤、切割伤、刺伤及撕裂伤等。另外亦可按损伤的组织分类,分为软组织损伤及骨折等。

（三）按损伤原因分类

按损伤原因分类,可分为火器伤、烧伤、冻伤、化学毒剂伤、放射性复合伤等。火器伤又可分为枪弹伤和弹片伤等;非火器损伤可分为交通事故伤、工伤、生活意外伤、跌伤、动物咬伤、切割伤及撞击伤等。

（四）按损伤程度分类

在战争条件下,为了便于组织、安排救治工作,要根据伤员的伤情轻重、失去战斗能力和生活能力的程度、治愈时间的长短和后果等,进行伤情分类。一般分为轻伤、中等伤和重伤。如颌面部小范围软组织损伤,在清创后短期内可治愈者,属于轻伤;如有颌骨骨折,虽然没有生命危险,但因失去咀嚼功能,短期内不能治愈,属于中等伤;而面部软组织和颌骨有较大损伤或缺损者,不仅明显影响功能,甚至有窒息或生命危险,应属重伤。

【口腔颌面部的解剖生理特点】

熟悉口腔颌面部的解剖生理特点,有助于掌握这一部位损伤时可能出现的问题和诊断、治疗原则。口腔颌面部血供丰富,上接颅脑,下连颈部,为呼吸道和消化道的起端。颌面部骨骼及腔窦较多,并且有牙、舌、涎腺及面神经等重要器官和组织,行使着表情、语言、咀嚼、吞咽及呼吸等多种功能。这一部位一旦遭受损伤,就会直接影响面容和各种生理功能,还可能发生轻重不一的并发症和后遗症,严重者甚至直接威胁伤员的生命。

(一)口腔颌面部血供丰富对损伤的利弊

由于血供丰富,伤后出血较多或易形成血肿;组织水肿反应出现较早而重,尤其在口底、舌根或颌下等部位损伤时,可因水肿、血肿而影响呼吸,甚至阻塞呼吸道而引起窒息。另一方面,由于血供丰富,组织抗感染与再生修复能力较强,创口易于愈合。因此,初期清创缝合的期限要比其他部位损伤者长,即使在伤后 24、48 小时,甚至更晚些,只要创口尚未出现明显的化脓感染,在清创后仍可作初期缝合。

(二)颌骨上牙的存在对损伤的利弊

口腔颌面部损伤时常伴有牙齿的损伤。被击断的牙齿碎块还可向邻近组织内飞散,造成"二次弹片伤",并可使牙齿上的牙结石和细菌带入深部组织,引起创口感染。颌骨骨折线上的龋坏牙有时可导致骨创感染,影响骨折愈合;而颌骨损伤后的牙列移位或咬𬌗关系错乱,则是诊断颌骨骨折的主要体征。治疗牙齿、牙槽骨及颌骨损伤时,常需利用未受伤的牙齿作结扎固定的基牙,而恢复正常的咬𬌗关系又是治疗颌骨骨折的主要标准。

(三)易并发颅脑损伤

颌面部上方邻近颅脑,尤其当上颌骨或面中 1/3 部遭受损伤时,常合并颅脑损伤,包括颅骨骨折、脑震荡、脑挫伤、颅内血肿和颅底骨折等。其主要临床特征是伤后有昏迷史。颅底骨折时,可有脑脊液由鼻孔或外耳道流出。

(四)有时伴有颈部损伤

颌面部与颈部相接,下颌骨或面下 1/3 损伤时易并发颈部损伤。颈部为大血管、喉、气管及颈椎所在部位,要十分注意有无颈部血肿、喉或气管损伤、颈椎骨折或高位截瘫等。

(五)易发生窒息

口腔颌面部在呼吸道上端,损伤后可因组织移位肿胀、舌后坠、血凝块和分泌物的堵塞等多种原因而影响呼吸道通畅或发生窒息,尤其是昏迷的伤员更易发生。在救治伤员时,要特别注意伤员的呼吸情况,保持呼吸道通畅,防止窒息。

(六)影响进食和口腔卫生

口腔是消化道入口,颌骨和牙齿是行使咀嚼的主要器官,舌对搅拌食物和吞咽动作起重要作用。口腔颌面部损伤后会影响咀嚼和吞咽功能,妨碍正常进食,需选用适当的饮食和喂食方法,以维持伤员的营养。进食后应注意口腔卫生,清洗口腔,预防创口感染。

(七)创口易与腔、窦相通

口腔颌面部腔、窦多,有口腔、鼻腔、鼻旁窦及眼眶等。在这些腔、窦内存在着大量的细菌,如与创口相通,则易发生感染。在清创时,应设法尽早关闭与这些腔、窦相通的伤口,以减少感染的机会。

(八)可能伤及涎腺和面部神经

面侧部有腮腺、腮腺导管和面神经分布。如腮腺损伤,可并发涎瘘;损伤面神经则发生面瘫。当面侧部损伤时,应注意检查有无涎漏和面瘫。一旦发现,应尽早正确处理。

(九)伴有面部畸形

颌面部损伤通常都伴有不同程度的面部畸形,影响面容和美观,加重伤员思想上和心理上的压力,故在救治颌面部创伤的各个阶段都应尽最大努力恢复其外形。

三、颌面损伤的检查与诊断

【颌面损伤的检查】

（一）全身检查

对口腔颌面部伤员都必须进行快速而全面的体格检查，以便作出是否有颅脑、胸、腹、脊柱和四肢重要合并损伤的判断。身体其他部位的某些损伤在受伤初期其症状和体征可能并不明显，检查者不要被一眼就能看到的口腔颌面部伤情所吸引，只注意局部，而疏忽了对伤员的全面检查。为了避免对其他部位损伤的漏诊，检查必须仔细而有秩序。对于有多处损伤的危重伤员，只要有可能，应请有关专科医师共同会诊，力争早期准确诊断，区分轻重缓急，妥善救治。

检查时应首先查明伤员的神志、呼吸、脉搏及血压等生命体征，以及是否有威胁伤员生命的危急情况，尤其是昏迷、呼吸道梗阻和未能控制的内、外出血或由此而引起的出血性休克，及严重的颅脑损伤或其他脏器的合并伤等。这里需要遵循的重要原则是：抢救患者生命第一，处理颌面创伤第二。

对伤员生命最有威胁的情况之一是呼吸道梗阻。骨折的下颌骨可使舌向后移位，骨折的上颌骨可能下坠而使气道受阻；血液、凝血块、口和鼻腔分泌物、呕吐物、脱落的牙齿及其他异物都可能堵塞呼吸道。吸引器在清除呼吸道异物和检查工作中是重要的器具，必须快速查明出血的来源并及时止血。来自口、鼻腔及面部伤口的出血大多可经填塞纱布或压力包扎而得到控制。对伤员的血压、脉搏要不断监护，昏迷者尚需监护经皮氧饱和度，以及早判明伤员状况。如伤口出血不多而血压持续下降，则要警惕有无脏器破裂所致的内出血或四肢骨折引起的大血肿。对于颅脑损伤的有关体征必须迅速查明，诸如神志、呼吸、脉搏、血压和瞳孔的变化，及肢体活动度和病理性神经反射等。检查中如发现有危急情况，则应采取有效措施，积极抢救。一旦伤员的全身情况已经确定并稳定，就可针对口腔颌面部的伤情进行检查和诊治。

（二）局部检查

颌面部血供丰富，伤口出血较多，有时伤员血迹满面，但擦洗干净后却只发现一个并不大的伤口。

1.视诊 首先要在良好的光线下检查伤员。通过视诊，可以大体明确伤口的类型，诸如挫伤、擦伤、裂伤、撕裂伤、刺伤、枪伤、炸伤及烧伤等。对于裂伤应估计有无组织缺损及伤口深度等。

观察面部两侧是否对称是检查的重要内容，应注意有无局部瘀斑或肿胀，伤口是否继续在出血；要查明血是来自面部伤口，还是从口腔或鼻、耳流出的。口镜、压舌板、鼻窥器和耳镜的应用有助于搞清出血的来源。

局部凹陷或肿胀，出现瘀斑或血肿，可能是骨折的体征；牙齿排列变位、咬殆关系错乱、牙龈裂伤以及张闭口功能障碍都提示有颌骨骨折。观察从耳、鼻流出的血性液体的速度和流量，分辨有无脑脊液鼻漏或耳漏，可借此判断筛板或下颌关节窝顶及颞骨岩部有无颅底骨折。乳突附近的瘀斑，也往往是颅底骨折的体征。

在最初检查时就应注意有无因损伤面神经主干或其分支所致的面部表情肌全部或部分瘫痪，也要注意是否存在因伤及腮腺或其导管所致的涎瘘。面神经和腮腺导管都位于面侧部皮下组织中，检查者应熟悉其解剖部位。

要重视观察两眼及眶部的情况。上颌骨骨折常发生眶周淤血，呈现"眼镜"体征。对眼睑的检查应注意眼睑是否肿胀、有无裂口、能否睁开或闭拢及上睑是否下垂等；检查眼球有无突出、内陷或破裂、萎缩，眼球运动是否自如或受限，观察有无斜视或眼球震颤，了解伤员是否有复视；注意瞳孔的大小和形状，两侧是否等大等圆，对光反应和调节反射是否存在或对称；观察角膜是否透明或有损伤，眼前部穿孔伤时，伤口常有虹膜嵌顿、前房变浅或消失,并有出血。同时也应检查有无视力下降或失明。

颞颌关节及张口运动的检查,包括观察张口度的大小、张口运动时下颌骨的活动度及髁状突的活动情况。正常张口运动时,下颌骨应呈整体活动。若张口时出现骨段分离所致的异常活动,则表示有下颌骨骨折。张口度一般可以上、下颌中切牙切缘间的距离为标准。正常人的张口度最大时约相当于其自身的示指、中指及无名指合拢时三指末节的宽度(4.0～4.5cm)。张口受限常表示颞颌关节或咀嚼肌群受损伤,或因颌面骨骨折,骨折段移位阻挡下颌骨运动所致,如颧骨骨折后骨折段移位,可影响开口时下颌骨喙突的移动。

合并有颈部损伤时,要注意观察颈部重要血管(颈总、颈内、颈外动脉及颈内、颈外静脉)、神经(迷走、舌下、颈交感干等),以及颈部重要器官和组织(食管、气管、甲状腺、甲状软骨等)有无损伤。例如:颈部出现进行性增大的肿胀提示有血管损伤引起的血肿;发音嘶哑,出现呛咳常是迷走神经受损的表现;伸舌歪斜可能有舌下神经损伤;而颈交感干受损则会出现霍纳综合征(表现为上睑下垂、眼球内陷、瞳孔收缩以及面部患侧发红、无汗等)。

对于口腔的检查应遵循自外向内的顺序。检查口腔前庭时,观察唇、颊粘膜及牙龈的情况,注意有无血肿、裂伤或组织缺损,是否有唇、颊部贯通伤存在。然后查明牙齿有无缺损、松动或移位,牙列是否完整,中线有无偏斜。正常的上、下牙列均属完整的弧形,如伤后牙弓中断、变形,牙列移位,咬𬌗平面呈"台阶状",该处牙龈有撕裂,表示有颌骨骨折。应特别注意上、下颌牙列之间的咬𬌗关系,咬𬌗关系错乱是颌骨骨折最主要的临床体征。正常人上颌骨是不动的,下颌骨在张闭口运动时呈整体移动,上、下牙咬𬌗有力。如伤员出现咬𬌗无力或上颌骨活动度或下颌骨分段活动,则表示有颌骨骨折。检查口腔本部应观察腭、舌、口底及咽部有无血肿、裂伤、出血或缺损,尤其要注意舌的活动情况和有无向后移位。口底肿胀、舌后坠,有发生窒息的危险。咽侧壁如有大的血肿,应注意检查有无颈部大血管损伤。

2.触诊　触诊在颌面外伤患者的检查中,主要用以判断有无颌面部骨的损伤。对颅颌面部骨性标志进行仔细的触诊,十分有助于了解有无骨折的发生,并应同时对比检查面部的两侧,以便发现细小的差异。为了防止漏诊,最好按下列次序自上而下进行检查:①眶上缘和眶外侧缘;②眶下缘;③颧骨、颧弓;④鼻骨;⑤上颌骨;⑥下颌骨和颞颌关节。通常对这些部位的触诊没有什么困难,但当其上的软组织出现水肿或血肿时,就不易对这些骨性标志触摸清楚。在口内侧可沿唇颊内侧的前庭沟处由前向后,贴附骨面作触诊检查。

触诊时应注意有无压痛,骨的外形、轮廓和连续性有无变异,是否出现台阶、切迹或异常活动,及有无骨摩擦音或气肿等。

对下述各部进行触诊时,应同时注意以下各点。

(1)眶上缘和眶外侧缘:①骨凹陷、台阶或成角;②触痛;③眼球突出或内陷;④眉毛不规则;⑤眶周瘀斑;⑥巩膜瘀斑;⑦上睑肿胀或瘀斑;⑧眼球运动受限;⑨复视;⑩额部麻木;B11额部肌肉的活动度。

(2)眶下缘:①凹陷、台阶或成角;②触痛;③眶周瘀斑;④巩膜瘀斑;⑤眼球运动受限;⑥复视;⑦鼻唇沟、上唇及鼻翼部麻木;⑧上颌牙麻木。

(3)颧骨(颧隆突):①对比两侧的高度(单侧凹陷);②眶周瘀斑;③摩擦音;④成角。

(4)颧弓:①凹陷或成角;②眶周瘀斑;③触痛;④下颌骨偏移受限或张口受限。

(5)鼻骨:①凹陷或成角;②眶周瘀斑;③鼻出血;④触痛;⑤摩擦音;⑥角锥形支架消失;⑦中隔偏移或阻塞(包括血肿);⑧鼻小柱基部压痛。

(6)上颌骨:①牙咬𬌗错乱;②眶周瘀斑;③上颌骨异常活动;④牙弓形态不对称或萎陷;⑤牙移位或缺损;⑥上颊沟或硬腭粘骨膜撕裂。

(7)下颌骨：①触痛；②下颌外形不对称；③牙弓不对称或萎陷；④咬殆错乱；⑤下颌偏移或张口受限；⑥异常活动；⑦牙移位或缺损；⑧下颊沟撕裂；⑨下唇或下牙麻木。

颞下颌关节的触诊检查有两种方法。一种是将双手示指或中指分别置于两侧耳屏前，即髁状突外侧，嘱伤员作张闭口活动，感触髁状突的活动度；另一种是将两手小指分别伸入两侧外耳道内，向前方触诊髁状突在张闭口运动中的活动度和冲击感，并作两侧对比。若关节受损伤，则髁状突的活动度减弱；如髁状突骨折后向前内移位，则不能随张闭口而移动，触摸患侧耳屏前可有空虚感；如髁状突可以触及，但张闭口时活动度消失，则可能已发生关节强直。

（三）X线检查

X线检查在颌面颈损伤的检查中占重要地位，可显示骨折的部位、骨折线数目和方向，及骨折段移位的情况，确定有无金属异物存留，以及异物的形态、大小、数目和所在的部位等。X线检查的方法包括普通X线摄片检查、电子计算机断层检查和造影检查。

1.普通X线摄片检查 疑有眶骨、颧骨、上颌骨及髁状突颈部骨折时，可选用华氏位、铁氏位及汤氏位摄片。疑有下颌骨骨折者，可采用下颌骨侧位及铁氏位等。曲面断层全口片普遍适用于上、下颌骨骨折。如要观察颌面颈部的金属异物并作定位，则至少需拍摄头颅正位片和侧位片，进行对照，判定异物的位置。必要时可插针标志后再摄X线片，有助于异物定位。

2.电子计算机断层检查 即CT检查，有较高的空间分辨率和密度分辨率，可以逐层显示骨及软组织的改变。采取横断轴位扫描或冠状扫描，每层厚13mm（必要时可将扫描厚度减为4mm），对于颅脑、颌面颈部损伤的诊断，可提供较多的资料，并可协助作弹片等异物的定位。

3.造影检查 涎腺造影可以协助诊断涎腺腺体瘘及导管瘘。颈动脉造影可以显示颈动脉系统分支的走向、分布及其邻属关系，对于观察动脉有无移位、破损，以及是否有动-静脉瘘或假性动脉瘤等有重要价值；对于确定金属异物与颈部大血管的关系，及拟定手术方案是必要的。

（四）B超检查

超声波在人体组织内传播时，由于各种组织的密度和特性不同，因而有不同的回声图。超声体层检查通常采用的是B型超声探测仪。超声波检查方法简便，对患者无损伤也无痛苦，对软组织分辨力强，成像速度快，可用于颌面损伤的辅助检查，尤其是对于软组织损伤、肿胀的检查可以提供较为准确的信息。例如鉴别肿胀的性质是创伤后均质性水肿，还是组织内血肿或脓肿；颈部肿胀与颈部大血管之间的关系，鉴别是创伤性假性动脉瘤，还是一般性血肿等。对于软组织内存留的异物，尤其是非金属异物，超声波探查也是颇有帮助的。对于腹部内脏有无合并损伤，也常借助B超检查，协助诊断。而颅脑中线波是否移位则有助于诊断颅内血肿。

【颌面损伤的诊断】

迅速、及时地判断伤员的伤情是颌面损伤早期诊断和救治的首要步骤。对伤情的判断应按轻重缓急分两步进行。首先应判断有无危及生命的体征和必须立即抢救的征象，包括意识是否清醒、瞳孔大小和反应、呼吸道是否通畅、失血量的估计、血压和心脏情况等。第二步是在确认伤情稳定后，通过伤史采集和全身检查，作出进一步诊断。

（一）意识和神志

应首先查明伤员神志是否清楚，意识有无丧失。昏迷或有昏迷史的颌面损伤患者多系颅脑损伤所致，应结合瞳孔、血压、呼吸、脉搏、是否出现病理反射等变化及休克等加以鉴别。

（二）通气道

在判断呼吸道是否通畅时，应观察有无呼吸动作，及呼吸的次数和深浅。如有呼吸困难，应查明原因。

观察胸壁在呼吸时是否对称,有无反常运动,吸气、呼气的情况和间歇。上呼吸道阻塞可因舌后坠、异物(出血及血块、呕吐物、涎液、义齿和其他外来异物)堵塞、声门区水肿、喉部外伤,及上、下颌骨骨折块移位等引起。昏迷患者仰卧位时,因舌后坠而阻塞呼吸道者,如将下颌托起,使下颌前移(舌也随之前移),则可排除舌后坠引起的阻塞。

(三)肺、胸

应行胸部的视诊、扣诊和听诊,如无呼吸,应立即进行人工呼吸。胸壁和肺的严重创伤有的将立即影响伤员的生命,如开放性气胸、活瓣性气胸、严重的血胸及心包积液等,需立即抢救;有的则可能有生命危险,如肺挫伤、气管支气管破裂、食管穿孔、心肌挫伤、大血管损伤和横膈膜破裂等。

(四)血循环

血循环情况对有无休克及休克程度的判断是极为重要的。如伤后 15 分钟内即发生深度休克,多因大量失血所致。通常在急诊时用以判断休克程度的指征为血压、脉搏、皮肤颜色、温度和湿润度、意识状态、尿量和中心静脉压等。

由于代偿功能,失血量在 15%～20%时,血压可不发生变化,超过 20%后,血压才下降;老年人失血量为 10%～15%时,血压即开始下降。

脉搏每分钟达 120 次以上,要考虑为血容量不足引起,但应排除疼痛、精神紧张等因素。

皮肤灌注情况是较准确的判断指征。因失血的第一步代偿即皮肤和肌肉的血管收缩,表现为皮肤苍白并发冷,躯干及四肢皮肤冷而湿润。

对严重外伤患者,应留置导尿,每 15 分钟记录尿量 1 次。由于失血的第二步代偿是内脏血管的收缩,包括肝、肾、胃肠道的血管收缩,故尿量减少能直接反映肾血流量减少。正常的最低尿量为每小时 0.5ml/kg。

与外伤有关的休克,其本质多为血容量不足。急救时除输血输液外,还应给氧。急救的效果应根据脉搏、血压、血气分析、尿量及呼吸情况等综合判断。

对于上述危及患者生命的情况进行救治,病情稳定后,即应进行详细的全身检查和局部伤情检查,进一步详细询问病史。急诊处理中的主要诊断步骤应包括 X 线诊断,除拍摄头颅各种体位的 X 线片以了解颌面骨骨折情况外,还应常规拍摄胸片,协助对胸部创伤的诊断。经过以上检查和诊断步骤后,对患者的伤情可以作出更为正确的判断。除应基本搞清颌面部损伤以外,还要了解是否有严重的合并伤,如颅脑伤、内脏损伤、脊柱和四肢损伤等,必要时请有关科室会诊,共同诊治。

四、颌面损伤的急救

【窒息的急救】

(一)窒息的原因

窒息可分为阻塞性窒息和吸入性窒息两大类。

1.阻塞性窒息

(1)异物阻塞咽喉部:损伤后可因血凝块、呕吐物、碎骨块、游离组织块或各种异物堵塞咽喉部而造成窒息,尤其是昏迷的伤员更易发生。

(2)组织移位:当上颌骨发生横断骨折时,骨块向下后方移位,压迫舌根,堵塞咽腔;下颌骨颏部有粉碎性骨折或双发骨折时,由于口底降颌肌群的牵拉,可使下颌骨前部和所附着的肌向后下方移位,引起舌后坠而堵塞呼吸道。

（3）组织肿胀：口底、舌根、咽侧及颈部损伤后，可发生血肿或组织水肿，压迫呼吸道而引起窒息。

2.吸入性窒息　主要发生于昏迷伤员，可直接将血液、涎液、呕吐物或其他异物吸入气管、支气管或肺泡内而引起窒息。

（二）窒息的临床表现

临床上往往有几种因素同时存在，而使伤员发生呼吸困难，直到窒息。

窒息的前驱症状为伤员烦躁不安、出汗、口唇发绀、鼻翼煽动。严重者在呼吸时出现三凹体征，即锁骨上窝、胸骨上窝及肋间隙明显凹陷，进而发生脉弱、脉速、血压下降、昏迷、瞳孔散大等危象，以至死亡。

（三）窒息的急救处理

防治窒息的关键在于预防，要及早发现并处理，把急救工作做在窒息发生之前。如已出现呼吸困难，更应分秒必争进行抢救。

1.阻塞性窒息的急救　应根据阻塞的原因采取相应的急救措施。

（1）及时清除口、鼻腔及咽喉部异物：迅速用手指或器械掏出或用吸引器吸出堵塞物；将伤员置于俯卧位或头低侧卧位，继续清除血凝块或分泌物。

（2）牵出后坠的舌：可在舌尖后方2cm处用粗针线穿过舌组织全层，将舌拉出口外，解除咽腔堵塞。

（3）吊起下坠的上颌骨：可采用筷子、压舌板或特制木质托板，横放于两侧前磨牙部位，将上颌骨向上提吊，并将两端固定于头部绷带上。

（4）插入通气导管：对因咽部肿胀而压迫呼吸道的伤员，可经口或鼻插入通气导管，以解除窒息。如情况紧急，又无合适导管时，可用粗针头由环甲膜刺入气管内，如仍嫌通气不足，可再插入1～2根粗针头，随即行气管切开术。如呼吸已停止者，可行紧急环甲膜切开术进行抢救，随后再作常规气管切开术。

（5）手术清除血肿、止血：对于颈部或咽部急剧发展的血肿，已引起呼吸困难时，应及早切开探查，清除血凝块，寻找出血血管，妥善止血。对于颈外动脉及其分支或颈部静脉破裂出血，均可行血管结扎止血。如系颈总动脉或颈内动脉破裂出血，则根据血管破损情况行血管壁缝合修补术或血管移植修复术。

2.吸入性窒息的急救　应立即行气管切开术。通过气管导管，充分吸出进入气管内的血液、分泌物及其他误吸物，解除窒息。这类伤员要特别注意防治肺部并发症。

3.环甲膜切开术　此法只能作为紧急抢救窒息伤员的应急措施，不能长期代替气管切开术。插管不宜超过48小时，置管过久，可导致环状软骨损伤，继发喉狭窄，故应在48小时内作常规气管切开术，缝合环甲膜切开创口。环甲膜切开术是在环状软骨与甲状软骨之间横形切开环甲膜而进入声门下区。

手术方法：取头后仰位。因系紧急抢救手术，一般可不用麻醉。先摸清甲状软骨与环状软骨之间的凹陷，一手夹持固定该部气管，沿环状软骨上缘，用尖刀横形切开皮肤、皮下组织和环甲膜，立即以刀柄撑开切口，解除呼吸困难，随即插入气管导管或较硬的橡皮管，保持呼吸道通畅。如采用橡皮管时，应设法将其固定于切口的皮肤上，以防插管滑入气管内或外脱。

【止血】

出血的急救处理，要根据损伤的部位、出血的来源（动脉、静脉或毛细血管）和程度及现场条件，采用相应的方法。

（一）压迫止血法

1.指压止血法　即用手指压迫出血部位的供血动脉近心端，适用于出血较多的紧急情况，作为暂时止血，随后再改用其他方法作进一步止血。如颞、额区出血，可在耳屏前将颞浅动脉压闭在颧弓根部的骨面上；面颊及唇部出血，可在下颌骨下缘、咬肌前缘处将颌外动脉压迫在下颌骨面上；出血范围较广或上颈部有动脉性大出血时，可直接压迫患侧的颈总动脉，用拇指在胸锁乳突肌前缘、环状软骨平面将颈总动脉压向第 6 颈椎横突。

2.包扎止血法　可用于毛细血管、小静脉及小动脉出血。尽量将软组织复位，然后在损伤部覆盖多层纱布敷料，再用绷带行加压包扎。注意包扎时压力要合适，慎勿加重骨折块移位和影响呼吸道通畅。

3.填塞止血法　可用于开放性和洞穿性创口。一般将纱布块填塞于创口内，再用绷带行加压包扎。在颈部或口底创口内填塞纱布时，应注意保持呼吸道通畅，防止发生窒息。

(二)结扎止血法

结扎止血法是常用而可靠的止血方法。条件允许时，对于创口内出血的血管断端应用止血钳夹住，作结扎止血。在紧急情况下，也可先用止血钳夹住出血的血管，连同止血钳一起妥善包扎、后送。口腔颌面部较严重出血如局部不能妥善止血时，可结扎同侧颈外动脉。

(三)药物止血法

药物止血法适用于组织渗血、小静脉和小动脉出血。局部使用的止血药有各种中药止血粉，止血纱布及止血海绵等。使用时可将药物直接置于出血处，再外加纱布敷料，加压包扎。全身使用的止血药物，如注射立止血、维生素 K_1、止血敏、卡巴克络(安络血)、氨甲环酸等，可辅助止血或减少渗血，但不能代替局部止血法。

(四)颈外动脉结扎术

1.体位　取仰卧位，使头稍后仰，面部转向对侧，这样颈动脉便于暴露。

2.麻醉　一般采用局麻。

3.切口　自下颌角平面，沿胸锁乳突肌前缘，向下作一长约 6～7cm 的切口，切开皮肤、皮下组织、颈阔肌和颈筋膜。

4.显露颈外动脉　在切口内分离胸锁乳突肌前缘，用深部拉钩将其拉向后方，可见面总静脉横越颈外动脉而进入颈内静脉，可将其结扎、切断或避开。在舌骨大角下方，分离、打开颈动脉鞘，即可显露颈总和颈内、外动脉。

5.鉴别颈外动脉与颈内动脉　颈外动脉在颈部有多个分支，而颈内动脉在颈部无分支。在分离显露颈外动脉时，应同时分离出甲状腺上动脉和舌动脉，以便于在此二分支之间结扎颈外动脉。

6.结扎颈外动脉　在甲状腺上动脉及舌动脉之间，用 4 号线和 1 号线双重结扎颈外动脉。

【防治颅脑损伤】

由于口腔颌面部与颅脑邻近，颌面伤员伴发颅脑损伤的比例较大。颅脑损伤包括脑震荡、脑挫裂伤、硬膜外血肿、颅骨骨折和颅底骨折等。颅脑损伤伤员有昏迷史，主要临床表现包括意识障碍，颅压增高，体温、脉搏、呼吸及血压等生命体征变化，神经系统体征、瞳孔变化以及脑脊液漏等。

(一)脑震荡

脑震荡是脑损伤中较轻的一型，以受伤当时即发生短暂的意识障碍为其特征，患者清醒后可呈现一时性大脑皮质功能障碍及自主神经功能失调的症状，如头痛、头晕、乏力、恶心及呕吐等。患者对受伤当时及伤前一段时间的经历往往暂时失去记忆。一般经数天或数周后，症状可完全消失。

(二)脑挫裂伤

脑挫裂伤是原发性器质性脑损伤，可分为局限性和广泛性脑挫裂伤两类，可以发生在脑的任何部位，包括直接着力处与对冲部。通常以一侧或两侧大脑半球皮质的挫裂伤多见。脑挫裂伤的轻重程度差异很大，主要取决于脑损伤的部位。脑的重要功能区如脑干、丘脑下部损伤，其伤情往往都很严重，患者多长期昏迷，死亡率和残废率都较高。脑挫裂伤以软脑膜及脑实质的点片状出血和水肿为病理特点，患者多有蛛网膜下腔出血的临床表现以及因脑水肿与脑出血产生的颅内压增高。患者昏迷较深，昏迷时间较长，出现脑膜刺激征。脑挫裂伤根据伤灶部位的不同,可伴有不同程度的运动、感觉、反射及自主神经功能障碍的症状和体征,包括失语、颅神经功能障碍、肢体瘫痪或强直等,同时呼吸、脉搏、血压和体温等生命体征也常有变化。其预后视伤情轻重及治疗实施情况而不同,一部分患者可痊愈。

(三)脑受压

引起脑受压最常见的原因为急性颅内血肿、脑水肿、大片凹陷性骨折以及硬脑膜下积液等。呼吸不畅、脑缺氧、休克以及静脉输液量过多过快等均可加重脑水肿,从而加剧颅内压增高与脑受压。患者发生脑受压时,常呈现伤后昏迷→清醒或好转→再昏迷这一过程,或为意识障碍进行性加深。脑受压继续发展,必将导致脑疝形成,使患者出现危象。脑受压与脑疝的严重后果是:由此急剧地造成继发性脑干损伤而迅速致命,或因脑干受压、缺血,导致不可逆性损害,使患者长期昏迷,处于去大脑强直与植物生存状态。所以当患者出现早期脑受压征象时,必须抓紧时间进行紧急处理,及时解除脑受压,患者才有希望脱离险境。

(四)颅脑损伤的治疗原则

1.严密观察伤情 按颅脑伤病情变化规律,以伤后24～48小时变化最大,定时观察患者的意识、呼吸、脉搏、血压、瞳孔及肢体活动等项变化很有必要,特别要注意患者头痛加剧、呕吐频繁、躁动不安、再次昏迷及生命体征进行性改变的动向,高度警惕颅内血肿的发生。对可能需要紧急手术的患者,作好术前准备。

2.按伤情轻重与类型分别对待 因颅脑伤而死亡的原因为脑挫裂伤、严重脑水肿、颅内血肿、严重合并伤与休克,以及早期并发肺炎、胃肠道出血、水电解质平衡紊乱与衰竭等。应针对脑水肿的防治、颅内血肿的及早诊断和及时手术、缺氧与肺部并发症的防治、合并伤的处理,以及周身情况的调整与支持等进行救治。

3.颅脑伤合并其他部位伤的处理

(1)合并内脏破裂、张力性气胸、大量外出血、休克等危及生命的严重伤情应优先处理,采取紧急手术与根治性治疗措施,与此同时,兼顾脑损伤的一般救治。

(2)颅脑伤严重,存在颅内血肿等急性脑受压情况时,先行开颅术解除脑受压危象。属于可以缓期处理的颌面骨折、四肢骨折等合并伤,先作临时性固定,待脑部伤稳定后再作处理。

(3)颅脑伤与合并伤伤情都很严重,都可能危及患者生命时,可由两个手术组同时进行手术,此时良好的麻醉配合及输血保证是很重要的。

(五)颅脑损伤的一般治疗

1.急救 首先要查明有无危及生命的严重合并伤与休克,并应立即作针对性紧急处理。各种开放伤予以包扎、止血。颅内血肿引起早期脑受压者,须及时作开颅手术,清除血肿并行减压。应用脱水剂、激素、中枢兴奋剂,及给氧、输血与输液、头部降温等措施防治脑水肿,稳定患者的生命体征。

2.保持呼吸道通畅与防治脑缺氧 这是最重要的基本治疗措施。脑组织不能耐受缺氧,大脑皮质最易遭受损害,甚至可使患者陷入去皮层状态,难以恢复。颅脑伤的昏迷患者易发生误吸而窒息。脑部伤可引起气管痉挛、粘膜下出血,导致肺水肿与肺炎,使呼吸通气量减少、周身缺氧与脑缺氧,由此构成脑缺氧、颅内压增高和呼吸障碍的恶性循环。目前对颅脑伤患者的呼吸管理,主张长时间应用控制性过度通气,可以防止缺氧,有利于治疗肺水肿、呼吸窘迫综合征与降低颅内压。

3.防治脑水肿,降低颅内压 在颅脑伤的救治中如能有效地控制脑水肿和颅内压增高,多数颅脑伤患者可转危为安。脑水肿的治疗方法有:

(1)脱水疗法。常用的渗透性脱水剂有:①20%甘露醇,最为常用,每次剂量按1～2g/kg算,快速静脉滴注,每6～12小时1次;②25%山梨醇;③50%葡萄糖等。利尿性脱水剂有:①速尿,每次剂量20～40mg,

缓慢静脉注射；②利尿酸钠，每次 25mg，稀释后缓慢静脉注射；③氢氯噻嗪，25mg，每日 3 次口服。

采用脱水疗法时，必须同时控制水分入量，以每日 1500～2000ml 为宜。长时间应用脱水剂，需同时补钾，适当补钠，如应用平衡盐等，以防止电解质紊乱。

（2）激素治疗：重型颅脑伤及开颅术中和术后，应用肾上腺皮质激素有肯定效果。

（3）冬眠低温疗法。

（4）巴比妥盐疗法：巴比妥盐治疗严重颅脑伤有肯定效果。戊巴比妥钠的首次用量为 3～5mg/kg，以后每 1～2 小时用 1～2mg/kg，再后每 4～6 小时用 4～6mg/kg。

4.维持水及电解质平衡　颅脑伤的早期治疗原则为须限制水分摄入，同时采用脱水治疗，使水与盐类排出增加。创伤反应性发热、感染等因素可增加水分排出，所以须注意维持水及电解质平衡，纠正其紊乱。

5.防治感染　颅脑伤时可能并发创伤感染及颅内感染；昏迷患者常并发肺炎、泌尿系统感染、肠炎、疖肿、褥疮等，应正确选用抗生素，加强周身支持疗法和护理。

6.神经代谢药物的应用

（1）脑代谢促进药：能量合剂：由三磷酸腺苷 20～40mg、辅酶 A 50～100 单位、细胞色素 C 15～30mg、胰岛素 8～12 单位、维生素 B₆ 100mg 等加于 10％葡萄糖溶液 250ml 内配制而成。各药亦可单独行肌内注射或稀释后行静脉注射。

（2）促苏醒药：目前应用较多的有胞二磷胆碱，每次 250～500mg 静脉注射或肌注；也可用克脑迷、氯酯醒及利他林等。

7.加强护理　颅脑伤患者，特别是重型伤者应有专人护理，置于监护病室，严密观察病情，制订护理计划，做好各方面护理工作，如五官护理、呼吸道护理、泌尿系统护理、皮肤和肢体护理及精神、心理护理等，并及时做好对于高热、头痛、躁动、癫痫和呕吐等情况的对症处理。

【防治感染】

口腔颌面部损伤的创口常被异物、尘土和细菌侵入而引起感染。创口感染除增加组织的破坏，影响伤口的愈合外，还可引起颌面部蜂窝组织炎、颌骨骨髓炎、继发性出血及肺炎等并发症，增加颌面损伤的复杂性和严重性。颌面战伤时创口的感染率更高，约为 20％。

感染不仅增加患者的痛苦，延长伤口愈合时间，加重颜面畸形，而且要消耗更多的人力和物力，严重者还会危及患者的生命。因此，防治感染也是颌面损伤急救中的重要问题。

颌面损伤感染的病原菌多为化脓性细菌。常见的有葡萄球菌、链球菌、大肠杆菌、变形杆菌和绿脓杆菌等。这些细菌广泛分布于自然界、人的皮肤上和肠道里，其致病率不高，入侵能力较弱，毒力较低；但当人体抵抗力下降，体内菌群失调时，也可以成为主要致病菌，引起广泛的创面感染，甚至发生菌血症、败血症和脓毒血症等。其中绿脓杆菌和一些厌氧菌对多种抗生素有耐药性，是创伤感染中较难控制的常见病原菌。

在损伤急救中防治创口感染的方法，包括对创伤的局部处理和加强全身的防御能力两个方面。

1.在伤员救治的全部操作过程中都应遵守无菌技术原则，在救治的各个环节上防止创口感染的发生。

2.伤后及早包扎伤口是减少污染的重要环节，可减少再污染的机会。

3.伤后尽早应用抗生素，尤其是广谱抗生素和抗厌氧菌药物的联合应用。

4.尽早进行清创术。清除伤道中的血凝块、异物、细菌、坏死组织或失去活力的组织，以及各种进入伤口的污物，是减少或消除细菌污染最重要的环节。尽早彻底的清创术后如能作初期缝合，不仅更有利于预防感染，而且为创伤的愈合创造了条件。

5.常规注射破伤风抗毒素 1500 国际单位，以预防破伤风。

6.注意全身支持疗法,促进患者防御功能的恢复。如给予输液、输血,以补充血容量,提高组织的灌注量;能经口饮食的患者,注意营养饮食的摄入,改善其全身状况。

妥善处理化脓感染伤口。伤口脓液较多者,可在充分清洗后用浸有抗生素的敷料湿敷,或用高渗盐水纱布湿敷,经常更换敷料;如伤口脓液不多,可在注意引流的条件下,用凡士林纱布覆盖创面,外加敷料包扎,逐日换药,清洁创面;如脓液很少,肉芽组织健康,即可作二期缝合或游离植皮,消灭创面。有条件时,应进行感染伤口分泌物的细菌培养和药物敏感试验,以便应用有效的抗生素。

(崔荣霞)

第六节　颅面外科

一、颅面畸形的诊断技术

【产前胎儿检查】

目前发展起来的产前诊断颅面畸形的检查方法有羊水穿刺、腹部内窥镜及超声波等。羊水穿刺可取得羊水作细胞学检查;腹部内窥镜会导致5‰的流产率;超声波检查在胎儿11～12周时即可看出头形,10～18周可分辨出脸部,20周可看出脸颊,是产前诊断颅面畸形的最佳工具,目前已有多篇报道。

【颅面检查】

很多颅面畸形通过视诊、触诊及度量表面或骨骼后就可以确定诊断。当然家族病史对诊断亦极有帮助。检查从头颅、额头、眼眶、口腔,最后到枕骨、颈椎,由皮肤、头发到骨骼,同时也应检查肌肉、神经及腺体的功能。注意左右两侧是否对称、是否合并其他畸形。

皮肤的色泽、高低、肥厚或萎缩对诊断有一定帮助。皮肤较薄、色泽较深,常表示萎缩或颅面裂;皮肤肥厚或肿大,则可能合并血管或淋巴管异常或肥大症;检查头发浓密稀疏或光秃、发际或腮鬓是否有不正常的延伸,这种不正常的延伸通常是指向骨骼裂隙,眉毛中断也常表示中断部位下方眼眶骨骼发育不良;先天性面神经、动眼神经或其他颅面神经麻痹,常合并于颅面短小畸形及 Mobius 综合征。

眼睛部分要检查是否有眼皮裂及眼球前下方之皮囊肿、眼睑隙的斜度是否向上或向下、眼睑张开的大小、眼睑有否下垂;测量两眼内眦和外眦的距离及眼球的突出度(可用凸眼计,如 Hartel 测眼计);了解泪管的通畅与否(可由泪管孔注入盐水来证实);分别检查记录6条外眼肌的运动功能、瞳孔的形状(通常为圆形,若眼前房发育不良则为椭圆或扁圆)、瞳孔颜色(灰或白则表示白内障)、瞳孔对光反射(若有一侧视神经受损,则对光瞳孔收缩反应,光线由正常眼移到受损眼时,对侧瞳孔变大,即 Marcus Gun 现象)、视力、唇部及齿龈有无凹陷或裂隙、下唇是否有孔或粘膜囊肿、上唇系带是否多于一条(若有两条或更多,两条之间常有骨骼裂隙)、舌是否没有发生或太大或分成两半、硬腭软腭有无裂隙(腭裂两侧腭盖上的粘膜肥厚,可使中央凹陷看起来很像腭裂,如 Apert 患者)、有无先天性颞颌关节强直(不多见,但张口的大小应予记录)、上下颌骨的关系(有3种:矢状面可分 Angle 氏第一、二、三型,垂直面可分咬𬌗或开𬌗水平,及横切面,以了解是否有颌骨侧歪、咬𬌗面倾斜)、耳道(大小、位置、对称性应予记录)、外耳或中耳或内耳的畸形(耳前的皮、软骨,及赘肉的软骨部分常深入正常耳软骨或深入骨组织)。这些异常可合并在许多颅面畸形,尤其是与第一、二鳃弓有关的 Treacher-Collins 综合征、Goldenhar 综合征或颅面短小症。

对骨骼的检查,可在视诊后以触诊再一次证实额、眼眶、鼻、颧骨、上下颌骨之大小、宽窄及对称程度。

视诊看到的皮肤颜色光泽不同,或发育厚度不良,或毛发指向异常,或眉、睫断裂的下方,应以触诊探查是否有骨骼裂隙、软组织膨出(脑膨出)或骨骼突出。两眼眶的距离可以用触诊加上尺或圆规测量,大致分出严重程度。

【放射线检查】

放射线检查可以明确诊断颅面骨骼畸形、提供脑及眼等周围组织的情况、早期诊断颅面畸形,以期在大脑未受到不可逆转的副作用前进行手术。新生儿或早产儿就可以接受放射线检查,婴儿或小儿在必要时可给予镇静剂或全身麻醉。

放射线诊断的方法有:

1.标准放射线摄片　通常包括5种位置:后前位可呈现颅盖骨缝;两侧位可见到前囟缝;额头位可呈现人字骨缝及枕大孔;矢状位可看见额缝;华氏位及牙颌全景片,可以帮助诊断眼眶及颅面上、下颌骨之畸形。

2.CT扫描　是诊断颅面畸形的最佳武器。基本的轴位及额位切面资料可以重组成矢面的切面,更可形成立体影像(三维CT)。

3.脑血管摄影　在怀疑颅面畸形合并脑血管疾病时才使用。

4.磁共振　颅面畸形通常不必作磁共振,如合并有软组织的畸形时才有帮助。

当临床检查怀疑颅面某部位有异常时,可由放射线检查加以证实。早闭的颅缝在标准X光片上看不到。CT片,尤其是立体CT(三维CT)片,可以看到完全或部分的颅缝早闭,在颅顶可发现手指形颅骨变薄的压迹,这是因为大脑脑回压在颅内板,使颅内、外板间的骨髓质消失、骨板变薄。发生颅面异生时,如严重的Crouzon综合征,颅底前腔变小、蝶骨影像可能上翘,导致视神经管及眶上裂位置异常。单侧冠状颅缝早闭者,患侧额骨后缩而颅面短小,患侧之颅中窝减小,左右不对称。无眼或小眼畸形者没有眼眶或为小眼眶,眼眶太窄或太浅,可导致正常大小或构造的眼球向外突出。若眼眶大小正常,而内含软组织体积增加,也可导致眼球外突,此即称为突眼症。筛骨的异常可导致两个眼眶之间的距离异常。各种颅面裂畸形的颅骨异生或裂隙,可在CT(尤其是三维CT)片中得到印证。下颌骨髁状突或下颌骨体的发育异常,及咬肌、颞肌或翼肌的大小异常,在与第一鳃弓发生有关的畸形时,可以在CT、磁共振中看出其异常状态。

【头颅定位测量片检查】

头颅定位测量片是正颌外科的诊断工具,目前应用范围已扩大到颅面骨及软组织,用以测量患者的特定颅面结构在特定年纪时与正常值的差异,预测在发育过程中此特定颅面结构的变化,以及决定用何种重建方法来改善不协调的颅面结构。此检查的两个必要条件是变形小及重现性高。为了使头颅定位测量片变形小,X射线管与患者距离必须要在4m以上;重现性则要求患者将头放在头架上,牙齿咬殆,上、下唇放松,而Frankfort平面(外耳道上方到眶下点的连线)须水平。通常使用侧影定位测量片,必要时可摄轴或额面,用木板或其他遮板可使脸部皮肤侧影显现在X片上。

头颅定位测量片的标准定点,每一点都为颅面解剖学上的固定位置。点与点连成连线(如Frankfort平面),线与线形成角度(如角SNA、SNB)。定位测量片的描绘或分析方法很多,这说明每种方法都有所不足。目前在分析治疗及追踪颅面畸形中常用的方法只有3种。

1.Sassouni法(1964)　提供Ⅱ型、Ⅲ型咬殆及开胎、深覆殆患者的分类。

2.Ricketts法(1981)　以颅底为基准,加上、下颌骨的旋转,用以评估颅面骨生长的速率。然后从上到下,重组骨及软组织。

3.Delaire法(1978)　将颅部与面部的骨及软组织通过建筑分析联结起来。此法对重建颅面畸形时各部位的比例及协调有很大的帮助。

二、眶距增宽症

眶距增宽症是指两眼眶间骨性距离过度增宽的一种疾病,它是一种症状,可以出现在许多类型的颅面畸形中。

Tessier 提出眶距增宽症有 5 种可能的病因:①中面部或颅面部原发性发育不良;②单侧颅面裂;③颅面部正中裂或鼻裂;④额鼻部的鼻筛型脑膜—脑膨出或额窦肥大;⑤颅缝早闭症,如见于 Crouzon 及 Apert 综合征患者。Cohen 等亦曾描述过额颅骨发育不良综合征,它实际上是一种累及颅、额、鼻及颌骨的骨发育异常,症状之一就是眼眶间距较正常人为宽。颅面外伤后也可引起眶距增宽症,但多表现为单侧或不对称。

【临床表现及分类】

(一)内眶距的测量

确定眼眶间距离正常与否的标准是测量内眶距。

临床上,测量两眼眶的骨性标志以眶内侧壁的泪嵴点为测量基准。图 24-11 为 Dacryon 基点,它是上颌骨鼻突、额骨及泪骨的交汇点。此点可用示指在眶内侧皮下扪得。两侧泪嵴点间的距离称为内眶距(IOD)。应参考患者内眦角间的距离来确定眶距增宽的严重程度。头颅骨的正位片亦可测定这个间距,但因摄片投射角的差异可能会造成误差。如进行 X 线摄片观察,则必须具有相同的投射角和摄距(如头颅定位片)。采用头颅 CT 平扫及冠状扫描,以确定左右眼眶及眼球在前后突度和高低距离方面的差异,这对于单侧眶距增宽症的诊断有较高价值。

眼眶骨性间距的宽度随种族、年龄、性别而有所不同。正常婴儿出生时,平均距离约为 16mm,以后随年龄增长逐步增加。女性至 13 岁、男性至 21 岁左右,眶间距离基本恒定而不再改变。西方人的眶间距,女性正常值约为 25mm,男性约为 28mm。东方人的眶间距较西方人稍宽,曾测量了 150 例正常人头颅 X 线片的眶间距,并将其结果与轻、中、重度眶距增宽症患者比较,发现中国人正常女性的眶间距在 23～29mm 之间,平均为 27.88mm;正常男性的眶间距在 24～30mm 之间,平均为 28.87mm。同样在一些轻度的眶距增宽症患者中,眶间距在 32～36mm 者,有些本人或家属并不认为是畸形。由此可见,东方人对眶间距离略宽的心理耐受性较西方人为大,眶间距在 25～32mm 者均可视为在正常范围内。

除上述测定法外,正确的眶间距离测量还有赖于在手术时。直接测量两侧泪嵴间的真性骨间距离,一般较 X 片上的测量值为小。

(二)临床表现

眶距增宽症的颅面部外形主要是两眼眶间的距离过大,因而十分明显,通过 X 线片、CT 片,很快即可作出诊断。除眶间距离增宽外,眶距增宽症患者的颅面骨和颅前窝亦有改变,可观察到鼻中隔、鼻骨、筛骨、筛板及嗅窝等部位均宽于正常人。面裂所致者,鼻根部宽阔平塌,无正常鼻梁隆起,有时有内眦裂开和移位。在脑膜—脑膨出病例中,可以发现鼻根部存在正中沟状裂隙。约 1/3 的患者同时有斜视、弱视。颅面部外伤畸形者,多伴有内眦韧带断裂和移位。

(三)分类

眶距增宽症的严重程度按 Tessier 分类(1974)有 3 型,即按照西方人的标准进行分类。

Ⅰ度:轻度眶距增宽症,IOD 在 30～34mm 之间。

Ⅱ度:中度眶距增宽症,IOD 在 35～39mm 之间。

Ⅲ度:重度眶距增宽症,IOD 大于 40mm,或 IOD 虽在 35～39mm,而伴有眼球横轴歪斜或高低不平者。

东方人的眶间距较西方人为宽,故眶距增宽症的诊断标准也略有不同。适合于中国人的眶距增宽症诊断标准为:Ⅰ度增宽的 IOD 在 32～35mm 之间;Ⅱ度增宽的 IOD 在 36～39mm 之间;Ⅲ度增宽的 IOD 则在 40mm 以上。

【病理机制及并发畸形】

筛房窦的水平方向增宽是眶距增宽症的主要病理机制,但仅限于筛房的前部分增宽,而不涉及筛房的后部及蝶窦部分。此外,还可见到筛板的脱垂,即筛板超过正常额骨缝水平而向下方脱垂。这在 X 片上可得到明显的证实,CT 片上可见宽大的筛板。此外,还可见到嗅沟变圆,鸡冠重复或消失,但视神经孔一般在正常位置,因此造成两侧眼窝呈向外侧扩张状。在严重眶距增宽的病例中,这个扩大角度可达 60°,而在正常人仅为 25°,这样就更加重了畸形,并导致双眼协同视物功能的丧失。依据视神经孔多在正常位置的解剖特点,手术时可在离眶顶 8mm 范围外进行眼眶周围截开,使眶缘骨架游离及移位后在新的矫正位置作固定,而不致造成对视神经的任何损害或压迫。在额筛部脑膜脑膨出症中,其眶距增宽的程度,即两侧瞳孔间距的增大,不如面中裂所致的眶距增宽来得明显,原因是前者完全由脱垂脑组织的机械作用所致,而畸形的程度完全取决于脑组织脱垂的程度。在 Cohen 综合征的病例中,由于颅缝早闭而使中面部显得格外短小,加上眼眶间距增大,因此当发育完全时,常需进行二期手术治疗整复。面裂的中鼻部支架受到破坏,呈现鼻部变宽伴有双重鼻中隔,同时往往有双重鼻尖,鼻翼软骨常见发育不良。眶距增宽症眼眶间距增大,引起双眼视轴的间距相应变大,这样更加重了畸形,并导致双眼协同视物功能的丧失。

【手术年龄及手术原则】

目前趋向于较早进行手术矫治,但亦不宜过早。一般来说,5～6 岁时进行手术为最佳时机。Converse 曾主张在婴儿早期手术,在他的一组病例中,年龄最小的仅为 4 个月的婴儿。过早手术,不但在进行眶缘下截骨时会损伤恒牙的胚胎,而且还会影响颅面骨骼的正常发育。在 5～6 岁时进行手术矫治,有助于学龄前儿童心理的改善;但最主要的是,由于此时骨组织较薄软,手术操作远较成年人为方便。Tessier 建议,在眶架下缘截骨时,其水平截面应在眶下孔血管神经束以上的部位进行离断,这样就不至于损伤牙齿的胚胎。这个位置相当于恒牙单尖齿和儿童时高位的上颌窦,因为上颌窦的最后发育下降,要等到恒牙萌出后才开始。术后用钢丝将上、下颌间两侧单尖牙结扎,就可获得足够的固定作用。

手术原则是彻底截开和松弛双侧的眼眶骨架,向中间靠拢,以改善颅面外形和眼球的分开性弱视。骨架移动后留下的间隙,用自体骨植入固定。

【手术方法】

对于轻度畸形,有时并非真性眶距增宽,而属于遗传性或创伤性内眦角畸形,如内眦赘皮所致者。在东方人,如鼻梁过于平塌,亦会呈现有轻度眶距增宽的症状。本型患者一般无需进行眶距截骨手术,只要纠正内眦畸形或填高鼻梁,即可得到矫正或改善。在中度眶距增宽症中,并不存在眼球真性移位和偏斜;但患者面部表现为较宽大,X 摄片显示眼眶外形正常,眶间距未见缩小,眼眶亦没有侧偏异位。本型病例一般只需采用颅外径路手术,如"O"形或"U"形截骨手术,即可得到矫正或改善。但如存在筛板脱垂,则亦需采用颅内径路进行截骨矫治手术。Ⅲ度(重度)的眶距增宽症,两侧眼眶存在真性侧偏异位,造成两侧外眦角和外耳道口距离缩短,呈"金鱼状"脸型。这时患者可以发生偏视,有不能集中视物及斜视等视力障碍。此类属于真性眶距增宽症,必须采用颅内-颅外联合径路的眶周矢状截骨术,以彻底松开和游离眶缘骨架,截除眶间多余骨块后,眶架在新的位置重新固定。对于Ⅲ度眶距增宽伴眶纵轴倾斜的特别严重病例,可选用中面部劈开法。

(一)手术操作步骤

1.切口选择 颅内-颅外联合径路选用横颅冠状切口和睑缘切口。颅外径路的"U"形截骨和"O"形截骨也选用冠状切口和睑缘切口；而眶内侧壁截骨内移则既可选用冠状切口，也可选用鼻根内眦部的局部切口。

2.颅外径路截骨手术　颅外径路手术操作方法有多种，现介绍如下。

(1)眶内侧壁截断及内移手术：先截除鼻中隔的过宽鼻骨及筛窦，然后将部分或全部眶内侧壁和鼻眶缘截断后连同内眦韧带向中央靠拢，最后进行钢丝结扎固定，或应用微型钢板固定。两旁的截骨后间隙则进行嵌入植骨。这种手术仅游离部分眶内侧壁和眶内缘，并不包括整个眼眶，也不改变眼球的位置，因此实际上只是将两侧内眦韧带及其附着骨块向中央靠拢，从而纠正了内眦间的过宽畸形。手术切口如在鼻背部外侧进行，会留下较明显的瘢痕，故可选用冠状切口进路。

(2)"U"形截骨术：在眶内侧壁、外侧壁、眶下缘和眶底进行截骨，截下骨块呈"U"形，同时截除中央部过宽的鼻根部及筛窦组织，将眶下部向中央靠拢，结扎固定，并在留剩的两侧骨间隙中进行植骨。手术切口沿眶周外下区进行，术后瘢痕较少。本术式适用于Ⅱ度眶距增宽症，且筛板位置较高，及无脑膜膨出的病例。据 Converse 和 Munro 的意见，"U"形手术大约可以缩短 IOD 的距离约 1cm 左右，故适用于 IOD 小于 40mm 的病例。

(3)"O"形截骨术：即在"U"形手术的基础上扩大，连同眶上缘及额窦的底部一并截断，向中央拉拢固定的术式，较"U"形手术彻底，适用于中度眶距增宽而额窦尚未完全发育者。7~8 岁内的儿童不宜应用本手术，否则可能造成颅前窝的暴露。

3.颅内径路截骨手术　实际上，这是颅内-颅外联合径路的手术方法。Tessier(1967)描述了一种颅内径路方法的眶距矫正术，以确保脑及眼球的安全，且最先发展了二期手术操作。第一期先截开颅骨，把额叶从颅前窝翻起，同时修补硬脑膜以防止脑脊液外漏。第二期进行眶周截骨术，同时切除鼻部中间的部分骨组织，包括筛板和鼻中隔。Converse 等(1970)发展了一期截骨术，类似于 Tessier 的术式，但又作了颅骨矢状缝旁侧切割，可使筛板及嗅觉器不受损伤。在操作中，眼眶截骨必须在眶轴的后侧进行，并应尽可能靠近后外侧，但不进入颅中窝，这样便能有效地移动眼球及眼眶。对于中等程度眶距增宽症的矫正可以施行"V"形截骨术，包括双侧眼眶周壁及眶底的截骨术，但应保留眶顶壁的完整。如婴儿伴有上颌弓的"V"形畸形，可以用中面部劈开的手术方法来矫正眶距增宽；把分开的面部两侧，包括左右两边的上颌骨向内侧移动，以使突起的"V"形上颌弓得到改善，并矫正眶距增宽。这一手术方法由 Vande Meulen(1979)首先开展。

颅内-颅外联合径路的基本手术操作步骤，包括前额开窗、前额眶上骨桥制备、眼眶截断并向中央靠拢及植骨等。选用较多的是保留鼻骨中央和部分筛骨正中板的旁正中截骨术，它包括双侧眼眶周壁及眶底的截骨术，但应保留鼻骨中央一条与眶上额带的完整，即中面部截骨形成两个游离的眶架和中央骨条的 3 个骨块。

作头皮冠状切口。在骨膜上、帽状腱膜下翻开前额皮瓣，直抵眶上缘。于眶上缘上 1.5cm 处切开骨膜，在骨膜下分离，注意保护眶上血管神经束。两侧软组织分离部位应达到颧骨下方部位；鼻中央部应达到鼻梁中上部。手术时注意慎勿穿破硬脑膜及中央部的矢状静脉窦。如有硬脑膜破裂，应设法缝合修补。在硬脑膜外用脑压板，轻轻将大脑额叶向上后方牵拉，以暴露颅前窝及眶顶部，此时，在额颅开窗部的下缘与眶上缘之间，保留一条横形的额骨桥，以便于在骨桥上下两侧骨架(额颅和眶骨)游离移位后，作骨间固定之用。眶上桥的宽度视患者年龄而定，一般约在 1cm 左右，两侧则与颞骨相接连。

眼眶周围的截断游离。先从一侧开始，在冠状切口外侧，横形切开颞筋膜，分离颞肌而进入颞窝骨膜下，从此处分离、暴露颧骨和颧弓，再在眼结膜囊内下睑板上缘处切开睑结膜，分离软组织直抵眶下骨缘，切开该处骨膜；用骨膜分离器插入骨膜下，向后方分离眼球和眶组织，直到离视神经孔及眶下裂 1cm 部位，随后用骨膜分离器插入眶上缘骨膜下,分离眶内组织,直到离眶上裂及视神经孔 1cm 部位;在内眦部切断内眦韧带,用黑丝线缝上一针作为标记,以便于手术后期将它作为内眦成形的标记,重新复位固定;细心分离泪囊,慎勿损伤之。这时整个眼球和眶内其他组织已完全在骨膜下松解游离。随后,用来复式电锯或小骨凿从眶外侧及颅前窝外侧处插入,将眶侧壁骨组织锯断或凿断,直抵眶下裂部位(眶下裂部位的骨壁极薄,操作便捷);然后沿眶侧壁的颧骨部将颧骨锯开,如感到操作存在困难,可在颧骨部作一皮肤上辅助小切口以协助之;继而通过下睑板上缘的切口,用小拉钩暴露眶下孔区域,于孔下方用电锯或小骨凿在眶下部作骨的横形截断,注意保护眶下血管神经束不受损伤。这时手术区就进入了上颌窦,可进行局部冲洗。再在面部鼻中央作纵形皮肤切开,向两侧分离鼻根部及上颌骨鼻突部,以暴露整个鼻根部位,然后又回到颅前窝,用电锯在左右眶上缘横形锯开骨板以形成眶上桥,再用小骨凿截除颅前窝中央的筛骨板及嗅窝组织,并将中央区宽大的鼻骨、鼻中隔及发育不良的筛骨及筛窦一并去除。如在眶距增宽症手术中采用保留鼻骨中央部及鼻中隔的术式,则在这部分操作时,应于中央部两侧分别进行截除手术。

最后在明视操作下,用电锯在颅前窝、眶顶部的前 2/3 与后 1/3 之间的交界线上,凿断眶顶部。至此,整个眶架骨组织已从上下左右及后方全部被截断,从而可以容易地被移位固定,矫正畸形。应用相同手术操作在另一侧进行眼眶截断手术,以使双侧眶架得到全部游离。再按手术设计要求,将它们向中央部移位靠拢,进行结扎或应用微型钢板固定。当然,在患有单侧眼眶畸形或异位,或后天性创伤畸形的病例,这种眶架截断手术只需在患侧进行。

在眶架后方截断眶壁时,截骨术必须在眶顶部的眶上裂部位距蝶骨嵴 8～10mm 处进行。如截骨线过于靠近视神经孔,将导致眶架移位后压迫视神经和血管,造成视神经损害;但如截骨线过于在眶缘前方,则不能有效地矫正畸形,或有可能导致术后复发。

在鼻部中央及颅前窝进行截骨时,其范围应包括筛板、筛房、鼻根和上颌骨额突等组织。一种是连同鼻梁、鼻中隔、筛板、鸡冠、嗅窝全部截除(Tessier 法);另一种则是保存鸡冠、嗅窝和鼻中隔,而分别在它们的两侧作旁中央截除术(Converse 法)。目前都趋向于后一种手术操作,这种手术由于保留了嗅板及嗅神经,所以术后患者仍保留了正常的嗅觉;且鼻中隔仍保留,所以左右鼻道仍保持了正常解剖形态。手术时,一般不需切除中鼻甲,但如患者有中鼻甲肥大,则应作截除术,以免阻碍了眶架的靠拢而阻塞鼻道通气。

4.伴脑膜-脑膨出的处理　在因脑膜-脑膨出引起眶距增宽症的病例中,膨出物可以和眶距增宽同时进行手术切除及修复。但 David 则主张在婴儿期可先进行脑或脑膜疝的回复和修补,并同时修补眶内侧裂孔,以便有利于眶组织的正常发育,待长大到幼儿时再进行眶距增宽畸形的矫正。这一主张并不与在 5～6 岁时一次性进行矫治手术的原则相矛盾。

(二)术中有关问题

在截除颅前窝骨组织时,保护脑组织和精细的脑膜修补是手术成功的关键之一。术中可通过过度换气来降低颅内压,以有利于良好暴露颅前窝诸结构,包括鸡冠、筛板及蝶骨嵴。对过度换气后仍不能有效地降低颅内压者,可用 20%(0.5～1.0g/kg)甘露醇静脉快速滴注,或放出一些脑脊液,直到颅内压出现明显降低,足以良好地暴露颅前窝为止。如有硬脑膜破裂,则应细致地进行修补,这样可以防止术后脑脊液漏或颅内感染。在手术关闭颅腔以前,更应细致检查有无细小的硬脑膜破裂和脑脊液渗漏。

由于手术范围大,术中良好而有效的止血实属重要。头皮切开的冠状切口,出血较多,使用一次性塑料头皮止血夹是方便有效的手段。Whitaker(1980)报道,由于手术熟练程度的提高,手术时间从平均的7.5小时降低到 4 小时,术中失血量由平均全身血容量的 86%(最多为 173%,最少为 26%)减少到 56%(最多为 117%,最少为 10%)。在上海第二医科大学第九人民医院 46 名病例中,平均失血量为 65%,手术时间亦已从原先的平均 7.5 小时降低到 5 小时。对年龄较小的患儿,应特别注意术中的出血量,并及时进行输血。

　　颅内压增高是术中及术后应特别注意的问题。半数开颅病例中,术中及术后 48 小时未见明显颅内压增高。一死亡病例,术中并未见颅内压增高,但术后出现颅内压增高,48 小时后死亡。尸体解剖提示:存在广泛脑水肿、上脑干弥散性脑内出血点、基底动脉出血,死亡诊断为脑水肿和脑疝。防止脑水肿和颅内压增高的关键是,在术中尽量减少对脑组织的牵拉、避免对脑组织的压迫。这包括适当地降低颅内压、与神经外科医师密切配合以保护好脑组织,以及在硬脑膜表面进行良好的止血,防止血肿形成等。Yokon 等研究表明,脑牵拉,特别是在颅内压较高时的过度压迫、持续牵拉,都会造成严重的脑损伤,其中包括脑电活动和形态学的改变。为了防止颅内压增高,可在手术开始前先作腰椎穿刺术,手术后仍保留数天,随情况变化放出部分脑脊液以降低颅压。此法还具有利于微小脑膜破裂口愈合的作用。手术中由于颅底筛板被凿断,致使与下方鼻腔相通,可引起暂时性脑脊液鼻漏,也可能成为术后的感染途径,导致产生脑膜炎等严重并发症。

　　在手术中,由于不经意地触碰眼球,或在手术中角膜暴露时间过长,可使角膜受到损伤,导致术后发生角膜溃疡,长期不愈可致形成角膜混浊和白斑,导致视力障碍。术中放置眼球保护器或隐形眼镜,可以保护角膜不受损伤(千万别忘记在手术结束时取出)。在暂时性的手术过程中,上、下睑缘缝合亦是保护角膜的一个方法。眶距增宽症患者多伴有各类斜视,可待手术矫治后请眼科医师予以纠正。之所以要在术后纠正斜视,是由于大多数患者在眶架移位后有眼球易位,眼内、外斜肌必须在术后建立新的平衡,以调节眼球活动功能,因此必须等待眶架位置定型后再进行视力纠正较妥。Diamond 曾于眶壁整复前先作斜视纠正,但效果并不理想。

　　颅内-颅外联合径路矫治眶距增宽症的手术比较复杂和困难,且具有一定的危险性。Tessier(1974)报道的 65 例中,曾有 2 例死亡,其中 1 例死于术中输血不足,另 1 例死于脑水肿;3 例由于术后未能作眼睑暂时性缝合,造成角膜摩擦伤而形成角膜溃疡。Converse(1972)报道的 52 例中,有 1 例死于出血过多,5 例术后并发神经性抽搐、长时期脑水肿和硬脑膜下血肿。Munro 曾提出,为了防止术后颅内血清肿或血肿,颅前窝底部在术后不应作闭合式缝合以利于引流。

　　由于此种手术具有一定的危险并发症,故术中及术后必须谨慎小心,操作要轻柔、准确和熟练,手术组应密切配合,才能使手术得以顺利进行和完成。术后加强护理,严密观察,防止感染,及时发现异常情况,并给予相应处理。

(张国瑞)

第七节　正颌外科

一、上颌骨畸形及其治疗

　　上颌骨由上颌突、中鼻突和侧鼻突发育而成,开始于胚胎第 6 周,是面部发育的中心。上颌骨发育没有软骨生成过程,完全是膜内化骨,主要通过骨表面新骨的重建和骨缝间新骨的沉积,使上颌骨向前、向下和向侧方延长。上颌骨高度,是通过腭盖表面,牙槽突新骨的增生,牙齿的萌出,鼻旁窦的扩大及骨缝骨的沉积来增加的。上颌骨宽度,系通过牙槽舌侧的骨吸收,颊侧新骨的增生,腭盖宽度的增加,及腭中缝、颧颌缝等骨质的沉积来得到增加的。上颌骨长度的增加,则主要是靠上颌骨、额骨、颧骨之间的骨缝,以及颧颌缝、翼颌缝等处骨质的沉着。同时,上颌结节后缘、前牙唇侧处新骨的形成,腭骨后缘新骨的增加,也促使了上颌骨长度的增加。

如果上述某些部位骨质沉积或新骨形成发生障碍,可以导致不同程度上颌骨畸形的发生。临床上以上颌长度畸形为多见,造成上颌前突或上颌后缩;而上颌的横向发育不足及长、短面畸形,临床上较为少见。上颌骨发育畸形,受到诸多因素的影响,如呼吸道不畅或口呼吸的不良习惯,及环境、外伤、骨缝闭合过早、邻近组织畸形等。近来有研究表明,颌骨的生长发育受到周围软组织的影响,受到功能的需要和刺激,其中口腔与鼻腔、鼻旁窦的扩大是决定性因素,而口腔、鼻腔等的扩大则是人体生理功能的需要。也有人认为,在骨骼成分中含有的软组织基质是生长的最基本因子,骨本身的生长只是继发性的。

【上颌前突】

上颌骨长度的过度发育,可以造成上颌前突,是上颌骨最常见的发育畸形。临床表现为上颌牙列超突,开唇露齿,牙弓狭窄,腭盖高拱,呈深覆𬌗或深覆盖状。儿童时期多在拔牙减数之后进行正畸治疗,而成年人则多采用手术治疗。

上颌前突患者,通常在儿童时期有咬下唇、吮指、口呼吸等不良习惯。检查中可见前唇难以闭合、前牙超突,可伴有开胎、深覆𬌗(盖)等,可通过 X 线头影测量以鉴别真性下颌后缩。上颌前突可显示 SNA 角超过正常,SNB 角正常,ANB 角大于正常。

上颌前突的手术治疗,多采用上颌骨前份截骨后将其后推。临床上先拔除第 1 前磨牙,按设计去除牙槽骨,然后横断腭骨的前部并在后缘去除所需要的骨质,再将上颌前部骨块向后移至需要的位置。手术方法常用的有 3 种,即 Wunderer 法、Wassmund 法和上颌前部截断后推法。

(一)Wunderer 法

本手术适用于上颌前份前突,难以通过简单的减数正畸治疗来达到矫治的病例。

术前作全身体检,并作 X 线头影测量,进行手术方案的设计。取牙𬌗印模,制作石膏模型,上𬌗架之后,施行模型外科,制作定位𬌗板;进行牙周洁治,去除病灶牙;拍摄正侧位相片,以作手术效果观察。将手术方案征得患者及家属的同意,取得他们的充分理解。

手术方法:常规口腔消毒、铺巾,通常可在局麻下施行手术。用 1%普鲁卡因加少量肾上腺素(10ml 中加 1 滴)行局部浸润或阻滞麻醉,拔除双侧第 1 前磨牙,向上牵引上唇,暴露上颌前庭部,在前磨牙颊侧预计要作截骨线处稍前方,垂直切开牙龈粘骨膜,经剥离之后,在平行牙根方向截断牙槽骨。在尖牙根尖上约 3~4mm 左右,将垂直截骨线弯向前,直至梨状孔下缘。在双侧垂直截骨完成之后,于腭部作横形粘骨膜切开,切口将两侧的垂直截骨线连在一起。将切开的粘骨膜向后剥离,以裂钻或小骨凿截断腭板,并按设计去除相应的骨量,上下移动上颌前份的骨块,或用骨膜剥离器撬动骨块,使之完全游离,但勿伤及唇侧的软组织,以保证其良好血供。将骨块翻起,仔细剥离鼻腔粘骨膜,用电钻或咬骨钳去除适量的后缘骨质和部分鼻中隔,使上颌前部后移到适当的位置上。但前部牙弓往往太窄,不适合于后牙弓,此时可将前份上颌骨腭部的中线切开,将前份骨分为两块,以便扩大牙弓,使前后骨块的牙弓相适应。完成垂直和腭部截骨之后,将截好的骨块后移,按术前定位胎板就位,用唇弓将其固定在后部骨段的牙列上,𬌗板固定在唇弓上,通常勿需作颌间结扎。将切开的粘骨膜缝合,腭侧的粘骨膜剥离不大,骨质对位良好者,可以盖上碘仿纱条,不予缝合。

(二)Wassmund 法

术前准备与 Wunderer 法相似,适用于牙槽突向后推移及向上下方向移动者。血供可以同时采自唇、腭侧的软组织蒂,使手术成功率大大提高,然而其手术难度较大,唇、腭侧的截骨要在盲摸下进行。

常规作口腔颌面部消毒、铺巾。拔除上颌双侧的第 1 前磨牙,于上颌唇侧正中作垂直切口,在拔牙窝远中颊侧作垂直切口,上至颊沟底,切开骨膜,剥离至梨状孔,但尽量保留唇侧软组织的附着,暴露创面,用小裂钻作出截骨的标志,勿伤及邻近牙尖。然后用微型电锯、裂钻或骨凿去除垂直方向的骨质,并往前上方斜向梨状孔。唇侧正中切口约 2cm,暴露鼻嵴与犁骨连接处,用小骨凿将其轻轻凿断或作正中切开,使其游离。于腭侧近中作一纵向切口,向左右剥离直达拔牙创面,形成左右相通的隧道,以骨钻或骨凿将腭板截断。此时,上颌骨的前份可以游离,根据后推的设计,在骨断端后缘去除适量的骨质,可将上颌前份按设计后推到手术要求的位置,戴上定位𬌗板,加以固定,严密缝合切口。若是上颌前后骨块的牙弓不协调,可将前段骨块截开,通常是在切牙之间截开,或前段作多块截骨,加以拼对固定,固定常需 3 个月左右。术后保持口腔清洁,适当应用抗生素,予以流质饮食。本手术需在潜行剥离的创口中截骨,尤其是腭侧面暴露不清者,要谨防粘骨膜牵拉撕裂;同时要求有良好的固定,术前需作准确的定位𬌗板,术后所有牙尖均要按计划进入𬌗板内,使骨的移动达到要求。

(三)上颌前部截断后推法

临床上应用上述两种方法各有其优缺点。临床工作者经过不断的改革创新,发明了上颌前部截断后推法,认为本方法视野清楚,可在直视下截骨,操作方便,出血易于控制,更适用于骨移动多的患者。

术前准备和设计同前述,常规消毒、铺巾,可以在局麻下施行手术。于附着龈上 5mm 左右的前庭沟处作水平方向切口,行骨膜切开,双侧达第 1 磨牙处。在骨膜下向上剥离达梨状孔和上颌窦之前壁,并剥离鼻底和侧壁的粘膜,注意局部止血。拔除第 1 前磨牙,以裂钻作出垂直截骨线的标记,应位于两侧牙根之间。在尖牙根尖上方 4~5mm 处,截骨线向前转弯到达梨状孔,以微型电锯、裂钻或骨凿,在粘膜下将骨截断,但勿损伤腭侧的粘膜,通常以左手示指置于腭侧粘骨膜上加以保护,鼻腔粘膜同样要保持完整。应用长柄圆钻或薄骨凿,截断腭骨水平部,同时用骨凿截断鼻嵴与犁骨连接处,以骨凿插入截骨间隙中轻轻撬动,骨块可以向下方旋转下降,其上面和后缘可以暴露于直视的视野中。这时,根据设计的截骨量,用长柄圆钻或骨凿去骨,也可用咬骨钳咬除,当前份骨块处于游离状态时,将其后推到设计的位置,戴入𬌗板。固定方法同前,切口以丝线作间断加褥式缝合。

上颌前部截断后推法应注意术前的准确设计,并要有良好的定位𬌗板。在切骨时应当按切骨的设计,定位定量,勿伤及牙的根尖,有骨出血时应以骨蜡止血,或电灼止血。粘骨膜应保持完整,防止意外撕裂,以免导致骨块坏死。术后均应保持口腔清洁,应用适量抗生素,以防感染坏死。

【上颌后缩】

上颌后缩在临床上颇为多见,同样可由于遗传和环境等诸多因素的影响而造成,其中多见于唇腭裂患者伴发的上颌发育不足。主要表现为面中部凹陷或呈碟形面,前牙反𬌗,下颌呈假性前突,造成形态和功能上的严重破坏,不伴有唇腭裂的轻度后缩。早期可以采用正畸治疗,其余可通过手术治疗。手术方法主要有上颌骨前份截骨前移术和全上颌整体前移术。

临床诊断并不困难,部分患者为先天性上颌骨发育不良,或腭裂并发颌骨发育不良,也可由于外伤后错位愈合而导致上颌后缩。X 线头影测量显示:SNA 角小于正常范围,SNB 角正常,ANB 角小于正常,从而可以区别是否为下颌骨前突。

手术治疗可以根据病情采用不同的方法,如作上颌骨前份截骨前移术或全上颌整体前移术,即沿用 Le Fort 骨折线,将上颌骨截断形成游离的骨段,并把其前移到适当的位置。

(一)上颌骨前份截骨前移术

本手术适用于上颌骨前份发育不良,面中部凹陷,上牙槽后缩形成反𬌗畸形,且正畸治疗难以收到满意效果,或患者迫切要求手术者。

术前需作全身常规检查;局部作牙周清洁和病灶清除;拍摄头颅定位片,进行测量,确定畸形的类型和程度,作出手术效果的预测;将手术方式和预测结果与患者及家属讨论,取得其充分理解,达到共识。术前需取模,制作全口牙模型两副,一副上好𬌗架。根据手术设计的要求,进行模型外科切割,拼对成理想的咬𬌗关系,将各分块固定好后,制作定位𬌗板或唇弓。通常在局麻下可以完成手术,若需全麻者,应无全身麻醉的禁忌证;需要取骨植骨的病例,应当于术前作好供骨区皮肤准备。

手术方法:常规消毒、铺巾,以小拉钩拉开上唇,暴露上颌前部及前庭沟,作一纵切口达沟底,深达骨膜,剥离骨膜至梨状孔。在手术野显露清晰的情况下,用裂钻、电锯或骨凿,作纵形牙槽骨截骨,达梨状孔,但勿伤及鼻腔粘膜。用骨凿凿断鼻嵴与犁骨连接处。

腭部根据手术设计要求,切开腭部粘骨膜瓣,予以向后翻起,暴露腭板,截断腭板使其与颊侧的纵形截骨线相接,但需注意避免切口伤及牙根。此时轻轻摇动上颌前份的截骨块,尚有阻力者,可用剥离器作骨间撬动或继续凿开,将其前移至手术设计的位置上。若前移超过 5mm,骨断端愈合有困难,应在间隙内植骨,通常取自体髂骨为多,只需较牢固地嵌入而无需固定。将定位𬌗板戴入,使所有上颌牙准确进入胎板内的凹模中,安好上颌牙弓,并将𬌗板固定于上颌牙上,必要时可作颌间固定,创口常规缝合。拉拢有困难者,可用碘仿纱条填塞,必要时可以用牙周塞治剂填塞覆盖。术后应用抗生素预防感染,予以流质饮食 2 周,餐后用抗生素漱口水含漱,颌间固定 3 周,𬌗板固定 3 个月。术中创面易出血,可用电灼、骨蜡止血,避免有血肿形成或渗血过多。鉴于手术方式的不断更新,本手术临床应用较少。

(二)全上颌整体前移术

本手术为上颌骨整体截断后前移,临床上称为 Le Fort 骨折线截骨,可形成游离骨段。最常用的上颌骨下降折断术,下降之后可作三维方向移动,因此应用较为自如。如果畸形不仅仅限于颌骨,连同鼻骨、颧骨也发生畸形,则应考虑采用 Le Fort Ⅱ、Ⅲ 型等术式截骨。全上颌整体前移,要取得成功决定于充分的截骨,骨块能游离移动,但也不能将骨过分凿开而致其粉碎;为了不致复发,必要时应作植骨,并加以良好的固定。

1.Le Fort Ⅰ 型手术方法　采用鼻腔插管加静脉复合低压麻醉,血压应保持在 12.0/9.3kPa(90/70mmHg)左右,以控制术中出血。常规消毒、铺巾,助手用拉钩将上唇往外上方牵开,沿前庭沟处切开粘骨膜,用电刀切达骨膜,可减少出血。用剥离器在骨膜下剥离,暴露梨状孔边缘、前鼻嵴、上颌窦前壁、上颌结节,并紧贴骨面向后上方剥离到翼颌连接处,可以填塞止血。用扁桃腺剥离器沿鼻腔底部及侧壁进行剥离,此时出血较多,可以填塞止血,但不宜粗暴而剥破鼻腔粘膜,形成术后的口鼻瘘及术中出血过多。

截骨线可按术前设计,先用圆钻自梨状孔外侧缘中部至上颌结节上部,作一截骨的标记,然后用裂钻或微型电锯(来复锯或矢状锯),按标记将上颌骨锯开,再锯开颧牙槽嵴以后的骨板,并将锯竖起,锯断上颌窦的后壁。用骨膜剥离器保护好鼻腔外侧粘膜,以薄骨凿将上颌窦内侧壁凿断,应用鼻中隔骨凿凿断鼻中隔与上颌的连接。翼上颌连接处的凿断,使用弯形骨凿,刃口宽度在 1.5cm 左右。术者将左手示指放在翼上颌连接的腭部粘骨膜上,右手持弯形骨凿,放置于翼上颌连接处,凿子的方向应是较为水平并向内,不宜向内上方向。助手用锤子轻轻敲击凿子,锤子带有轻度的冲力,当翼上颌连接处被截断时,左手示指应有感觉,可防止凿破粘骨膜。在凿除过程中,凿子应沿上颌结节骨壁滑至翼上颌连接的外侧处,再调整好方向,防止凿子位置不准确而将翼板凿碎,方向不准确可以凿破翼静脉丛和颌内动脉。在截骨中,最不容易凿开的是上颌骨内后方和犁骨的后方,若不能充分离断,应作进一步检查。截骨之后,用手将上颌前部向下压,迫使上颌骨下降折断;必要时,可将上颌钳放入鼻底和腭部,用力下压,使上颌骨折断下降。

若手术设计中上下牙弓不协调,需要作上颌骨分块截骨者,在截骨下降后,鼻腔面充分暴露于手术野中,可用圆钻将上颌骨切成需要的块数,但勿将腭侧粘骨膜切破,唇侧牙龈要保护完整,以利于创口的愈合。按术前设计,将截断的骨块分别移至设计的位置上,戴上𬌗板,将上颌所有牙尖与𬌗板上的凹处全部有接触,再将上下颌作颌间结扎,于截骨的梨状孔边缘和颧牙槽嵴处作微型钛板或不锈钢丝固定,殆板也可以悬吊在眶下缘、颧骨或梨状孔边缘上。术后颌间暂时用橡皮小圈作牵引,24小时后改用不锈钢丝结扎。创口缝合之后需插入胃管,抽除胃内容物,以防术后发生呕吐,导致窒息的危险。

在上颌后缩的病例中,有时采用 Le Fort Ⅰ 阶梯型截骨术,即水平截骨线在颧牙槽嵴处转向下方约1cm,再向水平方向延伸到翼上颌连接处。一旦上颌骨前移之后,向上转弯的截骨线处会出现台阶或骨损伤的间隙,间隙的大小即是上颌前移的多少,同时间隙中可以植骨,防止前移的上颌骨后缩复发。因此水平截骨线需要提高才能形成台阶,眶下区凹陷也可随着上颌骨的前移而得到改善。当腭部需作横向扩大时,其宽度超过5mm者,应作腭部纵向附加切口,于腭中线两侧,自前磨牙至硬、软腭交界处,作一蒂宽约12mm左右的双蒂粘骨膜瓣,将其在骨膜下剥离,勿伤及蒂部以保护组织瓣的血供,这样当腭中线凿开骨骼向外扩张时,不会受到粘骨膜的影响,同时防止了腭中线部位粘膜的撕裂。上颌骨向前移动如超过5mm,术后往往易于复发,故需要在骨向前移动之后产生的骨间隙中,植入自体骨,以使截骨移位之后能稳定愈合。最近,有人采用羟基磷灰石代替自体骨,也取得了良好的效果。

2.Le Fort Ⅱ型手术方法 临床上适用于上颌发育不足,呈现上颌骨后缩伴有鼻上颌区域的凹陷,呈Ⅲ类错殆,或外伤所致的面中部凹陷的患者。应严格按照手术程序和操作要求,选择好手术适应证,否则术中或术后可发生严重并发症。

手术采用经鼻气管内插管,静脉复合麻醉,并根据手术过程行控制性低压麻醉,以防止出血过多。术前准备同前,但需剃光头或剃除离发际以上20cm区域的头发。切口有两种进路。一种作双侧鼻旁切口、眶下缘切口加口腔内切口;另一种是双侧冠状切口加口腔内切口,必要时作眶下缘辅助切口,以便暴露眶下缘。

采用双冠状切口者,常规消毒、铺巾,抽取含有副肾上腺素的生理盐水,自耳屏前经耳面交界处,发际后6.7cm,经颞区、头顶部到对侧,作局部浸润后,将皮肤至骨膜切开,形成双冠状切口。切口两侧创缘上作连续缝合,或上止血夹,颞区切至颞肌筋膜浅层。在顶部的帽状腱膜与骨膜之间进行锐性分离,向前下方翻转皮瓣,在额部切开骨膜,暴露骨面;在颞肌附着前缘和颧骨额蝶突处切开骨膜,也暴露骨面。于骨膜下剥离,直至眶上缘,可见到眶上神经,用小骨凿凿开眶上孔的边缘,使神经游离后得到进一步保护,避免额肌功能损坏。暴露鼻额缝、眶内外部,皮瓣可继续往下剥离,鼻背自根部可以清楚地暴露。用小骨膜剥离器剥离泪囊,保护鼻泪管,显露前后泪嵴和泪沟,进而可以显露眶内侧板和眶下缘的眶内部。截骨线置于泪沟的后方较为安全,这样韧带和泪器可以随着骨块前移。在鼻额缝处以裂钻切开,于泪沟后方横过眶缘,绕过泪沟将眶内侧板截断,在眶下孔内侧将眶缘截断,往下截骨到梨状孔下缘水平处。在口内双侧尖牙至第1磨牙的颊沟处作切口,剥离骨面到眶下区、上颌结节处,在上颌窦前壁处向后截骨,直至翼上颌连接处,内侧与眶下孔内侧的截骨线相连。以弯凿凿开翼上颌连接处的方法同术式 Le Fort Ⅰ型。当凿断筛骨垂直板和犁骨,骨凿插入鼻额缝后,方向应朝向软、硬腭交界处,以左手示指放在口腔内作引导,防止凿破粘膜、硬脑膜和颈椎。截骨后可用骨凿撬动骨块,或用上颌钳夹住上颌骨鼻、腭面,逐渐摇动并下降上颌骨,使其松动游离,并将其前移到应矫正的位置,骨缝较大者应予以植骨,并作骨间微型钛板或不锈钢丝固定。将殆板戴入,并与上颌唇弓固定,再将殆板与眶下缘或颧骨固定,常规缝合创口。

另外,鼻旁切口、眶下缘加口腔内切口,除切口之外,其方法大致与双冠状切口相同。

3.Le Fort Ⅲ型手术方法 本手术适用于严重的颅颌狭窄症,上颌骨后缩伴有外斜视,以及颧骨发育不足伴有鼻上颌发育不足的患者。临床上将手术分为颅下水平截骨术和经眶上缘水平(经颅内)截骨术,以及一些改良的术式。本节仅介绍颅下水平截骨的方法。

采用头皮冠状切口,常规暴露眶骨及鼻上2/3、颞窝和颧骨颧弓。在口内前庭沟处作深达骨面的横形切口,往上剥离,暴露上颌骨下 1/3。鼻根部作类似于 Le Fort Ⅱ 型的切口,切开眶内壁、眶底和部分眶外侧壁。眶底切口可伸入眶内 1.5～2cm,根据需要选择伸入的多少。在鼻根部横断鼻骨,并于眶内、外侧壁垂直截骨,于眶底横向截骨将两侧垂直截骨线连在一起,然后将翼上颌连接处及颧弓截断。上颌骨的垂直切口可以是直线,也可以是作成台阶形状,用上颌钳牵拉整个上颌骨前移到术前设计的位置。所有骨间隙中均行游离植骨术,固定好外眦韧带,再将颞肌前推缝合固定于眶外侧壁,骨间固定方法和术后处理同 Le Fort Ⅰ 型截骨术。

影响颌骨移动的稳定性因素很多,包括年龄、手术方法及正畸治疗等。

颌骨三维发育的时间不相同,上颌横向发育约在 12 岁完成,前后方向在 12～14 岁左右完成,而垂直方向的向下生长以及牙列向前移动,男性在 18 岁,女性在 16 岁左右完成。对发育尚未完成者,应于术前通过一系列 X 线头影测量,评价颌骨生长类型、发育是否合乎比例以及是否需要行外科正畸与牙殆的矫正术。

外科手术将上颌骨折断下降,必须充分游离。若有部分骨性相连,或是移动很少,加上软组织被牵拉之后,有一定的张力,都可以导致畸形的复发。术中移动上颌之后所产生的骨间隙,需作植骨术,以防止间隙的缩小。通常上颌前移可以矫枉过正 2～3mm,植骨后会较稳定;在前移 5mm 以上者,则更需要植骨,同时可以促进骨性愈合,有利于移动后效果的稳定。术中固定十分重要,学者认为,不仅要作牙齿的固定、颌间固定,同时还要作骨间固定,可以用钢丝作结扎或悬吊,临床上以微型钛板固定最为牢固。

上颌后缩的术前正畸治疗,主要是因矫治颌骨畸形而产生。牙代偿性错位畸形,通常是将上前牙向后牵拉及下前牙向前推,使其牙轴向恢复正常,排列整齐。如前所述,上颌牙弓宽度不足时,可将上颌截成数块,重新排列,组成合适的牙弓。当然,术后有时仍需正畸治疗,关闭术后遗留的间隙,调整颌间牙的尖窝关系,这样才有利于巩固正颌手术效果,防止术后畸形的复发。

二、下颌骨畸形及其治疗

下颌骨畸形在临床较为常见,常表现为下颌前突、下颌小颌或后缩、偏颌、小颏、巨颏及下颌各种获得性畸形等。

【下颌前突】

下颌前突在临床上较为多见,给患者的言语、咀嚼等生理功能造成了严重障碍;同时其对外形具有破坏作用,因而给患者造成了严重的心理创伤,使正常的社会交往活动受到了影响。

下颌前突的发病因素较多,常见的有遗传、疾病和创伤。下颌前突可以有家族史,同一家族中有多发病例。部分病例在婴幼儿时期,局部创伤之后,可引起血管增加,促使下颌过度生长,产生下颌骨前突。创伤因素更多引起的是小颌畸形。严重下颌骨骨折产生的错位愈合,亦可导致下颌前突。临床上遇到颌骨、颜面和舌体的血管瘤,及内分泌紊乱造成肢端肥大症等疾病,均易造成下颌前突。

下颌前突使面下 1/3 向前突出,从正面可以看到下颌突出,面下 1/3 较正常人宽,鼻翼基底部较窄,部分病例两侧不对称,面中部显得后缩,可伴鼻唇沟消失或变浅,颏部可以前突;从侧面观察,下颌前突或伴有颏前突,下颌角较钝,下唇可以外翻,严重的病例可导致闭口不全。必须指出,下颌前突的容貌特征,受到三维方向位置的影响,如面下 1/3 高度增加,可使下颌前突程度相对减轻,相反则会显得突出。

下颌前突常会造成严重的咬殆错乱,其中以前牙的反殆与开殆最为常见,后牙可呈安氏Ⅲ类错殆,咬殆平面可形成阶梯式。但下颌前突殆畸形主要根据下颌与颅底的位置关系较正常人突出来判断。

常见的下颌前突可分为各种类型:①上颌正常而下颌前突,可伴颏前突;②上颌后缩,下颌前突;③上颌后缩,下颌正常,临床上显得下颌突出;④下颌前突但偏向一侧,称下颌偏突颌畸形;⑤上、下颌均前突,称双突颌。

下颌前突的治疗,主要以外科截骨为主,配合正畸治疗;对于只有牙槽部或前牙轻度畸形,正畸可以收到良好的效果。目前,下颌前突的截骨方法有 3 种,现分别叙述于下。

(一)下颌体部截骨术

此手术最早由 Hullihen 提出,后来经过不断改进,可以矫治多种下颌骨畸形,尤其适用于下颌前突伴有开𬌗的病例;对下颌宽度畸形者,联合正中切口截骨,能收到良好的矫治效果。手术的切口可以在口外或口内施行,当前趋向于口内切口,因为口外切口有瘢痕,会影响外形。临床上体部截骨包括下颌体前份截骨和后份截骨两种,介绍于下。

1.下颌体前份截骨术　本术式包括垂直截骨、斜形截骨、"V"形截骨、水平截骨及阶梯形截骨等。各种术式式均有其相对适应证。阶梯形截骨操作虽有一定难度,但可以避免下齿槽神经的损伤,固定方便而牢固,口外可以不留瘢痕,适合于下前牙开𬌗并前突的病例。

术前需作周密的测量,可在 X 片上测量,裁剪拼对,确定截骨的部位和数量;然后进行模型外科加以证实,并可在计算机上模拟手术,预测术后发生的变化、牙弓和颏部的形态,决定是否需要进行颏成形、根尖下截骨手术,以辅助矫正畸形。手术可在全麻或局麻下进行。全麻经鼻插管至气管内,辅助以静脉麻醉,有利于截骨后咬𬌗的观察。局部麻醉可作双侧下齿槽神经阻滞并加局部浸润麻醉。于前磨牙间牙龈乳头处作垂直切口至口腔前庭,切开骨膜后,将牙龈剥离,翻起粘骨膜,暴露颏血管神经束,并将其从软组织中游离一段,以使手术区充分暴露;继续向下剥离至下颌下缘,并转向内侧作充分剥离,在颌骨上作好截骨线的标志,呈阶梯形,酌情拔除前磨牙。用裂钻或微型电锯沿标志线截骨,可用骨凿配合,将下颌骨按计划截断,不损伤颏神经,松质骨出血可用骨蜡止血,将中间那块骨去除。以相同方法将对侧的颌骨截断。此时下颌前部可以自由移动,若有干扰点,应予清除。将颌骨前部向后移至设计位置,戴上咬𬌗板,使所有牙均咬在𬌗板上;然后作颌间结扎,在垂直截骨线近下缘处作微型钛板,每侧两个螺丝,或用不锈钢丝结扎,进行固定,再拆除颌间结扎,分层缝合,颏部需作加压包扎。

2.下颌体后份截骨术　后份是指颏孔以后部分的下颌骨,手术有损伤下齿槽神经的危险,术中应将下齿槽神经从神经管内剥离出来,加以保护。此手术适用于安氏Ⅲ类错𬌗,并有后牙缺失的病例。临床上可用其他类型手术配合,如水平截骨、矢状截骨、下颌正中骨联合处截骨、上下颌同时联合截骨等.借以矫治各类复杂的骨畸形,以期恢复咬𬌗和外形。

术前设计与前份截骨相同。沿牙龈切开,切口自截骨区远中一个牙齿到近中的一个牙齿,垂直向下切开至龈颊沟和骨膜。在骨膜下剥离,暴露骨面和颏神经,直到下颌下缘,由此适当剥离内侧软组织,以小裂钻在颊侧骨表面作截骨的标志线,同时标明下齿槽神经行走的方向。然后以裂钻或微型电锯沿标志线切开密质骨,用骨凿去除密质骨部分,用刮匙清除松骨质,使下齿槽神经暴露,并直至其游离。在保护好下齿槽神经后,将下颌骨截断。根据不同情况可分别应用裂钻、电锯或骨凿,安全地截断下颌骨。以同样的方法截断对侧下颌骨。游离前段下颌骨,将其移动到设计的位置上,使前后两骨块有良好的接触。戴上𬌗板,使所有上下牙均咬于𬌗板的设计位置上,作颌间结扎;然后在断端两侧钻孔,作微型钛板固定或不锈钢丝结扎,每侧有两个螺丝。注意保护牙根,故应将固定的位置靠近下颌下缘处。冲洗创口之后,分层缝合创口,保持颌间固定 6 周。

(二)下颌升支部截骨术

下颌升支截骨的类型较多,早在 1905 年 Lane 就提出升支水平截骨术。以后又有 Pichler(1948)采用倒"L"形升支截骨,Robinson(1956)应用升支斜形截骨和升支垂直截骨,以及 Obwegeser 介绍了升支矢状劈开截骨术等。现介绍下颌升支垂直截骨术、倒"L"形截骨术和水平截骨术。

1.下颌升支垂直截骨术　下颌升支垂直截骨是有其解剖学基础的。下颌骨升支的血供主要来源于颈外动脉上颌支,通过附近的肌肉血管供应骨骼各部位。髁状突的血供来源于翼外肌上头和关节囊,髁颈部血供来自翼外肌下头,升支部接受来自翼内肌和咬肌的血供。因此,截骨后骨段上附着的肌肉越多,其血供越好,有利于截骨后骨的愈合,手术中应多保留一些软组织,尤其是近心段。

本术式适用于下颌前突严重,下颌需后退超过 10～15mm,伴有偏颌而两侧需后退不多,除后退外尚有转方向移动,及首次手术错位愈合,或不愈合而失败,需重新行手术矫治的病例。

(1)口外法下颌升支垂直截骨术:本方法的主要优点是:手术野暴露清楚,便于操作,可用微型电锯、牙科裂钻甚至是小骨凿截骨;截骨位置准确,不易造成下齿槽血管神经束的损伤;髁状突易于保持其正常生理位置,有利于截骨后两骨段的固定,促进早期愈合;术中损伤小,术后肿胀轻,出血等并发症少。唯一不足的是皮肤留有瘢痕,许多患者难以接受。

常规消毒、铺巾,采用经鼻腔气管内插管全身麻醉。沿下颌角下缘下 2cm 作长约 3～4cm 与之平行的切口,后缘自耳垂向前不超过咬肌前缘,切开皮肤皮下,切断咬肌和翼内肌附着处,注意保护颈阔肌深面、颈深筋膜浅层表面的面神经下颌缘支。将创缘肌肉往上拉开,在骨膜下用剥离器向上剥离至髁状突和喙突根部,但需保留升支后缘的咬肌附着,以及翼内肌在下颌骨升支内侧和后缘的附着,这对术后髁状突的稳定及血液供应是十分有利的,同时由于肌肉的收缩拉力,可使截骨后的骨段紧密接触,有利于骨的愈合,增加骨段的稳定性。

采用骨钻、电锯或骨凿,自乙状切迹的中部向下至角前切迹,切骨线行走于下颌升支外侧隆突后方,距下颌后缘 5～7mm,这样不会损伤下齿槽血管神经束,关节囊与翼外肌亦未受到破坏。为了截骨的准确性,在截骨前可用圆钻作好截骨线标记,然后再开始截骨。两侧截骨后,可将下颌骨后徙,使后段重叠于前段的外侧,但需保持髁状突在关节窝内。操作时可将一只手触及关节窝区,另一只手将前段向后推至设计的位置,观察髁状突的位置。必要时可进行适当纠正,以减轻移位的程度,防止术后发生关节功能紊乱及复发。在髁状突位置正确的情况下,可以在两骨段上钻孔,作微型钛钢板骨间固定,每侧有两个孔,或行不锈钢丝结扎,固定时应注意后段要有适当的向上的矢力,防止髁状突向下移动。冲洗后缝合创口。颌间固定约需 6～8 周,拆除后可戴颏兜半年以上,以对抗开殆肌群的牵拉,防止术后复发。错殆较轻者,术后行全牙列调殆,否则应行术后正畸治疗,以达到上下牙的良好接触,为殆关系的稳定创造良好条件。对有舌不良习惯者,可用舌不良习惯矫治器加以防止。

(2)口内法下颌升支垂直截骨术:本手术适用于下颌前突畸形,不愿意作口外切口,后推在 1cm 之内的病例。其优点是口外皮肤没有瘢痕,不会损伤面神经下颌缘支。但由于其暴露困难,视野不清楚,不易准确地截骨,而且必须具备有微型电锯,一般没有此种设备的医院,很难开展此种手术。

上好张口器,自下颌磨牙殆平面之上 1cm 处,沿外斜线切开,并向下延伸至第 2 磨牙相应之口腔前庭颊粘膜处,直达骨面,避免损伤颊动脉、静脉和神经,勿使颊脂垫脱出,影响手术视野的显露。用骨膜剥离器剥离升支外侧,暴露外侧面、升支前缘、乙状切迹、喙突以及髁颈的下部,后缘处的肌肉可以保留,剥离下颌角前段处的咬肌和翼内肌,将 Shea 牵开器(又称 W-L 牵开器)插入升支后缘的中部或乙状切迹,在下颌角下方上好拉钩,由助手协助显露手术野,防止软组织牵拉损伤。此种拉钩带有冷光源,深部视野清晰可见。

采用摆动锯,以乙状切迹、角前切迹和下颌骨后缘作为参考标准,在设计的截骨线上,先在升支中部开始截骨,将全层切透,再向上并轻轻转动锯片,直至乙状切迹,然后锯片沿切骨线向下,以同样的方法切至角前切迹。若截骨线与升支后缘呈一定角度,自乙状切迹至角部,呈一斜线,则称为斜形截骨。用与上述垂直截骨同样的方法完成对侧升支的截骨后,将前骨段向前拉,在骨段间插入弯形的骨凿或剥离器,将后段向上撬起,用骨膜分离器将骨膜与翼内肌附着并推向后缘,然后将前段向后推,使其就位于定位粉板,后段在外与前段重叠。通常保留的翼内肌的张力可使两骨段紧密贴附,不需作骨间固定;或者在两骨段的密质骨上钻孔,行钢丝结扎。也有学者在后段下端松骨质中向后钻孔,穿上钢丝,绕过后缘从两骨段间穿出,结扎固定于磨牙部位的唇弓上,术后4周拆除这类固定钢丝,效果良好。再次检查髁状突位置,应在关节窝内,行颌间结扎6周,创口以生理盐水冲洗,分层缝合。

本手术的并发症主要是髁状突移位,因术中观察不仔细,骨段移动时造成髁状突移位,或是由于咀嚼肌群的强大,术后不断牵引所附着的骨段,而产生移位。为此术后需定期复查,观察X片中骨的稳定性、愈合情况和髁状突的变化,以及牙周和牙髓的情况;同时需保持颌间结扎到足够的时间,必要时需加用颏兜。手术中应注意防止后段发生骨折,特别是后段骨较窄时,在往上撬的过程中,不慎会造成骨折。

2.升支倒"L"形截骨术 与垂直截骨相类似,适用于下颌后缩较多的病例。这一术式有利于消除由于下颌后退时颞肌张力所造成的障碍,保持髁状突正常的生理位置。其与垂直截骨不同之处在于:截骨自下端开始,通过下颌孔后方,到达孔上方约2～4mm,向升支前缘作水平截骨,形成倒"L"形的后骨段。操作方法与升支垂直截骨类同,并作微型钛板内固定。

3.升支水平截骨术 是升支最早开展的手术之一,用以矫治颌骨畸形。其方法如下:通常在全身麻醉下,于口外作颌后至下颌下缘的弧形切口,切开颈阔肌,在面神经下方向上分离,暴露下颌骨下缘,切开咬肌附着后,在骨膜下将升支外侧附着的咬肌剥离,直到髁状突、喙突根部,乙状切迹显露,再剥离下颌支前缘骨膜及部分颞肌附着。在升支外侧隆突上方5mm左右,以摆动锯作水平截骨。有人主张以线锯截骨,横断之后将下颌骨段后推至理想位置,在骨端处钻孔,作微型钛板固定,或作不锈钢丝结扎。冲洗创口后,分层缝合创口,并作牢固的颌间固定。

通过临床应用,认为本方法缺点甚多。骨水平截断之后,骨面上下端的接触面较小,愈合受到一定影响;两端附着肌肉不同,牵引力强大;上端骨段受到翼外肌和颞肌的牵引,常会发生移位,若有软组织嵌入骨间隙中,可影响截骨面的愈合,甚至不愈合。因此,为了促进骨愈合,需作牢固的颌间固定,约需10周以上。手术容易损伤面神经和舌神经;术后复发率很高。基于以上原因,使用这一方法者逐渐减少,这里仅作简单介绍,以供临床参考。

4.下颌升支矢状劈开术 详见本节"下颌后缩"。

(三)根尖下截骨术

根尖下截骨术是指在根尖下作水平截骨,与垂直截骨线相连,使骨块移动,但要保持粘骨膜与骨块相连,以保证血供。下颌根尖下截骨是手术矫治下颌前突的最常用方法之一。由于手术后前牙骨段可在三维方向移动,故能运用于上颌前突、双颌前突、开𬌗、前牙深覆𬌗或深覆盖等畸形的矫治。在下颌前突的病例中,其适用于两种情况:其一,下颌反𬌗,下前牙过高,若要后退,则过高的前牙形成阻挡,为此必须降低下前牙,需作下前牙根尖下截骨,去除一部分骨质,但往往不需拔除前磨牙。这样,术前X片辨认牙根的位置是十分需要的。其次,运用于前牙反𬌗不甚严重的病例,通常为不超过3mm的反覆盖,外观表现以下唇前突为主,而后牙咬𬌗尚可以。通过下颌前牙根尖下截骨,拔除第1前磨牙,在牙槽窝处造成间隙,后退下前牙骨段,达到矫治下颌前突的治疗效果,但仍可保持下颌下缘的完整性,术后牙骨段稳定性好,愈合快且外观良好。因此,根尖下截骨是理想的辅助手术。

手术步骤:常规消毒、铺巾。通常可在局麻下进行,采用0.5%～1%普鲁卡因,含适量的肾上腺素作浸润麻醉。在下颌前庭沟处作横向切开,其长度可因截骨的大小而定,如骨段包括两侧尖牙,则切口应达到两个前磨牙之间,肌肉切开应当向下斜,尽量保留牙骨段表面肌肉的附着。在颏孔处应慎重保留颏血管神经束,然后切开骨膜,使软、硬组织的切口不会重叠在一起,这样对创口愈合有利。在截骨处将骨膜向两侧剥离,唇侧牙龈粘骨膜要保持其完整性,以便术后创口愈合,尽快恢复牙周和牙髓组织的功能。

在尖牙根尖下 0.5cm 处作水平截骨,骨段的高度从尖牙牙尖到水平截骨线应是 2.5～3cm 左右。根据术前设计,后退下前牙骨段者应拔除第 1 前磨牙,切除部分或全部牙槽窝处的骨块;若是垂直移动牙骨块者,则不需拔牙。截骨时,应当用一手指按在舌侧牙龈处,作为截骨时的引导,截骨从唇侧开始,但要求将舌侧密质骨切开,而决不能将舌侧牙龈粘骨膜撕伤。按手术设计,将垂直截骨线与水平截骨线连接在一起,使前牙骨段带着舌侧粘骨膜可以移动。在垂直截骨时,应将窄剥离器插入舌侧牙龈粘骨膜与牙槽骨之间,防止在截骨时舌侧牙龈的损伤。向上移动前牙骨块之后,根尖下截骨处产生的间隙应作松骨质植骨;若向下移动前牙骨块时,应当根据设计要求,作两个平行的骨切口,将其间的骨质去除。若骨块较大,截骨时易造成颏神经损伤,这时应当小心地将颏孔周围的密质骨去除,暴露颏神经,将其游离并加以保护。

由于前牙骨段较小,软组织附着也少,仅有舌侧牙龈粘骨膜附着,为此血液供应较差,许多学者担心截骨后骨段存活问题。大量临床资料表明,手术时操作轻巧,移动后的牙列紧密并与殆板相接触,只要唇弓及殆板固定,再行下颌牙间的单颌结扎(植骨者需行颌间结扎),缝合时先缝合肌层,再缝合粘膜,加上颏部敷料加压包扎,则手术往往可以成功。目前,本术式已在临床上普遍应用。

从以上叙述可以看出,下颌根尖下截骨有一定并发症,在术中要特别注意。多见的并发症是牙骨段的缺血坏死,这要求术中操作应轻柔、准确,严防舌侧牙龈粘骨膜与骨段分离。水平截骨线与根尖应保留有 5mm 的距离,以防止因血液供应不足而引起牙髓坏死或退行性变。术中除舌侧之外,还要保持唇侧牙龈的完整无损,避免术后牙周萎缩。手术中要注意按术前的设计进行,去骨要达到要求,要有理想的殆关系;术后可应用舌侧夹板,并适当延长固定时间,以防止术后畸形复发。

【下颌后缩】

下颌后缩的含义是下颌位于正常上颌骨的后方,通常包括发育障碍而引起的小颌畸形。

临床上下颌后缩畸形常表现为面下 1/3 向后缩,前牙呈深覆殆和深覆盖,后牙呈安氏 Ⅱ 类错殆畸形的殆关系,面部的垂直距离缩短。这类畸形务必作仔细的临床检查和 X 片上的测量,明确上、下颌骨与颅底的相对位置关系,才能明确诊断,否则,下颌后缩容易误诊为上颌前突;同样,上颌前突亦易误诊为下颌后缩。下颌后缩的面形特征表现为“鸟形面”,颏突度变小或缺如,上颌相对前牙突出,颏颈距离缩短,颏下区的软组织相对显得隆起。

这种畸形一般是由先天发育障碍、遗传因素,以及后天的创伤、炎症、疾病等所导致。最常见的发育障碍是第一、二鳃弓发育异常,使下颌骨受累,可为单侧,也可为双侧,升支和体部也可以同时受累,并可波及髁状突,伴颧弓、颅骨、乳突、岩骨、中耳听骨等发育障碍,严重者局部缺如,从而构成颅颌面发育不全。创伤是本病发病的主要因素之一,产钳、跌伤均可造成关节脱位,尤其是髁状突的损伤,可造成下颌骨发育障碍。炎症也是病因之一,类风湿性关节炎、邻近中耳炎的扩散,都会造成关节内病变,甚至强直,严重影响髁状突及颌骨的生长发育。另外,获得性严重创伤后的错位愈合、病变手术切除后,均可造成严重的下颌后缩或小颌畸形。为此,许多学者常将引起下颌后缩的病因分为先天发育性和后天获得性。先天性因素归纳为宫内发育障碍、髁状突发育不良和原发性小颌畸形,综合征中有 Treacher Collins 综合征、Goldenhar 综合征和 Mobius 综合征等。

经过临床仔细检查,可以发现下颌后缩或小颌畸形有以下特征:下颌升支和下颌体的长度、宽度均不足,甚至高度也较低;X 线头影测量中,可以发现此类患者的 SNA 角基本上属于正常,而 SNB 角小于正常,前牙呈深覆殆或深覆盖,后牙呈远中错殆,诊断并不困难。下颌后缩的治疗主要是行外科手术治疗,配合正畸治疗。有关节强直者应先行关节成形术,使下颌恢复活动,这对患者颌骨发育有积极的促进作用。外科手术主要有两大类,即下颌升支部截骨术和下颌体部截骨术。

升支部手术方式较多,有水平截骨、倒"L"形截骨、升支斜形截骨等,经临床应用,效果均不理想,有各种缺点,逐渐被淘汰。1957 年,Obwegeser 提出了升支矢状劈开截骨术,Dalpont(1960)对该手术进行了改进,增加了截骨面的接触面积,从而有利于术后骨愈合,减少畸形的复发。此外,若是下颌骨发育太小,张口受到限制,矢状劈开有困难,则可以作口外切口,行升支"C"形截骨术。

体部截骨方法有"L"形、倒"L"形、台阶式和复向台阶式。倒"L"形术式可以避开颏孔;后两者截骨线在颏孔的后方,易造成下齿槽血管神经束的损伤,目前已很少使用。

(一)下颌升支矢状劈开术

本手术是从下颌孔上方至下颌角前方的骨质,行矢状方向劈开,移动下颌骨到设计的位置上,以达到矫治颌骨畸形的目的。这种手术方法由瑞士口腔颌面外科专家 Obwegeser 首先报告,但其截骨后接触面较小。Dalpont 进行了术式的改进,手术不仅限于升支,还将矢状劈开扩展到下颌角前方的骨质,使术后增加可接触面。为此,这一手术被称为 Obwegeser-Dalpont 手术。因其具有诸多优点,如适应证广,经口内进路则口外不留瘢痕,不影响美观,方法较简单,效果肯定,又不牺牲牙齿,术后咀嚼肌能较快恢复功能等,近年来被广泛应用于临床。其主要缺点是经口内手术,暴露不清楚,初学者难以掌握,又需要一定的特殊器械;早期曾有骨段坏死等并发症。骨缺血性坏死主要是由于手术者为了视野清楚,过多剥离表面附着的肌肉等软组织,造成术后骨段血流量减少所致。

手术方法:在对侧上、下颌牙齿间放置张口器,张开嘴后暴露手术野,自下颌升支前缘中点稍偏颊侧,沿升支外斜线切开骨膜,下达第 1 磨牙处;下颌后徙者切口可以较小些,而下颌前徙者其切口可以适当延长至第 2 前磨牙。采用骨膜剥离器在骨膜下剥离,首先将喙突根部暴露,然后用 Kocher 钳夹住喙突根部,以便暴露升支内侧骨面。在乙状切迹与下颌小舌之间,剥离骨面 1cm 左右,即可行水平截骨,无需暴露下齿槽神经束。

用隧道拉钩在下齿槽血管神经束与升支内侧骨面之间插入,将血管神经束向内拉开,加以保护。在下颌孔上方 2~4mm 处,用较粗的圆钻作水平方向截骨,磨开密质骨之后,改用矢状锯或裂钻,在升支前缘上份作骨的矢状切开,然后用纱布填入舌侧创口,拆除 Kocher 钳,暴露下颌角前部的创口,在第 2 磨牙颊侧垂直切开密质骨直至下颌下缘。至此,完成了下颌上方的水平骨切开、升支前缘的矢状切开和下颌外侧的垂直切开,并使 3 个切口连接在一起。需要指出的是,升支颊侧面无需剥离软组织,以保持良好的血液供应;在截骨时应不留相连的骨质,要充分将其切开,否则在劈裂时易造成骨折。

采用宽约 5~7mm 的薄而锐利的骨凿,在垂直骨切口处先进行骨劈开,因该处安全,而且骨质较厚,劈开之后升支易于裂开。劈开时骨凿柄向舌侧作 15°倾斜,紧贴于外侧骨板;升支前缘上份的劈开,不需要完全劈开后缘的密质骨,只要插入宽刃骨刀,轻轻扭动,就容易将内、外侧骨板分开,必要时可插入两把骨刀,在上下不同方向扭动。当骨板分开后,应及时检查血管神经束,并加以保护;若发现外侧骨板相应部位有骨尖,容易损伤血管神经束,则应用圆钻予以磨平。当双侧截骨完成之后,戴入𬌗板,将下颌骨移动到所有牙齿与𬌗板接触。若有骨尖或肌肉干扰,应予以去除。固定可分为颌间固定和骨内固定。骨内固定常在升支前缘钻孔,进行钢丝结扎固定,也可在下颌下缘处作钢丝结扎固定。有的学者通过皮肤小切口,在下颌下缘处作微型钛板固定。所有这些固定方法都需要配合牢固的颌间固定。相反,有些学者主张仅作牢固的颌间固定,而无需作骨内固定,这样有利于髁状突保持其自然位置,容易适应截骨后功能,减少手术后的复发。这种理论是有其生物学基础的,在下颌骨制动的情况下,由于截骨面的接触面大,2 周左右可以发生纤维性骨愈合。颌间结扎最少要维持 6 周,而后缩严重者则应保持到 8 周。创面冲洗后,以间断加褥式缝合。双侧腮腺咬肌区需作加压包扎 48 小时左右,局部可作冷敷以防止水肿。

矢状劈开术常会发生一些并发症,临床上最常见的是血管神经的损伤和外侧骨段的骨折,其中以下齿槽神经损伤为发生率最高的并发症。主要是由于劈开时,凿子的向外倾斜度不准确,用力不当,术中为了暴露视野而过分牵拉,骨段分开后,外侧骨段有骨尖存在,在接合过程中,有刺伤、挫伤或擦伤的可能;在采用坚固固定法中,过分的紧固可以导致挤压伤:术后创面或神经管内的水肿等,都可引起血管神经的损伤。术中应注意到下齿槽血管神经束的走行方向,角前部神经位于松质骨中,而角部神经管紧靠舌侧密质骨,角上部则无神经管。为此,行劈开术时,在角部应当特别注意,否则易于损伤。

颊侧骨板骨折或者坏死也是重要的并发症。因骨的切口尚未连在一起,于存在骨桥的情况下便开始撬动,也容易发生骨折。颊侧骨板发生坏死亦时有报道,主要是因操作粗暴,剥离过广而发生,术中应当尽量保留咬肌附着,以保持较丰富的骨血供。另外,颊侧骨段移位后,颞下颌关节功能紊乱也常有发生,临床上可发现有弹响、疼痛、张口困难、侧方运动障碍等。因此,要求术中在作下颌骨移位时,另一只手应放在颞下颌关节处,检查髁状突的位置,防止在颊侧内段被迫移位的同时,造成髁状突位置的变化。至于颌内动脉、面神经等的损伤,则是罕见的并发症。

(二)下颌体部截骨术

下颌体部截骨手术,Lane(1905)采用体部楔状切除后矫治前牙开𬌗;Blair(1907)提出应用口外切口,下颌骨体部截骨,以矫治下颌骨畸形。初期多注意到避免口内外相通和牙列的破坏;后来则极力保留下齿槽血管神经束的完整性,避免造成局部麻木。目前,此手术主要是在下颌体切断后,将下颌骨前移到术前设计的位置上,然后在形成的骨间隙中植骨。但临床上仅限于青春发育期后,后牙全部萌出之后,下颌骨大小、外部面容形态已接近成年人,或者是安氏Ⅱ类错𬌗伴有前牙开𬌗等病例。此手术前移下颌的距离有限,一般在1.5cm以内,若超过1.5cm,应采用下颌升支截骨术,手术基本步骤与下颌前突中所叙述的下颌体部截骨相同,这里仅作简单描述。

切口作在口内前庭沟处,向后直到第2后磨牙的远中部,切开粘骨膜,在骨膜下剥离软组织,达到较松弛程度,使其有可能覆盖创面。用裂钻或微型电锯将下颌切断,但不截除任何骨质。如果切骨线在颏孔后方,应当于下齿槽血管神经束游离后切开,否则切骨线应改为梯形切口或台阶形切口。下颌骨切断前移之后,所形成的间隙内应当植入自体骨。学者多采用自体髂骨植入间隙,经固定之后,前移的下颌骨可以稳定位置,减少复发机会。将下颌骨断端及植骨块,用微型钛板作固定,或作不锈钢丝结扎,防止移动后复发。牙龈软组织应在无张力状况下缝合,将植骨创面完全覆盖;若是软组织缺少,应当设计带蒂邻近组织瓣,加以覆盖创口,并作牙间乳头缝合。必要时,可用牙周塞治剂覆盖于牙间隙中,不使植骨区外露。

本手术位于口腔前部,暴露清楚,不易损伤重要的组织器官,出血少,手术安全。由于视野清楚,在器械简陋的医疗单位,可用普通的手术器械完成截骨和植骨手术,但由于切口位于口内,手术感染的机会相对较多,尤其是植骨块时更为危险。切骨线在颏孔的后方,则容易损伤下齿槽血管神经束,造成下唇及颏部的麻木。植骨之后必须加以牢固的固定,并需严密的软组织覆盖,否则植骨容易失败。此外,下颌骨移位之后,容易导致牙列错乱,术后需配合正畸治疗。本手术只能运用于矫治轻度后缩的病例,为此,临床适应证受到限制,更多的病例是采用下颌升支矢状劈开术。

(三)下颌升支倒"L"形截骨植骨术

本手术的基本步骤如下颌前突中所述,运用于下颌后缩严重,需大幅度前移下颌骨,通常在1.2cm以上的病例。术后可将下颌骨向前并向下移动,在矫正缩颌的同时,能改善面下1/3的高度,使面部外形得到改善

在作升支截骨时,应将切骨线与下颌升支的密质骨垂直,不应斜形切开,斜面的骨断端不利于植骨块的固定。重要的是升支水平截骨应在下颌孔的上方,避免损伤下齿槽血管神经束;在截骨后形成的倒"L"形骨间隙中,可植入自体骨块,可以分两块骨植入,也可以将一块骨作成倒"L"形植入间隙中,有利于术后

骨块的稳定性。术后可用微型钛板加以固定,或者用不锈钢丝作骨间固定。由于要求植骨块与缺损的间隙紧密接触,而且大小要与术前设计相一致,为此,术前的测量和模型外科的计算要精确,要求将植骨块的松质区位于两侧骨断端,并加以良好的固定。术后颌间需作稳固的固定,并保持 6 周左右。

(四)下颌升支"C"形截骨术

此手术亦称为弓形截骨术,实际上是倒"L"形术式的改进,是升支和体部的联合手术。该法适用于下颌骨发育不良、后缩,需要大幅度前徙,第一、二鳃弓综合征,及患侧体部、升支和髁状突短小畸形的病例;不适用于下颌前突、单纯性开殆畸形者。术前必须作精确测量,以确定截骨的方向。通常采用几何学方法进行测量,在头影侧位片上作上、下颌骨描迹,并能与预测性描迹相重合,其中应当包括喙突和髁状突。将术前喙突尖和颏点分别与术后的喙突尖及颏点划一连线,分别以此连线作垂直平分线,并使该平分线延长至它们的相交点,此点即为下颌骨术后移动时旋转的几何中心。以此中心为圆心,于下颌升支划出弧线,可在数条线中选择最合适的一条,在下颌小舌的上方由弧线画一条水平线至升支前缘。在磨牙区相当于角前切迹部位作一垂直线至下颌下缘,将几条截骨线连接在一起,作为本手术的截骨线。值得强调的是,截骨线不应损伤下颌管,可通过模板将其转移到手术中。口外切口可作颌下区的弧形切口,长约 5～6cm,切开皮肤、皮下和颈阔肌,结扎面动、静脉,切开骨膜,剥离软组织,显露下颌骨外支及部分体部,不作翼内肌和颞肌的剥离。将预先制作于模板上的截骨线,精确地复制到下颌升支上,标好截骨线,先用摆动锯切开升支水平部,然后作截骨线即升支和下颌体部的垂直切骨线。为了增加骨的接触面,可在升支和下颌体部垂直切口作矢状劈开;然后前徙下颌骨到设计的位置上,骨的内、外侧骨板将有较大的接触面,水平截骨处常有骨缺损,通常不需要植骨。术后可作微型钛板固定,或用不锈钢丝结扎,冲洗创口,常规分层缝合创口。颌间结扎需固定 6 周左右。若有必要,术后可配合正畸治疗,以巩固疗效。

下颌后缩患者常伴有颏部的缩小和畸形,即使进行升支或下颌体部矫治手术,也很难达到颏畸形矫治的目的。这时往往需作同期或者二期颏部扩大成形手术,使颏点向前下方移位,以达到理想的位置。

(王玉玺)

第八节 面神经瘫痪

面瘫的外科治疗可分为非动力性即静力性悬吊手术和肌肉功能动力性再造手术。非动力性手术是通过应用阔筋膜或组织代用品材料等悬吊下垂口角及面部软组织,使面部在静态时获得对称。动力性手术疗法是指通过神经修复等外科手术,使患侧面神经及表情肌恢复收缩功能,或采用吻合血管神经的肌肉移植手术,获得面部表情动态下的对称。但是,治疗面瘫的任何一种外科手术方法,要获得面部表情肌的对称运动都是十分困难的,采用多种外科手术及术后表情功能训练的综合治疗,可能收到较满意的治疗效果。

一、非动力性治疗与动力性治疗

(一)非动力性治疗

1.静力悬吊术 是治疗晚期面瘫的传统手术方法,即通过张力悬吊矫正颊部软组织松弛、口角下垂、眼睑闭合不全及下睑外翻等畸形。这种术式只能改善面瘫患者静态时面部的畸形,当患者说话或笑时,仍然出现口鼻歪斜的面相。静力悬吊术以 Blair(1926)的阔筋膜悬吊最具有代表性。静力性筋膜悬吊治疗晚期面神经瘫痪仍是一门基本技术。有学者总结 301 例面神经瘫痪外科治疗中,有 92 例采用阔筋膜悬吊。本手术只要技术应用确当,在矫正口、眼歪斜方面是一有效的术式。由于动力性面部肌肉功能再造适应证的限制,本手术是临床上较常用的手术方法。临床上也有应用掌长肌腱、真皮以及硅橡胶、聚四氟乙烯等材料的报道,但是,以阔筋膜的应用最为广泛。近年来,在探索高分子生物材料方面取得了显著进展。Petroff(1994)在 1983—1990 年对 31 例完全性面瘫患者使用 GORE-TEX 的膨体聚四氟乙烯(ePTFE)植入材料悬吊,经过 10 年的临床观察,所有面瘫患者的术后效果都较为满意。

(1)适应证:适用于各种原因引起的完全性陈旧性面瘫,无法进行神经吻合、神经移植和吻合血管神经的肌肉移植术的病例。对于早期面瘫不应选择静力悬吊手术来修复。

(2)手术方法:在颞部作 2~4cm 长的小切口,分离达颞深筋膜;在患侧鼻唇沟作约 0.5cm 长的小切口,分离达口轮匝肌;在健侧上、下唇唇红缘处作两个 0.5cm 长的小切口,分离达口轮匝肌表面;在健侧眉头下缘作 0.5cm 长的小切口,分离到深筋膜。

准备悬吊植入材料,若选择阔筋膜悬吊,需切取 2.0cm×20cm 阔筋膜 1 条,再把阔筋膜条分成0.5cm×20cm 的 4 条备用;如选用 PTFE 等材料,需将悬吊材料消毒后待用。然后,分别用筋膜针沿面部深筋膜表面从颞部切口进入,至眉头、鼻翼、口角等部位穿出,造成隧道,将悬吊材料条引入隧道,从颞部切口拉出;口角处要做一个套环,另一端的两个悬吊材料从颞部拉出。用尼龙线或 PTFE 缝合线,呈 8 字形缝合固定于颞深筋膜深层之上。悬吊时要矫枉过正,悬吊的程度往往要过度矫正 1.0~1.5cm,以预防筋膜被拉长或固定点松弛。应用 PTFE 时,颞部一端常用钛钉将悬吊材料固定在颧骨或颧弓上。

在缝合眉头、鼻翼、上下唇切口时,为了避免出现切口处凹陷畸形,缝合前应作皮下游离。术后 1 个月内用弹性钩悬吊口角,以避免发生松脱。

2.颞肌瓣转移术　是一种面瘫的表情肌动力再造手术,但手术方法类似于筋膜悬吊,故列于此。

颞肌瓣转移术是利用一束带蒂的颞肌,前端连接 2~4 条筋膜,将颞肌瓣转移向下方,筋膜通过皮下隧道穿入,另一端从上、下眼睑的内眦部及口角引出,并固定于上、下眼睑的内眦部和口角,依靠颞肌收缩来恢复闭眼功能和矫正口角下垂。颞肌瓣的切取采用颞部及耳前面部除皱切口,切开颞浅筋膜及颞深筋膜的深浅两层,暴露颞肌,再从喙突上颞肌起点处切取一束颞肌,锯开颧弓切取,然后再固定颧弓。颞肌瓣转移术悬吊矫正面瘫的面部畸形,是一种动力性悬吊术式,除了矫正面瘫静态的不平衡外,尚有动力性作用。但是,这种动态平衡是不完善的,因此所获得的面部运动是不协调的,当咀嚼时颞肌瓣收缩,从而产生闭眼和口角上提的效果,许多患者术后都为这种不自主的闭眼和口角上提运动感到不快。另外,闭眼时外眼角被牵拉过紧,可能造成睑裂狭窄,外观也不自然。

3.其他治疗方法

(1)金属片植入:通过增加上眼睑的重力,可达到矫正因眼轮匝肌功能丧失引起的兔眼畸形。在眼睑内植入金属片,当患者直立时可以靠重力达到闭眼的效果。植入的金属片常为金片、钽片和有筛孔的不锈钢片等。其缺点是:在卧位时,由于金属重力方向的改变,往往发生逆行性睑裂开大;金属片在眼睑内长期摩擦,可能造成皮肤穿孔而被排除,目前已很少应用。

(2)磁片植入:把两个小磁片分别植入上、下眼睑,依靠磁石的引力来闭合眼睑,即使仰卧位也不会发生眼睑闭合不全。但是,磁片在组织内容易引起排斥,造成磁片异物外露,磁力的大小也很难掌握,目前在临床上很少应用。

(3)皮肤整复术

1)下眼睑整复术:长期面瘫患者,由于眼轮匝肌功能丧失,下眼睑皮肤松弛,故往往出现下眼睑下垂或外翻,即使采用下眼睑悬吊术,也难以纠正皮肤松弛。如配合进行下眼睑皮肤整复术,并提紧眼轮匝肌.可获得良好的效果。

2)眉毛上移术:为了矫正眉毛位置下垂和向上仰视时的视野狭窄,可以选择筋膜眉毛悬吊,配合面瘫动力性和非动力性修复手术;也可通过眉毛上方的皮肤切除,使眉毛位置上移,为预防复发,需稍过度矫正。

3)睑缘粘连术:在面瘫以后,严重的眼睑闭合不全可能导致角膜混浊甚至失明。为了预防并发症,矫正眼睑闭合不全,可采取睑缘粘连术,改善眼睑闭合不全的缺陷。

4)鼻唇沟再造术:为了使面颊部形态尽力对称,矫正面颊部软组织下垂、鼻唇沟消失,在作静力悬吊或吻合血管神经的肌瓣移植手术的同时,可以配合鼻唇沟再造及悬吊术,也可以单纯作鼻唇沟再造术,作为一种辅助治疗方法。

(二)动力性治疗

面瘫的动力性治疗包括面神经断裂的修复、面神经-舌下神经吻合、跨面神经移植、颞肌瓣或咬肌瓣转移,以及带血管神经肌瓣移植等。对于晚期面神经瘫痪,凡患者身体健康、年龄在 60 岁以下、一侧性面瘫者,学者推荐采用带血管神经肌瓣移植。

在吻合血管神经的肌瓣移植中,可供移植的肌肉有掌长肌、趾短伸肌、股薄肌、背阔肌、阔筋膜张肌、胸小肌和前锯肌等。供肌应具备以下条件:①供肌不应具备一个血供和多单元神经支配源;②供肌的肌纤维走向、性状、大小应与所需重建的表情肌相符;③易于取材,切取后供区不遗留功能障碍。Terzls 则提出胸小肌具有两个神经源,可用以同时恢复两块以上的肌肉动力再造。有学者提出超长血管神经蒂肌瓣移植一期治疗晚期面瘫,移植肌肉可使被其覆盖的瘫痪肌肉再神经化,能使面瘫肌肉动力再造达到较为完善的程度。Harii 观察股薄肌移植术后 8 个月,体积缩小 50% 左右。移植肌肉术后萎缩是肌肉移植的一个共同问题,一般主张采用大块的肌肉作供肌。但是,许多学者认为,无论是股薄肌、胸小肌或背阔肌移植,术后供肌臃肿是较为普遍的缺点。有学者提出的节段性断层背阔肌瓣移植,使移植肌瓣缩小到(2~6)cm×(6~9)cm×0.4cm 左右,使移植肌瓣在静态及动态时均达到与健侧对称的效果。

在面部表情肌功能重建的治疗中,无论是一期还是二期吻合血管神经的肌肉移植,对于晚期面瘫的动力性修复均取得了比较满意的效果。有人从理论上推测,一期肌肉移植的血管神经蒂较二期肌肉移植的长,肌肉神经化的时间也应相应增加,肌肉的萎缩也应增加;而二期肌肉移植的神经再生要经过两处吻合部位,纤维组织增生的可能性就大,必然影响局部血供和再生轴突的通过数量,导致获得的肌肉收缩力减弱。在 62 例一期肌肉移植治疗晚期面瘫的临床经验表明,一期肌肉移植,虽然血管神经蒂很长,但肌肉神经化的时间并没有延长,其中有的病例在移植后 107 天,移植肌肉出现了新生电位,128 天后移植肌肉产生了自主运动,一期肌肉移植治疗面瘫的成功率较高,疗效满意。

1.面神经吻合术　由于锐性损伤、手术误伤造成面神经断裂,应尽量在早期作神经断端吻合术,达到恢复表情肌神经支配的目的。

(1)适应证

1)锐性损伤造成面神经完全性或不完全性断裂的病例,在损伤后 6~8 个月均可进行一期神经吻接。

2)面神经切割伤病程不超过 1 年的病例,表情肌无明显萎缩。

3)面神经缺损小于 0.5cm,神经吻合无张力。

(2)手术要点

1)切口:采取面部外伤瘢痕切口,或手术原切口,或耳前一下颌区面部除皱切口。

2)解剖面神经:根据面神经断裂部位解剖面神经的近、远心端,有时断裂神经不易辨认,可在术中借助神经刺激仪,或针麻仪刺激以明确神经两断端,并适当向两侧游离,尽量减少面神经的缺损程度。

3）面神经吻合：两个面神经断端在无张力的情况下，可进行神经外膜缝合、束膜缝合或外膜束膜联合缝合。神经吻合时用 11-0 无创伤缝线，应在手术放大镜下或手术显微镜下缝合，以保证吻合质量，防止被意外拉断。

4）创口缝合：清洗创面，严密止血，分层缝合，放置引流，加压包扎。对于腮腺包膜打开者，应将腮腺包膜缝合，以避免术后出现腮腺漏。

2.神经移植修复面神经缺损术　早期面神经损伤、神经缺损较大、病程不超过 1 年、面部表情肌无明显萎缩的病例，可考虑行神经移植术，修复面神经缺损。

（1）适应证

1）面部外伤或手术造成的早期面瘫，面神经的中枢端是健康的，而且近、远心端均具有神经吻合的可能性。

2）面部表情肌无明显萎缩。

3）面神经断端缺损大于 0.5cm 以上。

（2）手术要点

1）切口：采取耳前一下颌区面部除皱切口。

2）解剖面神经：断端，测量面神经缺损长度。

3）切取神经：神经移植的供区常选择腓肠神经、耳大神经或桡神经浅支等感觉神经。①腓肠神经移植。②耳大神经移植。沿耳前-下颌切口分离皮下组织和颈阔肌，暴露颈外静脉和胸锁乳突肌，耳大神经在胸锁乳突肌后缘中点的上方穿出，并沿肌肉表面走向腮腺尾叶和耳部。游离耳大神经达到足够移植的长度，切取耳大神经供移植。

4）吻合神经：以神经移植修复面神经缺损，采用外膜或束膜端端吻合。

3.面神经-舌下神经吻合术　Korte（1903）首先报道了因乳突、腮腺区肿瘤根治性切除造成的面神经缺损，为避免患侧面部表情肌发生萎缩，维持表情肌的张力和运动，采取面-舌下神经吻合术，以舌下神经为动力源，恢复面部表情的对称。这是一种古老的术式。对于早期外伤性面瘫近端无法修复，但损伤远段面神经良好的患者，本术式可较完全地恢复面部表情肌的动力功能，术后达到静态及动态面部表情肌的双侧平衡，因此是一良好选择。但是，该手术可造成一侧舌下神经部分瘫痪，约有 1/3 患者，术后言语及进食受到影响。

（1）适应证：适用于损伤面神经的近中枢端无法吻合，远心端神经具备吻合条件，而且面部表情肌无明显萎缩者。可用于早期周围性面神经损伤，也可用于听神经瘤切除后早期面神经瘫痪等。

（2）手术要点

1）切口：从乳突尖部沿胸锁乳突肌前缘向下颌骨下缘内 1.5cm 处，设计长 8～10cm 的切口。

2）解剖面神经：取耳前切口，根据不同情况解剖出面神经远端。对在面神经出茎乳孔处损伤的患者，其步骤是切开颈阔肌，暴露胸锁乳突肌、腮腺尾叶筋膜和颈外静脉，沿腮腺后缘和下缘与胸锁乳突肌之间作钝性分离，并将胸锁乳突肌往后牵引，显露二腹肌后腹。继而在乳突尖上方约 1cm 处、二腹肌后腹与外耳道软骨交角之间仔细地作钝性分离。暴露面神经干，沿面神经干向远心端解剖，游离面神经干，供吻接。

3）解剖舌下神经及降支：沿胸锁乳突肌前缘向下分离，分别把胸锁乳突肌前缘向后牵拉，二腹肌后腹向前牵引，暴露颈动脉三角。逐渐向深层钝性分离，在颈内静脉和颈外动脉浅面，仔细寻找舌下神经及降支，游离舌下神经达足够转移的长度，然后切断舌下神经于供吻接。

4）吻合神经：分别将面神经的远心端和舌下神经的中枢端转移，在无张力的情况下，把舌下神经中枢端与面神经远心端作显微吻合。

5)缝合创口:将舌下神经与面神经的吻合处固定在周围组织,冲洗创口,严密止血,逐层吻合,放置引流,加压包扎。

4.面神经-副神经转移术　是 Drobnik(1897)最早报道的动力性修复面瘫的手术方法,这种方法对作为动力源的损伤相对比较小,可获得良好的面部表情运动,只是这种面部表情运动是不协调的,在耸肩时才能表现出来。在临床上,见到有的病例进行了面神经-副神经吻接后,由于功能欠佳及肩部不适,要求恢复原样。Hofmen(1994)对 42 例行面-副神经转移吻合术的患者进行随访,结果大多数患者感到十分不自然,并要求切断这种神经吻合。

5.跨面神经移植术　是使用长段的神经移植,一端与健侧面神经分支的中枢端缝合,移植神经经皮下隧道到达患侧,使移植神经另一端与患侧面神经的远心端吻接在一起,通过面神经轴突再生恢复患侧表情肌的功能。Scaramella、Smith 等(1971)相继报道了跨面神经移植术治疗面瘫的病例。这种手术方法试图靠健侧面神经的传导支配患侧,以获得对称性的表情运动。使用健侧面神经作为运动神经传导源的理论依据有以下两个方面:①在日常生活中,大部分情况下的表情肌运动是左右对称的,表情肌是随意肌,如果以其他脑神经作为传导源,不能重建协调的表情运动。②面神经的分支及吻合支很多,有 50% 的二级以下分支因手术需要被切断,都不会造成其支配区的表情肌面瘫。因此,可以把面神经的二级以下分支切断,用于作为恢复患侧面神经功能重建的动力源。

跨面神经移植术的优点在于:患侧表情肌接受来自健侧面神经的再生纤维,与健侧表情肌连动,面部表情比较自然,患侧表情肌的运动与健侧协调,表情有整体性,而且手术不造成其他功能障碍。但本术式不适用于晚期面神经瘫痪的修复。

(1)适应证

1)由于各种面神经创伤所造成的早期面瘫,患侧面神经中枢端缺损或无法吻合,不能进行面神经吻合术及面神经移植术的病例。

2)面瘫经过其他方法治疗,1 年内功能未得到恢复;或早期修复后 1 年效果不佳,面部表情肌无明显萎缩,患侧面神经中枢端不能吻合的病例,也可采用本术式。

3)陈旧性面瘫,患侧面部表情肌严重萎缩,选择二期吻合血管神经的肌肉移植术的一期手术。

(2)禁忌证

1)陈旧性面瘫,患侧面部表情肌发生明显萎缩的病例。

2)双侧面瘫的病例。

(3)手术方法及要点

1)切口:取双侧面部腮腺手术面部除皱切口。

2)解剖双侧面神经:参见"面神经吻合术"。

3)腓肠神经切取:根据需要切取一定长度的腓肠神经。

4)神经跨面移植:Anderl(1973)、Fisch(1976)等也报道了应用跨面神经移植术治疗面瘫,使这种手术又进一步得到改进和完善。各种术式存在一定差异,但手术方法可总结为以下 3 种类型:①Scaramella 法。健侧面神经颊支的分支与患侧面神经总干之间,通过腓肠神经移植相互吻接,移植的腓肠神经在下颌皮下内穿过。②Anderl 法。将健侧与患侧面神经颞支、颊支、下颌缘支的各分支之间,通过 3~4 根神经段进行交叉联络。手术分两次进行,一期手术只作神经移植,把移植神经与健侧面神经各分支的近心端吻合起来。经过 4~6 个月后再进行第二期手术,将各移植神经的远心端分别与患侧各对应面神经的分支吻合。Anderl 之所以把手术分为两期,是因为轴突再生需要较长时间,如果第一期手术就吻合患侧,则在轴突再生达到患侧面神经各吻合口之前,吻合处已经形成瘢痕,必然妨碍轴突通过吻合口,功能恢复不理想。

③Fisch 法。取两根移植神经,把健侧面神经颧支、颊支的分支分别与患侧面神经的颞面干和面颈干吻合,两根移植神经都通过上唇皮下筋膜隧道到达患侧。

5)缝合创口。

跨面神经移植术在理论上是一种理想的手术方法,但是,表情肌在神经再支配之前,失神经支配大约有 1 年的时间,在此期间将进行性地发生萎缩。由于轴突再生要通过较长的移植神经,最终通过吻合口到达患侧面神经的再生轴突数量很少,因此,获得的表情肌收缩力就弱。在跨面神经移植中,如果采用吻合血管的跨面神经移植,其结果优于单纯的神经移植。

6.神经肌肉内种植术　当面神经末梢端发生离断或撕脱时,面神经中枢端将无法与表情肌端吻接。有学者曾将面神经的中枢端植入表情肌内,临床上取得面部瘫痪表情肌功能部分恢复的效果。

二、胸小肌移植治疗晚期面瘫

应用吻合血管神经的肌肉移植术重建陈旧性面瘫的表情肌功能,已经被认为是有效的治疗方法。Harii(1976)报道了应用吻合血管神经的股薄肌移植重建瘫痪侧的表情肌功能。O'Brien(1980)将跨面神经移植术与游离肌肉移植术结合起来,进行二期吻合血管神经的趾短伸肌移植治疗陈旧性面瘫,取得良好的效果。Terzis(1982、1989)、Harrison(1985)采用二期吻合血管神经的胸小肌移植治疗陈旧性面瘫。有学者报道了跨面吻合血管神经的背阔肌移植一期治疗晚期面神经瘫痪。这些手术可以重建面下2/3的表情肌功能,使颧大肌、颊肌、上唇提肌等的肌张力和收缩功能得到部分恢复。在学者所在医院进行的跨面神经移植治疗面瘫的患者的随访中,手术后只有少数病例能取得静态的两侧对称,较少有表情肌动力的恢复,而在肌电图中可见到患侧表情肌部分恢复功能。因此,本术式较多地被用于带血管、神经肌肉移植的准备手术,即第一期进行跨面神经移植,等待移植的腓肠神经与健侧面神经吻合后有神经功能的恢复,通常采用 Tinel 征检查,如果阳性,再进行第二期带血管、神经的肌肉移植,两期手术之间间隔为 8～12 个月。相关学者报道了多血管神经蒂的腹内斜肌瓣移植治疗陈旧性面瘫的应用解剖研究,进一步探讨了患侧表情肌功能的整体重建。

吻合血管神经的胸小肌移植是治疗晚期面瘫的有效术式。胸小肌移植治疗面瘫的手术分两期进行,第一期作跨面神经移植,第二期作带血管神经的胸小肌移植。

胸小肌移植治疗晚期面瘫时,应注意以下问题。

1.胸小肌较薄,不臃肿,呈三角形,是面部表情肌重建所要求的移植肌肉的形态,但举重、游泳运动员的胸小肌发达,应尽量避免选用。

2.胸小肌切取后肢体功能不受影响,而且切取肌肉的切口较小。

3.胸小肌具有独立的血供和胸前神经支配,是作供肌的解剖学基础。Terzis 强调指出胸小肌神经支配的特殊性,胸小肌的上部1/3 由胸前神经外侧支支配,而下部 2/3 由胸前神经内侧支支配,后者是臂丛神经内侧束的分支。这就使得胸小肌的两部分形成各自独立的运动单位,这对面瘫的治疗来说是难得的良好供区。

4.胸小肌位置较深,而且动、静脉分布差异较大,不易切取,为行胸小肌移植治疗面瘫带来不便,有时手术时间长达 16～17 个小时,因此可能导致移植肌肉缺血时间过长。

5.胸小肌移植同其他肌肉移植一样,手术需分期进行,两期手术时间相隔需 8～10 个月。

(一)应用解剖

胸小肌位于胸大肌深面,是一块扁肌,呈三角形,长 12～14cm,以分散的肌束起自第 3、4、5 肋骨的前面,近肋骨、肋软骨结合处,肌纤维向外上方汇成一扁平肌腱止于肩胛骨喙突。

1.血液供应　胸小肌的血供变异较大,动脉来源有 3 种情况,分别可能来自胸肩峰动脉、胸外侧动脉或直接来自腋动脉。这 3 种来源的动脉可单独供养胸小肌,也可同时存在。胸小肌的回流静脉常不与动脉伴行,有 2～3 支,直接注入腋静脉。胸小肌的动脉常从肌肉的内侧边缘穿出分支供应肌肉,也可自胸三角肌肌间沟到达胸小肌。

2.神经支配　胸小肌的支配神经是胸前神经,其神经纤维来自 C_5、C_6、C_7、C_8 及 T_1,这些运动神经纤维到胸小肌时分成两支,即胸前神经外侧支及内侧支,以后者为主。胸前神经外侧支常穿过胸小肌,但不是胸小肌的主要支配神经。

(二)适应证

1.早期面神经损伤引起的面瘫,无法采用面神经吻合或神经移植修复的病例。

2.各种原因引起的陈旧性面瘫,排除颅内占位性病变而没有医治者,均可采用本术式。Terzis 在其大宗的临床应用病例报告中,提出在儿童面瘫治疗中,选择该手术效果更好。

(三)手术方法与步骤

手术分两期进行,第一期作跨面神经移植术;经过 8～12 个月后,第二期手术作吻合血管神经的胸小肌移植。

1.第一期跨面神经移植术　取腓肠神经 25～28cm,作跨面神经移植。神经的一端与健侧面神经的颊支吻合,选择颊支中吻合支予以切断,可用神经刺激器来确认;另一端放置在患侧颊部皮下,留待二期手术时应用。术后检查 Tinel 征,阳性时说明健侧面神经纤维已长入移植的神经内,这往往需要 6 个月以上的时间。

有学者将第一期手术改良为带血管蒂的腓肠神经移植,利用腓肠神经伴行的小隐静脉与健侧面动脉端端吻合,使之静脉动脉化,小隐静脉远端与患侧的颞浅动脉远心端吻合。

2.第二期吻合血管神经的胸小肌移植

(1)胸小肌的切取:患者取平卧位,行气管内全身麻醉。手术可分两组同时进行。一组切取胸小肌瓣;另一组准备受区,解剖跨面神经移植的远心端和患侧面动脉、静脉。由于受区和供区比较靠近,两组同时手术会相互有些干扰。

切口:Terzis 取患侧胸部腋窝前皱襞后方的切口,该切口隐蔽,是一良好设计。但由于切口位置较深,胸小肌不容易暴露。学者所在医院采取胸大肌、三角肌间隙切口,向下延伸至腋窝皱襞的前方,此切口较容易暴露胸小肌。

肌肉及其血管神经蒂的暴露:暴露胸大肌的下缘,游离胸外侧血管进入胸大肌下缘部分。追踪胸外侧动脉进入胸小肌内表面的进路,这是胸小肌的供养血管。显露胸小肌的下缘,并游离胸小肌于胸廓上的起点部分,掀起胸小肌使其外翻。暴露胸小肌内表面的血管蒂,显露胸前神经进入肌肉的内侧支及外侧支,并游离两支神经的共干部分,尽可能取得较长的神经蒂。游离动、静脉。在喙突处切断肌肉的止点,并使肌肉全部游离,但保留血管蒂,待受区准备完成后再断蒂进行肌肉移植。

(2)受区准备:面部作患侧除皱手术切口,在 SMAS 筋膜层分离,解剖跨面神经移植的远心端,游离移植神经断端,在下颌缘处解剖面动脉和面静脉,游离后待用。面部皮肤的分离范围,上方达颧弓及颞浅筋膜,下方到患侧口角及鼻唇沟。

(3)吻合血管神经的肌瓣移植:肌瓣断蒂后移植到患侧面部,胸小肌的胸廓端固定在口角及鼻唇沟处,喙突端固定于颧弓上方和颞肌筋膜。移植时应保持肌肉原有的肌张力,口角的上提程度以过度矫正 1cm 左右为宜。胸前神经的断端与跨面移植神经的断端吻合,胸外侧动、静脉与面动、静脉吻合。

(4)关闭创口：创口严密止血，逐层缝合创口，放置引流，包扎。

三、超长蒂节段断层背阔肌肌瓣一期移植治疗晚期面瘫

在吻合血管神经的肌瓣移植治疗晚期面瘫中，所采用的趾短伸肌、股薄肌、胸小肌、胸大肌、背阔肌及前锯肌等均选择两期手术，第一期进行跨面神经移植，8～12 个月后进行第二期手术，即吻合血管神经的肌肉移植，主要是因为供区肌瓣难以找到足够长度能作跨面神经移植的神经蒂。另外，一些学者认为，一期跨面吻合血管神经的肌瓣移植，由于神经再生的时间大约需 8～12 个月，在长时间的轴突再生过程中，移植肌瓣失神经支配而发生肌肉萎缩，可造成手术失败。有学者(1985)设计了超长血管神经蒂的节段性背阔肌肌瓣移植，1986 年用于临床并取得成功。背阔肌肌瓣可解剖一个 14.0～17.5cm 长的血管神经蒂，一期完成跨面神经移植和背阔肌肌瓣移植，缩短了治疗周期，减少了手术次数，提高了手术成功率，术后疗效良好。

以往进行的带血管神经肌肉移植，多半是整块肌肉，因此肌肉的本身形态，即为移植肌肉的形态。王炜设计了背阔肌节段断层肌瓣移植，根据背阔肌显微解剖结果显示，背阔肌可分成 5～6 个节段肌瓣，一般采用胸背动脉外侧支外侧节段肌瓣供移植。节段肌瓣解剖完成后，由于其厚度较厚，为防止臃肿，还可去除该肌瓣的脏层，制成断层肌瓣供移植，并可根据患者的病情设计不同形态、不同厚度的肌瓣供移植，或制成一蒂两肌瓣的串联肌瓣供移植。

O'Brien 等设计的分期肌肉移植手术，其跨面神经移植是不带血管的，因此术后神经恢复时间较长，而且神经移植的成功率也受到影响。我们选用的超长蒂肌瓣移植，实际上是带血管的胸背神经跨面移植，所以神经移植的成功率高，临床实践证明轴突再生速度快。

(一)应用解剖

以胸背动脉段动脉所供养的肌瓣，称为背阔肌节段肌瓣或背阔肌段肌瓣。胸背神经的段神经常与段动脉伴行。肩胛下动脉由腋动脉分出后，在起点下方 2～3cm 处，分出旋肩胛动脉，并向下移行为胸背动脉，约在肩胛骨下角平面上方分为内、外侧支(占 92.45%)，由内、外侧支再分出段动脉。内侧支多半分出 2～3 支段动脉，外侧支分出 3～4 支段动脉。段动脉的起点直径多半在 0.5～0.9mm，段动脉的长度多半在 6～7cm。

在临床应用上，超长蒂节段肌瓣移植，蒂长需要 14～17cm 才能达到跨面神经移植的目的，因此，背阔肌的血管蒂不仅包括胸背动脉，而且包括肩胛下动脉在内。即使如此，背阔肌的可见血管蒂长度也只有 11～14cm，即：肩胛下动脉 2～3cm，胸背动脉 3～4cm，内或外侧支 2～3cm，段动脉 6～7cm。为了使蒂部有足够的长度，常常需要将肌肉内的段动脉连同部分肌束，制成超长的蒂。肌肉内的段动脉往往肉眼不易观察，可借助手术放大镜观察其肌膜下的踪迹。

(二)适应证

1.早期面瘫患侧面神经的中枢端严重缺损，无法通过神经吻接进行修复的病例；或者作跨面神经移植术经 8 个月以上的随访，患侧面部表情肌无功能恢复的患者。

2.Bell 面瘫及各种原因引起的面瘫，病程在 2 年以上，面部表情肌的运动功能无明显恢复的病例。

3.面神经损伤后经神经吻合术、神经移植术、神经松解等治疗无效的病例。

4.颅面手术造成面神经颅面损害的患者。

(三)手术方法与步骤

麻醉方法选择气管内插管麻醉。取半侧卧位，或健侧垫高 30°的仰卧位，目的是使供、受区手术可以同

时进行。

手术分两组进行。一组在供区切取超长蒂节段断层背阔肌肌瓣;另一组在受区解剖健侧面神经、患侧面动静脉及肌瓣移植床。

1.切取超长蒂背阔肌节段断层肌瓣

(1)切口:在健侧腋中线相当于背阔肌前缘的后方 2～3cm 处,作大锯齿形切口,长约 25cm 左右。

(2)解剖胸背血管神经束:切开皮肤及浅筋膜,暴露背阔肌前缘,向后使背阔肌肌腹显露宽 6～7cm 的范围。钝性分离掀起背阔肌前缘,在背阔肌内侧表面的肌膜下,自上而下暴露肩胛下动脉。切断结扎旋肩胛动脉、胸背动脉的内侧支,沿胸背动脉的外侧支继续向下分离。一般选择胸背动脉外侧支的第 2 或第 3 段动脉作为肌瓣的供养血管。

(3)节段及断层肌瓣的设计:在背阔肌前外侧下端,选择薄的、有较粗段动脉滋养的肌肉作为供区。移植的节段肌瓣的内表面肌肉束可予以削除,即削除节段肌瓣的脏层,制成节段断层肌瓣。此处肌肉厚约 0.4～0.6cm。肌瓣的蒂端设计成三叶状,可供移植时分别固定在鼻唇沟、上唇、口角和下唇。肌瓣长为 8～9cm,宽为 5～6cm,用美蓝描绘肌瓣形态,以便于切取。

(4)超长血管神经蒂的准备:术前应对超长血管神经蒂的长度有所估计,测量患侧口角上方 1cm 到健侧面动脉搏动处的距离,即为血管神经蒂所需要的长度。由于血管神经蒂通过上唇隧道,测量时应估算在内。一般成年人血管神经蒂的长度在 14.5～17cm 左右,即能达到跨面移植的目的。

(5)肌瓣及血管神经蒂的切取:上述操作步骤完成后,在肌瓣表面标志出 5cm 的直线,在此线上,每 1cm 处缝合一针,以便肌瓣移植时作为测定肌肉张力的依据。结扎不需要动脉的分支,应使血管神经束完全游离,并用神经刺激仪检查肌瓣的神经支配,最后用电刀切断背阔肌,使肌瓣完全游离,并保护好血管神经蒂不受损伤。将节段肌瓣暂时埋藏在腋背部皮下,待准备完成后再断蒂供移植。

2.解剖健侧面部血管、神经 为创造跨面神经移植的受区条件,需作健侧面部解剖,此手术由另一组医师完成。

(1)切口:作腮腺切除手术耳前及下颌除皱切口。

(2)解剖面神经:健侧面部皮肤切开后,在腮腺筋膜表面掀起皮瓣,于腮腺前缘 0.5cm 的正中点,向颊部深层水平钝性分离,可见乳白色的腮腺导管。在腮腺导管的上方及下方作横向分离,可以找到面神经的上、下颊支,直径约为 1.0～1.5mm。有时可以有 3 支颊支,这些颊支再向下发出分支即二级以下分支,常相互吻合成网,上颊支与颧支之间也有吻合。应用神经刺激仪选择能引起上唇或口角表情肌收缩的分支,予以切断,作为受区的吻合神经。同时切断的神经分支还起到减少健侧肌肉收缩力的作用,更有利于术后两侧肌力的平衡。

(3)解剖健侧面动、静脉:在下颌下缘触诊面动脉的搏动处,向深层钝性分离,找到面动脉和面静脉,并游离 2cm 左右的长度,备用。

3.患侧面部受区的准备

(1)切口:同健侧。

(2)肌瓣移植床的准备:掀起面颊部皮瓣,上方显露至颞浅筋膜,下抵下颌缘,前方达口角及鼻唇沟,在颧骨上制成一块 1cm×4cm 的筋膜骨膜瓣,蒂在上,作为肌瓣的止点处,并在上唇制作隧道与健侧相通,可容血管神经蒂通过。

(3)腮腺筋膜与颞浅筋膜叠合:在肌瓣移植前,切除臃肿的皮下组织或部分瘫痪肌肉,作腮腺筋膜与颞浅筋膜折叠缝合,以矫正面部松弛,类同 SMAS 除皱术。

4.超长节段性肌瓣移植 在面部健侧及患侧受区准备完成后,切断背阔肌节段肌瓣的血管神经蒂,使患者改为平卧位。

（1）节段断层肌瓣移植到受区：将游离的节段断层肌瓣移植到患侧面部，先用薄壁乳胶管导引，使肌瓣的血管神经束从患侧面部通过上唇隧道穿到健侧，将节段肌瓣蒂部的三叶肌束用缝合线固定于上唇、鼻唇沟、口角及下唇。按切取前肌肉的正常张力，把肌瓣的止点固定在颧骨骨膜筋膜瓣上，切除过长的肌肉。

（2）血管、神经吻合：应用显微外科技术先后依次吻合静脉、动脉、神经。在血管吻合完成后，可见胸背神经的断端有活跃的渗血，再作神经外膜-束膜联合吻合，使胸背神经与面神经颊支的分支吻合，此时可见肌瓣的边缘有渗血。

5.皮肤提紧术　肌瓣移植完成后，先作健侧面部止血及创口冲洗，关闭创口，再于患侧面部进行细致止血，冲洗创口。由于面瘫后患侧皮肤、皮下组织均松弛，为此常常需要切除 1～1.5cm 的多余皮肤，以达到皮肤紧缩的目的。

（王玉玺）

第九节　躯干部畸形缺损及食管狭窄

一、漏斗胸、鸡胸及胸骨裂

漏斗胸、鸡胸及胸骨裂为胸壁先天性畸形或胸壁后天性发育缺陷。患者常常为了美容或因功能缺陷而就诊。

【漏斗胸】

漏斗胸又称胸部凹陷畸形，是一种较为常见的胸部先天性畸形，常在出生时即已发现畸形。

（一）病因

漏斗胸的病因不明，与家族遗传有关。现在有人认为这种畸形的发生是因为早期肋软骨过度生长，使胸骨向后凹陷；有的认为是由于胸骨发育不良，下部胸骨成骨不良，或胸壁在子宫内受压引起；还有人认为是因胸骨下端纤维束及膈肌中央腱短缩，胸骨被向后牵拉所致。漏斗胸的男性患者是女性的 4 倍。

（二）临床表现及诊断

胸部凹陷呈漏斗状，腹部凸出，双肩前倾，脊柱侧弯。

胸骨、肋软骨及部分肋骨向脊柱方向凸出，胸骨凹陷通常起自胸骨柄关节，即从第 3 肋软骨开始，到第 7 肋软骨区，在胸骨剑突上方最明显，剑突的下端向前翘起。胸骨、肋软骨及部分肋骨向脊柱凸出，严重的病例，胸骨与脊柱相接，有时胸骨凹陷从脊柱的一侧经过，进入脊柱旁沟。因此，漏斗胸的胸部凹陷畸形，可以是左右对称的，也可以是左右不对称的。

漏斗胸的诊断是一目了然的，随着年龄增长，脊柱侧弯率增加。漏斗胸轻者没有明显症状，大多数患者的心肺功能检查表明：患者心律正常，血压、静脉压、氧饱和度正常，但常出现运动后心脏耐受力降低。凹陷严重者出现心肺受压症状，儿童生长发育较差，多病，易患呼吸道感染，年长者常出现心率加速、呼吸困难、易疲倦等。有人检查患者的呼吸功能，在 11 个患者中，有 9 例最大通气量减少 50%。另外，也可出现心律失常、右束支传导阻滞及 P 波倒置或双向等改变。

漏斗胸患者，在胸部后前位 X 线片中显示心影左移，侧位片显示胸骨凹陷、心脏扁平。Davidsen 等（1957）将 X 线胸部侧位片中，胸骨角到胸椎前的距离大于 7cm 者，称为轻度胸骨凹陷；在 5～7cm 之间的，称为中度胸骨凹陷;距离小于 5cm 者,称为严重胸骨凹陷。

胸骨凹陷的严重程度也可用漏斗胸容量来估计。测量方法是患者取卧位,将水注入漏斗部位测量,也可在凹陷部位取模,然后再测量。

有学者提出的漏斗胸指数(F2I),对胸部凹陷程度的分类有一定价值,其公式如下。

$$F2I = \frac{a \times b \times c}{A \times B \times C}$$

a 为漏斗胸凹陷区的纵径,6 为凹陷区横径,c 为凹陷的深度;A 为胸骨长度,B 为胸廓横径,C 为胸骨角到胸椎前面的最短距离。

F2I>0.3 为严重漏斗胸;0.2<F2I<0.3 为中度漏斗胸;F2I<0.2 者为轻度漏斗胸。

(三)治疗

胸部凹陷畸形的治疗主要是手术治疗。

胸部凹陷畸形患者常因外形不美观而就诊,医师应对患者的心肺功能及胸部 X 线片予以仔细检查,再决定手术方案。

漏斗胸的治疗以胸部凹陷的矫正为主要内容,常用的手术有下列几种:①胸骨翻转术。将凹陷的胸骨切取下来,然后翻转,再修复胸部缺损。胸骨的翻转方法有 3 种,即游离胸骨、肋软骨翻转法,带有下方腹壁上动静脉蒂的胸骨翻转,以及采用带有腹壁上动静脉及胸廓内动静脉蒂的双向血供的胸骨翻转。②胸廓整形术。将凹陷的肋软骨切下,使胸骨抬起,再植骨固定。术后外固定可采取多种方式,如钛板条、Zimmer 钢板、海鸥假体固定等。Actic Dato GM(1995)报告了意大利 315 例胸部凹陷畸形的矫正,术后采用海鸥假体固定,作者平均随访 15.8 年之久,术后效果良好。③采用硅橡胶充填及乳房整形等可用于轻度胸骨凹陷。

1.手术时机　Morshuis W 等(1994)报告了 152 例漏斗胸畸形手术的病例,平均手术年龄为 9.8～20.8 岁。法国 Nancy 一医院(1995)报告 190 例漏斗胸手术患者,及 20 例鸡胸患者,64% 者手术年龄为 10～18 岁,36% 者小于 6 岁,对有严重功能缺陷的 3～6 岁手术的患儿,经过长期随访,其结果很好,而且术后发育良好。3 岁以前可能有假性漏斗胸,故不宜手术。

2.适应证

(1)有呼吸、循环系统症状,及发育受阻者。

(2)虽然呼吸、循环系统无明显症状,但外形丑陋,影响心理发育者。

(3)手术宜在 3 岁以后进行。

3.术前准备

(1)患者心肺功能代偿良好,没有肝、肾等脏器的器质性病变。

(2)控制呼吸道感染。

(3)要有良好的营养状况。

(4)必要时应检查肺功能。

(5)拍摄胸部后前位及侧位、斜位 X 线片,同时进行胸部 CT 扫描。

(6)检查心电图及超声心动图等。

4.麻醉　行气管内插管全身麻醉。

5.手术方法

(1)胸骨翻转术:胸骨翻转术即将胸骨及肋软骨截下,翻转覆盖在胸廓上。目前多半采用腹直肌蒂胸骨翻转术。

1)切口:采用胸部正中切口或乳房下皱襞处的横形切口。男性可用正中切口,女性可选用横切口。

胸部正中切口起自凹陷区上端,至凹陷区下端,即起自胸骨柄稍上方,向下到达剑突与脐之间。横切口位于乳房下皱襞,两侧达腋前线。

2)游离胸廓表面软组织:切开皮肤后,分离皮下组织及胸肌。在胸骨表面、肋软骨表面及腹外斜肌表面,用电刀分离胸肌。腹直肌在胸廓下端的附着区不予切断,但两侧需予以分离。

3)分离胸膜:在肋弓下缘切开,提起肋弓,从胸骨间隙向两侧在肋软骨内面推开胸膜,紧贴肋软骨分离,防止胸膜破损。

4)抬起胸骨,切断肋软骨:在胸部凹陷外侧切断肋软骨或肋骨。自肋弓开始向上,切断结扎两侧胸廓内动静脉向肋间的血管分支。如采用腹直肌蒂胸骨翻转术,腹直肌下腹壁上、下动静脉作为翻转胸骨的营养血管,在切断肋软骨或肋骨到达胸骨角时,结扎切断两侧胸廓内动静脉。国内学者改进了这种术式,不切断胸廓内动静脉,使翻转的胸骨、肋软骨片的血供不仅来自腹壁上、下动静脉,而且来自胸廓内动静脉,以改善翻转胸骨的血供。一般而言,腹直肌蒂胸骨翻转术,是足以提供胸骨及肋软骨血供的。

5)翻转胸骨及肋软骨:将游离的带有血管、腹直肌肌肉蒂的胸骨板及肋软骨稳当地翻转,不要损伤其血供,用钢丝或钢板螺钉固定翻转的胸骨断端,并在胸骨板上留有一二根钢丝,留作术后牵引时备用。

翻转的胸骨板有时变得凸出于胸部,可采用将凸出处削平,或作胸骨中部楔形截骨,使之平覆于胸部,截骨处作钢板螺钉或钢丝结扎固定。

翻转的肋软骨作适当修整,与胸廓的肋骨缝合,可采用钢板螺丝钉固定,也可采用钢丝结扎,或尼龙线、丝线缝合,并缝合肋间肌。

6)缝合腹直肌鞘、腹外斜肌腱膜及胸大肌:遇有胸膜破损时,可安放胸腔引流。缝合皮肤,并外置胸骨牵引支架,将胸骨的牵引钢丝固定在胸骨牵引支架上,维持4~6周。

Ishikawa(1988)报告了一种简单的保持胸廓内动静脉的胸骨翻转技术,他在第2肋胸关节处截断胸骨,并截除第2肋软骨,从而使胸廓内动静脉在胸骨翻转时没有张力,保证了翻转胸骨有较多的血供。

(2)肋骨整形术:漏斗胸的治疗除了采取胸骨、肋骨截骨翻转术之外,还可采用肋骨整形术。

Wada等(1972)报告了采用肋骨整形术治疗漏斗胸,用于不对称性漏斗胸。从胸肋关节处切下一侧凹陷的肋骨及肋软骨,然后对肋软骨作楔形截骨或部分截断,造成柳枝骨折,使之矫形。矫正凹陷畸形并固定后再与胸骨及肋骨缝合,抬高肋骨,矫正胸部凹陷畸形。

(3)胸骨提升术:胸骨提升术是一种牵引凹陷胸骨上提的手术。原理是切下过度生长且变形的肋软骨,游离胸骨,在胸骨柄、胸骨体处截断胸骨,并作楔形截骨。采用外固定支架,如Zimmer骨结合板等,固定抬高的胸骨、肋骨。此法术后复发率较高。Hakamura(1995)报告了34例漏斗胸,采用Zimmer骨结合板及“U”形柱治疗漏斗胸,术后78.6%效果满意,5例有并发症,包括胸廓内动脉出血、“U”形柱旋转脱出、软组织感染、胸肌切口崩裂及皮肤部分坏死等。这些患者卧床时间少于7天,出血少于300ml,术后3周都未配戴胸部保护或支撑物,恢复了日常活动。

(4)Ravitch胸骨抬高术:Aston及Pickredl(1977)描述的Ravitch胸骨抬高术方法如下。

1)体位:患者胸廓弓形抬高,在双肩胛下垫一块折叠的浴巾。

2)切口:在胸骨中线作一垂直切口,对部分女青年可采用乳房下弯形切口。

3)暴露:掀起两侧的胸廓皮瓣及胸肌,向上方暴露整个畸形区域。慎勿损伤两侧的软骨膜。

4)分离软骨膜:在肋骨软骨膜上作“H”形切口,用骨膜剥离子分离软骨膜。软骨上、下缘的骨膜较薄,分离时应细心操作。用钝性骨膜剥离子仔细分离肋软骨后面的软骨膜。

5)切下畸形肋软骨:用Kocher钳夹起肋软骨,在肋软骨的内、外侧端予以切断。胸骨两侧的畸形肋软骨应一一切下,但应尽可能保护好肋骨与肋软骨接合处。在婴儿及年幼儿童,上部软骨切除范围在 3～5cm;在年长的儿童及青年,肋骨畸形的范围到骨性肋骨,应最少切下 3 根肋软骨,通常切下 4～5 根双侧畸形肋软骨。如果切除数量不够,或切除范围不足,则会影响术后效果。

当畸形的肋软骨被切除后,其最上方的肋软骨通常是第 2 或第 3 肋软骨,应作斜形切断,以便于使畸形胸骨游离。

6)提起胸骨:在剑突处截断胸骨,于胸骨后方的纵隔内分离,推开两侧胸膜反折区,结扎从胸廓内血管到肋间的血管束。

7)截断胸骨、植骨:在胸骨拟定截骨处穿一钢丝,于第 2 肋软骨上方胸骨的后表面,用锐利骨凿使胸骨骨折,在骨折区植入肋骨骨片,并缝合移植骨片,防止术后移植骨片滑入纵隔内,使骨折的胸骨缝合固定在矫枉过正位。

8)胸骨体畸形处理:作横形截骨,取切下的肋骨作楔形植骨。为使矫正后的胸骨稳定,应作 2～3 针的钢丝有效缝合,被截下的剑突无需缝回再固定,在纵隔内放置引流,最后缝合肌肉和皮肤。

【鸡胸】

鸡胸亦称胸部隆突,这是胸骨向前方凸起的一种畸形。Shamburger(1967)报告胸部畸形 910 例,其中鸡胸 152 例(16.7%),胸部凹陷畸形 758 例(83.3%);152 例鸡胸中,男性多于女性(119:33),对称性鸡胸 89 例,不对称性鸡胸 49 例,混合性鸡胸(一侧突出,一侧凹陷)14 例。

(一)病因

鸡胸的病因不明,与遗传有关。有报告鸡胸家族中涉及胸壁畸形者占 26%,脊柱侧弯者占 2%;亦有认为鸡胸是因胸骨成分异常愈着固定、胸骨骨化中心缺乏、膈肌附着及发育异常、肋软骨过度向前生长,造成胸骨柄、胸骨体及剑突向前生长等所致。鸡胸常常是独立的畸形,也有的伴有心脏畸形。Shamburger(1988)报告了 20860 例婴幼儿先天性心脏病患儿,仅有 36 例(0.17%)伴有鸡胸畸形。

(二)临床表现

鸡胸的诊断也是一目了然的,其表现为胸骨前突、肋软骨及肋骨凹陷。少数患者伴有心肺受压症状,重者易出现疲劳、反复呼吸道感染及支气管哮喘等。鸡胸和漏斗胸的发生率之比约为 1:10。

Brodkin(1949)将鸡胸分为两种类型:①胸骨体软骨型鸡胸。胸骨下部分前突及剑突前突表现最为显著,两侧胸部陷落。此类型较多见。②胸骨柄软骨型鸡胸。表现为胸骨及其邻近的第1、2肋软骨突出。

(三)治疗

治疗可采用胸骨翻转法或胸骨沉降法。胸骨沉降法类似于胸骨提升术,即将畸形增长的 3～7 肋软骨切下缩短,矫正胸骨畸形,并沉降,但需注意胸骨沉降后不要压迫心包,影响心脏功能。如果是一侧鸡胸,则可作一侧性肋骨、胸骨矫正。

【胸骨裂】

(一)病因

胸骨裂是一种较为罕见的胸骨畸形,早在 1772 年,Sandigot 就描述过胸骨裂。胎儿 6 周时,胸骨分为两侧的胸骨索;7～10 周,胸骨索自上而下愈合,愈合障碍即可形成胸骨缺如、半侧缺损、窗型缺损和胸骨裂等。

(二)临床表现

胸骨裂包括 3 种类型:①单纯性胸骨裂。仅仅是胸骨索愈合障碍,包括完全性胸骨缺损、完全性胸骨裂,或上、下部胸骨裂。②真性心脏脱出。胸骨裂除伴有心脏外置于胸廓之外,还常有不同程度的心脏先天性畸形。③胸腹心脏脱出,又称苛全五联症。表现为:下部胸骨或胸骨缺损,膈肌前部新月形缺损,上腹壁中部缺损或脐突出等,心包顶部缺损与腹腔相通,心脏畸形包括室间隔缺损、法洛四联症、室壁动脉瘤或单纯性右旋心等。

（三）治疗

手术宜在新生儿或婴幼儿时期进行。将脱出的内脏复位,将裂开的胸骨对拢缝合,如果裂孔较大,可进行骨移植,修复胸骨缺损。可采用第8～10肋骨移植修复缺损,也可采用金属网或钛网或聚乙烯等修复缺损。对胸腹心脏脱出,需在体外循环下行一期手术治疗。

二、胸、腹壁畸形及缺损

胸、腹壁畸形及缺损,包括胸部、腹部的皮肤、皮下组织、肌肉、胸骨、肋骨、肋软骨、胸膜、腹膜等的畸形及缺损。脊柱的畸形也会引起胸、腹壁畸形。

胸、腹壁畸形及缺损的修复常常是由整形外科与胸外科、腹部外科、肿瘤外科等协同完成。

【病因】

1.胸、腹壁外伤后畸形及缺损,如胸、腹壁的烧伤、电击伤、爆炸伤、放射性损伤等,可造成胸、腹壁不同范围和不同程度的畸形及缺损。

2.胸、腹壁软组织或骨组织肿瘤切除后造成的胸、腹壁缺损。

3.胸、腹壁的先天性畸形或发育过程中的畸形,包括漏斗胸、鸡胸、胸骨裂、Poland综合征、腹部裂及脊柱侧弯等。

4.胸部或腹部感染性缺损,如胸部慢性感染后胸腔残腔、支气管胸膜瘘胸壁畸形,及腹部气性坏疽或广泛蜂窝织炎后腹壁缺损、愈合后瘢痕挛缩等。

【胸壁软组织覆盖畸形及缺损】

（一）胸壁缺损的分区

胸壁缺损的分区一般是指前胸壁的分区。为了治疗方案的选择,可将前胸壁分成8个区。前胸壁上界是锁骨,下界为季肋缘,侧方为两侧腋中线,通过锁骨中线将前胸壁分为左、中、右3部分,再以第3肋下界水平线及剑突水平,把胸壁分成上、中、下3部分,使胸壁分成为8个区。

（二）胸壁软组织覆盖缺损的修复

在胸壁软组织覆盖缺损中,由于缺损范围的大小不同,其修复方法也不同。胸壁软组织缺损中,常常是几个区域联合缺损。

1.1、4、7区缺损的修复与3、6、8区相同,采用局部旋转皮瓣修复或带血管的肌皮瓣移植修复。

2.胸壁中央区缺损,即2、5区缺损,或是侧方1、4、7区或3、6、8区缺损伴有2、5部分缺损时,其修复方法可采用胸大肌肌皮瓣移植;或胸大肌肌皮瓣加背阔肌肌皮瓣移植,或局部两块旋转皮瓣进行修复;或胸三角轴型皮瓣加背阔肌肌皮瓣移植进行修复;或采用腹直肌肌皮瓣移植修复;或采用大网膜移植加植皮修复。

【胸廓缺损】

胸廓缺损的修复,是指胸骨、肋软骨及肋骨缺损伴有软组织缺损的修复。大范围缺损的修复是一项较复杂的手术。

大范围胸廓缺损多半是由于复发性的胸部骨肉瘤所致。

小范围的胸廓骨肉瘤切除后,可采用自体骨移植修复胸廓支架;对骨支架缺损,可采用游离髂骨移植、游离肋骨移植或带血管的肋骨移植等修复,也可采用有机玻璃、硅橡胶、多孔聚乙烯、钛合金钢支架等修复;皮肤缺损可用一侧或双侧胸大肌肌皮瓣移植修复。

大范围的胸廓缺损,常常是由于胸骨肉瘤复发,波及胸廓 2、5 区,以及两侧的 1、3、4、6 区。胸部巨大骨肉瘤切除,包括胸骨、肋软骨和肋骨及其表面的软组织切除,造成前胸壁 2/3 缺损,其修复不易。在修复上,难以采用自体骨移植修复胸部骨支架,需要设计特别的钛合金支架,或不锈钢支架,或多孔聚乙烯支架,修复胸骨、肋软骨及肋骨的缺损,并采用胸大肌肌皮瓣加背阔肌肌皮瓣修复皮肤缺损。

【腹壁缺损】

腹壁缺损常见外伤性腹壁缺损、肿瘤切除后缺损及先天性发育不良性缺损等,表现为腹壁疝、先天性腹壁裂及脐凸出等。

（一）腹壁裂及脐凸出的修复

腹壁裂及脐凸出是先天性腹壁发育不良所引起的腹中部缺损。其表现为婴儿出生后腹中部白线分开,肠段等腹腔内容物凸出于腹壁表面,被一层腹膜所覆盖。

腹壁裂及脐凸出的治疗应注意全身状况的处理,以及并发症的处理和伴发畸形的处理。

轻度的腹壁裂及脐凸出,可仅作局部脐疝修复。严重的腹壁裂及脐凸出,在腹壁表面有大量腹腔内容物外置,强行将外露的腹腔内容物回纳会引起严重的并发症。因此,在回纳腹腔内容物及行腹壁修复之前,应作好术前准备,包括维持水及电解质平衡、胃肠道外给予抗生素,并注意胃肠道减压,以减少内脏回纳后腹腔的压力,同时防止呼吸道并发症的发生。

对严重腹壁裂的患儿,可采用两次手术进行治疗。第一次手术进行腹壁皮肤、皮下组织的分离,回纳腹腔内容物,不进行腹部腱膜、肌肉层的修复。待数月后,腹腔膨出物缩小了,再进行腹壁腱膜层及肌层的修补。

为了能关闭腹腔,减少腹腔压力,有人建议进行腹壁减张切口。有些医师为了回纳内脏、关闭腹壁、减少回纳内脏后的腹腔压力,而进行肠部分切除或脾切除等,这显然是不适宜的。

为了使内脏回纳、腹壁关闭,又减少张力,可先进行腹壁涤纶或聚四氟乙烯补片移植,修复腹壁缺损,这是创伤较小的手术操作,然后仅作皮肤及皮下组织的闭合。待患者身体条件允许时,再进行腹壁肌层及腱膜层的修复。

（二）腹壁巨大缺损及腹壁巨大疝的修复

腹壁巨大缺损常常由于腹壁巨大肿瘤切除术后所造成,也可因外伤或严重感染引起;腹壁巨大疝畸形多半是由于外伤或外科手术所致。

对于腹壁缺损的修复包括两方面,即皮肤、皮下组织的覆盖,以及腹壁肌肉、腱膜的修复。

腹壁可分为 9 区,各区适用于组织移植修复的供区亦有所区别。腹壁分为左、中、右及上、中、下 3 区,共计 9 区。

左、右上、中腹部的皮肤及皮下组织缺损,可采用逆行背阔肌肌皮瓣移植进行修复。

左、右下腹壁及左、右中腹部的缺损,可采用阔筋膜张肌肌皮瓣移植进行修复;或采用腹外斜肌腱膜翻转移植修复。皮肤缺损可采用局部旋转皮瓣修复。

中腹部缺损及上、中腹部缺损,可采用腹直肌前鞘翻转修复腹壁;局部皮瓣旋转修复皮肤及皮下组织缺损。

在腹壁巨大缺损无法采用腹部腱膜修复时,可采用涤纶、纺绸或聚四氟乙烯补片修复;通过局部或远处皮瓣转移,修复皮肤及皮下组织缺损。

巨大腹壁疝的修复,应尽可能选用腹外斜肌腱膜,或腹直肌前鞘带蒂移植修复,也可选用涤纶、纺绸或聚四氟乙烯补片修复,增厚的疝囊折叠也可作为修复材料。

三、食管狭窄及缺损

食管癌、喉癌广泛切除后的食管缺损,或是食管癌、喉癌放射治疗后的食管狭窄及缺损,或是化学灼伤或其他外伤所造成的食管狭窄及缺损,都需要进行食管狭窄及缺损的修复与再造。这类患者往往是先在胸外科、五官科诊治,当遇到不能用常规治疗方法进行医治的情况时,再转至整形外科,采用组织移植进行食管再造。

【修复与再造方法分类】

对于食管狭窄及缺损的修复与再造,有以下几种治疗方法可供选择。

(一)胃肠管带蒂上移食管再造

食管癌切除后食管再造,或是化学灼伤后食管狭窄的食管再造,通常采用胃肠管带蒂上移食管再造。这类手术常由胸外科医师完成,包括胃、空肠、回肠或结肠带蒂上移食管再造。单纯胸段食管缺损,可采用胃上提移植食管再造等;而颈胸段食管缺损,则常选用结肠带蒂移植食管再造。当这类方法不能达到食管再造的目的时,常转至整形外科进行食管再造。

(二)游离胃肠管移植食管再造

单纯性颈段食管缺损或颈胸段食管缺损,采用常规的胃肠管带蒂移植无法达到再造食管的足够长度时,或是常规的胃肠管带蒂移植失败后,可采用显微外科技术的胃肠管游离移植,达到食管再造的目的。

(三)游离皮瓣移植食管再造

应用前臂游离皮瓣或足背游离皮瓣移植时,卷制成管状,可达到小范围食管狭窄及缺损再造的目的。其他如大腿皮瓣、背阔肌肌皮瓣等,也可作为食管再造的皮瓣供区。

(四)岛状肌皮瓣移植食管再造

颈段食管缺损或狭窄,可选用岛状胸大肌肌皮瓣、岛状背阔肌肌皮瓣、岛状腹直肌肌皮瓣移植,卷制成管状,进行食管再造或食管狭窄的修复。

(五)皮管或局部皮瓣移植食管再造

这是 20 世纪 50～60 年代整形外科医师所采用的食管再造的手术方法,目前已很少采用。由于显微外科技术的发展,当前几种手术方法无法选择时,可选用局部皮瓣移植食管再造,如胸肩峰皮瓣移植、胸三角皮瓣移植,或胸锁乳突肌肌皮瓣移植食管再造等。

【游离胃肠管移植食管再造的种类】

Hiebert(1961)报道了应用胃窦部组织游离移植进行食管再造;Nakayama(1962)应用乙状结肠游离移植修复食管缺损;学者(1976)应用显微外科技术进行游离空肠及游离空肠襻移植食管再造的实验性研究,取得成功,并于次年用于临床,积累了 32 例临床应用的经验。

游离胃肠管移植食管再造,是一种成功率较高的手术方法,而且使用灵活性较大,可采用以下方法。

1.游离胃窦部组织移植咽腔或食管再造。

2.游离空肠移植咽腔或食管再造。

3.游离回肠移植咽腔或食管再造。

4.游离结肠移植咽腔或食管再造。

5.游离乙状结肠移植咽腔或食管再造。

6.游离空肠襻补片移植食管再造或咽腔再造。

7.远端空肠带蒂、近端空肠血管吻合食管再造等。

【游离空肠移植或游离空肠襻移植食管再造】

（一）适应证

1.咽部恶性肿瘤切除后咽腔缺损。

2.颈部食管癌切除后颈部食管缺损。

3.食管癌结肠或胃上移代食管远端坏死、颈部食管瘘,或颈部食管缺损。

4.食管化学灼伤、高位食管狭窄等。

（二）术前准备

1.术前作 X 线检查,了解食管狭窄或缺损的范围及部位。

2.通过胃造瘘维持患者喂养,患者营养状况良好,没有贫血,血浆蛋白正常,

3.没有心、肝、肾等器官的器质性病变。

4.没有高血压、糖尿病等,或这些疾病已被控制。

5.肿瘤患者近期没有复发迹象。

6.术前 3 日作肠道准备,进无渣流质饮食 3 天,给予肠道消毒药物 3 日,清洁肠道 2 日,术前 1 周应禁止吸烟。

（三）外科技术

手术可分 3 步进行。供区组在腹部供区切取游离移植肠段;受区组进行肠移植床准备、吻合血管准备、咽及食管吻合口准备;将肠管移植至受区,行血管吻合、食管再造。

1.供区组　作脐上右旁正中切口,按层进入腹腔,检查原胃造瘘情况。如良好,则在屈氏韧带下方 7～10cm 处选择一段没有肿大淋巴结的、血管粗的、有 6～8cm 以上系膜蒂的空肠一段。在拟切断肠段的近端肠壁,缝以丝线标志之,以识别肠蠕动方向。提起肠段,在系膜根部暴露要切断及移植吻合的空肠系膜的动静脉。血管解剖完成后,保留血管蒂,切取稍长于受区缺损所需的空肠。待受区准备完成后,切断血管蒂以供移植。

空肠襻移植是将空肠段在空肠系膜的对面肠壁剪开,使肠段变成肠片,以修复食管壁的缺损。

2.受区组　作左胸锁乳突肌前切口,皮下解剖颈外静脉,予以保护备用。约在下颌角及舌骨水平,寻找甲状腺上动脉,予以保护备用。

在气管后方寻找食管,向上.向下追寻梨状窝及食管残端。如发现食管入口完全损毁,则在口底造口。手术过程中应注意保护好血管床及喉返神经。

3.肠移植食管再造　受区准备完成后,切断空肠系膜血管蒂,游离的空肠用 1% 新霉素或 1：2000 苯扎溴铵进行肠腔灌洗,防止灌洗液浸入血管吻合口,再按肠顺蠕动方向移植至颈部。将肠段与周围组织作几针固定,以求得稳定的移植床,进行血管吻合,先静脉,后动脉。当动脉血供建立后,肠段会有明显的蠕动及大量乳糜样肠液分泌。肠段与颈部食管残端吻合,根据情况可取端端吻合,也可取端侧吻合。端侧吻合是用于咽喉修复的方法之一,我国早在 20 世纪 70 年代就已采用,但国外 90 年代的文献,有人又将端侧吻合用于咽喉修复的方法作为新的术式而报道。吻合口缝合针数不宜太密、太紧,每隔 0.6～0.8cm 缝合一针,最后用大量温盐水冲洗颈部创口。检查肠段血供无不良现象后,再放置引流,关闭创口。

【游离皮瓣移植食管再造技术】

用于食管再造的游离皮瓣应具有薄、无毛、可供皮肤范围广、血管蒂长、血管直径粗等特点。因此,前臂皮瓣是首选供区,小腿内侧皮瓣也可以应用。如果缺损范围小,足背皮瓣亦是良好的供区之一。腹股沟游离皮瓣虽然也曾被用于修复咽缺损,但应该选择瘦型病例,由于其血管蒂较短,而且血管变化较大,会给手术带来不便。

前臂皮瓣移植食管再造手术也分供区准备、受区准备及移植食管再造3步进行。其关键是皮瓣的设计,应有足够的宽度(在7～9cm之间),以保证再造食管的口径较大(达2.5～3cm直径),防止术后狭窄;但也不宜太大,以免引起颈部组织太臃肿,无法关闭创面。皮瓣切下后翻转制成皮肤向内的皮管,移植至颈部,桡动脉及头静脉与甲状腺上动脉及颈外静脉分别吻合,最后与食管残端吻合。

【颈胸食管狭窄及缺损的显微外科修复】

颈胸食管联合缺损,一般都可以通过胃肠带蒂上移修复。但也有些病例缺损范围较广,特别是化学灼伤后的食管狭窄,可造成颈部及口底胸段食管均瘢痕化,一般通过胃肠带蒂移植,血供难以达到移植胃肠的远端,手术后容易发生移植肠段部分坏死,则宜采用肠段移植并在其远端再吻接血管,以补充移植肠段的血液灌注量。

手术分4步进行。

(一)供区准备

腹部组先在右脐上旁正中切开,按层进入腹腔。在屈氏韧带下7～10cm处选择健康的空肠一段。探查空肠系膜根部血管蒂的第1～5动脉分支,一般切断结扎第2、3支分支,而以第4或第5支为蒂。将空肠系膜上的第1对动静脉与颈部受区的甲状腺上动脉及颈外静脉吻合,也可结扎第1、3、4支,而吻接第2对动静脉,第5支为蒂。具体情况应根据受区吻接血管的部位及肠系膜伸展的长度而定。为使移植肠段展平,有足够的长度,肠系膜上的弓形血管应予切断及结扎,只保留末级弓。在切断弓形血管时要充分,不然不能矫正空肠的弯曲迂回,但也要防止误伤肠段的末级弓,造成肠缺血而导致坏死。

(二)颈部受区组

同本节"游离空肠移植或游离空肠襻移植食管再造"中的受区准备。

(三)胸部组

在膈肌前纵隔作隧道,以便让肠段顺利通过,直达颈根。隧道应足够宽大,但要防止胸膜被穿破。如果前纵隔因过去手术造成瘢痕区不易制成新隧道者,则应在胸部皮下作隧道,直通颈部,以供安置肠段。

(四)肠移植

一切准备完成后,切断空肠,将空肠经结肠后上移。血管蒂端空肠与胃作端侧吻接。肠段用聚乙烯塑料套保护,经前纵隔,轻轻地上提聚乙烯套,使肠段进入颈部创口。缝合几针固定肠段,再作血管吻合,最后作空肠与食管残口或口底的吻接。冲洗后关闭颈部创口,放置引流条。与此同时,腹腔组作空肠供区端端吻接,以修补系膜;空肠系膜根部与横结肠系膜作固定,以关闭腹腔。

【肠移植食管再造受区吻接血管的选择】

肠或皮瓣移植到颈部后,受区吻接的血管以同侧甲状腺上动脉及颈外静脉最为方便。但有时因种种原因而不能采用时,可选择其他血管作为受区吻接血管,如对侧的甲状腺上动脉、颈外动脉或颈横动脉、甲状腺下动脉,及面总静脉、面静脉、颈正中静脉等。也可将肠系膜动脉与颈总动脉作端侧吻合,吻合时为避免完全阻断颈总动脉,可采用小儿心耳钳部分阻断颈总动脉进行吻接。此外,还可与锁骨下动脉、胸廓内动脉吻合。但前者需切断锁骨,后者需切除第2或第3肋软骨,以暴露动脉。在考虑用胸廓内动脉作为吻接血管时,以选择哺乳过的妇女较好,因这类患者有较粗的胸廓内动静脉;而一般人的胸廓内动脉直径较粗,为1.5～2.0cm左右,静脉却过于细小,或分成几支,难以被应用。

【肠管或皮瓣游离移植食管再造术后的处理】

1.肠管或皮瓣移植术后常规处理同一般显微外科手术,给予低分子右旋糖酐500ml静脉滴注,每日2次;复方丹参液4支加入10％葡萄糖溶液250ml中静脉滴注,每日2次。尚可加用阿司匹林0.3g,于胃管内注入,每日1～2次。

2.密切观察移植肠段或移植皮瓣。移植物深埋皮下,较难进行观察。只有通过一定的改建装置,才可以对移植物的温度及肠蠕动波进行观察。有时采取移植肠段颈部造口,以观察其血供,但这样就需要再次进行手术,以修复肠段造口。一个简易的办法是观察来自再造食管的口腔引流物及颈部引流物,如果有色、有味,常是不良的预兆,应给予及时处理,包括手术探查等。

3.术后预防性应用广谱抗生素。

4.术后1周可以进少量水及盐分,10天左右可进流质。在能完全正常进食半流质1周后才拔除造瘘胃管,因为少数患者术后可产生吞咽失调,过早拔除造瘘胃管会导致不良结果。

【显微外科技术食管再造的并发症及其预防处理】

出血、感染、颈部唾液瘘及食管吻合口狭窄等一般并发症不在本节描述。现仅就因显微外科技术食管再造所引起的特殊并发症讨论如下。

(一)空肠系膜撕裂伤

空肠由腹腔牵引经前纵隔到颈部的过程中,因牵引不当造成空肠系膜撕裂,远端肠段与近端肠段完全失去系膜联系,可引起肠段缺血坏死。预防方法是:制造宽阔的前纵隔隧道,并在空肠外套以聚乙烯薄膜套,一边于颈部牵引聚乙烯套管,一边用盐水作为润滑剂,使肠段通过前纵隔,而不直接牵引肠段,以防止肠系膜撕裂。一旦肠系膜撕裂,应在撕裂远端肠段作血管吻合,重建肠段血供,可以避免手术失败。

(二)移植物血栓形成

这是较难早期发现的并发症,一旦发生,可导致移植肠段坏死。应尽早去除移植物,颈部创口作开放引流。

(三)吞咽失调

在学者的27例肠段移植食管再造中,有3例肠段移植虽成活,肠段与口底吻合口良好,但是无法进食。其中有1例,吻合口可通过二指,亦无法吞咽。起初怀疑是吻合口狭窄,进行了相应处理,但仍不见效。造成此种无法吞咽的原因不明,但这类患者经过3～6个月的训练及适应,最后都恢复了正常进食功能。

(四)颈段再造食管球状扩张

这是罕见的并发症,文献未见有类似的报道。学者曾遇5岁患儿,因误服强碱导致食管灼伤和狭窄,用空肠代颈段食管,近端带蒂、远端吻合血管。术后3年颈部食管严重扩张,鼓起时如小足球,达14cm×14cm,再次住院,切除膨大的肠段,术后效果良好。这或许是由于儿童移植肠段生长速度超过颈部生长速度所致。

(五)空肠膈肌裂孔绞窄嵌顿

这也是未见报道的并发症。患儿5岁,因误服强碱,食管灼伤后狭窄,1978年进行空肠远端带蒂、近端血管吻合颈胸食管再造,术后进普食良好,并恢复了正常活动。但术后40天,患儿突然出现胸骨后疼痛及肠梗阻症状。手术探查发现膈肌前裂孔处绞窄,远端肠段坏死,颈段再造食管却仍有血运,去除坏死肠段,半年后再次进行食管再造手术。分析该绞窄发生的原因,或许是由于暴食而诱发。

(李双阳)

第十节　激光创面修复

随着激光制造技术水平以及临床治疗水平的提高,激光已成为皮肤色素性疾病、浅表血管性疾病、皮肤皱纹及疤痕的最佳治疗方法。激光治疗的重要原理就是选择性光热作用。利用激光热效应凝固、汽化的方式祛除或热刺激特定的靶组织再生重塑达到治疗目的,但激光在治疗的同时会对皮肤产生不同程度的热效应,形成不同程度的热损伤创面,如处理不当,容易产生色素异常、红斑以及瘢痕形成等并发症,因此激光术后创面的修复问题需慎重对待。

一、激光创面的分类

按皮肤表面的完整性分类:

1.非剥脱性激光创面　是指为利用组织选择性吸收特定波长的激光达到治疗目的的同时,由于热量的扩散而造成周边邻近组织损伤而形成的创面,这类创面皮肤表面的完整性没有被破坏,而深层组织有一定的热损伤,如 Q 开关 1064nm 激光和射频治疗等。这类创面根据激光波长可知创面的深度,一般来说,激光波长在 1200nm 以下时,波长越长,组织穿透越深,波长固定时,光斑越大,组织穿透越深。临床上,激光光热效应与波长、脉宽以及能量密度、光斑大小相关,这四个治疗参数决定了激光热损伤的量和深度。Q1064nm 激光的穿透深度能达到真皮深层,治疗后可有渗血,但因光斑小,创面呈点状,愈合快。Q532 激光治疗深度一般在表皮层,损伤浅,但有可能刺激黑素细胞合成黑色小体增加而造成色素沉着。长脉宽激光由于脉冲时间较长,相对容易造成热量扩散,致非特异性热损伤,因此对毫秒级激光的使用需特别注意能量的设定,因为任何热损伤超过机体的修复能力都将造成并发症的发生。

2.剥脱性激光创面　是指皮肤的完整性被破坏,形成肉眼可见的创面,伴随渗出、出血和结痂。常见的超脉冲 CO_2 激光、点阵 CO_2 激光以及铒激光等。决定这类激光特质的是激光的脉宽,新型的剥脱类激光脉宽均为微秒级,短于皮肤的热弛豫时间,能有效地减少激光的热副损伤。而老式的 CO_2 激光由于能量峰值高、脉宽＞2ms 以及 CW 模式常常造成过度的热损伤而导致激光并发症的发生。因此有必要选用新型的超脉冲激光,弃用老式的 cw 模式的激光。自 2004 年曼斯坦等提出 FP 理论后,占阵模式的激光出现,点阵 CO_2 激光、点阵铒激光和点阵调 Q 激光,可非顺序发射激光束,在治疗区之间留有未治疗的皮肤"桥组织",这是一种新型的治疗模式,已经模糊了剥脱与非剥脱的界线,可极大地缩短皮肤愈合时间,减少传统磨削术的并发症发生率。

二、激光创面修复方法与临床选择

1.包扎方法　包扎方法是用无菌敷料包扎创面,使之与外界隔离,以保护创面,防止感染,促进创面愈合。一般操作方法为激光治疗后形成创面,在创面上先用一层油纱布如凡士林纱布或具有半透膜性质的生物敷料内贴。注意油纱布的油质适量,因为油太多,创面引流不畅,油太少,则更换困难。放置内层敷料后,外加多层无菌纱布包扎。一般在包扎后两天换药,视情况决定是否更换内层敷料,若内层敷料黏附紧且较干燥无积液则无需更换。否则需更换敷料。包扎稳妥者亦可在治疗后 5 天进行第一次换药,不更换内层敷料直接进行半暴露。创面一般在 1～2 周愈合。

2.干燥暴露方法　暴露方法是指在创面上仅外涂药物,不覆盖任何敷料。药物不同,处理上差异较大。创面渗出一定时间后会自然干燥而结痂。结痂通常在治疗后 1～2 天就形成。结痂药一天换药通常只需 3 次左右,待痂皮自行脱离,创面即愈合,时间一般 1～2 周。

3.湿润暴露疗法　使用湿润烧伤膏,它通过非杀菌的抑菌方式抗感染,并能维持创面的拟生理湿润状态,提供创面修复所需的营养要素,从而促进创面愈合。为保持创面的生理性湿润,需要每 4～6 小时换药一次。创面一般在 1 周内愈合。

4.激光创面修复方法的选择 激光创面修复方法的选择需根据具体情况而定,并无固定模式,但需遵循一些基本原则。根据部位来选择,一般躯干和肢体等着衣部位选用包扎方法,头面颈等暴露部位选用暴露方法。可根据创面的大小选择不同的药物,一般点痣创面或其他一些散在的、小面积的创面可选用抗生素药膏,因为这些药膏单位剂量小,价格便宜,使用方便。而面积较大的创面可首选湿润烧伤膏,因为它不仅具有抗感染的作用,而且具有抗生素药膏不具有的能维持创面的生理湿润状态,提供创面修复所需的营养要素,从而促进创面愈合。无论选择何种药物如发现过敏者应及时更换治疗药物,并进行对症治疗。

三、激光创面处理重点

1.减轻残余热损伤 激光治疗后,为减轻残余热损伤,应立即进行冷敷,迅速降温,使热扩散损伤降至最低。冷敷一方面减轻热扩散,另一方面在降低局部血循环时也降低组织氧耗量,从而减轻热损伤。冷敷的温度尚无定论,一般认为5℃左右为宜。冷敷时间以冷源去除后不痛或无烧灼感为准,一般应在20~30分钟。冷敷后外涂湿润烧伤膏亦有吸收余热减轻残余热损伤的作用。

2.预防创面感染 非剥脱性激光治疗后,虽然皮肤的完整性依然保持,但皮肤屏障却有光热损伤,因此可发生条件性致病菌感染,特别是疱疹病毒感染;而剥脱性激光治疗时,激光的瞬间高热可将创面局部的细菌杀死,有一定的灭菌作用,一般不容易感染,但皮肤的完整性被破坏,需要额外的保护以等待皮肤创面的修复。剥脱性激光创面可通过局部换药来预防创面感染,小创面无需口服或静脉滴注抗生素,但面积较大的剥脱性激光创面可考虑口服或静脉滴注抗生素来预防感染。激光术后4~7天,如果创面红肿、疼痛,伴有局部分泌物增多和出现水疱等,可能是单纯疱疹病毒、细菌、真菌或接触性皮炎的临床表现。对上述情况的错误诊断或治疗不当都可引起创面延迟愈合。一般而言,激光手术后发生感染的概率并不高,单纯疱疹感染或复发偶有发生。治疗前应注意了解是否有单纯疱疹病史,以便预防和治疗。

3.促进创面愈合 激光治疗后合理的创面护理是保证创面愈合的关键,非剥脱性激光创面主要以保湿和防晒为主,而剥脱性激光创面主要以抗感染和促进创面愈合为主。创面处理方法不同,愈合时间会有一些差异。处理得好,可促进创面愈合,反之则创面的愈合会延迟。创面常用药物促进刨面愈合的机制各不相同。

4.预防色素沉着 色素沉着的发生率因人种不同而不同,白种人低,黄种人高。黑素合成和降解的发生机制很复杂,影响的因素也很多。目前研究认为:正常皮肤中的巯基抑制酪氨酸氧化为黑素,由于激光热损伤,大量的巯基被去除,因而酪氨酸酶活性增高,使局部黑素增多。黄体酮和雌激素可解除谷胱甘肽对酪氨酸酶的抑制作用,紫外线可增强酪氨酸酶的活性,铁、汞、砷、银等对巯基的亲和力大于铜离子,而与巯基结合释放铜离子,使酪氨酸酶的活性增强而加重色素沉着。根据这些研究,为减少术后色素沉着的发生,治疗后应减少户外活动,避免阳光照射及接触光敏物质如煤焦油、补骨脂素等,术后2~3周内避免使用化妆品,因为皮肤的屏障功能尚未修复。多食含锌、维生素C丰富的食物。氢醌能抑制酪氨酸酶活性,局部使用可抑制色素形成,预防色素沉着。

5.预防疤痕形成 预防疤痕最好的方法就是不发生损伤,而在激光治疗时则是不对皮肤造成过度的热损伤;一般遵循以下原则。①合理选择激光类型:如皮表赘生物治疗宜选用超脉冲CO_2激光,而不用CW模式的CO_2激光。②在隐蔽位置进行光斑试验,观察即刻反应或一个月后的疗效评估(大面积病损时),并及时调整治疗参数。③根据患者年龄、皮肤类型等综合考虑,如儿童患者,则尽量避免剥脱性激光治疗。在临床上,很多医生以为非剥脱性治疗很安全,不会造成疤痕,而事实上并不尽然。例如射频治疗时深部组织受热过多时仍有可能造成组织损伤甚至形成疤痕。对于肤色深,尤其是原有疤痕反应较明显甚至存在瘢痕疙瘩等疤痕增生体质的个体,应尽量选择非剥脱性激光治疗。对于必须采用剥脱性激光治疗者,一定要做好术前宣教和术后护理。

(樊磊强)

第十一节　脂肪源性干细胞移植的临床应用及实践

人体肥胖或脂肪组织堆积为现代人所厌恶和不齿,吸脂术后如果能有效利用这些废弃的脂肪组织那是再好不过的了。因此,近年许多学者广泛开展了 ADSCs 的研究。脂肪组织的祖细胞(间质性血管细胞)、脂肪间质细胞是具有多向分化潜能的细胞,也被称为 ADSCs。整形外科通过吸脂能够获得大量(1L以上)的脂肪组织,因此作为取代骨髓成为新的成体干细胞源而备受关注。最近有学者报道,将脂肪源性干细胞用于软组织充填可获得部分临床治疗效果。

一、临床应用的可行性

自 2001 年报道 ADSCs 以来,该细胞不仅能分化成骨细胞、软骨细胞、脂肪细胞、血管内皮细胞和肌细胞等间质细胞,而且可以分化诱导为神经细胞、表皮细胞和肝细胞等间质以外的细胞。由此可见,ADSCs有望生成机体所有组织的构成细胞。然而,要将其应用于临床,在开发适合各种细胞的模具,以及活体细胞增殖、分化机制等研究方面仍相差甚远,其中制作功能性组织和器官是最大的障碍。基于此,细胞治疗和细胞基因治疗可能比组织再生更贴近临床应用。有关骨和脂肪的再生已有临床应用的报道,今后应以骨、软骨、皮肤和脂肪组织的再生为研究重点,推进组织再生的临床研究。

二、ADSCs 的临床治疗策略

(一)通过 ADSCs 分化诱导进行治疗

该方法最有可能应用于重建外科领域。分离脂肪组织干细胞,在离体或活体条件下被分化诱导成目的细胞。细胞增殖后要维持三维立体形态需要有细胞支架材料,因而在完全组织缺损时,需要使用人工材料和自体组织制成与缺损组织结构类似的模型;如果是部分缺损,也许不用三维模型,即可通过干细胞的组织再生作用完成缺损部位的修复。具体适应证有以小耳症为首的先天性疾病、外伤引起的骨缺损和手术引起的软组织缺损等。

(二)通过 ADSCs 分泌的细胞因子进行治疗

该方法无须干细胞分化为功能细胞或目的细胞,其目的是通过干细胞分泌的可溶性细胞因子对既存细胞施加影响,使其恢复功能和促进创伤(面)愈合。对于各种脏器的炎症和大面积损伤等广泛的弥漫性疾病,通过给予干细胞(如局部注射)即可获得炎症舒缓、损伤修复的功能作用。可选择性应用于脑缺血和脊髓损伤的神经功能康复,以及肾炎、肝炎、肝硬化等功能障碍性疾病的治疗。该治疗方法属于细胞疗法的范畴。

(三)用作基因和蛋白传递体的 ADSCs 治疗

该方法并非依赖干细胞的多分化潜能,而是期待其增殖和长久生存能力,如能再具备向目的器官游走能力的话将能发挥更大的治疗作用。体外利用病毒载体等将目的基因导入干细胞,使其能够合成和分泌日常治疗所需蛋白。通过此细胞在机体特定场所的长期功能作用,无疑能够治疗多种遗传病,以及用于恶性肿瘤的癌疫苗和免疫增强作用。该方法同样属于细胞基因疗法的范畴。

三、用于组织再生的具体方法

在上述方法中,与整形外科医生关系最密切的就是重建外科领域的组织缺损修复。虽然有多种组织再生方法,但是目前仍以利用体内环境完成体内组织再生的方法最现实。ADSCs能够开展的组织重建工作大致如下:

(一)直接将ADSCs移植到重建部位

将干细胞进行离体培养,在大量扩增后将其移植到重建部位,期待干细胞进行组织构筑。为了提高离体扩增效率可预先对干细胞进行某种修饰,例如可以进行目的细胞的分化诱导或基因导入。虽然局部也能直接移植完全不修饰的干细胞,但假如周围缺乏目的细胞分化的诱导信号,干细胞将难以分化成预期的细胞。例如为了实现脂肪再生目的,可以将干细胞直接注射到脂肪组织中,然而这样做是否能高效地分化为脂肪细胞我们不得而知。

移植方法中,最简单的是采用注射方法。但是,不考虑注射部位的话,多数时候细胞是不能存活的,因此必须选择性注射到筋膜和骨膜等能够充当支架作用的部位。但该方法难以应用于大的和(或)结构复杂的组织再生,可能比较适合脂肪组织这类的软组织再生。

(二)通过ADSCs体内再生和移植重建组织

在使用于细胞和模型进行组织再生时,先进行体内组织再生或离体组织再生,待模型预制后再进行移植。这里,先就最现实的体内组织再生进行叙述。

1.复合组织的移植 与离体再生组织的方法相比,该方法优点是环境因素容易准备,缓释的活性因子等也容易搭配,但是,如果结构过于复杂或组织过大,移植后中央部很容易发生坏死。如果从再生组织吸收和分解的角度考虑,还是(体内)重建或预制有血管蒂的块状组织比较适宜,至少移植后能够获得较高的存活概率。

2.(预制)带血管蒂的组织移植 是与预制皮瓣概念十分接近的一种移植方法。利用模型通过干细胞在体内完成组织再生,由于再生组织的部位含有现成的血管蒂,因此游离皮瓣后即可移植到重建部位。此方法由于能够再生血供丰富的移植组织,再生组织移植后有可能得到长期维持。有学者实验证实,移植带血管蒂的再生组织,移植后能够保持再生组织的结构。

3.重组游离血管束移植 相关学者报告了融合组织工程学技术的血管束移植方法。分离血管束,结扎一端成盲端,另一端与移植部位血管吻合,术后2～3天开始毛细血管再生,在此构筑新的血管系统,最后以该部位再生组织为皮瓣进行移植。此方法的优点是在合适再生的场所进行组织再生,并能够自由移植。即使皮瓣供区和组织再生部位受限的患者也能在可利用的场所完成组织再生,可自由移植到重建部位。

(三)通过ADSCs离体再生和移植重建组织

在离体条件下利用(干)细胞和模型构筑组织,然后再移植到重建部位。该方法只能再生较小的、构造不复杂的组织,不适合体外较大组织的制作和移植,因为移植后组织中央极易发生坏死。比如,针对恶性肿瘤切除后的骨缺损等人为引起的组织缺损,可考虑使用羟基磷灰石预先制作缺损模型,然后再移植到重建部位。此外,今后还可以将诱导分化为神经细胞的干细胞接种在聚合物中,然后再移植到脑部等。目前,该方法的关键问题不是模型的制作和移植,而是离体如何构建诱导组织形成的环境。

四、ADSCs 的现状和问题

脂肪(注射)移植术属于游离组织(细胞)移植,虽然长期以来一直存在移植物的存活和真实性的问题,但该治疗方法也具有供区和移植区不留瘢痕、不存在异物等后遗症、比皮瓣移植具有整形重塑的自由度高和侵袭性小等优势,是符合美容理念的优秀的治疗方法,因此近年这类手术的数量迅速增加。

脂肪移植具有以下优点:①供区和移植部位不留瘢痕;②属于自体组织移植,不会产生假体后遗症;③比带蒂皮瓣或游离皮瓣的形态重建的自由度高;④移植物长期存活并随着年龄增加而自然改变。其缺点包括:①存活率低(术后移植脂肪组织发生萎缩);②受技术因素影响,其移植效果不稳定;③偶尔可以引起囊肿形成(包块、结节)和钙化等。在美国每年开展颜面部等脂肪(细胞)充填手术约 6 万例,而用于隆乳的手术仍很少。

乳房脂肪移植始于 20 世纪 80 年代初,主要是 Bircoll 等散在开展。但是,基于移植物的钙化可能影响乳腺癌诊断的考虑,不少学者对其些许美容增大的效果提出反对意见,此后采用人工假体隆乳便成为标准的手术方法。然而假体的广泛应用又带来了纤维囊挛缩(伴钙化)、波感等严重的后遗症,因此有关的争论仍不绝于耳。此后,通过对采集、预处理和移植技术的改进,脂肪移植术的例数逐年增加(10 年间增加 7 倍)。随着脂肪移植相关技术的进步及乳腺癌诊断设备和技术的进步,近年已经基本改变对乳房脂肪(注射)移植的不良看法。

五、ADSCs 的临床应用实践

(一)颅骨缺损修复

2004 年,Stefan 报道一例应用自体脂肪源性干细胞及松质骨移植修复颅骨缺损的病例,是脂肪源性干细胞在骨修复方面的最早临床应用。患者为多处颅骨闭合骨折的 7 岁儿童,因颅内高压行双侧颅骨瓣减压,3 周后将低温保存的颅骨回植、固定。但可能因固定欠佳的原因,导致骨质吸收、继发慢性感染、骨缺损迁延不愈。为避免继发的颅脑损伤,Stefan 在取自体髂骨松质骨时切取臀部的脂肪,分离提取脂肪干细胞后注入松质骨移植区,表面用自体纤维蛋白胶封闭,抑制细胞流失。术后 2~6 周未见异常,术后 3 个月 CT 复查可见明显骨质形成。2009 年 Mesimaki 等报道,体外培养的自体 ADSCs 重建上颌骨半切除术患者的上颌骨,随访 36 个月,上颌骨顺利愈合并恢复功能。

(二)创面修复

2007 年,Rigotti 等发表一项研究,应用脂肪源性干细胞治疗 20 例放射性治疗后严重并发症及难愈合伤口的患者。利用吸脂手术收获脂肪组织并离心,获取并纯化细胞,并将其注入放射治疗部位,发现组织伤口的愈合有明显的改善。他们推测,这种效果应归功于脂肪组织中的干细胞。2010 年,Akita 等报道了 1 例继发于放射性治疗的骶尾部溃疡的病例。经联合使用重组人碱性成纤维细胞生长因子、人工皮肤替代物、自体脂肪源性干细胞治疗后,创面愈合。

(三)软组织充填

Yoshimura 是首位公布 ADSCs 临床经验的作者。2003~2008 年 Yoshimura 等利用细胞辅助的脂肪移植术进行了临床研究,共做了 307 例患者(女性 303 例,男性 4 例),其中乳房手术 269 例(177 例隆胸术、52 例乳房植入物替代术和 40 例乳房切除术后再造)、面部手术 48 例(3 例红斑狼疮、2 例 Romberg 综合征和 1 例硬皮病)、臀部手术 4 例、手部手术 3 例。结果显示患者对移植后皮肤的自然纹理、柔软度、软组织充填后的塑形等都很满意。

1.细胞辅助自体脂肪移植的概念 为了解决抽吸脂肪中的祖细胞不足(ADSCs/脂肪细胞比值低下)问题,Yoshimura 等研究了从抽吸脂肪分离新鲜 ADSCs(实际是 SVF)的治疗价值,并将此技术命名为细胞辅助自体脂肪移植(CAL)。其基本概念是:以离心处理的新鲜抽吸脂肪为支架,将新鲜 ADSCs 黏附到该支架上,以提高 ADSCs/脂肪细胞比值,形成富 ADSCs 脂肪移植材料。

CAL 动物实验显示,添加 ADSCs 对脂肪移植具有重要的意义,尤其是在周围部位能够观察到血管再生显著增加和中心性坏死范围明显缩小。通过跟踪标记细胞发现,ADSCs 存活在移植脂肪的结缔组织内和成熟脂肪细胞之间,一部分 ADSCs 可以分化成血管内皮细胞。

ADSCs 在 CAL 中的作用大致有以下几种:①ADSCs 向成熟脂肪细胞分化,成为移植脂肪细胞的一部分。ADSCs 以往被称为脂肪祖细胞,离体实验证实与成熟脂肪细胞一起培养能够诱导 ADSCs 向脂肪细胞分化,因此有充分的理由相信,移植后能够通过急性期炎症和黏附脂肪的刺激使 ADSCs 向脂肪细胞分化。②ADSCs 向血管内皮细胞分化.将有助于急性期血管再生和移植脂肪成活。近年大量研究证实,ADSCs 能够分化成血管内皮细胞。③通过移植后即刻的低氧(缺血)状态诱导血管再生因子释放,以刺激外周血管再生和移植物的成活。已知在低氧状态下,ADSCs 能够分泌具有血管再生作用的 VEGF 和 HGF 等生长因子。④移植脂肪内未分化状态的 ADSCs 可以增加组织特异性祖细胞对脂肪细胞的周转。正常脂肪组织的更新缓慢(1.5～3 年),脂肪组织移植后受到短暂的缺血—再灌注损伤,由此将引发移植后早期阶段的脂肪组织周转和更新。如果移植早期参与更新的祖细胞(ADSCs)不足与术后移植的脂肪组织萎缩有关,那么即可通过预先添加 ADSCs 以抑制脂肪组织萎缩。ADSCs 的这种作用已经在多数动物实验中证实。

2.CAL 的操作方法

(1)脂肪抽吸:采集部位通常选用大腿和(或)腹部。不使用超声波和电动装置,只采用普通的脂肪负压(500～700mmHg)吸引方法采集 1000～1500ml 脂肪量。移植材料采集时避免使用 2mm 以下的细吸引管,最好使用内径 3mm 的吸引管。

(2)从抽吸脂肪获取 ADSCs:首先将手术初期大约一半的抽吸脂肪送至细胞处理室,通过酶处理自抽吸脂肪和抽吸液中获取 SVF。该过程大约需要 80 分钟。

(3)移植用脂肪的处理:以手术后半程的抽吸脂肪为移植材料并进行处理。经 700～1200g 离心处理,在最大限度去除油分、水分和血液成分的基础上,压实移植脂肪,使其体积缩小。

(4)脂肪注射移植:将处理后的 SVF 添加到离心脂肪组织中,搅匀后使其相互黏附,并立即进行注射移植。由于室温下放置或机械处理会使脂肪细胞逐渐破坏,因此迅速移植非常重要。因使用螺旋式一次性注射器,因此注射时必须有助手从旁协助,但应注意每次微量注入,防止过量注射。

(5)乳房 4 点注射法:沿皮下脂肪、乳腺下脂肪、胸肌内等由深及浅地依次放射状进行,呈细点状或线状将脂肪移植材料注入组织中,注意避开乳腺。

(6)术后护理:术后无须消毒和拆线。术后第二天可以淋浴,1 周后可以浸浴。术后持续 2 周戴用预先准备的且大小合适的胸罩以保持乳房外形。移植脂肪在术后 1 个月内处于不稳定状态,因此术后至少 3 个月内禁止胸部按摩。6 个月、1 年及以后每年进行乳房 X 线拍片、MRI 检查,以排除钙化等异常情况发生。

3.CAL 的临床效果 Yoshimura 应用 CAL 隆乳的平均移植脂肪量为 271ml,平均手术时间约 4 小时,最长随访时间 3.5 年。术后可见乳房皮下出血,1～2 周后消退。一般术后 2 个月内出现移植脂肪吸收或萎缩,此后乳房体积进入稳定阶段,其数值变化在测定误差范围内。

所有患者均获得满意的组织增大效果。脂肪成活情况存在个体差异,体积增大 100～200ml,大约是移植量的 40%～70%。引起患者间个体差异的原因难以确定。采用三维立体装置能够对乳房增大的体积进行动态定量评估。

由于乳房植入物存在后遗症,因此 15 例患者在植入物取出的同时接受 CAL 法隆乳手术,其中 8 例患者进行手术前后的三维立体测定,结果在术后 6 个月时仍能观察到 100～230ml 的隆乳效果,乳房形态自然、组织柔软,未见乳房假体隆乳术后的局部变形和挛缩。

术后超声、MRI 或 CT 检查,106 例次乳房中检查出囊肿(直径 5～12mm 以下)6 例、微小钙化点(1mm 以下)3 例,该钙化灶容易与乳腺癌钙化鉴别。这些发生囊肿和钙化的患者自皮肤表面不容易被触诊,乳房整体柔软度与自然脂肪相同。

4.最新临床试验进展　目前已有数项脂肪源性干细胞疗法的临床试验正在进行,已完成三项研究,然而,这些临床试验并没有都公开结果。临床试验的主要焦点是软组织充填。

在巴西进行的Ⅰ期实验研究是采用自体脂肪干细胞移植治疗脂肪代谢障碍的患者。初步测量结果显示移植区域体积得以改善。在韩国进行的一项Ⅱ期实验研究脂肪源性干细胞在 Romberg 综合征治疗中的应用,采用三维图像分析评价脂肪层的体积变化。另外一些Ⅱ期和Ⅲ期临床试验研究自体培养脂肪干细胞在治疗凹陷性疤痕中的安全性和有效性,包括 36 例患者。一项在比利时、意大利、西班牙和英国进行的Ⅳ期上市后研究是 RESTORE-2,研究了脂肪源性干细胞混合自体脂肪矫正切除术后乳房畸形的效果,主要评价指标为整体乳房畸形矫正 12 个月后的功能和外观的改善及患者和医生的满意度评估。在美国,一项由 Antria 主持的Ⅱ期研究目前正在进行,以证明他们的消化酶从脂肪组织中提取的间质血管部分工艺的有效性。总之,截至 2012 年,共有 174 例公开报道的病例,其中 121 例整形美容患者曾经应用 ADSCs,所有病例未见严重不良影响。说明其在软组织充填及伤口愈合方面的结果是令人鼓舞的。

5.讨论　脂肪移植的主要缺点是游离脂肪组织发生坏死。经过多年对脂肪移植技术的改进,形成一致的共识,就是使用钝的导管抽吸脂肪,然后(不清洗)直接进行离心并迅即进行注射移植。特别要求术者移植注射技术熟练,使用的设备也极大地影响着移植效果。

如果利用 ADSCs 能够提高移植脂肪的成活率,避免长期萎缩,无疑具有重要的意义。63 例中有 2 例 SVF 未与脂肪移植物黏附,在脂肪移植后再进行生理盐水悬浮的 SVF(60ml)注射移植,结果其中 1 例患者整个乳房和胸骨部位发生广泛纤维化。此结果提示,ADSCs 与支架(移植脂肪)黏附可能对预防细胞异常分化具有十分重要的作用。

临床研究证实,CAL 具有较好的安全性和移植效果。但是,该治疗方法存在以下不足:①通常需要双倍的自体脂肪注射移植量,不适合身材瘦小、体重低于 40kg 的患者;②脂肪注射移植量应限制在 300ml 以内;③乳房增大效果存在较大的(100～200ml)个体差异等。

六、ADSCs 应用存在的问题

基础研究及临床研究已展示了 ADSCs 的临床应用前途,但 ADSCs 广泛应用于临床仍存在一些问题和风险。

ADSCs 移植最受关注的不良反应为肿瘤形成的风险。关于脂肪源性干细胞与肿瘤细胞的关系,不同研究者所得出的结论不同,CousinB 等发现脂肪源性干细胞抑制胰腺癌细胞增殖,诱导肿瘤死亡;而其他学者发现脂肪源性干细胞的血管再生能力可以促进肿瘤生长。Casteilla 总结前人研究成果得出以下结论:ADSCs 可以促进肿瘤细胞生长但其本身不形成肿瘤,并且只有当 ADSCs 与肿瘤细胞共同移植或在肿瘤早期移植脂肪源性干细胞才会促进肿瘤生长,若在肿瘤形成前移植脂肪源性干细胞,则不会促进肿瘤细胞生长。

ADSCs 的提取及纯化也是限制脂肪源性干细胞临床应用的瓶颈之一。如自体细胞辅助脂肪移植技术,脂肪源性干细胞提取平均花费时间为 90～100 分钟,手术时间明显延长,从而增加了费用及手术风险。另外,脂肪源性干细胞及脂肪细胞配对的比例尚无明确说法,仍需大量临床试验确定最佳比例。脂肪源性干细胞的提取、分离及纯化虽有较多文献报道,但大多为实验室培养,对临床应用仍有一段距离,且目前仍无标准化的方法。脂肪源性干细胞没有明确的标志物,只能通过功能性分析或分化后回顾性分析确定,在应用之前无法确定其提取及纯化程度,在一定程度上也限制了其临床应用。

ADSCs 在体内的转归也是在临床广泛应用时需解决的一个问题。注射入机体后 ADSCs 成活及向脂肪细胞分化的比例,以及是否向其他组织如骨组织及软骨组织异位分化等问题均无明确答案。有学者应用三种示踪技术体外标记 ADSCs,发现 Dil、BrdU 及携带绿色荧光蛋白(GFP)的重组腺病毒均能有效地标记人 ADSCs。在常用的示踪技术中,Dil 为细胞膜标记,BrdU 为细胞核标记,两项技术均操作简单,但传代后衰减迅速,适合于短期标记示踪。携带 GFP 的腺病毒标记方法较为复杂,但反复传代后仍不衰减,适合于长期的标记示踪观察。但在体内复杂环境下如何安全有效地标记脂肪源性干细胞并进而观察其存活、分化仍需大量的体内外研究。

在机体生长发育到衰老的过程中干细胞的数目逐渐减少,多向分化的活性也逐渐减弱,所以,如同建立脐带血干细胞库一样建立脂肪干细胞库,及时将脂肪干细胞保存起来,可能是再生医学今后发展的趋势,并有助于临床的大规模规范化应用。传代培养的脂肪干细胞抗原性减弱,当与异体外周单核细胞共培养时,不会刺激混合淋巴细胞反应,提示脂肪干细胞在体内不会引起细胞毒 T 细胞反应,即脂肪干细胞有一定的免疫抑制能力。然而脂肪干细胞在临床实践中是否能够用于同种异体移植,还有待更多更深入的研究来进一步验证。

七、总结

最近 20 年内仅美国国内的隆乳术数量就增加了 10 倍,仅 2006 年就超过 32 万例次,已成为最多的美容外科手术。然而,目前美容外科治疗的后遗症中半数以上来自人工假体,其中就有许多来自隆乳后的假体,结果患者被迫接受假体取出手术。令乳房假体植入的患者较为不满的是,平卧位时不自然的乳房形态、乳房硬度和质感不佳、运动时缺乏波动感以及对健康诊断检查的烦恼和未来的紧张不安等,此外在日常生活中产生严重压迫感的患者也较多。CAL 在提高软组织充填(隆乳等)效果的同时,可以克服乳房假体植入手术的缺陷,但是该项基础研究和临床应用才刚刚开始,仍有待今后不断改进。

目前,在世界范围内正广泛开展 ADSCs 向多种组织细胞分化诱导的基础研究,相信在不远的将来有望过渡到临床应用。在脂肪源性干细胞治疗实践中,存在组织再生、细胞疗法和细胞基因疗法的概念差异,特别是组织再生,其体内利用细胞和模型比较现实可行,进而可应用带血管蒂方法完成组织再生,在该领域需要积累和应用预制皮瓣、血管束移植等整形重建知识。在临床上,ADSCs 也可被应用于治疗其他疾病,如急性心肌梗死、周围血管疾病、软组织及骨骼的缺损、皮肤损伤、放疗后并发症等。

ADSCs 具有来源广泛、体内储备量大、提取方便、能够在体外稳定增殖,且衰亡率低、适宜大规模培养、对机体损伤小等优点。目前脂肪源性干细胞的应用已经在整形美容外科占有重要地位,但现有的研究尚未展示出全部潜力。可以相信,随着对脂肪源性干细胞基础及临床研究的进展,脂肪源性干细胞的应用范围还将不断扩展,从而给整形美容外科带来更多的惊喜。

(张国瑞)

第六章　美容整形

第一节　美容皮肤科及现状概论

一、美容皮肤科学

追求健康是社会发展的必然。然而,和其他很多的社会科学及自然科学一样,随着社会的发展和进步,健康的概念也逐渐发生了本质的变化。现代社会对健康的理解已不再是传统意义上的"没有疾病",而是完美的生理、心理和社会的统一。这一新的概念意味着人类的健康仅仅表现在生理学上的"正常"是远远不够的,因为人类还有心理活动,也有思想活动和审美以及社会交往等一系列的社会属性。所以完整的健康必然是生理、心理和社会的完美统一。现代医学除了继承了传统医学的研究领域外,也注重对人社会属性的研究。医学心理、医学美容也正是社会发展的必然产物,是现代医学中一个重要的不可分割的内容。显然,从广义的角度来说,现代的健康概念以及医学体系本身就是广义的医学美容体系。因为生理健康是美容的根本要素,而心理的健康和社会交往的正常本身就包含了人们在美和审美中的认同和愉悦。随着科学的不断进步,尤其是新的无损伤性、微损伤性治疗技术的运用,现代皮肤科学也在不断地发展并充实着新的内容,今天的皮肤科学和过去的皮肤科学相比,不但在研究深度上更深入了,而且在研究的领域、所使用的手段和技术上也有着非常大的变化,现代皮肤科学涵盖了所有关于皮肤科学基础与临床的方方面面,除了所谓的传统经典的皮肤病学内容外,还包括了美容皮肤科学的所有内容:皮肤非创伤性检测、健康皮肤保养和护理、功能性化妆品的应用、激光与光子治疗和皮肤外科治疗等等。因此一些学者认为皮肤病学应修正更名为皮肤科学才更能反映现代科学的发展与进步,不无道理。

90 年代早期成立的中华医学会医学美学与美容学会是国内一个涉及医学美容的学术机构,从内容上来讲,它比医疗美容的范围更广,涉及了大量的美学和审美的内容,因此充满了中国特色。和其他学科一样,美容皮肤科学也是一门新的学科,正因为如此,一些学者试图对美容皮肤科进行定义,并规定其研究范围和体系,这些定义和规定同样充满了他们自己的特色和理解。国内的一些作者将美容皮肤科描述为:是以医学美学为指导、以皮肤科学理论为基础、运用医学与美学相结合的技术手段,研究人体皮肤的解剖结构与生理机能和实施维护、改善、修复与塑造人体皮肤健与美及其规律性的科学,它是美容医学的一个主干临床应用学科。

从事物发展的规律来看,任何事物的发展决不会停滞在某一阶段上,必然会随着社会主流的发展不断注入新的内容,甚至会发生本质的变化。正是由于现代的健康概念的变化,才使现代医学的体系发生了变化,进而产生了新的学科——美容医学。随着科学的不断发展,医学不断出现新的分科,首先出现了内科和外科的分类,之后各临床学科相继诞生,即便是现代内科学也逐渐分类出呼吸科、心内科、消化科、内分泌科、变态反应科等分科。这些学科的诞生都是建立在学科发展的特点和合理的分类基础之上的,没有一个学科是人为地规定和定义出来的。显然对美容皮肤科进行定义并规定其研究范围最少是不合理的,因为美容皮肤科本身是一门新的领域和学科,本身还需要不断地发展和充实,我们能做到的仅仅是对学科进行必要的分类,而不是定义。事实上美容皮肤科始终是现代皮肤科中的一个重要的不可分割的部分和内容,美容皮肤科的形成,反映了社会对过去我们并不太在意的、尚不能形成社会主流需求的那部分皮肤疾病和皮肤问题的重视,而不断涌现出的新技术和工艺又推动着这一学科的不断发展,而中华医学会皮肤科学会、中国医师协会皮肤科分会等纷纷成立了美容皮肤科学组等正反映出学科发展的这种趋势。

　　谈到美容皮肤科,有必要对下列几个概念进行简单地叙述,这就是皮肤科学、专业皮肤科学和美容皮肤科学。皮肤科学被认为是皮肤科领域内的医学实践,有时被描述成真正的皮肤科学。专业皮肤科学是学科的主题或主要内容。而美容皮肤科学则是代表那些美容性皮肤病和美容产品的一种市场情况。专业皮肤科学可能研究健康皮肤和疾病状态皮肤的基本问题,它所解决的问题包括对疾病的诊断和处理等。问题是专业皮肤科学的研究是否也应该包含那些发生在"健康正常"的皮肤上的问题呢?如皱纹。是否应该包括预防性皮肤科学,如吸烟导致的皮肤皱纹、日光引起的各种有害改变等问题?这些例子都开始与化妆品科学的研究领域相交叉,这些学科关注的都是皮肤美以及皮肤的养护问题,这包括健康的和不正常的皮肤组织以及预防性皮肤科学。显然,美容只是一个市场和行业概念而不代表专业,在美容这个大的"市场和行业"中,包含了很多的专业,如医学专业、化妆品专业等,当然也包含了一些美容心理学等。因此美容皮肤科的基本概念应该是指应用现代皮肤科学的方法使皮肤保持并维护在一种理想的、美观的健康状态,而人们这种对皮肤的审美观又与他所处的时代、文化、甚至地域都有着广泛的联系。比如对于雀斑的认同,东西方文化的差异表现出完全不同的审美观,东方人通常不能容忍雀斑的存在,而西方人可能会接受面部雀斑。一般来说美容皮肤科的内容简单的说就是使皮肤保持在一种光滑、清洁、没有瑕疵、没有皮肤疾病问题的健康漂亮的理想状态并使之具有良好的自信心与社会适应。美容皮肤科与普通皮肤科学的主要差别在于前者更关注诸如老化、皱纹以及各种能影响皮肤美观的疾病问题,有时甚至是正常的皮肤状态,而后者更注重的是各种"真正"的皮肤疾病的发病机制、诊断和治疗。在国际上美容皮肤病的内容主要包括皮肤的生理学、化妆品与皮肤的保养、非损伤性皮肤检测技术以及对影响皮肤美观的皮肤疾病的治疗等几个方面。

　　自然科学应用于生物学的研究产生了生命科学,生命科学在医疗上的应用就是医学,而医学在皮肤科临床的应用便产生了皮肤科学,同样皮肤科学在美容这个市场上的应用产生了美容皮肤科。显然美容皮肤科不可能离开现代皮肤科学而独立存在,很难设想在对皮肤科学基础和临床知识均不了解的情况下就能从事美容皮肤科的临床工作。简而言之,美容仅仅是一个市场和行业,它并非专业,医学是一门科学,是一种专业,医学美容实际上就是美容市场和医学专业相结合的产物,同样美容皮肤科实际上就是皮肤科专业和美容市场(行业)相结合的产物,是皮肤科学在美容市场上的应用,是用皮肤科学诊疗方法来解决一些影响人们美观的部分问题(如多毛、色斑、皮肤粗糙、瘢痕等)。

　　很显然,国际上的这种有关美容皮肤科实践与内容与我国现行的具有一定影响力的美容皮肤科学的观点和概念是有一定区别的。事实上,目前对有关美容皮肤科的分类和理解,不同背景的人员具有不同的理解,大多数皮肤科医师更赞同国际上的有关美容皮肤科学的描述,他们对皮肤科学本身更感兴趣,而具有中华医学会医学美学与美容学背景的人士更愿意推崇现行的具有中国特色的美容皮肤科学的概念,他们对美学和审美学更情有独钟。这是一种非常正常的现象,因为在一种新的事物诞生的时候,总会存在各种不同的理解和争论,尤其是医疗美容其本质是医学与市场的结合,因此各个专业均希望介入这个行业并获得一定的发展空间在某种程度上是一种时代的特点。

一般而言,美容皮肤科学中常用的治疗方法与普通皮肤病所使用的方法具有很多的共同点,如使用各种药物、物理治疗、皮肤外科治疗等,也有美容皮肤科中比较有特色的治疗手段,如使用化妆品、面膜、化学剥脱等。美容皮肤科作为一个新的亚学科现状如下:

1.需求产生市场、市场催生学科　随着社会的发展、生活的提高,人们对美观的追求日益增多。除了追求不再有传统意义上的皮肤疾病外,他们也希望皮肤没有什么问题,希望皮肤光洁而健康。因此出现了很大的皮肤美容市场,然而最初对这一美容市场做出"反应"的并非严谨的医疗界,而是社会上形形色色的"美容院",他们"借用"了各种医疗技术进行美容医疗服务,当然也就出现了各种负面的作用。近十年来,医疗行业的正规军——各级医疗机构才在市场的催生下开始关注美容医疗,并得到各级医学会的重视出现新的亚学科,而且越来越多的迹象表明,这是一个备受社会欢迎的朝阳行业,市场之大难以估计。

2.学科规范,任重道远　尽管10年前就有人提出美容皮肤科的概念,但是直到近几年,美容皮肤科才得到承认,但是很多的其他行业均已染指该领域,出现了纷争混乱的局面。从行业来说,很多纯生活美容的"美容院"介入了这个领域的治疗、投资商们看到了这个市场的潜力也涉足了这个市场、一些医师开始个体开业等等,一时间使得这个行业出现异常"繁荣"的景象。从学科来看,中华医学会医学美学与美容学会、中华医学会皮肤科学会均各自独立地开展自己的学术活动,中国医师协会美容与整形医师分会和中国医师协会皮肤科医师分会也各自开展自己的活动,在学术界内也出现空前"纷争"状态。从业的医师也非常混乱,一些非皮肤科医师也在从事这一领域的工作,因此要理顺和规范这个朝阳的市场,要做的工作可能很多。

3.认识差异,市场混乱　各种背景的人从各自不同的角度来解读"美容皮肤科"这个新的学科,他们往往得出各自不同的结论并做出各自独立的决定。例如,从宏观上来看,美容皮肤科应归属于皮肤科学内还是应该和外科等学科放在一起组成所谓的美容医疗?如何管理?不同人有不同的理解。从学科内来看,美容皮肤科与美容外科的界线在哪里?我们究竟要多深地介入化妆品的使用?从卫生行政管理来看,美容技术是否需要准入制度?从业医师是否需要准入?如何准入?尚在摸索之中。经过10多年的实践证实,卫生部颁发的19号令(关于医疗美容的管理文件)已经不再适合时代的需求,因此需要对其进行修改,然而修改之后却又迟迟不能颁布,为什么?因为争论远未结束。

4.技术推动学科、学科带动技术　深度卷入皮肤美容这一市场的尚有各类商业生产公司:激光公司开发了大量的治疗技术,如激光、强光、射频等,化妆品公司推出了各类化妆品,如所谓的医用化妆品、功效护肤品等。这些技术从另外一个角度丰富了美容皮肤科的市场,推动了学科的发展。反过来学科的发展也给这些商业公司提供了广阔的市场。但是这些商业公司也从另外一个层面造成了新的混乱:各类所谓的高科技治疗技术充斥市场,孰优孰劣、真真假假让人迷惑不解。

5.学科发展朝气蓬勃,基础研究相对滞后　虽然美容皮肤科在近10年来欣欣向荣,发展很快,但是与其他"老的学科"比较,基础研究相对薄弱而滞后。目前临床研究非常多,但是关于分子生物学方面的基础研究几乎空白。

6.美容仅仅是"市场"并非"专业"　美容是一个行业和市场的概念,有很多专业服务于美容这个市场,包括非医疗的化妆品业、时装设计、化妆技巧等等,也包括医疗行业的各类专业,如皮肤科、外科、眼科、口腔科和中医等等。前者就是所谓的生活美容,后者构成了医疗美容,美容皮肤科就是皮肤科专业与美容市场结合的一个特殊学科。目前很多认识上的混乱源于人们对"市场"和"专业"理解上的混乱,一些人将美容作为专业来对待,产生了一些新的概念,例如"医疗美容专业",甚至在一些医科大学出现了这类专业教育并从应届高中毕业生中招生。问题是这些毕业生毕业后能融入医疗吗?我们能否给他处方权?如果他拥有了处方权,他能从事皮肤科临床工作吗? 假定不给他处方权,他们又如何开展工作? 显然这就是一个将"美容"作为"专业"来对待的典型例子。那么我们是否真的需要"医疗美容"这类教育? 如果的确需要,作为一种继续医学教育而不是全日制教育是否更合理?

二、美容皮肤科的特点

1.美容皮肤科是一门新的学科,是现代皮肤科学中的一个重要组成部分。由于研究内容与很多相关学科具有一定的交叉,因此不同背景的人,对美容皮肤科具有不同的理解,甚至出现较大的分歧。部分人甚至混淆市场(行业)与专业(学科)的概念,将行业当作专业来发展,造成了很多医疗美容上的混乱。

2.美容皮肤科与其他学科的交叉性。任何一个临床学科不会独立存在,必定会与其他学科存在交叉,如同皮肤科与外科的交叉以及与药物学的交叉那样。美容皮肤科也与其他学科具有一定的交叉。这些领域包括:化妆品科学、物理治疗、皮肤生理学等。在我国中医始终是医疗体系中有特色的医疗,因此美容皮肤科不可避免地会与中医学相交叉。

3.美容皮肤科与普通皮肤科的关系。它们都是现代皮肤病学中的重要内容。美容皮肤科的重点是解决皮肤自然而健康的美学问题,而普通皮肤科所关注的问题是"真正的"皮肤疾病问题,解决皮肤病的诊断和治疗问题。当然在很多皮肤疾病、皮肤问题的治疗过程中,它们有很多的交叉,区别在于前者更关注的是皮肤没有问题,后者更关注的是皮肤没有传统意义上的疾病,前者是皮肤科学与美容市场相互结合的产物,后者是皮肤科学与医疗(市场)行业结合的产物。

4.美容皮肤科与化妆品科学的关系。它们都是美容这个大市场中的重要组成部分,前者是以皮肤科的诊疗手段来解决部分皮肤的美容问题,而后者则是以非药物、非治疗性手段对皮肤进行的养护,因此化妆品科学关注的是各种用于健康皮肤的产品自身的问题,而美容皮肤科关注的化妆品与机体皮肤间的相互作用问题。这种关系如同药物学与临床科学的关系一样。

5.由于美容皮肤科所要解决的问题是皮肤美观的问题,所以求医者的心理状态与普通皮肤科的求医者的心理状态是不同的。由于美观本身并没有一种客观的金标准,所以对皮肤美的理解不同的人可能有很大的差别,而且对待皮肤美的问题上,不同的人也存在很大的心理差别。因此,在美容皮肤科临床中,患者的心理问题可能比较突出,是一个不能忽视的问题。

6.由于美容皮肤科刚刚兴起,各方面存在很多问题,在学科上认识不足,比较混乱,业务范围上也比较混乱,如很多并不具备皮肤科医师执业的人员(如护士)也在进行美容皮肤科的诊疗工作,而一些其他学科的医师(如外科医师)也在从事皮肤美容激光的诊疗工作。这是今后需要进一步讨论与规范的。然而从全国范围来看,这样的局面可能还会持续一段时间。

(唐正喜)

第二节　皮肤与皮肤再生

一、皮肤的解剖与生理

皮肤作为一个复杂的器官覆盖人体全身,约占人体体重的15%,是人体最大的器官。担负着多个重要的功能,主要为保护人体免受化学、物理或生物学伤害。皮肤的构造精良,组织来源多样,包括上皮细胞、结缔组织、血管、肌肉和神经。皮肤分为 3 层:表皮(内含附属器如皮脂腺、毛囊和汗腺),真皮和皮下组织。皮肤细微结构在不同部位差异很大,如厚度、表皮附属物分布和黑素细胞密度。除了手掌和足底,毛发遍布全身。

表皮是由不断自我更新的上皮细胞组成,细胞类型多样,但 90%～95% 为角质形成细胞,为来源于外胚层经历特定分化过程的上皮细胞,最终发展为扁平,无核的角质形成细胞。角质形成细胞在分化成熟过程中经历从基底层向上迁移的过程,最终成为角质从表面脱落。5%～10% 的表皮细胞为非角质形成细胞,主要包括朗格汉斯细胞、黑素细胞和麦克尔细胞。表皮细胞呈连续层状分布,由下至上分为:基底细胞层,棘细胞层或棘层(5～15 层),颗粒细胞层(1～3 层)和角质(或角化)层(5～10 层),在人体某些部位(如掌跖),在颗粒层与角质层之间存在透明层。表皮角质层细胞来源于基底层干细胞的有丝分裂,分裂出来的细胞向皮肤表面迁移,同时进行生态学和生物学分化(角质化),此过程大约需要 30 天。基底层位于表皮底部与真皮层相邻,真皮层内丰富的血管可以供应基底层细胞所需的营养。表皮平均厚度为 $100\mu m$,但在不同部位有差异(眼睑部位 $50\mu m$ 而掌跖部位 1mm)。表皮内还有汗腺,亦由上皮细胞组成,但具有各自的生物学特性(如重建、分化和对外界刺激的反应)。

(一)角质形成细胞(KC)

角质形成细胞的形态在表皮各层各不相同,基底层细胞为柱状或立方状,为 6～10μm;其胞质嗜碱性,细胞核较大。它们垂直于基底膜有序排列,以特殊的附着结构(半桥粒)锚定在基底膜上。电镜下,棘层细胞较基底层细胞大,为 10～15μm,呈多边形,胞质嗜酸性,内有一个泡状核与一个或两个突出的核仁。电镜下,内含张力微丝。颗粒层 KC 扁平,长轴与皮肤表面平行,直径为 25μm,内含透明角质颗粒,高嗜碱性,多边形,由一组富含组氨酸的蛋白(主要为丝聚蛋白原)和角质组成。最上层的棘层细胞和颗粒层细胞中包含的板层小体(也称为 Odland 颗粒,角质小体或膜被颗粒),呈圆形,100～300nm 的板层样颗粒,参与角质层脱落,形成细胞外脂质膜抵御外来(亲水性)物质渗透的屏障。角质层由高度扁平、嗜酸性的角质细胞组成,最终由表皮脱落,有助于皮肤的屏障功能。角质层细胞为六角形,直径 30～40μm,没有细胞核和细胞器,由密集的丝状角蛋白基质和一个深入到细胞膜的厚角质化包膜组成,厚角质包膜包含交联蛋白(包括伞形蛋白,兜甲蛋白,SPRRs,Elafcin 和半胱氨酸蛋白酶抑制剂 A)。

(二)朗格汉斯细胞(LC)

朗格汉斯细胞(LC)是存在于表皮各层的可移动的树突状抗原提呈细胞,来源于骨髓 CD34$^+$ 造血前体细胞。LC 能提取沉积在皮肤表面的外源性抗原(即感染源),处理并提呈给幼稚 T 细胞。在表皮细胞中占 3%～6%,初生时并不成熟,接触抗原后渐趋成熟。LC 由一个圆形的细胞体及延伸至相邻 KC 间的树枝状突起组成,通过表达在所有细胞类型表面的 E-钙黏着蛋白以同嗜性结合方式黏附起来。电镜下,LC 具有的电子透亮细胞质中,缺乏张力微丝和黑素,有一个凹陷或分叶状核。LC 包含特异的细胞质标记物,伯贝克颗粒,该颗粒来源于细胞表面被吞噬的物体,在透射电镜下为 300nm～1μm 长的棒状物,内部的 3 层结构似链状,一端偶尔表现为囊泡状,因而呈网球拍形。光学显微镜下,由于表达一组抗原,LC 可以用组织酶(ATP 酶)和特异的免疫组织化学技术标记。这些抗原中最特异为 CDla 抗原,最重要的是与 Berbeck 颗粒相关的 CD207/胰岛蛋白。其他抗原包括波形蛋白,HLA-Ⅱ类抗原,S100 蛋白和 Fc-rFcepsilon 和 C$_3$ 受体。以往认为的"未定类细胞"为表皮内无特定超微结构细胞器的非角质形成细胞。一系列的研究已证实这些细胞实际上是含 Berbeck 颗粒较少的细胞。

(三)黑素细胞(MC)

MC 来源于神经嵴,移行至表皮并产生黑色素,此为皮肤主要的天然色素。它们规则分布于基底层,每

4～10 个基底细胞配一个 MC。在皮肤表面每平方毫米分布 500～2000 个 MC,不同部位密度亦有变化(外阴处密度最大)。黑素(真黑素和棕黑素)从底物酪氨酸通过酪氨酸酶的激活产生后存储在黑素小体中,黑素小体为卵圆形或球形的细胞器,经 4 个阶段成熟(Ⅰ～Ⅳ)。成熟的黑素沿着黑素细胞的树突状突起输送,最终转移至相邻的 KC,并在细胞核上形成一个伞状帽,保护其免受紫外线伤害。表皮黑素单位是由一个 MC 和 36 个由此 MC 提供黑素的相关 KC 组成。肤色的种族差异是由 MC 活性和表皮内黑素小体分布情况决定,与 MC 数目无关。常规 HE 染色皮肤切片中,MC 位于基底细胞间,有一个嗜碱性细胞核和透明的胞浆(Masson's 透明细胞)。电镜下表现为电子透亮的胞浆,胞浆内含疏松的中间丝(波形蛋白)和不同成熟期的黑素。可通过组织化学染色标记黑素来确认 MC,如 Fontana-Masson 硝酸银氨反应,或 DOPA 组织酶反应。亦可用 MC 特异性抗原标记,如 MART1/Melan-A 抗原,为一种具有 118 个氨基酸的蛋白,是酪氨酸酶和色素沉着相关糖蛋白(75kDa)。MC 还表达 blc-2,S100 蛋白和波形蛋白。由 HMB-45 单克隆抗体识别的前黑素相关糖蛋白 gp100,在胚胎 MC,毛囊球部 MC 表达,在成人上皮激活(但不持久)。

(四)麦克尔细胞(MKC)

MKC 表现出神经内分泌和上皮细胞的功能.可能为机械感受器,与皮肤触觉有关。MKC 位于表皮基底层和毛囊上皮鞘,在人体皮肤上较少,不同区域数目不等(掌跖皮肤最多)。MKC 由于胞浆内有神经内分泌颗粒,而在电子显微镜下易被辨认。MKC 质膜偶有少量桥粒与相邻 KC 连接。由于表达特殊抗原,MKC 可被组织化学染色识别,更容易被免疫组织化学染色识别。这些特殊抗原包括 keratin n° 20,神经元特异性烯醇化酶(糖酵解酶神经元/神经内分泌细胞),嗜铬粒蛋白(由神经分泌颗粒组成的 68kDa 蛋白),突触素(与突触小泡相关的 38kDa 酸性蛋白),神经细胞黏附分子(NCAM)和各种神经肽(蛋白基因产物9.5,脑啡肽,降钙素基因相关肽,血管活性肠肽)。

(五)淋巴细胞

正常人的表皮含有少量淋巴细胞(<1.3%),免疫组化染色下并不明显。这些细胞主要分布在基底层,采用流式细胞技术可检测到。主要表达 T 记忆/效应细胞的表型(TCR-α^+,CD3$^+$,CD4$^+$CD8$^+$CD45RO$^+$,FAS$^+$),有区域的表型变异。

(六)Toker 细胞

Toker 细胞具有透明的细胞质,在 1970 年首次描述,在男女乳头皮肤的表皮层中占 10%。其在正常和病变皮肤中的具体性质和作用仍不明确,据最新研究,这些细胞表达 keratin n° 7 以及一些在乳房 Paget's 病中表达的黏蛋白(MUC1,MUC2,MUC5AC)。

(七)皮肤附属器

皮肤附属器是皮肤的特殊结构,位于真皮及皮下组织内,但与表皮相连,包括汗腺,皮脂腺和毛囊。

汗腺:为管状外分泌腺,由腺体和导管组成,人体主要有两种汗腺,小汗腺(ESG)和顶泌汗腺(ASG)。ESG 是人体的主要汗腺,在体温调节中发挥重要的作用,分布于人体几乎所有皮肤(黏膜除外),在手掌、足底($300/cm^2$),腋下和额头处密度最大。其腺体为盲管.由少突胶质细胞和无髓胆碱能神经纤维包绕,位于真皮深层和真皮皮下交界处。组织学上由 1～2 列有分泌功能的透明细胞或暗细胞组成,前者产生汗液,通过细胞间的小管向中央管腔分泌。暗细胞朝着 ESG 管腔分泌含有 PAS 酸性阳性的黏蛋白,但其具体作用尚不明确。在某些人体,ESG 由胞浆呈泡沫状的单一透明细胞组成。分泌细胞外周附有不连续的平滑肌上皮细胞,包含电子显微镜下可见的肌原纤维,由特异性肌动蛋白组成。导管垂直穿过真皮进入表皮,形成一个单独、盘绕的结构(末端汗管),通过小孔隙开口于皮肤表面。ESG 导管由双层柱状细胞组成,表达 keratins n°s 6 和 16。基底层细胞分裂活跃,为末端导管细胞再生。细胞内层表面有绒毛,在光学显微镜下对应 PAS 阳性角质层。

ASG(在人类罕见,但在动物中极其常见)胚胎期来源于亦产生毛囊皮脂腺的原始上皮胚芽,因此 ASG 总是与毛囊相关,因此被称为"有毛汗腺",而相应的 ESG 为"无毛汗腺"。在人体 ASG 分布于腋窝、肛门外生殖器和乳头。其腺体位于真皮深层,比 ESG 腺体更大,形状更不规则,分泌细胞具有大汗腺上皮细胞的特征,呈柱状或锥状,去头分泌。同 ESG 一样外层为肌上皮细胞层。导管短,为双细胞层,在皮脂腺的上方进入毛囊。最近提到第三种类型的汗腺,分布在腋窝,即所谓的"顶浆分泌"腺。这些腺体是无毛腺体,直接开口至皮肤表面(类似 ESG),但其分泌导管与 ASG 类似,但不出现于儿童期,而在青春期由 ESG 发育而来。

(八)毛囊(HF)与皮脂腺(SG)

毛囊从原始上皮胚芽中建立雏形,斜卧于真皮,最深的部分深达皮下组织。遍布除了掌跖和生殖器(即所谓的无毛皮肤)的全身皮肤。大小和形态可变(终端,毳毛,胎毛和中间毛发)。生长具周期性,经过 3 个不同的阶段(生长期,退化期,休止期),在不同时期,组织学上有很大的差异。毛囊包括几个部分,从上到下为:①表皮内部分;②漏斗部,到皮脂腺导管开口处;③峡部,到立毛肌插入隆起处,包含毛囊干细胞,表达角蛋白 K15;④下部毛囊,延伸至毛球顶部;⑤毛球,末端钟摆样,含有与毛发生长有关的高度嗜碱性的基质细胞,以及与色素形成有关的黑素细胞。毛球形成的内陷包围毛乳头,其内有丰富的血管和神经支配的结缔组织,含有对毛发生长重要的乳头层真皮成纤维细胞。

皮脂腺为与毛囊相关的全浆分泌腺体。在表皮间断与毛囊和立毛肌并存。由外周的基底细胞和多层成熟的,胞浆泡沫状的载脂细胞(皮脂细胞)组成;这些细胞向腺体中心崩解,并形成分泌物(皮脂),皮脂通过短管汇入毛囊管。在面部,皮脂腺更丰富且伴有小毳毛。皮脂腺基底细胞表达数目可观的角蛋白。毛囊蠕形螨,常在面部毛囊内出现,可被抗 Tn 抗体识别。

立毛肌是平滑肌,在真皮乳头层倾斜延伸至毛囊,在隆起处插入毛囊。在胎儿期其定位可参照表皮麦克尔细胞。是由细长的细胞组成,胞浆嗜酸性,表达结蛋白(53kDa 中间丝特异肌肉细胞)和平滑肌特异性肌动蛋白。当受交感神经纤维刺激收缩,立毛肌可使毛发"竖立",从而增加了热屏障。

(九)指、趾甲

包括 3 个部分:①甲床,与近端甲襞重叠,与外侧甲襞连接;②甲体,由"硬"(毛囊)角蛋白组成的硬角质板;③甲周,为覆于甲床的游离边缘,为增厚的表皮。指、趾甲覆于甲床,甲床中含有丰富的血管、结缔组织和大量的动静脉分流。近端甲床与指、趾甲母质相连,负责指甲的生长。指甲生长经历表皮角化过程,但(与毛发类似)缺少颗粒层。

(十)真表皮联合

真表皮联合(DEJ)是一个复杂的基底膜,由基底细胞和真皮成纤维细胞组成。作为一种机械支撑,在表皮与真皮的黏合中起着根本性的作用,并调节两部分之间代谢产物的交流;而且,在伤口愈合过程中,可作为 KC 迁移的保障,在免疫和炎症进程中,各种细胞类型(LC,淋巴细胞等)均可穿过 DEJ。

在光学显微镜下,DEJ 呈波状起伏,常规染色难以辨别,需 PAS 染色(由于存在中性黏多糖)显现。通过电镜可以看到它的精细结构。DEJ 包括四层(由顶至底部):①基底细胞膜与相连的半桥粒,通过细胞骨架细丝(角蛋白和网蛋白)连接;②透明板,有锚固丝(2~4nm)穿过的电子透光区(40nm 宽);③嗜锇的致密板(50~70nm 厚);④基底层下丝状区域,主要由锚定纤维组成。

(十一)真皮

真皮为起支撑作用,可压缩,有弹性的结缔组织,保护表皮及其附属器,血管和神经丛。由细胞,纤维,基质成分组成。真皮的厚度在不同部位区别明显(背部或手掌,足跖比眼睑厚许多),其精细结构的变化依据位置深度改变(浅层称为乳头层,深层称为网状层)。

真皮乳头层向上突起(称为真皮乳头)与表皮突交替,从而增加了真表皮间的接触面,使其更好的黏附在一起。其包括多种细胞(成纤维细胞,真皮胶质细胞,肥大细胞)及血管和神经末梢。由松散排列的胶原纤维和薄的、垂直伸展至真皮与表皮交界的弹性纤维组成。在肢端,真皮乳头含有触觉小体和专门作为机械感受器的神经末梢。真皮网状(深)层由较粗的胶原纤维组成,平行于皮肤表面排列,弹性纤维也较厚,其中包含皮肤附属器的深部、血管和神经丛。

(十二)皮下组织

皮下组织位于皮肤最深处,在皮肤的体温调节、隔离、能量储备、保护皮肤免受机械损伤中发挥重要的作用。皮下组织的主要细胞为脂肪细胞,细胞较大,(达 $100\mu m$)且圆,胞浆脂类丰富(三酰甘油、脂肪酸)将细胞核压缩紧贴细胞膜。在常规切片染色中,脂肪细胞在光镜下表现为透光,因为其内容物在脱水固定时已被溶解。光镜下,其胞浆弱嗜酸性,免疫组化染色,细胞周围表达 S100 蛋白和波形蛋白。

脂肪细胞按主要小叶和次级小叶分布,形态根据性别和在身体的分布区域而有所差别。这些小叶被含有细胞(成纤维细胞,胶质细胞,肥大细胞)的结缔组织.汗腺最深部分以及血管神经分隔,这样有助于形成相应的皮肤血管神经丛。

二、皮肤的再生细胞学基础

哺乳动物表皮是对外部环境的第一道屏障,是一种复层鳞状上皮,具有增殖细胞可向外分化形成独特分化组织(棘层,颗粒层和最外层的角质层)以形成不能渗透的皮肤表面。通过角质形成细胞的不断交替和分化完成表皮重建,能保护身体免受环境侵袭,例如水分丢失和微生物感染,维持其稳定是生存的关键。成体的皮肤一生都在不断地自我更新,存在表皮内的干细胞(SCs)维持了成体皮肤的自我平衡及毛发再生,这种保持恒定细胞数的生理过程被称为组织动态平衡或皮肤稳态。皮肤稳态是通过上皮组织中的干细胞来维持的,这些细胞在长期的扩增过程中保持自我更新能力,能够分化为和它们具有相同组织起源的各个细胞系,因而可以取代因正常细胞分化和组织更替,或者因损伤而出现细胞死亡中的角质形成细胞。作为最大和最方便取材的器官,表皮干细胞早已经过大量研究并鉴定。干细胞的特点为自我更新能力,分化为不同细胞系以形成成熟的组织,因而使得 SCs 成为生物体中特异又最重要的细胞。

基底层是表皮中唯一具有分化能力的细胞层,Mackenzie 在基底膜细胞中发现了表皮增殖单元(EPU),为六方形的区域,每个单元含有一个干细胞。基底层的细胞经过一次有丝分裂分裂成两个子细胞,其中一个有增殖能力的子细胞仍保留在基底层,而另一个分化细胞则向上移行经过表皮各层而到达皮肤表面,此即基底细胞不对称分裂现象。对于平均 0.1mm 厚的表皮,此过程需要大约 28 天。基底细胞层包括表皮干细胞和短暂增殖细胞,干细胞先分化为短暂增殖细胞再定向分化为有丝分裂后细胞及终末分化细胞。表皮干细胞表达高水平的 β_1 整合素(可以作为表皮干细胞或毛囊干细胞表面标志),角蛋白 19(K19);短暂增殖细胞表达低水平 β_1 整合素;进入分化阶段细胞则停止表达 β_1 整合素。毛囊隆突部表皮干细胞可表达 K15,定向祖细胞表达 K5 和 K14,终末分化细胞表达 K1 和 K10。当细胞摄取带有核素或其他标记的核苷酸(如 BrdU),将标记整合至 DNA 后,由于细胞周期长.标记信号可以维持相当长一段时间,因而被称为标记滞留细胞(LRCs),LRCs 反应了细胞慢周期循环。研究证明 LRCs 细胞具有干细胞特性,因此亦可以通过检测 LRCs 来对干细胞进行鉴别。表皮干细胞生物学典型特征为:慢周期性,自我更新和增殖潜能以及对皮肤基底膜黏附(通过整合素实现)。

表皮是由毛囊间表皮(IFE)、毛囊(HF)和皮脂腺(SG)三个不同细胞系形成的复合组织:IFE 不断进行自我更新提供皮肤表面保护层,且具有祖细胞,损伤时能自我更新;HFs 具有多能干细胞,在新毛发周期开始或损伤时能启动干细胞功能,为毛囊生长或表皮修复提供细胞来源,维持毛发的自我更新;隆突部 SCs 能够分化为上述三个系的细胞。IFE 内亦有 EPUs 的存在,且在较长时间内能够作为一个独立的单元存在。而在难愈性创伤的情况下如严重烧伤和由于辐射照射的复合创伤,皮肤难以完全再生。这些状况是由皮下组织破坏导致的,皮下组织主要有脂肪细胞和毛囊两种干细胞来源。

(一)毛囊间表皮(IFE)

与小鼠皮肤不同,在人体皮肤中,IFE 占主导地位,尤其是在人体某些部位(如包皮),此处 HFs 是完全缺失的。在掌跖皮肤,表皮通过网状脊与真皮紧密连接,此处认为是 IFE 中干细胞选择性位点。其中一类干细胞群特点为表达 β_1 整合素(β_1^{high}),黑素瘤硫酸软骨素蛋白聚糖+(MCSP)和表皮生长因子受体(EGFR)拮抗剂 Lrig1+。Jones 发现培养的人 IFE 角化细胞中有最高水平 β_1 整合素的细胞具有最强的增殖潜能,β_1 整合素阳性细胞呈丛状分布。另一类干细胞群表达 α_6 整合素,亦被认为是表皮干细胞的表面标记之一,α_6 整合素 high 和 CD7110 low 细胞移植培养后可形成长周期克隆并表现出广泛地生长潜能。有研究用 α_6 整合素和 CD71 进一步将干细胞与短暂增殖细胞分离开来。通过细胞标记技术,显示出单个干细胞能产生三个相邻的 EPUs,表皮嵴有助于表皮锚定于真皮上方,而慢周期的干细胞恰好位于表皮嵴底部可获得更好的保护。

目前提出了豫种看似相反的理论来解释 lFE 动态平衡,一种假设认为 IFE 是通过一类长存的慢周期干细胞来提供可增殖的细胞后代的;另一种观点则认为 IFE 是由一类独特的祖细胞群来平衡各类细胞命运的。最近,布鲁塞尔自由大学的研究者在 Nature 上发表研究结果,该研究组利用 2 种不同的可诱导性 Cre 重组酶-雌二醇受体靶向小鼠 IFE 中的祖细胞,来探索 IFE 细胞的异质性。研究者在 IFE 中发现了 2 种独特的增殖细胞,分别为慢周期干细胞和定型的祖细胞。两者处于不同的组织分级中,当其中一种细胞不处于工作状态的时候,另一种增殖细胞可以维持很长时间的生存潜力。慢周期的干细胞处于最高层,可以快速产生祖细胞,进而确保皮肤的日常修复。在皮肤受损后,只有干细胞持续产生修复和再生的功能,而祖细胞的贡献比较有限。

(二)毛囊干细胞

毛囊内的干细胞主要存在于毛囊隆突部,为表皮干细胞的"仓库",位于毛囊外根鞘内,皮脂腺下方,立毛肌连接于毛囊的位置。毛囊干细胞能够分化为表皮、皮脂腺、毛囊三种细胞系,最重要的特点之一为慢周期性,且具有无限次细胞周期。

K15,Lgr5 和 K19 在休止期特异表达于隆突部 SC,谱系追踪通过使用不同诱导 CRE 重组酶在它们的调节区表达来进行。上部毛囊称为上部峡部(UI)处细胞,表达高水平 MTS24 或低水平 Sca1,在体外高度克隆且在体内具有多潜能,提示 HF 的这段区域包含维持 SG 动态平衡 SC 的一个子集。移植实验证明位子 UI 和 IFE 之间的交界区的一群细胞,表达 LRIG1 和丰富的 BLIMP1 转录物.包含多潜能 SC。生理情况下,SG 作用独立于毛囊隆突 SC。正常情况下,毛囊膨突部作为毛囊干细胞储备库.只有出现损伤时细胞才开始活动体现多能干细胞的功能。如烫伤后,隆突部 BrdU 标记的 LRCs 在毛囊口的表皮内有增殖,证实隆突部 LRCs 能产生表皮。

即使在某些特定区域,干细胞表现出非均质性如在不同地点(基底层与基底上层)表现不同,亦有不同特点[慢循环(静态)与快速循环]。最近研究认为,在小鼠 HFs 毛发周期中,隆突部干细胞群扩增,随后一小部离开隆突区并移植于毛发胚芽建立 Lgr5+ 干细胞的祖细胞群。Lgr6+,MTS24+ 和 Lrig1+ 干细胞情况类似,占据隆突部边缘和漏斗部,其干细胞壁龛部分重叠。

由于 LRCs 既没有表现出明显的分布模式,亦非任何明确的表皮于细胞标记物的受限表达,这表明人体表皮中干细胞分布比较分散。此外,伤口愈合初步实验结果表明,位于伤口边缘的 LRCs 迅速移动至伤口区域,并参与伤口快速愈合与多层表皮重建。实验中并无 HFs 参与,因而可能 LRCs 作为 IFE 干细胞被动员支持伤口并恢复组织稳态。

（三）皮脂腺（SG）

皮脂腺是毛囊皮脂腺单位的一部分,保持皮肤的防水性。SCs 的存在是 SG 细胞不停更新的重要原因。表皮发展的谱系追踪表明,SG 来源于双向潜能祖细胞,其共同性为同时表达特异的 Shh 和 Sox9 的 HF 和 SG 系。K15CREER 标记细胞在隆突区自我更新和增殖支持了以前提到的观点,即某些隆突部 SCs 进行不对称自我更新分裂。

（四）脂肪细胞

除此以外,真皮层内脂肪组织中亦存在干细胞,哺乳动物脂肪通常分为 2 种,一种为白色脂肪,另一种为棕色脂肪;白色脂肪细胞的形成机制为具有多个脂滴的幼稚脂肪细胞逐渐形成单个脂滴的成熟脂肪细胞。脂肪组织损伤后修复经历许多组织学事件,一般有炎症期、增殖期及组织重塑期,这三期之间没有明显界限;炎症期是指脂肪组织损伤后会释放许多炎症趋化因子,如成纤维细胞生长因子(FGF-2)等,这些细胞因子能趋化血液中的中性粒细胞、单核细胞进入损伤区域清除坏死的物质及细胞碎片。

2001 年 Zuk 等人从抽吸脂肪中发现脂肪干细胞(ADSCs),此后关于 ADSCs 的研究迅速增多;ADSCs 具有多能分化潜力,已有许多研究证明其能分化成脂肪细胞、骨细胞、软骨细胞、心肌细胞、神经细胞等。目前学术界暂无关于脂肪干细胞表面特异性标记物。因此,国际干细胞协会关于脂肪干细胞定义为:①体外培养有黏附特性且表达 CD73、CD90、CD105,同时不表达 CD34、CD45、CD14、CD11b、CD79、CD19 及 HLA-DR;②体外特定培养条件下能够诱导分化成脂肪细胞、软骨细胞、骨细胞等多项潜能分化能力。

目前 ADSCs 是很有前景的干细胞;ADSCs 以其来源丰富、易于获得、能在体外多代稳定增殖、具有多向分化潜能、免疫相容性好等优点而受到越来越多的关注。ADSCs 已被用于临床试验.不仅在自体脂肪移植、创面愈合等方面,而且在神经系统疾病、心肌缺血、组织工程等方面都在进行尝试。脂肪来源干细胞促进皮肤再生机制可能为:①脂肪干细胞与真皮成纤维细胞直接接触,促进成纤维细胞增生;②脂肪干细胞能够旁分泌 FGF 等细胞因子促进胶原纤维生成,从而加速创面愈合及皮肤再生。

另一个组重要的概念是基质血管片段(SVF)。它是指脂肪组织经过 I 型胶原酶消化 40 分钟后,弃去上层油脂及脂肪组织漂浮物所得到的细胞群,其中包括,血管内皮细胞、血管平滑肌细胞、基质细胞及一些来自血液循环中的白细胞、红细胞。学者 Suga 等通过流式细胞仪分析 SVF 发现,CD31、CD45 阴性及 CD34 阳性的脂肪干细胞占 SVF 细胞群总量的 35%,CD31、CD34 阳性及 CD45 阴性内皮细胞占 SVF 总量的 15%,CD45 阳性的白细胞占 SVF 总量的 37%,余下约 10% 有其他基质细胞构成。结果提示:新鲜分离的 SVF 中含有较多的脂肪干细胞及血管内皮细胞,对于缺血组织有潜在的治疗作用;相比于体外培养的脂肪干细胞,SVF 的优点是操作步骤少,简单,避免体外培养而引起的潜在危险。缺点就是脂肪干细胞的细胞量相对体外脂肪干细胞量较少;学者 He 通过体外动物实验已经证明了 SVF 能够明显改善脂肪移植的成活率及成活质量;同样,SVF 也是细胞辅助移植技术的核心组成部分。

（五）成纤维细胞

通过将核内容物转入卵母细胞或融合胚胎干细胞(ESCs,ES),分化的细胞可以被重新编程为胚胎样细胞状态。Takahashi 等在 ES 细胞培养条件下,将 Oct3/4,Sox2,c-Myc 与 Klf4 四个因子导入,可诱导来源于小鼠胚胎或成人成纤维细胞成为多能干细胞,这些诱导细胞(iPS)表现出 ES 细胞形态和生长特性,表达 ES 细胞标记基因。将 iPS 细胞皮下移植至裸鼠可形成包含三种胚层来源的多种组织的肿瘤,注射至囊胚,iPS 细胞促进小鼠胚胎发育,这些均表明可通过添加一些因素,由成纤维细胞直接培养出多能干细胞。

(六)调节皮肤分化和再生的信号通路

与皮肤分层相关的形态变化过程已明了,而皮肤分化的分子机制则知之甚少。鼠模型的研究已经确定了多个与皮肤分层和皮肤屏障功能形成的信号通路。这些信号通路包括 Notch,丝裂原活化蛋白激酶(MAPK),核因子-κB(NF-κB)和转录调节因子 P63(与 P53 相关),AP2 家族,CCAAT/增强子结合蛋白(C/EBP)转录调控因子,干扰素调节因子 6(IRF6),grainyhead 样蛋白 3(GRHL3)和 Kruppel 样因子 4(KLF4),这些信号通路和转录因子之间相互作用。决定分化的重要过程是基底细胞转化为棘细胞的过程,此由 P63 和经典 Notch 信号通路控制。P63,属于 P53 基因家族成员之一,在所有分层上皮的基底细胞中表达,并认为代表了分层过程的主控调节因素。在缺乏 P63 小鼠,表皮无法分层,只有少量分化细胞仍黏附在胚胎表面。皮肤分层初始阶段和表皮干细胞保持新生潜能均需 P63 参与。经典的 Notch 信号通路在基底细胞转化为棘细胞的早期至关重要。棘细胞的进程可因 RBPJ11 缺失而完全阻断,RBPJ11 是一种 DNA 结合蛋白,与 Notch 细胞内结构域形成一个双向转录因子以推迟 Notch 信号向核内激活。该进程还可因 Hesl 基因丢失而改变,Hesl 基因是表皮内 Notch 的主要靶基因。相反,过多的 Notch 信号促使基底细胞转化为棘细胞。Notch 信号似乎还部分影响 DNA 结合蛋白 C/EBP 的表达,该蛋白与转录因子 AP2 家族协同调节最终的分化。参与的 miRNA 使转录监管转换复杂化,miRNA 似乎对信号转录因子循环进行微调,以促使基底层表皮干细胞进行最末分化。MiR-203 是一种丰富的,进化上保守的 miRNA,在表皮分层和分化的同时,在基底层上表达。基底细胞过早表达 miR-203 导致早分化且削弱其增殖潜能。当 miR-203 缺乏(伴随 Dicer 酶降解)或减少(miR-203 拮抗剂),细胞增殖不再限于基底层。有趣的是,miR-203 的靶基因之一为 P63mRNA,但 miR-203 缺失,P63 在基底层翻译增多,如 miR-203 过早表达,则其表达受抑制。这些研究表明,miR-203 的功能部分为阻止基底层上细胞中基底细胞的靶点的表达。

最近 Chikh 等研究显示 P53 促凋亡刺激蛋白(ASPP)在表皮通过调节 miRNA 表达来调节 P63 的表达。ASPP 是一组调节 P53 介导的凋亡蛋白家族。ASPP1 和 ASPP2 增强 P53 的促凋亡作用,而第三个成员 iASPP 抑制此功能。iASPP 参与桥粒复合,紧密连接和缝隙连接组件调节,并使 b1 整合素表达降低。iASPP 耗尽细胞获得增殖减退的分化表型。角质形成细胞耗尽 iASPP 的组织培养产生的人体皮肤,厚度较厚,增生较少,过早分化且基底室内表达 Kl,伞形蛋白和兜甲蛋白阳性细胞为特征。这种表型可通过使用 miR-574-3p 和 miR-720 特异性拮抗剂扭转,提示 iASPP 通过抑制 miR-584-3p 和 miR-720 来促进自我更新,抑制分化。

除了 miRNA,最近组蛋白作为表皮分化的表观调控因子出现。然而其机制和方式不明。在表皮,干细胞离开干细胞巢,并进行随后的增殖和分化均需要 MYC 蛋白。MYC 蛋白可能通过诱导与染色质激活状态相关的所有组蛋白修饰来调节静态干细胞向短暂增殖(TA)细胞转化。然而,在另一项研究中,不同染色体抑制标志物即组蛋白 H3 的三甲基 Lys27 被敲除后,伴有表皮基底细胞从增殖向分化的开启。特异的组蛋白去甲基化酶的过度表达引起培养的人表皮细胞终末分化程序过早活化,而 RNA 干扰则对抗抑制分化的去甲基化酶。

组蛋白 H4 单甲基转化酶 Setd8 是维护表皮 SC 所必需。Setd8 是负责组蛋白 H4 在赖氨酸 20(H4K20mel)唯一单甲基化酶,如在胚胎干细胞(ESC)中缺失,则诱导 DNA 损伤,基因组不稳定和细胞周期阻滞。前期研究表明,Myc 基因通过 HDAC 依赖机制调控组蛋白 H4 甲基化,且此染色质修饰与分化关联。c-Myc 过表达刺激表皮细胞增殖和分化以及 H4K20mel 单甲基化。现已证实 Myc 直接结合至 Setd8 启动子并刺激其表达。Sted8 缺失可缓解与 c-Myc 过表达有关的细胞增殖和分化,说明某些与 Myc 相关的功能需要 Setd8 参与。Setd8 在表皮缺失 P53 表达亦明显增加。在体内,P53 与 Setd8 同时缺失,可缓解 Setd8 缺乏表皮中的增殖缺陷,P63 表达和分化缺陷;体外实验中,P63 过表达可缓解角质形成细胞因缺乏 Setd8 的增殖缺陷。有研究提出设想通过 Setd8 抑制 P53,刺激 P63 让表皮更新和分化。

（七）皮肤重建理论

创伤愈合修复过程包括以下几个步骤：①通过炎性细胞，及随后的结缔组织细胞和表皮细胞识别受损区域；②创伤区域收缩；③肉芽发生和上皮再形成。皮肤的细胞再生由位于特化微环境中的不同成人干细胞/祖细胞亚群，毛囊间表皮中的基底层干细胞、皮脂腺和毛囊隆突区域维持。老化的干细胞活性降低常阻碍愈合与组织再生，而成人表皮细胞可被原位诱导从而分化为再生组织所需的多种细胞类型。

关于皮肤重建有三个常见的假说：①不对称分裂学说；②群体不对称学说；③干细胞群体不对称性学说。在皮肤生物学研究中，研究侧重于表皮的动态平衡和细胞的自我更新。最近，相对于传统的不对称分裂学说，形成了一种新的主张，认为表皮增殖单位（EPU）支持组织再生过程。通过遗传标记技术，研究者用一年时间追踪观察再生细胞克隆，于 2007 年由 Clayton 提出了基底层细胞分化新的假说，该假说认为一个单一的具有增殖能力的祖细胞群，随机产生有丝分裂的基底细胞来维持上皮细胞的重建。但该学说没有对之前提到的慢循环-细胞提供足够有效的说明。而最近研究表明，快循环组细胞和慢循环细胞分层分布，巩固了传统的随机干细胞-TA 学说（PAS 假说，即于细胞群体不对称假说的简称）。

在正常稳态，组织中的干细胞池维持不变。尽管可能存在其他学说，干细胞的维持最能被不对称分裂学说解释。皮肤表皮中有两种细胞不对称分裂：一种定位于平行于基底膜的有丝分裂纺锤体；另一种为垂直于基底膜的细胞分裂平台。第二种非对称细胞分裂，发生在小鼠胚胎皮肤形成时，两个子细胞具有不同的命运，为非对称分裂提供了简单的机制支持。在这种情况下，基底细胞通过整合到基底膜而互相附着，并与促生存和促生长因子及其受体保持紧密联系，而基底层上的子细胞则远离干细胞巢开始终末分化。当分裂平面平行基底膜时，两个子细胞至少暂时在基底层。一个子细胞可能会收到一系列不对称信号导致整合素表达下调，并导致随后细胞从基底层脱离。Numb 为 Notch 抑制剂，对此类信号敏感，可促使生成一个黏附基底膜的子细胞，并促使另一个子细胞从基底膜分离。由于 Notch 信号下调整合素表达，这个信号途径被抑制可能导致子细胞分化脱离。推测哺乳动物表皮可能存某种机制，涉及进化上保守的基底极性顶端决定因素，如 PAR3，PAR6 和 aPKC，以确立纺锤体极的方向。这些蛋白更常定位于发展为皮肤表皮的基底细胞顶端区域。在有丝分裂中，这些极性蛋白似乎招募 LGN（亦称为 GPSM2），INSC 和有丝分裂纺锤体极组件，如 NUMA1 两这些均在低等真核生物中参与非对称细胞分裂。尽管没有直接涉及哺乳动物表皮细胞命运决定域，这些蛋白质新芽为星状微管提供了潜在位点，可能有助于纺锤体极不对称定向位点之一朝着基底细胞顶端区域。是否有丝分裂纺锤体定向连接到皮肤不对称分裂决定域，如果确实如此，又是如何实现的仍有待确定。然而，在表皮形成中，纺锤体定向可以暂时改变是已经明确的。基底祖细胞开始为单一层，其中细胞一致与基底膜平行进行分裂。在分层时，基底细胞必须平衡所有从最初增殖出的基底层上细胞，通过外侧皮肤扩张来容纳增大的胚胎。相反，正常成人皮肤稳态下，基底祖细胞只需要取代从皮肤表面脱落的起保护作用的死亡的角质层细胞。垂直细胞分裂比例从 E12.5 的 0％上升至 E14.5 和 E17.5 的 70％。随后，由于增殖成基底上细胞需求减少，相应的分裂比例亦显著减少。

（陈　仲）

第三节　　皮肤屏障与皮肤屏障修复

一、皮肤屏障

皮肤是人体最大的器官，也是重要的生物学屏障，起到保护内部器官的作用。电镜下，可见角质形成细胞(KC)紧密连接。皮肤阻止体液丢失以免内部器官脱水,皮肤分泌的酸性膜可以防止有害微生物定植。表皮具有高效保水功能,有助于保持皮肤弹性,并在维持人体体液和电解质平衡中具有重要作用。因此保护皮肤,维持皮肤的屏障功能引起极大关注,形成了如今庞大的相关化妆品行业。皮肤正常屏障功能的减退将导致急性或慢性疾病,甚至导致皮肤毁损。

皮肤的防御功能可以进一步分为物理、热学、免疫学、紫外线、氧化剂、抗微生物和通透性屏障。表皮是皮肤的最外层,表达多种蛋白和分子能执行上述的各种保护功能。角质形成细胞合成和分泌的类二十烷酸,前列腺素,白三烯,组胺和细胞因子等参与调节皮肤的免疫反应。紫外线 UV 吸收分子,包括黑色素,反式尿肝酸,维生素 D 和维生素 C 代谢物,以及热休克蛋白亦在 KC 表达和皮肤隔热及紫外线屏障中起着重要的作用。皮肤的抗微生物系统是由皮肤表面类脂、皮肤表面酸化、铁结合蛋白和抗微生物肽组成的。渗透屏障功能阻碍了水和其他重要的电解质经皮渗透,此为人体最重要的防御功能。渗透屏障被破坏目前认为是许多皮肤疾病发病的一个主要的病理生理因素。

棘层细胞通过细胞内桥粒连接,棘层细胞经过棘层时,细胞不断破坏和改装桥粒,这些桥粒呈刺状突起,将邻近细胞牢牢结合在一起,这种结合有助于皮肤的拉伸强度和弹性。最上层的棘层细胞和颗粒层细胞中包含的板层小体(LB)其内容物中含有双极磷脂、糖蛋白及酸性磷酸酶,有防止异物透入皮肤的功能。

颗粒层细胞经过凋亡过程,即程序性细胞死亡,在此过程中,细胞核破裂,细胞死亡,不再具有代谢功能。在此阶段,细胞失去细胞核,开始角质化,完全由坚韧柔软的角蛋白组成。透明角质颗粒亦出现,由可使张力微丝转换为角质的暗染色蛋白组成。Odland's 小体亦存在,这些膜表面的层状颗粒(LG)可产生脂质,挤入细胞间,使细胞黏在一起。

透明层只存在于皮肤较厚的部位,如手掌和足跖部。由 3～5 层透明、死亡的角质形成细胞组成,这些角质形成细胞扁平状,由大量角质和增厚的质膜组成。透明层位于颗粒层和角质层之间,具有一定的防水性能。

角质层(SC)虽然在组织学上表现为死亡的结构,但其在皮肤屏障中占据重要地位。它作为明确的边界,将外部世界与内部脆弱的器官和组织结构分隔开来。由于角质层的阻水性,在皮肤屏障中起着至关重要的作用。角质层位于表皮最外层,由两部分组成,即富含蛋白质的死亡细胞和细胞间脂质。由 25～30 层扁平、死亡的角质形成细胞形成。细胞有序排列,垂直分布,通过细胞膜牢固地连接在一起。细胞内含角质蛋白,有助于保护皮肤和其下的组织免受热损伤、微生物和化学损害。颗粒层细胞合成的细胞内脂质将细胞胶合在一起,防止细胞脱水而亡。随着角质形成细胞向上移行,这些细胞渐失去了黏附力而单独或成团脱落,形成鳞屑。由于角质层位于人体与外界环境间,存在相当大的磨损和破损的危险。如果皮肤部分缺损,在不断的摩擦中,将会形成坚硬的愈合组织,这种愈合是一种不正常的角质层增厚。

表皮外主要的屏障是由内部细胞补充并不断脱落。基底细胞退出细胞循环并失去黏附于基底膜的能力时,就是基底细胞终末分化的开始。在棘层中间,细胞加强耐用的角蛋白纤维细胞骨架以提供机械强度对抗身体创伤。在颗粒层,脂质在板层小体中合成,角蛋白(CK)捆绑成粗原纤维通过其与聚角蛋白微丝的联系,在质膜下方与前体蛋白联合组装出一个角化包膜(CE)。包括多种结构蛋白。随着细胞膜分解,随后的钙离子内流激活转谷氨酰胺酶(TGM)与 CE 蛋白形成不可逆交联,成为一个硬的、其周包绕角蛋白纤维的不溶性囊。最终,脂质挤压到 CE 支架的间隙。这个屏障,一旦建立,就像砖和灰浆,角蛋白粗原纤维和 CE 形成砖块,挤压的脂质形成灰浆而与 CE 牢固结合。最近的研究也证实颗粒层中的紧密连接在形成表皮屏障中起到重要作用。从分化活跃的基底细胞分化到鳞状上皮细胞的过程,是保持表皮再生的过程。分裂出来的子细胞随着向上移行远离基底层,无法获取足够的营养,细胞最终死亡。而且该细胞变得越来越角质化,细胞内积累越来越多的角质颗粒。这些颗粒为纤维蛋白,可以保护皮肤免予热、化学和微生物损害。

　　一旦成熟,表皮通过基底细胞定期向终末细胞分化和以柱状方式向外移动来实现稳态调节。基底层向基底层上(或棘突)移行是终末分化的一个关键步骤。当细胞进入棘层,编码角蛋白5(KRT5,也叫K5)和KRT14基因表达关闭,这些丰富的中间丝蛋白(IF)标记的复层鳞状上皮细胞具有增生潜能。随之棘细胞开放表达KRT1和KRT10基因以形成更强大的与桥粒联通的1F网络。这种增大的骨架可强化细胞与细胞间的结合,并抵抗对身体表面的机械应力。颗粒层表达其他的结构蛋白沉积于细胞膜。在终末分化阶段的后期,这些蛋白在酶作用下交联,形成一个坚固的蛋白质囊。此囊作为脂质双分子层支架,从细胞内层状颗粒排出至细胞外鳞屑间,从而形成防水的皮肤表面。但终末分化完成,鳞屑被外部的脂类包围成三明治样,由角化包膜(CE)包裹成一个坚韧的纤维角蛋白团块结构。

　　鳞屑是由包裹于脂质双分子层中的角蛋白粗原纤维和交联的角化包膜(CE)组成,起到了主要的屏障作用;颗粒层中的紧密连接也为体内水分保持发挥重要作用。

　　在宫内,胎儿亦需要一个屏障防止宫内感染,胚胎发育过程中,皮肤的表皮来源于外胚层。原肠胚形成以后不久,胚胎外胚层形成特定表皮,单层表皮细胞形成,名为周皮。周皮来自基底层角质形成细胞,但在细胞形态上,角质形状,紧密连接的分子结构和延伸至羊水的微绒毛均有别于成人的鳞状上皮。在妊娠8周时基底细胞覆盖体表,在随后的5个月中,周皮为胎儿在宫内提供了一个临时的防水屏障。在周皮下,表皮分层并分化,至妊娠34周时,皮肤已经可以作为应对外界环境的屏障了。此时.周皮细胞开始脱落以形成覆盖新生儿体表的胎脂。在孕中期和孕晚期,胎儿的体积快速生长,胎儿的体表面积增长更快。在外界环境能够生存的屏障功能需要交联的CE并会限制胎儿表面积增加。因此太早出现皮肤屏障发育对胎儿并不利,但皮肤屏障必须在妊娠40周孕期结束前形成。早产儿屏障尚未完整建立,会出现脱水,电解质紊乱,体温调节能力差,易被感染。尽管分娩前宫内胎儿会加速表皮分化程序,但在25~30周出生的婴儿,仍需要2~4周的时间来形成一个完整的皮肤屏障。其次,在小鼠建立产前皮肤屏障,需要Kruppel样因子4(Klf4)转录因子的表达。在分层的初始期(E12.5~E15.5),细胞分裂偶可见于基底层以上,也许是划伤时细胞分层的一种快速扩增方法。然而,这些基底层上细胞很快分化,尽管存在部位差异,分层大部分在E17.5完成。此时,表皮由内层具有增殖潜能的基底细胞和终末分化的基底层上细胞组成。

　　板层小体(LB),又叫板层颗粒,一种角蛋白小体,膜被颗粒(MCG)和Odland小体是表皮角质形成细胞特异分泌颗粒,被公认为在表皮渗透屏障形成以及脱屑中起重要作用。LB是哺乳动物表皮中独特的结构,为管状或卵圆形的膜结合细胞器。角质层细胞间的脂质成分,如葡糖神经酰胺,胆固醇和磷脂,通过LB和其各自的细胞外加工酶包括β-葡糖脑苷脂酶来进行传递。酸性鞘磷脂酶和分泌型磷脂酶A2(sPLA2),脂质前体如抗微生物肽、蛋白质、蛋白降解酶和蛋白酶抑制剂均压缩在LB中。使用激光扫描共聚焦显微镜和免疫显微术显示组织蛋白酶D、激肽释放酶(KLK)、激肽释放酶SC(KLK5)和KLK5和LE-KTI一种假定为丝氨酸蛋白酶抑制剂,也定位于LB。这些组分表面LB不仅对于表皮渗透有屏障功能,而且还在SC的防守功能上起重要作用。葡糖神经酰胺是LB和SC神经酰胺前体的主要组成部分,通过高尔基体传递到质膜,这提示高尔基体是LB的起源。LB的分泌和形成有陷窝蛋白参与,陷窝蛋白是胆固醇结合支架蛋白,在LB组装和功能上起重要作用。LB在屏障破坏时的分泌反应不仅对SC细胞间脂质的重要补充,同时也为细胞扩增信号建立高阶信号复合体。SC的主要脂质成分为神经酰胺、脂肪酸、胆固醇。少量的胆甾醇酯和胆固醇硫酸盐,这些脂类在正常结构以及正常屏障功能中发挥关键作用。SC脂质主要来自LB,在上层棘层(SS)和SG中合成。在SS和SG链接处,磷脂、鞘脂和SC脂类其他前体分子由LB分泌至SC细胞间区域。

　　层状颗粒(LG)是具有包膜的小细胞器,在表皮颗粒层多见,仅在电子显微镜下可见。由脂质片状结晶堆积而成,包括磷脂、胆固醇和葡糖神经酰胺(SC 细胞间脂质的前体)。在表皮分化后期,颗粒细胞向角质形成细胞过渡时,LG 可能与颗粒细胞质膜融合,将其脂膜排至细胞间隙。沿着脂质,LG 分泌一组酸性水解酶,分解磷脂并将葡糖神经酰胺转化为神经酰胺。负责此反应的酶为葡糖脑苷脂酶,火棉胶样婴儿体内严重缺乏该酶,皮肤屏障功能不正常,常在新生儿期死亡。一些调节桥粒断裂以便脱屑的蛋白酶亦通过 LG 传递。LG 富含酰基葡糖,角化上皮细胞特有脂质,这种脂质有一个非常长的长链 ω-邻羟基脂肪酸结构(C28~C36)通过亚油酸(必需脂肪酸)酯连接到 ω-邻羟基。

作为抗微生物屏障,皮肤发挥物理着屏障作用并产生许多抗微生物蛋白和肽段,包括防御素蛋白和抗微生物肽。这些抗微生物肽(AMPS)为小的阳离子多肽可抑制微生物生长,在宿主的先天免疫防御中发挥了重要作用。除了直接对抗细菌、病毒和真菌的抗微生物活性,AMPS 还激活细胞适应性免疫应答。也作为炎症介质影响炎症细胞和上皮细胞,在细胞增殖、伤口愈合、产生趋化因子中发挥重要的作用。其他分子如蛋白酶抑制剂、趋化因子和神经肽都表现出抗菌活性。除此以外,还有游离脂肪酸、葡糖神经酰胺和鞘氨醇这些 SC 细胞间脂质的主要成分。神经酰胺的水解产物还能提供皮肤抗菌屏障。棘层中的朗格汉斯细胞是来源于免疫系统的特殊树突状细胞,亦存在于真皮、淋巴结和胸腺。它由红骨髓产生并迁移至表皮棘层,参与对微生物的免疫反应。其功能为吸引并吞噬微生物,随后呈递抗原给 T 淋巴细胞,从而激活淋巴细胞破坏相应的感染细胞。朗格汉斯细胞在辅助免疫系统的其他细胞识别并消灭微生物中起重要作用。

皮脂腺分泌的皮脂由三酰甘油、胆固醇、蛋白质和有机盐组成。可防止水分从皮肤过度蒸发,使皮肤保持柔软。皮脂尚有抗真菌和抗菌功能。存在于外耳的耵聍腺,为汗腺的变异。这些腺体产生蜡质润滑分泌物,与皮脂腺混合产生的淡黄色物质为耵聍。其功能是与外耳道毛发一起形成一种黏性屏障,以阻止异物和昆虫进入耳朵。因其防水功能,耵聍还可以阻止细菌和真菌入侵细胞。

二、皮肤屏障修复

皮肤是人体抵御外界有害物质的第一道防线,在人体表面形成了一道保护屏障。在正常皮肤,皮肤表面的细胞被基底层新生细胞持续替代,颗粒层的角质形成细胞紧密连接在一起,进一步分化成角质层。这些基底层以上的细胞层介导了皮肤屏障功能,建立了一个有效的屏障,抑制大量水分流失的同时,可以防止病原微生物和致敏原进入皮肤。而某些疾病如特应性皮炎、银屑病、鱼鳞病,是由于角质形成细胞分化失调导致这种天然屏障功能失调。

皮肤屏障是在宫内胎儿期就形成,多种疾病情况下,SC 出现"漏洞"可能使水分在皮肤丢失更多。即使是相对轻微的损伤,如溶剂损伤和胶带剥离,屏障功能都可能被干扰。实验中通过剥离或化学创伤损伤后,屏障可以在 7~10 天自行修复,而湿性环境可以加速修复过程。即使表皮已经完全再上皮化,与健侧皮肤相比,1 年后仍可形成疤痕表现为轻微的屏障缺陷。研究表明:正常情况下表皮作为屏障可保留皮肤中的水分,并阻止微生物如细菌或化学试剂入侵;皮肤全层受损时,水分经皮丢失,微生物入侵,T 淋巴细胞被招募至受损区域,表皮内的朗格汉斯细胞识别并呈递抗原至 T 淋巴细胞,KC 增殖和细胞因子释放加快,KC 增殖并迁移至受损区域以实现表皮重塑,表皮重建后保持增殖和分化间的稳态平衡的信号是屏障恢复,如果屏障没有恢复,则皮肤发展为病理状态。

当皮肤屏障功能被表面活性剂或有机溶剂,或通过胶带剥离被破坏,体内平衡系统为恢复屏障功能发生一系列反应。首先含脂颗粒胞吐和板层颗粒加速形成,脂类分泌至颗粒层和角质层之间形成不透水膜。然后脂质合成和加工加速,最终屏障功能恢复到最初水平。但是急性屏障破坏也导致表皮 DNA 合成和细胞因子产生增加。即使屏障损伤较小,但如重复损伤,或长时间暴露于湿度低的环境,仍会有表皮增生和炎症形成。随着年龄增长角质层屏障变得脆弱,使恢复延迟。局部应用生理脂质可加速屏障恢复。通过调节非脂因素如核激素受体来加速皮肤屏障修复亦有报导。

组织修复分为炎症期,伴有新的结缔组织合成和上皮创面愈合的肉芽期以及最终的表皮屏障重新建立的疤痕重塑期。整个修复过程中不同细胞类型之间相互作用,在伤口愈合中后期,KC 与成纤维细胞的相互作用占主导地位,使微环境由炎症转化为肉芽组织合成。在临床上,不同程度的损害,皮肤恢复程度不同,可表现为非增生性疤痕(NTscar)和增生性疤痕(HTscar),外观看增生性疤痕比非增生性疤痕和正常皮肤突起且更红;HE 染色下,与正常皮肤 Nskin 相比 HTscar 表皮增厚,表皮突起几乎消失,NTscar 表皮突起变浅;肌纤维母细胞与创伤后皮肤回缩有关,将 α-平滑肌肌动蛋白(α-SMA)染色可以鉴定其表达,在 HTscarα-SMA 阳性染色不仅在血管周围表达,还在真皮较低层的单个细胞上表达,而 NTscar 和正常皮肤中,α-SMA 染色仅见于血管。

正常皮肤在电镜下可见 KC 之间紧密的细胞间隙中突起的桥粒连接,在真表皮间隙中可见基底膜处的锚原纤维,真皮中胶原纤维排列整齐均匀。疤痕组织中在表皮下层的 KC 中有明显的细胞间水肿(海绵水肿),基底层角质形成细胞分离和细胞内空泡提示炎症和 KC 受损。胶带剥离愈后疤痕表现出混乱的超微结构,尤其在基底细胞层以及真表皮交界处。表皮下层 KC 细胞间水肿以及细胞间非常大的空泡表明炎症和 KC 损伤,KC 间空隙增大,细胞间缺乏桥粒连接,电子致密中间丝存在整个基底细胞层。外周微丝束中可见丰富的典型成纤维细胞,其与带状胶原纤维紧密连接至细胞表面。基底膜隐隐约约,不易识别,无组织结构并广泛散在。愈合皮肤接近正常皮肤组织的超微结构中,表皮结构恢复,KC 之间少许水肿,细胞间紧密连接。基底膜表现为基底细胞足状延伸;胶原蛋白结构正常且间隔均匀。

毛囊结构在皮肤屏障修复中亦起到重要作用。于间充质细胞移入皮肤,传递指导表皮分层和向下生长定位的信号,这标志着毛囊形成的开始。在正常稳态下,毛囊隆突部干细胞定期激活形成一个新的毛囊。在毛囊生长周期(称为生长期),隆突部细胞后代朝着基质填充外毛根鞘下部,产生新的毛发。在皮肤损伤时,受损处毛囊间上皮或皮脂腺干细胞被破坏,隆突部干细胞开始移动并迁徙至伤处,并按谱系进行分化。当隆突部干细胞移行至外毛根鞘下方,毛囊基底部时,随后被称为基层细胞(毛球),在细胞增殖后,按一个分化为七个的谱系进行分化。

在对损伤的应答巾,毛囊干细胞迅速采用在正常稳态下不会遵循的分化程序。在体内,基因标记的毛囊隆突部干细胞可迅速动员向上迁移,以修复受损表皮。而且毛囊隆突部干细胞的迁移似乎经过严密监控,因为一旦伤口愈合,则迁移立即终止。长期谱系追踪研究表明,毛囊隆突部干细胞在成人皮肤中介导皮肤修复是暂时的。而有趣的是,新生儿毛囊内的干细胞具有长期的修复能力。最初,认为这些干细胞位于外毛根鞘(ORS)上部而非隆突部。最近的研究表明缺乏 Sox9 的新生儿皮肤不能有效修复创面,这提示毛囊隆突部的干细胞创面修复潜能可能随着年龄增长而降低。总之,无论年轻或年老,皮肤干细胞似乎可以通过内部和外部资源的任意结合而恢复或保持皮肤稳态。

药物渗透入皮肤的途径仍存在争议,有人认为药物可通过毛囊渗透,但有证据表明,毛囊途径微不足道,更重要的途径是毛囊间。角化细胞不断向外移行并脱落的过程就是一种防止病原体驻扎的方法。但如果不正常情况下的细胞脱失可能造成皮肤表面正常屏障功能的破坏。

屏障修复的影响因素

紫外光(UV)和红外光(IR)对皮肤的影响广为人知,而波长介于 UV 和 IR 之间的可见光对皮肤影响则研究较少。胶带剥离后的皮肤,立即暴露于蓝光(430～520nm)、绿光(490～560nm)、红光(550～670nm)或白光(400～670nm)每种 20W,1 小时后测量经皮水分丢失。对照组皮肤实验过程中保持在黑暗中,所有病例皮肤温度均保持在37℃。与对照组相比,红光明显加速修复,而蓝光推迟修复,白光和绿光没有影响。随后组织培养亦证实类似结果,电子显微镜下发现红光加速而蓝光阻止板层小体形成,这些结果提示,可见光照射影响皮肤屏障动态平衡。

当一种离子聚合物施加到某种物质,而该聚合物的反荷离子扩散入该物质,可在其表面诱导出扩散的电子双层。可假设局部应用离子聚合物溶液能诱导出外部电位因而且影响皮肤屏障动态平衡。非离子型聚合物不影响屏障修复.阴离子聚合物中的钠盐加速屏障修复,而阳离子聚合物则延迟。钠离子交换树脂加速屏障修复,而树脂结构相同的钙离子交换树脂无效,氯离子交换树脂延迟屏障修复。因此,局部应用离子聚合物影响皮肤屏障的动态平衡。离子聚合物常用来改善化妆品的触感,即使不渗透至皮肤,其中一些也可能会影响皮肤生理。从皮肤生物学观点出发.适当选择聚合物对设计有效的护肤品极其重要。

有报道外部电流可以促进皮肤愈合。DC电场加速KC迁移和伤口愈合。在皮肤表面施加负电位影响表皮离子梯度并加速板层小体分泌和皮肤屏障恢复。合适的诱发电位的材料为离子聚合物和硫酸钡,其为化妆品成分。由于其稳定性,硫酸钡已被用于造影剂和美容产品。由于阴性外来电位加速皮肤屏障修复,硫酸盐因ζ电位,局部应用可能影响皮肤屏障恢复率。在水溶液中,分散粒子周围存在扩散的双电子层诱导电位。这种电位称为ζ电位,其极性取决于粒子表面的电亲和力,常用来评估溶液中颗粒周围的电场。如果颗粒本身为阴性,溶液中的阳离子被吸附在颗粒表面,此时ζ电位为正值。水溶液中的硫酸钡颗粒根据其表面结构不同而具有不同ζ电位。屏障恢复率与局部使用的硫酸钡ζ电位具有显著相关性。有阴性ζ电位的硫酸钡加速屏障修复,而阳性ζ电位则不加速甚至延迟屏障修复。不同于阳性电位,带负电位的硫酸钡具有X线折射模式。表皮中钙离子分布也受ζ电位极性影响。广义上讲,在干燥环境中,局部使用负ζ电位硫酸钡可以阻止屏障损坏引起的表皮增生。这些研究结果提示,使用无机粒子可为健康或患病皮肤屏障功能改变或表皮增生提供新的药理途径。这些可能是粉底或化妆品设计的重要环节。

有研究表明局部应用钙盐或钾盐可降低屏障修复,镁盐以及钙盐和镁盐混合物加速屏障修复过程。一种体外细胞培养系统已被广泛用于识别影响角质形成细胞分化的关键因素,经研究发现,表皮分化过程受细胞外钙离子浓度的影响。低浓度钙离子(0.04mM)中培养的KC显示出未分化的基底细胞样细胞类型。将钙离子浓度提高至0.14mM,则KC出现与体内完全一致的分化过程。早期分化标志物Kl和K10在8～24小时出现,而后期标志物兜甲蛋白和聚角蛋白微丝24～48小时出现。钙离子浓度升高与KC分化的相关性在体外和体内实验中均已被证实,且在人体和小鼠表皮均检测到钙离子梯度。与未分化的基底层细胞相比,分化的颗粒层和棘层钙离子浓度较高。这些研究结果提示,钙敏感信号传导通路介导KC的细胞分化。表皮钙梯度不仅调节表皮细胞的分化过程,也调节表皮渗透屏障的平衡。皮肤屏障破坏后,多种途径介导体内平衡。经皮水分丢失(TEWL)是屏障稳态的调节信号。当屏障破坏的皮肤立即暴露在等渗、高渗或低渗的外部环境时,屏障恢复功能正常,说明水的活动并不是屏障稳态维持的主要途径。表皮钙梯度,在颗粒层水平最高,基底层水平最低,在屏障破坏以后消失,在屏障恢复以后重新形成。以往研究显示将屏障破坏的皮肤浸入含钙溶液中,将会明显推迟屏障恢复。使用离子电渗疗法或超声波导来改变钙梯度但不影响TEWL,证实了操纵LB分泌在皮肤屏障中的中心作用。这些研究表明,即使没有改变通透性屏障功能,颗粒层钙离子浓度变化可以直接诱导屏障修复的稳态信号。细胞内钙水平的变化对应细胞外钙的水平,但机制不明。

蛋白激酶C(PKC)由丝氨酸、苏氨酸激酶家族组成,在多种细胞过程的调控中发挥重要作用。在许多研究中,PKC的表达和激活代表亚细胞定位的变化,对应于诱导角质形成细胞分化的钙改变而变化。在HaCaT角质形成细胞,选择性PKC抑制剂抑制PKC活性,并抑制晚期分化标志蛋白的表达、如伞形蛋白和丝聚蛋白以及终末分化标志物的表达,如角质形成细胞特异的转谷氨酰胺酶-1。佛波醇-12-肉豆蔻13-

乙酸酯(PMA)是 PKC 的活化剂,可增加伞形蛋白、丝聚蛋白、转谷氨酰胺酶-1 的表达。除了在角质形成细胞分化中的重要作用,PKC 在表皮渗透屏障中亦发挥重要作用。尽管 PKC 参与渗透屏障动态平衡的机制尚不明确,但某些 PKC 同工酶在渗透屏障修复过程中,负有调节细胞内钙离子浓度的作用。

局部使用含有氯化镁(10mM)、硫酸镁和乳酸镁的溶液可加速屏障修复。磷酸盐缓冲液中的重质碳酸镁(磷酸二氢)或氯化镁对屏障恢复率无影响。氯化钙溶液(10mM)推迟屏障修复,但钙与镁摩尔比小于 1 的氯化钙与氯化镁混合物可加速屏障修复。此混合物也能改善十二烷基硫酸钠处理的干燥和脱屑。这些研究均支持这些离子在表皮动态平衡中起着重要作用。

既往研究表明,性激素与表皮渗透屏障动态平衡密切相关。而且在嗣绝经期或月经周期时性激素平衡发生变化,皮肤敏感或屏障功能亦变化。雄激素,睾酮和雄酮推迟屏障恢复,β-雌二醇可阻断其延迟效应。孕激素也延迟屏障修复,β-雌二醇可加强延迟作用。说明在更年期或雌二醇周期间性激素平衡的变化可能是这些时期特定皮肤病的病因。注射皮质类固醇激素,通过与糖皮质激素受体结合,可加速皮肤屏障形成。反之,转基因皮质类固醇激素缺乏小鼠,皮肤屏障发育迟缓,脂质和结构蛋白合成缺陷。与该实验相关的是,对早产儿产前皮质类固醇激素使用是促进肺表面活性物质成熟的标准化治疗。

表皮 KC 具有一系列受体,最初是中枢神经系统中神经递质受体。分为两类:离子型受体和 G 蛋白偶联受体。离子受体与钙离子或氯离子渗透通道在表皮渗透屏障动态平衡中发挥至关重要的作用。局部应用钙通道激动剂延迟屏障修复,而拮抗剂则加快屏障修复。局部应用氯离子通道激动剂加快屏障修复。G 蛋白偶联受体影响细胞内 cAMP 水平在表皮动态平衡中起重要作用。局部应用毛喉素(一种 cAMP 酶抑制剂)增加表皮 KC 内 cAMP 水平,可延缓屏障修复,而 cAMP 酶拮抗剂则加快屏障修复。多巴胺样受体 2,褪黑素受体和 5-羟色胺受体(5-HT1 型)激活可减少细胞内 cAMP 水平从而加速屏障修复,而肾上腺 β₂ 受体激活则增加细胞内 cAMP,推迟屏障修复。因此局部应用受体拮抗剂降低细胞内 cAMP 水平可加速屏障修复。许多治疗神经系统疾病的神经递质受体拮抗剂或激动剂可能是治疗皮肤疾病的有效药物。例如氨基酸,如甘氨酸、丙氨酸、丝氨酸、甘氨酸受体激动剂,局部应用可加快屏障修复.常作为化妆品的成分。

组胺受体与皮肤屏障功能有关,受体分 3 种 H_1,H_2 和 H_3。局部应用组胺 H_1 和 H_2 受体拮抗剂加速屏障修复。组胺 H_2 受体激动剂以及组胺释放均可延迟屏障修复。组胺 H_3 受体拮抗剂和激动剂对屏障修复没有影响。在低湿度环境,局部应用 H_1 和 H_2 受体拮抗剂阻止因屏障破坏而出现的表皮增生。

NO 也参与了表皮屏障的动态平衡,以往研究表明 nNOS-/-鼠比野生型小鼠屏障修复更快。亦有报道表皮 KC 表达 nNOS,因此,KC 分泌的 NO 可能延缓屏障修复。局部应用 S-亚硝基-N-乙酰基-D,L-青霉胺可延缓屏障修复。nNOS 抑制剂加速屏障修复,而 iNOS 抑制剂对屏障修复没有影响。NO 激活鸟苷酸环化酶,导致 cGMP 产生,NO 对细胞信号途径的影响是其通过激活 NO-cGMP 通路调节钙离子动态平衡而实现的。局部应用鸟苷酸环化酶抑制剂加快屏障修复。培养的皮肤组织在皮肤屏障破坏后分泌 NO,因此调节表皮 KC 内 nNOS 和鸟苷酸环化酶可能为促进屏障动态平衡的可行方法。

环境或内在因素影响皮肤屏障的动态平衡,SC 屏障的完整受情绪刺激的影响。有研究发现出现婚姻问题的个体比对照者修复较慢。心理压力延迟人为破坏的屏障恢复。血中糖皮质激素通过中枢神经系统介导皮肤稳态。角质层屏障动态平衡存在昼夜节律。心理压力破坏表皮屏障动态平衡,屏障破坏后恢复延迟。血浆皮质酮水平因压力增加,而因镇静药物的使用减少。心理压力诱发的屏障修复延迟也可被镇静药物或糖皮质激素受体拮抗剂阻止。这些结果提示,心理压力刺激糖皮质激素产生增多,而不利于皮肤屏障动态平衡。减少心理压力可能会加快屏障修复过程。一些加味剂如镇静药可以减少压力。这些气味阻止因心理压力而引起的皮肤屏障恢复延迟。这些结果可能提供了一个基于特殊气味吸入的全新的皮肤护理策略。

（余克锋）

第四节　创伤性嫩肤技术

近十年来,尽管非创伤性嫩肤技术层出不穷,如红外线激光技术、血管治疗激光技术、局灶性光热作用技术、等离子治疗技术、光调作用治疗技术等,但是,创伤性的治疗技术,如CO_2激光皮表重建技术仍然是嫩肤和皮肤年轻化治疗的最好手段,并被称为嫩肤的"金标准治疗"。临床上主要有两种激光进行这类治疗:二氧化碳激光和铒激光,下面简要介绍一下。

一、治疗机制

CO_2激光皮表重建首次报道于1968年,用于光线性唇炎的治疗。最初认为面部大面积的治疗太危险,因为大面积治疗易产生瘢痕。一直到80年代后期,才有用CO_2激光治疗面部皱纹的成功报道。最近,CO_2激光皮表重建不断用于面部皱纹、粉刺瘢痕和皮肤光损害的治疗。在精确控制的方法下,能够有效地去除皮肤的表层损害并促进新的胶原生成和表皮产生。由于CO_2激光治疗后,组织提紧的结果和胶原收缩的作用,形成了有弹性的和更健康的外貌。

最初很多关于激光皮表重建的治疗经验和理论都是基于传统的皮肤磨削术基础之上的,因此很多的理论和临床经验都是在传统的皮肤磨削术上慢慢延伸而来。皮肤组织含有大量的水,以水作为色基进行激光治疗将会导致和传统磨削术相类似的结果:表皮被激光去掉,皮肤组织会从治疗区周围的"正常"皮肤缓慢爬向治疗区。或者,治疗区中的毛囊上皮细胞从毛囊口部位向治疗区爬行蔓延,直到治疗区完全覆盖新生的表皮。这一过程会持续数日或更长的时间。但是与传统的皮肤磨削治疗有着本质差别的是,激光治疗的同时我们能看到治疗区皮肤明显的收缩,这是真皮胶原组织受到热刺激后的一种即刻的收缩反应。伴随表皮的再生,真皮因为热的刺激、变性、修复,重新产生新的胶原组织,最终使得治疗区皮肤得以完全重建:表皮和真皮同时重塑和重建。

激光皮表重建治疗最主要的两个适应证应该是光老化和瘢痕。皱纹可分为两类:非肌肉性的或静止性的和动力性的。非肌肉性的皱纹通常是由于过度的日晒引起的,最常见的部位是眶周和口周等部位,通常是永久性的。这些皱纹的临床表现主要为很细小的皱纹,对皮表重建的治疗反应非常好,在治疗后光老化所引起的色素异常也会明显好转。而动力性皱纹最常见的部位是前额,眉间和鼻唇沟处,治疗非常抵抗,而且疗后复发率也高,这是因为该部位不可避免的肌肉运动。这些与肌肉运动相关的皱纹可能对肉毒素的注射有较好的治疗反应。

激光皮表重建治疗对粉刺瘢痕、外伤后增生性瘢痕和外科瘢痕均有较好的疗效。最理想的适应证是轻度高起或凹陷的粉刺瘢痕,而对于那些深度凹陷的瘢痕通常需要结合外科切除才能获得较好的疗效。

由于激光皮表重建是相对不出血的,这样能很好地控制组织去除的深度,也会缩短愈合的时间,减低了瘢痕形成的风险。这种治疗方法也可治疗酒渣鼻、弥散性日光唇炎、日光性角化,表浅的一些皮损如表皮痣、汗管瘤、黄色瘤、皮脂腺增生、良性复合痣。种痘后的瘢痕,外伤和外科瘢痕治疗后也能获得明显的缓解。

二、常用设备

1.二氧化碳激光　CO_2激光是1964年首先发展的激光器,是目前在皮肤科应用最为广泛的激光之一。

它能释放波长为 10600nm 的红外线激光,这种激光主要为水所吸收。由于 CO_2 激光是不可见光,所以常使用波长为 633nm 的氦氖激光或红色的半导体激光作为瞄准光。

CO_2 激光迅速地使细胞内的水分加热并气化,结果会引起组织的破坏,组织中所含的水分决定了这一波长激光对于该组织的穿透深度。当使用 $1\mu m$ 大小光斑,照射时间为 0.2 秒时,CO_2 激光的能量将有 90％ 施加在 0.1mm 厚的皮肤层上。然而,由于热的弥散,所发生的热凝固可深达 1mm 处。

最初的 CO_2 激光是释放连续波的,具有切割和气化功能。当激光束聚焦后,其焦点处能达到极高的能量密度,可以切割皮肤,如果将光束散焦,激光的能量密度减小,激光对组织的作用是气化。这种激光在外科切割时的主要优势在手术中有止血作用,CO_2 激光能使管径小于 0.5mm 的血管凝固并封闭。由于切割时的止血作用,术中视觉更清楚,这样会相对地缩短手术时间。CO_2 激光的这一优势对那些凝血功能较差的患者及血管性手术来说是非常有意义的,也有人发现 CO_2 激光手术后也能使神经末梢和细小的淋巴管封闭,结果会减少术后的疼痛和水肿,使恢复时间缩短。CO_2 激光切割时的缺点是伤口的愈合时间会延长,伤口裂开的发生率较高,这是因为局部的热损伤所致。CO_2 激光切割后的伤口,其愈合后的张力,在最初的 3 周内要比普通手术切口愈合后的张力小。连续 CO_2 激光也被用来治疗表皮和真皮部赘生物,但是由于大量的热弥散最终导致瘢痕的形成。因此限制了其临床应用。

如果要进行激光皮表重建治疗,所使用的激光必须遵循选择性光热作用原理,这样严格地控制热损伤的深度,因此要求激光的照射时间(脉冲宽度)必须短于 1ms。一旦 CO_2 激光的脉冲时间短于 1ms,CO_2 激光对皮肤组织的气化深度便为 $20\mu m$,而热损害能控制在 $100\mu m$ 的组织之内。CO_2 激光气化组织的阈能量值为 $5J/cm^2$。如果激光的能量密度低于这一阈值,则激光对组织仅起到加热作用而无法达到气化。近来所发展的新的脉冲 CO_2 激光器,可使皮肤气化的深度非常准确,也使热弥散得到良好地控制,激光的这一进步引起了人们对激光皮表重建术的广泛兴趣。

目前有几种 CO_2 激光可供使用,它们都能够良好地控制组织气化深度。一种是脉冲 CO_2 激光,能释放单一脉冲激光,每个脉冲的脉宽为 1ms 或小于 1ms。Ultrapulse(Calif)是最早发展的高能超脉冲激光,也进行了广泛地研究,这种激光器能产生脉冲宽度为 $0.60 \sim 1.0ms$,能量为 500mJ 的脉冲。治疗时可使用 3mm 大小光斑或计算机图形发生器(CPG)。CPG 能产生各种不同的图案,可方便临床使用。Tru-Pulse CO_2 激光(Palomar, Medical Technologies, Beverly, Mass)的脉冲宽度较短为 $60\mu s$,光斑大小为 3mm,能量可达 500mJ。治疗时每个脉冲气化的组织要少,组织的愈合时间和恢复时间与 Ultrapulse 类似。上市的超脉冲 CO_2 激光还有 NovaPulse(Luxar Corporation, Bothell, wash)、Paragon Clear Pulse(Laserscope, San Jose, Calif),这两种激光器能有效地气化组织,但光斑大小仅有 1mm,所以治疗效率很低,可配合使用扫描装置来提高治疗速度和治疗的重复性。

还有一种方法来获得与脉冲激光相似的效果,这种方法是通过扫描装置使连续 CO_2 激光快速而均一地从皮肤表面上扫过,使光斑停留在每一点上的时间不超过 1ms。这种激光器有 Sharplan Silktouch 和 Feathertouch Flashscanners(Sharplan Lasers, Allendale, N.J)。这两种激光器均能通过计算机扫描装置,将 0.2mm 大小的光斑在 $8 \sim 16mm$ 大小的各种不同的图案中进行扫描,使 0.2mm 大小的激光斑在每一点上的停留时间小于 1ms,而且能量密度超过气化组织时所需的阈值。但是 Feathertouch 是否能使激光的能量密度超过 $5J/cm^2$ 这一阈值是值得怀疑的。

2.掺铒石榴石激光(Erbium:YAG Laser)　铒激光能释放 2940nm 波长的红外线激光,基本上接近水的吸收峰值波长。水对铒激光的吸收系数要比 CO_2 激光高 10 倍,在组织中的穿透深度为 $3\mu m$,而 CO_2 激光的穿透深度为 $20\mu m$,铒激光的这一特点使该激光对皮肤组织的气化深度和部位更加精确,对周围邻近组织的热损害更小。使用铒激光进行激光皮表重建,当能量密度为 $5J/cm^2$,经过 4 次扫描表皮能被气化掉,如能量密度为 $8\sim12J/cm^2$ 时仅需 2 次扫描表皮便被气化掉。以后可进一步进行多次的气化扫描。由于手术过程与 CO_2 激光皮表重建相比相对不疼痛,一些患者仅需口服镇静药或外用 EMLA 局麻药膏便能忍受治疗,也有部分患者需要局部麻醉甚至静脉使用镇静药。

尽管铒激光皮表重建术似乎对轻中度光老化的病人治疗较理想,但是其治疗效果并没有脉冲 CO_2 激光皮表重建术治疗中重度光老化和中度粉刺瘢痕来得明显。为了达到与脉冲 CO_2 激光相同的效果,治疗时对皮肤扫描气化的次数就要增多。这样愈合的时间也非常相似。由于治疗时对下方的组织没有热损伤,所以治疗时皮肤也不会发生皱缩。由于治疗后恢复时间较短,所以铒激光皮表重建术比较适合于那些希望治疗后 1 周便能返回工作岗位的患者。似乎铒激光皮表重建术也能适合对非面部光老化部位的治疗,包括颈部、手部和胸部。适当的治疗后色素异常和表皮的质地会有所进步,但皱纹和皱褶不会有任何变化,治疗过度则会产生瘢痕。

这种激光可能会使瘢痕变平,而且形成新的瘢痕的风险较少。有人报道经过 $3\sim4$ 次的铒激光治疗后使 $50\%\sim90\%$ 的增生性瘢痕得以消除,但所报道的病例数并不太大,铒激光对增生性瘢痕的治疗作用尚需进一步地研究和证实。

铒激光最大的优势被认为是引起并发症的可能性较少。治疗的过程中疼痛较轻,甚至可以局部外用麻醉药后便能进行治疗。治疗后很少出现渗出、结痂以及随后的持续性红斑,尽管这些并发症的发生与否与激光治疗的次数密切相关,但是,即便发生了这些并发症,其严重程度与 CO_2 激光相比要轻微得多。现在还不清楚是否治疗的深度决定了愈合的快慢及红斑持续的长短。现在认为铒激光治疗后发生永久性色素减退和瘢痕形成的发生率一定很低也为时过早。由于铒激光治疗时对组织下方的热损伤非常小,因此,在理论上治疗后瘢痕及色素减退的发生应该很少。但是,治疗的终点往往并不是很明确的,每次治疗后可气化一定量的组织,这就有可能在多次治疗扫描后,气化深度很深,直达脂肪层,这样便会引起瘢痕的形成。因此,在铒激光治疗过程中,扫描的次数、能量密度的高低必须根据临床小心谨慎地加以控制。

(唐正喜)

第五节　化妆品及其他治疗

我们治疗的目的是让皮肤呈现出一种自然的、光洁而漂亮的状态,很自然,其他的治疗方法也会同时配合使用,事实上除了激光和光子治疗外很多其他治疗方法同样具有重要的意义,适当选用能协同我们的治疗。如:药物治疗、功效化妆品应用及皮肤护理、处方药物皮肤护理、美容 SPA、化学剥脱、皮肤微细磨削、注射美容和外科等。这些方法的联合使用会增加治疗效果,也能提高患者的依从性。在治疗深色皮肤患者时,预先判断治疗的风险和疗效有时会有困难,我们无法准确预知治疗后是否会发生某种并发症,如炎症后色素沉着是否真的会发生。

一、药物治疗

1.色素增加性皮肤疾病治疗药物　可应用各种祛斑药物。酪氨酸-酪氨酸酶系统的抑制剂,如氢醌制剂:$3\%\sim5\%$氢醌霜,3%对苯二酚单丙酸酯(MPHQ),2,6-叔丁基对苯酚霜,20%氢醌单苯醚霜。这类外用药物通常需要持续使用数月才能显效。$0.05\%\sim0.1\%$全反式维 A 酸外用也有效果。另外,皮质激素外用能明显抑制色素形成。其他的祛斑药物还有 20%壬二酸霜、3%曲酸霜、复方丝蛋白霜(丝蛋白、白降汞),1%～3% 4-异丙基儿茶酚霜、3%熊果苷搽剂、0.1% SOD霜等。维生素C,能使深色氧化型色素还原成浅色还原型色素,阻止黑素代谢的氧化过程,抑制黑素形成,但口服效果不好,2～5.0g/d加入液体中静脉滴注,每日一次,20次为一疗程,效果要明显一些。维生素C外用效果不好,可能与透皮吸收差有关,但左旋维生素C的透皮吸收较好,外用有效。

2.色素减退性皮肤疾病治疗药物　主要采用光化学疗法进行治疗,如口服补骨脂或8-甲氧基补骨脂素(0.3～0.6mg/kg),1～2h后照射长波紫外线(UVA)或进行日晒,每周2～3次。也可外用补骨脂素或8-MOP,半小时后再照UVA或日晒。这种治疗有时约需1～2年时间,但要注意避免光毒性皮炎。外用皮质类固醇激素,对白癜风非常有效,具体的治疗机制不明。如卤米松(适确得),但要注意长期使用可能出现的各种皮肤副作用。外用药物如5-FU软膏、蒽林软膏也有效果,但对皮肤刺激性较强,慎用。小剂量口服皮质激素类药物,适用于泛发型白癜风、活动进展型白癜风的治疗,以小剂量、短疗程安全有效。其他中成药如白癜风胶囊、白蚀丸等药物也可选用于白癜风的治疗。在分子水平,他克莫司的作用显然是利用与细胞性蛋白质(FKBP12)相结合,而在细胞内蓄积产生效用。FKBP12-他克莫司复合物会专一性地结合以及抑制calcinurin,其会抑制T细胞中所产生钙离子依赖型讯息传导路径作用,因此防止不连续性淋巴因子基因的转录。本药是具有高度免疫抑制的药物,其活性在体外及体内实验中都已被证实。本药抑制形成主要移植排斥作用之细胞毒性淋巴球的生成。本药抑制T细胞的活化作用以及T辅助细胞依赖B细胞的增生作用。也会抑制如白介素-2、白介素-3及γ-干扰素等淋巴因子的生成与白介素-2受体的表达。在分子水平,本药的效应似乎是由结合到细胞性蛋白质(FKBP)所产生,此蛋白质也会造成该化合物累积在细胞间。在体内试验中发现,本药显示出对肝脏及肾脏移植有效。

3.粉刺治疗药物　根据其发病机制可选用抑制皮脂腺功能的药物:口服13-顺维A酸、达因-35,抑制痤疮丙酸杆菌药物:口服四环素类、大环内酯类、喹咯酮类及中药丹参酮等药物,外用过氧化苯甲酰、壬二酸、克林霉素等,抑制毛囊漏斗部角化异常药物:外用水杨酸、维A酸、维胺酯等。粉刺需要规范而系统的治疗,否则容易反复发作。系统治疗需要足够长的疗程,一般口服维A酸的疗程为4～6个月,口服,10mg/次,2～3次/日。外用,0.05%～0.1%霜剂或软膏。局部涂擦,1～2次/日。注意事项:①本品应远离眼部。②不宜使用于皮肤皱折部位。③用药期间勿用其它可导致皮肤刺激及破损的药物、化妆品或清洁剂,以免加重皮肤反应、导致药物吸收增加及引起系统不良反应。④日光可加重维A酸对皮肤的刺激导致维A酸分解,动物实验提示维A酸可增强紫外线致癌能力,因此本品最宜在晚间及睡前应用,治疗过程应避免日晒,或采用遮光措施。⑤本品不宜大面积应用,日用量不应超过20g。抗生素治疗通常为6～12个月,而性激素治疗疗程可能需要更长的治疗时间,达到1～2年。系统治疗要注意对肝肾功能的检测,外用药要注意药物的使用方法,通常是患病区均要使用药物,而不是仅仅涂抹在皮损处,但在使用外用药时,还要注意考虑皮肤的耐受程度和药物可能的刺激反应。在联合药物治疗时应以粉刺的发病机制为基础、以病情轻重和皮损类型为治疗原则、以药物间的相互作用为指导、在充分考虑患者的皮肤耐受性的情况下,制订和选择合理的治疗方案,并进行足疗程的治疗。

4.皮质激素类药物　这类是皮肤科最常用的药物,是面部皮炎、色素增加和减少性皮肤疾病以及敏感性皮肤的治疗不可缺少的药物。但是皮质激素本身具有很多潜在的副作用,如毛细血管扩张、皮肤菲薄、皮肤萎缩、粉刺样发疹、局部多毛、皮肤对激素的依赖以及敏感性皮肤的形成等,因此,在使用这类药物的时候要注意:选择温和的和副作用相对较轻的激素进行治疗,如氢化可的松、17α-丁酸氢考等,在选择较强疗效的激素时,要注意只能短期使用,而且要注意观察可能出现的各种潜在的副作用,一旦发现应立即停药。

5.维A酸类药物　维A酸类药物对粉刺、角化性皮肤疾病、光老化、色素增加性皮肤疾病具有明确的疗效。这类药物种类较多,包括维胺酯、全反式维A酸、13顺维A酸、阿达帕林等。共同的特点是疗效与药物浓度成正比,但药物的副作用也与药物的浓度相关。疗效通常较慢,一般均要坚持使用1个月以上才能获得较明确的疗效。其中全反式维A酸对光老化具有明确的疗效。常见的副作用有:皮肤刺激、皮肤过敏、光敏感、皮损一过性加重等。副作用的产生与药物分子结构有关,也与药物的制剂有关,一般霜剂对皮肤的刺激性较小,皮肤的副作用要比凝胶少。避免副作用的产生主要是要使皮肤逐渐适应药物的治疗,有两种方法:或者外用时从最低药物浓度开始、以后逐渐提高药物浓度,让皮肤逐渐耐受药物的治疗。另一种治疗方法是在治疗的早期,缩短药物与皮肤的接触时间,以后随着皮肤耐受性的提高,逐渐增加药物在皮肤上停留的时间。

6.谷胱甘肽 治疗的作用:①解毒;②辐射病及辐射防护;③保护肝脏;④抗过敏;⑤改善某些疾病的病程和症状;⑥养颜美容护肤;⑦增加视力及眼科疾病;⑧抗衰老作用。

7.其他 VitE、C具有相互协同的作用,对色素性、光老化等疾病均具有辅助治疗作用。其中VitE能增加毛细血管的抵抗力、维持血管正常的通透性,对皮肤血管性疾病具有辅助治疗作用,也能用于冻伤、皮肤老化的辅助治疗。β胡萝卜素及VitB$_6$能提高皮肤对紫外线的抵抗能力可用于光敏感性皮肤疾病的治疗。

二、肉毒素及填充剂

1.肉毒素 肉毒素是肉毒杆菌产生的毒素,是一种强烈的神经毒素。其生物学作用是在神经肌肉接头处阻滞神经末梢释放乙酰胆碱,Carruthers 1992年最先报道了在治疗眼肌痉挛时,皱眉纹也同时消除,从而用于治疗各种痉挛、强直,以及震颤性疾病,并应用于美容皮肤科的治疗。肉毒素使用简便、效果显著、安全可靠而广受欢迎。据美国整形外科医师协会统计,肉毒素的应用已居美国整形外科医师所开展的非手术治疗项目的首位,常用于面部除皱及面部轮廓整形,或与其他治疗方法联合使用。目前比较公认的适合使用肉毒素除皱的人群包括:年纪较轻,症状轻微,尚不适于手术治疗者;多次除皱手术的受术者;需改善动力性和功能性皱纹者,以及面部不对称者。在眼轮匝肌眶部注射肉毒素,则是为了改善外眦部鱼尾纹,同时改善眉尾和外眦角下垂。这些效果比单纯切除多余皮肤、皮肤化学剥脱术或软组织填充术更加有效。口唇周围皱纹的成因包括一些特殊习惯(比如吸烟),以及红唇部的萎缩。软组织填充或激光换肤治疗均能暂时改善这些皱纹,但都不能改变根本性的原因——口唇的动作。低剂量肉毒素注射红唇缘能明显改善口唇皱纹,并且能使红唇轻度外翻,产生类似填充后的效果。

肉毒素用于面部皱纹的治疗,已经获得广泛的重视,尽管其本身不能替代手术、化学剥脱术、软组织填充及皮肤护理等,但可以作为一种有效的备选方案或其他的辅助治疗,已经成为美容专业中安全有效的,使人年轻化的非手术性治疗手段,与其他治疗方法联合应用,如CO$_2$激光除皱、眼角和眉部悬吊术、除皱术、睑袋整形术、填充剂可获得理想疗效。有人担心,光子与激光治疗是否会和肉毒素产生不利相互影响,是否安全,最少有一篇研究结果回答了这个问题,那就使IPL与肉毒素的联合使用不但安全可靠,相互没有不利影响,相反能协同相互的治疗作用,互补长短。

2.填充剂 皮肤老化和瘢痕与皮肤的结缔组织和皮下组织的减少有关,而注射填充剂能起到代替这些减少的成分的作用。在各种皮肤提升手术或者相关的激光与光子治疗的过程中,或者治疗前一般都能进行填充剂的注射治疗,这样能协同其他治疗的效果。有人担心,填充剂的治疗是否会增加激光和光子治疗的风险,学者认为,具体问题应该具体分析,因为填充剂的种类比较多,有永久性的也有暂时性的,材料不同,性质可能不同。从学者参加的几次国际会议的相关交流来看,大多数医师是主张联合使用激光与光子、肉毒素和填充剂治疗的,大多数医师认为能增加疗效,至今尚没有见到关于这种联合治疗的负面报道。

有时仅仅使用填充剂就能获得非常理想的疗效,联合使用肉毒素可治疗症状更重的患者。然而尚没有发现完全理想的填充剂来满足临床所有需求,或许联合各种填充剂的治疗是一种合理的思考。

三、化学剥脱

化学剥脱曾经被避免使用。但是,现在人们重新对它产生了兴趣。化学剥脱促进表皮脱落,导致新的表皮和真皮的再生,产生婴儿皮肤的外观。化学剥脱从某种程度上被认为是一种非创伤性整容术。有三种类型的化学剥脱:浅表的、中等的、深度的。浅表的化学剥脱刺激表皮的生长,中深度的化学剥脱破坏受损伤的皮肤而代之以新生的美观上更好看的皮肤,这在治疗色素沉着和皱纹时尤其有帮助。

最常用的化学剥脱是那些建立在 AHA(α-羟酸)的基础上的。AHA 包括羟基乙酸、乳酸、苹果酸、丙酮酸、葡萄糖酸内酯等,经常是需要 70% 以上的浓度才能达到疗效。其他浅表的化学剥脱包括 β-羟乙酸、水杨酸、多羟基酸、丙酮酸。中度和深度的剥脱使用(35%)三氯醋酸和酚来进行。必须注意酚可以引起瘢痕。先进的或联合的化学剥脱为了特殊需要而被发展起来,包括 70% 羟基乙酸和 35% 三氯醋酸合用,70% 羟基乙酸和 Jessner 溶液合用(包含 14% 的乳酸、14% 水杨酸、14% 间苯二酚),Jessner 溶液和 35% 三氯醋酸的合用。这些组合能提高酸的渗透作用,减少每种药物所需的浓度。另外,并发症也减少了,可以达到更加均匀一致的剥脱效果。两种近来发展起来的化学剥脱是 TCA 化妆膜和 β-羟基乙酸剥脱。TCA 化妆使用容易,而且能被自行中和,而 β-羟基乙酸剥脱对治疗前臂的光老化有效。

轻微的皮肤光老化、细小的皱纹、斑点、黄褐斑和雀斑等是比较浅表的,只有表皮受累,因此适用于浅表的化学剥脱。更深的化学剥脱适用于光线性黑子、更深的皱纹和严重的皮肤光老化,在这些病例中,皮肤损伤发生于真皮浅中部。70% 以上浓度的 AHA 的剥脱适合治疗皮肤老化、柔嫩皮肤和轻度的瘢痕。如果化学剥脱是为了治疗轻度的皱纹,35%～70% 的羟基乙酸是适合的。联合治疗如 Jessner 溶液剥脱和 35% 三氯醋酸可用于治疗日光暴露引起的黄褐斑。

深度的化学剥脱后的皮肤反应非常类似于剥脱型激光治疗后的反应,会出现持久的皮肤红斑,最初 Bitter 在进行所谓的光子嫩肤治疗时,认为 IPL 能帮助化学剥脱和皮肤磨削治疗后的这种持久性红斑的恢复。

四、功效化妆品

Cosmeceutical 一词是由 Albert M.Kligman 在 25 年前的一次化妆品化学师学会上首次使用并创造出来的。这一名词当时并没有被重视,也没有被所有学者接受,甚至在欧洲被认为是一个混淆概念的词汇,因为他们认为这一名词和分类既没有什么帮助,也缺乏科学依据,也不合理。然而随着相关学科的发展,尤其是对各种外用产品的重新认识,这一名词开始逐渐得到重视,一些学者开始转变态度进而接受这一概念,但是不接受的人也大有人在。

随着相关科学的发展以及对各外用成分的生物学特性了解的加深,简单地将外用产品分类为药物或者化妆品的做法越来越显得过于简单。第一,不同地区对药物的界定并不相同,例如在美国防光剂和抗汗剂等被列入药物,而在欧洲则被列入化妆品;第二,过去很多被认为是经典的化妆品或者赋形剂实际上是有一定的皮肤功效的,甚至产生副作用,如水,长时间接触皮肤会严重影响皮肤角质层的功能,甚至造成损伤,而皮肤长时间应用凡士林等也能对皮肤角质层产生很大影响,从这个角度来说,这两种纯"化妆品"的物质产生了"药物"作用;第三,近50年相关科学和产业的发展,外用产品中出现了很多"中间产品",很难将之归类于传统经典的药物或化妆品中,例如,一些加入了维A酸的产品,当强调保湿作用时,它是化妆品,而强调具有一定的抗老化作用时,它就是药物,这些中间产品开始兼有药物和化妆品的部分功能,这就促使了Cosmeceutical的诞生,这是一个本身概念都不十分明朗而且具有争议的词汇,因此我们很难将Cosmeceutical翻译成中文,它是指那些对皮肤具有一定作用甚至疗效的外用产品以及使用方法,它涵盖的内容很多,从保湿到抗皱纹,从减轻一些症状到减轻色素斑等。从词汇的直接意思来看,这是由两个词汇所组成:Cosme-(化妆品),ceutical(制剂的,并具有一定疗效的意思),因此,这一词汇强调的是化妆品再通过添加一定的成分,或者改变其使用方法后,有可能对皮肤产生区别于传统化妆品的"传统"作用之外的作用。在日本有一种(quasi-drugs)的产品在国内被翻译为类药,其概念和内涵非常接近cosmeceutical,在我国有一种被称为特殊疗效的化妆品,或者称为功效化妆品也非常接近这一概念,因此个人认为在国内cosmeceutical可以翻译成功效化妆品。当然近来一些国外公司,尤其是法国公司在推销一种医学护肤品,实际上其内容更类似于cosmeceutical,只是赋予了更多的市场色彩。也有人将Cosmeceutial翻译成"药物化妆品",恐怕在字面上有一点误差。

与Cosmeceutical类似的还有一种被称为Nutraceutials的外用品,是指通过外用一些具有所谓营养成分的制剂对皮肤起到一定的保健作用,尚没有人对该词进行翻译。

尽管目前尚没有太多的研究去探讨这类产品与美容激光与光子治疗的协同作用,但毫无疑问,这类产品的辅助治疗对美容激光与光子的治疗是有帮助的,因为在绝大多数从业医师的经验和习惯来看,他们的诊所或医院里都在联合这类产品的使用,无论在国内还是在国外都如此,甚至在国外更普遍。由于体制的原因,大多数的公立医院不能很好地开展这类服务,直接影响这一亚学科的发展。

五、皮肤的保健与美容 SPA

1.皮肤性状类型　皮肤及表面的皮脂膜是机体与环境直接接触的结构,因此也非常容易受到环境的影响。根据皮肤及表面皮脂膜中所含水分、油脂肪状态、皮肤屏障功能的状态等,可将皮肤分为5类。

干性皮肤:皮肤角质层含水量低于10%,皮脂腺分泌减少,因此皮肤表现为缺少油脂、干燥,容易发生细小皲裂和皮肤脱屑。这种人皮肤显得较为菲薄,毛孔也不明显,但容易出现皮肤松弛和皱纹。

油性皮肤:此类皮肤的主要特点是皮脂腺分泌旺盛,但角质层的含水量相对正常。这类皮肤常表现为毛孔扩大、油腻,容易附着灰尘,容易发生脂溢性皮炎和粉刺。但这类皮肤弹性较好、皮肤较厚,不容易老化,也不容易形成皱纹。

中性皮肤:是比较理想的皮肤状态。皮肤中所含水分、油脂等都比较适中,皮肤既没有像油性皮肤那样油腻,也不像干性皮肤那样干燥,皮肤滋润光滑、富有弹性。

混合性皮肤:常常为干性皮肤和油性皮肤混杂、共同存在的一类皮肤,通常是前额、鼻部周围皮肤油腻表现为油性皮肤特点,而其他部位皮肤干燥、脱屑,表现为干性皮肤的特点。

敏感性皮肤:这是指皮肤对一般的皮肤护理和化妆品产品均不能耐受的一种状态。这类皮肤对环境、皮肤用品、外用药物的耐受性明显比正常人低,常发生红斑、丘疹等湿疹样皮损。形成的原因比较复杂,与皮肤角质层功能的削弱、屏障功能的减低等有关。

2.皮肤的清洁和保养

(1)皮肤中有各种具有分泌功能的腺体,能不断分泌出汗液和皮脂等液体物质,这些物质在皮肤表面混合形成皮肤的皮脂膜,皮肤借助这层皮脂膜与环境直接接触,皮脂膜的成分、酸碱度以及各种正常寄生状态的微生物之间的生态平衡对维护健康皮肤状态非常重要。但是皮肤由于直接接触环境,因此环境中的各种粉尘、化学物质、植物花粉等能直接黏附于皮肤上,有的甚至能改变皮脂膜的生态情况进而影响皮肤的健康状态,因此健康的皮肤需要适度的皮肤清洁。

理想的皮肤清洁剂应该具有较强的去污能力、较低的脱脂能力、对皮肤不构成刺激。去污能力太弱达不到清洁能力,但脱脂能力较强的清洁剂能脱除正常角质层中的类脂结构,使皮肤干燥、脱屑,实际上对皮肤的正常结构有害。

现有的用于皮肤清洁的产品非常多,如各种洁面乳、奶、霜等,也有湿纸巾类的产品。这类产品主要设计用来清洁皮肤用的,多数产品中添加了一定浓度的保湿性物质,使皮肤清洁后有一种柔和的感觉。

如何清洁皮肤、每天清洁多少次等并没有严格的规范,多与个人的生活习惯有关,很多所谓"规范"的清洁方法大多带有商业公司推销的色彩。一般原则是:当环境清洁干净、皮肤并不十分"脏"的情况下,用温水清洁皮肤即可,无需采用清洁剂,当皮肤油腻、比较脏的情况下可选用适当的清洁产品清洁,但通常情况下不要使用肥皂、磨砂和任何对皮肤有刺激的清洁方法来清洁皮肤,以免损伤皮肤。当然,激光与光子治疗后的皮肤护理要征求医师的意见,通常有创伤的治疗最少在最初的一段之间内(通常 1 周左右)是不允许清洗的,而无创的治疗,例如脱毛、IPL 治疗等一般不影响日常的皮肤清洁,但是对于利用热效应进行治疗的患者,治疗后强烈建议在 12 小时内不要用热水清洁,因为这样会增加皮肤干燥、疼痛或者水疱形成的风险。

(2)皮肤的保养:皮肤是人体最大的器官,具有各种生理功能、维护正常皮肤的状态,对机体健康非常重要。

第一,皮肤的健康与机体的整体健康状态是分不开的。健康的皮肤依赖健康的体魄和愉快的生活。适度的体育锻炼增强体质、使机体精神饱满,是健康皮肤的基本要求。避免过度疲劳、保证充足的睡眠对皮肤的健康具有重要的意义。

第二,是合理的膳食不但对机体的健康非常重要,同时对皮肤的保养也非常重要,过度偏食会影响皮肤的生理功能。

第三,对皮肤进行适当的按摩、适当的水疗,增强皮肤的新陈代谢功能、促进皮肤的血液循环,对防止皮肤松弛、衰老和皱纹的产生具有一定的作用。

第四,避免各种物理、化学以及昆虫等对皮肤有害的刺激。如不能过度搔抓、烫洗皮肤、不能使用各种对皮肤有刺激性的药水等,也不要过度暴晒皮肤,要防止紫外线对皮肤的过度照射等。

第五,合理选择皮肤护理产品。适当选择使用防晒霜、保湿霜等。这些产品不但对面部皮肤是重要的,同时对身体其他部位皮肤的养护也是重要的。也可选用各种对皮肤具有营养作用的皮肤产品,如 VitE 霜等。但是很多营养霜是否确实具有营养作用是值得怀疑的。

3.皮肤 SPA　　SPA 是一个很难直接翻译的外来语。SPA 的意思就是通过水的作用来达到治疗和健康的目的。现在 SPA 已经变得越来越流行和时髦,例如 SPA 健身、SPA 瘦身、毛发 SPA、皮肤 SPA 等,在商业的炒作下,SPA 变得神秘而诱人。SPA 是拉丁语,是缩写,本意是通过水对人体的作用对机体进行保健和治疗的过程。了解了 SPA 就能理解皮肤 SPA 了,皮肤 SPA 简单地说就是对皮肤进行补水和保湿的护理过程。方法可以是很多,并没有一个固定的、标准的皮肤 SPA,甚至很多皮肤科专业著作都不关注这些问题。合理使用保湿面膜、保湿霜,甚至结合一些物理性的导入治疗,都可以称为皮肤 SPA。由于激光与光子治疗后,皮肤的屏障作用会暂时性削弱,经皮水丢失和吸收过程都可能增加,因此合理使用皮肤 SPA 对激光与光子治疗后具有一定的意义,尤其是以美容为目的的非创伤性治疗,具有一定的价值。

(唐正喜)

第六节 表皮部位色素增加性皮肤疾病

很多方法可用于表皮部位的黑子的去除,这些方法多为 Q 开关激光和 IPL。另外长脉冲的激光也有效,而且在中国人的治疗中引起的色素沉着的并发症被证实可能会较 Q 开关激光要少。

目前的治疗方法很多,有的方法比较有效"立竿见影",如 Q 开关激光,通常 1～2 次就能达到满意的疗效,治疗也很经济,但是出现色素沉着的可能性会增加,而且治疗后通常会影响上下班,需要休假来配合治疗。IPL 是比较温和的治疗方法,这种治疗的优点是治疗后大多不影响上下班,无需休假,而且能同时改善皮肤色彩和质地,但是通常需要一个较长的治疗疗程,如 6～8 次的治疗,费用也较昂贵一些。而选用长脉冲激光的治疗方法(如长脉冲 532nm 激光),疗效也很好,但可能需要的治疗次数较 Q 开关多一些(如 3～4次),疼痛感觉也强一些,这种治疗方法仍然有一定的色素沉着的发生率,治疗后仍然需要休假来配合治疗。在应用长脉冲宽度的治疗技术来治疗表皮的色素性疾病时,如果同时采用表皮冷却技术可以减低治疗时的疼痛感,但这样做同时也会削弱治疗效果。

为了减少治疗后的色素沉着,有人认为可使用 350～500nm 的 IPL 治疗,因为这种短波长的光不太容易穿透皮肤,因此能量主要集中在表皮,所以会减少色素沉着的发生。这种观点受到怀疑,第一,IPL 的光谱为宽光谱,即便使用波长短的滤光片治疗,光线中仍然有大量的长波长的光线输出。第二,尽管 350nm 的光线穿透深度很浅,但光线对皮肤的穿透并非突然停止,而是在皮肤中不断向下穿透,只是途中的衰减比较多而已。第三,几乎无法做到让光线不到达基底层而不激惹基底层的色素细胞。

一、雀斑

雀斑是常见于面部的褐色点状色素沉着斑,日晒可促发和加重本病。

本病是常染色体显性遗传性疾病。雀斑皮肤黑色素细胞内的酪氨酸酶活性增加,在日光、X 线、紫外线的照射后,产生大量的黑素,形成雀斑。有人提出雀斑是小的自限性的突变的黑素细胞株所致。这种突变与日晒有关。

雀斑在出生时不出现,通常在幼儿期出现。据报道,本病最早发生在 3 岁,青春期常可增多。女性多于男性。本病常发生在暴露部位。特别是面部,尤以鼻和颊最为常见,少见于手背、前臂、颈、肩部。皮损直径 3～5mm,为圆形、椭圆形及多角形,边缘不规则的淡褐色到深褐色斑点,境界清楚,孤立而不融合,可疏密不一分布。雀斑与日晒关系显著,其色素斑点的数目、大小、颜色取决于吸收阳光的量及个体对阳光的耐受性,夏季雀斑的数目多、形体大,为深褐色,冬季则相反。不同人种斑点色素可有不同,但没有黑色的。此点可与斑痣及联合痣鉴别。

根据本病发生在暴露部位,孤立而不融合的棕褐色小斑点,日晒后加重等特点,易于诊断。

主要与雀斑样痣、面正中雀斑痣、早期着色干皮病及色素沉着-肠道息肉综合征区别。雀斑样痣颜色较雀斑深,呈黑褐色至黑色,与日晒无关,无夏重冬轻的变化,可发生在任何部位。病理示黑色素细胞数目增加。面正中雀斑痣罕见,常在 1 岁左右发病,褐色斑仅集中在面部中央,伴有其他先天性畸形,不少伴有癫痫,智力尚有缺陷。早期着色性干皮病有雀斑样黑褐色色素斑点,常伴有毛细血管扩张,色素斑通常大小不等,深浅不匀,分布不匀。间有萎缩性斑点,光敏极为突出。色素沉着一肠道息肉综合征,色素斑为黑色,口唇颊黏膜多见,不受日光照射影响,常常伴有息肉。

病理显示雀斑损害的黑色素细胞数目没有增加,用多巴染色可见雀斑的黑色素细胞密度较周围正常皮肤减少,但可见雀斑的黑素细胞较周围皮肤黑素细胞大而且有更多更长树枝突,染色比正常皮肤深。用电镜观察,雀斑的黑色素细胞产生大量椭圆形全黑素化颗粒,类似于黑种人的黑素细胞,相邻正常皮肤的黑素颗粒量小,轻度黑素化,两者有明显的差异。

(一)一般治疗

避免日晒,可用防晒剂(选择 SPF15 为好,户外时可选择高 SPF 的产品)。冷冻治疗可能引起的色素减退或色素沉着,化学剥脱相对痛苦耗时,同时对表皮的损伤较大,外用各种祛斑药物疗效较差。

(二)激光治疗

可选用波长为 510、532、694、755nm 脉冲激光治疗,治疗效果好。

1.脉冲染料(510nm)激光　治疗时能量密度的参考值:2.0~3.0J/cm²,光斑大小 Smm,光斑间不重叠。治疗的即刻反应应该是组织立刻灰白色改变。重复治疗应间隙 6~8 周。

2.倍频 Nd:YAG(532nm)激光　治疗时能量密度的参考值:1.5~2.5J/cm²,光斑大小 1~3mm,脉冲频率 1~2.5Hz,治疗的即刻皮肤反应与脉冲染料激光一样,皮肤应立刻呈现灰白色。重复治疗应间隙 6~8 周。

3.准连续波铜蒸气激光(511nm)和氪(520~530nm)激光　使用铜蒸气激光时,参考的治疗参数为 0.16~0.25w,150μm 光斑,间隙时间 0.2 秒。氪激光:700mw,1mm 光斑,0.2 秒脉冲。但是由于是连续激光故治疗后引起皮肤质地改变的可能性不能排除。

4.Q 开关红宝石激光(694nm)　治疗的参考能量密度为 2.0~6.0J/cm² 的能量密度,1~2 次治疗可以很有效地清除,治疗的即刻反应为皮肤立刻的灰白变。

5.Q-开关翠绿宝石激光(755nm)　治疗的参考能量密度为 4.0~6.0J/cm² 的能量密度,对于雀斑来说,1~2 次治疗可以很有效地清除,治疗的即刻反应同红宝石激光为皮肤立刻的灰白变。

6.可调脉宽 532nm 激光　治疗的参考激光参数:能量密度:8~12J/cm²、脉冲宽度 2ms、光斑 2mm。

使用 Q 开关 532nm 激光治疗时,治疗的临床终点通常为皮损出现结霜样改变的最小能量密度(如 0.6J/cm²),但不能出现皮肤飞溅,或者水疱。当使用长脉冲宽度的 532nm 激光进行治疗时(6~8J/cm²,2mm 光斑,2ms 脉宽),其治疗临床终点为皮损出现暗灰色改变,但不出现紫癜,其他长脉冲激光的参考治疗能量:长脉冲染料激光:能量密度 10~13J/cm²,脉宽 1.5ms;长脉冲翠绿宝石激光:能量密度 20~30J/cm²,脉宽 3ms,临床终点也是皮损出现暗灰色改变。

国内脉冲强光治疗不同的作者报告略有不同,有报道在 138 例患者中,经过 1~3 次脉冲强光治疗(530~750nm,6.0~8.0J/cm²),患者满意率达 73.19%,但 3 例出现局部水肿和水疱。

(三)激光治疗注意事项

1.治疗前应仔细清洁面部皮肤,去掉护肤品及化妆品。

2.常规消毒皮肤(建议不要用易燃消毒品)。

3.要注意雀斑的类型,通常雀斑明显的患者能获得理想的疗效,而一些雀斑皮损模糊或皮损呈现出针尖状大小时,治疗相对要较困难。

4.疗前和治疗中要让患者知道,由于黄种人的皮肤特点,部分患者在治疗后会有一定程度的色素沉着,少数人会很明显。可以在正式治疗前在不显眼的部位试作一小片的治疗,待 20~30 天再正式治疗。一般来说波长较长的激光,如 755nm 激光形成色素沉着的可能性要低一些,而短波长的激光如 510、532nm 激光形成色素沉着的可能性要高一些。

5.防止色素沉着的发生,应在治疗后定期复诊,发现问题及时处理。

6.治疗时应按皮肤的即刻皮肤反应来调节激光的能量密度,一般来说如果能量密度太低,即刻反应不明显,此时应将能量密度适当调高,如能量密度过高,会发生水疱,此时应下调能量密度。

7.疗后应嘱患者尽量避光,外用抗生素软膏预防感染,皮肤反应的急性期过后(脱痂),仍应避光并适当使用遮光剂。

8.愈后雀斑仍有可能会复发。

二、脂溢性角化

本病也称老年疣,大多数发生于 40 岁以后年长者,确切病因不明。损害常见于面部、头皮、躯干、上肢,为褐色境界清楚的小斑片,表面略呈乳头瘤状,渐渐增大,疣状变为明显,可形成一层油脂性厚痂,色素沉着均匀,可以非常显著,甚至呈黑色。通常多发,大小不一,直径多在 1cm 以内,也有达 2.5cm 者。偶有痒感,无自愈倾向。

病理显示角化过度,棘层肥厚和乳头瘤样增生,以此分为三型,但三型常混合存在。角化型示角化过度与乳头瘤样增生,角质内陷,可形成多数假角质囊肿,此型黑素的量多为正常。棘层肥厚型示棘层显著肥厚,形成粗网状,多数细胞为基底样细胞,有较多的黑素分布于基底细胞中。腺样型由两排基底样细胞构成的表皮细胞束,向真皮伸展,并互相交织,此型色素沉着最为显著。有学者(1986)分析 90 例脂溢性角化病,其中以棘层肥厚型最多,约占 2/3,角化过度型次之,腺样型少见。有学者等(1981)分析 56 例老年疣病理变化,在增殖的基底样细胞中大都有色素增多,其中色素明显增生者占 52%,黑素细胞明显增多者占 35.7%,不仅见于基底层,且在高平面基底样细胞间亦可见到;同时真皮中噬黑素细胞也明显增多。另外真皮中多有程度不等的炎症。作者认为,老年疣受到刺激后,损害常出现角化不完,鳞状细胞有不规则增殖,出现很多由排列成洋葱皮状的鳞状细胞所组成的鳞状漩涡,真皮炎症较为显著。

(一)一般治疗

外用 0.025%～0.05% 维 A 酸软膏,冷冻或电灼。

(二)激光治疗

可使用 Q-开关激光或长波长 532 激光治疗,治疗方法同雀斑。

也可使用脉冲 CO_2 激光治疗。

(三)激光治疗注意事项

同雀斑治疗,Q-开关激光治疗一次后,可能会有部分皮损无效,可反复治疗几次,但是部分患者即使反复治疗仍有可能无效,原因不明,其中部分人可能与色素沉着有关。脉冲 CO_2 激光疗效高,但如治疗过深,愈后会有瘢痕形成。

三、咖啡牛奶斑

咖啡斑是大小不同、边界清楚的持久性色素沉着斑,与日晒无关。

本病为遗传性皮肤病,色素斑处的黑素细胞和角朊细胞内黑素增多,黑素细胞活性亢进,产生大量黑素,形成咖啡斑色素沉着。咖啡斑可分为多系统疾病的一种标志,如多发性神经纤维瘤、结节性硬化病、Albright 综合征、Silver-Russel 综合征、Watsons 综合征。

咖啡斑为淡褐色斑,像咖啡和牛奶混合而成的牛奶咖啡色色素,棕褐色至暗褐色不同,大小不一,从直径几毫米类似雀斑样斑点至 20cm 或更大,圆形、卵圆形或形态不规则,边界清楚,表面光滑。可在出生时出现,亦可在出生后稍后出现,并在整个儿童期中数目增加、可发生在身体的任何部位,不会消退。90％以上神经纤维瘤病人有咖啡斑,许多没有神经纤维瘤的人也有咖啡斑,有报告大致 1/5～1/10 的儿童有单一咖啡斑,有人认为出现 6 个或 6 个以上直径为 1.5cm 的咖啡斑时,应高度怀疑神经纤维瘤的存在。

在 10％～20％的健康儿童中,可发现单一的咖啡牛奶色斑。Alper 等研究发现,0.3％白种人出生时即有咖啡牛奶色斑,而非洲美洲的黑人新生儿中有 18％患有咖啡牛奶色斑。并且,在 2682 例白种人新生儿中无一例有一个以上的咖啡牛奶色斑,而 492 例的非洲美洲黑人新生儿中有 31 例患儿有两个以上的咖啡牛奶色斑。随着年龄的增长,咖啡牛奶色斑显得更为明显。＜10 岁白种人和黑种人儿童有一个以上皮损的发生率分别上升至 13％和 27％。

6～25 岁的白人中,有一个以上咖啡牛奶色斑的比例上升到 25％。单一的咖啡牛奶色斑在正常人群中常见,但是大量咖啡牛奶色斑提示可能存在遗传性疾病。0.2％～0.3％的学龄儿童存在 3 个以上的咖啡牛奶色斑,但没有证据显示其患有多系统遗传性疾病。在正常人群中,0.1％的个体有 6 个以上的咖啡牛奶色斑,青春期前面积＞0.5cm^2,青春期后面积＞1.5cm^2 是诊断为 1 型神经纤维瘤的分界线。

根据边缘清楚的牛奶咖啡色斑片出生即有等特点,可作出诊断。需与雀斑及单纯性雀斑样痣鉴别;雀斑斑点小,无大的斑片损害主要发生在面部。单纯性雀斑样痣多为单侧分布。病理亦可帮助鉴别。

组织病理示:表皮内黑素总量增加,有散在的异常大的黑素颗粒(巨大黑素体),基底层黑素细胞数量增多。光镜下:表皮基底层分布有散在的黑素,基底上层到角质层有丛状黑素,表皮突中度延长。真皮层聚集着较多噬黑素细胞,并有炎性渗出物混合其间。电镜下,黑素细胞的数量增加,角质形成细胞与黑素细胞的比例是 7∶1,而正常皮肤的比例为 10∶1,黑素细胞和角质形成细胞的细胞质中都能见到巨大的黑素体。黑素体是直径 2～7μm,球形的,电子密度均一,并且呈完全黑化,有包膜的颗粒。巨大的黑素体见于患神经纤维瘤病成人的咖啡牛奶色斑中而不见于儿童患者。正常人和 Albright 综合征的咖啡牛奶色斑一般无巨大黑素小体。这些巨大黑素体的形成有两种可能:①黑素代谢的错误产物;②黑素体自动吞噬形成。自动吞噬物(堆积的黑素体)与溶酶体的融合被认为是大型黑素体最可能的来源,其形态学和酶学(如酸性磷酸酶)与溶酶体相似。

(一)一般治疗

本病一般治疗无效,传统治疗手段包括冷冻、磨削和切除,这些方法有不同程度的成功率,但常产生严重的不良反应,如永久性的色素改变或瘢痕形成等,且疗效值得怀疑。有人采用外科磨皮治疗,但尚没有成功的临床报告。

(二)激光治疗方案

可用脉冲激光进行治疗,但疗效无法预料,部分患者可获治愈,但部分患者愈后很快复发,部分患者即使应用各种短波长脉冲激光治疗也无效,原因不明,是否与激光不能完全摧毁黑色素细胞有关尚需证实。

Q-开关激光治疗咖啡牛奶色斑一般不引起瘢痕,但疗效差异较大,很难预计,目前还没有一种激光能达到完全理想的疗效。色斑可能完全去除也可能毫无作用,治疗后的复发率为 0～67％,相对来说,面部的咖啡牛奶色斑对激光治疗更为敏感。使用 Q 开关翠绿宝石激光、Q 开关红宝石激光和 Nd∶YAG 倍频激光都能对咖啡牛奶色斑进行治疗,经过 2～3 次治疗后,约有 1/2 的患者皮损颜色减退或消失,但有可能在治疗后数月又复发。疗效及复发率与激光类型无明显联系。Grossman 等报道,20 例咖啡牛奶色斑同时用 Q 开关倍频 Nd∶YAG 激光(波长 532nm,光斑直径 2.0mm)和 Q 开关红宝石激光(波长 694nm,光斑直径 5.0mm)治疗,其疗效各异,复发情况也各不相同,咖啡牛奶色斑激光治疗后复发的机制尚不清楚,并且不同的组织学类型并不能预示其激光治疗的结果。咖啡牛奶色斑需多次治疗,以免附近未受照射的黑素细胞重新造成色素沉着,治疗后须避光以降低残留黑素的活性。最近 Yoshida 等用强脉冲光—射频协同治疗系统结合局部应用维生素 D3 软膏治疗 8 例 I 型神经纤维瘤伴发的咖啡牛奶色斑,结果。75%的患者得到有效的改善,且至少 6 个月内没有复发,认为是治疗 I 型神经纤维瘤咖啡牛奶色斑的新方法。然而关于本病的治疗至今很少有具有强说服力的报道,很少见对照性的研究。我们目前尚不知道各类治疗后究竟有多少痊愈,复发率为多少,或者复发率是否与停止治疗的时间相关,换言之,是否停止治疗的时间越长,复发率越高? 从目前我们的临床经验来看,一旦治疗停止后 6 个月内尚没有复发,这类患者的治疗效果可能相对好一些,甚至很可能最终完全治愈。

1.脉冲染料(510nm)激光　开始治疗时参考参数:能量密度 2.0～3.0J/cm²,光斑大小 5mm,光斑间不重叠。治疗的即刻反应应该是组织立刻灰白色改变。重复治疗应间隙 6～8 周,咖啡-牛奶斑可能需要 2～12 次的治疗。

2.倍频 Nd:YAG(532nm)激光　治疗使用的参考参数:能量密度 2.0～2.5J/cm²,光斑大小 1～3mm,脉冲频率 10Hz,与脉冲染料激光一样而且咖啡-牛奶斑的治疗反应难以预料。

3.准连续波铜蒸气激光(511nm)和氪(520～530nm)激光　使用铜蒸气激光时,治疗参考参数为 0.16～0.25W,150μm 光斑,间隙时间 0.2 秒。氪激光:700mw,1mm 光斑,0.2 秒脉冲治疗咖啡-牛奶斑通常会引起皮肤质地改变或瘢痕。

4.Q 开关红宝石激光(694nm)　治疗时参考参数为 2.0～5.0J/cm² 的能量密度,咖啡-牛奶斑需要 4 次或更多次的治疗,治疗间隙除时间为 1～2 个月一次或根据临床来调整间隔时间。

5.Q-开关翠绿宝石激光(755nm)　参考参数为 6.0～7.0J/cm²,光斑 3mm,其他同红宝石激光。

(三)激光治疗注意事项

1.治疗前应仔细清洁面部皮肤,去掉护肤品及化妆品。

2.常规消毒皮肤(建议不要使用易燃消毒品)。

3.治疗前告诉每一位患者激光治疗的疗效是非常重要的,尤其是当患者必须支付较高额的治疗费时更为重要。

4.治疗时应按皮肤的即刻皮肤反应来调节激光的能量密度,一般来说如果能量密度太低,即刻反应不明显,此时应将能量密度适当调高,如能量密度过高,会发生水疱,此时应下调能量密度。

5.有时本病的复发和治疗后色素沉着的鉴别是很困难的,随时观察并使用祛斑药有助于色素沉着的判断。

6.治疗后避光有助于色素沉着的预防和有可能减轻本病的复发,但并不能完全消除这种可能性,疗后应定期复诊,发现问题及时处理。

7.治疗后应嘱患者外用抗生素软膏每日 1～2 次预防感染,皮肤反应的急性期过后(脱痂),应仍应避光并适当使用遮光剂。

8.仅有部分患者能得到完全治愈,部分患者虽然经过各种短脉冲激光的多次反复治疗仍然不能获取理想的治疗效果。

四、单纯性雀斑样痣

单纯性雀斑样痣又称幼年雀斑样痣,多发于婴儿、幼儿及儿童期,也可发生于成年期。皮肤损害多不对称,呈片状或线条状分布于单侧,表现为针尖至粟米大小斑点,其大小、形状可有差异,颜色呈一致性的棕色或黑褐色,少数散发,单发也可多发,但不融合。

病理显示皮损的表皮突稍延长,基层内黑色素细胞增加,黑素细胞和基底角朊细胞内黑素增加,在真皮上部可见噬黑色素细胞,期间有少量炎性细胞浸润。有时在表皮突下部可见小片痣细胞巢。

本病诊断靠临床表现,常需与雀斑相鉴别,后者虽也多于幼儿或儿童期发病,但属常染色体显性遗传。色素斑点分布在日晒部位,尤其面部、鼻部较多。冬季色浅,数目减少,夏天色深,数目增多,随年龄增加,数目亦增加。雀斑的组织病理也与本病不同,区别在于基底层黑素细胞数目不多,反而比正常的少,仅表现色素增加。

(一)一般治疗

本病常持续存在,不能自行消退。但药物治疗通常无效,可试用维A酸外用治疗。冷冻及电外科可能有一定的治疗效果,但多数医师宁可不治疗,因为本病无任何不适,多不必治疗。

(二)激光治疗及注意事项

同咖啡牛奶斑。

五、色素沉着-息肉综合征

本综合征又称口周雀斑样痣病。国内常常称色素沉着-胃肠息肉综合征。本病病因尚不清楚,属常染色体显性遗传,常有家庭性发病。两性均可受累,在出生时或儿童时发病。在口周、唇部(特别是下唇)、口腔黏膜有0.2~7mm大小圆形、椭圆形褐、黑色斑点,在口腔黏膜者较大,境界清楚,无自觉症状。色素斑也可发生在手指、手掌及足趾,较少发生在鼻孔、眼周、硬腭及舌部。色素斑之数目、大小、分布和胃肠病损无关。

肠息肉主要在10~30岁时出现,可发生于胃肠任何部位,但以小肠多见,呈间歇性发作。有反复出现腹痛、腹泻、肠鸣、呕吐、便血及肠套叠等,如息肉恶性变可导致死亡。

实验室检查可有贫血,大便潜血阳性,提示有胃肠出血。X线胃肠检查及内窥镜以证实肠道息肉。

组织病理检查显示表皮基底细胞内黑色素增加,真皮浅层有噬色素细胞。

本病根据唇部、口角色素斑,伴反复发作的腹部症状,及作X线胃肠检查及内窥镜检查可确诊。

(一)一般治疗

如肠道症状明显,有剧烈腹痛或反复大量出血者有时需手术治疗或选择经内窥镜高频电凝息肉摘除术;或累及胃、十二指肠、结肠等处的息肉,有时需作预防性切除以防恶性变化,一般皆系良性、无需彻底切除,也不宜做广泛肠切除以防发生吸收不良综合征。色素斑可用电干燥、冷冻疗法。约2%~3%的本征患者胃肠息肉可恶变。

(二)激光治疗和注意事项

对皮损的治疗同雀斑,由于皮损清晰,通常经过1~2次的治疗能获得非常理想的疗效。

六、面颈毛囊性红斑黑变病

面颈部毛囊性红斑黑变病是一个独特的侵犯毛囊的红斑性色素沉着病。首先在日本报告,但在高加索等其他地方也有报告。主要在青年和中年男性中发病。本病常累及上颌区及耳前,也可由耳周伸展到颈部。为界限鲜明、对称性的色素沉着。有时色素沉着可分为斑点状。也可出现毛囊性丘疹及红斑。玻片压红褐色色素沉着区可见毛细血管扩张,色苍白且浅褐色色素沉着显得更明显。可有糠秕样鳞屑及轻微痒感。臂及肩部常出现毛周角化病。多数受损毛囊的毳毛已消失,但头皮及胡须部毛发尚留存。病程长,治疗顽固。病理显示表皮轻度角化过度。皮脂腺肥大,毛囊扩张,中有层板状角质团块。毛囊上方的表皮变平,含有过多的色素沉着。真皮扩张的血管及皮肤附件周围有淋巴细胞浸润。

根据本病的分布及色素沉着,显著的毛细血管扩张、鳞屑及明显的萎缩易于诊断。注意与眉部瘢痕性红斑、口周色素沉着性红斑、皮肤异色病、各种毛囊角化及面部黑变病鉴别。

(一)一般治疗

目前无特效疗法,可对症处理。维生素 C、E 口腔或注射可能有些效果。局部可用氢醌霜。

(二)激光治疗

应用短波长 Q-开关激光治疗效果不确定,部分病人可能会有一定程度的疗效,但大多数人可能无效,甚至产生色素沉着。可试用点阵激光进行治疗,但目前尚无成功报道。

七、老年性黑子

本病也称日光性黑子,在医学名词中有人将此词翻译成日光性雀斑样痣,学者认为这种翻译不妥,我们不能生硬地将 lentigo 翻译成雀斑痣。本病发生于中老晚期到老年,在生活中长年受到强烈日光照射的人,为一种获得性黑子,常常为光老化改变的一个重要临床表现。发病随着年龄的增长而增加,据调查,50 岁以后 90% 以上的人有此病,80 岁以后 100% 有此病。病损为多数小色素沉着斑,圆形、椭圆形或不规则形,褐色、棕色,颜色一致,表面光滑,无角化,边缘清楚,排列可密集而不融合,无自觉症状,可见于身体任何部位,特别是暴露部位多见。

Miescher(1936)把本病分为三型,但三型之间可有重叠:①雀斑样的小斑型,此型好发于面、颈、手背、前臂,多发,和青年人的雀斑不同,不受季节的影响;②比指甲大的色素斑称为大斑型,此型多发于颜面,很少多发;③有弥漫性色素沉着并有小斑型、大斑型色素斑及大小色素脱失斑,称为白斑黑皮病。

本病组织学表现为基底层黑素细胞增多,多巴反应增强,表皮变薄,表皮突伸长呈杵状,并可吻合成网状。角朊细胞没有或很少有发育不良(和日光角化不同);真皮有少量淋巴细胞浸润,其间常见噬黑素细胞。无恶变倾向。

老年性黑子可伴发其他老年性皮肤改变,包括老年性白斑、紫癜等。Mehregan(1975)曾观察到老年性黑子演变为脂溢性角化病。

治疗从美容来考虑,黑子损害可用 CO_2 激光或液氮冷冻去除,也可用伪装制剂遮盖。激光治疗及注意事项同雀斑治疗。IPL 治疗日光性黑子非常有效,合理的参数设置一般不会出现炎症后色素沉着等副作用,如应用 QuantunSR,选择 560 治疗头,采用双脉冲模式,脉冲延迟 20ms,脉冲宽度 2.6～5.0ms,68% 的患者获得了显著性的疗效,无一发生炎症后色素沉着。然而 IPL 的治疗设备非常多,不同的设备治疗参数都不同,即便是同一家公司的产品不同类型的 IPL 治疗参数也非常不同,不能相互套用,如 Lumenis 公司的 QuantumSR 治疗参数可能为:560 治疗头、20～29J/cm²、2.0～6.0ms 脉宽、20～30ms 脉冲延迟,而 LumenisOne 可能是:560 治疗头、单脉冲模式、能量密度 13J/cm²、脉冲宽度为 3.0～10.0ms,也可采用双脉冲模式治疗,此时可采用 16J/cm² 的能量密度、3.5～5.0ms 脉宽和 10～20ms 脉冲延迟进行治疗。其他设备如 I2PL:7～8J/cm²,VHP(Starlux):40ms,17J/cm² 等。

八、日光性角化病

本病又名光线性角化病,老年角化病,为长期日光曝晒损伤皮肤而引起的癌前期损害,为易发生于中老年皮肤白皙者。损害开始为淡红色扁平小丘疹,表面有鳞屑及结痂,散在;日久可有色素沉着,表面干燥,角化显著。往往与老年皮肤萎缩、干燥等伴发。20％病例可转变成鳞状细胞癌。

组织病理表现为角化过度、角化不全,一般无颗粒层。马尔匹基层细胞发育不良,排列紊乱,部分细胞异型。一部分表皮变化具有老年性黑子的特点,表皮突延长,表皮色素增多。真皮内可见一定程度的胶原变性和弹力纤维变性,小血管周围常有淋巴细胞和浆细胞浸润。

(一)一般治疗

较大的损害可采用冷冻及外科去除,数目多的损害可用维 A 酸类药物(如外用全反式维 A 酸),结合用 5％氟尿嘧啶霜剂可有较好的效果。另外局部注射干扰素 a-2b 也可试用。

(二)激光治疗

可应用 CO_2 激光治疗,连续波容易产生瘢痕,脉冲激光可最大程度地避免瘢痕的形成或减轻瘢痕的程度。光动力治疗是近年来治疗皮肤癌前期改变的一个重要进展,疗效高而且有效。

(三)注意事项

由于本病可能是一种癌前期病变,故进行外科治疗时应注意给予一定的重视。

(唐正喜)

第七节　真-表皮部位色素增加性皮肤疾病

一、色素性毛表皮痣

色素性毛表皮痣又称 Becker 痣和 Becker 黑变病。本病较常见,以儿童和青年人多发。本病常自儿童期开始发病,男性较女性多发。典型的皮肤损害为一侧较大,不规则的斑片状色素斑,初发时斑小且淡,随年龄增长及日晒后斑可增大,色素沉着加深,也可有新的色素斑出现,斑与斑之间可互相融合而呈大片状,似地图形状。痣中央的皮肤较粗厚和有少许皱褶,而边缘无异常改变。有时痣的表现不明显,需与对侧仔细比较或在阳光直视下方可辨认清楚。经 1～2 年后,在斑片上或其周围可出现黑毛,皮损部位还可合并皮内痣或表皮痣。好发于肩、面、颈、上肢、前胸和肩胛部,若发生在肩部,多为单侧,而发生于其他处可为双侧。组织学检查发现表皮增厚,轻度角化过度,表皮突及真皮乳头延长,棘层肥厚,基底层内及棘细胞层内色素增加,真皮上部有噬黑素细胞,黑色素细胞数目正常或轻度增加。

激光治疗及注意事项:同咖啡牛奶斑,疗效不确定,仅部分患者有一定疗效,部分患者治疗没有疗效。

二、斑痣

Spitz 痣又名良性幼年黑素瘤、上皮样细胞型幼年黑素瘤、菱形细胞复合痣、假性黑素瘤、大细胞痣、菱形细胞痣、上皮样细胞痣等。是一种较少见的黑素细胞瘤,病理改变呈恶性,而临床生物学过程呈良性为其突出特点。本病来自表皮黑素细胞的良性肿瘤,亦有人认为是由交界处痣细胞形成。

临床主要分三型:单发型、多发性泛发型、多发性集簇型。

1.单发型 Spitz 痣　女性多于男性,男女之比为 1∶1.34～1∶1.37。发病年龄 5 个月～69 岁,14 岁以前占 39％,大于 14 岁占 61％,皮疹为单发的丘疹或结节,圆顶状,光滑无毛,结节呈粉红、红或红褐色,或呈疣状或息肉状,罕见溃疡形成,皮损直径一般小于 10mm。好发于面部,常见于颊部及耳部,也可发生在下肢及躯干,少数见于上肢,亦有个别发生在眼睑、男性外生殖器、舌、眼结膜等,一般不侵犯掌跖部。此型易与血管瘤及化脓型肉芽肿混淆。已有误诊为化脓肉芽肿的病例报告,有的皮疹为淡褐色斑疹,可小于1cm,也可大于10cm,似咖啡斑。在色素斑上有颜色更深的色素性斑点或略微隆起的丘疹样损害,有的增长迅速,随年龄的增长,可演变为皮内痣。

2.多发性泛发型 Spitz 痣　仅报告 3 例,均为成人,皮疹分布全身,数 10 个或数以百计。

3.多发性集簇性 Spitz 痣　限于体表某一局限的部位,可出现在先天性色素斑、咖啡斑的基础上,或类似晕痣样周围绕似浅色晕。

单发性 Spitz 痣为多见,本病开始时生长很快,然后稳定,部分病例可以自然消退或至成年后转变成复合痣或皮内痣,极少恶变。

组织学检查主要可见两种细胞:菱形细胞和上皮样细胞。约半数病人以菱形细胞为主,约 20％为上皮样细胞为主,其余显混合型。瘤细胞分布在表皮和真皮。菱形细胞核大,细胞质丰富,细胞常聚集成巢状,偶排列成条纹状。上皮样细胞大,多核,圆形或多角形,胞浆呈嗜酸性,常聚集成巢状或条纹状。50％病人可见核分裂象。在有表皮内痣细胞巢的病损,可见真表皮之间有人裂隙,此种现象甚少见于皮肤黑素瘤。真皮乳头水肿及毛细血管扩张和不同程度的淋巴细胞浸润。与一般黑素痣细胞相同,Spitz 痣其细胞体积随深度增加而变小,这一特点有助于与恶性黑素瘤鉴别。特殊染色:痣细胞的 S-100 蛋白的免疫过氧化酶反应阳性。血中抗恶生黑素瘤细胞质抗体阴性。电镜检查:黑素细胞中有黑素体,多数黑素体的黑素化是不完全的。在黑素细胞内仍有相当多的黑素体复合物被溶酶体分解。

本病皮疹为淡红色丘疹或结节时,要与化脓性肉芽肿、血管瘤鉴别。当损害表面呈疣状时,要与寻常疣区别,如为色素斑损害时,要与咖啡斑鉴别,或色素痣区别。Spitz 痣主要应与恶性黑素瘤鉴别;恶性黑素瘤 65％的皮损大于 11mm,而 95％的 Spitz 痣皮损小于 10mm,病理上两者主要的不同之处在于 Spitz 痣的瘤细胞主要呈巢状分布,并随位置加深而体积变小,核分裂象少见。

治疗:一般不需治疗。若病理变化如有恶变怀疑时,则应进行手术切除或 CO_2 激光外科,也有人采用 Q-开关红宝石激光治疗。

三、黄褐斑

黄褐斑祖国医学称肝斑,是发生于面部的黄褐色斑片,常对称而呈蝴蝶状。病因尚不清楚,本病女性多见,目前认为可能与妊娠、口服避孕药、内分泌、某些药物、化妆品、遗传、微量元素、肝脏疾病及紫外线等有关。妊娠或口服避孕药可能是主要的诱发因素,在此期间,血中雌激素、孕激素或 MSH 水平增高,使黑素细胞活性增加,雌激素可刺激黑素细胞分泌黑素颗粒,孕激素能促使黑素体的转运和扩散,高水平的MSH 与孕激素、雌激素协同作用而增加黑素。但临床上发现并非所有妊娠或口服避孕药的妇女都伴发黄褐斑,且部分黄褐斑患者分娩后或停止口服避孕药,其黄褐斑也可持续存在,未婚未孕的正常女性和男性患者亦发生黄褐斑,这些均提示与雌激素无关,说明尚有其他因素导致黄褐斑的发生。

某些慢性病,特别是妇科疾病如月经失调、痛经、子宫附件炎、不孕症等以及乳房小叶增生、肝病、慢性酒精中毒、甲状腺疾病(尤其甲亢及甲状腺切除综合征病人)、结核、内脏肿瘤等患者中也常发生本病,可能与卵巢、垂体、甲状腺等内分泌有关。有作者观察,黄褐斑病人患甲状腺疾病的患病率比正常人高 4 倍,因此有人认为,黄褐斑不是单一皮肤疾病,而是与自身免疫病有关。黄褐斑与情绪变化有关,精神抑郁常常导致色素加深,祖国医学认为"此症由忧思抑郁、血弱不华、火燥精滞而成"。因郁致病可能是通过下丘脑-垂体而导致 MSH 释放所致色素沉着。日光照射是一个重要因素,紫外线能激活酪氨酸酶活性,使照射部位黑素细胞增殖,从而使黑素生成增加。经常照射太阳光,使面部,尤以前额、颊部和口唇表皮黑素细胞可达 $2000/mm^2$ 或更多,而其他部位为 $100/mm^2$,Sanchey 等认为这可能是黄褐斑好发于面部的原因之一。有学者分析新疆 906 例黄褐斑的病因,患病率较汉族高,认为主要与海拔高、春夏两季日照较强有关。光照射后,皮肤中许多生物化学系统发生变化,如花生四烯酸和一些环氧产物、前列腺素 D(PGD2)和前列腺素 E(PGE2)等,这些变化可能使黑色素细胞增加,调节和诱导黑素的合成和转运。化妆品可引发黄褐斑的发生,这可能与化妆品中某些成分如氧化亚油酸、枸橼酸、水杨酸盐、金属、防腐剂和香料等有关,尤以劣质化妆品更为有害。有学者分析 680 例黄褐斑病因,由永芳美容霜引起 272 例(40%);雅倩珍珠霜 109 例(16%),其他化妆品 53 例(7.8%)。长期服用某些药物如氯丙嗪、苯妥英钠、二苯乙内酰脲、安替舒通等可诱发黄褐斑。其机制不清。Miguel 等对 28 例男性黄褐斑患者研究中发现,有 70.4% 的患者有家庭史,认为遗传是男性黄褐斑主要病因之一。微量元素对黄褐斑的发病亦有影响,有报道黄褐斑患者血清铜、锌值浓度降低,其原因是在色素形成过程中其需要量增高所致。亦有报告相反。近来有人认为皮肤的微生态失衡可能与黄褐斑的发生有一定的关系。有作者应用定位、定量和定性的方法对 51 例黄褐斑进行微生态学研究,发现产生褐色素、橘黄色素的微球菌、棒球菌及需氧革兰阴性杆菌显著增加,而常驻痤疮丙酸杆明显减少,提示皮肤菌群的改变,细菌产生色素的吸收和沉积参与了黄褐斑的形成。

黄褐斑对称分布于面部,以颧部、颊部及鼻、前额、颏部为主,一般不累及眼睑和口腔黏膜,损害为淡褐到深褐色的色素斑,大小不一,边缘清楚或呈现弥漫性。有时呈现蝶翼状。无主观症状。女性多见,尤以育龄期妇女,但也有发生在绝经期妇女。男人和未婚青年女性也可发生。临床上可见三种类型:①面中型最为常见,皮损分布额、颊、上唇、鼻和下颏部;②颊型:皮损主要位于双侧颊及鼻;③下颌型:皮损主要位于下颌,偶累及颈部“V”型区。分类亦可根据色素沉着的深浅,用 Wood 灯检查,分为表皮型、真皮型和混合型;表皮型在 Wood 灯下,色素程度加深;真皮型无明显加深;混合型两型表现均可看到。自然光下检查,表皮型为淡褐色,真皮型呈蓝灰色,混合型为深褐色。黄褐斑色素随内分,泌变化、日晒等因素可稍有变化,部分患者分娩后或停服口服避孕药后可缓慢消退,但大多数黄褐斑患者病程难于肯定,可持续数月或数年。

组织学检查:表皮型的黑素主要沉积在基底层及上面,偶尔延及角层。真皮型真皮中上部血管周围有噬黑素细胞存在,真皮吞噬细胞中色素增加。用 Fontana-Masson 染色,证实角朊细胞及一些黑素细胞的黑素增加,黑素细胞树突明显增大,棘层的角朊细胞含大量的单个非聚集的黑素颗粒。

根据黄褐色斑,好发于面部,对称而呈蝶翼状,无自觉症状等易于诊断。需要鉴别的有:

1.雀斑 色素斑点小,并非融合的斑片,夏季明显,冬季变淡或消退。临床往往两病同发者多见。

2.太田痣 皮损为淡青色、深蓝色、蓝黑色斑片,大多数为单侧性,有的病人结膜、巩膜亦青蓝色,多自动发病,不难鉴别。

3.瑞尔黑变病 色素斑好发于耳前、颞、耳后、颈,为灰褐色、深褐色斑,上有粉状细薄鳞屑。

(一)一般治疗

去除可能的原因,在治疗中均应避光,并使用防晒剂(应选择既对 UVB,又对 UVA 光谱有效的),慎用化妆品,保持乐观的情绪,不可忽视。

1.局部治疗 氢酯制剂有:3%~5%氢醌霜,3%对苯二酚单丙酸酯(MPHQ),2,6-叔丁基对苯酚霜,20%氢醌单苯醚霜。氢醌即对苯二酚,系酪氨酸-酪氢酸酶系统的抑制剂,抑制黑素小体形成并促使其分解,导致黑素细胞破坏。常用 3%的浓度,持续数月有效。若制成复方制剂,如 0.1%地塞米松、5%氢醌霜、0.05%~0.1%维 A 酸霜;或 2%氢醌、0.05%~0.1%维 A 酸霜则效果更好。优于单一制剂,2,6-叔丁基对苯酚霜疗效差。20%氢醌单苯醚霜可引起永久性色素脱失之副作用,MPHQ 由氢醌和丙酶反应制得,是氢醌的一种脂肪酸酯，性能稳定，不易被氧化，无刺激性，疗效好。维 A 酸制剂，0.05％～0.1％维 A 酸有减轻色素沉着的作用，其治疗机制不清，起效时间慢，需半年。从低浓度起用，逐渐增加至 0.1％（或是制成复方制剂），以免引起红斑刺激现象。此外，10％～20％壬二酸霜、3％曲酸霜、复方丝蛋白霜（丝蛋白、白降汞），1％～3％4-异丙基儿茶酚霜、3％熊果苷搽剂、0.1％SOD 霜等均报道为有效治疗剂。N-乙酰-4-S 半胱氨酚，是一种新型脱色剂，据报道用 4％的乳剂治疗黄褐斑有较好的效果。本品仅作用于具有色素合成活性功能的黑素，其机制可能是减少功能性黑素细胞的数量和减少黑素小体的量。中药提取制，如斑克霜、当归柿叶霜、柿叶祛斑霜、蛇油霜、中药面膜等均见一定效果。

2.全身治疗　维生素 C，能使深色氧化型色素还原成浅色还原型色素，阻止黑素代谢的氧化过程，抑制黑素形成，可口服或静注维生素 C 1.0g，或 2～5g/d 加入液体中静脉滴注，每日一次，20 次为一疗程。也可采用离子透入疗法。日本山盛用谷胱甘肽 0.2～0.6g 和维生素 C 1g 混合静脉注射，每周 2 次，疗程 10～20次，取得良好效果。维生素 C 和维生素 E 合用有协同作用，有报道用维生素 C 1.2g/d 和维生素 E 0.6g/d或维生素 E 0.3g/d 合用，较单用疗效好。止血芳酸 1～1.5g/d 治疗黄褐斑，报道总有效率在 90％以上。

（二）激光治疗

本病色素细胞功能紊乱，任何创伤性治疗均可能使色素异常加重。常规的 Q-开光短波长激光治疗，如510、532、755nm 激光治疗后仅能获得一过性的色素减淡，但最终均会发生色素加深，故不推荐使用激光治疗。对于大多数皮肤科医师来说，表皮型黄褐斑的激光治疗效果与外用药物和化学剥脱术治疗效果类似，但是激光治疗后可能迅速复发甚至颜色更深，复发与黑素细胞的过度活动和激光治疗后的炎症色素沉着有关。真皮型和混合性的黄褐斑效果不佳。但是激光治疗黄褐斑的努力从来就没有停止过，多种激光被尝试进行黄褐斑的治疗。

1.CO_2 激光和 Q 开关翠绿宝石激光的联合治疗　Keyvan 等用脉冲 CO_2 激光和 Q 开关翠绿宝石激光联合治疗与脉冲 CO_2 激光单独治疗黄褐斑做了对比性研究。他们选取了 8 例病人，Fitzpatrick 皮肤类型Ⅳ～Ⅵ型，在激光治疗前先外用 0.05％维 A 酸、4％氢醌、1％氢化可的松治疗 14 天。然后从中随机挑选 4例病人采用联合治疗，即先用脉冲 CO_2 激光（电脑图形发生器手具，脉宽 950μs，能量密度 300mJ/cm^2）治疗，然后再用 Q 开关翠绿宝石激光（6J/cm^2）治疗。其余四人只用同参数的 CO_2 激光。结果联合治疗组中所有受试者的异常色素都消退。而 CO_2 激光治疗组，两个病例在治疗后有周围色素沉着。随后 Suhattaya等又用超脉冲 CO_2 激光和 Q 开关翠绿宝石激光的联合治疗与 Q 开关翠绿宝石激光单独治疗黄褐斑做了对比性研究。他选取了 6 例难治性黄褐斑病人，皮肤类型Ⅱ～Ⅴ型。在一侧面部用 CO_2 激光治疗（超脉冲5000C;CA）治疗，或者选用电脑图形发生器手具，参数为 60W，300～350mJ，脉宽 950μs、密度 5～6，扫描模式 3（方形），光斑 8mm，或者选用标准手具，光斑 3mm，300mJ，功率 5W。然后用 Q 开关翠绿宝石激光（755nm，60ns，5～7J/cm^2，光斑 3mm，频率 5Hz）治疗。而另一侧面部只用相同参数的 Q 开关翠绿宝石激光。结果在治疗 6 个月时评价联合治疗的一侧 mMASI（平均 MASI）和 mMAMI（平均 MAMI）评分都显著下降，有统计学意义。而单独用 Q 开关翠绿宝石激光治疗的一侧的 mMASI 和 mMAMI 评分下降没有统计学意义。客观评价指标 mMAMI 和临床评价指标 mMASI 相一致。

2.Er:YAG 激光　Rhesa 等选取了 10 例难治性黄褐斑，Fitzpatrick 皮肤类型Ⅱ～Ⅴ型。用 Er:YAG激光（2940nm，5.1～7.6J/cm^2，8Hz）。结果在激光治疗后四天黄褐斑有明显的改善，但是在术后 3～6 周所有的病人都有炎症后色素沉着。经过 6 个月每周两次 30％～40％羟基乙酸和每天一次遮光剂及 20％壬二酸治疗后，色素沉着较激光治疗前有显著的改善。

3.脉冲强光（IPL）　Chia-ChenWang 等选取 33 例难治性黄褐斑患者，皮肤类型Ⅲ～Ⅳ型。随机抽取17 例用 IPL 治疗 4 次，间隔时间 4 周，第一次用 570nm 滤光片，此后用 590～615nm 滤光片，在所有治疗中能量密度均为 26～33J/cm²,双脉冲,第一脉冲 3～4ms,第二脉冲 4～5ms,脉冲延迟 30～35ms。术后给予 4%氢醌和宽谱防晒剂防止炎症后色素沉着。16 例病人作为对照组,只给予氢醌和防晒剂。结果在 IPL 治疗组改善率达 39.8%,而对照组只有 11.6%。IPL 治疗时和治疗后的红斑和疼痛轻微,一般在 1 天内消失。大部分病人有轻微结痂,一般在 1～2 周内脱落。治疗后可立即使用化妆品而不需创面护理,没有感染和瘢痕的形成。作者认为 IPL 对于亚洲人的难治性黄褐斑的治疗是安全有效的,比 Q 开关激光对靶组织周围热损伤和炎症后色素沉着要轻,仅有 2 例病人有短暂的炎症后色素沉着,但在应用氢醌和进一步 IPL 治疗后色素逐渐消失。

4.点阵激光　最近根据局灶性光热作用原理推出了一种新的治疗技术即点阵激光。当激光光束直径调节到数百微米以下后,在一定的能量密度下,激光光束能经过表皮穿透进入真皮,激光产生一系列柱状的热变性区或者在一定的能量密度下,激光穿透皮肤形成真正的孔径,而周围组织未损伤。激光束可以在真皮不同深度聚焦,柱状热变性区的直径为 50～150μm,椭圆形,深度 0～550μm。通过调整激光的参数,即使低能量密度也能在真皮不同深度达到较高能量,因此可以控制柱状的热变性区的大小、深度和密度。

据报道,对于那些对常规治疗抵抗的黄褐斑患者,这种治疗技术获得了理想的疗效,其治疗机制可能是点阵激光治疗后,皮内成分,尤其是真表皮连接处的色素可随着 MENDs 经表皮脱落,这种脱落可发生在点阵激光治疗后的 1～7 天过程中。

1550nm,单脉冲模式,6～20mJ/MTZ,治疗 1 天后:角质层恢复完整、表皮中有小裂隙形成、表皮重新形成、色素细胞和角质形成细胞在基底层出现、真表皮连接处变薄(与 MTZ 外的正常组织形成明显的分界)、MTZ 内的真皮细胞活力完全消失,但是 MTZ 周围的组织活性依然正常。表皮中的小裂隙结构应用 Gomoritrichrome 染色阳性,提示小裂隙中成分来源于真皮。但是,这一阳性染色结构也可能是由于热损伤后表皮结构失去了特征所致。然而真皮结构的经皮排出的观点被以下研究所支持:应用抗人弹力蛋白抗体染色支持了这一假定。因此认为局灶性光热作用可能造成显微的热损伤,这些真皮成分被融入到 MENDs 中最终经过真表皮经皮排出体外。据此部分医师推测 1550nm 激光或许能治疗色素性皮肤疾病,如顽固的黄褐斑、日光性弹力变性其他的变性疾病,如粘蛋白瘤和淀粉样变等。作者的这一组织学研究观察结果也被其他作者所证实:20 例志愿者接受 1500nm 半导体激光治疗,5mJ/MTZ,1600MT 2s/cm²,治疗部位:前臂。然后进行 HE 染色的组织学分析,以及弹力蛋白染色分析。另外治疗部位应用共聚焦显微镜进行观察。结果治疗 24 小时后,表皮基底层的连续性受到破坏,7 天后完整的表皮再生完成,点阵激光治疗 1 天后就能观察到 MENDs 的形成,在 MENDs 中含有色素小体,并且在 7 天后从表皮中剥脱掉,此时免疫组化方法结果显示Ⅲ型胶原也增生,热休克蛋白(HSP70)在治疗后 1 天表达,7 天后组化结果显示成肌纤维细胞,这些发现与点阵激光所诱导的创伤愈合反应一致。但治疗 3 个月后再也没有发现有真皮纤维增生的证据。提示 1 次点阵激光治疗后诱导出真皮的创伤愈合反应,表皮中色素小体的清除机制可能是治疗色素病的机制,MENDs 可能起到了类似载体运输的作用。

基于此临床中红外线激光被试用于黄褐斑的治疗并获得一定程度上的成功。10 例患者(皮肤类型Ⅲ～Ⅴ型)既往对传统治疗无效,接受每周或每 2 周一次的治疗(Fraxel,波长 1535 和 1550nm),能量密度 6～12mJ/MTZ,2000～3500MT 2/cm²,共治疗 4～6 次。结果医师评价 60%的患者获得了 75%～100%皮损清除,仅有 30%的患者改善程度小于 25%,患者自己的评价结果与此结论类似。治疗后仅 1 例发生了炎症后色素沉着,没有色素减退者发生。另外的 6 例女性患者(皮肤类型Ⅲ～Ⅳ型)接受点阵激光治疗后得到了类似的临床结果,治疗间隔 4 周,共 3～4 次治疗,所有患者都获得了最少 20%的皮损减淡,3 例患者改善 50%,2 例获得 30%的改善。这一结论被后来的研究所证实并丰富:在 10 例Ⅲ～Ⅳ型皮肤的黄褐斑患者的治疗中发现 1550nm 激光,每 2 周治疗 1 次,共 4 次治疗后皮损在光学显微镜下治疗后色素细胞数量减少,电镜下显示治疗后的组织色素细胞数量减少而且周围的角质形成细胞黑素缺乏。其中 6 例Ⅲ型皮肤的患者获得明显的临床改善,而 4 例Ⅳ型患者获得了一定程度的色斑减淡,而且超微结构的观察与临床疗效较为符合,这有可能解释临床疗效的机制。但是,由于使用的病例不多,因此对于黄褐斑的治疗我们还应该保持一个谨慎的态度,因为疗效和安全性之间往往很难兼顾,目前对这种激光的使用价值尚无法评价,应该对这种治疗进行更多的研究。从现有的一些临床资料来看,点阵激光可能是治疗黄褐斑一种安全有效的治疗选择(可参阅相关内容)。

5.低能量密度 Q 开关 Nd:YAG1064nm 激光　近来临床上很多医师采用这类激光进行治疗,可以每周 1 次治疗,临床上的确显示出明显的疗效,但是停止治疗后,皮损很快复发,而且部分患者出现色素沉着。尽管尚没有有说服力的临床报告,但是临床上的确获得了一定的成功。治疗技术在于对能量密度的控制,通常治疗至皮肤轻度潮红即可,能量密度一般为 $2\sim3mJ/cm^2$。

总的来说大部分表皮型的黄褐斑对外用药反应好,并且这是一个简单、性价比高的治疗方法。化学剥脱治疗表皮型黄褐斑的疗效也比混合性的要好。因此外用药仍是治疗黄褐斑的一线方法,而激光则被用来治疗难治型黄褐斑。另外,不管哪种激光,为了使得治疗更成功,都需要综合治疗,包括脱色剂、防晒和宽谱的防晒剂。

四、炎症后色素沉着

皮肤急性或慢性炎症后发生的色素沉着称炎症后色素沉着。

正常皮肤中的巯基抑制酪氨酸氧化为黑色素,而炎症反应时皮肤中的部分巯基被除去使得酪氨酸酶活性增加而引起局部皮肤色素增加。皮肤色素沉着轻重与炎症的程度关系不大。而主要取决于皮肤病的性质。固定型药疹、银屑病、脓皮病、虫咬皮炎等发生色素沉着常见且明显。神经性皮炎、湿疹、扁平苔藓在愈后色素沉着较轻或色素减退。炎症若发生在基底层细胞或表皮真皮交界处,黑色素较易落入真皮上部而聚集在噬色素细胞内外,则能引起较为持久的色素沉着。如盘状红斑狼疮、固定型药疹等。

色素沉着一般局限于皮肤炎症部位,色素沉着为淡褐色、紫褐色至深黑不等,有时伴有轻度苔藓化。色素沉着常在皮炎时较快发生,炎症消失后,色素也缓慢消退。历时数周至数月,也有持续数年不退者。色素沉着形态和分布有助于追溯原有的皮肤病。

本病治疗多采用局部外用氢醌霜、维 A 酸霜等治疗。激光治疗同黄褐斑。

五、色素性化妆品皮炎

本病也称女性颜面黑变病,是由化妆品成分所引起女性面部色素沉着性疾病,近年来发病率明显增加。目前多认为化妆品中的某些化学成分和杂质作为变应原,以致引起面部炎症反应后引起色素沉着。这种炎症反应可能为直接刺激引起的接触过敏,或是长期接触后吸收入皮肤而使患者致敏。表现为Ⅳ型变态反应。常见的致敏物质为甲醛、镍、橡胶成分、皮革成分、煤焦油和染料等。

本病面颊部弥漫性或斑块性棕褐色斑,重者扩及整个颜面,呈黑色、紫色或蓝黑色。多数患者在发病初有红斑、丘疹性皮损,伴有不同程度瘙痒。患者多能陈述引起发病的化妆品,但也有皮炎阶段表现不明显者。组织学检查:表皮轻度肥厚,基底层色素增加,真皮浅层可见嗜色素细胞,血管周围有少许炎细胞浸润。

根据有外用化妆品史,早期皮炎后引起面部的色素沉着可进行诊断,有条件时对可能的致敏性化妆品进行斑贴试验可帮助诊断。本病应和黄褐斑进行鉴别,后者一般无明显外用化妆品的病史,多无早期炎症反应、呈蝴蝶状分布,一般情况下光线和妊娠可加重病情等可进行鉴别。主要去除致敏原,部分病例可自行消退,长期不愈者可外用祛斑剂,如氢醌霜和 SOD 霜等。Q-开关激光治疗似乎无明显作用,其他治疗可参考黄褐斑。

(唐正喜)

第八节　白癜风

　　白癜风是一种获得性的色素减退或脱失性疾病,临床上表现为界限清楚的白色斑片,无自觉症状,病变部位的毛发可保持黑色或同时变白,有时皮损可发生于色素痣周围,形成晕痣,进而影响远处的正常皮肤。世界范围内白癜风的发病率约为 1%,不同的国家和地区发病情况在 0.1%～8.8%以上不等,男性与女性发病率相近,近半数患者在 20 岁前发病,70%～80%的患者在 30 岁前发病。

　　根据全国中西医结合皮肤性病学会色素病学组委员 1994 年扩大会议讨论,白癜风分为二型、二类、二期。

【二型】

　　1.寻常型　①局限性:单发或群集性白斑,大小不一,局限于某一部位;②散发性:散在、多发性白斑,往往对称分布,白斑总面积不超过体表面积的 50%;③泛发性:多由散发性发展而来,白斑多相互融合成不规则大片而累及体表面积的 50%以上,有时仅残留小片岛屿状正常肤色;④肢端性:白斑初发于人体的肢端,如面部、手足指趾等部位,而且主要分布在这些部位,少数可伴发躯体的泛发性白斑。

　　2.节段型　白斑为一片或数片,沿某一皮神经节段支配的皮肤区域走向分布,一般为单侧。

【二类】

　　1.完全性白斑　白斑为纯白色或瓷白色,白斑中没有色素再生现象,白斑组织内黑素细胞消失,对二羟苯丙氨酸反应阴性。

　　2.不完全性白斑　白斑脱色不完全,白斑中可见色素点,白斑组织内黑素数目减少,对二羟苯丙氨酸反应阳性。

【二期】

　　1.进展期　白斑增多,原有白斑逐渐向正常皮肤移行、扩大,境界模糊不清。

　　2.稳定期　白斑停止发展,境界清楚,白斑边缘色素加深。

一、发病机制与相关环境因素

　　本病确切的发病原因还不十分清楚,本病的最终结果是黑色素细胞发生凋亡,导致这一结果可能有下面几种原因:

　　1.自身免疫学　白癜风发病可能和自身免疫有关,①白癜风可伴发其他自身免疫病;②其他自身免疫病发生白癜风较一般人高 10～15 倍;③患者血清中可测到多种自身抗体;④患者血清中可测到抗黑素细胞抗体;⑤恶性黑素瘤患者白癜风发生率明显高于正常人;⑥白癜风病人存在着细胞免疫及体液免疫异常;⑦本病病程迁延慢性、对治疗抵抗、有时能自行消退,符合一般自身免疫病规律;⑧本病不仅影响皮肤黑素细胞,也影响眼、耳等处色素细胞;⑨皮肤损伤可诱发本病,部分病人同形反应阳性;⑩病理变化进行期白斑边缘有单核细胞聚集,符合迟发型超敏反应,白斑边缘部表皮朗格汉斯细胞数目增多;⑪皮质类固醇激素和他卡莫司等药物治疗有效。

2.黑素细胞自身破坏学说　在黑素合成过程中,其中间产物如多巴、多巴醌、多巴色素、5,6-二羟吲哚等,都属于单酚或多酚类化合物,现已清楚,这些酚类物质的积聚或产生过多都对黑素细胞有选择性细胞毒性,能损伤黑素细胞。这些中间产物有很高活性,对细胞质结构有损伤作用。因此,黑素合成程序被控制在黑素小体内,如果黑素小体膜完整性受到破坏(如由于黑素中间产物的过多蓄积或紫外线的有害作用),黑素小体内容物将大量漏入胞质,从而导致细胞损伤。局部应用某些儿茶酚和酚类化合物如氢醌单苯醚(取代酚的一种)能导致皮肤色素减退或消失,这些酚类化合物的化学结构非常类似于黑素前身,它们对于黑素细胞的细胞毒作用也非常类似。氢醌单苯醚和有关化合物的脱色机制可能为:①醌能形成活动的自由基进入黑素细胞质,它能氧化黑素细胞的脂蛋白膜,造成细胞损伤并释放细胞抗原,抗原释放后又能活化淋巴细胞,淋巴细胞再对其他黑素细胞起反应;②氢醌能抑制酪氨酸酶活性;③将氢醌注入金鱼能使其黑素细胞受损。

导致黑色素细胞凋亡还可能与机体氧化、抗氧化失衡有关,体内抗氧化物质的改变、黑素细胞自身抗氧化能力下降都直接影响机体的抗氧化水平,使表皮黑素细胞处于氧化应激状态,产生细胞损伤,从而导致免疫或非免疫因素的黑素细胞死亡。在正常情况下,人体的保护机制消除了黑素代谢中间产物的破坏作用,由于各种因素作用,一旦保护机制出了问题,黑素细胞便有被破坏的可能性。本学说能解释在临床看到白癜风常发生在皮肤黑素相对比较多的地方。

3.神经化学因子学说　神经末梢释放的化学介质如去甲基肾上腺素、乙酰胆碱或其他物质,能对黑素细胞有损害作用。

4.遗传因素　遗传因素对本病的发生起着一定的作用。据国内外报道有3%~40%患者有阳性家族史。但本病确切遗传方式尚未能完全肯定,有人认为系常染色体显性遗传伴有不同的外显率。HLA与白癜风的相关研究,目前资料较少。

5.微量元素变化　微量元素中,以铜、锌和本病的关系最密切。铜离子是酪氨酸酶的激活剂,黑素颗粒中含有高浓度的锌。关于白癜风患者血清铜的变化,各家报道不一,有些学者发现其水平降低,而另外一些报道未发现铜的变化。白癜风病人的血锌水平,大部分报道降低。有报告检测头发中铜、锌含量,也得到类似结果。

6.其他　近来随着对本病研究的深入,推测白癜风的发病可能和黑素细胞生长因子缺乏有关。还有人发现培养的白癜风患者的角朊细胞摄取钙离子有障碍,引起细胞外钙离子浓度升高,可能通过抑制膜连接硫氧还蛋白还原酶(TR)的活性,造成自由基堆积,进而损伤角朊细胞和黑素细胞。因而提出自由基损伤是白癜风发病原因之一。

7.相关环境因素　外伤是较为肯定的诱因,其主要证据为白斑常发生在受外伤部位及活动性白癜风的Koebner现象。化学因素:主要包括苯酚、邻苯二酚及其衍生物对羟苯苄醚等,这些化学物质对黑素细胞具有一定的毒性作用。精神因素与白癜风可能有一定的相关性,推测精神紧张可能通过两种途径影响白癜风发生:一是影响免疫系统的功能,诱导自身免疫状态;二是通过应激激素的产生和释放,影响黑素细胞的生存环境及激素的代谢平衡,干扰黑素的产生。暴晒与晒伤或许能加重诱发白癜风。另外饮酒、精神紧张、饮食不规律、喜食辛辣、外伤、经常接触农药、接触油漆原料可作为白癜风的独立危险因素。

二、治疗

尽管白癜风不会对身体造成伤害,但却会影响患者的外观面貌,导致患者丧失人际交往的自信,形成心理性伤害,因此大多数患者均会积极的寻求并配合医生的治疗。但是白癜风的治疗目前仍比较困难。由于白斑中表皮黑素细胞已被破坏,因此治疗时黑素的恢复要靠其他来源的黑素细胞。有作者认为毛囊外根鞘内存在着无功能的黑素细胞,而白癜风不累及这些细胞,治疗时药物可能通过刺激这些细胞发生分裂、繁殖,成为有功能的黑素细胞,以此为中心色素逐渐恢复。

(一)药物治疗

1.光化学疗法　目前仍然是非常有效的治疗方法,如口服或者外用补骨脂素、8-甲氧基补骨脂素(8-MOP)和 5-甲氧基补骨脂素(5-MOP)后再照射紫外线或日光对白癜风有较好效果。实验证实,内服 8-MOP 加长波紫外线照射后,表皮中黑素细胞功能增强,黑素体数目增多。口服 8-MOP 0.3~0.6mg/kg 或 TMP 0.6~0.9mg/kg,1.5~2h 后照长波紫外线或晒太阳,一般每周 2~3 次,连续治疗 3 个月以上。局部外用 0.1%8-MOP 溶液 0.5~1h 后照长波紫外线或晒太阳,每周 2~3 次,对局限型和仅有少数几块皮损的患者,可能更为实用和有效。

2.皮质类固醇激素　可口服、外用或局部注射,均对白癜风有一定疗效。确切机制仍不清楚,可能和针对本病的自身免疫发病机制有关。口服泼尼松 5mg,每天 3 次,或 15mg,每天 1 次,早 8 点服。见效后每月递减 5mg,至每日 5mg,维持 3~6 个月。如服药 4~6 周无效,停止治疗。适用于皮损面积较大的泛发型患者。外用皮质激素做成的霜剂、软膏、溶液、涂膜剂均可。局部注射:对少数局限型皮损可采用曲安西龙混悬液(10mg/ml)、醋酸泼尼松龙混悬液(25mg/ml)或醋酸氢化可的松混悬液(25mg/ml)用 1%普鲁卡因稀释(1∶1 以上)后作皮损内局部注射,有一定效果。一般每周注射 1 次,每次激素用量不超过 2ml,4 次为一疗程。注射次数过多可造成局部皮肤萎缩或其他副作用。

3.免疫制剂　针对白癜风的免疫发病机制,有人试用免疫制剂治疗,发现有效。转移因子肌肉注射或口服,以及左旋咪唑口服,能增强细胞免疫功能,据报道都有一定效果,但有待更多资料证实。免疫抑制剂如硫唑嘌呤、环磷酰胺等,亦曾被应用过,但疗效不肯定,副作用较大。新的外用药物他卡莫司也被应用于白癜风的治疗,临床证实有效。

4.其他药物　如外用 Vit D₃ 衍生物临床证实有一定疗效。胎盘组织液肌肉注射,每日或隔日一次,对部分病例有效。国外有报道用人胎盘醇提取物外用加红外线治疗有效。铜制剂如 0.5%硫酸铜溶液口服,每日 3 次,每次 10 滴,或局部离子透入。单胺氧化酶抑制剂异菸肼口服每天 300mg,连续数月。阿托品、654-2 局部皮损内注射治疗,也都有过报道。外用药还有 0.05%氮芥酒精外用,显效率达 50%左右,此药可激活酪氨酸酶,从而加速黑素合成,但部分病人有局部刺激反应,可加异丙嗪能减少发生,本药稳定性较差,最好用药前临时配制。

(二)外科治疗

可采用表皮移植来治疗白癜风。方法是将正常的供皮区表皮移植到白癜风皮损部位。供皮区的皮肤的采集可以是传统的刀片取皮法,也可以采用负压吸疱法。白癜风皮损的表皮去除可以采用刀片切除法,或者是负压吸疱法,最终将皮损的表皮去掉形成受皮区创面。当然也可以采用皮肤磨削法去掉受皮区表皮。磨削可采用传统的砂轮磨削,也可采用高能脉冲 CO_2 激光,或脉冲铒激光磨削。对于头部局限性的白癜风损害,也有人采用单纯皮损切除进行治疗。

随着治疗技术的提高,这种治疗方法的成功率目前已显著提高,一些医院已经成为常规的治疗方法。成功的病例中也有一些病例在外观上不理想,如新生色素不均匀,或有白斑边界、新生色素较深、移植皮片臃肿、皮纹改变等,这些均可通过改进治疗技术或者联合其他治疗来加以克服。但是也有些病例治疗失败,原因很多,可能与下列因素有关。感染或亚临床感染、移植皮片下积血积液、胡须、毛发生长过快使移植皮片顶起、包扎固定不可靠、受皮区不健康、移植皮片反贴、受皮区基底细胞残留较多或移植疱壁含基底细胞较少、同形反应、皮损处于进展期等等。

（三）光疗法

紫外线（UV）是日光发射的一段电磁波，根据光波是否到达地球表面及其产生皮肤红斑的能力，人为地将 UV 分成 3 段：①短波紫外线（UVC，200～290nm），因其被大气中臭氧层吸收而不达到地球表面。即使照射体表，也可被皮肤角质层吸收。对细菌有杀灭作用；②中波紫外线（UVB，290～320nm），又名晒斑光，能量大。黄种人皮肤一般在接受约 $20mJ/cm^2$，照射后 24 小时皮肤可产生可见的红斑，对这一剂量的 UVB，又称为 UVB 的最小红斑量（MED），往往是用来衡量皮肤对 UVB 反应的剂量基础。UVB 达到地球表面并可穿透皮表达真皮浅层，是对人体具有最大危害的 UV 波段。近来波长为 290～320nm 时被称为宽波紫外线 B（BB-UVB），波长峰值为 311～313nm 时被称为窄波紫外光 B（NB-UVB）。NB-UVB 目前临床中得到了广泛的应用；③长波紫外线（UVA，320～400nm），穿透力大，可达真皮深层。又分成 UVAl（340～400nm）和 UVA2（320～340nm）。紫外线产生的能量与波长相关，随波长缩短能量增强。如对皮肤产生 MED 所需的 UVB 剂量大致仅为 UVA 的 1/1000。即使在同一 UVB 波段中，如 297nm 发射产生的红斑较 313nm 产生的要强 100 倍。

光疗是较为有效和安全的治疗方法之一，包括系统或局部使用补骨脂素＋长波紫外线疗法（PUVA）、宽谱或窄谱 UVB（NB-UVB）疗法。

1.PUVA　作用机制尚不明确，但疗效已被充分肯定。主要是通过口服或外用补骨脂素一定时间后照射 UVA（320～400nm），以达到治疗白癜风的目的。其可能的机制是激活黑素细胞和黑素小体，同时诱导白细胞介素-1 的合成。

口服常用 8-甲氧补骨脂素（8-MOP），5-甲基补骨脂素（5-MOP）、三甲补骨脂内酯（TMP），用于治疗大面积的泛发性白癜风，其中 8-MOP 更为常用，后两种光敏剂在疗效上并未见优势。PUVA 治疗包括大剂量疗法和小剂量疗法，前者口服 8-MOP 0.4～0.5mg/kg，1.5h 后照射 UVA，初始剂量为 0.5～$1.0J/cm^2$，以后每次增加 0.25～$0.5J/cm^2$ 直到无症状性红斑出现，最大剂量为 1.0～$4.0J/cm^2$，每周治疗 2 次；后者可减小 PUVA 治疗的光毒性反应，方法为口服 8-MOP 10mg/次，以 $4.0J/cm^2$ UVA 照射，每次增加 1～$2J/cm^2$，直到无症状红斑出现，最大达 14～$20J/cm^2$，每周治疗 2 次。PUVA 治疗应连续 1～3 年才能获得较为满意的效果，如治疗 4 个月以上未见色素再生则视为无效。不同患者之间疗效差异很大，若要色素完全恢复相当困难，深色皮肤患者疗效优于浅色皮肤患者。

PUVA 联合钙泊三醇治疗，可减少 UVA 的照射剂量，加速色素的再生，方法为 PUVA 每周照射 3 次，钙泊三醇每日外用 2 次。

外用 PUVA 治疗适用于皮损面积小于 20％的局限性白癜风患者，或口服光敏剂有禁忌的患者。将 8-MOP 溶于酒精、丙二醇或酸性遮盖霜中配成 0.1％或 0.01％浓度制剂，涂于皮损 30min 后照射 UVA，剂量为 0.12～$0.25J/cm^2$，逐步递增至产生无症状红斑。口服和外用光化学治疗不可联合使用，以免光毒反应叠加。

PUVA 治疗的不良反应包括：瘙痒，红斑，恶心，烧灼感，晒黑，眼部损伤，皮肤老化和肿瘤。禁忌证有：光敏性疾病或某些疾病状况如红斑狼疮，卟啉症需要避光者，妊娠或哺乳期，皮肤肿瘤，肝脏疾病，儿童等。

2.窄波 UVB（NB-UVB）　具有两方面作用机制：通过免疫抑制减少黑素细胞的死亡，增加黑素细胞的数量促进黑素的再生。紫外线介导产生黑素细胞生长因子如碱性成纤维细胞生长因子或内皮素等，激活毛囊和表皮中的黑素干细胞，使黑素再生。

最早由 Westerhof 等报道用 NB-UVB 治疗白癜风。采用外用 PUVA 和 NB-UVB 非随机比较疗效，一组分别以 PUVA 每周 2 次或 NB-UVB 每周 2 次治疗 4 个月，另一组单独 NB-UVB 治疗，分别随访 3、6、

12个月。结果 NB-UVB 治疗患者色素恢复达 67%,优于外用 PUVA 组,后者色素恢复 46%,观察 12 个月组疗效 63%,优于观察 3 个月组 8%。NB-UVB 组的不良反应明显少于 PUVA 组。另一项研究用 NB-UVB 治疗 51 例儿童泛发性白癜风,每周 2 次,最多治疗 1 年,白癜风疾病活动性评分显著下降(P=0.001),经过平均 78.3 次治疗,平均累积剂量 91.3J/cm²,53% 的患者取得了 75% 以上色素再生,不良反应暂时且轻微。Tjioe 报道治疗 27 例患者,其中一组以 NB-UVB 单独治疗,另一组以 NB-UVB 联合维生素 B₁₂ 和叶酸治疗,每周治疗 3 次,持续 1 年(平均累积剂量达 126.7J/cm²),结果 25 例色素再生达 100%,两组比较疗效无统计学差异。Yashar 等对 77 例患者用 NB-UVB 进行每周 3 次治疗,经过平均 62.3 次治疗,39% 的患者获得了 66%～100% 的色素再生。作者认为 NB-UVB 可用于各种皮肤类型的白癜风治疗并安全有效,由于白癜风皮损可视为 I 型皮肤,因此起始剂量对不同皮肤类型可相同。Natta 等对 60 例对包括 PUVA 在内的其他治疗无效的顽固性亚洲人白癜风进行治疗,42% 获得了 50% 以上的色素恢复。有趣的是,作者发现,NB-UVB 治疗对以往未进行 PUVA 治疗的皮损疗效好,而以往有 PUVA 治疗史的皮损疗效差。

NB-UVB 的起始照射剂量为 0.075J/cm²～0.25J/cm²,以后每次 20% 递增直至达到无症状性红斑。疗效与 PUVA 相当或更优,但缺乏后者由补骨脂素所引起的不良反应,并降低了射线的累积剂量。

NB-UVB 的不良反应轻微,孕妇与儿童都可使用,且无光毒性反应,不会引起皮肤萎缩。有红斑狼疮、着色性干皮病,卟啉症或感染性皮肤病的患者禁忌使用该治疗手段。

(四)准分子激光治疗

一份有关白癜风非手术疗法的荟萃分析显示,NB-UVB 的有效率为 63%,高于宽谱 UVB(57%)和系统性 PUVA(51%)。然而,这些疗法如果要达到满意的疗效需要一年甚至更长的时间,需要的高能量又被其光毒性所限制。308nm 准分子激光是近年来治疗白癜风的一种新型激光治疗手段,它通过发射"光斑"直接对准皮损区进行治疗,操作灵活,具有高度选择性治疗皮损的特点,对于传统光疗手段难以达到的部位也可以治疗,并且能在靶皮损处达到较高的能量而不累及附近的正常皮肤,从而减少紫外线在表皮的累积剂量,在一定程度上降低光疗的不良反应。准分子激光在白癜风治疗中的具体作用机制目前仍然不清楚,但由于光较纯净、是相干性的单频光源且能量较 NB-UVB 强,在临床应用上具有优势,可以选择性照射白癜风局部皮损,在较短的时间内获得较好的疗效。

1.治疗机制　具体的治疗机制不明,大多数的结论来源于 UVB 的研究结果。UVB 对机体具有较为明确的免疫抑制作用。UVB 产生皮肤免疫抑制和耐受是一个非常复杂的过程,涉及面非常广泛,如去氧核糖核酸、尿苷酸、活性氧系列、细胞因子、调节性 T 细胞、补体系统等等。由于白癜风的发生有自身免疫机制的参与,而 NB-UVB 可能通过对细胞及体液免疫的抑制作用从而抑制了白癜风病变的进展。

研究表明 UVB 照射后,局部 TGF-β1 水平升高,TGF-β1 具有免疫调节作用,提示 UVB 诱导局部 TGF-β1 水平升高,从而抑制了局部免疫和炎症反应,促进局部色素恢复。

NB-UVB 亦可能通过刺激毛囊外毛根鞘残余的黑素细胞来刺激色素产生。Cui 等认为在正常皮肤中,仅表皮中存在激活的黑素细胞,外毛根鞘的黑素细胞作为细胞储备处于非激活状态,白癜风发病过程中这些储备的黑素细胞未被累及。在光疗作用下,储备的黑素细胞有丝分裂、增殖并沿外毛根鞘表面迁移至邻近的表皮,临床上表现为"色素岛"。细胞因子或炎性介质如白介素(IL)-1、转化生长因子(TGF)-α 和白三烯 C4 可能在这个过程中起重要作用。

也可能准分子激光治疗后促使角质细胞分泌细胞因子(如成纤维细胞生长因子 b-FGF)或炎症介质(如内皮素-1:ET-1),促进黑素细胞的分裂和 DNA 的合成;促进角质细胞内黏着斑激酶(FAK)的表达和基质金属蛋白酶-2(MMP-2)活性,此二者均能增强黑素细胞的迁移能力。

2.治疗方法　一般采用最小红斑量的光剂量进行照射,可以每周 1～2 次治疗。也有人采用更高的光剂量进行治疗。个人认为,最佳的光剂量应该是照光治疗后皮损发生中等程度的红斑,并持续 2～3 天。高于这一光剂量的治疗会导致过度的红斑反应,甚至出现水疱,应当避免。但是疗效一般与累积剂量相关,因此治疗时采用过低的剂量不太合理。一般初始剂量为 $100mJ/cm^2$～$200J/cm^2$,不同的部位对激光的反应存在较大的差别,因此初次治疗仔细寻找红斑量比较重要。但是要注意,皮损处和正常皮肤的红斑量是有差异的,判断最小红斑剂量应该以皮损处的数据为准。以后逐渐增加光治疗剂量,一般每次增加 $50J/cm^2$。长期多次的光照射会引起皮肤一定程度的干燥,可以通过使用润肤霜加以缓解。

最初由 Spencer 等首先治疗了 18 名患者(6 男 12 女)的 29 块皮损,采用自身对照,每周治疗 3 次,共治疗 12 次。结果 6 次治疗后,57% 出现轻度至完全色素恢复;12 次治疗后 82% 出现轻度至完全色素恢复。5 名 PUVA 治疗失败患者的 13 块皮损中,8 块皮损出现不同程度的色素沉着。Fitzpatrick 皮肤类型 Ⅲ～Ⅵ型的患者疗效最好。

以后又陆续出现了其他报道。Taneja 等治疗了 15 例局限型白癜风患者,年龄 19～59 岁,平均 37.4 岁,病程 1.5～30 年,皮肤类型 Ⅱ～Ⅵ型,均为既往治疗失败病例(外用激素,PUVA,NBUVB),每周治疗两次,共 30 周,起始剂量为 $100mJ/cm^2$,治疗后若无红斑反应,剂量增加 20%/次,红斑持续小于 8h 增加 10%/次,红斑持续 8h 以上,剂量不增加,结果手足部位 10 例中 2 例达 26%～50% 改善,8 例达 0%～25% 改善;腋下 3 例中 1 例≥75% 改善,2 例达 26%～50% 改善;面部 5 例中 3 例≥75% 改善,2 例达 51%～75% 改善。其中,面部的最大治疗剂量和累积剂量均最小,手足均最大。Esposito 等治疗了 24 例患者,其中 16 例为泛发型,7 例为肢端颜面型,1 例为局限型。年龄 11～58 岁,平均 33.8 岁,病程平均 5.79 年,皮损范围小于 30%,皮肤类型 Ⅱ～Ⅳ型,部分为既往其他治疗失败者。每周治疗 2 次,共 9 个月,随访 12 个月。起始治疗剂量为 75%MED,出现灼伤、水疱等副反应时,停止治疗,再次治疗时剂量降低,结果 7 例达 ≥75% 改善,6 例达 25%～50% 改善,6 例改善＜25%,5 例无效。随访无复发,主要副反应为红斑、瘙痒。Hadi 治疗了 32 例稳定期白癜风患者,年龄 4～71 岁,皮肤类型 Ⅰ～Ⅵ,每周治疗 2 次,治疗达 30 次或疗效达 75% 皮损缓解时停止治疗,起始照射剂量为 1MED,约 $100mJ/cm^2$,以后增加 $50mJ/cm^2$/次,结果 52.8% 获得≥75% 疗效,63.7% 获得≥50% 疗效;各部位中面部疗效最好,颈部、四肢、躯干、生殖器等部位疗效中等,手足疗效最低;皮肤类型 Ⅲ 型及以上者疗效更好;患者的年龄、性别、病史长短与疗效无关;中小皮损治疗后反应更好。

在儿童治疗方面,相关学者对 85 例稳定期患者(年龄≤12 岁)进行自身对照治疗,每周治疗 1～3 次,共 30 次。结果显效率为 67.1%,有效率为 91.8%,面颈部疗效优于躯干四肢,躯干四肢优于肢端,面颈部非节段型优于节段型。

临床上准分子激光治疗可以单一应用,也可采用联合疗法。

单一疗法:疗效以日光反应类型 Ⅲ～Ⅵ 型皮肤最好。Esposito 等对 24 例患者进行每周 2 次,共 9 个月的 308nm 准分子激光治疗,平均治疗次数为 20 次(最少为 5 次,最多为 58 次),疗效显著。并且所有靶皮损在接下来的 12 个月随访中均很稳定.无色素减退现象。Hadi 等选取 32 例患者共 55 片皮损进行治疗,每周 2 次,共照射 30 次,结果发现所有皮损均有复色,平均治疗次数为 23 次。作者还发现,面部疗效最好,其次是头颈部,会阴部皮损也有一定疗效,躯干手足部位则效果一般。有些学者在随访过程中发现一个有趣的现象,在停止治疗后一段时间内,部分照射过的皮损仍持续出现色素恢复,这可能是 UV 对皮损处黑素细胞刺激后的持续作用。

联合应用:Passeron 等比较单独使用 308nm 准分子激光和 308nm 准分子激光与钙调神经磷酸酶抑制剂联合使用的效果,作者将患者分为两组,A 组皮损每周接受 2 次照射,并且每天 2 次使用 0.1% 他克莫司软膏。B组皮损单纯使用 308nm 准分子激光。照射 24 次后,A 组中 70％的患者和 B 组中 20％的患者出现超过 75％的色素恢复率:在紫外线敏感区中 A 组 77％的患者出现 75％以上的色素恢复率,B 组只有 57％的患者出现相同的色素恢复率。在紫外线非敏感区,A 组中有 60％的患者出现 75％以上的色素恢复率,而 B 组没有出现色素恢复。可见,联合治疗对疗效具有促进作用。但在与钙白三醇的联合应用中未见疗效增加。最近的一项平行随机对照实验表明,治疗面颈部顽固性白癜风时,联合丁酸氢化可的松霜每日 2 次,治疗 3 周停 1 周,可提高疗效,治疗 12 周后,联合组有 42.8％皮损消退达 75％以上,而单纯激光治疗组为 16.6％。

与传统光疗比较:Hong 等比较 308nm 准分子激光和 NB-UVB 治疗白癜风的短期疗效,该研究选取 8 例患者共 23 处对称性皮损,分别采用 308nm 准分子激光和 NB-UVB 治疗,每周治疗 2 次,治疗次数最多 20 次,结果发现,308nm 准分子激光治疗 10 次后有 16 处皮损出现色素恢复,对照组仅 5 处。对白斑色素恢复情况进行评分,结果发现,308nm 准分子激光疗效明显高于 NB-UVB 治疗组。作者指出,308nm 准分子激光在短期内较 NB-UVB 起效快,疗效好,不过随着治疗次数的延长,NB-UVB 也可能达到更好的疗效,但是,短期治疗起效能够给患者更多信心并提高依从性。

3.影响疗效的相关因素

部位:很多研究表明,准分子激光对不同部位皮损的疗效有很大差别,其中“紫外线敏感”(面部、躯干四肢)的有效率为 82％,“紫外线非敏感区”(肘、腕、膝关节及手足背)的有效率为 56％,前者达到 50％以上复色的平均治疗次数为 11 次,初次出现复色所需的平均累积剂量为 $2970mJ/cm^2$,而后者相应的次数为 20 次,累积剂量为 $10776mJ/cm^2$。

Ostovari 等对各治疗部位疗效反应进行了研究,治疗 35 例患者,年龄 11～74 岁,平均 43.9 岁;皮肤类型 Ⅱ～Ⅵ;病程 1～41 年,平均 12.3 年,其中 UV 敏感部位为面、颈、胸、背、手臂,UV 非敏感部位为膝、肘、腕、手、踝、足,每周治疗 2 次,共 24 次,起始剂量 MED $50mJ/cm^2$,每治疗 2 次增加 $50mJ/cm^2$,出现持续 8h 以上的红斑、水疱时,治疗停止,恢复治疗时剂量降低,结果 UV 敏感部位中,面颈部疗效相当,胸背部疗效相当;UV 非敏感部位中,膝、肘及腕部的疗效明显优于手、踝及足部。这可能与不同部位毛囊数量不同有关。因此陶莉等认为,308nm 准分子激光应该使用于 UV 敏感区,而对于 UV 非敏感区,该治疗方法可以考虑,但必须告知患者疗效可能不理想及所需的治疗时间可能很长。

治疗频率:色素开始恢复的时间以及最终色素恢复的程度主要依赖于治疗总次数,而非治疗频率,但就不良反应发生率来讲,相对每周 1～2 次的治疗,每周 3 次的频率更易出现红斑水疱及灼痛的现象。Hofer 对治疗频度进行了研究,分别采用 1 次/周,2 次/周,3 次/周,共治疗 12 周,随访 12 个月,起始治疗剂量 MED $50mJ/cm^2$,如出现红斑反应则每次增加 $50mJ/m^2$,无明显反应时,每次增加 $100mJ/cm^2$,结果 3 次/周组起效最快,最终疗效与总的治疗次数相关,与每周治疗频度无关;要获得明显疗效,至少应治疗 12 周,特别对于 1～2 次/周治疗的患者尤为重要。疗效持续 12 个月,与治疗频度无关。国内有学者对 187 例年龄 2 岁以上、病程 3 个月以上的面颈部白癜风患者进行治疗。治疗频度分别为每周 0.5、1、2、3 次,共 20 次。起始剂量眼周 $100mJ/cm^2$,面部、耳、颈部 $150mJ/cm^2$,每 2 次治疗增加 $50mJ/cm^2$,结果 0.5 次/周组疗效明显低于其他各组,其余各组间最终疗效无显著性差异,2 次/周和 3 次/周组色素恢复较 1 次/周组速度快,两组间比较无显著性差异。疗效的高低与皮损部位密切相关,与其他临床指标无关。

治疗次数:治疗皮损的色素恢复程度随着治疗次数的增加而增加。当超过一定治疗次数后,色素恢复可能存在平台期。Taneja 等对 18 例患者进行最多 60 次的治疗,每 10 次治疗后计算疗效,在前 40 次治疗内,随着治疗次数的增加,大部分皮损色素恢复评级逐渐升高,在治疗 40 次至 60 次之间,仅小部分皮损(4/13)有进一步复色。另外,Choi 等也发现,在前 20 次治疗内,皮损的有效率不断上升,在 20 次和 30 次之间出现一个平台期。

皮肤日光反应类型：Spencer 等研究发现，皮肤日光反应类型为Ⅲ～Ⅵ型的患者疗效最好。Hadi 等研究结果显示，在所有色素恢复超过 75% 的病例中，10.5% 是Ⅰ型皮肤患者，42.0% 是Ⅱ～Ⅲ型，47.5% 是Ⅳ～Ⅵ型。这提示，患者的肤色越深疗效可能越好。Taneja 等研究比较不同皮肤类型病例的手足部位皮损在总共 60 次治疗中出现的最大治疗剂量，Ⅱ～Ⅲ型为 $1.2～4.2J/cm^2$，Ⅳ～Ⅵ型为 $2.1～5.6J/cm^2$，肤色深者最大治疗剂量略高，作者指出，肤色较深者比肤色较浅者照射时引起红斑所需的剂量也更高。

病程：不同研究者对病程和疗效是否有关，意见不一。Esposito 等平均病程为 5.79 年的 24 例患者进行治疗，其中色素恢复率分别达到 >75%，25%～75%，<25% 及 0% 的患者，相应的平均病程为 3.28 年，5.8 年，7.5 年及 7.2 年。作者提出，在白癜风早期即开始用准分子激光进行治疗可能疗效相对更好，但是，无法排除处于疾病早期的皮损有自发性复色的可能性。然而，Ostovari 等在对平均病程为 12.3 年的 35 例患者的研究中发现，病程长短和疗效无关。

色素出现模式：照射后的皮损色素恢复的形式有以下两种，一是从皮损周边部分开始复色，另一种是从皮损区域内的毛囊周围开始复色。手足部皮损的色素恢复以周边型为主，面部及腋下皮损则以毛囊型为主。但是，如果靶皮损上有毛发变白，则色素不会从白发所在毛囊的周围出现，而仅从该皮损的周边出现。这种现象提示黑素细胞在色素恢复的过程中占重要地位，同时也更加支持 UVB 治疗白癜风的可能机制，即刺激毛囊外毛根鞘内残余的黑素细胞，促使其有丝分裂、增殖并移行至附近的表皮。

和传统光疗相比，308nm 准分子激光治疗白癜风具有一定的优势，首先是操作灵活，可以治疗一些以往难以达到的部位如皮肤褶皱和头面部，但是准分子激光的治疗局限性，它比较适合皮损面积比较局限的患者。考虑到治疗费用和操作效率的因素，对于皮损面积较大的患者，NB-UVB 等传统光疗手段仍具有较大优势。

（五）氦氖激光治疗

节段型白癜风对传统的药物、PUVA 和 NB-UVB 的非手术治疗反应差，这可能与这类白癜风不同的发病机制有关，即神经假说。这一理论认为，局部神经功能的紊乱导致皮肤血流障碍，引起相应部位的节段型白癜风。一些研究显示，低能量的氦氖激光（波长 632.8nm）对节段型白癜风有效，其机制是低能量的精准刺激可以诱导黑素细胞的增殖和迁移，促使角质形成细胞释放碱性成纤维细胞和神经生长因子。两项研究显示，氦氖激光可诱导约 60% 的节段型白癜风患者产生 50% 以上的色素再生。最近的研究对 40 例节段型患者进行治疗，60% 显效，7.5% 达到了 100% 康复；同时研究者还发现白癜风皮损处增加的微循环也恢复了正常，肾上腺素受体的功能也得到了改善。因此作者认为氦氖激光可通过修复局部损伤的神经，改善皮肤的循环，达到治疗节段型白癜风的目的。

（陈绪华）

第九节　鼻部整形与美容

一、鼻翼整形及美容

【鼻翼畸形】

鼻翼畸形多见于先天性疾病，唇裂患者往往合并鼻翼软骨发育不良，鼻翼下垂、陷落鼻翼肥厚、鼻翼缩窄等将明显影响鼻部的整体外观。

（一）鼻翼下垂

鼻翼缘应该是线条协调的弧线，不能过高、过低、过直或不对称。当鼻翼下垂时，可表现为前部、后部或全部鼻翼缘下垂，侧面观可遮住鼻小柱，形成假性小柱内陷畸形，应与真性小柱内陷相鉴别。下列方法可上提并纠正其畸形：①边缘切除法；②鼻翼软骨外侧脚及中隔软骨下缘修整法；③鼻翼衬里部分切除法。

1.边缘切除法 Deneckc 和 Meyer 医师首次提出治疗双侧唇裂鼻时予以鼻翼边缘切除。这一方法又逐渐扩大至鼻翼基部切除，用于鼻翼下垂整形及鼻缩小整形。手术方法：检视下垂的鼻翼缘部位，如上部下垂则上部行鼻翼缘切除，如下部下垂则下部切除。有些病例可行保留中份的上下部分同时切除，或沿整个鼻翼缘切除一圈。切口位于鼻内软骨下，切除鼻翼缘后，组织对位缝合于鼻内。鼻翼缘扩大切除法可将切口延伸至鼻唇沟，但应注意重建鼻翼缘的圆滑和自然。鼻唇沟切口最好用皮内缝合，以免留下明显瘢痕。

2.鼻翼软骨外侧脚及中隔软骨下缘修整法 由 McKinney 和 Stalnecker（1984）提出，即部分切除鼻翼软骨外侧脚下缘及中隔鼻尖端软骨以上提鼻翼。此法仅适用于皮肤菲薄者，采用鼻中隔下缘软骨切除术是提起鼻翼及鼻小柱的有效方法。

3.鼻翼衬里部分切除法 通过鼻内软骨间切口，切除外侧脚上缘软骨及衬里皮肤一条，亦可起到上提鼻翼的作用。但此法可能造成鼻翼边缘不规则或切迹畸形，应谨慎应用。

（二）鼻翼肥厚

鼻翼肥厚多见于黄色人种及黑色人种，在鼻翼肥厚的同时往往伴有鼻翼下垂，可切除肥厚及下垂的鼻翼组织。

（三）鼻翼上缩

鼻翼上缩多为先天畸形，易造成鼻小柱下垂之假象。其治疗方法是：作鼻前庭上方或鼻翼外侧基部切口，潜行分离鼻翼缘，在外鼻皮肤与前庭皮肤之间分离出一容纳植入体的腔隙，于鼻翼软骨外侧脚上方切取一椭圆形或长方形软骨，将其植入上缩鼻翼处分离之腔隙内，褥式固定移植体并留线向下牵引，用胶布固定于上唇。

（四）鼻翼塌陷

鼻翼塌陷亦称鼻翼缩窄，多见于白色人种，有单侧的，也有双侧的。除影响外观外，重者还有呼吸功能障碍，主要原因是鼻翼软骨及侧鼻软骨软化及发育不良，以致吸气时鼻翼塌陷。治疗方法是利用自体软骨或人工材料来加固其软骨的强度。如果侧鼻软骨处也有塌陷，可取中隔软骨或其他材料，一半置入鼻骨深面骨膜下，另一半置入侧鼻软骨深层软骨膜下，将塌陷之软骨撑起，或用植入材料支撑侧鼻软骨，褥式贯通缝合固定至新的位置。单侧鼻翼软骨缺损塌陷的治疗方法与双侧相似。

【鼻翼缺损】

鼻翼缺损多见于外伤、烧伤及肿瘤切除术后。可根据其缺损的大小、厚度，选择局部皮瓣、鼻唇沟皮瓣、耳后岛状皮瓣或游离的复合组织瓣修复。

（一）局部皮瓣法

局部皮瓣法适用于较小面积的鼻翼单纯缺损，如"Z"形皮瓣、邻近旋转皮瓣等。沿短缩鼻翼缘横形切开，放开鼻翼缘游离端，使之与正常侧鼻翼缘在同一水平。设计蒂在一侧下部的皮瓣，旋转修复鼻翼缘放开后的创面，形成"Z"形皮瓣。蒂在内侧或外侧应视创面大小、邻近软组织的松弛程度等决定。如缺损稍大，或皮肤较为松弛，也可选用在缺损一侧设计旋转推进皮瓣，皮瓣边缘多在中线侧，并可在内眦部位作附加切口。

（二）鼻唇沟皮瓣法

鼻唇沟皮瓣法适用于较大面积的鼻翼缺损者。先按鼻翼缺损的大小在同侧鼻唇沟处设计一蒂在上的皮瓣。将鼻翼缺损处瘢痕切除并松解周围皮下组织，再按切口线切开皮瓣，将皮瓣修整后折叠缝合于缺损创缘。供区创周皮下潜行分离后直接缝合，鼻孔内以碘仿纱条填塞。

（三）耳后岛状皮瓣法

耳后岛状皮瓣法适用于鼻翼缺损较大或伴鼻尖、部分鼻小柱缺损者。术前先用多普勒超声血流仪探查颞浅动脉和耳后动脉的行径，以美蓝做标记，利用上述两动脉之间的血管吻合网，根据缺损大小，切取位于同侧耳后的岛状皮瓣。切口选择患侧颞部"T"型切开。显露颞浅血管及其耳后降支或与耳后动脉的吻合支，通常在耳轮上缘至其上后方3cm的区域内。切取耳后皮瓣，应包含蒂在上的血管束。耳后皮瓣借其与颞浅血管束的吻合面得以延长蒂部，向前经皮下隧道到达鼻翼缺损部位；如嫌蒂不够长，可游离颞浅血管的蒂部。由于耳后皮瓣以血管网吻合方式与颞浅动、静脉相连，而蒂的延长必须靠游离颞浅血管束，故耳后皮瓣末端的血供有时不能得到良好保证。通常，该皮瓣修复患侧鼻翼缺损有余，而若想同时修复过中线的鼻尖和鼻翼缺损则嫌不足，在设计时应注意这一点。

（四）耳郭复合组织瓣游离移植法

耳郭复合组织瓣游离移植法适用于鼻翼全层缺损，而缺损周边组织正常、血供良好者。耳郭复合组织是修复鼻翼缺损的良好供体，可利用衬里或周边组织的血供进行游离移植。移植是否成功与切取及移植复合组织时的技巧密切相关。

术中应注意的是：①复合组织瓣离体后必须在3～6小时内移植；②复合组织瓣上的任何一边距离有血供的创缘不宜超过1～1.5cm；③行无损伤操作，复合组织瓣用带齿皮拉钩或缝线牵引，避免钳夹；④受区血供良好，应将血供差的瘢痕组织切除；⑤受区创面止血不用电凝，用压迫止血或医用胶止血代替；⑥用无损伤6-0针线全层间断缝合，避免皮下或皮内缝合；⑦术毕局部加压包扎；⑧10天左右拆线。

Denecke和Meyer(1964)提出切取的复合组织量必须较缺损处厚1mm、长1mm、宽1mm，以防其收缩后影响外形。F.Smith(1956)提出利用鼻外侧壁的皮肤翻转作鼻孔衬里，外覆耳郭复合组织，可使后者的成活率大大提高。Avelar、Psillakis和Viterbo(1984)报告利用面积为30cm² 的耳后大型复合组织瓣修复鼻部缺损。

二、鼻尖整形及美容

【鼻尖畸形】

鼻尖畸形多系先天性，有家族遗传倾向。常见的有鹰钩鼻，鼻尖圆钝、低平，鼻尖过高、鼻尖裂及鼻尖隐裂等。

（一）鹰钩鼻

鹰钩鼻主要表现为鼻尖过长、下垂，面部表情肌运动时下垂更明显，鹰钩鼻往往伴有驼峰鼻畸形。其产生的主要原因有：①鼻翼软骨中间脚向下过度生长，或内侧脚过长；②鼻中隔软骨过长；③鼻中隔降肌肥大。

手术方法：

1.切除过长的鼻翼软骨　经鼻孔缘切口，切除过长的两侧鼻软骨下端或鼻翼软骨外侧脚上端及外侧部。5种不同的鼻翼软骨内侧脚去除方法。通常东方人的鹰鼻畸形，以中间脚过长为多见，内侧脚过长较为少见，常伴以鼻中隔软骨形态异常为主。可以选择上述方法之一作为鼻中隔整形的辅助方法。此法也适用于鼻尖缩小整形。

2.切除过长的鼻中隔软骨　通过中隔前缘纵形切口,切除不同方向过长的中隔软骨,以纠正相应部位的隆起畸形。

3.切断肥大增生的鼻中隔降肌　在口轮匝肌深层紧贴上颌骨切牙窝的上方切断鼻中隔降肌。

4.修整切除过多的鼻尖部皮肤　在切除上述过长软骨后,轻者鼻尖部皮肤变化不明显,重者鼻尖部皮肤即显多余,可不必处理,任其自行回缩。如果有很多的软组织多余,也可将其修剪成形以塑造纠正后的鼻尖。

(二)鼻尖圆钝、低平

有学者提出,理想美观的鼻尖高度应是鼻长度的1/2,而黄色人种及黑色人种的鼻尖高度往往达不到鼻长度的1/2,表现为圆钝、低平,为种族特征之一。鼻尖圆钝、低平的治疗原则是抬高鼻尖、延长鼻小柱。

手术方法:

1.作鼻尖蝶形切口,分离解剖出鼻翼软骨,在鼻翼软骨外侧脚内、中1/3交界处将其切断,以延长鼻翼软骨内侧脚的长度,将两相邻内侧脚褥式贯穿缝合形成鼻尖支架,皮肤切口行 V-Y 推进以延长鼻小柱。东方女性有时鼻翼软骨发育不良,触诊鼻翼较软,则此方法效果不佳,必须在切除鼻翼软骨后,于鼻尖及鼻小柱内移植一块软骨作为鼻小柱支撑,软骨片可取自鼻中隔,以改善其效果。V-Y 鼻小柱切口可以延长鼻小柱,但有时会遗留瘢痕切迹,影响美观,手术时应慎重选择。如果选用改良的阶梯形鼻小柱切口,可以避免此类瘢痕切迹。

2.鼻尖的外形在整个鼻造型中占有重要的地位,可应用自体鼻中隔软骨或组织代用品(膨体 PTFE)鼻尖植入,以纠正鼻尖圆钝、小柱角缺如等鼻尖缺陷,从而进一步美化鼻尖外形。切口多选用鼻腔内小柱旁切口,也可选用鼻小柱皮肤垂直切口。自体软骨或组织代用品应在鼻外先行雕刻,并选择合适的植入部位。充填的鼻尖外形可为分块状,即鼻尖一块、鼻小柱一块,也可雕塑成鼻小柱和鼻尖相连的"伞"状充填支架。以"伞"状支架外形效果较为良好,但应避免支架的异常扭曲和突起,保证植入后外形的圆滑和自然。雕塑的支架经鼻腔内切口植入预先分离的鼻尖、鼻小柱间隙,良好就位后用可吸收缝线(Dexon 等)固定于鼻翼软骨内侧脚上,缝合切口。术毕用透气胶纸围绕鼻尖压迫塑形,或可用石膏等外固定夹板固定5～7 天。

3.鼻尖圆钝、低平合并鞍鼻者,可植入"L"形植入体,同时纠正上述两种畸形。

4.利用延长鼻小柱的方法也可以抬高低平的鼻尖,参见本章第九节"鼻小柱整形及美容"。

(三)鼻尖过高

若鼻尖高度超过鼻长度的1/2,可视为鼻尖过高,以白色人种多见。其治疗原则是降低鼻尖高度,同时缩短鼻小柱。

手术方法:

1.经鼻尖切口,切除鼻翼软骨外侧脚的上 2/3 部分及内、外侧脚相交的穹隆部软骨一块,缝合切缘两端软骨后,在软骨表面行多条平行软骨部分切断,以降低鼻尖高度。必要时还需切除鼻翼内侧脚下部,穹隆处隆起的皮肤可不处理或局部切除。鼻尖多余皮肤可利用 Y-V 推进或部分切除来缩短鼻小柱。严重者鼻翼外侧基部可同时全层切除一部分。

2.经鼻孔内切口将鼻翼软骨与皮肤、粘膜分离,切除部分鼻翼软骨外侧脚的上部及内侧脚的下部,以缩短鼻尖高度。

3.经鼻翼切口将鼻翼软骨内、外侧脚结合部软骨切除部分,同时去除部分前庭皮肤,在降低穹隆的同时,降低鼻尖高度。

（四）鼻尖隐裂

鼻尖部具有纵向轻微的双角是美的标志,然而过于明显的横向鼻尖双峰是必须纠正的鼻尖隐裂畸形。手术方法是切除两鼻翼内侧脚之间的脂肪纤维组织,将双内侧脚行贯通褥式缝合。必要时可在穹隆部切断鼻翼软骨予以重新塑形,或取自体耳软骨、组织代用品充填鼻尖部隐裂。

【鼻尖缺损】

鼻尖缺损多见于外伤及肿瘤切除术后,可根据其缺损组织的面积及深度采用不同的方法修复。若单纯皮肤缺损,可考虑耳后全厚皮片游离移植或邻近旗状皮瓣或双叶皮瓣转位修复。若缺损深达软骨组织,可考虑耳郭复合组织瓣游离移植或带蒂的鼻唇沟皮瓣、额部皮瓣及耳后皮瓣修复。

手术方法：

（一）鼻唇沟皮瓣法

在鼻唇沟处设计一略大于缺损面积的皮瓣,蒂在上方。先切开蒂部皮肤深达真皮下层,向两侧锐性分离,形成皮下蒂。按皮瓣的宽度切开蒂部及皮瓣达深筋膜层,将皮瓣及蒂部掀起,经皮下隧道至鼻尖缺损处,修复缺损创面,供区直接拉拢缝合。

（二）额部岛状皮瓣法

可采用以滑车上动脉为蒂的额部岛状皮瓣,一期修复鼻尖缺损。术前先用多普勒超声血流仪探测血管的行径,根据其血管走向设计面积略大于缺损的额部皮瓣。先切开蒂部皮肤,显露血管行径,于动脉两侧 1cm 处切开深筋膜,在帽状腱膜深层分离,掀起皮瓣经鼻背皮下隧道至鼻尖缺损处,修复缺损创面,供区直接拉拢缝合。

（三）耳后岛状皮瓣法

耳后岛状皮瓣法参见"鼻翼整形及美容"。

三、鼻小柱整形及美容

【鼻小柱畸形】

鼻小柱畸形常见的有鼻小柱过短、鼻小柱内陷、鼻小柱下垂、鼻小柱偏斜等,多系先天性畸形。

（一）鼻小柱过短

根据鼻小柱过短的程度及伴随症状,可采用不同的治疗方法。

1.鼻小术过短但鼻尖高度良好者,可切除两侧鼻翼与鼻小柱交界处边缘的部分组织,以延长鼻小柱,切缘可用 5-0、6-0 的尼龙线连续缝合。

2.鼻小柱过短合并鼻尖低平者,可利用鼻翼软骨外侧脚替代内侧脚的方法,该法为软骨切断法。如果软骨较为坚挺,亦可用缝线贯通塑形缝合的方法来纠正上述缺陷。

3.鼻小柱过短合并鼻翼基部过宽者,可在鼻小柱基底部 V-Y 推进的同时,贯通鼻小柱基部及鼻翼软骨内侧脚褥式缝合,以延长鼻小柱,缩窄鼻翼基部的宽度。

4.唇裂鼻小柱过短者,可利用上唇组织多个 V-Y 推进,延长鼻小柱。

（二）鼻小柱内陷

鼻小柱内陷在国外多见于鼻中隔过长整形术后,该现象在鼻的侧面观时明显影响鼻的外形美,其治疗方法分 3 类。

1.鼻小柱内陷但鼻尖高度正常者,可利用鼻中隔软骨或耳甲腔软骨卷曲移植充填内陷的鼻小柱。先在中隔前缘作纵形贯通切口,潜行分离鼻小柱,使其形成一能容纳软骨支撑的腔隙,按鼻小柱长度切取耳甲腔软骨,将其卷曲缝合以增强支撑力,然后置入分离的鼻小柱腔隙内,缝线贯通固定。

2.鼻小柱内陷合并鼻尖低平者,可用自体骨或代用品塑成"L"形,同时纠正上述两种畸形。

3.鼻小柱内陷合并中隔组织紧缩者,可行鼻中隔松弛切口,上部组织向下滑行,鼻棘部分凿除,以松弛中隔下部组织,同时以鼻小柱软骨植入,也可行单纯鼻中隔矩形瓣推进,或鼻中隔全层 V-Y 推进。

(三)鼻小柱下垂

鼻小柱下垂同样也影响外鼻的侧面观,其主要原因是中隔组织量过多,因此可以梭形切除全层中隔组织来上提鼻小柱,也可行鼻小柱边缘切口切除部分皮肤软组织。若伴有鼻小柱过宽,切口可设计在鼻小柱的前外侧,切除部分软组织以纠正上述畸形。

(四)鼻小柱偏斜

鼻小柱偏斜可以由外伤性、医源性或先天发育异常的唇裂鼻引起。鼻小柱偏斜往往伴有鼻孔、鼻尖甚至鼻翼的畸形,需综合治疗。在纠正鼻小柱的同时,还需纠正鼻尖的位置、鼻孔的对称性及整个鼻下部的平衡。

【鼻小柱缺损】

鼻小柱缺损多系外伤或肿瘤切除造成。若缺损仅累及鼻翼软骨内侧脚而鼻中隔完整者,可利用耳郭复合组织瓣游离移植。若合并鼻中隔缺损,可利用邻近鼻唇沟皮管或眉上皮管修复,或利用额部岛状皮瓣,或上唇人中区皮瓣修复。

手术方法:

(一)耳郭复合组织瓣修复法

在鼻尖、鼻中隔及鼻小柱基部作"工"形切口,分离皮肤、粘膜瓣,充分松解瘢痕,增加受区的接触面。按缺损创面大小,切取耳轮下方或耳垂部皮肤脂肪复合组织,供区创面修整后直接缝合。将耳郭复合组织面略行剖开,以增加其宽度,缝合于受区创面,局部加压包扎。

(二)鼻唇沟皮管法

沿鼻唇沟设计皮管,宽1.8~2cm,长约5cm,男性患者皮管下段设计在无须区。第一期手术先形成皮管。3周后行第二期手术,即切断皮管下端,移植至鼻尖部,受区鼻尖部应切除或松解瘢痕组织,使其与皮管有较大的接触面。再过3周行第三期手术,即将皮管断蒂缝合于鼻小柱基部,形成鼻小柱,皮管后面切开,分别与鼻中隔两侧组织缝合。

该手术方法适用于老年患者,及高加索人种皮肤松弛的患者。学者应用耳后皮管、上臂内侧皮管、颈部皮管移植,用手臂携带转移,修复鼻小柱缺损,效果良好。

(三)人中带蒂皮瓣法

人中带蒂皮瓣法包括上蒂法及下蒂法。

1.皮瓣蒂部在上,位于鼻小柱基部,两侧位于人中嵴部,皮瓣长度视鼻尖高度而定,鼻尖部作"U"形切口。将人中皮瓣的远端去除表皮组织,向上翻转与鼻尖"U"形皮瓣创缘缝合,人中皮瓣创面全厚植皮,供区创面可直接缝合或全厚植皮。

2.皮瓣蒂部在下,位于唇红峰谷处,沿鼻小柱基部向下形成皮瓣,皮瓣掀起后组织面植以中厚或全厚皮片。鼻尖部形成半圆形皮瓣,将上唇外翻,上提皮瓣与鼻尖创面瓦合,缝合创缘。3周后断蒂,将皮瓣下端缝合于鼻小柱基部,使上唇复位。该方法的目的是为了再造鼻小柱体的表面更接近面部肤色,但男性有须区则不能使用该法。为防止皮片、皮管、皮瓣收缩,鼻小柱重建术后均应行鼻孔内橡胶管支撑3~6个月。

四、鼻部分缺损及全部缺损

　　鼻部分缺损及全部缺损多源于外伤或肿瘤切除术后。在 3000 年前就有了"印度鼻"修复法,经过人类在实践过程中的经验积累,治疗方法亦越来越多。由于缺损范围、层次、毗邻结构的不同,修复方法千变万化。原则上,术前应明确缺损的组织量和缺损涉及的组织结构,然后制订切实可行的修复方法,即缺多少补多少,缺何组织结构补何组织结构。鼻的再造不仅再造外鼻,尚须再造鼻腔衬里;另一方面,鼻的位置在颜面中较为显著,鼻的立体结构和外形轮廓较为精细,单纯的修复组织成活,并非整复成功的标志。手术医师必须在保证整复组织成活和重塑精细鼻外形并有良好功能的矛盾中,探索一条极为艰难的道路,艺术的天分和扎实的整形外科操作技术是成功的关键。

　　【皮肤移植】

　　皮肤移植是一种传统且较简单的方法,仅用于外鼻皮肤缺失、皮下组织良好的病例。中厚或刃厚皮片由于其色泽较周边组织深且收缩率高,仅适用于全身情况衰弱且局部创面条件差的患者,其优点是容易成活。全厚皮片移植适用于基底血供良好的创面。在人体表面,不同部位皮肤的厚度是不同的,有学者报告:男性鼻背皮肤厚度约为 1.3mm,而鼻尖部约为 2.4mm,女性皮肤明显较男性薄。常用来作为供皮区的皮肤厚度经测量:鼻唇沟处为 2.9mm,颏下部约为 2.Smm,锁骨上部约为 1.8mm,耳后部约为 0.8mm。

　　在临床上用来作为全厚皮片供区的首选部位是耳后,切取直径为 4～5cm 的全厚皮肤,在成人是完全可行的,供区创面可直接拉拢缝合。若两侧耳后取皮,其量足以覆盖整个外鼻的表面。耳前、鼻唇沟及颏下部可切取直径为 2cm 的皮肤。而锁骨上区是头颈部面积最大的供皮区,可提供整个鼻背表面的皮肤。值得注意的是,植皮区术后 3 个月应避免日照以防色素沉着。

　　皮肤移植仅适用于急诊的鼻皮肤挫伤、肿瘤切除(基底细胞痣)后的皮肤缺损等。应注意的是,鼻背部皮肤相对较厚,游离皮片移植虽能覆盖创面,但可遗留局部凹陷畸形,有时需行二期皮瓣修复。

　　【复合组织移植】

　　鼻部涉及软骨的缺损,需用复合组织移植。早期鼻部皮肤和软骨的缺损,经清创或边缘修整后,可用耳郭等复合组织(皮肤和软骨)即期移植。晚期鼻部皮肤和软骨的缺损,多已有组织结构的挛缩和异位,术前不易精确估计缺损量,故应在术中松解挛缩的瘢痕,使缺损的组织复位,然后测量修复的复合组织量。

　　(一)皮肤和软骨

　　Koenig(1902)首次报道利用复合组织移植进行鼻再造。鼻翼与耳郭组织解剖结构的相近,使耳郭成为修复鼻缺损的复合组织移植的首选供。鼻翼部较小的缺损,Argamaso(1975)认为首选部位是耳轮脚,该部位在无发区可切取 2cm 的复合组织,创面可利用颊部推进皮瓣修复。而目前认为复合组织游离移植的成活机制是:血供丰富的耳、鼻等组织含有较其他组织更致密的真皮下血管网,更易吸渗受植床的组织液,使移植组织保持湿润,直至建立新的血供。Rees 及其助手们(1963)用立体显微镜发现,人体复合组织移植后 48 小时,其组织边缘有血流出现,之后逐渐向组织中央扩展;同时还注意到若将温度降至 5～10℃,72 小时后仍有 94% 的离体复合组织是成活的。

　　复合组织上的任何一点,原则上说应不远离有血供的组织 5mm,这样切取的最大组织量可控制在 1cm 范围;但若有正常组织翻转作为衬里,切取范围可扩展达 3cm。

　　(二)皮肤和脂肪组织

　　Dupertuis(1946)报道采用耳垂皮肤脂肪复合组织移植,修复鼻尖部、鼻翼内侧及鼻小柱的小范围缺损,术前需考虑其术后皱缩率。另外,经过 10 年的随访观察,发现儿童的复合组织修复后能随着其生长发育而同步生长,即能与正常侧鼻翼保持对称。

【皮瓣移植】

鼻部较大的缺损或全层缺损(包括皮肤、软骨和粘膜),如半鼻缺损、全鼻缺损,应选择皮瓣修复,可以衬以骨性支架,或二期行骨支架植入术。鼻部邻近皮瓣质地和颜色与鼻部相近,是最佳选择,其缺点是供区遗留瘢痕,在颜面部较为明显。软组织扩张器的应用,可以使供区较大的植皮创面变成线状瘢痕,目前应用较广,效果也较为理想。

(一)局部鼻部皮瓣

鼻上半部及侧面的皮肤相对疏松些,根据这一特点,鼻部直径小于 2cm 的缺损,均能利用局部邻近鼻部皮瓣修复。这类皮瓣的缺点是,供区缝合在缺损大时会引起鼻翼缘上抬。

鼻尖部较大的缺损,可利用整个鼻背的旋转皮瓣,该皮瓣以内眦动脉为蒂,可旋转修复鼻尖缺损。鼻翼缘部分缺损也可利用同一原理予以修复。这些方法在鼻背遗留较多瘢痕,有色人种有时难以接受。

(二)鼻唇沟皮瓣

1.皮下蒂皮瓣　在 19 世纪,欧洲的外科医师们首先提出利用鼻两侧颊面部组织来修复鼻部缺损。鼻唇沟处 2~3cm 的皮肤切取对面部器官的位置无明显影响,利用皮下组织作为皮瓣的营养蒂可修复鼻部缺损。

2.旋转皮瓣　Dieffenbach(1845)提出鼻唇沟旋转皮瓣,其蒂在上方或下方,可局部转移修复鼻部缺损。

3.推进皮瓣　Twyman(1940)提出可利用鼻唇沟处的颊部推进皮瓣修复鼻部缺损。

(三)额部皮瓣

Blair(1925)在总结比较鼻缺损的各种修复方法时,提出额部皮瓣是鼻部较大缺损的首选皮瓣。切取宽度为 2.5~3cm 的皮瓣,额部创面可以直接拉拢缝合,这样的宽度足可修复半鼻缺损。额部发际低者可设计斜形额部皮瓣或将蒂部尽可能下移以增加皮瓣长度,但蒂部必须包含滑车上血管束。额部皮瓣蒂在下,一侧至鼻根边缘,另一侧则以不切断滑车上血管束为度。皮瓣远端在发际边缘设计成三叶状,中部一叶,翻转后成为鼻小柱,两侧两叶翻转后卷起,成为两个鼻翼。全鼻再造应注意是否有足够的鼻衬里组织,尤其是一期行鼻骨架植入的病例,应有良好的衬里组织覆盖。没有良好的支架,再造的鼻形态不良;没有良好的鼻再造的衬里,易致植入支架暴露后感染。植入的鼻支架材料有自体骨、人工合成材料等。衬里可用鼻中隔粘膜、鼻背骨膜或甚至是残余的鼻背瘢痕组织翻转而成,应起到覆盖鼻腔创面、帮助支撑鼻部结构的作用。额部皮瓣全鼻再造,供区缺损范围较大,可用游离皮片移植修复。供区缝合的方法有:①帽状腱膜纵形切开法,使两侧额部皮肤向中央靠拢,便于缝合,但本方法易损伤支配额肌的面神经;②双额推进皮瓣;⑧双颞旋转推进皮瓣。利用额部皮瓣修复鼻下半缺损的病例,效果常较满意。

随着软组织扩张术的发展,额部皮瓣经扩张后可达到修复全鼻缺损的宽度,且额部创面能直接拉拢缝合。

(四)头皮镰状皮瓣

这是一传统的鼻再造术式,较多地为原苏联学者所推荐。过去较多采用额部横形皮瓣转移,以颞部筋膜血管为蒂,为取得足够大的额部皮瓣,皮瓣切口超过中线,到对侧额部。为保证移植皮瓣成活,先作对侧额部皮瓣延迟,并在皮瓣下植皮,以作为移植皮瓣鼻再造的衬里。该手术较多用于严重畸形的鼻全缺损。当今则较多采用耳后皮瓣,以颞部筋膜血管为蒂修复鼻部分缺损。

以带血管、筋膜的头皮为蒂,将额部、耳后皮瓣转移至鼻缺损处,待其成活后(3 周)断蒂,然后将头皮缝回原处。该法适用于不愿在额面遗留瘢痕或额面部组织无法利用者。

（五）远位皮瓣

1.皮管鼻再造　适用于头面部组织无法利用者，或者用于不愿造成额部供区瘢痕的患者。可采用上臂内侧、胸肩峰或腹部皮管移至前臂，再移至鼻部，或直接用上臂带蒂皮管修复鼻部缺损。

肩胸部及上臂皮管移植后，颜色强于腹部皮管。经前臂将腹胸部皮管携带转移需行 4 次手术。第一次是肩胸部或腹部皮管成形；第二次为皮管一端跳接在前臂；第三次是腹部另一端皮管断蒂，经手臂带至鼻部，上臂则于此时用石膏帽固定于头部；第四次为上臂部皮管断蒂，铺开后皮管覆盖于鼻部缺损创面。此法手术次数多，与额部皮瓣鼻再造相比，颜色并不十分理想，但对白色人种，该手术仍是良好选择。该法术后外形臃肿，可再进行一次手术将皮瓣修薄。其主要适应证是外伤或烧伤后期的鼻尖、鼻背缺损，有较好的鼻支架，但周围组织条件较差，邻近皮瓣的血管蒂可能受损，或缺乏良好的受区血管供显微游离移植之用。

2.游离皮瓣　Ohmori 等(1979)报道应用带第 2 跖骨的游离足背骨肌皮瓣进行全鼻再造。这是一个设计良好的手术，但是术后颜色丑陋，而且移植跖骨不易塑形，供区损害较大。对于东方人而言，前臂游离皮瓣移植全鼻再造是一良好选择。学者进行了数十例前臂皮瓣游离移植鼻再造，手术方法简单易行，皮瓣易于塑形，易于成活，供区损害不大，可用游离植皮修复。其缺点是再造鼻的颜色与额部皮瓣相比，仍不令人满意。但手术后 2 年，皮瓣的颜色会逐渐变浅，与周围皮肤相近。近年来有应用腹部或前臂预制皮瓣，即在腹部或前臂预制一个需修复的鼻外形皮瓣，内植入衬里及软骨或骨性支架，然后将预制皮瓣经血管吻合游离移植至鼻缺损处。

（陈绪华）

第十节　耳廓整形与美容

一、招风耳

招风耳又称隆突耳畸形，是一种较常见的先天性耳郭畸形，一般认为是由胚胎期耳轮形成不全或耳甲软骨过度发育所致。这两部分畸形可能单独存在，也可能同时发生。招风耳以双侧性较多见，但两侧畸形程度常有差异，通常在其父母兄妹中亦能发现同样的畸形。

正常耳郭的耳甲与耳舟成 90°角，招风耳患者的耳甲与耳舟间的角度大于 90°，通常在 150°以上。对耳轮上脚扁平较严重者，其耳甲与耳舟间的角度完全消失（成 180°角），对耳轮及其上下脚亦完全消失，整个耳郭与头颅面成 90°角。极其严重的，其耳轮缘亦不卷曲，整个耳郭无卷曲回旋部分，形成茶碟样结构。因此亦常将这种极严重形式的招风耳称为贝壳耳。

耳甲软骨的过度发育，除增加耳甲壁宽度外，一般不使耳郭外形明显增大。

为了不影响儿童正常的心理发育，一般可在 5～6 岁时即行手术，此时耳郭仅与成人耳郭相差数毫米，手术对其发育影响不大。双侧耳郭整形宜在一次手术中完成。

矫正招风耳的原则是设法重新形成对耳轮及其上脚，减少耳甲壁宽度，使耳轮至乳突距离小于 2cm，还常常需要矫正过分前倾的耳垂。切口部位要隐蔽，形成的对耳轮要平滑，对严重的无对耳轮下脚者还需形成对耳轮下脚及三角窝。

招风耳的整形手术方法很多，其中以变更耳甲壁的手术方法较为简单。其不外乎两类，一是在耳颅沟处切除一条棱形的皮肤和软骨,再将耳甲软骨缝合于乳突骨膜;另一类是直接在对耳轮下方切除一椭圆形耳甲软骨。另外,以形成对耳轮折叠隆起的手术方法较多,原理主要是改变耳郭软骨前外侧表面或改变耳郭软骨后内侧表面,使其折叠成形。下述 3 种方法具有一定的代表性。

(一)Mustarde 法

此法是将缝线穿过软骨,在耳后内侧面应用褥式缝合形成对耳轮折叠。此法对耳郭软骨薄的儿童较适用,因为软骨薄,容易弯曲成形,对软骨厚的受术者则不适用。它的优点是由于软骨未被切开,因此如果手术不理想,可以再行修整,缺点是易复发。

(二)Stentrom 法

此法也称软骨前外侧面划痕法。软骨膜对维持软骨的形状起重要作用,如果切除软骨膜和部分表面软骨,则会释放软骨表面的自然张力,使软骨向着未切开骨膜的一面弯曲。根据这一原理,Stenstrom 通过耳后内侧面耳轮尾部的小切口插入类似锉刀的短齿器械,在耳前外侧面相当于对耳轮部位进行划痕,使其自然弯曲形成对耳轮。本法产生的对耳轮平滑,因为软骨未全层切开,如效果不理想也很容易再次手术。

(三)Converse 法

Converse 法是当前普遍选用的术式。此法即在耳后内侧面软骨沿对耳轮长度纵形切开,然后将其卷曲缝合形成对耳轮。此法效果可靠,缺点是术后如外形不佳,则难以再次手术矫正。

目前常用的是经过改良的 Converse 法,其术式及操作步骤如下。

1.折叠耳郭,制成对耳轮外形　用示指及拇指将耳郭向颅侧壁轻压折叠,以显现对耳轮及其上脚的轮廓,用美蓝标出。绘出其上部需达耳舟沟的上部分,并注意耳轮外缘需留有 4mm 宽的软骨,否则会引起耳轮缘变形弯曲。

2.绘文耳软骨　用注射针头沿折叠耳郭轮廓从皮肤刺入,穿透软骨后在耳后内侧面皮肤穿出,然后在针头上涂以美蓝液,退出针头,如此即可在耳郭后内侧面皮肤及软骨上留有美蓝痕迹,绘文出耳软骨的切口线。在中线设计耳后皮肤切口位置。

3.切开皮肤　在耳郭后内侧面两排美蓝点中央作纵形切口,将皮肤和皮下组织在软骨膜表面向两侧分离,直至全部露出软骨膜上两排美蓝点标记。

4.切开软骨　软骨上按美蓝标记作两道切口,两切口向下方逐渐靠近,上方则逐渐分开。上方切口间的软骨暂不切开,待缝合过程中如需要时再切开,但切开时须保持一定间隔,不可连续切断。对于极严重的对耳轮下脚发育不全者,可在下脚部位亦作一切口。

5.缝卷耳软骨　将两道切口间的梨状软骨条用细丝线内翻缝合成管状,形成对耳轮及其上脚。如果梨状软骨条太厚,不容易卷成管状时,则应将其削薄后再卷成管状,形成对耳轮。梨状软骨下端狭窄部则不缝合,但应切除耳轮尾部的不规则突起。如下脚部位也已作切口,此时亦应卷缝合成管状。

6.缩小耳甲腔　随后在耳甲软骨的游离缘切除一椭圆形软骨片,以缩小耳甲软骨的宽度,使耳轮与颅侧壁的距离保持在 2cm 左右。当切除耳甲缘上部分软骨时,可能会在对耳轮下脚的外侧边缘产生一类似尖形的突起,此时应予以斜形修正。手术至此有时还会发现耳郭的下 1/3 部过度前倾突起,可将耳软骨前面的切口向下延长,切除一小块软骨。如对耳屏的软骨也太突出,则可通过把原皮肤切口向下牵拉,暴露和修剪该处软骨。另外,因为卷缝成的管状对耳轮容易向后滑动,使耳甲软骨的切缘明显尖锐突出,因此亦需将对耳轮边缘与耳甲软骨游离边缘缝合固定数针,以防止其滑到耳甲软骨下边。

7.切除多余皮肤　软骨部分整形完毕后,随即切除耳后内侧面多余的皮肤,在切口两侧各切除一条。在耳垂部,往往需要切除较多的皮肤以矫正耳垂外翻畸形。

耳甲部软骨切除较多者,常常会使其耳郭前外侧面耳甲部皮肤过多而产生皱褶。对于这种情况,一般可以不予切除,过一段时间会自然减轻甚至消失。

对于极其严重形式的招风耳即贝壳耳的整形,则除上述步骤外,还要进行耳轮缘成形,即在耳轮缘后内侧软骨表面用1号刀片或尖齿器械划痕,使其卷曲成形。

对于仅有对耳轮形成不全的招风耳,可应用另一种较为简单的手术方法进行整形。具体方法如下。

用示指及拇指折叠耳郭,显示耳轮、对耳轮外形,用美蓝绘出对耳轮及其上脚的轮廓,并用注射针头穿刺耳,用美蓝绘文耳软骨。随后沿外侧标记点切开软骨,以暴露软骨的前外侧表面,再用尖齿器械或手术刀尖在其表面划痕,以减少卷曲软骨的表面张力,使其向后内侧面卷曲耳软骨。划痕或切痕时要注意避免划破全层软骨,同时应避免过度卷曲。

用3-0丝线穿过切开的对耳轮软骨边缘与内侧的美蓝标记线处软骨,作内翻倒置缝合,以形成对耳轮管,最后缝合皮肤。

在对侧耳郭进行同样手术后,用湿纱布填塞耳郭凹陷部分,用棉垫及绷带加压包扎,以维持所需外形轮廓及位置,预防血肿形成,伤口一般不放置引流条。

术后一般常规应用抗生素3天,10天左右去除敷料拆线。常见的并发症有血肿、感染等。血肿可引起耳郭软骨坏死,后果严重,预防方法为术中仔细止血,术毕包扎要可靠,术后如发现出血,应立即打开敷料,仔细检查,重新止血。一般情况下,如无血肿形成不会发生感染,如已感染,则应引流并用抗生素纱布湿敷。

学者采用的手术方法与ZaoLi法相似,但软骨切开方法略有差异,下面的方法是学者所在医院门诊中常规的术式:①在耳郭前面模拟画出对耳轮及耳轮脚的标志。②按对耳轮的标志线用7号注射针头蘸美蓝穿刺耳郭全层,使耳郭软骨染有美蓝。③切开耳后皮肤,暴露出点状蓝染的耳软骨背面。④沿着点状蓝染的耳软骨,切开耳软骨全层,直至耳郭前面的皮下,并在软骨前表面作多条小切口,不要切透软骨全层。⑤将形成对耳轮轮廓的软骨向后卷曲对合,缝合3～4针,然后切除耳后多余皮肤。对于仅对耳轮不明显的轻度招风耳,手术至此已达到治疗目的,但对耳颅角较大的病例尚需按ZaoLi方法。⑥切断耳后肌,暴露耳甲腔区的软骨,在耳甲腔区切除半月形的软骨,或按Converse法,切除一条耳甲软骨。⑦将耳软骨与乳突区的筋膜缝合3针。⑧缝合皮肤。

二、杯状耳

杯状耳又名垂耳,是一种介于招风耳和小耳畸形综合征之间的先天性畸形,约占各种先天性耳畸形的10%。双侧性较多见,但左右不一定对称,有一定的遗传性。

杯状耳有4个主要特征:①耳郭卷曲,轻者只是耳轮的自身折叠,重者则整个耳郭上部下垂,盖住耳道口。②耳郭前倾,亦即招风耳,但与单纯的招风耳畸形有所不同,耳舟、三角窝多变窄而并不消失。③耳郭变小,主要是耳郭长度变短。耳郭上部分位置前移,使耳轮脚位于耳屏垂线的前面。严重者整个软骨支架和皮肤均减少,因此局部整形不能使其恢复正常大小。④耳郭位置低,严重者更明显,且常常伴有颌面部畸形。

杯状耳也常被称为卷曲耳、垂耳等。因为它的外形好像在耳轮缘上穿了一条绳子将其收紧似的,所以也有人将其称为环缩耳。

杯状耳畸形对容貌影响较大,还会影响戴眼镜,因此一般皆应手术整形。耳郭下垂遮盖住外耳道口者,宜及早手术以免影响听力。一般6岁后即可手术,双侧可在一次手术中完成。伴有严重颌面部畸形者,应从整体考虑,制订全面治疗方案。

彻底矫正杯状耳畸形,应修复耳郭所有各部分的解剖缺损。首先应矫正卷曲或下垂的耳郭上部分,矫正后即可见到耳郭上部分软组织量不足,耳舟、三角窝狭小;还可见到整个耳轮长度不足,此时如需要可将其延长,否则整形后的耳郭会明显比正常者小,最后再形成对耳轮和矫正耳甲畸形。

有关矫正杯状耳畸形的手术方法很多,但每种方法都难以全面矫正各部分畸形,因此效果常不理想,仅能对外形有所改善。对轻、中度杯状耳畸形者,可以进行耳郭局部整形;重度者,因其组织缺损严重,往往需要进行部分耳郭再造术才能奏效。

较常用的手术方法是在耳郭后内侧面,距耳轮缘至少1cm处作一与耳轮上缘平行的切口,以暴露卷曲变形的软骨;然后弧形掀起,适当地放置于耳舟处软骨的后内侧面,用细丝线间断缝合数针固定。

如形成的耳轮缘卷曲不明显,可应用划痕法使其卷曲。

此法可延长耳郭的长度,恢复耳轮的正常外形。对于伴有明显招风耳畸形者,则可按招风耳的整形方法形成对耳轮、减少耳甲宽度等,但形成的新耳郭三角窝、对耳轮角不明显。

术后常规应用抗生素3天,10天后去除敷料,拆除缝线。

为矫正耳郭上缘的卷曲,Ragnell法采用耳郭上部软骨"Z"形切开,交叉延长,能有效地矫正耳郭上缘的卷曲畸形。耳郭上部软骨延长后,对耳轮上、下脚及三角窝不明显,可采用缝卷软骨的方法,即招风耳矫正法来弥补。

三、隐耳

隐耳又称埋没耳、袋耳,为耳郭的一种先天性发育畸形。其主要表现为耳郭上半部埋入颞部头皮的皮下,无明显的耳后沟,如用手指向外牵拉耳郭上部,则能显露出耳郭的全貌,但松开后,因皮肤的紧张度和软骨的弹性又使其回复原状。轻度隐耳畸形者,仅耳郭上部皮肤短缺,耳软骨的发育基本上不受影响;重度畸形者,除皮肤严重短缺外,耳郭上部的软骨也明显发育不良,表现为耳轮部向前卷曲、舟状窝变形、对耳轮亦常屈曲变形等。

隐耳畸形在日本人中发生较多,中国人也较常见,轻者不易引起患者注意;在欧美地区则罕见。畸形以男性居多,男女之比约为2∶1;右侧多见,右侧、左侧之比约为2∶1,双侧畸形者约占40%左右。

隐耳除对容貌产生一定的影响外,由于耳郭上部埋入皮下,无耳颅沟,因此患者无法戴眼镜,淋浴时水亦容易流入耳道内,给患者生活带来诸多不便,应及早治疗。1岁以内的婴儿可试行非手术疗法,即按患儿耳郭上部的形状制作特殊的矫正装置,然后将其固定于耳郭上部,使其保持持续牵拉状态,该处紧张的皮肤逐渐松弛,显露出耳郭外形。1岁以后则宜手术治疗。成年人要求矫正者一般皆可手术。儿童须在全麻下手术,双侧隐耳宜在一次手术中完成;成年人则可在局麻下进行手术。

隐耳主要表现为耳郭上部皮肤量不足,因此手术原则主要是将此处皮肤切开,使埋入皮下的耳郭软骨充分显露出来,由此产生的创面应用游离皮片移植或局部皮瓣转移等方法覆盖。重度隐耳患者的耳软骨亦常发育不良,或合并有其他畸形,所以也应进行适当矫正。

手术方法:

(一)植皮法

该法较简单,即在耳郭上部沿耳软骨边缘切开,将软骨翻开直至耳甲软骨根部,然后在耳郭后面及颅侧壁的创面上应用游离皮片移植覆盖。由于此法术后皮片易收缩而影响手术效果,因此应用者不多,目前多采用局部皮瓣转移的方法。

（二）应用皮瓣旋转移植的方法

本法适用于轻、中度的隐耳畸形且耳上发际线较高的患者，方法简单易行。

应用三角形推进皮瓣的方法，设计一个以耳郭上部为基底的三角形皮瓣，皮瓣尖端伸入发际线内。掀起此三角形皮瓣，皮瓣尖端的毛发部分，可用剪刀将其毛囊剪除。剥离翻开耳郭的粘连面，制造耳后耳颅沟，然后将三角形皮瓣向下后方折放于耳后所形成的创面上。供瓣区的创面则在两侧潜行分离后直接拉拢缝合。

（三）推进皮瓣加植皮法

对于重度隐耳畸形或耳上发际低的患者，仅用局部皮瓣转移时不能覆盖全部创面，可应用此法。

1.乳突部推进皮瓣加植皮法　在乳突区设计蒂在下方的三角形推进皮瓣。沿设计线切开，在掀起此三角形尖端的同时，剥离翻开耳郭的粘连面使耳郭复位，然后将此三角形皮瓣完全掀起后，向上方推进转移在所形成的耳后沟创面上，耳郭后内侧面的创面和乳突部近发际处的创面，则用全厚皮片游离移植覆盖。

2.耳上方旋转皮瓣加植皮法　在相当于耳轮脚上方设计一个蒂在下方的三角形皮瓣。按设计线切开，掀起三角形皮瓣，剥离翻开耳郭的粘连面使耳郭上部复位，然后将此皮瓣转移覆盖于耳颅沟处，其余创面行全厚皮片游离移植。为方便手术，皮片可取自耳后沟的下部。

四、猿耳

猿耳也叫尖耳、猩猩耳，或妖耳。其特征是耳郭上部尖角状突起，此部位耳轮扭曲，耳轮沟消失，耳轮缘与对耳轮缘之间的耳舟窝成为一窄沟。猿耳为先天性发育畸形，系胚胎初期耳郭形成过程中第4个小丘发育异常所致。猿耳畸形在形态上可分为两类：①梭形猿耳。是典型的猿耳畸形，耳郭上部尖形如梭，耳轮及部分对耳轮存在，但扭曲。②扇形猿耳。耳郭上部尖形，但耳轮及对耳轮结构消失，类似于招风耳或隆突耳外观，或贝壳耳外观。

猿耳也常与招风耳、隐耳等耳郭先天性畸形同时存在，因此在治疗上要全面考虑。轻度猿耳畸形一般无须治疗，重度者则须行手术矫正。

猿耳畸形的治疗原则是：①对梭形猿耳需缩短耳轮、减少尖角畸形。②对扇形猿耳需矫正尖形畸形及招风耳畸形。

常用的手术方法：沿耳轮舟的折痕处切开皮肤，在软骨膜表面掀起皮瓣，于耳郭后内侧面广泛潜行分离皮瓣直至耳后沟。仔细解剖耳舟、耳轮软骨，分别在耳舟软骨的前外侧面、耳轮软骨的后内侧面划痕或纵形切开，但不切透对侧的软骨膜，使它们分别向相反方向卷曲，如此耳轮的弯度会自然矫正。最后将皮瓣向前推进，缝合固定，耳舟部用油纱卷曲压迫，塑形包扎。

术后常规应用抗生素3天，1周后拆除缝线，拆线后最好塑形包扎，在耳轮沟即耳舟内加压数月，以利于维持矫正后的耳郭形状。

五、耳垂畸形

耳垂的形态变异较大，南非少数部落的黑色人种甚至根本无耳垂。耳垂的形状大致可以分为圆形、扁形和三角形3类，其附着于面部皮肤的程度亦不同，从完全游离、部分粘连乃至完全粘连。其与面部所成角度的变异亦很大。耳垂为扎耳眼的部位，一般只要不影响配戴耳饰，即可认为是正常的。

先天性耳垂畸形主要有耳垂过大、过长，及耳垂尖角，耳垂粘连、耳垂裂、耳垂缺失等；而获得性耳垂畸形,则主要为耳垂缺损和配戴耳饰不当引起的耳垂裂、耳垂瘢痕疙瘩等。

耳垂畸形或缺损虽无任何功能障碍,但因影响美观,且耳垂为妇女配戴耳饰的部位,因此,对要求耳垂整形或再造的患者,除瘢痕增生倾向者外皆可手术。

在东方民族中,耳大被认为有福,因此耳垂过大、过长畸形在男性,国内几乎没有人来要求修复。少女耳垂过长者,常要求整形修复。

【耳垂尖角畸形、粘连】

耳垂过尖、粘连在临床上表现为耳垂过小或缺失,需采用局部皮瓣转移进行耳垂再造。单纯性粘连而存有耳垂的患者,手术方法简单,只要在耳垂与面部粘连处切除一块三角形皮肤及脂肪组织后直接缝合即可。

【耳垂裂】

耳垂裂的修复也较简单,可切开裂缘形成新鲜创面后直接拉拢缝合;亦可将裂缘锯齿状切开,交叉对合后拉拢缝合。

对于要求保留耳垂穿孔者,可以从一侧边缘掀起皮瓣卷曲成耳垂孔,缝合切口时可应用"Z"改形缝合,以延长耳垂和避免直线瘢痕。

【耳垂缺损】

耳垂缺损的修复再造方法很多,但均要在耳后乳突区与颈上部遗留瘢痕,效果不太理想,患者也难满意。主要的修复与再造方法有以下几种。

(一)应用耳后乳突区皮瓣折叠的方法

在耳后乳突区设计一双叶皮瓣,为防止术后收缩,每叶均要比健侧耳垂稍大些,后叶要更大些。然后掀起此皮瓣,将其折叠形成耳垂,再切除耳郭下部缺损缘处的瘢痕组织,将创缘与新形成的耳垂上缘缝合。掀起皮瓣后遗留的创面,可以直接拉拢缝合或移植全厚皮片。

(二)Converse 法耳垂再造

在耳后乳突区设计一个皮瓣,皮瓣应大出健侧耳垂的 1/3。掀起皮瓣后,将其后上部分与耳轮缘上创面缝合,然后在皮瓣背面及乳突区创面上进行全厚皮片移植。术后由于皮片收缩,会将皮瓣边缘卷向耳后内侧面,而形成较自然的耳垂形态。

(三)Brent 法耳垂再造

按健侧耳垂的大小、形态,在耳的乳突区设计一个"尾"状分叉皮瓣,皮瓣可稍大些。将皮瓣向前上方掀起,相互折叠缝合形成耳垂。乳突供瓣区创面可直接拉拢缝合,耳后部分创面行全厚皮片移植。

(四)ZentenoAlanis 法耳垂再造

按健侧耳垂大小与形态,在相当于耳垂位置的下方,设计一个蒂在上方的纵向皮瓣,使弧线 bd 与 ab 等长、弧线 ca 与 cd 等长,然后掀起皮瓣,将皮瓣前上方旋转形成耳垂,掀起皮瓣形成的创面直接拉拢缝合。

六、耳郭外伤与耳郭缺损

【早期处理】

耳郭位于头颅两侧,由于切割伤、咬伤、挤压伤、撕裂伤等损伤,可造成耳郭缺损畸形。耳郭撕裂伤常常与头皮撕脱伤同时发生,只要还有少许皮肤组织相连,特别是耳后动脉主干未被切断时,都应进行原位缝合。缝合时应作无创伤缝合,注意针距,以免影响血供和有利于引流,一般均能成活。为保证撕脱头皮再植的成活,即使有少许组织相连,也可考虑撕脱头皮的血管吻接。

对于无挫伤、伤口较整齐的小块完全断离的耳郭组织，只要其长度不超过 1cm，即可行原位缝合再植，术后用含抗生素的敷料包扎固定，一般可望成活。

大块耳郭组织或全耳郭断离，原位缝合再植成功是不可能的。应用显微外科技术吻合血管进行回植可望成活。耳周的血管较丰富，而且动脉及静脉的直径多半在 0.5mm 以上，只要具备显微外科技术，再植就能成功。但由于撕脱伤，组织损伤严重，能找出血管进行吻合的机会是很小的。再植耳郭比再造耳郭要容易一些，应争取进行撕脱耳郭再植。如不能进行耳郭再植，可用下述方法处理。

1.剥去离断耳郭的皮肤组织，将耳软骨缝合于缺损部位的软骨残端上，再应用同侧颞浅筋膜血管瓣向下翻转，覆盖包裹耳软骨支架的前外侧面和后内侧面，最后在筋膜瓣表面植以全厚或中厚皮片。皮片可利用剥下的断离耳郭皮肤，不足部分可从对侧耳后沟处切取。如此再造的耳郭成活虽然保证，但形态欠佳，也不能维持正常的耳颅角，如缺损较大，颞浅筋膜血管瓣也难以到达其下端部分。

2.去除离断耳郭后内侧面的皮肤与皮下组织，暴露后内侧面的软骨，在软骨上开几个洞窗，把如此形成的耳前外侧面皮肤软骨缝合于离断部位，再在耳后乳突区掀起一个旋转皮瓣，覆盖于耳郭后内侧面的创面上。这个方法虽然比较简单方便，但它破坏了耳后乳突区皮肤的完整，如不成活则增加了以后再造耳郭的困难。

3.剥去离断耳郭前后面的皮肤组织，将耳软骨支架埋植于耳后乳突区或腹壁皮肤下，作为以后再造术耳郭的支架。理论上原位自体耳软骨为最理想的再造耳支架材料，但目前再造耳郭时，包裹支架的皮肤远未达到正常耳郭皮肤的厚度和柔软度，因此再造的耳郭难以呈现正常的凹沟与凸处，也不能维持耳颅角的稳定性。

【晚期修复】

耳损伤与撕脱伤后如早期处理不当或未作处理，会遗留耳郭各部位的缺损，须行整形手术修复。

（一）耳轮缺损

较小的耳轮缺损可切开缺损边缘，适当增加附加切口后直接拉拢缝合。

较大的耳轮缺损，可应用 Antia-Buch 双向推进耳轮的方法来拉拢缝合缺损。此法成功的关键是，充分游离整个耳轮及耳轮沟的耳轮复合组织瓣。

切口要切透软骨，但不要破坏耳后面的皮肤，耳郭后内侧面的皮肤要在软骨膜面潜行分离，使其缝合后无张力。

（二）耳郭上 1/3 缺损

耳郭上部小块缺损，可应用对侧耳郭复合组织块游离移植来修复，游离移植的复合耳郭组织，其长、宽度一般不能超过 1.5cm。

耳郭上部稍大的缺损，如果患者原来的耳甲腔发育良好，则可以应用 Davis 耳甲皮肤软骨复合组织瓣转移来修复。

（三）耳郭中 1/3 缺损

耳中部 1/3 为耳郭缺损最常见的部位，修复方法较多，一般均需软骨（取自健侧耳或肋软骨）作支架。临床上按如何应用皮肤覆盖软骨支架，将手术方法分为 5 种。

1.耳后乳突区皮瓣法　适合于耳后乳突区无瘢痕的患者，在耳后乳突区设计一个推进皮瓣，根据蒂的位置又可分为：

（1）蒂在前的耳后乳突区皮瓣法：以缺损缘部为蒂，根据缺损的大小在耳后及乳突区设计皮瓣。将皮瓣由后向前掀起推向缺损缘部，折叠包裹支架，乳突区创面用游离皮片移植覆盖。其支架可取自体软骨，也可采用组织代用品。

此法修复耳郭中部缺损虽简单省时,但皮瓣血供不能完全保证,缺损缘蒂部还要行二期修复切除瘢痕。

(2)蒂在后的耳后乳突区皮瓣法:根据缺损的大小,设计一个蒂在乳突区、较缺损略宽的推进皮瓣。其手术步骤是:切除耳郭缺损缘的瘢痕组织,在耳后乳突区设计一蒂在发际区的皮瓣,由前向后掀起皮瓣,向前方推进后覆盖软骨支架,并与缺损周缘的皮肤缝合。术后3~4周行皮瓣断蒂术,连同移植的软骨一同掀起折叠后缝合。乳突区的皮瓣供区行全厚皮片游离移植。Converse描述的方法与此相似。

2.带蒂皮瓣移植修复耳郭缺损——隧道法　适用于耳郭上部较大的缺损、乳突区皮肤完好无瘢痕者,取肋软骨作耳郭软骨支架。

(1)Converse隧道法之一:将耳郭连同缺损处压向乳突区皮肤,用美蓝按缺损缘大小在乳突区皮肤上画出切口线。按标记线作切口切开皮肤,在乳突区皮下潜行分离出比耳郭缺损面积略大的口袋,切开缺损处边缘,尽量切除瘢痕组织,将耳郭缺损处切口的后内侧缘缝合于乳突区皮肤切口的前缘。取肋软骨雕刻成耳轮缺损的形状,将其缝合于耳缺损缘上下端的软骨上,并置放于剥离的腔内,然后将乳突区皮肤切口的后缘与耳缺损缘切口的前外侧缘缝合。术后经常用棉签清洁隧道,3~6周后沿移植外缘5mm处切开皮肤,在软骨底面的皮下组织层中进行分离,注意软骨底面尽多地留有皮片下组织,不可外露软骨。最后在软骨底面的皮下组织上与乳突区创面上行中厚或全厚皮片游离移植。

(2)Converse隧道法之二:切取肋软骨,雕刻成耳郭缺损部位的支架备用。在缺损缘的上、下方作切口,在乳突区皮下潜行剥离形成皮下隧道。将乳突区上方切口的上缘与缺损区上方切口的后缘、乳突区下方切口的下缘与缺损区下方切口的后缘互相缝合。将软骨支架埋植于乳突区的皮下间隙内,并将其上、下端分别与耳郭软骨的断端缝合固定,最后缝合切口。

第二期手术于术后2~3个月进行,沿耳轮边缘作切口,自移植的软骨深面剥离,将耳郭连同软骨掀起,形成合适的耳颅角后,耳后、乳突区创面行中厚或全厚皮片游离移植。

3.皮肤扩张法　当缺损较大时,耳后乳突区皮肤常不够应用,此时可用皮肤扩张器扩张耳后乳突区皮肤,再应用皮瓣推进法覆盖包裹支架。

4.皮管法　如耳后乳突区为瘢痕组织,无正常皮肤可应用时,可采用颈部皮管修复。于颈侧部乳突下制备细长皮管,皮管的大小视所需皮肤多少而定。皮管制备后3周,切断它的下端并转移到耳郭缺损端的上方。再经3周后断蒂,将断端修整后缝合于下方耳郭缺损端。如耳郭缺损较大,则可在上臂内侧制备皮管来修复,并根据需要切取肋软骨作为支架。

5.颞浅血管筋膜瓣法　如耳后乳突区和颈部皮肤均为瘢痕不能应用时,可掀起颞浅血管筋膜瓣向下翻转,覆盖软骨支架来修复耳郭中部缺损,筋膜瓣表面行游离皮片移植。

(四)耳郭下1/3缺损

耳郭下部的缺损常包括耳垂缺损,为了保持修复后外形的稳定,有时还要移植软骨以维持耳下部的形状。

七、菜花耳

耳郭受挤压或捻挫等闭合性创伤后,常可导致软骨膜下渗血形成血肿,引起耳软骨缺血坏死,随后机化为结缔组织。纤维结缔组织的增生和收缩,以及软骨的坏死等病理变化,使耳郭逐渐增厚而皱缩,表面呈现许多不规则形的突起,突起间为深浅不等的皱褶缝隙,类似菜花,因此将其称为菜花耳。各种原因引起的耳软骨感染,也会导致各种菜花耳畸形。

　　菜花耳畸形的整形是一个十分困难的手术,一般在炎症完全消散、病情稳定后进行。可于耳郭前外侧面沿耳轮边缘 0.5cm 处作切口,小心地在高低起伏不平的皮肤和软骨间进行剥离,以形成皮瓣,暴露变形的软骨。然后将增厚的软骨适当削薄,并松解平整或雕刻塑形,使其符合原有的解剖形态。最后将翻开的皮瓣舒平覆盖在经切削的软骨面上,并切除过多的部分。缝合切口后,按耳郭的形态用棉球及松软纱布填塞妥帖后加压包扎。由于皮瓣的剥离范围不能太广,否则会因血供障碍而发生坏死,因此常常要分数次手术才能完成菜花耳的整形,其最终手术结果也往往令人失望,临床上几乎未见到过完美无瑕的修复效果者。

　　近年来,临床上对于软骨坏死较多,但皮肤组织相对松弛的菜花耳畸形,一般应用切取自体肋软骨雕刻成支架的方法来修复。对于严重的菜花耳畸形,由于其耳后乳突区的皮肤常完好无缺,且其耳垂部分因无软骨常不累及,因此索性切除皮肤软骨及增厚变形的耳郭上部,保留未累及的下部及耳垂,在耳后乳突区植入 50ml 肾形皮肤扩张器,扩张皮肤后二期行耳郭再造术。

八、瘢痕性耳道狭窄与闭锁

　　外耳道部位烧伤、创伤或感染后的瘢痕挛缩,会引起外耳道狭窄甚至闭锁。狭窄或闭锁一般发生在耳道口或近耳道的部位。如为酸碱烧伤,则耳道深部也会狭窄,除影响外形及听力传导外,因耳道深部的分泌物不能及时排出,会引起炎症甚至外耳道胆脂瘤。

　　外伤等引起的耳道口较单纯的瘢痕性狭窄,可切除瘢痕条索后行“Z”改形等修复。烧伤等引起的较广泛的瘢痕,则须在狭窄或闭锁的耳道口切开,切除耳道口的瘢痕组织,必要时可切除部分耳甲软骨,使外耳道口比正常略大些。然后逐步进入耳道,切除所有瘢痕组织,直至正常管腔部位。切取中厚皮片一块,使其肉面向外包裹于粗细合适的橡皮管或硅胶管上,塞入耳道内。内侧端的皮片缘因与耳道深部的正常皮肤很难缝合,因此可多留些,让其重叠在耳道深部的正常缘上,外侧端的皮片缘可与耳道口创缘缝合数针。

　　包扎固定,术后十天左右拆线。拆线后耳道内必须坚持放置橡皮条半年左右,以防再次狭窄。

九、烧伤后耳郭畸形

　　单纯的耳郭部位的烧伤并不多见,一般为耳轮缘部烧伤,愈合后遗留耳轮部瘢痕或缺损。严重的耳郭烧伤常与面颊部烧伤一起发生,伤愈后遗留耳郭畸形及其周围面颊部瘢痕。耳郭部常见的畸形是外耳皮肤瘢痕增生,瘢痕可为条索状至片块状不等,常影响耳郭外形。其表现为耳轮缺损、部分或整个外耳缺损;耳垂甚至整个耳郭的粘连,面颊部的瘢痕与耳郭的瘢痕连在一起会形成隐耳或桥状瘢痕粘连,特别是耳垂与乳突部之间的皱褶处常有部分皮肤幸免烧伤而残留,创面瘢痕愈合后由于瘢痕挛缩形成深的囊袋,皮脂腺的分泌排出受阻,易引起反复感染。颈部的瘢痕也会牵拉耳郭向下,加重耳郭的畸形。治疗应根据不同的畸形部位区别对待。

　　1.单纯的耳轮部瘢痕或轻微耳轮缺损,一般无须修复。严重的耳轮缺损,可在颈部或上臂内侧预制细长皮管,分期移植于耳轮边缘。如果耳后乳突区皮肤完好、耳轮中间部缺损较大时,亦可在皮肤扩张后采用皮瓣推进并插入软骨条修复。

　　2.外耳皮肤上的增生性瘢痕,如果不是瘢痕疙瘩,可将增生性瘢痕切除直达软骨膜面,然后行中厚皮片移植。如果为瘢痕疙瘩,也可将其切除后行中厚皮片移植修复,术后作放射治疗,以防瘢痕疙瘩的复发。

　　3.对于范围较小的条索状或蹼状瘢痕粘连,只要乳突区还有小部分正常皮肤存在,可采用改形或 V-Y

推进等方法矫正。

对于范围较大的耳郭粘连,则需切除瘢痕组织、彻底松解粘连,注意切勿暴露耳软骨,使耳郭复位,形成的创面行全厚皮片移植。术后要较长期应用模型压迫所形成的耳后沟,以防止皮片收缩、粘连复发,但实际上这很难为患者接受,也不易做到。因此在手术时要尽可能分离颅侧壁组织,甚至可以伸入到耳甲底部以形成深沟,创面尽量移植较厚的皮片以减轻日后的收缩。

4.对于耳垂部粘连、瘢痕中有窦道或囊腔者,松解粘连时需彻底切除窦道或囊腔的上皮壁。如果耳垂下部、颈部皮肤的瘢痕挛缩明显,则须同时切除松解后行皮片移植或转移皮瓣(或经扩张后的皮瓣)修复,使耳垂向上复位。

5.烧伤后耳郭缺损的患者,多数乳突区皮肤也为瘢痕组织,无法利用;颞区头皮亦为瘢痕组织,严重者瘢痕与颅骨粘连,颞部动、静脉不复存在。这种情况只能应用远位皮管转移行耳郭再造术。

(陈绪华)

第十一节　面部轮廓的整形与美容

面部轮廓美是人类形体美的首要条件及最显著的标志,也是一个人一定行为、文化特征的外表征象。面部轮廓与人面部软组织特别是骨组织的结构及形态相关,有人将蛋形面孔、柳叶眉、新月眼、秀鼻、樱桃口作为女性妩媚、清秀、恬静、和善、温柔的面容轮廓,而将方形面孔、宽额、蚕眉、大眼、耸鼻、大口、方形下巴作为男性刚强、威武的面容。面部轮廓形态美在不同民族、不同年龄层次有不同的美学内涵,并随不同的时代文化背景而有一定的变迁。面部轮廓的形态也可因先天性或后天性因素而破坏,包括骨及软组织结构和功能的破坏。

面部轮廓整形及美容是用外科技术进行面部软组织、骨组织的修整,使其恢复正常形态、功能或给予美化,近年来称为面部轮廓外科。学者应用显微外科技术、颅面外科技术进行了数以百计的面部轮廓整形。查阅1990—1998年网络中有关面部轮廓外科的文献有一百六十余篇,其中涉及到面部先天性畸形、外伤后畸形、肿瘤切除后面部轮廓畸形的修复,以及面部轮廓的美容整形等,因此,从目前使用"面部轮廓整形及美容"这一名词的实质内容而论,它几乎包含了面部整形的各个方面。随着颅面外科、面部显微修复外科及面部美容外科的发展,面部轮廓外科的概念将会得到进一步深化与发展。

关于面部轮廓外科的定义,目前尚未取得学术界的共识。我们将面部轮廓外科的定义局限于面部轮廓整形美容,学者认为:面部轮廓外科应是研究人体面部轮廓美学标准,用外科方法修复和改善获得性面部轮廓缺陷,或使正常面部形态得到美学的完善。而先天性面部骨结构轮廓畸形的整形,应属于颅面外科范畴。

一、颧弓缩小整形

在面部轮廓形态中,蛋形面孔轮廓被认为是能给人以慈祥、和蔼的美感,颧弓的肥大或高耸则正好破坏了上述的美感。用外科手术方法可使面部骨骼轮廓改形。颧弓高耸或肥大,表现为面部中1/3向前或向两边凸出,面部上1/3及下1/3凹陷低平,使面部显得粗犷,而失去和谐的美感,这种面形在东方人群中较为多见,常有人要求改变这种面形,特别是女性颧弓肥大、高耸,显示出男性化倾向者。在一些地区内,由于封建意识的影响,常视女性颧弓肥大为不吉利的面容,因此要求进行颧弓缩小整形的女性远较男性为多，他们要求将颧弓肥大的棱形面部轮廓变成蛋形面形。

引起颧弓高耸、肥大以先天性因素居多，而外伤、面部血管瘤、淋巴管瘤及骨纤维结构发育不良等，可引起一侧或双侧颧弓良性肥大畸形或不对称，需进行手术矫正。

（一）适应证

1.颧弓良性肥大引起面部轮廓不良。

2.外伤性或骨纤维结构发育不良，造成一侧或双侧颧弓肥大或两侧不对称。

3.可医治的血管瘤、淋巴管瘤及神经纤维瘤等引起的颧弓肥大。

4.无心、肾、肝、肺及血液系统等重要器官疾患，心理状况良好，年龄在 60 岁以下者。

（二）禁忌证

1.因颧弓区恶性肿瘤引起颧弓肥大者。

2.伴有心、肺、肝、肾或血液系统疾病者。

3.年龄超过 60 岁。这不是手术的绝对禁忌证，而是手术的相对禁忌证。

4.伴有心理障碍者。

（三）手术设计

颧弓缩小设计是目前较难测量的，我们可采用电脑模式图与受术者取得一致意见后再进行手术。手术前作以下测量是必要的，包括两侧颧弓最高点的距离，两侧颞窝、额骨、颧骨间距离及两侧上颌骨颧骨缝间的距离等，以便于手术前后进行对比。

（四）手术种类

颧弓缩小整形的手术方法以日本、韩国及我国报告较多。手术方法种类依手术切口及截骨方法的改进而加以区分。

1.**按手术切口种类分类**　包括冠状切口、口内颊沟切口、口内切口加耳前小切口及冠状切口加口内颊沟切口等。

2.**按颧骨截骨方法分类**　包括颧骨截骨移位、颧骨突削平、颧骨突磨平及颧骨上颌骨 3 处截移位法等。对于 30 岁以上的患者，颧弓缩小整形多半与面部骨膜下除皱同时进行。

（五）术前准备

1.进行全身体格检查，排除手术禁忌证。

2.女性应该在月经期后进行手术。

3.术前常规应用维生素 K1，每日 10mg，连用 3 日。

4.摄头颅正、侧位片及颧弓位片，有条件者可进行颧弓三维 CT 摄片。

5.测量颧弓宽度、面上 1/3 宽度及颧弓凸度。

6.采取冠状切口或耳前切口者，术前常规用 1∶5000～1∶2000 苯扎溴铵洗头 3 天；口腔内切口者，术前洁齿并作口腔清洁。

（六）双侧颧弓缩小的手术方法及步骤

手术方法以学者所施行的截骨缩小整形方法为例。

1.麻醉：取气管内插管全身麻醉，经鼻腔插管。

2.切口

（1）颧弓缩小加面中、上部骨膜除皱患者取冠状切口。

（2）颧弓向侧方及前方凸出严重，或需要进行骨膜下除皱者，采用冠状切口加口内切口。

（3）单纯性颧弓向侧方明显凸出或伴有向前方凸出者，采用耳前切口加口内切口。

（4）颧弓凸出不严重，只需削除或磨平部分颧骨者，采取口内切口。

（5）切口下作局部膨胀法浸润麻醉，以便于减少出血和利于手术操作。采用0.1%～0.25%利多卡因加1：20万肾上腺素浸润切口周围皮下或粘膜下。

3.暴露颧骨　冠状切口暴露颧骨：切开头皮，从一侧耳轮脚到另一侧耳轮脚，直达帽状腱膜下掀起头皮，两侧在颞浅筋膜深层掀起头皮。以下步骤为：①在两侧眉弓嵴切开骨膜，进入额骨骨膜下。用骨膜剥离子分离颅骨膜，直达眶上缘，凿断眶上孔下缘骨桥，游离眶上血管神经束。②继续分离眶内骨膜，达眶内1.0cm。③在额骨颧突处，切开颞深筋膜浅层，在颞深筋膜深浅层之间进入颧骨弓的骨膜下，分离颧骨的外表面和内表面及下缘的骨膜。④颧骨弓分离的前缘达眶外侧缘，颧骨弓分离的后缘在颞颌关节前方。⑤颧骨下边缘的骨膜与咬肌附着点相连，不易分离，需用弯形骨膜剥离子剥离。⑥在颧弓与上颌骨相连区域的后方用骨膜剥离子分离上颌骨颧突后的骨膜，及上颌骨翼突的部分骨膜。⑦在眶下外侧，分离上颌骨颧突前方的骨膜。

本术式⑤、⑥、⑦步骤的骨膜分离操作不易，可采用口内切口。特别是患有淋巴管瘤、血管瘤或骨纤维结构发育不良的颧弓肥大患者，可采用口内附加切口。这对颧弓下缘及上颌骨颧突内、外侧骨膜分离的暴露较为方便。上述操作完成后，颧弓前面、内面、下面及上颌骨颧突前面、内面的骨膜沟已被分离，颞肌前方的附着区被游离。

4.颧骨截骨，颧弓缩小（3处截骨）

（1）颧弓前方截骨：在额骨颧突及上颌骨颧突中部，距眶腔外侧缘0.6～0.8cm处，于垂直方向截断颧骨。

（2）颧弓后方截骨：在颞下颌关节前方0.6～0.8cm处，截断颧弓后方。

完成（1）、（2）步骤截骨后，颧骨已完全游离。有时颧弓下缘骨膜不完全分离，则颧骨下方有软组织相连的蒂部，可提供切断颧骨的血供。

（3）上颌骨颧突截骨：在完成上述截骨后，有时颧弓下部尚显得凸出，即面中1/3前凸矫正尚不明显，我们创造了进行上颌骨外侧方截骨使面部轮廓美化，但需注意切勿切开上颌突，慎勿损伤眶下神经。

（4）颧骨旋转移位及固定：将截下的颧骨向上提起1～1.5cm，使部分颧弓骨充填于颞窝，并向后旋转15°～30°，而使凹陷的颞窝部分显得丰满、平坦、自然。从上颌骨颧突取下来的一块楔形骨片可遗弃，或插到旋转的颧骨及额骨颧突截区之间，用细钢丝或微型钢板螺丝钉固定上提及旋转的颧骨。

5.骨膜下除皱　完成颧骨截骨，颧弓缩小的操作后，提紧上半面皮肤、SMAS及骨膜，剪除多余头皮皮肤，以达到骨膜下除皱的目的。颧弓缩小加骨膜下除皱的手术效果远比一般性骨膜下除皱效果为优，这是由于颧弓缩小手术进行了上半面部广范围的骨膜下分离，使上半面部皮肤、肌止点及SMAS松弛得到矫正，而且因为颧弓上移，颧弓下缘附着的软组织也提紧，所以达到了上、下面部全面提紧的效果。

（七）单侧性颧弓肥大的缩小整形

单侧性颧弓肥大是因体表肿瘤，如血管瘤、淋巴管瘤所引起，需要同时切除血管瘤、淋巴管瘤。对这类患者，术前应仔细进行X光平片、CT及三维CT片分析，在了解了血管瘤侵犯骨的范围后再进行手术，必要时作被侵蚀的颧骨截除。

上颌骨的骨纤维结构发育不良，常引起一侧颧骨肥大、两侧面部不对称。确诊后可采用冠状切口加口内切口，作肥大侧颧弓截骨缩小整形，同时对患侧上颌骨前突部分进行片状截骨，手术效果良好。手术过程中遇有出血，可采用纱布进行暂时性填塞。

（八）术后处理

面部帽状腱膜下置负压引流，并包扎3天。术后常规使用抗生素5天，8～10天拆线。

（九）并发症的预防及处理

1.出血　颧弓缩小整形手术可发生头皮切开及颞浅血管切断后的出血,这些出血表浅,易于控制。在分离颧弓前后骨膜及颧弓截骨时,也容易发生出血,多半在颞深筋膜深、浅两层分离时,易发生颞深静脉损伤出血,应予控制。遇有出血较多而不易控制时,可采用明胶海绵充填或纱布充填压迫,可达到止血的目的。

2.面神经损伤　在学者数十例的颧弓缩小整形中,没有发生过面神经损伤的并发症。因此,只要手术医师熟悉面神经解剖,是可以避免这种并发症的。面神经颞支或颧支容易发生损伤,术中注意头皮切口是在耳前起始,并在颞浅筋膜下及帽状腱膜下分离头皮,颞支即不会损伤。颧支损伤往往是因为在分离颧骨骨膜时损伤了颧弓下方1cm范围内的软组织,颧支在此横行向前方,所以在分离颧骨骨膜时,应用骨膜剥离子仔细分离骨膜,不要损伤下方的神经。

3.术后张口困难　因颧弓截骨或骨膜分离时伤及颞下颌关节,或是因为截骨后骨固定不良,可影响颞下颌关节的活动。

4.术后面部轮廓不良　颧弓高耸肥大的受术者,常伴有下颌角肥大,应同时设计进行下颌角缩小整形,否则即使颧弓缩小了,下颌角肥大仍存在,面孔呈倒梯形,会让人产生不快。

二、颧弓扩大整形

（一）概述

颧弓扩大整形是西方民族施行的一种术式,这是因为西方人面容中1/3没有明显的标志性凸出,所以就有人要求进行颧弓扩大整形。由于外伤性颧骨骨折、颧部凹陷,也可进行颧骨扩大及再造整形。在颅面畸形中,Treacher-Collins综合征畸形以颧眶发育不良为特征,也以矫正眶颧畸形为主要内容。其方法也是颧骨扩大整形及眶发育不良的眶扩大和再造。作为美容性质的颧弓扩大整形,主要是采用自体组织或代用品种植。

（二）手术切口及颧弓扩大方法

颧弓扩大整形最常用口内切口,也可用耳前切口或冠状切口,尚可采用睑下缘切口等。手术方法根据手术切口及种植材料而有所区别。

1.颧骨截骨植骨颧弓扩大整形　手术方法类同颧弓缩小整形,多半采用冠状切口或口内切口,该切口手术暴露较好,颧骨截骨植骨时骨固定较易操作。切开皮肤,暴露帽状腱膜及眉弓嵴,在骨膜下分离,暴露颧骨,于额骨颧突及上颌骨颧突处截骨,并在颧骨后给予部分截骨或完全截骨,使颧弓扩大,于前方植骨,颧骨截骨植骨处以微型钢板固定。

2.组织代用品移植颧弓扩大整形　可采用耳前小切口及下睑缘切口,在眶下缘骨膜下分离放置组织代用品。常用的植入假体有硅橡胶颧弓假体、颧弓膨体聚四氟乙烯,以及颧弓多孔聚乙烯,上述3种高分子化合物都有颧弓假体成品出售。另外亦可用块状种植物根据所需的形态进行塑形植入。

三、下颌角肥大方形面孔整形及颏成形

对下颌角的形态,东方人与西方人的审美观点有所区别,东方女性希望下颌角圆而隐蔽,正如东方四大美女西施、貂蝉、杨贵妃、王昭君的面部轮廓一样呈卵圆形。下颌角肥大使面部呈方形,方形面孔或下颌角肥大是女性男性化的面容;颏部的美学形态是圆形,似靴形头部,轻度前倾,因此要求改变方形面部轮廓

进行下颌角缩小,或进行颏成形,是为了使面部轮廓显示女性妩媚、清秀、恬静、和善、温柔的外貌,这是东方人美容整形的重要内容。使方形面孔整形成卵圆形面孔,可以通过下颌角缩小整形、咬肌肥大整形及颊脂肪垫摘除等得到矫正。

(一)下颌角缩小整形

1.适应证　下颌角骨性肥大、咬肌肥大。

2.手术设计　手术设计时需与受术者取得下颌角缩小范围的共识。电脑模拟设计是一较为客观的方法,可进行下颌角正、侧位片摄片以估计下颌角切除范围,但手术医师应在术前就使受术者认识到:手术设计只能是手术结果的预测,不能用手术结果来对手术设计进行分分毫毫的检测,因为手术过程中会使手术设计的有些内容不能完全达到;而双侧下颌角经过手术后应该缩小,并且两侧应该相对对称,这是手术设计及手术结果应达到的共同目标。

3.术前准备

(1)摄头颅正、侧位片及下颌骨全景片,检查下颌角肥大程度及咬肌肥大状况。

(2)行下颌角缩小整形电脑模拟设计。

(3)作洁齿准备。

(4)术前应用维生素 K_1 10mg 肌内注射,每日 1 次,连续 3 日。

4.手术方法

(1)麻醉:采用全身麻醉气管内插管,经鼻腔插管,或在局部麻醉下手术。全身麻醉也应在切口区注射 $0.1\%\sim0.25\%$ 利多卡因加 1:20 万～1:10 万的肾上腺素,以减少出血。局部麻醉:口外切口采用 1% 利多卡因加 1:10 万或 1:20 万的肾上腺素,作下齿槽神经阻滞,每侧注入 $1.5\sim2.0$ml 局部麻醉药液,并采用 $0.5\%\sim1\%$ 的利多卡因加 1:10 万或 1:20 万的肾上腺素,在下颌支颊粘膜作浸润麻醉。

(2)手术切口:有口内切口、口外切口、口内切口加口外小切口等 3 种形式。采用口内切口或口内切口加口外小切口两种方法较好,但手术操作较复杂。口外切口是下颌角后方切口,因局部切口瘢痕明显,当今已很少采用。

(3)手术步骤

1)下颌角截骨:在下颌支前方龈颊沟区切开粘膜,直达下颌角骨膜下,长 3～4cm。用骨膜剥离子在骨膜下分离咬肌,于下颌支后缘、下颌角后缘及下颌体近下颌区的咬肌附着处进行分离,并用下颌缘骨膜剥离子,分离下颌内侧缘肌附着区。此区域的骨膜及肌肉附着区很难分离,有时需借助于一下颌后方口外皮肤小切口,长约 0.5cm,伸入 4mm 的骨膜剥离子分离下颌角后方的肌附着点。用细柄长摆动锯,从口内作下颌角斜形截骨,一般截除 3.5～4.0cm 长、1.5～2.5cm 高的下颌角。也可选用来复锯,从口外小切口伸入,截除下颌角。为防止口外切口因来复锯灼伤皮肤,可在来复锯柄套以导尿管或塑料管。另外尚有采用下颌角垂直矢状截骨,或倒"L"形截骨,以达到下颌角缩小的目的。截骨后仔细止血,加压包扎,如有口外小切口,可安放橡皮片引流。

2)部分咬肌切除:在下颌支前方龈颊沟区切开粘膜,直达下颌角骨膜下,长 3～4cm。用骨膜剥离子在骨膜下分离咬肌,在下颌支后缘、下颌角后缘及下颌体近下颌区的咬肌附着处进行分离,用长血管钳夹住内层咬肌的上下部分,予以切除,注意切除量和两侧对称性。给予仔细止血,加压包扎,可安放橡皮片引流。

3)颊脂肪垫摘除:少数患者可进行颊脂肪垫摘除术。在部分咬肌切除后,或在下颌角骨性肥大截除下颌角后,暴露颊脂肪垫,予以摘除。

（二）颏成形

颏成形用于颏部后缩者,可采用下颌骨颏部截骨前移颏成形或假体植入颏成形等手术方法。

1.下颌骨颏部截骨前移颏成形

(1)麻醉:用1‰~2%的利多卡因加1:20万的肾上腺素行双侧下齿槽神经阻滞麻醉。

(2)切口:切开颏部唇颊沟粘膜,直达肌肉及骨膜。在齿龈边缘留有1.0cm的粘膜及其下方的肌肉,便于手术结束创口闭合时的缝合。

(3)截骨前移颏成形:用骨膜剥离子分离颏部骨膜达颏部下缘,造成左右5~6cm长的下颌骨暴露区,用来复锯或摆动锯作颏部截骨,使颏部截骨前移,用微型钢板螺丝钉固定,或钢丝结扎固定。颏部前移范围应根据患者的缺陷情况而随机设计。遇有颏部后缩又短小者,可采用颏延长,即在颏部截骨时于截骨间隙中植入骨片,用微型钢板螺丝钉固定,或钢丝结扎固定。缝合肌肉及粘膜,加压包扎。

2.假体植入颏成形　除了截骨前移成形外,也可采用假体植入颏成形。

(1)麻醉:用1‰~2%的利多卡因加1:20万的肾上腺素行双侧下齿槽神经阻滞麻醉。

(2)切口:切开颏部唇颊沟粘膜,直达肌肉及骨膜。在齿龈边缘留有1.0cm的粘膜及其下方的肌肉,便于手术结束创口闭合时的缝合。

(3)制造颏部假体植入间隙:用骨膜剥离子分离颏部骨膜达颏部下缘,造成左右5~6cm长的下颌骨暴露区,植入假体。假体有硅橡胶颏成形假体、聚四氟乙烯颏成形假体,以及多孔聚乙烯颏成形假体等。缝合肌肉及粘膜,加压包扎。

（余克锋）

第十二节　乳房整形与美容

乳房美学包括女性及男性乳房美学两个方面。

女性乳房是一功能器官,人们将女性乳房喻为生命之源泉,以乳汁养育新的生命。

女性乳房更是一形体器官,是女性形体美最显著的标志。丰满而有弹性的女性乳房,是女性妩媚的象征,是女性具有青春活力、具有爱和被爱自信的象征。失去乳房的中、青年妇女,有着失去第二性征的遗憾,会产生自卑、失望、羞愧的心态,精神上受到压抑,从而失去社交、恋爱、结婚,以至生活的勇气。

对女性乳房美的追求,是人的天性之一,是人的本能特征。有关追求女性乳房美的历史记载可追溯到4000~5000年之前;人类对女性乳房美的追求,在人类具有意识的起始阶段,有了男女两性之间的追求就开始了。这种追求,在男女性之间是一致的,是人类意识及文化的表现,对这种追求的内容及形式,受一定文化和社会背景的约束或发展。

关于女性乳房整形的历史,在公元前,即有人采用女性乳房切除治疗巨乳畸形,现代乳房缩小整形的方法更是层出不穷。乳房扩大整形,直到19世纪及20世纪初才有人开始摸索进行,如应用石蜡注射、乳白色海绵充填、大块脂肪组织游离移植等,这些方法都已成了历史。1963年,Cronin及Gerow发明硅橡胶假体充填,成为现代乳房扩大整形发展的基础。

女性乳房整形,是一门带有艺术性的医疗技术,入门容易,但技艺成熟则非常困难。新的手术方法亦不断出现,乳房缩小整形的英文文献,从国际互联网一个网址中就可查及9万多篇。

女性乳房的美容整形,是通过外科手术来达到目的的,即通过外科方法在人体上进行雕塑,是一项医学塑造艺术。女性乳房是呈半流动状态的固态组织,不同的体位能显出不同的美感,这给女性乳房美容整形的预测及设计带来困难,因此,乳房雕塑程度的估测不易被外科医师所掌握。作为一名优秀的整形医师,应具备熟练的外科技巧和深刻的艺术洞察力,并能根据受术者全身各部分的形体表现,制订出乳房雕塑的总体设计及实际操作步骤。

乳房的美容整形也用于男性。男性乳房的过度发育,及乳头、乳晕的畸形,也需要进行美容和整形。

一、女性乳房的应用解剖

(一)位置及结构

女性乳房为半球形或水滴形,位于上胸部,由乳房的皮肤、乳腺、筋膜及乳头、乳晕所构成。

乳房的功能部分是一种变化的皮下腺体,即乳腺。它为胸部浅筋膜的深、浅两层所分隔并包绕,从上部起至锁骨肋骨结合处,外侧达腋中线,内侧弧形至胸骨中线,下部即乳房下皱襞,位于第6肋间。老年妇女,或是增大的乳房,乳房下皱襞可降到第7肋间隙。

乳房在锁骨中线上位于第3～6肋骨之间,或是第2～6肋间隙之间,内起胸骨旁,外达腋前线。圆锥形乳房最富美感。

两乳房之间的谷区称为乳沟。

乳房的上2/3部分附着于胸大肌筋膜及前锯肌筋膜表面,下1/3部分附着在腹直肌及腹外斜肌筋膜的表面。

乳头直径一般为0.8～1.2cm,乳头有15～20个乳腺导管开口。乳头的正常位置有许多不同的确定方法。多数学者认为:胸骨上切迹至乳头的距离,一般为18～24cm,平卧位时升高2～3cm;乳头间距平均为18～24cm,胸骨中线至乳头距离为9～12cm;乳房下皱襞至乳头的距离为5～7cm,平均6cm。

乳晕直径为3.5～4.5cm。乳晕皮肤有色素,一般呈棕褐色,介于乳头肌与腺体之间。乳晕区有许多小圆形凸起,为乳晕腺。

乳腺小叶是乳腺的基本功能单位,每一个小叶由10～100个末端导管的扩大部分——腺泡所构成。

20～40个乳腺小叶汇合形成大的导管,最终形成乳腺导管。大约15～20个乳腺导管在乳晕区形成乳腺窦,以输乳孔开口于乳头。

乳房的实质组织包括结缔组织、血管、神经及淋巴组织。乳房的纤维结缔组织从乳腺小叶表面到乳房前面浅筋膜的浅层,构成乳房的悬韧带,即Cooper韧带。该层结构对乳腺起支撑作用,表面附着于皮肤,浅筋膜的深层扩展附着于胸肌筋膜。

(二)血液供应

乳房的血液供应主要来自胸廓内动脉的肋间穿支、胸外侧动脉、胸肩峰动脉的胸肌支、肋间动脉的外侧穿支,以及肩胛下动脉的分支等,这些丰富的血管,在乳房内互相吻合形成血管网。

乳房内侧及中央部分的血液供应,主要来自胸廓内动脉的肋间穿支。该动脉的第1～4肋间穿支,在胸骨旁穿过肋间隙,于胸骨外缘穿出胸大肌附着部,进入乳房的内侧缘,提供乳房50%以上的血液供应。在怀孕及哺乳时,乳房增大,该血管包括动脉、静脉,较正常成倍地增粗。

胸外侧动脉是来自腋动脉的分支,在胸外侧壁下降到胸小肌及前锯肌表面。该动脉的乳房分支与肋间动脉的外侧穿支,提供乳房外侧的血液供应,这是乳房血液供应的第二个来源。

胸肩峰动脉的胸肌支,在胸大、小肌间下降,穿过胸大肌筋膜到乳腺的分支,成为乳房来自后表面的血液供应。

乳房的静脉往往与动脉伴行。当乳房肥大时,乳房的动、静脉也相应地增粗,其直径可达5～6mm。静脉回流主要为与动脉相应的伴行静脉,分别回流至奇静脉或半奇静脉和腋静脉。

乳头及乳晕的血供分别来自胸廓内动脉及胸外侧动脉。内侧及上方,来自胸廓内动脉;外侧及下方,来自胸外侧动脉及肋间动脉外侧穿支。

乳房的上述血液供应,在乳房皮下及乳腺内交织成网。这是乳房缩小整形中,虽有多种切口设计及皮瓣乳腺组织移植,而不易造成乳房组织坏死的原因。

(三)神经支配

第 3~6 肋间神经的外侧支,为乳房的支配神经。乳房中部及乳头、乳晕的神经支配,来自 T_3、T_4、T_5 肋间神经的前内侧支及前外侧支。保护肋间神经向乳头的分支不受损害,是保持乳头良好感觉的重要途径,至少应保持其中之一的神经支配不受损害,这一点十分重要。乳房的内侧及下方,由第 2~6 肋间神经所支配。

其交感神经与胸外侧动脉乳房支及肋间动脉乳房支相伴行进入乳腺,支配皮肤、血管、乳头、乳晕的平滑肌及腺体组织等。

第 2 肋间神经的皮下分支外侧皮支,向外侧及末端,经过腋部与正中神经的上臂皮神经及第 3 肋间神经构成神经丛,称为肋间臂神经。乳房扩大整形,即隆乳术后引起上臂疼痛,与该神经受压或损伤有关。

(四)淋巴回流

乳房的淋巴网非常丰富,腺体内各小叶间有着稠密的淋巴网。除乳头、乳晕和腺体中部的小部分淋巴管汇集形成乳晕下淋巴丛外,极大部分的腺体内淋巴管都汇集到胸大肌筋膜,形成深筋膜淋巴丛。乳房的淋巴输出有 4 个途径:①约 75% 淋巴沿胸大肌外缘流向腋淋巴结,继而达锁骨下淋巴结,这是最主要的途径。在这外侧的途径上约有 20~30 个淋巴结存在,直接达锁骨下淋巴结再流向锁骨上淋巴结。但亦有少量淋巴(多来自乳房上部)流向胸大、小肌间淋巴结,直接到达锁骨下淋巴结。②约 25% 淋巴(多来自乳房中央区和内侧)沿肋间隙流向胸骨旁淋巴结,继而直接经胸前导管或右淋巴导管进入静脉。胸骨旁淋巴结沿着胸廓内动、静脉排列,一侧仅有 3~4 个。③乳房深部淋巴网还沿着腹直肌鞘和肝镰状韧带通向横膈和肝。④乳房皮肤淋巴网与胸壁、颈部、腹壁的皮肤淋巴网有广泛的联系。因此,一侧乳房的淋巴不仅可流向对侧乳房,还可流向对侧腋窝,甚至两侧腹股沟的淋巴结。

(五)乳房内部支持结构

以往对乳房的支持结构均概括为 Cooper 韧带。近来 Wuringer(1998)对 28 个乳房标本作了较详细的解剖研究,发现所有标本中均见到致密的横形纤维隔,该横形纤维隔起自第 5 肋间的胸肌筋膜,从乳房内侧到外侧,并走向乳头,该纤维间隔分成腺叶的组织,向上及向下分布。该横行纤维隔在乳房内侧缘及外侧缘变厚,走向垂直的韧带,止于胸壁。

垂直方向的韧带有内侧韧带及外侧韧带。内侧韧带中,深韧带强壮,起于胸骨及第 2~5 肋骨;浅韧带较薄弱,由连接皮肤及深韧带的起始处开始。外侧韧带中,浅韧带较强壮,深韧带较薄弱。外侧浅韧带与深韧带有着相同的起源,均于胸小肌外侧缘起自胸肌筋膜,在腋中线止于腋部筋膜及皮肤,起着对乳房的悬吊作用。

二、乳房扩大整形

【概述】

女性的形体特征是由流畅、圆润、优美的曲线构成,而丰满的乳房则是女性妩媚的象征。因此,对不发育和发育不良的小乳房进行乳房扩大整形(俗称隆乳术),就成为整形外科医师长年研究的课题。

　　Gesun(1899)报道将液体石蜡注入乳房来达到隆乳目的,但后来由于出现许多严重的并发症而被废弃,这些并发症如乳房石蜡瘤、肉芽肿、破溃、瘘管及皮肤橘皮样等。20世纪初,国外有些医生用液体硅橡胶注射隆乳,术后出现类似石蜡隆乳的并发症,包括包囊形成、结节、硅橡胶游走栓塞及肝炎等,偶有死亡,因而被禁用。时至今日,在我国边远地区,个别以经营为目的的"美容师"还继续用液体硅橡胶注射隆乳,造成未婚少女双侧乳房硬化,必须作双侧乳房全切除方能挽救。在20世纪50年代,Berson、Bames及Malimiac应用游离真皮脂肪移植,Congacre(1954)应用上腹部旋转皮瓣作隆乳,但由于供区组织量的限制,且手术复杂、创伤较大,以及植入的脂肪被液化吸收或部分纤维化,也逐步被废弃。目前将发展完善的各种肌皮瓣移植应用于乳房再造术中,是某些乳房切除后隆乳的良好选择。

　　Pangman(1954)应用乳白色海绵制成充填物作隆乳术,这是世界上第一次应用乳房假体作隆乳术。

　　Cronin和Gerow(1963)报告了用他们发明的硅橡胶囊假体进行隆乳,一直应用至今,普遍认为是一种较好的隆乳假体。经过假体工艺、材料的不断优选和完善,目前广泛应用的乳房假体有硅凝胶充填的硅橡胶囊假体和硅橡胶囊上有一个活瓣的可充注式的乳房假体(可注入生理盐水或右旋糖酐)。采用上述假体隆乳可取得令人满意的效果。

　　随着乳房扩大整形技术的逐步成熟,以及人民生活水平、社会文明程度的不断提高,要求行隆乳术的人数逐渐增多。

　　女性小乳症的原因,多见于先天发育不良或哺乳后腺体萎缩,雌激素水平低下,少数系由外伤、炎症及腺体的破坏所致。

　　隆乳术的适应证为:①乳房发育不良或乳房在分娩后萎缩;②体重骤减后体形消瘦、乳房萎缩;③青春期前乳腺组织病变导致乳房发育不良;④单纯乳腺切除或行改良根治保留胸大肌的早期乳房癌术后;⑤乳房形态不良与身体整体形态不相称者;⑥两侧乳房大小不对称、轻度下垂或乳头凹陷等。

　　隆乳术的禁忌证为:①乳房组织有炎症或手术切口附近有皮肤炎症者;②机体其他部位有感染病灶,或心、肝、肾等重要脏器有病变者;③瘢痕体质者;④要求隆乳术者心理准备不足,或有不切合实际的要求的手术者;⑤患有精神分裂症或精神异常者;⑥患有免疫系统或造血系统疾病者;⑦乳房癌术后复发或有转移倾向者。

【隆乳术的假体评述】

(一)医用硅橡胶的性能

1.在很宽的温度范围内能保留许多合乎要求的性能,在适中的温度下寿命无限。

2.具有一定的惰性,无毒、无味,不引起免疫排斥反应及过敏反应,无致癌、致畸、致突变作用,不易老化,耐化学剂,有一定的机械性能,与机体有良好的组织相容性。

3.硅橡胶属介电体,表面易带有静电,尘埃、沙絮易被吸附,若被带入组织内,可引起异物反应。

(二)乳房假体的评价

　　硅凝胶乳房假体运用于临床隆乳术始于1963年。在全世界有数以百万计的妇女应用此种假体进行乳房充填。1992年,美国FDA公布硅凝胶乳房假体对人体有害,会引起免疫系统失调,导致各种自身免疫性疾病,如硬皮病、类风湿性关节炎、红斑狼疮、脉管炎、甲状腺炎等,劝说人们不要用硅凝胶假体作隆乳,美国医学杂志称此为"美国病"。但美国医学界另一批整形外科专家对此进行大量研究,到目前为止,他们认为还没有任何报道说明硅凝胶假体可以直接引起上述疾病。MayoClinic(1994)研究了824例妇女硅凝胶乳房假体隆乳术后,与1634例没有应用硅凝胶乳房假体种植的妇女作对比,其结缔组织疾病发病率相似。Heggers等活体动物实验的结论是,硅凝胶能诱发细胞免疫反应,但在人体无事实依据。Open-heimer等报道硅凝胶周围包囊形成并发生挛缩,经研究发现有可能是产生了肉瘤现象,而Ress等报道将等量的硅凝胶注入数种动物体内未发现有癌的形成。我国用硅凝胶假体隆乳已经十多年,仅报道 1 例置硅凝胶假体受术者患乳房癌。近年来报道女性患乳房癌的占全身各类恶性肿瘤总数的 7%～10%,这些乳房癌患者几乎均未置放硅凝胶假体。因此硅凝胶假体隆乳会致癌的说法缺乏根据。迄今为止也未见到硅凝胶引起全身中毒症状的报道。但硅凝胶假体的置入会影响 X 线检测乳腺肿块。美国整形外科学会教育基金会主席 Brody 等人认为,硅凝胶假体仍是一种隆乳假体的安全选择。Brody 及德国 Bohmert 强调指出:

1.有强有力的证据证明乳房硅凝胶假体不会致癌。

2.理论上推测乳房假体种植后会影响乳腺癌的早期发现,现在已经证实只要进行乳房摄像,及时由医生或患者自己检查,这种危险性是较低的。

3.硅凝胶假体种植会引起免疫性疾病及风湿病类疾病是没有足够证据的,近年来流行病学资料证明该假体是安全可靠的。Bohmert(1997)描述了他们的一千两百余名硅凝胶隆乳受术者中,结缔组织疾病的发病率与对照的未种植硅凝胶假体的妇女相比,没有增高的趋势。

4.外科手术中将假体取出后证明,过去描述的由假体引起的身体组织的异常,大多数是不能确定的。

5.实验证明,硅凝胶不会引起与免疫相关及毒性相关的物质的扩散。

6.实验证明,不存在因为假体种植而引起不明原因的疾病。

7.硅凝胶致畸或致突变是没有根据的。

8.在母乳内没有发现硅的证据。

9.硅凝胶假体内的硅凝胶,即使假体破裂后也不会向远处扩散。

但是,硅凝胶假体应用于隆乳术后仍有一定的并发症,如纤维囊性化病、假体破裂等。国外报道假体应用 10～15 年后假体破裂的发生率可高达 20% 以上。在我国,极少数受术者安放硅凝胶假体后有关节酸痛,取出后症状好转。

硅橡胶假体经过几十年的发展和不断改进,国内外已报道过许多种类,如单囊型、多腔型、双层囊膜型、充注式硅橡胶假体以及聚胺酯包被的硅橡胶假体等。其目的都是为了防止硅凝胶的外渗漏、减少组织反应及纤维包膜囊增厚硬化的形成、保持乳房术后有美好丰满的形态。实验证明医用硅凝胶具有半透膜的性质,蒸馏水、高渗盐水,及高、低分子右旋糖酐、葡萄糖液等均可通过硅凝胶半透膜,而硅凝胶不能透过半透膜。实验结果表明,硅凝胶充注假体能够较好地保持原有容量,保持乳房术后的良好形态。盐水充注假体植入人体后,假体内的盐水并不会因时间的推移而消失,这是由于体内液体与囊内液体等渗平衡的缘故。

为了克服硅凝胶渗漏的缺点,Ashlay 制成用薄层聚胺酯包被于硅橡胶囊之外的乳房假体,经短期随访取得了良好效果。但新型聚胺酯包被硅橡胶假体置入人体后,假体组织周围巨噬细胞保持在长期功能状态,虽有延缓和抑制成纤维细胞产生纤维化的作用,不发生挛缩,但 Hester、Okunski 和 Chowdary 研究表明,异物反应强烈,还产生金黄色葡萄球菌感染,引起炎症反应,因此对该假体的应用目前还存有争议。

盐水充注假体植入人体后是比较安全的,但假体渗漏、假体破裂、充注的盐水被手术室空气污染后有霉菌感染等并发症,在临床上已发现过多例。

目前应用最为普遍的是单腔硅凝胶假体和盐水充注式硅凝胶假体。经历了三十多年的临床实践,虽然使用硅凝胶假体仍存在并发症,如纤维包膜形成等,但现在还没有发现更好的替代品,因此,该材料仍是隆乳术的首选假体。

(三)乳房假体的类型

乳房假体类型较多,在临床中常用的有:光面硅凝胶假体、外阀型毛面双层假体、毛面硅凝胶假体、光面盐水充注假体及毛面盐水充注假体等。

【隆乳术的外科技术】

(一)隆乳术的形体设计

隆乳术是为女性重塑形体,使其更具有女性健康、妩媚的特征。

1.安放假体的位置及其容积选择　重塑的乳房应是位置正常、形态优美、体积适中。位置是位于第2～6肋之间,卧时流向外侧,坐位及立位时呈水滴样垂于胸壁;内侧可挤向胸骨旁线,外侧位于腋前线。形态以半球形为佳,体积宜在350ml左右,种植的假体宜为矫枉过正,宜超过一般女性乳房的体积为优,术后呈现丰满型乳房。选择乳房假体大小应仔细与受术者商讨,并根据原有乳房的大小来设定。原有乳腺组织比较少,乳房在100～150ml左右者,可选择200～260ml之间的假体,具体根据受术者的职业、性格及要求而定。对于胸壁平坦、乳腺组织明显萎缩,如同男性者,可选择240～280ml假体。乳房假体尚需根据身高及胸廓宽、厚度而变更,瘦弱、薄、窄胸壁者以选用220～240ml左右假体为宜,而肥胖、厚、宽胸壁者可选用240～280ml的假体。另外还应根据胸部皮肤及肌肉紧张状况,来作为选择假体大小的参考。较松弛者,选择较大的假体种植;较紧张者,宜选择较小的假体。

职业需要及特殊个人的需要,亦是选择假体大小的依据。曾遇有一国外来沪的华人妇女,种植了350ml假体,受术者仍感不够大,后来又更换500ml的假体。

2.假体安放层次及容积选择　假体安放在不同层次,其容积选择略有差别。安放在胸肌下的假体容积可略大于安放于乳腺下的假体容积,约大20ml,其术后形态效果相似。

3.选择假体的凸度　假体分为低凸度及高凸度两种,这应与受术者商讨。手术医师要提出有关形体设计的利与弊,供受术者选择参考,使受术女性理解好莱坞、港台演员在舞台及剧照上的乳房形态美与实际生活中乳房形态美的相同之处及不同之处,供受术者选择假体容量的参考。

(二)隆乳术的麻醉选择

隆乳术可采用全身麻醉、高位硬膜外麻醉及局部麻醉等。

1.全身麻醉　适用于精神心理较紧张的受术者。一般采用静脉麻醉,也可采用气管内麻醉,但在国内临床上较少采用全身麻醉进行隆乳术。

2.高位硬膜外麻醉　是一种较为安全、易于外科医师手术操作的麻醉方法。学者在临床上多半选用这类麻醉方法。

3.局部麻醉　是一种安全、有效且能减少术中出血的麻醉方法,这种麻醉由手术医师自己操作。局部麻醉分为肋间神经阻滞麻醉及局部浸润麻醉两种。局部麻醉应有术前用药,如哌替啶(度冷丁)、异丙嗪、地西泮等。

(1)肋间神经阻滞麻醉:采用1%利多卡因加1∶10万肾上腺素,在腋中线第3～7肋间进行神经阻滞,但神经阻滞会有一定的并发症,如气胸、血肿、感染及神经痛等。

(2)局部浸润麻醉:是一种安全、有效、并发症较少的麻醉方法。采用0.5%利多卡因加1∶10万肾上腺素,作手术切口浸润麻醉及由切口进入到乳腺下或胸肌下入路的浸润;采用0.25%利多卡因80～120ml加0.375%布比卡因5ml加1∶10万肾上腺素,作胸肌筋膜下或乳腺下浸润麻醉。其穿刺点为:①在腋窝前皱襞、胸大肌外缘进针,向第2肋间胸骨旁线方向穿刺;②在乳房外侧中部由腋前线向第3肋间方向穿刺;③在乳房下部平乳房下皱襞,由腋前线刺入皮肤向第4肋间方向穿刺。在上述3个穿刺点作扇形浸润麻醉,每一穿刺点注射利多卡因20ml,注射时宜在胸廓表面,以防引起气胸。

(三)切口设计

在受术者坐位时设计手术切口及乳腺下或胸肌下分离范围,安放假体囊腔的范围,从第2肋间到乳房下皱襞,内侧达胸骨旁线,外侧达腋中线,用美蓝作出标记,假体囊腔直径约为15～16cm。

隆乳术中常用的切口有腋窝横皱襞切口、腋窝前皱襞切口、乳晕下切口及乳房下皱襞切口。过去尚有腋前线切口,目前已很少采用。

1.腋窝横皱襞切口　在所有切口中,腋窝横皱襞切口最为隐蔽,且因切口与皮肤皱襞一致,术后瘢痕不明显,不损伤乳腺组织。但腋窝切口经皮下进入胸大肌下间隙距离较长,设计范围线下缘的胸大肌内下方和外下方附着点分离不足,术后可造成乳房假体上移、外形欠美观。但如果有好的隆乳术剥离子,手术医师有足够经验,则可避免发生这种形态不良的后果。

2.腋窝前皱襞切口　切开皮肤、皮下组织后即显露胸大肌外侧缘,解剖位置浅,不易损伤重要血管、神经和乳腺组织,很容易进入胸大肌下间隙,或乳腺下间隙分离容易、出血少。但切口方向与皮肤纹理垂直,术后瘢痕明显,穿泳装或戴乳罩不能掩盖,植入假体因腋窝切口或隆乳囊腔制造不良,假体位置容易向上方移位。如切口位置低下,易损伤第4肋间神经分支,造成乳头、乳晕感觉减退。

3.乳晕下切口　该切口小,乳晕皮肤呈褐色,有结节状乳晕皮脂腺掩饰,瘢痕不明显。以乳头为中心,切口在胸大肌下间隙可用手指分离,对胸大肌的附着处分离较充分,止血较彻底,术后假体位置自然、逼真。为防止损伤乳腺管,或防止术后会影响乳头的感觉与勃起,在乳晕切口后,沿乳腺表面分离到乳房下皱襞,然后在下皱襞区进入乳腺下或胸肌筋膜下,可防止乳腺管及乳头平滑肌神经支配的损伤。

4.乳房下皱襞切口　该切口较隐蔽,与皮肤纹理基本一致,切口瘢痕不明显,不损伤乳腺组织及重要神经血管;切口处胸大肌肌肉组织较薄、显露好,进入胸大肌下容易,较易分离胸大肌部分附着区,止血彻底;假体植入方便,假体植入后,不易向上移位。此切口也适用于乳腺下埋植假体。但该部位是受力最大处、引流最低位、各层组织最薄处,如并发血肿、感染,可致假体外露、切口裂开等。

学者认为1、3、4切口优点较多,术后乳房外形美观,但切口选择还需征求受术者的意见。

(四)切开分离及隆乳囊腔的制备

假体可安放在乳腺下或胸肌下,甚至皮肤下,以胸肌下为优。制备一个大小适宜、形态及位置良好的假体安放囊腔,是手术后乳房形态良好的重要条件。

以乳晕下切口胸肌下隆乳术为例:受术者取平卧位,双上肢外展80°,在其乳晕3～9点处用美蓝标出,再标出胸骨中线、两边的腋中线及乳房上界和下皱襞线。将假体的底盘中心置于乳头,在胸壁上画出大于假体直径约5cm的标线,乳房假体埋入的囊腔为圆形,直径15～16cm。

沿乳晕下设计的切口线切开皮肤、皮下组织,在腺体筋膜表面下剥离至乳腺体下缘。用甲状腺拉钩将腺体拉向上方,显露胸大肌筋膜。沿胸大肌走行方向切开筋膜,用组织剪或长血管钳插入胸大肌下略行分离后,术者可将示指、中指插入胸大肌下潜在腔隙内,沿胸壁乳房假体标线进行剥离。

当剥离至内下方时,会遇到腹直肌前鞘的延续部与胸大肌筋膜的交错部位,此处比较坚韧。必要时可用隆乳剥离子钝性分开几处后,再用手指分离。剥离时应注意尽量不用剪、切割等锐性剥离,以免造成隆乳囊腔内出血。如遇腺体组织较多或乳晕切口较小时,可于显露腺体后,将腺体以放射状切口,切开全层达腺体后筋膜层,钝性分开筋膜前脂肪层及胸大肌筋膜,进入胸肌下,再依次进行剥离。在胸肌筋膜切开后,应在肋骨表面进入胸肌下间隙,以免误入胸腔。

剥离完一侧后,在隆乳囊腔内塞入湿热的有带盐水纱布止血,再处理另一侧。

(五)植入假体

接触假体前,手术医师及助手应进行手部清洁,防止异物随假体植入囊腔。取出囊腔内有带纱布,检测无明显出血后,备庆大霉素16万单位或头孢拉定1g,以及地塞米松5mg注入囊腔。检查假体有无渗漏。用甲状腺拉钩(或适用于儿童的"S"形拉钩)拉开胸大肌并向上提起,充分显露埋植腔隙,将假体置入腔隙内。假体植入前,在囊腔下缘放负压引流管。

（六）分层缝合

依次将胸大肌筋膜、腺体及皮下组织、皮肤缝合,并固定引流管。

（七）隆乳术术后处理

1.术毕,乳房四周垫敷料,使乳房固定并塑形,再适当加压包扎。

2.负压管接 2.66kPa(20mmHg)负压球,放置 3 天。一般引流球内每天吸出渗出液小于 20ml 时,即可考虑拔除引流管。

3.经换药、拔除引流管后,配戴定型乳罩。

4.术后常规使用广谱抗生素 5～7 天,酌情使用止血药。

5.术后 6～7 天拆线。嘱受术者 1 个月内避免上肢剧烈运动,定期作乳房按摩,防止假体纤维囊形成。

（八）隆乳术的并发症及处理

1.出血及血肿　隆乳术中及术后出血是较为常见的并发症,应予避免。不应在月经期间手术。手术前应作血细胞及出、凝血时间检测,排除有血液疾病的可能。术前 2 日应用维生素 K_1 10mg/日。术中囊腔制备完成后,用有带热盐水纱布置入囊腔内止血,术毕在囊腔内置负压引流。

2.形态不良　隆乳术后形态不良最为多见的是乳房位置过高,这是因为隆乳囊腔制备不良,特别是假体安放在胸肌下附着点及下外侧胸肌筋膜分离不充分。此形态最多见于腋窝切口,隆乳术后形态失去水滴形,如同拳击选手发达的胸肌肥大;也可由于胸肌下腔隙狭窄,引起术后乳房形态如管状。只有在术前作好隆乳囊腔的设计,并采用隆乳剥离子有效地分离胸肌附着点,制成足够大的囊腔,才可预防这类并发症的发生。

3.乳房下垂　这是由于隆乳囊腔过大,超过乳房下皱襞所致。此类并发症多半发生在假体置于乳腺下的病例,也可发生在乳房皮肤松弛及假体过大的受术者。

4.纤维囊形成　隆乳术后纤维包囊形成是较为多见的。防止手术过程中过多损伤、防止出血和血肿、防止异物进入隆乳囊腔、防止术后乳房损伤等,是防止及减少包囊形成的有效手段。一旦纤维囊形成,必须进行手术治疗。纤维囊形成较多发生在假体置于皮下,如改良乳房癌根治术后植入假体的患者,也容易发生在乳腺组织较少,假体植入在乳腺下的受术者。

Baker(1975)提出的隆乳术后纤维囊分级是有参考价值的,其分级如下:Ⅰ级,乳房柔软,如同没有手术的正常乳房;Ⅱ级,轻度变硬,乳房假体可扪及,但外表看不出;Ⅲ级,中度变硬,乳房假体容易扪及,并能看到;Ⅳ级,严重变硬,疼痛敏感,假体扭曲。

5.假体外露　较为少见,较多发生在乳房下皱襞切口的受术者,一旦发生宜取出假体。

6.假体肉芽肿　也是较为少见的,曾见于采用第一批国产假体的受术者,更换假体后情况可改善。

7.假体破裂或假体渗漏　多见于国产假体及应用 5～10 年以上的进口假体。一旦发生,必须取出假体,更换假体,或终止隆乳。

8.上臂疼痛　可能是由于肋间臂神经受压所致。虽然少见,但是较难处理,可采用理疗、神经封闭等方法治疗。

9.感染　是十分少见的,但也曾发生在美容院进行的隆乳术后。严重者造成胸肌间隙广泛感染,只有通过取出假体、清创引流才能解决。

10.气胸或脓胸　也是十分少见的并发症。因手术在分离胸肌时进入胸腔,可造成液气胸、血气胸或脓胸等并发症。预防方法是分离胸肌时,宜在直视下进行,并且在肋骨表面分离胸肌,不要在肋间分离胸肌,以免进入胸膜腔。

三、乳房缩小整形

【手术方法及分类】

乳房缩小整形的手术方法很多,在临床应用中,较有推广价值的手术方法只有十几种。

乳房缩小整形手术中有较多的手术操作,如果每变化一个手术操作,就成为一种手术方法的话,手术的种类是繁杂而令人难以掌握的。乳房缩小整形的主要内容及手术变化介绍如下。

1.乳头、乳晕移位方法的变化 如皮瓣蒂在上乳头和乳晕移植、皮瓣蒂在下乳头和乳晕移植、皮瓣蒂在两侧乳头和乳晕移植,以及皮瓣蒂在乳房上、下方的乳头和乳晕移植,另外尚有乳头和乳晕附着在乳腺体上及乳头和乳晕游离移植等。

2.乳房缩小整形乳房皮肤切除及整形的变化 乳房皮肤的整形是指乳房多余皮肤、皮下组织的切除,及周围皮肤的皮瓣转移整形,包括乳房三皮瓣整形法,改良 Strombeck 法及改良 McKissock 法,乳房内侧、外侧皮瓣旋转整形(Strombeck 法、McKissock 法、Marchac 法、Lejour 法等),以及乳房外上方和内下方皮瓣旋转移植整形(如"L"形、"B"形切口整形)等。

3.瘢痕形态的变化 乳房缩小整形以术后瘢痕形态来命名手术名称,是一简易的命名方法,如"Y"形瘢痕(三瓣法)、"T"形瘢痕(二瓣法),直线瘢痕(二瓣法)、"L"形瘢痕(二瓣法)及环形瘢痕法等。

4.切除、悬吊方法的变化 肥大、增生的乳腺组织的切除及悬吊,因切除方法和悬吊方法的不同而变化,因而有不同术式。

【基本技术】

学者常以改良 Strombeck 法及改良 McKissock 法,作为乳房缩小整形的基本技术,即三瓣法乳房缩小整形。该方法不是最佳术式,但是较易掌握的术式。有关内容叙述如下。

(一)适应证及术式评价

1.轻度或中度乳房肥大及下垂(改良 Strombeck 法)。

2.中度或重度乳房肥大及下垂(改良 McKissock 法)。

3.手术设计规范,易为初学者掌握。手术操作步骤规范,易于推广。

4.可用于乳房肥大、乳房下垂或双侧乳房不对称者。

5.手术后乳房下面留有"Y"形瘢痕(三瓣法)或"T"形瘢痕(二瓣法)。

6.术后,乳房乳腺导管常被切断,因而失去泌乳功能。

(二)麻醉选择及体位

乳房缩小整形可采用高位硬膜外麻醉或全身麻醉,全身麻醉以气管内麻醉为主。在全麻或硬膜外阻滞麻醉后,仍可用 0.25％利多卡因加 1∶10 万肾上腺素作局部浸润,以减少出血。

可取平卧位进行手术,也可采用 30°半卧位进行手术。对于后者,应采用气管内麻醉。亦有人喜欢采用患者半卧位手术。

(三)乳头、乳晕移植定位

乳房肥大或乳房下垂者,其乳头、乳晕的位置低于正常。设计一个恰当位置的乳头、乳晕,是手术成功与否的一个重要因素。

患者取坐位,设计乳头、乳晕的上移位置,用美蓝标出,并用 2％碘酊固定。

1.在锁骨中点定点 c,在乳房下皱襞中点定点 b,连接 cb,穿过乳头中点,构成锁骨中线,或乳房中线。

2.在胸骨切迹中点定点 s。

3.在剑突下中点定点 x。

4.在乳房中线上定点 n,作为新建的乳头中点的位置。该点距胸骨切迹中点(点 s)的距离为 18～22cm 左右,即 sn 线长。

sn 线长是一个变数,根据受术者的身高、胸围的不同而变化。决定 sn 线的长短有以下几种方法可供参考。

(1)身高的(12%～12.5%)±1cm 为 sn 线的长度,也就是新建乳头的中点距离胸骨切迹中点的距离,即:身高×(12%～12.5%)±1cm＝sn。例如一名身高 160cm 的女性,重建的乳房在 250～350ml 之间时,其 sn 线长＝160×12.5%±1＝19～21cm,平均为 20cm;或 160×12%±1＝18.2～20.2cm,平均为 19.2cm。这是参考值,应结合以下因素综合定出点 n 的位置。

(2)乳房下皱襞中点到乳房表面乳房中线的体表投影,作为新建乳头中点的位置,可作为点 n 定点的参考。

(3)双侧上臂中点的连线,与乳房中线的交汇点,也可作为新建乳头中点的位置,作为点 n 定点的参考。

综合上述 3 个因素,取其平均值,作为新建乳头中点的位置。该点 n 距剑突下中点距离约为 10cm,即 xn 线。

5.以点 n 为中心、2.5cm 为半径画圆,该圆周的 2/3 构成乳晕的周边,圆周的 1/3,是乳晕下方皮肤切除的部分,因此重建乳晕直径大约为 3.3～3.4cm。

6.测量原乳头到新建乳头距离,可评定乳房肥大及下垂的程度,决定乳头、乳晕带蒂移植的方法。1～7cm 为轻度乳房肥大及下垂,乳头、乳晕可采用单蒂移植;7.1～12cm 为中度乳房肥大及下垂,乳头、乳晕仍可采用较宽的单蒂移植,超过 10cm 以上时可考虑采用双蒂移植;大于 12.1cm 为重度乳房肥大及下垂,只有采用乳头、乳晕双蒂移植,方能防止移植的乳头、乳晕术后血供不良。

(四)乳房皮肤切口设计

乳房肥大的皮肤切口设计是乳房缩小整形的又一关键。切除乳房中、下部分的多余皮肤,然后进行周围皮瓣转移整形。为减少两侧皮瓣旋转之后在中线区缝合的张力,于乳房下皱襞中部,设计一小的三角皮瓣,以缓冲缝合张力,可防止术后创口愈合不良或创口裂开。

1.乳房皮肤切除量的估计 Marchac 的方法是较为简易的方法(见下述的 Marchac 术式);也可用拇、示指对捏的方法估计皮肤切除的量;尚可在麻醉情况下用 3 把血管钳,分别夹住准备制成三皮瓣的顶部,使其靠拢,根据靠拢的张力及乳房形态,决定要切除的乳房皮肤范围。

2.乳房内、外侧皮瓣的设计 以新设计的乳头中心点 n 为中心,分别设计乳房内侧皮瓣及乳房外侧皮瓣。

乳房内侧皮瓣的设计:在乳房内下方设计一三角形皮瓣,以新设计的乳头中点 n 出发,设计一斜线,向内侧与垂直线夹角约为 30°～65°,终止于乳房内下象限的 m 上,nm 长约 8～8.5cm。nm 线构成乳房内侧三角形皮瓣的外侧缘。该皮瓣下缘的设计是从 m 点出发,向乳房下皱襞的内侧终点 a 画一弧度向上的弧形线,构成内侧皮瓣的下缘,即 ma 线。

乳房外侧皮瓣的设计:在乳房外下方设计一可旋转移植的三角形皮瓣,从点 n 出发,设计一向外下的斜线,终于点 1,斜线与垂直线的夹角也为 30°～65°。nl 线长为 8～8.5cm,为外侧皮瓣的内侧缘。皮瓣的下缘是从点 1 出发,与乳房下皱襞外侧终点 b 画一弧形线,构成外侧皮瓣的下缘,即 lb 线。

乳房内、外侧皮瓣的内侧缘等长,即 nm＝nl＝8～8.5cm,这是构成缩小后乳房下半中线的长度。因乳晕的半径设计为 2.5cm,所以,该线从乳晕边缘到再造乳房下皱襞的距离应是(8.0～8.5)－2.5＝5.5～

6.0cm。该线太长,手术后显示乳头、乳晕位置位于乳房中部,位置太高;该线太短,使乳头、乳晕位置过低。

内、外侧皮瓣之间的夹角设计:即 nm 与 nl 之间的夹角,宜控制在 60°～130°之间,这是根据乳房肥大程度及皮肤松弛情况而确定的。乳房皮肤松弛及乳房肥大严重者,由于切除组织较多,夹角较大,反之则较小。

3.Wise 模板在乳房内、外侧皮瓣设计中的应用 Wise(1956)设计的乳房缩小整形皮肤切口模板,是一种简易的乳房内、外侧皮瓣的设计图样,可供设计乳房时参考。

4.乳房下方三角形皮瓣的设计 这是 Strombeck 法及 McKissock 法改良的手术切口,即在乳房下皱襞中部设计一底边为 2～3cm 的三角形皮瓣,皮瓣蒂部在乳房下皱襞上,三角形皮瓣可设计为等腰三角形或等边三角形。乳房皮肤切除后插入到乳房内、外侧皮瓣之间。该设计的优点是:可使乳房内、外侧皮瓣对合时张力降低,使创口愈合良好,减少创口裂开的机会,同时也使再造的乳房下皱襞较为饱满。缺点是:有些人瘢痕较为明显。

5.乳房下方多余皮肤切除的设计 在乳房内、外侧皮瓣和下方三角皮瓣之间,及乳房下皱襞以上的皮肤均要切除,以缩小乳房的表面积。

(五)手术操作步骤

1.再次核实手术切口设计 手术开始时,患者由坐位变为卧位手术。术前设计中,特别是两侧乳房肥大程度明显不一时,由于重力之故,使乳头位置设计略有偏差,在卧位时可稍作更改,重新绘制切口线,用碘酊标记。

2.乳房根部结扎,使乳房皮肤绷紧 采用粗的橡皮管结扎乳房根部,或设计可伸缩直径大小的乳房根部套环,在乳房基底部根据需要扣紧,使半流动的乳房体固定、皮肤绷紧,并使乳房手术时减少出血,有利于乳头、乳晕带蒂皮瓣去上皮手术的操作。

3.乳头、乳晕带蒂皮瓣的制作 乳头、乳晕带蒂移植需制成带真皮下血管网及皮下筋膜蒂的乳头、乳晕皮瓣。首先在其蒂部去上皮,采用 15 号刀片削去蒂部的上皮,制成宽 6.0～7.0cm 的皮下筋膜蒂,以保证乳头和乳晕有足够的血液供应。去除上皮时切忌过深,防止真皮层下血管损伤,减少乳头、乳晕的血供。

乳头、乳晕皮瓣的蒂部可设计在两侧(Strombeck 法),也可设计在上、下方(McKissock 法),也可以蒂在上方,或在内侧皮瓣边缘,或直接在乳腺体上等。

4.乳房内、外、下皮瓣的制作及乳房下部皮肤切除 在乳头、乳晕皮瓣蒂部制作完成后,去除乳房根部结扎,作乳房下皱襞以上多余皮肤切除,切除时皮肤切开后用电刀切开,以减少出血。在制作皮瓣时注意乳头、乳晕皮瓣的蒂部血供不受损伤。

5.肥大的乳腺部分切除,进行乳房体缩小 在乳房中下部作乳腺楔形切除,其楔形切口的顶点位于再造乳头的中心。乳腺部分切除后,将乳腺组织在胸肌筋膜前部分游离,使其旋转定位缝合,重新固定在胸肌筋膜上。

(六)手术操作注意事项及术后处理

1.正确地应用乳房套环。

2.皮肤切开后,应用电刀、电凝止血,要做到细致、到位。

3.减张皮肤、皮下组织及乳腺组织,定位缝合。

4.乳头、乳晕及皮肤采用 5-0 线缝合,或作皮内缝合。皮肤对合时宜采用先筋膜层缝合,再皮下层缝合,最后皮内缝合,防止张力性缝合,以减少术后瘢痕。

5.创口内置负压引流,术后常规预防性应用抗生素。

6.用松软敷料定型包扎。

【垂直双蒂乳房缩小整形】

垂直双蒂乳房缩小整形(McKissock法)是由 McKissock(1972)报告的。其手术内容是:乳头、乳晕皮下蒂移植,其蒂设计在垂直上、下方;乳房肥大的中下部皮肤切除,应用乳房外侧皮瓣及内侧皮瓣转移,修复缺损;乳腺部分作中下部楔形切除,然后作乳腺在胸肌筋膜下部分游离,旋转作对合,使乳腺成锥体形组织块。目前多采用改良术式,其乳头和乳晕垂直上、下蒂的术式被多种乳房缩小整形术所采用。

(一)手术适应证及评价

1.手术切口设计规范,易为初学者掌握,又易在手术过程中变化操作。

2.手术切口为元宝形,手术后有较明显的"T"形瘢痕。

3.适应范围较广,多用于重度乳房肥大的整形,也可用于轻、中度乳房肥大缩小整形或乳房下垂的矫正。

4.乳头、乳晕以垂直的上、下方蒂移植,乳头、乳晕皮瓣血供较好,除特别严重的乳房肥大移植外,较少发生乳头、乳晕坏死。

5.切口宽大,从乳房下方进路进行乳腺下部部分肥大乳腺切除,便于乳腺部分切除后,塑造半球形乳房实体。

6.手术过程中如果乳腺导管被切断,术后会失去泌乳功能。

(二)手术方法及步骤

1.乳头、乳晕移植定位　术前坐位定位乳头的位置及定点 n。乳头的位置,距胸骨切迹中点 19～21cm,或 18.2～20.2cm(参见上述的"乳房缩小整形的基本技术")。

2.乳房皮肤切口设计　设计乳房外侧皮瓣及乳房内侧皮瓣。从点 n 向外下方设计点 l,向内下方设计点 m,连接点 nl 及 nm,形成 1nm 夹角,为 60°～130°,nl＝nm＝8.0～8.5cm,然后再设计 lb 及 ma 弧形线,分别抵达乳房下皱襞的外侧终点及内侧终点,完成两皮瓣的设计(参见上述的"乳房缩小整形的基本技术")。

3.乳头、乳晕移植及垂直双蒂乳头、乳晕皮瓣的制作　在乳晕下方设计宽约 6.0～7.0cm 去上皮皮下筋膜蒂的垂直双蒂乳头、乳晕皮瓣。为保护乳头、乳晕移植的血供,应防止上皮去除过深,也要防止皮下筋膜蒂下方的血供被破坏。同时,在移植折叠缝合乳头、乳晕边缘时,要避免张力过大,压迫乳头、乳晕皮瓣蒂部的血供。对特大的乳房及特别严重的乳房下垂,如乳头、乳晕下垂达脐孔与耻骨之间者,即使应用垂直双蒂乳头、乳晕移植,也很难保证乳头、乳晕移植后的血供。这时只能采用乳头、乳晕全部切下,完全游离移植,移植中需遵循游离皮片移植的原则。在全厚乳头、乳晕皮肤移植时,乳头可保留其部分皮下组织,保持移植后的乳头形态,但保留的皮下组织不宜过多,以防移植乳头不能存活。术后移植物需要良好加压、制动,防止皮下出血。

4.切除乳房下方及两侧的皮肤

5.制作皮瓣　在乳房内、外侧皮瓣浅筋膜层下分离,制成可旋转移植的皮瓣,便于手术完成后的皮肤缝合,也便于有足够的手术野进行乳腺部分切除、塑形及悬吊。

6.重塑乳腺实体　切除乳房下半两侧及中部的乳腺组织,采取楔形切除方式,使保留的乳腺组织在胸肌筋膜表面分离,作下垂乳腺的正位悬吊,固定于胸肌筋膜上,并对乳腺切除边缘作大衣襟样叠合缝合,重塑半球形的乳腺实体。

7.创口缝合　关闭皮肤创面,分别进行筋膜层、皮下层及皮肤组织缝合,为减少瘢痕,多半采用皮内连续缝合。

8.术后包扎　置负压引流,以松软的外敷料包扎定型。

【"L"形乳房缩小整形】

"L"形乳房缩小整形（Meyer 法）是 Meyer、Martinonl（1971）最先报告的，后来又经改良。其实乳房外侧横形瘢痕乳房缩小整形，已有多名学者报道过。

（一）手术适应证及评价

1.是较为方便的术式，并便于在术中变化设计。由于设计较容易，术中灵活性较大，需要有经验的医师操作。

2.以上方及双侧作为乳头、乳晕皮瓣的蒂，因此不易发生移植后乳头、乳晕血液供应不良。

3.适用于轻、中度乳房肥大及下垂，有时也用于重度乳房肥大及下垂。

4.对于轻度乳房肥大，缩小整形可以不破坏乳腺导管，不妨碍术后泌乳功能。

5.术后瘢痕正好在乳房外侧显露部位，Meyer 的反"L"形术式术后瘢痕隐藏，有些改良的正"L"形术式术后瘢痕明显。

6.乳头的感觉神经可能被切断。

（二）手术设计及外科技术

1.乳头、乳晕带蒂移植的定位　患者取立位或坐位，设计新乳头、乳晕的位置。

Meyer 设计新的乳头位于锁骨中线下方 16～19cm 处，宜参照上述"乳房缩小整形的基本技术"的乳头定位方法，位于乳房下皱襞乳房最突出处，或是在胸骨切迹下外侧 18.2～20.2cm（或 19～21cm）与锁骨中线交接处。

2.手术切口设计　乳房皮肤切口设计形如站立的鸟形。皮肤切口的范围包括鸟形的头颈部或上部及尾体部或下部两部。

鸟形头颈部的切口设计：先定位顶部及内侧切口线。顶部切口线位于锁骨下方 14～17cm 或 16～19cm，学者认为如果乳房肥大不甚严重，其切口线上缘，相当于新定位的乳头、乳晕上缘；内侧线定在胸骨中线外侧 8～10cm 处。鸟形头颈部外侧切口线设计，是根据乳房皮肤的松弛程度及乳房乳腺的肥大程度来决定切除范围的，这一概念性的叙述，对于经验较少的医师来说，常会使其犹豫不决。术前如采用 Marchac 推挤法设计皮肤切除范围的，对 Meyer 式式切除皮肤范围的确定会有所帮助。

鸟形尾体部的切口设计：内侧切口线同上。下边缘切口线位于乳房下皱襞上 2～3cm 处，画一弧形线，凸面向下，止于乳房下皱襞的腋前线终点处。尾体部上边缘切口线的设计，应根据皮肤松弛程度及乳房肥大程度，用两指夹捏法估计要切除的皮肤的范围，来定出上界。

3.乳头、乳晕带蒂皮瓣去上皮　按设计切开皮肤，鸟形切口图完成后，整个区域去上皮，保留真皮及皮下血管网与乳腺组织相连。在切除乳腺组织及乳腺组织塑形方法上，本术式分为 3 种类型。

"L"形切口第一型：适用于轻、中度乳房肥大及乳房下垂的病例。乳头、乳晕带蒂皮瓣的设计为蒂在上及两侧，乳晕周围去上皮，在乳晕下方 2～3cm 处进入乳腺组织，切开乳腺，切除下半乳房的皮肤及部分肥大乳腺，使下垂的乳腺组织在胸肌表面作部分分离，并使其上提悬吊。为使乳头、乳晕上提，部分侧方乳头、乳晕皮瓣的蒂需切除，但应保证其乳头、乳晕去上皮蒂部宽度不要小于 5cm，保护乳头、乳晕血供不受损害。

"L"形切口第二型：适用于以乳房轻、中度下垂为主要特点的患者。乳头、乳晕带蒂皮瓣的蒂在下及两侧，在乳头、乳晕上方进入乳腺组织，切除部分肥大的乳腺，使下垂的乳腺在胸肌筋膜上作部分分离，并使之上提悬吊。

"L"形切口第三型：适用于重度乳房肥大及下垂者。其乳头、乳晕带蒂皮瓣的蒂位于上、下方，即采用 McKissock 的垂直双蒂乳头、乳晕移植。

4.创口缝合　完成乳腺切除、悬吊及乳头、乳晕蒂制作后,将乳头、乳晕与上切口边缘组织缝合,并进行皮肤缝合,放置负压引流。

【直线及短横瘢痕乳房缩小整形】

直线及短横瘢痕乳房缩小整形(Marchac 法),是一种切口瘢痕较小的乳房缩小整形技术,手术后仅留有乳房下半一条直线瘢痕及一条短横瘢痕。该术式还设计了一种乳房肥大组织量切除的预测方法。这是综合了 Strombeck 法及乳晕周乳房缩小整形手术优点的一种术式。

Marchac 法可用于轻、中度乳房肥大及下垂的整形,对于重度乳房肥大也可应用此法,唯乳头、乳晕移植采用垂直双蒂移植。熟练掌握此方法即掌握了一种良好的手术操作技术。

(一)手术设计

受术者取坐位,绘制手术切口设计。

1.绘制乳房中轴　在离胸骨中线约 10cm 处,通过乳头中点,绘制一垂直线,上达乳房上方,向下超越乳房下皱襞中点到季肋缘。

2.乳房上界的确定　将乳房上推,绘出乳房上皱襞的界限。

3.乳房切除范围的预测　将乳房推向外侧,在乳房内侧绘出与季肋部乳房中轴相连的垂直连线;将乳房推向内侧,在乳房外侧绘出与季肋部乳房中轴相连的垂直连线。乳房内侧及外侧的垂直连线之间,是乳房多余皮肤切除的界限。

4.乳房下界切口的设计　乳房内、外侧切口线平行下降至乳房下皱襞上方约 5cm 处,画一平行于乳房下皱襞的弧线,与内、外侧两线相交。将内、外侧切口线靠拢,确定切除的范围,不会造成切除的张力。

5.乳房下直线瘢痕的确定及乳头、乳晕周切除范围的确定　在内、外垂直线间画一圆,作为乳头、乳晕周去上皮组织的范围。乳房内侧及外侧垂直线与乳房下方弧线的距离约为 5cm,这是乳房下方直线瘢痕较短的依据。

(二)外科技术

1.作乳头、乳晕周围皮肤切口,并去上皮。行下部皮肤切除,作乳房缩小整形。遇有乳房下垂的病例,则宜保留下部皮肤,仅作去上皮处理。

2.在乳房下部水平线外侧,作深部乳房下部组织切除,深处可达胸肌筋膜表面,深层上界可达原先确定的乳房上界。

3.在内侧及外侧垂直切口处,切除内侧及外侧乳腺。上界切除线是乳晕下方 2cm 的水平线,在乳晕下向上延伸,类同 Pitanguy 技术,使中部乳腺组织切除达到预先估测的切除量。

对于巨大的乳房肥大的病例,在保留乳腺中柱部分周围作乳腺组织的切除,预防切除过多的乳腺组织。

4.用 2-0 可吸收缝线在胸大肌筋膜表面及乳腺组织后方作乳房悬吊,直达原先确定的乳房上界,位于乳晕的稍上方。乳腺组织固定后使两侧的乳腺下半游离,缝合,一个半球形的乳房体即形成。

5.缝合乳晕周围的皮肤。对已设计的 5cm 的垂直皮肤切口作皮下缝合,即可见形成新的乳房下皱襞线。切除乳房下方过多的皮肤及脂肪,矫正猫耳畸形。用可吸收缝线缝合皮下及皮内,乳晕周围用 5-0 可吸收缝线缝合;用 5-0 不吸收缝线作皮内连续缝合。

该手术在术后数月就有良好的外形效果,时间越久,效果越好。

【直线瘢痕乳房缩小整形】

直线瘢痕乳房缩小整形(Lejour 法),是一种术后乳房下方为直线瘢痕的乳房缩小整形技术,是 Dartigues 的改良术式。

本手术在欧洲受到广泛推荐。采取乳房蘑菇形切口,以乳头、乳晕上方为去上皮的皮瓣蒂,行中部乳腺组织切除、乳房下部及乳晕周围的皮肤皮下组织切除。乳房形态的整形主要靠乳腺组织的再塑形,手术后立即效果显示乳房下方不平整,但手术后远期效果良好。Lejour有一千余例的临床经验报告。

该手术方法既可用于轻、中度乳房肥大,也可用于重度乳房肥大。乳房缩小整形效果的评价有4方面:形态良好,两侧对称;瘢痕细小;乳头感觉良好;尽可能于术后保留泌乳功能。Lejour曾随访了170例手术患者,仅有1例乳头感觉丧失、7例感觉减退。

该手术的原则有3点:①广泛的乳房下部皮肤及皮下组织分离,减少皮肤缝合张力,减少瘢痕;②畸形矫枉过正,以便取得较好形态;③作脂肪抽吸,去除不必要的组织,便于乳房缩小的塑形。

对于乳房的脂肪抽吸,Lejour描述了好几种优点:使乳房软化便于成形,有利于乳头、乳晕长蒂移植;有利于保护乳房的血管、神经及实质组织;能减少缝合皮肤张力;当术后患者减肥时,不致发生乳房下垂等。

手术步骤包括:手术设计;皮下浸润注射血管收缩药物;乳头、乳晕皮瓣蒂部去上皮;脂肪抽吸;手术切除乳房皮肤和部分乳腺组织及再塑形。

1.手术设计 ①绘制乳房中轴,同Marchac法;②乳房上界的确定,同Marchac法;③乳房切除范围的预测,同Marchac法。

在乳房内侧及外侧垂直线确定后,将两线在乳房下皱襞上方相交成一弧线。

乳晕上方的切口设计线位于新乳头上方2cm处,新乳头位置确定方法参见前述的"乳房缩小整形的基本技术"。从此点出发,在乳房内、外侧各绘一弧线,相交于两垂直直线,相交点的位置,根据乳房大小而变化。

2.皮下浸润 取半卧位手术,麻醉后在乳房下部作0.5%利多卡因加1:10万肾上腺素20ml局部浸润,以减少手术过程中出血,对巨大乳房则用40ml的0.5%利多卡因浸润。学者认为采用0.25%的利多卡因浸润较妥。

3.乳头、乳晕皮瓣蒂去上皮 从乳头、乳晕上部设计线到其下2cm区域去上皮。

4.脂肪抽吸 在乳房下部切口线上方作一小切口,用6mm三孔钝头脂肪抽吸管,在乳房上部、内侧及外侧进行抽吸。

5.手术切除及再塑形 沿着切口线切开皮肤,必须保护乳头、乳晕蒂不受破坏。为此,宜在乳头、乳晕去上皮皮瓣的皮肤下留0.5cm厚的脂肪,乳腺部分切除如同皮下乳房切除的进路一样。切除乳房下中部的乳腺组织。切除范围向上方到第3肋间处,即乳房上界画线处,在胸肌筋膜表面切除。如果是巨大的乳房,乳腺实质的切除包括乳头、乳晕下的乳腺组织,其乳头、乳晕带蒂移植的蒂可长达10～12cm,将乳腺组织悬吊缝合,用缓慢吸收缝线,缝合两侧及上部乳腺组织,矫正乳房下垂。行皮下、皮内皮肤缝合,矫正乳房下皱襞的猫耳畸形。

【环形切口乳房缩小整形】

环形切口乳房缩小整形是一种以矫正乳房下垂为主的乳房缩小整形技术,包括Himderer法及HesterBostwick法。该手术方法切口瘢痕小而隐蔽。Himderer法是环乳晕切口、乳房下垂的矫正术式,也可用于轻、中度乳房肥大;而HesterBostwick法,则有环乳晕切口及类似Lejour法切口,该手术方法切口瘢痕小而隐蔽。

手术切口:在乳晕外围,乳头、乳晕的血供在位于中央部分的乳腺上,或包括乳晕周围相连的环形去上皮的皮肤蒂上,手术后乳晕周的去上皮区域作荷包样缝合。

手术设计:先作乳头定位,估计乳房皮肤需切除的范围及乳房上界的位置(参见前述的"乳房缩小整形的基本技术"及"Marchac 法")。手术切口形如环形,或是如 Lejour 法切口。

外科技术:在乳晕周围作皮肤切口,乳晕周围去上皮,或乳晕保留在中央乳腺上,周围由皮下进入乳腺,切除过多的乳腺,周围作较广泛的皮肤分离。作下垂乳腺组织悬吊,然后缝合皮肤。

(张瑞国)

第十三节　手术减肥

一、历史发展与现状

早在 1890 年,法国的 Demars 和 Marx 就报告了 1 例在修复巨大脐疝时切除腹壁皮肤和脂肪的病例,美国的 Kelly(1899)称之为皮肤脂肪切除。1905 年,法国的外科会议上有类似的病例报告,Desjardins 切除腹部皮肤和脂肪重达 22.4kg。1911 年,Amedie Morestin 报告 5 例腹部横向椭圆形切除,同年 Jolly 提出低位横向椭圆形切除。Schepelmann(1918～1924)主张纵向中线切除,从剑突到耻骨联合。其后腹部皮肤、脂肪切除技术演变成为 3 种术式:①纵向中线切除;②横向切除;③联合纵向和横向切除。

Kelly(1899)首次提出沿脐周的椭圆形切除后直接缝合,其后 Weinhold(1909)、Babcock(1916)、Schepelmann(1918)、Thorek(1924)、Kuster(1926)、Flesch-Thebesius(1931)、Wheisheimer(1931)、Galfer(1955)、Pick 和 Barsky(1960)等人亦有各种类型的腹部切口。到了 20 世纪 60～80 年代,已有 Callia 切口(1965)、Casfanares 切口(1967)、Pitanguy 切口(1967)、Serson 切口(1971)、Regnault 切口(1972～1975)、Gunati 切口(1984)和改良的 Callia 切口(1984)等。

20 世纪 20 年代,法国医师 Dujarrier 企图通过小切口刮除脂肪技术塑造某著名舞蹈演员的下肢,导致感染和血管损伤,不幸造成截肢的恶果。鉴于这种惨痛的教训,刮除脂肪技术被遗弃长达数十年。直到 20 世纪 40 年代,加利福尼亚的整形外科医师 John Pangman 又开始进行颏下脂肪刮除并取得成功,但仅适用于此局部。在 20 世纪 60 年代,联邦德国的 Josef Schrudde 对一名女大学生刮除踝部脂肪,术后达到踝部减肥和塑形的目的。总结其后 15 年内 150 例踝、膝、臀和大腿的脂肪刮除,虽然大多数结果是满意的,但仍有血肿、血清肿、凹凸不平等并发症,因此阻碍了该技术的发展和推行。

20 世纪 70 年代中期,意大利的两兄弟(Arped 和 Geoge Fisoher)开始利用吸引器通过小管依靠负压进行皮下脂肪抽吸,但仍有血肿、血清肿和大的假性粘液囊肿等并发症。与此同时,瑞典的 Kesselring 首次利用金属吸管连接约 50.66kPa 的真空泵抽吸大转子区的皮下脂肪,获得良好的效果。法国的 Illouz(1979)利用改良的吸管,即直径为 1.0cm 的圆头管抽吸皮下脂肪,获得满意的效果。

20 世纪 80 年代,Illouz 开始使用低张盐水注射进入抽吸区以增加脂肪的抽吸量,称之为湿性抽吸技术。与此同时,有人提出不用盐水的干性抽吸亦获得同样的结果。Klein(1987)首先将大剂量稀释的、含有肾上腺素的利多卡因浸润皮下,作为脂肪抽吸的局部麻醉方法,称之为肿胀局麻技术,获得较好效果,使该项技术被更多的整形美容外科医师所接受,并视其为一项安全的、失血少的、组织损伤轻的、麻醉作用时间长的、止痛效果好的麻醉技术。

在整个医学史的发展过程中,外科医师选择术式要考虑最好的效果和最少的并发症发生。这是寻求技术发展必须遵循的基本原则,美容外科医师更需要严格遵循这一根本原则。脂肪抽吸技术由减肥发展成为成形和体形塑造技术,这就是由最初的高并发症发生率减少到最轻最少的并发症发生率的过程。

脂肪抽吸技术于 20 世纪 80 年代初流行到美国,开拓者是美国的 Teimourian、Courtiss 和 Grazer。该项技术获得了很快的发展,并超过欧洲。由单纯的腹部脂肪抽吸扩大到身体的各个部位;由单纯的减肥发展为体形塑造;由高并发症发生率减少到极少极轻的并发症发生,脂肪抽吸术真正成为美容和整形外科规范化的手术。

整形外科医师最早仅对大多数肥胖的患者,用切除大量有腹壁、臀和四肢悬垂的囊袋皮肤及脂肪,达到减肥的效果,未能完全实现整个体形塑形的美的体现。20 世纪 70 年代后期,由于脂肪抽吸技术的出现,使体形塑造获得了迅速的发展。1984 年,美国脂肪抽吸仅有 55900 人,至 1988 年增加到 101000 人,最多的是妇女,少数为男性。抽吸部位由腹部扩大到髋、臀、大腿、小腿、躯干、上肢和面部等全身各部位。脂肪抽吸利用在面部除皱术中,1988 年美国已达 48490 例,比 1984 年增加了 24%。腹壁成形术中使用脂肪抽吸辅以脂肪切除者增加 45%,利用在巨乳缩小术中增加了 71%。在美国,人们对美容手术的好感和需求逐年增加,1982 年对其欣赏者占 32%,1990 年增加到 50%,某些单位高达 83%。这说明随着技术的发展,美容安全系数增高,求术者亦随之而增加。我国的求术者也将会随着两个文明建设的发展和技术水平的提高而增加。

脂肪抽吸技术 1987 年传到我国,由相关学者率先开展,并在 1988 年报告了 102 例经验,其后各大医院相继开展此项工作。学者所在医院开始于 1987 年,至今已实施千余例,取得了良好的减肥和塑形的安全效果。但国内外有的医院出现因严重并发症导致死亡的例证,至今仍影响着部分医院下决心开展此项技术。也有些医院在开展此项工作中,注意严格选择适应证和预防并发症的发生,冲破了诸多障碍,使工作顺利地开展起来,并已将其视为减肥和体形塑造的安全术式。

二、肥胖的基本概念和塑形的原理

体形是魅力的象征,人类历史上最早记录的体形是丰满的侧面形象。随着年龄的增长,人的体形在不断变化,主要表现在丰满的前胸和膨胀的腹部。体形塑形的基本基础是身体脂肪分布的变化,如某些区过多,而在其他区域则缺乏,随着年龄的增长其分布不断变化。因此体形塑形应该是重新调整脂肪分布的过程。

脂肪抽吸辅以脂肪切除(SAL),是在传统的松弛皮肤和皮下组织切除的基础上联合脂肪抽吸技术,可广泛用于身体各个部位。脂肪抽吸技术是利用套管通过负压或超声、电子技术等,将浅筋膜层间隔内的脂肪抽出。抽吸操作应尽量保护间隔不被损伤,因间隔是皮下与深组织附着结构,内有神经、血管和淋巴,从而可减少术中出血。因此,手法要轻柔、精细,避免粗暴。面和四肢的脂肪利用较细的管抽吸,躯干和大腿的脂肪利用大且粗的管抽吸。抽吸中的隧道概念已流行数年,经 10 年的实践验证,采用 2.8~4.0mm 直径的小吸管抽吸,不仅抽吸效果好,且抽吸后局部无复发,塑形的长期效果也是好的。

【皮下脂肪层及其临床意义】

Gasperoni 等人(1989)将皮下脂肪层命名为浅筋膜系统(SFS)。浅筋膜系统的脂肪分为两层:①蜂窝层;②板状层。蜂窝层脂肪组织位于真皮下浅层,广泛分布于全身,它是由小的脂肪球组成,紧密地嵌在表浅筋膜纤维隔内。肥胖时此层将会增厚。板状层脂肪组织位于深层,在浅筋膜层和肌肉筋膜之间,是由大的脂肪球松散地嵌在广泛的筋膜间隔(垂直的或斜的纤维隔)内,因此比蜂窝层脂肪更疏松。它仅出现在某些区域,如腹部(特别是在腹直肌中下区相对应的皮下区)、髂窝、大转子区、大腿上 1/3 的内侧面、上臀后面等。肥胖患者板状层增厚比蜂窝层明显,一般板状层增厚是正常人的 8~10 倍,蜂窝层是正常人的 2 倍,因此肥胖者可呈现畸形体形,女性腹部呈现小提琴形畸形(即凸型)。有些区域仅有蜂窝层(没有板状层),如大腿的前面、大腿中段的内外和后面、大腿下 1/3、小腿后部、踝部和上臂的前外和后面等。然而在前后胸中线、腹股沟、臀和乳房下皱襞,表浅筋膜层直接与深面的肌肉筋膜和骨膜形成粘连带(有人称韧带)。在髂嵴区,表浅筋膜直接与骨膜粘着。

根据上述解剖特点,真皮下层即蜂窝层脂肪抽吸术后可获得良好的皮肤回缩,达到满意的局部塑形的目的,因此,国外学者为达到减肥和塑形,要求进行全层(即浅层和深层)脂肪抽吸(MALL),抽吸完成后仅保留真皮下层脂肪团,其术后塑形效果较好。

皮肤层主要是真皮层,全身各部位厚度不同。男性比女性皮肤厚,外侧比内侧厚,后面比前面厚,年轻人比老年人厚,毛孔明显的人比毛孔不明显的人真皮层厚。厚皮肤区,脂肪抽吸后回缩力强,术后塑形好。

【脂肪细胞】

(一)生理功能

皮下脂肪细胞即体细胞,体细胞是营养和能量的贮藏库,对外环境有绝缘作用。体细胞围绕人体的肌肉和骨骼系统,保持着人体的形态。随着年龄的变化,脂肪堆积增加,肌肉缩小,人体形态发生变化,即肥胖。局部性脂肪堆积可引起局部畸形。

脂肪细胞来源于胚胎的间质细胞,数量是恒定不变的,大小是变化的。青春期女孩其臀部的脂肪细胞增大,这可能是由于性激素变化引起的。例如,一位 12 岁女孩腕部受伤,将腹部皮肤和皮下脂肪移植到腕背,至青春发育期时移植于腕背的皮肤肥胖、肿胀,呈现明显畸形改变。Larsson 等人(1984)报告腹部脂肪细胞较积极地参与体内代谢,该区脂肪细胞释放更多的脂肪酸,对激素的影响有更大的反应。由于脂肪酸的增加,引起甘油三酯升高、胰岛素的活性降低。因此,腹部、腰部、髋部脂肪多的人易患糖尿病、心肌梗死、脑卒中等。

(二)分类

脂肪细胞有两种:白色脂肪细胞和褐色脂肪细胞。白色脂肪细胞呈球形,直径在 $70\sim120\mu m$,该细胞与甘油三酯的库存和溶解有关,在体内燃烧可产生能量。白色脂肪细胞是脂肪抽吸的主要对象。褐色脂肪细胞是直径较小的细胞,直径在 $25\sim50\mu m$,细胞内含有丰富的腺体和丰富的血管。

脂肪细胞在体内分为成熟的脂肪细胞和未成熟的前脂肪细胞。成熟脂肪细胞,胞浆内积聚脂滴,呈圆形,对外界机械损伤抵抗力较小,失去分裂和增殖的能力。前脂肪细胞,胞浆内无积聚的脂肪滴,呈梭形,对外界机械损伤抵抗能力强,有分裂和增殖能力。在一定条件下,两者可以相互转化。

【浅筋膜层】

浅筋膜层是脂肪细胞沉积的框架,是由结缔组织形成的纤维隔样框架,其脂肪细胞堆积在框架的间隔内,即为一个独立解剖结构或层次或系统,将脂肪细胞分成浅、深两层。浅层脂肪和浅筋膜系统最主要的功能是对身体起到保护作用。浅筋膜系统的第二个作用是允许在肌肉骨骼架上的软组织滑动。第三个作用是保持一定位置和状态及深脂肪的局限化,如在髂嵴和大粗隆区,也常出现于乳房下皱褶、腹股沟、臀部皮肤皱褶、关节皱褶区等。因此该系统可起到预防肥胖的移动,或由于年龄因素引起另一区脂肪堆积的作用。浅筋膜系统在瘦弱的人较明显,因为肥胖的人脂肪细胞从浅筋膜内膨出,筋膜被覆盖。目前有人认为全层脂肪抽吸(即浅、深脂肪均抽吸),皮肤回缩力强,塑形效果好。

【脂肪小丘或脂肪团】

脂肪小丘或脂肪细胞团是由于脂肪细胞在浅筋膜间隔室内膨胀,受到间隔室的限制而形成橘皮样面靥外形,增生的脂肪细胞形成膨出的脂肪团。其皮肤表面如小山丘样凹凸不平,常常出现在臀、髋和大腿。这些部位脂肪细胞的脂肪酸成分不同于其他部位的脂肪细胞。

【体形分类】

大多数体形塑造是在女性的腹部、髋和大腿。Grazer 和 Klingbeil(1980)分析了腹部成形手术的体形。Sheldon 根据对牛津大学女学生体形的调查,将其分为 3 种解剖型:①外胚层体形;②内胚层体形;⑧中胚层体形。外胚型主要是瘦弱、细长形;中胚型是肌肉强壮、直线形;内胚型是圆的腹和躯干、短的肢体和小手小脚形。然后再根据这些类型和程度确定级别。这种等级的分类方法为:1 指最小级;4 为中间级;7 指最大级。随着年龄的老化,体形在不断变化,由外胚层体形可以发展为中胚型或内胚型,即成为向心性肥胖。

【标准体重与肥胖等级】

人体内脂肪贮量显著超过正常人的一般平均量的称为肥胖。积存于皮下的脂肪占全身脂肪总量的50%。衡量皮下脂肪多少,可用如下方法进行综合衡量:①视诊,观察皮下脂肪的饱满程度以及分布;②估计皮下脂肪厚度,常用指捏法估量;③测量体重,正常人的身高和体重有一定比例。

通常确定某人是否肥胖,多以体重计算。标准体重的计算方法较多,主要有:

1.标准体重(kg)=身高(cm)-105(男);标准体重(kg)=身高(cm)-105-2.5(女)。

2.标准体重(kg)=[身高(cm)-100]×0.9。

3.标准体重(kg)=身高(cm)-105(160cm 身高以下者);标准体重(kg)=身高(cm)-100(165cm 身高以上者)。

4.标准体重(kg)=身高(cm)-100-$\dfrac{身高-150}{4}$。

5.标准体重北方人(指长江以北的人)理想体重(kg)=(身高-150)×0.6+50;南方人(指长江以南的人)理想体重(kg)=(身高-150)×0.6+48。

上述公式计算时,以体重超出或低于5%~10%为标准体重。根据体重情况,如超过标准11%~19%者,为轻度肥胖;超过 20%~29%者,为中度肥胖;超过 30%以上者,为重度肥胖。

近年来认为衡量肥胖以腰围和臀围为标准,更能反映肥胖的程度。对于男性,即体重在 67~72kg 者,腰围不能超过 88cm;体重在 81~86kg 者,腰围不能超过 91cm;体重在 90kg 者,腰围不能超过 96cm;体重在 103kg 者,腰围不能超过 100cm。女性以指捏皮肤法测定,即用拇指和示指捏起皮肤及皮下组织,厚度超过 2cm 者为肥胖。

【肥胖与疾病的关系】

临床上将肥胖分为两大类:单纯性肥胖和神经-内分泌或代谢失常性肥胖,也称病态性肥胖或症状性肥胖。单纯性肥胖又分为体质性肥胖和过食性肥胖。

(一)单纯性肥胖

单纯性肥胖是错误营养的最常见形式。然而遗传、激素和饮食规律被认为是引起肥胖的主要因素。肥胖的父母,其子女 50%是超体重的。对孪生的研究已提示肥胖与遗传因素有关,外环境因素对肥胖无影响。但社会、经济、种族和人体因素对肥胖仍有强烈的影响。吃同样饮食的两个个体,一个可以发生肥胖,另一位仍可保持正常,其确切原因尚不清楚,估计遗传和环境因素(饮食)有最大的影响。1986 年对印第安人的研究证明,分娩后母亲肥胖可引起新生儿肥胖,约 21%是正常的代谢率,清楚地说明了遗传因素的影响。美国亚利桑那国家健康学院承认遗传因素对肥胖的影响,认为存在有肥胖遗传基因。营养丰富和久坐久卧的生活习惯,也是肥胖的主要原因。

肥胖体形可分为男性肥胖体形和女性肥胖体形。女性肥胖体形呈小提琴样肥胖,偶尔正常男性青年肥胖者也有呈此种女性肥胖特征的。如果女性肥胖呈男性型则是一种病态肥胖。典型肥胖型包括:①男性肥胖型;②女性肥胖型。异常肥胖型包括:①男性呈女性肥胖型;②女性呈男性肥胖型。

通常有些疾病与肥胖有关,特别是由于内分泌性疾病引起的脂肪代谢异常,可致肥胖症或脂肪堆积异常,或称症状性肥胖,即为神经-内分泌性肥胖。

20 世纪导致死亡的重要原因之一是超体重和病态性肥胖。病态性肥胖超体重达 45kg 或更重。通过饮食治疗、外科手术或脂肪抽吸减少脂肪,对于病态性肥胖患者的生理和化学改变有重要意义,特别是对于糖尿病患者。肥胖除可增加血管负担外,还与糖尿病相关。不是所有的肥胖者都会发生糖尿病,但胰岛素与理想体重之间有明确的关系。肥胖需增加胰腺分泌胰岛素的量,即肥胖增加了对胰岛素的需求量,肥胖与血清中胰岛素含量呈平行关系。脂肪抽吸可改善肥胖(糖尿病前期)和糖尿病患者的病情,以及糖尿病患者的饮食和血清胰岛素水平。如恰当应用,亦可改善严重糖尿病患者的病情。

(二)神经-内分泌或代谢失常性肥胖

这种类型疾病包括:

1.间脑性肥胖　是间脑器质性疾病的结果。间脑损害引起自主神经内分泌功能障碍,表现为间脑综合征。

2.肥胖性生殖无能症　此病也称 Frohlich 氏综合征。它是视丘下垂体邻近由于感染、肿瘤或外伤等损害,而致食欲、脂肪代谢及性腺功能异常,以肥胖及生殖器不发育为主要表现,常发生在少年阶段。

3.垂体性肥胖　真正的垂体性肥胖见于活动性嗜碱性细胞瘤所致的库欣综合征,及嗜酸性细胞瘤所致的肢端肥大症。

4.甲状腺性肥胖　甲状腺功能紊乱(减退或亢进),少数可引起肥胖。

5.皮质醇性肥胖　由于肾上腺皮质增生,腺瘤或腺瘤所致肾上腺皮质功能亢进、皮质醇分泌过多,以致出现一系列症候群,临床上称为皮质醇增多症或库欣综合征。

6.胰腺性肥胖　因胰腺疾病引起肥胖者为糖尿病和胰岛 β 细胞瘤患者。国内文献报道,胰岛 β 细胞瘤中约 40% 伴有肥胖。

7.性腺性肥胖　切除性腺或放射线照射损伤性腺常可出现肥胖。这是因为性腺功能丧失所致的自主神经功能障碍是肥胖发生的基础。

8.双侧多囊卵巢综合征(Stein-leveathal 氏综合征)　此类患者可有肥胖、多毛症及月经失调。

9.痛性肥胖(Dercum 氏病)　在肥胖的基础上形成多数疼痛性皮下脂肪结节,分布全身。痛性肥胖多见于绝经期妇女。要与风湿热、腹膜炎、变态反应等疾病鉴别。

10.颅骨内板增生症(Morgagni-Stewart-Morel 三氏综合征)　本病甚为罕见。国内仅有少数病例报告,几乎均为女性,症状大多出现在绝经期之后。该病主要表现为肥胖、头痛、颅骨内板增生、多毛症(男性化现象),常伴有精神失常。

11.肥胖-通气不良综合征　又称 Pickwickian 氏综合征。其病因未明,主要表现为矮小肥胖、肺通气功能减低、嗜睡、发绀、杵状指、继发性红细胞增多症、周期性呼吸、右心衰竭等。

12.性幼稚-色素性视网膜炎-多指(趾)畸形综合征　又称 Laurence-Moon-Biedl 三氏综合征。国内仅有少数病例报告。

13.药物性肥胖　由于精神病或某些疾病,长期服用氯丙嗪、胰岛素或促进蛋白合成制剂,可使患者食欲亢进而招致肥胖,停药一段时间后肥胖逐渐消失。

三、脂肪移植

【概述】

(一)脂肪移植的历史

自体脂肪组织游离移植已有 100 多年的历史。1889 年,Vander Meulen 首先将脂肪组织游离移植应用于临床。1893 年,Neuber 在采用大块脂肪组织移植失败的基础上,改良为采用多个小块脂肪组织移植修复软组织缺损畸形获得成功。1895 年,Czerny 报道采用切除的脂肪瘤组织移植进行乳房整形获得成功。1909 年,Lexer 采用腹部脂肪组织块移植治疗眶下区凹陷与半侧颜面萎缩等,效果满意。1911 年,Bruning 尝试采用脂肪注射技术进行鼻成形术未获成功;但到 1925 年,脂肪移植被广泛地应用于体表软组织凹陷、半侧颜面萎缩、小乳房等的治疗。1938 年,脂肪移植已成为整形与再造外科中被确认的一种治疗方法。20 世纪 60～70 年代,游离脂肪移植被用于充填额窦清除后残留的死腔,也被用于覆盖神经与肌腱,以及腰段脊髓手术中覆盖硬脊膜。随着脂肪移植应用范围的扩大与经验的积累,临床医师发现,游离脂肪组织对感染的抵抗力较低,移植后吸收严重,吸收量高达 30%～70%,而且容易发生移植物中心部位无菌性坏死、液化,形成囊肿,并最终被纤维结缔组织所代替,其疗效并不令人满意。所以自 20 世纪 60 年代以后,游离脂肪组织移植几乎被弃用。

要提高游离脂肪组织移植的成活率,其关键在于血供重建。20 世纪五六十年代,临床工作者认识到,真皮具有丰富的血管,与之紧密附连的脂肪组织可以从真皮血管网中获得血液供应,从而增加了脂肪组织的存活率,减轻了脂肪移植后期移植物体积的丧失。因此,对真皮脂肪组织复合移植给予了高度关注,进行了大量实验研究与临床应用。1959 年,Watson 成功地实施 1 例真皮脂肪组织复合移植,该移植物大小为 20.32cm×22.86cm×7.62cm,重 200～250g,移植后未发生组织坏死、脂肪液化和感染。1972 年,Leaf 和 Zarem 运用真皮脂肪组织进行面部凹陷充填,并强调切取、移植组织块时操作应轻柔,这样可以减轻组织吸收,而且证实移植的真皮内也无明显的囊肿形成。到 1992 年,仍有采用真皮脂肪组织移植治疗 Romberg 病等轻、中度面部软组织缺损的报道,此外,也用于治疗腮腺切除后下颌区凹陷、后天性与先天性软组织凹陷、半侧颜面萎缩和小乳症,认为真皮脂肪组织是软组织凹陷最好的填充材料。但 Sawney 在 1969 年以猪作为实验对象进行了真皮脂肪组织移植的实验研究,结果发现,移植后 1 周、2 周、4 周与 8 周时,移植物体积分别丧失 6.7%、9.0%、20.0% 与 33.3%,并观察到血管生长仅限于真皮部分,没有血管自真皮长入脂肪组织。根据实验结果,Sawney 认为真皮血管形成良好并不能提高脂肪的存活率,真皮脂肪组织移植优于单纯脂肪组织移植的关键在于操作方便、减轻损伤,从而降低了移植物的吸收率。其他学者的实验与临床研究结果也显示,真皮脂肪组织移植后仍存在明显的吸收,吸收率达 40%～50% 或更高,必须再次手术充填。综合此类研究结果,真皮脂肪组织移植较单纯脂肪组织移植效果有所改善,但最终结果仍不尽如人意。

20 世纪 60 年代,显微外科技术与显微解剖学的发展,为脂肪组织移植提供了新的途径。吻合血管的大网膜游离移植于 20 世纪 70 年代开始应用于临床,用于头皮缺损的修复和半侧颜面萎缩的治疗。随后,带血管蒂的大网膜移植、筋膜脂肪组织瓣游离或带蒂移植在临床上得到应用,其优点在于移植的组织瓣无须过多地固定,植入时也易于塑形。因此,不带血供的脂肪组织块移植因不易成活而较少被选用。

20 世纪 80 年代,脂肪抽吸技术的问世,使得自体脂肪组织移植的最新技术——颗粒脂肪注射移植技术应运而生。1986 年,Ellen Bergen 采用颗粒脂肪组织移植治疗粉刺、外伤后组织缺损、鼻唇沟过深、眼眶凹陷、面部萎缩等小面积畸形,取得了良好效果。其方法为将切取的脂肪组织块修剪成直径 0.4～0.6cm 的脂肪颗粒,在严格无菌操作下进行胰岛素液外用处理,然后把颗粒脂肪移植到受区,术后辅助服用维生素E,以预防脂肪细胞分解破坏。随访中 Ellen Bergen 发现,在为眼睑凹陷畸形的患者实施颗粒脂肪移植术后,随着患者体重的增加,移植区逐渐呈现眼袋样凸起,需再次手术矫正。切除的脂肪组织行病理检查可见正常脂肪组织结构,周围有炎症细胞浸润形成包裹,由此认为颗粒脂肪组织移植后不但能够成活,而且逐渐有正常的脂肪细胞生长。近年来,应用颗粒脂肪组织移植治疗颜面部凹陷畸形、乳头凹陷畸形、半侧颜面萎缩、小乳症、颜面局部除皱等,均取得了满意的效果,但在临床应用中,颗粒脂肪注射移植后因液化、坏死、感染等而失败者也时有发生。因此,在选择颗粒脂肪组织移植进行整复治疗时,有关每次移植的数量、间隔时间、移植方法、注射层次等均应审慎考虑,以确保手术的成功。1990 年,Nguyen 对颗粒脂肪组织的抽吸和切取进行了对照研究,结果发现,应用负压脂肪抽吸技术获得的脂肪颗粒,其中 90% 的脂肪细胞受到损伤和破坏,完整的脂肪细胞仅有 10%;应用吸取脂肪混悬液移植,必然导致液化、吸收和纤维化。而采用外科技术切取脂肪组织并加工成脂肪颗粒,其脂肪细胞完整率则高达 95%。由此提示,颗粒脂肪组织在吸取过程中,其损伤程度对移植效果有直接影响。

在大量颗粒脂肪组织移植实验与临床研究的基础上,目前,有关脂肪移植的研究集中于细胞水平。前脂肪细胞移植被认为是达到移植后无明显体积丧失的一种途径。前脂肪细胞是一种类似于成纤维细胞的结缔组织细胞,它通过摄取脂质而演变为成熟脂肪细胞。组织培养技术显示,前脂肪细胞是具有合成脂类物质的一种独特的细胞。Van 与 Roncari 将取材于大鼠附睾的前脂肪细胞移植于肌肉中,观察到在移植部位有脂肪垫形成。Billings 与 May 提出,脂肪移植后缺血和细胞营养的匮乏会导致成熟脂肪细胞坏死或返回至前脂肪细胞。脂肪移植后,伴随着移植物再血管化的完成,移植物中残留的前脂肪细胞仍会转化为成熟脂肪细胞,但是移植物体积会因大量成熟脂肪细胞的丧失而减少。鉴于此,学者们预测,随着移植物再血管化问题的解决,移植的前脂肪细胞能够转化为成熟脂肪细胞而不会出现现阶段所观察到的体积丧失。

(二)脂肪移植的适应证与禁忌证

1.脂肪移植的适应证

(1)修复体表组织缺损或凹陷畸形:如颜面部血供丰富,脂肪移植后容易成活,一次充填或注射移植效果良好。如果需要移植的量过多,一般需要分次实施脂肪移植。

(2)半侧颜面萎缩。

(3)小乳症。

(4)颜面部美容:鼻唇沟过深、眉间皱纹、鱼尾纹等均可采用脂肪移植整复。因重睑术或眼袋切除术所造成的眶隔脂肪切除过多,也可采用脂肪移植予以修复。

(5)其他:吻合血管的脂肪移植还可以用于慢性骨髓炎、放射性溃疡、褥疮等难愈性窦腔的充填,以改善局部血液循环,并对坏死组织起到生物性清创作用。

2.脂肪移植的禁忌证

(1)受区感染:对于有感染病灶的受区,不能做脂肪移植。脂肪移植术必须在严格的无菌条件下进行,即使是轻微的感染也可导致脂肪液化坏死;如果是真皮脂肪复合移植,则真皮也可能发生坏死。采用脂肪注射移植隆乳可能因感染导致严重后果。

(2)受区血液供应不良:瘢痕组织、皮下软组织缺乏的区域,由于血供较差,脂肪移植后均不易成活。

(3)肌腱和神经吻合部位:以往认为肌腱和神经吻合后,采用脂肪移植隔离周围组织可防止粘连,但实践证明移植物缺血后易于变性,机化后更容易导致瘢痕形成。

(4)硬脑膜缺损的修复和预防手术后粘连:在修复硬脑膜缺损和预防腹部手术后粘连时,应禁忌采用脂肪移植。

【脂肪移植的类型】

一般将脂肪移植分为五种类型,即:①游离脂肪组织移植,移植物包含脂肪细胞及其间质组织;②真皮脂肪组织移植,移植物包含脂肪组织与一层真皮载体;③吻合血管的游离脂肪组织移植,移植物为游离脂肪组织瓣;④带蒂脂肪组织瓣移植,分为皮下脂肪组织筋膜瓣与带蒂大网膜组织瓣;⑤颗粒脂肪组织注射移植,借助脂肪抽吸技术采取、制备移植物。近年来,有关组织工程脂肪的构建与移植和脂肪源性干细胞移植相关实验与临床探索的文献报道日益增多。

(一)游离脂肪组织移植

游离脂肪组织移植主要用于充填较小的、血供良好区域的死腔,如额窦切除后残留的死腔、听神经瘤切除后的颅骨基底、腰段脊髓手术中硬脊膜外露等;也用于充填位于头、颈部的凹陷畸形。用于移植的脂肪组织主要取自腹壁;为减轻对患者的创伤,也可取自拟行脂肪移植手术野的附近区域。临床研究表明,在游离脂肪组织切取与移植等操作过程中,动作轻柔与否,术后一年移植物体积丧失的程度会有很大的不同。Bryant对沿腰髓硬脊膜移植的脂肪移植物进行 CT 扫描发现其能长期存活。游离脂肪组织移植后的并发症相对较少,Ricaurte 曾报道了 4 例听神经瘤切除术后由于来自脂肪移植物的脂肪组织在蛛网膜下的迁移而导致的无菌性脂膜炎。

(二)真皮脂肪组织移植

1.游离真皮脂肪组织移植　真皮脂肪组织移植主要用于面部、额部外形缺陷的整复、眼球摘除术后眼窝与眶区的重建,神经与肌腱的覆盖以及丰唇,也用于腭瘘的封闭、虎口挛缩的美容治疗、唇裂术后鼻畸形整形术中耳软骨移植物的覆盖等等。总之,真皮脂肪组织移植物一般用于三种途径:小范围凹陷畸形的充填,为皮肤与神经之间提供屏障,预防滑动表面的粘连。

真皮脂肪组织移植物的供区与全厚皮片的供区相同,包括下腹壁、耻骨上区、脐周区、臀沟区、乳房下皱襞、髂嵴区等,手外科还以前臂作为供区。

切取真皮脂肪组织移植物时,首先在供区皮肤作标记,采用手术刀锐性剔除表皮或采用擦皮术去除表皮,然后自深筋膜浅面掀起组织瓣,按受区要求修整组织瓣,一般组织瓣最大厚度不超过 2cm。也可按切取全厚皮片的方式切取移植物,再采用取皮鼓反鼓切除表皮,同法修整组织瓣。受区彻底止血后,将真皮脂肪组织移植物植入,供区分层拉拢缝合。

真皮脂肪组织移植后体积的丧失主要源于脂肪组织的吸收,其根本原因是脂肪组织中血供重建障碍。以猪为研究对象所做的移植实验中,术后 10 周,移植物中脂肪组织基本消失。Peer 早在 20 世纪 50 年代就采用组织学手段研究了临床实施真皮脂肪组织移植后移植物的转归,结果表明,真皮脂肪组织移植后一年,移植物体积丧失 45%。更有趣的是,Peer 对接受真皮脂肪组织移植的患者进行术后随访发现,随着术后体重的增加,移植物的体积也逐渐增加。从这些研究结果中总结出真皮脂肪组织移植的一般原则,即真皮脂肪组织移植物的体积应较实际需要量大 40%。

游离脂肪组织移植和游离真皮脂肪组织移植的实践证明,上述两种方法移植后期效果较差,而且它们均存在如下缺点:①抗感染能力非常低,特别是用于较表浅的凹陷填充时,即使非常轻微的缝线感染也可能造成移植物的炎症反应,导致感染、坏死、移植物液化排出,手术失败;②较大体积的移植常导致移植物中心区域组织的无菌性坏死、液化;③移植后移植物常被机体逐渐地吸收,文献报道的吸收率最高可达 70%;④移植物纤维化导致继发性畸形,虽然可以通过矫枉过正的原则应用于较小面积畸形的矫正,并可取得一定程度的改善,但对于面积较大的畸形,很难达到预期的矫正目的。

2.吻合血管的游离真皮脂肪组织移植

(1)适应证:吻合血管的游离真皮脂肪组织移植可用于:①矫正身体任何部位的凹陷畸形,但大多用于面部、颈部等暴露部位;②难愈性窦腔,如慢性骨髓炎、放射性溃疡、褥疮等的充填,以改善局部血液循环,促进组织新陈代谢,对坏死组织起到生物性清创的作用。实施该项移植技术的前提是受区具有可供吻合的血管。

(2)术前准备:在外科手术常规术前准备的基础上,做好如下准备工作:①检查受区血管:利用超声多普勒探测受区供吻合血管的完整性、走行方向以及其与拟移植充填部位的距离;②测量组织缺损量:利用印膜胶与标尺测定凹陷部位的面积、厚度和形状,并在体表作出标记;③选择供区。

(3)供区的选择与处理:吻合血管的游离真皮脂肪组织实质上是去表皮的游离皮瓣,所以从理论上讲,只要是游离皮瓣的供区均可以作为切取游离真皮脂肪组织瓣的供区。但根据整形美容外科供区选择的原则,一般常选取相对较为隐蔽的部位,如下腹部、腋下部、胸三角部等。

1)下腹部:该部位皮下脂肪肥厚,组织量丰富,可供较大面积软组织缺损的充填。其真皮脂肪组织的血液供应主要来自腹壁浅动脉和旋髂浅动脉,两动脉的外径绝大多数大于1mm。腹壁浅动脉通常以内侧主支与外侧主支的形式出现,两者的出现率分别为68%和66%,同时出现率为34%,共干起始率为20%。旋髂浅动脉分为浅主支与深主支,两者的出现率分别为86%和100%,深、浅主支共干起始率为56%。术前可以借助超声多普勒检查,确定其中之一作为血管蒂。

2)腋下部:该部位真皮脂肪组织的血液供应主要来自腋动脉的最大属支肩胛下动脉,它在分出旋肩胛动脉后延伸为胸背动脉,此动脉有皮支充分供应腋下部皮肤及其皮下组织;但有时皮支缺如,而在进入背阔肌后改由肌皮动脉穿支供血。肩胛下动脉外径粗大,平均在2.5mm以上,而且血管蒂长,便于手术操作。另外,该部位组织具有丰富的深浅静脉交通,最后汇入腋静脉中。

3)胸三角部:该部位真皮脂肪组织的血液供应主要来自第二肋间穿支,该动脉自胸骨旁1cm第二肋间穿出,其皮支在胸大肌深筋膜浅层走行,一般在胸大肌肌膜下剥离可以避免血管损伤。该动脉的平均外径约为0.7mm,静脉的平均外径为1.5mm。

切取的真皮脂肪组织瓣宽度如果不超过10cm,可直接缝合,否则需另外移植自体中厚皮片封闭供区创面。

(4)操作要点与注意事项

1)真皮脂肪组织瓣解剖要点:①首先应当根据凹陷缺损的部位与范围选择供区,并先切取真皮脂肪组织瓣,以便了解血管蒂的长度、方向和外径,便于选择适宜的受区接受血管;②在解剖受区血管时应保留足够的长度,以便有充分的转位余地,使其适应血管吻合的方向与长度;③在解剖腋下部真皮脂肪组织瓣前,首先在腋窝顶部扪及腋动脉,沿背阔肌前缘作切口,探查到肩胛下动脉及其终末支胸背动脉搏动后,自血管深面向前剥离,在确定具有合适的皮支血管时再行该真皮脂肪组织瓣的游离;④在解剖腋下部真皮脂肪组织瓣时,若发现皮支缺如,只有进入背阔肌的肌支时,必须将部分围绕在肌皮动脉穿支周围的背阔肌包括在真皮脂肪组织瓣内一并移植,才能保证其良好的血液供应,因此也增加了移植组织的体积;⑤胸三角部真皮脂肪组织瓣的血管蒂第二肋间穿支血管管壁菲薄,极易造成损伤,操作时应特别仔细。

2)受区腔隙剥离要点:①受区潜在腔隙的剥离范围应稍大于真皮脂肪组织瓣的面积,以防止移植后折叠、受压,发生移植物部分液化、坏死以及术后局部畸形。②采用类似剥离放置皮肤软组织扩张器的方法,以钝性剥离为主、锐性剥离为辅的方式剥离腔隙。腔隙形成后,用冷光源拉钩仔细检查,电凝止血,然后填塞湿纱布巾。③根据腔隙的范围,在其四周作4~6处等距离的标记,然后在真皮脂肪组织瓣四周与该标记点相应的位置作真皮缝线,牵引真皮脂肪组织瓣移植入受区腔隙,并将缝线自相应标记点穿出,按埋线法缝合固定。

3)真皮脂肪组织瓣移植要点:①真皮脂肪组织瓣一旦离断呈完全游离状态,原则上不再进行修剪,特别是瓣的两侧和近端,以免损伤主要血管;②在将真皮脂肪组织瓣移植入受区腔隙时,动作应轻柔,应充分利用各牵引线调整位置,并尽量将其展平,避免折叠或产生张力。

4)血管吻合要点:①在真皮脂肪组织瓣固定后,即开始按照显微外科的基本原则进行血管吻合。吻合时应避免吻合口扭折或旋转、血管缝合张力过大,若出现这些情况,应重新调整血管吻合口的位置,或松解供区血管,或通过血管移植等方法减张。②血管吻合完毕后应观察数分钟,证实吻合口通畅,真皮脂肪组织瓣血供良好,局部无活跃出血点,即可在真皮脂肪组织瓣深面与浅面放置引流条,关闭切口。

5)术后处理要点:①术后受区最好不采用绷带包扎以防止局部受压,置受区于有利于静脉回流和切口引流的体位;②按照血管吻合后的常规处理,视情选用丹参注射液、山莨菪碱、双嘧达莫等扩血管药物以及抗凝药物;③术后移植物血供变化的早期观察非常困难,有学者曾提出一个简单的观察方法,即在真皮脂肪组织瓣的蒂部保留一小条皮肤,将其嵌植于切口之间,通过直接观察皮肤颜色的变化,间接判断真皮脂肪组织瓣的血供情况。

(三)吻合血管的游离脂肪组织移植

吻合血管的游离大网膜移植是最常用的吻合血管的游离脂肪组织移植的方法,通常可用来修复体表任何部位的组织缺损、凹陷性畸形、半侧颜面萎缩和 Romberg 病等,也可用于覆盖大面积颅骨外露创面。大网膜瓣带蒂移植通常以胃网膜右动脉为血管蒂,偶尔也选用胃网膜左动脉为血管蒂,分别进行纵隔重建与骨盆重建。

1.解剖学基础

(1)大网膜的形态与功能:大网膜是腹腔脏层形成物,附于胃大弯和横结肠之间。在腹膜发生过程中,大网膜是由四层腹膜折叠形成,但在成年人体内,各层之间已彼此粘连,不能完全分开。大网膜前面两层由胃大弯向下,像一片围裙遮盖于小肠袢的前方;后面两层返折向上,附于横结肠。前面两层与后面两层之间形成网膜囊的一部分。大网膜右侧与结肠肝曲相连,左侧与胃脾韧带相连。大网膜薄而透明,且血管和淋巴管丰富,具有较强的吸收、渗出、修复、粘连和局限感染蔓延的功能。

大网膜下端的形态不尽相同,可呈 U 形、V 形、W 形或锯齿形。小儿的大网膜较短,而成人的较长。大网膜的应用解剖学研究结果表明,应将大网膜前层内行程较长的动脉统称为大网膜前动脉,以大网膜前动脉的支数区分大网膜的类型,能客观反映大网膜的应用解剖学情况,便于指导临床应用。

(2)大网膜的血供:大网膜的血供来自胃网膜左动脉和胃网膜右动脉,有静脉与其伴行。分布于大网膜的血管管壁都比较菲薄,行血管吻合术时,应注意血管的结构特点。

1)胃网膜左动脉:胃网膜左动脉是脾动脉的分支,在胃脾韧带转向胃大弯,距胃大弯下方 1～2cm 处由左向右行,与胃网膜右动脉吻合组成胃网膜动脉弓。胃网膜左动脉外径平均为 1.8mm,伴行静脉外径平均为 2.4mm。胃网膜左动脉的外径小于胃网膜右动脉。胃网膜左动脉在脾门部分比较脆弱,胃脾韧带牵拉紧张时,容易损伤出血。由于大网膜左侧所含脂肪较少,层次比较清楚,对分离操作有其便利之处。

2)胃网膜右动脉:胃网膜右动脉是胃十二指肠动脉的终末支之一,在幽门与十二指肠交界处到达胃大弯,在胃大弯下方 1～2cm 处由右向左行,与胃网膜左动脉吻合组成胃网膜动脉弓。胃网膜右动脉起始处外径平均为 2.8mm,动脉壁厚度平均为 0.3mm。胃网膜右静脉外径平均为 3.2mm,静脉壁厚度平均为 0.12mm。胃网膜右动脉的管径粗于胃网膜左动脉,故带蒂移位或吻合血管移植大网膜时,多首选胃网膜右血管。但是大网膜右侧所含脂肪较多,且与胰头及横结肠相连,层次不甚清楚,分离操作较为不便。

3)胃网膜动脉弓:胃网膜动脉多数是连续的动脉弓(96.7%)。少数是不连续的动脉弓(0.3%)。胃网膜左、右动脉间没有吻合。胃网膜动脉弓的吻合部位多数在弓的左 1/3 段(73.4%),少数在弓的中 1/3 段(23.3%),偶有不吻合者(3.3%)。胃网膜动脉弓沿途向上发出的分支多而粗短,称为胃支,分布至胃的前壁和后壁;向下发出的分支较少而细长,称为网膜动脉,分布至大网膜。网膜动脉的名称按其位置命名,由右至左分别称为网膜右动脉、网膜前动脉(常有数支)、网膜左动脉和网膜左后动脉。有时在网膜右动脉右侧尚有管径较为细小的网膜副动脉存在。

4)大网膜动脉弓:大网膜动脉弓的确切位置并不在大网膜的下缘,而是在大网膜裙后层的中下部交界处。在大网膜动脉弓的组成中,最主要的干渠是网膜左右动脉,其管径并不大(0.5~0.8mm),但在大网膜下部,仍是一条主要的血循环干线,也是剪裁大网膜时的重要依据之一。大网膜动脉弓的下方与各网膜动脉的分支吻合,上方发出网膜后动脉。网膜后动脉在大网膜动脉弓发出后,向上行于大网膜后层之间,分布至横结肠,其管径细小(0.4~0.7mm)。虽然横结肠可以通过网膜后动脉获得部分血供,但由于这些动脉供血量过小,当主要供血来源的结肠中动脉完全被阻断后,仅靠网膜后动脉不能维持横结肠的正常血供。

(3)大网膜血管分布与剪裁设计的关系:临床上将大网膜作为移植体应用时,常需将大网膜进行剪裁和延展。虽然其剪裁的方案很多,但关键是必须保证血供的渠道畅通。剪裁时应重视的有关血管如下:①胃网膜动脉弓是大网膜血供最主要的干线,必须予以保留;②网膜左后动脉和网膜右动脉是大网膜两侧缘的血供干线,其中管径粗大的网膜左后动脉更为重要;③大网膜动脉弓是大网膜下部的血供渠道,由于管径较小,供血作用小于上缘和两侧缘;④网膜前动脉是联系大网膜上部与下部两个动脉弓之间的供血渠道,剪裁时可予以利用。

保证血供是剪裁延伸设计中的要点,施术时可用血管夹将准备切断的血管暂时阻断,以观察设计方案是否可行。在受区需要将大网膜的面积缩小时,只能用挤拢的方法而不宜用折叠的方法,以免发生血供障碍。延展大网膜时应注意防止张力过大,以免产生循环障碍。大网膜与胰头前面愈合,而胰体和胰尾部并不粘连,因此,从胃大弯和横结肠分离大网膜时,由左向右进行较为容易。

2.吻合血管的大网膜移植的适应证　大网膜富有血管、淋巴和脂肪组织,组织量丰富,塑形方便,并具有的独特的结构和形态,故应用范围广泛:①可用于修补体表任何部位的缺损,在其表面移植游离皮片,以代替不能利用局部或远位带蒂皮瓣修复的缺损,可获得满意的功能与形态恢复的效果;②可用于修复身体各部位的巨大缺损,如半侧颜面萎缩症等;③可用于修复缺血或淋巴回流不良的缺损,以增加修复部位的血液循环,或促进淋巴回流,减轻水肿。

3.吻合血管的大网膜移植的手术要点　在硬膜外麻醉下,采取上腹正中切口或旁正中切口进入腹腔切取大网膜。

(1)切取大网膜:开腹后检查大网膜,如无粘连可作移植用时,再观察血管分布情况。为裁剪方便,可将大网膜置于腹腔外的盐水纱垫上。根据受区组织缺损的需要和大网膜的血管类型设计切取大网膜的范围和可利用的血管。大网膜分布以Ⅰ、Ⅱ型多见,大网膜中动脉及其周围网膜脂肪可予利用。为争取较大的血管口径,可连同胃网膜动脉弓一起切取。当切取的范围和血管确定后,再结扎并切断网膜胃穿支血管,使需利用的胃网膜动静脉弓从胃大弯上分离开。裁剪所需范围的大网膜时应注意结扎网膜内血管支,以缝合结扎为妥。结扎并切断大网膜附着于横结肠上的横结肠网膜带,此时大网膜已大部游离。待受区准备就绪后,切断胃网膜动脉弓。在完全游离的大网膜移植到受区后,腹部切口按层缝合。游离的大网膜一般无须进行血管内灌洗。

(2)大网膜游离移植与血管吻合:将游离的大网膜覆盖在创面上,并与创面皮缘固定缝合。注意调整大网膜血管避免扭曲,然后进行胃网膜动静脉弓的血管与受区血管吻合。若大网膜血管分布属Ⅳ型或Ⅴ型,可利用胃网膜左、右动静脉或脾动静脉作为大网膜的血管与受区的血管吻合。血管吻合一般采取端端吻合。受区位于肢体时,可利用大网膜血管的T形,将受区的一条知名动脉切断后将它的远、近端分别与大网膜T形血管两端吻合。这样可避免影响受区肢体远端的血供。

（3）大网膜上移植中厚皮片：血管吻合完毕，大网膜上应用自体中厚皮片覆盖，皮片缘与受区皮缘紧密缝合，留线加压包扎。压力宜适度，不可过大，以避免受压迫皮下大网膜的血供。若移植大网膜作为皮下充填材料，可直接缝合受区的容积要留有余地，以免受压，影响大网膜的血液循环。

4.术后处理　吻合血管的大网膜移植术后的重点在于保护其血液循环和游离皮片的成活，严密注意腹腔手术后的反应。

（1）局部包扎固定：若在肢体部位，采用石膏托制动包扎时切忌压力过大，抬高患肢，促进静脉回流。

（2）密切观察大网膜的血液循环：可直接观察大网膜的动脉搏动，定期测量并记录移植于大网膜表面皮片的温度，并与受区周围皮温加以比较。

（3）按照血管吻合后的常规处理：视情选用丹参注射液、山莨菪碱、双嘧达莫等扩血管药物以及抗凝药物。

（4）修整：游离大网膜移植成功后，若局部臃肿，则应在术后6～12个月后再予以修整。

四、手术技术

【术式分类】

手术减肥发展至今，根据历史的演变过程，目前可分为如下术式：脂肪抽吸术式、开放减肥术式和联合术式。

（一）脂肪抽吸术式

脂肪抽吸术式又称闭式减肥手术。此项技术的发展过程是从单纯刮除术发展为刮除及负压吸引，再发展为快速吸引。近年来又发展了超声震荡和产生高频电场破坏脂肪团再将其吸出的技术。该两项技术理论上对血管和神经破坏性较小。不管是负压吸引还是超声或电子脂肪抽吸系统，均通过一种金属管进入皮下进行抽吸或经震荡将皮下脂肪抽出，一般都需在隐蔽部位选择小切口（1.0～1.5cm），将吸管和探头置入皮下来完成。近年发展起来的肿胀麻醉技术，对负压抽吸所造成的损伤大大减轻、出血量明显减少，已成为一项比较安全的流行术式，而且适合于大多数以减肥和塑形为目的的求术者。负压吸引设备价格便宜。

（二）开放减肥术式

这是一项较古老的术式，国内开展得也比较早，但该项技术医源性创伤大，并发症发生率相对较前者高，少数可出现严重并发症甚至死亡。目前在临床上可分为如下术式：①全腹壁成形术；②下腹壁成形术；③倒状上腹壁成形术；④单纯皮肤脂肪浅筋膜切除术。

（三）联合术式

联合术式即开放术式与脂肪抽吸术式联合进行或同时进行。目前国外较流行的术式是选择脂肪抽吸，同时辅以进行皮肤脂肪筋膜切除。对于脂肪抽吸辅以全腹壁成形是否会增加并发症的发生率和危险因素，目前尚无统一认识。Huger（1979）报告了腹部皮肤血供的3个区带。Ⅰ区带：主要由腹壁深上、下动脉穿支供应。全腹壁成形术后此种血供被中断。Ⅱ区带：主要由下腹壁深、浅动脉供应。全腹壁成形术后大量的血液供应被中断，仅存少部分后部的旋髂深动脉穿支。Ⅲ区带：主要由节段穿血管（肋间、肋下、腰动脉）供应。全腹壁成形术后，血管仍然保持。

根据上述血供，腹壁成形术后腹壁再抽吸脂肪时可分4个区：Ⅰ区是安全抽吸区，即由腹壁皮肤血管节段穿支供应。Ⅱ、Ⅲ区是主干血供和直接穿支区，平行于血管抽吸是安全的，不会影响Ⅰ区带的血供。Ⅱ区是受限抽吸区，相当于一个倒"U"形区，是腹壁成形术分离皮瓣的保留部分（随意方式的血供），向下牵拉该区覆盖下腹部分,有可靠的血液供应。Ⅲ区是仔细抽吸区,也是分离皮瓣的中间区,向下牵拉覆盖下腹区,其血供是不可靠的,是腹壁成形术的危险三角区。因此抽吸时要仔细进行操作,避免损伤真皮下血管。Ⅳ区即全腹壁成形切除区,是不受限的全层抽吸区。

【脂肪抽吸技术】

脂肪抽吸技术常常采用局部肿胀麻醉。根据抽吸的需要划出抽吸范围和选择切口,切口约 1.0cm。右手持吸头,于切口皮下 1cm 深度准确插入吸管,左手掌握抽吸深度,吸管侧孔朝向皮肤面,反复拉锯式抽吸。如在松弛的腹部,可用左手将抽吸皮肤握起在其中抽吸,边抽吸边观察抽吸量和抽吸颜色。抽吸部位一次抽出物均为黄色脂肪,重复抽吸时有血性液体抽出。一个方向抽吸后,可呈放射性方向进行移位抽吸。将整个划区皮下脂肪全层抽出,仅保留真皮下血管网样皮肤组织,即为全层脂肪抽吸。抽吸完后,手指捏起的皮肤应在 1.0cm 以下,且平整,无凹凸不平现象。

有学者(1991)首次提出相对禁区的概念,即在腹、臀、股 3 个部位,将各主要皮支血管的穿出点及其周围区域划为相对禁区。位于腹正中两侧,相当于腹直肌前鞘的纵形区域,腹股沟韧带内、中 1/3 交点及该韧带斜向上方的腹壁,股内侧沿大隐静脉走向的区域和臀上、下缘中部为相对禁区。在上述相对禁区内抽吸时,注意不要损伤该区的神经、血管和淋巴管。

脂肪抽吸的具体操作技术如下。

(一)面、颏和颈区的脂肪抽吸术

若该区仅存脂肪堆积,无皮肤松弛,作脂肪抽吸就可以达到美的塑形。如有皮肤松垂和皱纹者,在面部除皱手术的同时可进行脂肪抽吸,使术后达到锦上添花的效果。

面、颏和颈区的脂肪抽吸切口分别位于颞区发际内、耳垂沟后、鼻前庭和颏下。抽吸时,注意吸管的侧孔要朝向皮肤进行抽吸。面部的脂肪位于皮下层即 SMAS 的浅层,面部抽吸必须位于此层。面神经分支(颞、颧、颊、下颌缘和颈支)均位于面部 SMAS 的深层。必须了解面区的解剖结构,才可避免术中损伤面神经,同时又不损坏 SMAS 单元的功能。

颏和颈区抽吸前,要注意区别脂肪层是位于颈阔肌浅层,还是位于颈阔肌深层或舌骨肌浅层。必要时术前用冠状磁共振检查加以确定,术中可有的放矢地进行操作。如果在颈阔肌深层抽吸时,注意慎勿损伤颈深部结构和颈部大血管、神经、气管和食管等。因此同样需要严格掌握抽吸深度和熟悉颈部的解剖结构。在浅层抽吸时,于内侧注意勿损伤颈前静脉,于外侧注意勿损伤颈外静脉。如有颈阔肌松弛,可作颈部除皱术。一般抽吸量不超过 200ml。检查无出血,缝合切口。根据出血情况决定是否置入闭式引流后,加压包扎。

(二)上肢和胸部的脂肪抽吸术

此区多数情况下皮肤松弛合并有脂肪堆积,常常需要进行皮肤脂肪筋膜切除减肥和塑形术。少数情况需单纯进行脂肪抽吸。

手术多数采用局部肿胀麻醉,受术者取平卧位,双上肢外展。上肢多在肘关节入路,远离尺神经沟,避免损伤上臂的主干神经和血管,操作要在深筋膜浅层进行。术后加压包扎,瘀斑多数在 10 天～3 周内吸收。有时可同时进行胸外侧和腋部皮下脂肪抽吸,其切口入路在腋部。通常利用 3mm 以下的抽吸管进行抽吸。

(三)乳房脂肪抽吸术

巨大乳房有 3 种类型:①腺体型;②脂肪腺体型;③单纯脂肪型。后两者可采用脂肪抽吸,前者需手术切除。对轻度巨大乳房和皮肤张力较强的受术者,可单纯采用乳房的脂肪抽吸,其切口入路在乳晕缘。

此区的脂肪抽吸多数利用 3mm 以下的抽吸管,因脂肪致密,需高压抽吸。其抽吸层次应位于皮下脂肪层。对中、重度巨乳者,可在乳房缩小术同时进行乳房脂肪抽吸。

(四)腹部脂肪抽吸术

1.腹壁相关解剖结构 腹壁的下界是耻骨联合,沿腹股沟韧带向外延长到髂前上棘及髂嵴,外界至腋前线;上界有剑突沿肋缘两侧延伸。腹部皮肤下脂肪分为浅层(蜂窝层)和深层(板状层),其深部为腹直肌前鞘和腹外斜肌及其腱膜。生育过的妇女下腹正中两侧腹直肌分开距离较宽,此区内腹壁较薄,抽吸管易穿入腹壁进腹腔。腹部皮肤血管主要来源于腹壁上、下动脉及伴行静脉和穿支血管,其次是肋间、肋下和腰血管。其神经是髂腹下神经和肋间神经。

2.抽吸技术 划定抽吸范围。平卧位划定抽吸区,常选用肿胀局麻技术。采用阴阜和脐孔周围切口。该区抽吸时要注意在腹直肌前鞘和腹外斜肌浅面进行。腹壁浅血管和脐旁血管(脐周围)抽吸时应注意在浅层进行,以免损伤此区血管。其他区应进行全层均匀抽吸,否则术后会呈现凹凸不平。

(五)臀、髋和大腿部的脂肪抽吸术

臀、髋和大腿脂肪堆积所引起的畸形,一般分为7种形态。

类型Ⅰ:大腿内、外侧和髋均有畸形。此类畸形可通过单纯脂肪抽吸而获得塑形,常有部分患者皮肤也松弛,需手术切除。

类型Ⅱ:呈典型的马裤腿。这种畸形通过单纯脂肪抽吸可以达到塑形。小的畸形需抽吸750ml,大的畸形需抽吸1000ml以上。

类型Ⅲ:这种类型除大粗隆的脂肪堆积畸形外,尚合并有中央臀凹陷。此种畸形需要脂肪抽吸辅助皮肤脂肪切除术。

类型Ⅳ:这种类型的畸形,在髋、臀、大腿上部呈小提琴样畸形。马裤畸形和髋部脂肪堆积常采用联合皮肤切除术。

类型Ⅴ:又称肥胖型,这是一种内胚层型体形。体形失衡,即为小的胸部和大的下躯干(大髋、大臀、粗大腿)。此类畸形常常需要多次脂肪抽吸和皮肤切除,才能达到减肥塑形的效果。

类型Ⅵ:这种畸形呈两侧不对称性,因先天或后天创伤所引起。此种畸形需手术加以纠正。

类型Ⅶ:这种畸形是由于老化、萎缩、消瘦而导致皮肤过多松垂,也可因病态性肥胖经治疗后消瘦引起。此型需手术切除多余的皮肤。

臀、髋和大腿部的皮下脂肪具有浅层(蜂窝层)和深层(板状层)脂肪组织,因此,此区脂肪抽吸必须进行全层抽吸,方可获得较好的塑形。此区的皮下血管主要是臀上、臀下动脉的分支;神经主要来自骶神经、股后皮神经、股外侧皮神经和臀下神经;其切口多选择在骶尾部及臀沟。

(六)膝、小腿和踝部的脂肪抽吸术

该区往往是直接暴露区,常有女性要求该区的形态塑造。早在20世纪前叶,Dujarrrer就施行过踝部脂肪刮除术,但宣告失败,直到20世纪60年代,Schrudde才获得成功。该区皮下层的重要解剖结构是:大隐静脉、小隐静脉、隐神经及腓肠神经和淋巴结构。大隐静脉、隐神经和淋巴结构主干位于小腿内侧的皮下深层。小隐静脉和腓肠神经位于小腿后部的皮下深层,靠近深筋膜层。在这些区域抽吸时以抽吸浅层(即蜂窝层)脂肪较安全。一方面浅层抽吸皮肤回缩力强,塑形效果好;另一方面可避免损伤上述解剖结构。而小腿脂肪抽吸多在内后、后和外侧面,前内侧皮下脂肪较薄,其下即为胫骨。切口多选择在内外踝、腘窝内外侧及胫骨上部。

受术者取俯卧位,多采用局部肿胀麻醉。吸管主要保持在皮下浅层脂肪进行水平抽吸,必要时可进行皮下深层脂肪抽吸。术后用弹力网或带加压包扎,以避免血肿发生。

【全腹壁成形术】

全腹壁成形术或塑形术有 8 个或 9 个主要步骤:①切口选择;②皮肤分离;③如果需要,分开的腹直肌和腹外斜肌行重叠缝合;④切除多余皮肤、皮下组织及缝合切口;⑤脐孔移位和重建;⑥上腹脂肪抽吸;⑦邻近脂肪抽吸;⑧猫耳皮瓣的修整和抽吸;⑨引流和加压包扎。

1.切口选择　受术者取站立位,划定所选择的切口。切口类型前面已描述,但目前多数人愿采用 Regnault(1975)报告的下腹横"W"形切口,其切口部位可根据个人习惯而定。"W"的两臂可位于髂嵴上或髂嵴下,学者采用两臂在髂嵴上的切口,这样有利于髂窝的塑形。有人喜欢用倒"T"形切口,此种切口对髂腰部塑形优于"W"形切口,但会增加下腹正中瘢痕。

2.皮肤分离　按选择切口切开皮肤与皮下脂肪浅筋膜,达到深筋膜浅层两侧切口,注意结扎腹壁浅动脉。根据需要(如果腹部脂肪层较厚),沿切口进行脂肪抽吸,以便塑造腹部形态,然后在腹壁深筋膜浅层用电刀进行分离,直到剑突和两侧肋弓。分离到脐部时,在脐孔周围切开皮肤,于其周围保留较多脂肪即保留较多的血管,以保证脐部皮肤的存活。

3.腹壁缩紧缝合　在分离解剖完成之后,进行腹壁缩紧缝合。首先间断缝合拉紧下腹直肌前鞘,必要时再缝合上腹直肌前鞘。通常用 4 号丝线或 0-3 的棉纶线。有时在下腹两侧需要转移腹外斜肌筋膜瓣,两侧腹外斜肌行 8 字缝合,以便再次缩紧下腹。

4.切除多余皮肤及缝合切口　在腹壁缩紧后将患者置于屈腹位(即屈曲髋膝关节),使腹壁松弛,向下拉紧分离的腹部皮肤瓣,切除多余的皮肤,并于脐孔相应腹部皮肤切开 2.0~3.0cm,定位脐孔。缝合皮下与皮肤(多用 0-3 棉纶线缝合)。

5.脐孔重建　在上腹皮下脂肪浅筋膜较厚部位进行脂肪抽吸,以便进一步塑形上腹后进行脐孔重建。新脐孔位于髂嵴最高点连线与腹中线的交点。在此点设计直径为 2cm 的圆形切口,切除其皮肤,将原脐孔移至皮肤切口区并定位缝合。在脐孔 3、9 点位将皮肤缝合在腹直肌前鞘上使脐孔外翻,6、12 点仅作皮对皮缝合,使脐孔如同青壮年,然后缝合其余皮肤。

6.上腹脂肪抽吸　上腹再作脂肪抽吸,有人认为会影响皮肤瓣的血液循环,因此上腹以不进行脂肪抽吸为好。但也有人认为细管抽吸可进一步塑形上腹,获得好的整形效果而且又不影响上腹皮肤的血供。

7.邻近脂肪抽吸　腹壁成形后,对在髂腰部、髋部和大腿内侧的脂肪堆积,可辅以脂肪抽吸,使其获得更好的塑形效果。

8.猫耳皮瓣的修整和抽吸　如切口区不平,可对猫耳皮瓣进行修剪或抽吸,使切口更加平滑。

9.引流和加压包扎　最好采用闭式负压引流及适度弹力绷带加压包扎,以预防血肿、血清肿或感染的发生。

【下腹壁成形术】

部分患者仅有下腹部脂肪堆积、松弛等畸形,可采用全腹壁成形术的切口,分离仅达脐部;也可同时进行下腹部脂肪抽吸和下腹壁缩紧缝合,切除多余皮肤,以达到腹部塑形的目的。

如脐孔无移位,则此种术式剥离范围小,患者负担轻,对下腹畸形明显者可达到塑形目的。

【上腹壁成形术】

某些特殊病例适合于上腹壁成形术。这类患者的肥胖和畸形主要表现在上腹。切口位于乳房下皱襞。其分离范围仅在上腹,脐孔可移位,也可不移位,根据需要而定。其他具体操作与全腹壁成形术相同,个别情况需同时进行乳房缩小术。当然也可以利用此切口进行全腹壁成形术。

【皮肤脂肪浅筋膜切除术】

此种术式适用于无明显肌肉松弛而仅有皮肤松弛已形成囊袋样改变的部位,如下腹裙样改变、上臂内侧囊袋样改变,多发生于中老年人,多数有家族史,也有肥胖患者是由于某种原因消瘦或重力作用而引起。

(一)上肢皮肤脂肪浅筋膜切除术

1.上臂内侧根据松垂程度作椭圆形切除,切除多余的皮肤和脂肪组织及浅筋膜,保证切口缝合线位置在上臂内后侧,尽量避免损伤头静脉等主干浅静脉,切口端延伸至肩背或在腋部弯曲向前,切口线呈"L"形或"Z"形。

2.如松垂皮肤脂肪囊已延伸至前臂,可在前臂作椭圆形切除,并在切口上下端作 Z 成形。在切口两缘也作成连线"W"形。

3.如肘部皮肤松垂,可作新月形切除,其缝合线位于鹰嘴上缘,一定要注意避免在肘顶作切口。

4.手背皮肤松垂,可在手背尺侧与手掌皮肤交界处作两缘锯齿状切除,切口线位于手背尺侧。严重手背松弛,单纯作尺侧皮肤切除是不充分的,需在手背桡侧作辅助切除,切口位于第 2 掌骨桡侧弯向第 1 掌骨处,呈"S"形。

5.上臂内侧切口深达深筋膜浅层,注意不要切开深筋膜,否则将会损伤下面的肱动脉、正中神经和尺神经。

(二)下肢、臀部皮肤脂肪浅筋膜切除术

术前 2～3 天清洗双侧大腿、腹部、会阴部及臀部。术前 1 天也可剃毛。

1.大腿内侧皮肤脂肪浅筋膜切除术

(1)将受术者置于平卧位,两大腿置外展外旋位,以便显露大腿的后内侧面,作连续硬膜外麻醉。

(2)在髂前上棘下 3cm 处,作沿腹股沟韧带下平行向大腿内侧至后内侧面,再转向下至膝关节上的倒"L"形切口线。

(3)按组织线切开皮肤及脂肪浅筋膜层,并向前后潜行分离形成两大瓣。分离前瓣时注意在大隐静脉浅层进行,并在大隐静脉周围保留较多的脂肪和浅筋膜,保留该静脉还可以保留较多的下肢淋巴回流。后瓣在深筋膜浅层,即在阔膜张肌浅面向后分离,分离范围取决于松弛程度。然后拉开已分离的前瓣,张力适度,切除多余的皮肤脂肪和浅筋膜组织。后瓣上端可作"V"形切除,以利于后瓣的上提和预防猫耳畸形形成。如果脂肪还厚,可同时辅助作脂肪抽吸术,以便达到更好的大腿塑形。缝合 2～3 层,即作浅筋膜层缝合和真皮下脂肪缝合,以便减小皮肤切口张力,此两层可用 3-0～5-0 棉纶线缝合;皮肤层用 3-0 尼龙丝线缝合。

2.臀部皮肤脂肪浅筋膜切除术　对仅为臀部大粗隆区皮肤松垂,单纯用脂肪抽吸不能达到塑形目的者,可采用此种技术。然而对此区域脂肪明显堆积者,用脂肪抽吸减肥和塑形则更为恰当。

(1)对臀部皮肤松垂者,可在臀下皱褶(臀沟)处作椭圆形切除。如大粗隆区皮肤松垂已形成马裤样畸形,可在切口外侧向下延长至马裤畸形处,在深筋膜浅层分离,止血后切除多余皮肤,加以缝合。

(2)如合并有大腿内侧皮肤松垂者,可在臀部切口内端与大腿内侧减肥塑形处相连续,即形成臀和大腿内侧联合皮肤脂肪筋膜切除术。

(张瑞国)

第十四节　形体塑造

一、腹部形体塑造

【腹壁的解剖】

（一）美学指标

对于腹部的美学没有统一的标准。一般来讲,腹部美学的判定是依据腹部的分区进行的,但它并不代表最佳的美学标准。腹部形态受年龄、遗传、肌肉比例、肥胖与否、是否患有腹部疾病以及产次和姿势的影响,这些因素决定着腹部轮廓最终的形态。

腹前壁由肋弓、剑突、髂嵴、腹股沟韧带、耻骨联合组成。腹前外侧壁上界为肋缘和剑突,下界为髂嵴、腹股沟韧带、耻骨嵴、耻骨联合。腹白线位于剑突与耻骨联合的正中线上,被脐分为脐上和脐下两部分。腹直肌使腹白线的两侧形成带状隆起,一些肌肉发达的人,横行的腱划能够产生明显的切迹,在健美者的腹壁上可以清晰地显现出六块腹肌形成的隆起。半月线位于腹直肌两侧,向下至耻骨联合。腹股沟韧带的下界有着明显的切迹。

腹壁组织是由骨肌筋膜系统、皮下纤维隔、脂肪组织和皮肤之间相互联系组成的。腹壁轮廓通过凹凸起伏和不同光折射的变化表现出来,并具有美学的外观。剑突至脐部的腹白线在正中形成一个阴影切迹,两条横向的凹陷与脐下腹直肌的突起产生了垂直的宽条带状阴影。在这些突起的侧后面有两个宽的凹陷,称为半月形切迹。所谓的"lyre",是由腹直肌、腹股沟韧带、耻骨外缘的腹外斜肌插入皮肤形成的。腹部轮廓是由胸廓下部分、骨盆较低处和腰中部形成的。腰部在肋缘下方和髂嵴之间7～10cm处。腰形与骨盆上部的口径有关,一个宽的骨盆能产生明显的腰形,而骨盆较小、骨盆和肋骨之间的距离短或者过度肥胖时腰形就不明显了。

脐的位置和形状是重要的美学特征。脐是胎儿出生后,与母体相连的脐带脱落后形成的凹陷。典型的脐是在发育成熟的腹壁上瘢痕内卷而形成的,中心的凹陷是其主要的美学特点。凹陷阴影下方的末端有一个更明显的阴影,通过脐的三角凹陷形成。有魅力的脐是娇小而垂直的,或者是T形的,垂直的皮肤内衬支撑着凹陷的脐带瘢痕。丑陋的脐是水平的、外形较大的,或者是突出的。脐应该位于两侧髂前上棘连线的中点或略高。

对于腹部美学,男性和女性略有差异。男性有6个单元(3对),位于上腹部、脐周、下腹部;女性有7个单元,多了一个背侧反绕区,它也是进行腹部外科手术时应该考虑的。男性很少抱怨背侧反绕。

现代的观点认为,腹部的美学虽然千变万化,没有严格的界定,但典型的特征应该是在上腹部有一个中间凹陷,连接耻骨半月线的两个阴影,位于中线的腹直肌形成隆起,其两侧的腹壁形成类似竖琴样的外观。在脐下方,腹部的典型特征不是平坦而是轻微隆起。

肥胖程度影响着腹壁的形态特征。腹内和腹外脂肪的多少与腹部和臀部的美感有关。由于光折射的影响,脂肪组织的位置和厚度影响着腹部形态的美感。因此,当今腹壁整形术的基本原则是通过肌肉腱膜层给予新的张力,切除过多的皮肤和脂肪来重塑组织和改变光折射以产生美学效果。

（二）皮肤和皮下组织

腹部的美感高度依赖于皮肤的质地、形态以及皮下组织,如果操作不当,违反严格的解剖学原则会产生不同程度的并发症。

皮下有网状纤维隔和筋膜组织。肋下和上腹部只有一层皮下筋膜,这层筋膜很薄,并且在下腹部演变成两层,浅层即含大量脂肪组织的 Camper 筋膜,深层为富含弹力纤维的膜性层即 Scarpa 筋膜。Scara 筋膜延伸到会阴部(女性会延伸到大阴唇),并被松弛的网状层分离出下面的深筋膜,它与大腿、腹股沟韧带的内侧部分、耻骨结节的深筋膜融合。

(三)动脉分布

腹前外侧壁的深层有 3 条股动脉的浅支,从上到下,分别为浅层的旋髂浅动脉、腹壁浅动脉和阴部外浅动脉。在皮下组织中,这些动脉直接连接于脐。腹壁浅动脉和对侧同名动脉相吻合,并且汇合于上腹部的动脉。

腹部血供可分为三部分,第一部分供应腹直肌以及从上而下的上腹部组织,第二部分供应下腹部、髂前上棘到耻骨、腹股沟皱褶和上腹部浅层、外阴浅层和旋髂系统水平上的横线,第三部分供应从肋缘上线处到髂前上棘和肋间与腰动脉分支相应的横线处。深层动脉经过腹横肌和腹内斜肌之间,它们是第十和第十一肋间后动脉、肋下动脉的前支,第四腰动脉的前支,深层的旋髂浅动脉。腹直肌鞘的血供来自腹壁上动脉,它起于胸廓内动脉,与上腹部下方起于腹股沟韧带上的髂外动脉相同。腹壁上动脉进入腹直肌鞘深入腹直肌的上端。两个肌皮的垂直血管穿入前面的腹直肌鞘,为皮肤提供血液。腹壁下动脉在腹膜外的结缔组织内,并且进入通过腹直肌和鞘后层之间的弓状线水平之上的鞘。

(四)静脉回流

在上腹部浅层,旋髂浅静脉和阴部浅静脉汇聚于腹股沟后进入大隐静脉。在脐上方,浅层静脉经由乳房内、肋间和较长的胸部静脉流入上腔静脉,通过从腹股沟上升到腋窝的胸腹壁静脉这两组参与到三者之间。静脉的两个系统相互吻合,与门静脉、脐旁静脉在脐部间接相连,并通过门静脉左支沿着肝圆韧带到脐部。

(五)淋巴回流

腹壁的淋巴回流分成两个综合性的系统,较高级的系统在脐上区,向胸部和腋窝淋巴结回流;较低级的系统在脐下区,向腹股沟结点浅层回流。腹内的淋巴系统从肝经过肝圆韧带到脐,与前腹壁淋巴系统相通,因此肝脏疾病通过脐能传播到腹股沟淋巴结。据报道,腹股沟深淋巴结接受大量的下肢淋巴液回流。出球小动脉从深结点回流到髂骨外侧淋巴结、髂骨总淋巴结、腰淋巴结,最后到达乳糜池和胸导管。

(六)神经分布

腹壁皮神经的分布与胸腔的肋间神经部分相似。其下位的 6 根神经斜绕在分布于腹部、通过腹外斜肌表面的横向皮支上。每个表皮的支流都分成较小的末梢神经,并且延伸到背阔肌和大量的腹外斜肌、皮下组织和皮肤前端的神经之上。肋间神经的主干通过腹直肌向前延伸到中腹部表面,然后再穿过前直肌鞘,在距正中线大约 1cm 处穿出。大多数腹壁末梢神经来源于第一腰神经,它们是髂腹下神经和髂腹股沟神经。

(七)肌筋膜解剖学

腹壁包括大量且复杂的有某些功能的肌筋膜。在侧面,从外到内,有两对腹外斜肌、腹内斜肌和腹横肌,有两对正中肌群(包括腹直肌和锥状肌)。这些肌肉使腹内压增加,有助于排尿、排便、分娩。腹直肌起始于耻骨联合和耻骨嵴,嵌入剑突和第五至第七肋软骨,这些肌肉是由肋间神经胸 7～11 支配的,血液供应来自于肋间动脉、腹壁上动脉和腹壁下动脉。腹直肌位于正中线两侧,包含腹直肌的大肌群。腹直肌是特殊的纤维网状组织,对腹内斜肌腱膜、腹外斜肌腱膜和腹横肌腱膜纤维有一定的影响。腹内斜肌腱膜分裂的两层中间称为腹直肌鞘的弓状线,一层经过腹直肌的前面,另一层经过腹直肌的后面。因此,前腹直肌鞘弓状线包含腹内外斜肌腱膜,后腹直肌鞘弓状线包含腹内斜肌和腹横肌腱膜。

在解剖学上,弓状线被定义为腹直肌后鞘的下线。在弓状线的下面,腹内斜肌腱膜没有分叉,腹直肌前鞘包含腹内外斜肌腱膜和腹横肌腱膜。在正中线处是腹白线,由腹横肌腱膜和腹内外斜肌腱膜连接形成。

腹外斜肌起始于下游的 8 根肋骨并嵌入髂前上棘、耻骨嵴和耻骨结节。和腹直肌相同,腹外斜肌也是由肋间神经胸 7～11 支配的,它也受到髂腹下神经、肋下神经(胸 12)以外的髂腹股沟神经支配。肌肉的血液是由第七至第十一肋间动脉、表层和内层的上腹部动脉、深层和浅层的髂动脉、浅层阴部外动脉供应的,肌纤维是直接向下的。

腹内斜肌起始于髂嵴的前 2/3、腹股沟韧带的侧面 2/3,与胸腰筋膜相同,肌群垂直于腹处斜肌纤维。这些肌肉嵌入到下游的 4 根肋骨和耻骨嵴,它们的血液供应和神经分布与腹外斜肌相似。分布于前腹壁平面支配的神经、血管在腹内斜肌和腹横肌之间,在解剖学上,这样的分布可以避免外科手术时出血和腹壁神经损伤。虽然腹壁的神经、血管位于腹外斜肌和腹内斜肌之间,但是,事实上分离和修复腹壁时仍然会有出血。

腹横肌起始于下游的 6 根肋骨、髂骨前嵴,侧面的腹股沟韧带,与胸腰筋膜相同。它嵌入耻骨嵴,血液供应与神经分布与腹内外斜肌群相似。

锥状肌在正中线下方,腹直肌下 1/3 之前,起始于耻骨嵴并嵌入腹白线,由肋下神经支配,下方上腹动脉之外的肋下动脉分支供给血液。

腹横筋膜由连接腹腔肌肉内层组织的边缘组成,并且从肋弓延伸到骨盆。在一些区域,这些筋膜层都有专用名,如覆盖在髂肌或腰肌上的叫做髂肌或腰肌筋膜。腹横筋膜的本质是多层次复合筋膜,腹横肌腱膜很薄,与深部组织紧密粘连;在股生殖区却较厚,并且易于分离。

腹膜位于腹壁和腹股沟最内层,除了内环连接比较紧密外,在大部分区域,它与腹横筋膜连接都不紧密。在腹膜和腹横筋膜之间,有一腹膜外脂肪松弛层,对外科手术操作的界定有重要作用。

腹壁轮廓是骨骼肌筋膜和表皮之间紧密联系的系统,对解剖学和病理生理学的深入理解可以进行安全的整形美容。腹壁轮廓包含了能够支持日常生活中多种功能的筋膜网状复合结构,理解这些单元的解剖关系对于临床医师论述和治疗复杂的临床病症是非常重要的。

【腹壁整形术的历史】

腹壁整形术是指对腹壁脂肪堆积较多并伴有明显的腹壁组织松弛,甚而形成了松弛下垂的围裙样畸形或壶腹样畸形的患者进行矫正的手术。很难确定谁是这项手术的先驱者。在 19 世纪末,欧洲的许多外科医师在对腹壁疝修复的同时实施腹壁的皮肤脂肪切除术,以纠正肥胖并使腹壁疝修复术变得更为便利。尽管近年来出现了损伤更小、操作更简便的负压吸脂术,腹壁整形术经历了几十年的技术改进和经验积累,直到现今,仍然是一种无法替代并广泛使用的形体雕塑美容手术。

腹壁整形术最早起源于欧洲。1890 年,Demars 和 Max 报道了第一例有限的皮肤脂肪切除术。随后,Kelly 第一次提出通过切除过多的腹部皮肤和脂肪来实施腹壁重塑整形的概念。他通过横行切除的方法,两侧到达侧腹壁,切除了重达 7450g 的皮肤和皮下脂肪。一年之后,他又把美学概念引入这类手术中。以后,其他外科医师在这方面也做了许多尝试。

Gaudet 和 Morestin 报道在修复疝气时采用腹部的横向切口,切除腹部多余的皮肤和脂肪并保留脐部的方法。Beck 提出了美学单位的概念,并且提出了一种横向切口的腹壁整形术,将脐置于切口瘢痕的中心。Frist 在腹壁整形术中通过隧道,在横向缝合处进行了第一例脐的重新定位,这一步被认为是现代腹壁整形术的诞生。几年后,Thorek 描述了一种通过半月形切除脐下方的腹部皮肤来保留脐的方法。Somalo

报道了一例环形切除躯干和腹部脂肪的形体重塑。其他的整形医师,比如 Pick、Barsky 和 Gonzalez Ulloa 描述了一种经典的脐下脂肪切除,即所谓的"beltlipectomy"。1967 年,Pitanguy 发表了一份 300 例腰部脂肪切除的报告。Regnault 在 1975 年发表了腹壁整形的 W 技术。1973 年,Grazer 等首先描述了比基尼线切口。1967 年,Callia 描述了一种在腹股沟折叠延伸的较低的切口,这也是第一个腱膜缝合的报道。

从 1970 年起,从事腹壁整形的医师达成共识:腹壁整形术的最适切口是低的横向切口;腹直肌鞘的缝合能减少腹壁的前凸,但减少腰围的作用不大;脂肪抽吸从根本上改进了形体雕塑的概念,并且为现代腹壁整形技术的发展提供了机会。

1984 年,Psillakis 首先提出腹外斜肌折叠术,这种方法能够显著缩小腰围。他还做了细微的改良,比如对上腹凸出的患者实施肋缘切除手术。Hakme 提出了微型腹壁整形术的概念,将整个腹部的大量脂肪吸除术和耻骨上皮肤的最小椭圆形切除结合起来,不改变脐的位置,这是吸脂术和腹壁整形术联合应用的首次报道。此后,许多作者发表了不同类型的综合技术,在不同患者的解剖基础上,将腹部整形的外科手术扩展到一种类别,从单独的吸脂术发展到局部或者全部腹壁的整形手术。从那时起,在腹壁整形术前进行吸脂术成为非常普遍的选择。

1995 年,Lockwood 报告了一例高侧向张力的腹壁整形术,它的关键点包括尽量减少剥离范围,通过闭合沿着侧肢的高张力伤口增加了侧向皮肤的切除,以及双层表面筋膜系统的修复。

当低腰比基尼流行以后,为了隐蔽瘢痕,腹壁整形术的切口几乎水平。当法式比基尼流行以后,腹壁整形术的切口从近乎水平变为隐藏于腹股沟褶中。为了把切口瘢痕隐蔽在这些新泳衣的式样下,1997 年,Gonzalez 和 Guerrerosantos 描述了一种特殊的手术方法,称为深度躯干腹壁整形术。在这种手术中,切口位于较高的位置。21 世纪以来,低腰比基尼再次流行起来,因此需要在手术切口上进行适当的调整,以达到一种个性化的腹壁整形术。2001 年,Saldanha 发表了一种新的技术创新。此前,Avelar 发表了他的研究。Saldanha 发展了一种特殊的选择性剥离的方法,即将全部脂肪吸除术和腹壁整形术结合在一起,保存了中线上和脐周穿支的血管。Saldanha 的"血管保留"新概念对避免腹壁下端局部缺血的并发症和提供良好的切口愈合是非常重要的。

根据切口的位置,腹壁整形术分为三种类型:①横向腹股沟-耻骨联合切口:最常用,切口低;②高横向切口:适合位于胃系膜区域的局部肥胖患者,通常与普外科手术结合应用;③垂直或横向.垂直混合切口:仅适用于肥胖症治疗后的选择性病例。

现在,不管使用哪种技术,优美的体形和理想切口位置是每一位外科医师追求的目标。Forlini 和 Manjarrez 描述了一种简单的方法,来达到一种理想的腹部皮肤和张力的分布,避免可怕的术后并发症,如不规则的瘢痕、"猫耳朵"畸形等。为进一步改善效果,利用硅胶为基础的药物和生物胶进行缝合已经逐步发展起来。

【腹壁整形术的适应证和原则】

(一)适应证

多年的手术实践和经验积累表明腹壁整形术的适应证是身体健康、没有系统疾病、没有进行过节食或者肥胖症治疗而在短时间内使体重大幅减少者。

(二)原则

1.腹壁整形术类型(包括完全的、改良的、微型的等)的选择取决于 Wallach 和 Matarasso 所描述的皮肤松弛度、脂肪和肌肉松弛度以及有无肌肉分离。

2.吸烟的患者,术前两周戒烟。

3.大范围吸脂后的患者不能进行腹壁整形术。

4.谨防上腹部肋下瘢痕。这些瘢痕有可能破坏在中线走行的肋间血管,并且因重力作用使瘢痕受到牵拉而向下移位,从而导致术后瘢痕内侧的组织坏死。因此最后的横向切口至少应距离迁移的瘢痕下缘6cm处,以预防坏死。

5.标出切口线和切除范围。耻骨上方为切口中点,横向切口线不要高于耻骨,两侧不能超过髂前上棘,缝合的切口线应位于尽可能低的隐蔽位置。

6.在耻骨上端标记下方切口的中心。完全的腹壁整形术的切口外侧至髂前上棘,美容手术的切口应追求更好的美容效果。

7.如果伤口闭合后中线位置出现肌肉松弛,应对腹壁两侧的腹外斜肌进行折叠缝合,以增加横向张力。

8.关闭伤口前彻底止血。

9.如果术后24小时出现皮肤发绀,可以拆除耻骨上的切口缝线(中线每边4～6cm),以减轻皮瓣张力。24小时引流量少于50ml时可以拔除引流。

10.如果出现皮肤坏死应进行常规换药,如有必要可用清创术。怀疑有潜在感染(表现为白细胞升高、发热、发冷、压痛、红斑等)时可使用抗生素。应向患者解释康复的时间通常是几周到几个月。

11.不要使用皮肤移植修复肉芽创面。可以利用一个较小的瘢痕愈合而不是移植来使伤口二次愈合。

12.腹壁出现红斑可能是初期坏死性筋膜炎的迹象,可增加抗生素的剂量或者改变抗生素的种类,并进行引流液培养。如果48小时内红斑没有减少,应考虑静脉注射抗生素。如果出现坏死,只有清创能减少或者阻止广泛的表面及深度坏死。

【脂肪抽吸腹壁整形术】

1921年,Dujamer首次描述了以矫正体形为目的的脂肪抽吸术,他用子宫刮匙对一名舞蹈家的下肢进行吸脂来达到大腿部塑形的目的,结果导致了戏剧性的失败。1955年后,Giorgio和ArpadFischer用钝头吸管进行脂肪抽吸,开创了现代吸脂术的新时代。尽管100年以前吸脂的门诊手术就已开展,但是,吸脂手术所需的局部麻醉药剂量较大会导致局麻药中毒,因此大范围的脂肪抽吸在标准的局部浸润麻醉下很难完成,仍然要在手术室全身麻醉下进行。1987年,JeffreyKlein发明了创新性的肿胀麻醉技术,彻底改变了吸脂术的麻醉方式。经过长时间临床应用证实,肿胀麻醉技术使吸脂术能够在门诊手术室中安全有效地实施。据统计,吸脂术是美国最常见的门诊美容外科手术(54%,2007年),其中,腹部是最常见的吸脂部位。门诊腹部脂肪抽吸术的原则同样也适用于身体的其他部位,包括大腿、后背、上臂和面部等。

(一)肿胀麻醉的安全性

肿胀麻醉技术是目前吸脂术首选的麻醉方法。该技术是将肿胀液即生理盐水、利多卡因和碳酸氢钠按一定比例混合后分层注入皮下脂肪层中,直到皮下脂肪变得肿胀坚硬。肿胀麻醉技术安全可靠的原因在于:

1.经生理盐水稀释的利多卡因浓度为0.075%～0.125%,在肾上腺素的辅助作用下,利多卡因最大安全剂量从7mg/kg上升到55mg/kg。

2.肾上腺素具有双重作用,它使皮下血管收缩,从而减少了出血。血管收缩还降低了利多卡因的吸收速度,减缓了血液中利多卡因浓度的上升速率,使其到达峰值的时间推迟到浸润麻醉后4～14小时。

3.肿胀麻醉技术使手术在患者清醒的状态下进行,消除了静脉注射镇静剂和全身麻醉所带来的副作用。

(二)手术成功的关键

门诊吸脂术是高效安全而且费用低廉的美容整形外科常规手术。为了获得最好的手术效果和减少并发症,手术医师应该仔细选择受术者,制定周密的手术计划,并设定切合实际的手术效果。手术医师应该技术熟练,使用的手术器械应配套,并严格遵循无菌操作,术后加强护理。

(三)吸脂术的发展

过去 30 年以来,随着吸脂器械和吸脂技术的不断改进,使吸脂手术更容易操作,患者的痛苦更轻。各种型号的吸管取代了老式的粗吸管,使抽吸更平滑、更精确,同时减少了对血管、神经、纤维隔的损伤。动力辅助吸脂(PAL)套管的出现(前后往复震动频率达 7000 次/分)减轻了手术医师的体力消耗。超声辅助吸脂(UAL)借用超声发射头使脂肪乳化,从而更加容易吸出,但因为经常发生烧伤和血清肿等并发症,20世纪 90 年代已很少在临床上应用。第三代 UAL VASER 辅助吸脂(VAL)改进了之前 UAL 的技术,它使用了更小的超声能量并降低了并发症。它用 1mm 的激光光纤,深入皮下组织,利用激光热能破坏脂肪细胞膜,溶解的脂肪再由身体自然代谢。VAL 脂肪整复可以在肿起的部位下进行局部麻醉,安全性更高。

(四)受术者的选择

腹部整形是最常见的体形重塑手术。理想的受术者首先要具有比较现实的手术期望值;其次是身体质量指数(BMI)正常,有好的肤色,喜爱运动,无节食,无局限性的脂肪隆起,不吸烟,无系统性疾病。最终是否适合手术涉及多方面的因素,包括受术者的期望值、完整的病史、体检以及体重和身高。首先了解受术者的需求并对其进行评估,如果受术者抱有不切实际的期望值就要考虑手术的可行性。再次,受术者是否患有系统性疾病,例如糖尿病、高血压、凝血功能障碍、心血管疾病(如心律失常、心绞痛)等。受术者如果接受过抗血小板疗法或者抗凝治疗,则不宜进行手术;如要手术,需至少停药 10 天以上。许多药物都会和利多卡因发生相互作用,因此必须在手术之前停止使用这些药物,从而降低利多卡因的毒副作用;如果不能停药,利多卡因的剂量要减少到 35mg/kg 以下。

腹部检查中,注意皮肤的松弛度和皮纹方向,因为短期的体重减轻或者生产都会导致严重的皮纹。注意手术切口瘢痕,以免手术中穿透腹壁。如有腹壁包块,须在站立和平卧位仔细检查,并确定是否可以进行手术。体重和身高是用来计算 BMI(BMI=体重(kg)/身高(m²)的,如果 BMI 值高于 30,建议受术者术前进行节食和锻炼来降低体重。超重(BMI=25~30)并不是理想的腹壁整形适应证,但会在治疗中取得成功,如果要保持手术效果,就要在术后坚持适当的运动锻炼。

如果受术者适合进行吸脂手术,那么医师应当向其说明手术操作的细节。另外必须告知在手术过程中使用的是局部肿胀麻醉,因此手术是在清醒的状态下进行的,受术者知道手术的全过程。同时向受术者完整解释手术步骤、持续时间、不适反应以及术后的预期效果,还应包括可能的副作用和并发症、治疗的局限性以及治疗的成本。如果手术范围大,或者多部位手术,应当仔细制定手术步骤。

(五)术前准备

术前应进行一系列评估和常规检查。首先医师应该确定受术者希望达到什么效果,并消除其不切实际的期望。期望值过高会给受术者一个手术效果不佳的感觉,所以最好能降低受术者的期望值。关键是要让受术者知道腹部整形目的是改善外形,减少体积,而不是完美。向受术者解释移除所有脂肪有可能导致皮肤不规则、松弛以及血肿增加等不良后果,对受术者放弃不切实际的期望是有帮助的。一旦受术者理解了形体重塑的概念,并且有比较实际的预期,达到满意效果的可能性就比较大。

术前对受术者说明详细的手术过程,以缓解受术者的焦虑,同时应强调腹部重塑的潜在风险和并发症。重新检查病史和实验室检查结果,重点关注用药史,停用能增加副作用或者并发症的药物,包括干扰利多卡因代谢的药物,否则在肿胀麻醉过程中,利多卡因的剂量要减少以避免毒性反应。受术者必须在术前10 天停用所有非类固醇性抗炎药物,比如阿司匹林、布洛芬以及营养品和中药,以减少它们的抗血小板作用,避免造成的潜在出血。

肿胀麻醉后 14 小时,利多卡因的血清浓度达到最高值,如果发生毒性反应,会有明显的临床症状,所以术后第一夜必须有人陪伴。要告知受术者,术后18小时可能会有大量的血性肿胀液流出,可以减轻局部肿胀,减少利多卡因的全身吸收,减少感染的机会。

检测受术者的血压和心率并再次称重,通过体重可以计算出利多卡因的最大安全剂量(55mg/kg)。如果利多卡因用量没有超过45mg/kg,手术是安全的,麻醉是充分的。还要再次检查腹部是否对称,皮肤是否松弛,脂肪组织的厚度和分布是否均匀。有人提出切口要便于到达所有待整形的部位,同时将切口尽可能置于隐蔽的区域,比如低于比基尼线或者在乳房下的皱褶内。手术前后常规照相,然后测量腰围、臀围和最大腹部周长,用来记录治疗结果。

实验室检测应包括血常规(白细胞、红细胞、血小板计数等)、凝血功能(PT、PTT等)、肾功能(尿素氮、肌酐、钾、钠等)和肝功能(AST、ALT、胆红素、碱性磷酸酶等),出现任何异常结果都应该重复检测并进行进一步评估。有心脏病史或心律不齐的受术者应进行心电图检查。因为手术是在局部麻醉下实施的,通常不需要进行胸部X射线检查;但是对一些老年人、严重吸烟者或者有心力衰竭迹象的受术者,特别是需要注入大量的肿胀液体者(大量液体会引起液体超载),则要考虑做X线检查。

(六)手术计划

手术前打印出受术者的照片,并用记号笔在照片上画出新的轮廓。这有助于医师确定去除脂肪的量和去除范围,从而达到满意的效果。根据医师的经验需计算出肿胀所需的最适肿胀液量。与较小腹部或者没有细纹和松弛较轻的皮肤类型相比,具有柔软脂肪和松弛皮肤的较大腹部需要注入较大量的肿胀液以达到肿胀效果。

每升肿胀液中的利多卡因浓度应根据手术所要求的肿胀液量和受术者的体重而定。腹部整形外科在每升标准盐中加入600~800mg利多卡因,因此肿胀溶液中的利多卡因的浓度为0.06%~0.08%。

最大利多卡因允许剂量(45mg/kg)是:68×45=3060mg。

这个剂量的利多卡因加入总量3000ml的生理盐水中,浓度为1000mg/L。如果肿胀液全部注入,利多卡因的最大剂量为3000mg。实际操作中,只有上腹部多纤维隔的敏感区域,利多卡因的浓度为1000mg/L;而对于下腹部和侧面,含有800mg/L的利多卡因溶液是足够的。在3000ml肿胀液中,该方案的利多卡因总量低于最大允许剂量,即肿胀液的总量为2800ml,利多卡因的总量为2440mg,低于最大允许量(3060mg)。

(七)术前用药和标记

手术当天受术者可以吃一些清淡的食物;也可使用镇静剂缓解焦虑和疼痛,通常用1mg劳拉西泮和1片solpadol(500mg对乙酰氨基酚+30mg可待因),这个量在手术中不会引起头晕眼花、恶心等副作用。然后受术者站立,用记号笔在皮肤上作标记,用不同的颜色画出手术的设计:蓝色或黑色的同心圆代表脂肪移除和塑形的部位,从这些圆形发出的直线代表移除少量脂肪;红色标记代表警示区域,比如瘢痕或者避免脂肪移除的区域;绿色标记为切口位置。要将整个腹部作为一个美学单位,而不是简单地标记出局部脂肪堆积物的区域。医师和受术者的意见达成一致后,后者在准备间等候手术。

(八)肿胀技术的实施

对于清醒者,实施肿胀麻醉的效果要充分,这样可以减少疼痛和不适的感觉,同时使用缩血管药物以减少出血。足量的肿胀液对于超声波能量传导和减少并发症(如烧伤和血清肿)是必不可少的。医师洗手、穿手术衣,用聚维酮碘消毒术区常规铺无菌单。在切口位置皮下注射1%利多卡因和1:200000肾上腺素生理盐水混合液,用11号刀片切开2~4mm的小切口。肿胀液体注入前在温水浴中加热到40C,以阻止渗透过程中低体温和减少疼痛。溶液中肾上腺素收缩血管的特性足以克服使用温热肿胀液所导致的血管扩张。手术前的肿胀麻醉对于受术者来说会有轻微的不适,特别是在纤维隔较多的敏感部位(如上腹区、脐周围或者侧腹)。如果医师技术不熟练,有可能导致麻醉不完善。

不能为了减轻浸润过程中的疼痛而使用锋利的大孔径脊椎麻醉针,因为会有出血或者贯穿腹腔的风险。多孔注射器可以克服浸润早期阶段的不适。5个30G 12mm针头安装在多孔注射器上,然后通过一个LuerLock连接在渗透管上。在敏感部位,浸润之前可将200～300ml肿胀液体经皮肤注入真皮下。肿胀液通过管道利用低灌输率的动力泵或者利用三路龙头和20ml注射器输送,液体从悬挂着的液体瓶中流出,通过多孔注射器注射,而不使用泵。用30G针头注射几乎是无痛的,而且10分钟后,即使在坚韧的纤维性区域利用钝的套管进行的渗透也是容易忍受的。肿胀的渗透在深层次应该缓慢起始(100ml/min),逐渐增长到可容忍的200ml/min,并且持续通过更浅层的脂肪,直到组织肿胀和结实。进行操作的手应该缓慢向前和向后移动,并且在每一层面谨慎地填充脂肪小叶;另一只手从表面触摸组织,对套管尖端的定位时刻保持注意。撤下套管后,缝合切口以阻止液体流出,从而防止脂肪隔的压力降低。

切口处缝合一个小口,为VAL做准备。浸润麻醉后,为使麻醉完善应等待25～30分钟,以使肿胀液在皮下组织内完全扩散。因为肿胀是暂时的,在乳化或者吸引脂肪之前,可以适量追加肿胀液以使皮下组织坚实稳定。

(九)利用 VASER 的手术技术

第三代超声技术(VASER)在设计和技术方面有了重要的改进,其乳化脂肪相对于传统的SAL技术有许多优点。

1.在吸脂前有一个额外的步骤,即用固体金属探针来乳化脂肪.因而保留了液体介质.可以保护组织免受过多超声能量的伤害。

2.探针直径很小(只有2.2、2.9、3.7和4.5mm),并在远端有凹槽,这样超声能量能按照不同的比例从探针的尖端和侧面传递,而比例取决于所使用的探针上的凹槽数量。这样使用的能量少于传统设备所要求的能量,而脂肪组织的乳化效率更高。

3.传递给组织的超声能量被选择性地给予在肿胀液中浸润的脂肪小叶,这样可以将组织基质、淋巴管、神经和血管的伤害降到最小,使患者(尤其是腹部整形术之后)承受较少的瘢痕、肿胀和疼痛,更容易恢复。

4.VASER系统可以脉冲或者持续地传递超声能量。脉冲传递称为VASER模式,每秒钟传递10个能量迸发,并且减少了传递给组织的绝对能量。这对于脆弱组织或者表皮手术中减少烧伤、血清肿等并发症的发生是有益处的。

5.VASER系统抽吸套管的孔洞小于标准脂肪抽吸术套管的孔洞,这样可以减少乳化脂肪及吸引过程中对组织的撕扯和伤害。抽吸套管头上的小孔洞也使得抽吸物容易从管道中流出,这被称为VentX作用。

应根据吸脂的组织量和所处部位的松软度选择合适的VASER探针。由于纤维隔少,故下腹部通常较上腹部松软,在进行浸润麻醉时比较容易操作。通常下腹部选择3.7mm的三凹槽探针,在持续模式下用80%的能量对脂肪进行超声乳化。超声波的能量由插入患者体内的探针传递,操作时会有轻微的噪声,但是患者不会感觉到不适或者疼痛。手术时动作要轻柔和仔细,在腹部用力适中地进行往复滑动,并用手进行温和而仔细的、较长往复的轻抚,就像大提琴手在拉弓一样。移动应该是优雅和持续的,没有扭转,而扭转会通过皮肤上的孔洞传导过多的热量,导致烧伤。尽管皮肤上的孔洞在一定程度上保护了切口周围的皮肤,但在超声波传递过程中,应将折叠两层的湿巾覆盖在孔洞附近,以保护皮肤免于接触探针。探针应该和皮肤平行,并由另一只手引导。当探针轻柔地在脂肪内形成隧道时能感受到阻力,但这时不能停止探针按轨迹移动,要用操作的手抓牢并且推动探针。如果遇到过多的阻力,将超声能量提升到90%,或者选择替代探针。深层和浅层的脂肪被乳化,剩下至少1cm的浅层脂肪来支持皮肤和产生光滑的效果。全下腹可以通过比基尼线下、垂直于腹直肌侧缘的两个小的入口来处理。继续进行乳化,直到操作部位感觉不到阻力为止。每100ml肿胀液体的渗透通常要求60～70秒的超声波持续传递。对于上腹部的处理,入口应置于乳房下皱襞处,与下腹部切口一致;或者在肋缘处,使探针容易到达肋骨上、肋缘下以及脐上的脂肪。如果发现在手术中不折弯探针建立通道是困难的,要立即设置额外的切口来保证一个完整的治疗。用长的 VASER 探针相互交叉的方法被用来在同侧和对侧乳化脂肪,这对于获得光滑的效果是很重要的。除了乳化所有标记区域的脂肪外,还要较少程度地乳化边缘区域的脂肪,用以在轮廓之间创造光滑的过渡。一旦脂肪乳化作用完成,皮肤上的探针被移开,一个大小合适的抽吸套管被插入。通常情况下,较小的套管不太可能形成脂肪抽吸术后的缺陷和不规则。

使用 3.7mm 和 3.0mm 的 VentX 套管,这种套管的孔洞直径小于 3.0mm 和 2.4mm 的 Mercedes 套管。乳化脂肪的吸引术简便而且要求很小的力量,操作的手呈放射状地向前和向后移动,就像车轮的辐条;而另一只手固定套管尖端上部的皮肤。

连续抽吸中,间歇性地进行捏挤试验,以评估对称性和脂肪层厚度的减少,并在手术中仔细检查,当达到预期的脂肪吸取量和体形轮廓的改进时,手术就结束了。有时候,如果抽吸物变干、流血,或者受术者感到不适,在手术结束前就要求更进一步的肿胀。一旦完成一个审美单元,就要改变受术者的位置,重新抽吸并且重新开始肿胀渗透。一般把腹部看作是一个美学单位,并且很少单独处理上腹部或者下腹部,通常还要同时处理腹外侧部,以达到更好的形体重塑。这可以通过手术过程中的肿胀麻醉实现,受术者首先取仰卧位置,然后改为俯卧位置,以进一步重塑和调整处理部位。当所有的部位处理完后,要按摩腹部或者像挤牛奶一样驱赶出体内的肿胀液体,并在皮肤上的切口放置引流管。

术后要进行无菌包扎,并且要穿特别设计的修身弹力衣,比如 Marena Comfort Wear(r)衣服。这种衣服要非常适体,不能有皱褶,以免压皱皮肤。不要在弹力衣下使用包扎或者泡沫敷料,但可使用大的一次性的纸尿裤,用来吸收最初的渗出液,并且在最初几小时内按需更换。

(十)术后护理

术后,受术者在门诊休息 1～2 小时,可进少量清淡食物。如果生命体征平稳,可以在朋友或亲属的陪伴下回家。肿胀麻醉的镇痛作用会持续数个小时,而后用口服止痛剂镇痛。抗生素如头孢氨苄,用药 5 天;镇痛药如曲马朵,用药 3 天,但是通常不需要。嘱受术者在 24 小时后除去包扎敷料进行清洗,并更换敷料。然后穿上弹力衣,每天 24 小时,共持续 2 周;然后减为每天 12 小时,再持续 2 周。应给予受术者详细的术后护理指导手册。

受术者在术后 7 天、6 周和 6 个月后复诊。轻度的皮肤和软组织肿胀、淤血和硬结是正常的,可以通过从术后 2 周开始、持续到 6 周的手动淋巴排污或者 Endermologie TM 过程缓解。建议受术者 2 周内避免剧烈活动。尽管 VAL 后的结果可以在术后 1 周看见,但是最终的结果要到 4～6 个月后腹部皮肤完全收缩后才能看见。

对于外科医师和受术者来说,局部肿胀麻醉下的腹部塑形是安全和令人满意的。在门诊,不需要使用镇静药物或全身麻醉就可以完成手术,而且并发症少、痊愈较快,尤其是 VASER 的应用,使创伤更小,操作更简便。这里需要注意的是,由于是在门诊实施手术,医师应该在慎重选择受术者的同时更加注意向其说明术后护理的细节,以达到最佳的手术效果。

二、上臂形体塑造

【概述】

女人会因为多种原因要求进行上臂外形的修正,男人在少数情况下也会追求上臂外形的修正;一些人要求修正上臂外形可能是由于上臂的粗细随着体重的增减而波动,这种情况在大幅度减肥后更多见,此时皮肤伸展,不能恢复到先前的样子。皮肤质量的变化与年龄的增长相关,甚至遗传因素也能导致上臂皮肤呈现下垂松弛的外观。锻炼可以改善潜在的肌紧张,但不能使失去弹性的多余皮肤恢复紧致。如果有脂肪沉积在上臂,但没有皮肤松弛,那么锻炼后的体重减轻可能有助于减少上臂沉积的脂肪,从而改善外观。上臂形体塑造中切口长度和切口位置的改变,结合小吸管抽脂,使得并发症风险大大下降,而且上臂畸形也可以通过手术成功矫正。

(一)对患者的询问

基本问题,诸如年龄、身高和体重当然是必须询问的。更详细地询问体重增加和减肥模式将有助于评估上臂外形不良的原因。患者经常增肥和减肥吗?患者曾经的最大体重是多少?在什么时候?在过去的5～10年,患者的最低体重是多少?在进行提议的手术之前,需要失去所有的目标体重吗?患者的母亲也有类似的问题吗?

(二)对患者的普遍提问

1.患者为什么要手术?患者的期望是什么?

2.有药物过敏的历史吗?抽烟与否?患者在术前至少必须禁烟两周。是否有糖尿病或高血压?是否处于良好的药物控制之下?有无心脏病史?目前适合手术吗?

3.目前的药物使用情况如何?有无服用能稀释血液的物质?

(三)与患者的沟通

与患者的讨论有助于术式的选择。

1.饮食和锻炼情况　有些患者可能没有皮肤松弛,也可能最近出现体重增加,导致上臂的一些膨胀。体重减少时,进行或者不进行锻炼,都能改善上臂的外观。

2.抽脂　有些患者体重正常,但是有在上臂处储藏脂肪的遗传倾向。这些患者可能仅需要抽脂,而无须进行皮肤切除。肤质良好但是在上臂有显著脂肪沉积的患者适合进行单纯性吸脂。为了获得外观光滑的皮肤,用于上臂吸脂的抽脂管必须很小,移动脂肪使其接近表面,同时可促进一些皮肤的回缩。然而,必须小心,不要让抽脂管的开口紧贴着皮肤的下表面,否则可能导致轮廓畸形。最好在肘前折叠的中间或者侧面末端、腋窝折叠的上端和下端处,为插管作小的切口。建议使用较小的抽脂管,通过肘部的中间切口和腋前线末端的上部进行上臂中间区域的抽脂,然后在肘部的侧部远端和腋窝的下末端进行后外侧区域的吸脂。

注意,很少有必要在肘前或者二头肌区域、二头肌沟前面吸脂。如果非得这么做,必须非常谨慎。前臂区域恰好位于肘突的远端,经常含有脂肪,这里可能需要作为一个独立的区域进行吸脂。

超声辅助吸脂法一直被一些医生倡导,以达到更多的皮肤回缩,但是在肘部内侧区域周围吸脂必须小心,避免对尺神经造成损伤。一些新的方式,如射频设备,能在较低的水平加热真皮,从而促进胶原蛋白重组,能相应地使真皮紧密,帮助肌肤紧致;新的激光也通过相似的方法加热真皮胶原蛋白,而没有破坏皮肤,同时促进皮肤紧致。

一种新方法是使用激光辅助在内部溶解脂肪,随后从处理的区域抽吸出来。人们认为该方法能使皮肤变得紧致而同于单独使用常规的吸脂。

3.短瘢痕手术　一些患者上臂邻近区域的大部分皮肤松弛,可能适合较短的垂直瘢痕,在腋窝区域进行或者不进行皮肤切除。女性患者为了穿无袖或短袖上衣时感觉舒适,对于保持尽可能短的瘢痕垂直区域尤其感兴趣。当分离的过剩皮肤出现在上臂近端1/2～1/3处时,可采用这一方法。对少数患者,可单独通过腋前线皮肤切口,轻微地勒紧邻近松弛的皮肤。

4.短水平瘢痕结合腋窝皮肤切除　将水平瘢痕与腋窝皮肤垂直切口结合,从而使上臂尤其是近端区域皮肤紧致。增加这一步骤有一些其他优点:汗腺与皮肤以及毛囊一起被部分或者全部切除,因此出汗不再是问题,而且可能不需要削刮腋窝。

当垂直腋窝切除结合水平椭圆切除时,远端部分的垂直切除比邻近部分短,所以在切口缝合后,腋窝的后缘被缩短,从而纠正或者改善了腋窝皮肤的松弛。

5.长的水平瘢痕　当发现皮肤松弛波及整个上臂长度时,那么需要从肘部和腋窝的末端开始切除皮肤。如果设计的皮肤切除位于肱二头肌沟长轴的中央,那么瘢痕将位于肱二头肌沟处。一些医生认为,沿着上臂的后缘切除,最终的瘢痕最不明显。

如果腋窝皮肤松弛,那么将切除延伸到腋窝,包括这一部位的过剩皮肤。实际上,对于一些过度减肥的患者,皮肤切除也可能有助于前外侧胸壁的紧致。

与患者进行各种手术的讨论,最重要的是解决最终瘢痕的性质和程度,以及是否需要进行修正。这方面的讨论非常重要!

(四)患者的评估

检查时,患者应该仅仅穿着内衣,这样能够检查到整个上臂和腋窝区域。患者应该保持前臂垂直,上臂水平,并在这一位置进行术前和术后照相。要查明畸形是遗传性的还是获得性的,是全身超重还是脂肪单独沉积在上臂区域。这样,可以对吸脂作用进行正确的评估。

腋窝有过量的脂肪和皮肤者,可以在手术期间矫正。作为上臂整形术的一部分,这一区域必须加以讨论。

轻轻牵拉和捏夹上臂皮肤,以评估脂肪含量、皮肤松弛程度。然后采用同样的方式检查腋窝。

评估采用的步骤(由 Sacks 分级制修改)如下:

1.通过捏夹试验,如果上臂处存在 1～1.5cm 的过量脂肪,但是肤质良好,那么可以考虑单纯抽脂。

2.如果腋窝皮肤过剩的部分超过 2～3cm,那么应该考虑切除腋下多余的皮肤。

3.如果上臂皮肤过剩的部分超过 2～3cm,那么有必要进行水平切除。

4.如果上臂皮肤过剩的部分超过 3cm,那么可能必须自肘部进行长的切除。

5.如果上臂过剩的皮肤超过 5cm,那么必须进行腋窝切除和水平切除。这样能够切除过量皮肤的更多近端部分。加入腋前线切除,由于仅仅需要水平皮肤切除,这一模式在这一区域不需要限制。上臂处大量过剩的皮肤通常也伴随腋前线皮肤过剩。

6.通常,腋窝皮肤和前外侧胸部皮肤比较松弛,以至于切除的部分需要向外延伸,需要将腋窝上方的区域作为完整的椭圆形切除掉,但是,有些情况下,仅仅需要切除腋窝下方的皮肤。

可以想象,这些长的瘢痕在愈合后很可能挛缩,在腋窝处设计一些释放性的 Z 成形术进入切口可能很重要。

(五)其他手术考虑

1.为了准确排列水平切口,沿着图案的上下边界垂直标记应该在术前进行,以便于伤口愈合。

2.没有必要破坏皮瓣,除非无法进行缝合。使用小的抽脂管进行边缘吸脂,以减少皮肤张力。与激进的破坏相比,首选保持良好的血供;与侵略性的破坏相比,往往会选择保持具有良好的血液供应的边缘。

3.如果不能确保无过度张力的缝合,第一步去除皮肤时不要切除过深的皮肤和脂肪。

4.为了避免损伤淋巴系统和前臂内侧皮神经,可对多余的脂肪进行开放性吸脂。前臂内侧皮神经紧邻肌间隔膜分布,在臂整形术期间有时会受损,尤其是进行深部切除时。对神经的损伤可能导致麻木或者复杂性局部疼痛综合征,需要数周的手康复治疗和(或)加巴喷丁治疗,对于有些患者可能需要几个月的治疗。

5.Lockwood 认为上臂浅筋膜锚定到腋筋膜处,可降低瘢痕的发生率。

6.在上臂整形术中应进行闭式引流。

(六)术后处理

引流量下降到 25~30ml 以下时,使用闭式引流。

上臂用非黏附性泡沫加压包扎,以减少术后肿胀。将上臂抬高会使患者感到舒适。当泡沫在 1~2 周后移除时,再持续包扎几周。硅树脂薄膜也有助于改善瘢痕。患者可以恢复活动,2~3 周后,根据手术程度逐步增加锻炼。

Knoetgen 在 40 例上臂整形术并发症的研究中发现,同时进行吸脂和上臂整形术的患者没有出现并发症,这似乎表明吸脂对上臂整形术具有有益的作用,这很可能与吸脂后减轻了缝合张力有关。轻柔的小插管吸脂在一些上臂整形手术中可能会大大促进皮肤缝合,特别是存在皮肤张力的情况下。

(七)小结

近年来,上臂整形术已经成为一项常规的整形美容手术。只要医生对患者进行正确的评估,掌握目前可行的多种治疗方案的知识,就可以获得令人满意的结果,而且并发症很少。

【上臂鱼形切除整形术】

在大量体重减轻后,上臂将产生多余的皮肤和软组织,形成明显的、难以隐藏的畸形。上臂整形术是直接解决这种畸形的一种手术操作方法,由 CorreaIturraspe 和 Fernandez 首次描述。美国美容整形外科协会报道,上臂整形术仅 2007 年就做了 21870 例,10 年来增加了 7 倍。一些上臂年轻化的外科技术也已有描述。所有这些操作方法都是为了达到以下目标:切除皮肤和软组织,复位皮瓣,改善上臂外形,使瘢痕最小化。对于上臂存在大量皮肤和脂肪的患者,松弛和肥胖改变了常规的骨骼和皮肤的体表标记,因而难以确定一般的界限。术前,手术设计比较关键和复杂。术中,瘢痕的放置和切除的量对术后效果起着决定性的作用。最后,考虑患者的满意度,仍会遗留两个问题:瘢痕的长度和可见性;腋皱襞的解剖、外形矫正不佳,蹼状腋窝和变宽的瘢痕常常需要再次手术修复。

上臂鱼形切除整形术注意到了这些问题,并具有其他技术所没有的优点。术前对畸形精确地测量并标记,特别设计出切除鱼形组织来解决上述问题。患者活动的时候上臂后方的瘢痕能被更好地隐藏。本文讨论了其手术原则、主要的手术步骤(包括术前标记、切除、皮瓣形成)以及术后可能的并发症,详细描述了精确测量、解剖标记和手术操作方法。

(一)患者的选择

典型的患者表现为大量的蝠翼形松弛组织,从鹰嘴延伸到腋皱襞。一些病例中,这些松弛组织还可延伸到侧胸部。理想的手术方法是去除多余组织,隐蔽瘢痕,使上臂外形良好,腋窝外观正常。如果出现瘢痕增宽和蹼状腋窝将严重影响手术效果。

鱼形切除整形术包括一系列步骤,通过解决两个主要问题——纵向瘢痕和蹼状腋窝,来确保更好的手术效果。术前需切除的标记是基于实际的测量而不仅仅是解剖学标志。切除范围的设计和精细的缝合将进一步提高美容效果,使上臂的外形得到更好的矫正。

需要强调的是,适合鱼形切除整形术的大部分患者并不伴有胸部皮肤和软组织的松弛,对这些患者来说,切除范围必须延伸到侧胸部。而作为实施上臂鱼形切除整形术的理想患者,其蝠翼应当限于上臂。这个选择标准是非常重要的,否则胸部的其他畸形得不到矫正。

(二)术前标记

术前标记仍然是最重要的步骤,不可低估。术前最好留出足够的时间,以便进行完美的标记。一般需花费 15~20 分钟,可于术前一天进行,以便进行照相记录。其方法基于实际测量和解剖标志,比仅依据解剖标志更为准确。通常,对于比较严重的上臂软组织松弛,恰当的皮瓣切除范围和解剖位置很难确定,作为体表标志的骨骼往往被脂肪和软组织覆盖,使解剖标志变得模糊。以下措施将为解决上述问题提供实用的指导方法。

1.标记侧中线　脂肪沉积和多余的皮肤通常很少影响到上臂的侧方。患者取站立位,上臂置于身体两侧,于上臂侧面画一条线,连接三角肌粗隆和肘外侧结节。该步骤简单容易,因为这种特殊标志即使在很严重的上臂松弛患者身上也明显存在。坐在可调高度的带轮坐椅上标记,对医生来说既可方便操作,又可减少弯腰,保护脊背。

2.标记鱼形切除的纵轴　术前标记这个轴的指导原则是最后遗留的瘢痕必须位于上臂的后中部,即在上臂内后方,二头肌和三头肌之间(中间沟)。这个设置是为了确保患者活动时,瘢痕不会位于比较明显的部位。

首先,让患者将臂外展 90°,测量上臂最宽处的周长。然后,在距离侧中线约为所测周长 2/3 的地方作标记,即为鱼形切除术的轴心。于该点沿上臂长轴画一直线,这条线通常位于中间沟后方 3～4cm 处。沿此轴线能使瘢痕更好地隐藏在肱二头肌内侧沟内,使患者在日常活动中更不易见。

3.标记鱼形切除的范围并设计腋窝顶端　进行标记时,患者的上臂起初为外展 90°,最后转为 180°。加一面全身长度的镜子使患者也能参加这个过程。患者站立并使上臂外展,多余的皮肤和软组织可以自由悬垂下来。上臂纵轴长的一些点代表鱼体的最宽部分,A1 和 P1 分别表示前方和后方。

4.修正　在测量最宽部位中,非常有必要进行简单的修正,因为皮瓣先天的厚度不同,并且还需考虑最宽处创面如何无张力缝合的问题。如果不把这些考虑在内,创面闭合时将会在切除处产生不适当的张力。通过修正可减少瘢痕的张力,缩小瘢痕的宽度。此外,这个测量方法防止了瘢痕的凹陷,美化了外观。修正时会产生两个新点 A2 和 P2,通过拿捏皮肤,测量出皮肤的厚度(记为 F)。新位点 A2 和 P2 标记了鱼体部最宽部分。

切除的长度取决于松弛的纵向长度,当患者上臂外展 90°时可以很容易判断出来。大部分患者的切除范围都是从腋窝延伸到鹰嘴。

切除的尾部在腋窝皱襞,该线连接胸大肌外缘和背阔肌前缘越过腋窝处。这个测量的距离记为 T。于前方标记一个 2/3T 长的线,后方标记一个 1/3T 的线。这样,鱼尾就标记完毕了。

将上臂松弛部分的远端和鱼尾部用椭圆形曲线标记出来,包括先前所标记的 A2 和 P2 点。鱼形切除术的标记就完成了。可以进行切除,在术中仅必要时才进行修正。

为使外观完美,术中可将手术台屈曲,患者取仰卧位和坐位进行检查。这样,术中如果有必要可立即进行修改。封闭创面需要特别注意。简单来说,有两个系统维持着上臂的皮肤和软组织的形状,其包括:①浅筋膜系统,从腋窝延伸至鹰嘴,并包裹皮下脂肪。这些脂肪连接至上臂的筋膜系统,形成胸锁筋膜和腋窝筋膜。②包裹上臂肌肉的肌膜层。细致地缝合三层,筋膜层用 2-0 可吸收线间断缝合,皮下层用 3-0 可吸收线埋入式间断缝合,皮肤用 3-0 可吸收线皮内缝合。这种多层缝合对减少瘢痕至关重要。皮下间隙里放置多孔引流管,上臂以弹性绷带包扎。应避免使用纱布绷带,因为其缺乏伸展性,术后易产生组织水肿。用弹性绷带包扎 3 周,期间患者不能提起超过 2.5kg 的重物并避免剧烈活动。术后表现出良好的美学和功能效果:臂围减小,瘢痕隐蔽,腋窝无蹼状畸形产生。

鱼形切除整形术为患者提供了一个框架,这些患者不需要对胸壁进行扩大切除。此处详述的手术步骤提供了精确的指导并且可进行额外的修正,允许对某些设计进行个人裁剪。基于简单的原则,易于应用。使用这些技术可以进行精确的术前设计,采用简明的方法来标记外科切除范围。

必须强调的是,世上没有万能的技术,外科医生必须灵活应用,并且需根据患者的具体情况进行修正。

鱼形切除整形术不但能有效改善上臂的外形,而且还考虑到术后瘢痕的外观,防止腋窝蹼状畸形的产生和预防瘢痕变宽。术后瘢痕的位置位于后中部(而不是通常的中部)是出于对运动和活动的重要考虑,而且更不容易被发现。

三、臀部形体塑造

完美的形体塑造技术是整形医生经常要面临的挑战。根据种族和遗传因素,一些丑陋的形体会出现在各个部位,不同程度的解剖定位各有不同,而且超重甚至肥胖患者的形体畸形会更加严重。这些患者通常会尝试各种减肥方法,包括节食、减肥性按摩、使用苯丙胺类药物、锻炼等等,然而,大多数人对效果都不能满意,而且陷入了一个恶性循环,从而加重这个问题。

即使减肥成功,也会因皮肤和软组织松弛而告终。有些患者认为脂肪抽吸术比较神奇,可以解决他们所有的形体畸形问题。因此,整形医生必须告知患者脂肪抽吸术的局限性、风险和该手术的适应证。大多数患者表现出许多部位的形体畸形,不能在单次手术中被矫正,有些严重的畸形需要三次或者以上的手术才能矫正。鉴于此,医生设计了一种治疗计划,这种计划结合了多种形体重塑技术而不会增加手术风险。这个计划可能改变患者的体形(身体轮廓),帮助他们恢复自尊,并打破肥胖的恶性循环。

近10年来全球肥胖率已明显增长,而减肥手术也越来越多,因此,肥胖治疗后或者大幅度减肥的患者数量也增加了。最初的肥胖治疗后整形手术只是单纯切除多余的脂肪和皮肤,而不管最终瘢痕的位置,无视体形的美观和对称性,因此不能有效地改善体形。由于这类患者没有经验,他们对手术还是比较满意的。但是后来一些整形医生开始设计出新的手术,而且有时是对先前的手术过程的修改。这些改良后的手术都是遵循美容整形的原则,根据体形来选择切口,以获得最佳的对称性、形状和体积,从而达到一个美好的轮廓。

接受过减肥手术的患者比中度肥胖患者更难达到一个美学效果。为了实施手术,他们必须在减肥手术后12～18个月之间保持体重稳定,他们必须处于良好的营养状态。当他们来到整形外科时,一些患者已经减去了大量的脂肪组织。在这种情况下,皮肤和皮下组织会非常薄,而且结缔组织与肌膜上的固定装置会极其松弛,这使得易于用挤捏的手法评估皮肤的切除量,并且易于控制出血。但是如果没有脂肪,几乎不可能塑造出一个完美的体形,并且在2个月后,拉紧的皮肤会变得松弛,组织由于失去了弹性也会变得松弛。这就是为什么接受减肥手术后的患者愿意选择实施环形脂肪切除术。接受减肥手术后的患者有着丑陋而不对称的瘢痕,完全缺乏女性的曲线美,没有丰满的臀部,而且一些患者在腹部会有多余的皮肤。不对称的或者错位的瘢痕可能是由于错误的设计导致的,这是因为固定缝合没有控制住极其松弛和虚弱的组织,如果在大腿和臀部仍然有多余的皮肤和皮下脂肪会显得更加严重。这就是为何在这种情况下医生必须按照体形的美学单元正确地设计,并且尽可能多地设置固定缝合。外科医生必须与肥胖症治疗医生和营养专家合作,在整容手术实施以前确保患者的体重和营养稳定,以获得手术的成功。肥胖治疗后体重稳定的患者的优势之一是他们的皮肤非常薄,因此通常会形成较不明显的、几乎不可见的瘢痕。

【环形脂肪切除术的目的】

外科医生试图用环形脂肪切除术达到以下目的:

1.提升和改善臀肌的形状、尺寸和皮肤结构,使它们看起来圆润和充满活力。

2.提升大腿外侧,通过拉紧皮肤消除多余的脂肪堆积。

3.消除过多的侧面组织。

4.减少或消除中间和后背的脂肪、皮肤皱褶,因此减小了腰围。

5.必要时可减少腹部多余的皮肤和脂肪,使腹直肌和腹外斜肌变紧,从而改善腹部和腰部的形状。

6.打破肥胖的恶性循环。

7.遗留的环状瘢痕可以隐藏在皮肤皱褶处。这个瘢痕可以根据患者的着装习惯而设计,当然,也要考虑到体形的美观。

【适应证】

环形脂肪切除术适用于体形消瘦、正常或稍微超重的,有着松弛和多余的皮肤和皮下组织的患者,还适用于中度肥胖的患者,也可以用于提升臀部,以改善尺寸、形状和消除过多的脂肪堆积,而无须进行腹部整形术的患者。外科医生经常将这种手术和乳房手术(乳房固定术或者隆乳手术)结合在一起,如果需要,也可以和臀部整形术结合起来。在实施减肥手术后的患者中,对将要矫正的区域进行编号并强制性制定手术计划,便于在安全极限内减少手术数量。

【术前标记】

患者站立位进行术前标记,画出需要进行脂肪抽吸术的区域。在需要切除的臀上和臀外侧区域(侧面)进行标记,然后在臀部中线较低的位置进行标记,高于臀间缝3~5cm。描绘一个稍微上升的凸起线,直到臀肌中线,然后在这条线的末端沿着外侧臀上脂肪垫的下级边缘延伸,直到臀部外侧凹处的上缘。对侧也按相同的方法标记,形成一条海鸥翅膀形状的线。较高的标记线位于中线处,在预期缝合线上高出2~3cm。它起始于中线,通常高于切除部分的下极边缘5~7cm,是轻轻上升的曲线,侧面的延伸正好越过外侧臀上脂肪附着处(侧面)。随后的切口始于中线,这里的皮下组织和浅筋膜系统更加松弛,这一点是非常重要的。在预期外侧面的缝合线要低于切除术上界的5~7cm。一旦两条线都被标记,中线的垂直距离是5~7cm,外侧面的垂直距离是14~25cm。在较瘦患者身上使用挤捏手法有助于标记。随后,按照惯例标记腹部整形术。描绘一条10~12cm的正好定位在耻骨上部的水平线,并沿着一条平行于腹股沟皱褶的上升线向旁侧延伸。较高的边缘是曲线,根据情况,上端(最低)位于脐之上,并且向侧面延伸,直到下缘线。对于每个病例,前位和后位的标记线以最方便的方法连接。

【外科技术】

建立静脉通路,麻醉师实施轻度静脉麻醉,每6小时用50μg/kg咪达唑仑、1μg/kg芬太尼、1g头孢噻吩,每12小时用50mg甲胺呋硫、5000U皮下肝素。在侧卧位腰2~3水平引入硬膜外导管,在某些乳房手术同时实施的病例中,第二个硬膜外导管在胸6~7水平引入。放置导尿管,患者取俯卧位。

手术始于股骨大转子深度脂肪的干性脂肪抽吸术。如果不需要脂肪抽吸术,使用4mm套管,倾斜穿过定位在转子标记的下臀边缘7mm的切口来进行皮下剥离和释放转子区域,以促进提升。需要谨慎,不要伤害或危害到浅筋膜系统和大腿外侧皮瓣上缘的皮下组织的完整性,因为它们将要被用来闭合伤口。臀上和外侧臀上组织的切除始于臀部中线,把皮瓣切成两块,使易于皮下剥离和切除。然后再沿着标记线的较高位置作切口,造成下面的或者低于标记线的从中间到外侧面的切口。整个厚度的皮下组织被切除,暴露出后背中间部分的胸腰筋膜和旁侧的背阔肌和腹外斜肌腱膜。皮下剥离的下端正是标记较低的水平。一旦完成皮下剥离和切除,为了确认切除是否足够,在多个点建立提升的矢量并按照设计的方式进行标记,同时用手把下面的皮瓣拉上。在适度肥胖的患者中,难以通过挤捏的方法确认将要切除的组织量,局部切除可以用来帮助皮下剥离和确定最终的切除量。在绝大多数患者中,组织切除量要大于原先的标记,因为一旦组织被切除,皮瓣置换就增加,以便于为上部皮瓣重叠到下部皮瓣提供一个更精确和充足的切除量。这在侧腹部尤其重要,因为不进行充分的切除将不会矫正过多的脂肪堆积或者轮廓畸形。如果切除过多,伤口闭合将会变得困难,并且缝合处的张力可能会导致裂开或者增宽的瘢痕。

一旦切除完成,需要实施一个联合操作,转移上面和下面的皮瓣,以定义和标记大腿外侧和臀部提升的牵引轴。臀部的皮瓣被拉起越过胸腰筋膜,背阔肌的腱膜和腹外斜肌被拉至标记牵引和固定缝合线处。

　　用0号单纤维丝线缝合封闭伤口。首先确定中线,固定位于皮瓣中线处带有足够浅筋膜系统的皮下组织,然后固定中线处带有足够胸腰筋膜的腱膜组织。沿着牵引固定缝合线,按照需要尽量多地缝合每一边,以便拉起皮瓣和降低皮下和真皮下的张力,有利于减少瘢痕形成。放置一个外径2.5mm的多侧孔引流管。两个皮瓣的皮下组织用0号缝线缝合,缝合时要带有足够浅筋膜系统的皮下组织,然后缝合一些下面的肌肉腱膜,每一边缝合10~12次。再用3-0尼龙线缝合皮下层,这里不需要皮内缝合。臀部缝合结束后,将患者改为仰卧位,会在每一边遗留一个“猫耳朵”。腹部整形术按照标记切除皮肤。当需要时,腹直肌就像腹外斜肌一样有皱褶。逐层闭合伤口,而且放置引流管。在手术结束时,患者穿着一个带有肩带的弹力腰带,以便在步行时悬挂起臀部。如果有需要,可在病房留观一晚,并接受输血。可在次日早晨开始步行,在中午拆下弹力腰带。术后第六天拆除引流管和脐部缝合线,并且接受检查。术后第一个月每周都要进行检查,一年中每个月都要接受检查。

　　【并发症】

　　在过去的10年中,在大腿外侧和臀部提升术中,实施环形脂肪切除术的患者超过100名,没有发生重大的并发症。所有的患者恢复很快,在术后第二天就可以下床活动,穿着弹力腰带使臀肌提升。一些患者表示有腰部疼痛,但是这种疼痛并不影响他们的行走。因为消除了多余的皮肤和脂肪皱褶使体重减轻和周长减少,使得大多数肥胖患者易于行走。在所有患者中,涉及的形体畸形都被矫正,达到了较好的美学效果。通过脂肪抽吸手术获得的脂肪量平均为400g。切除的组织重量在1.3~15kg之间,平均为3.6kg。

　　29例患者有腹壁血清肿,其中10例患者的血清肿延伸到侧面(或者血清肿单独在侧面和背面形成),6例患者的血清肿通过臀部中间的伤口发生渗漏。这个问题在最初的3~4周就可以自行恢复。伤口的血清肿渗漏可以通过在背部放置细的引流管来解决。有2例出现局部切口裂开,一例7cm长,另一例是5cm长。其中一例的切口裂开是在侧面,即最大张力的位置,另一例是在臀上部位。有3例在臀部中线处有微小的开裂,这是由于上部皮瓣缝合困难和(或)通过臀部血清肿引流缓解。因此,改变了切口的设计,以消除海鸥翅膀样皮瓣的尖端并放置引流管。在剩下的60例患者中,除了少许腹部血清肿外,没有并发症发生。

　　在躯干消瘦的患者身上同样可以取得明显的效果,产生一个理想的体形。对于中等肥胖患者的矫正也非常明显,能显著改善腰部、臀部和大腿外侧的轮廓。其他未经治疗的形体轮廓畸形,比如大腿内侧、上背、躯干和上臂畸形的患者不能获得理想的轮廓。绝大多数情况下,形成的瘢痕位于美学单元的范围内,可以被皮肤皱褶所遮盖。在6例患者中,因为瘢痕变宽或者不对称,不能被皮肤皱褶所遮盖,但可以满足正常的着装或者比基尼。4例患者在侧腹部表现出瘢痕单侧变宽,其中1例是由切口裂开引起的,3例并未出现皮肤裂开。4例患者的瘢痕较高,2例患者表现出臀上瘢痕的不对称。位于侧腹的之前没有裂开的较宽瘢痕,可能是由于技术失误所致,因为这个区域张力最大,要求细心地缝合。也有可能是邻近区域的脂肪抽吸术损害了浅筋膜系统的完整性,产生了皮下裂开。临床观察发现,消瘦患者的瘢痕没有肥胖患者明显。在所有病例中,瘢痕都较患者预期的要大。在最初的2个月,臀肌的外形和投影在侧面角度看上去非常糟糕,而且臀部看起来扁平;但是在4个月以后,该区域变得圆润和充满活力,各方面表现良好。

　　【小结】

　　大腿外侧和臀部提升术的环形脂肪切除是基于以前多位医生的经验。Gonzalez Ulloa的环形脂肪切除术的目的是清除腹部两侧和腰部多余的皮肤和脂肪组织,但是该方法并没有改善大腿外侧和臀部的轮廓或者将它们提升,而且形成的瘢痕位置比大腿外侧和臀部提升术后更高,需要矫正“猫耳朵”,会遗留一个垂直的瘢痕。脂肪吸除手术和Baroudi的形体重塑外科技术结合起来可以改善形体轮廓畸形。Baroudi

提出的不同的组合有着相似的切口,但是后者的切口较低,而且腹部的切口是不同的。Lockwood 在低位皮肤提升上用的切口相似于本文描述的,但是比较低,并且对切除的区域有着不同的设计和标记。他的术后效果是杰出的,但是需要几个阶段。另外,他没有在重度肥胖患者身上实施这项手术。用环形脂肪切除有可能在一个阶段里达到多种目的:①提高臀部,并且它的大小和形状也被改善;②大腿外侧被提升,改善了外形,并且紧缩了皮肤,消除了过多脂肪堆积;③腰部和后背中部脂肪、皮肤皱褶的数量和大小减少,改善了腰部轮廓;④消除了多余的侧位组织;⑤消除了过多的腹部皮肤和脂肪;⑥腹直肌有皱襞,改善腰部和腹部轮廓;⑦腹部、腰部、臀部和大腿的周长显著减少。

　　可以根据患者的着装习惯设计切口的位置,而且在多数情况下,瘢痕可以被皮肤皱褶所覆盖。

(张　攀)

第七章　激光治疗色素增加性皮肤病

第一节　太田痣

太田痣又称眼上腭褐青色痣、眼真皮黑色素细胞增多症,1938年由太田医生首先报道,故命名"太田痣"。太田痣是一种波及巩膜及同侧面部沿三叉神经眼支、上颌支走行部位的灰蓝色斑片损害,好发于有色人种,如东方人及黑人。女性多见。发病年龄在婴儿期及青春期有两个峰段,其中1岁以内发病率占61.35%。

【病因及发病机制】

太田痣可能与遗传有关,属常染色体显性遗传,是指在胚胎发育期间,黑色素细胞由神经嵴向表皮移行时,由于某种原因未能通过表皮、真皮交界,停留在真皮内而形成的病变。而有的研究认为可能不是黑色素细胞的残留,而是一种与蓝痣类似的错构瘤或痣样损害。

【临床表现】

太田痣多发于颜面一侧,5%～10%的患者发于两侧颜面,损害通常分布于三叉神经第一、第二支所支配的部位,即上下眼睑、眶周、颧部、颞部、前额及鼻部。约有2/3的患者同侧巩膜蓝染,少数患者上腭及颊黏膜也可受累,皮损通常为斑状,其中偶有结节,可为褐、青灰、蓝、黑等色。斑片着色不均匀,呈斑点状或网状,界限不清楚。一般褐色沉着多为网状或地图状,而蓝色色素沉着较为弥漫,色斑颜色常随年龄的增长而加深。

50%的色素斑是先天性的,其余出现在10岁之后,偶有晚发或妊娠时出现,少数患者可伴发伊藤痣、持久性蒙古斑或鲜红斑痣。太田痣极少恶变。

【病理学特征】

黑色素细胞一般位于真皮中层,可累及真皮上层或皮下组织。黑色素细胞数目较多,在病变的隆起处更多,胞体伸长,呈梭形,散在分布于真皮胶原纤维之间。少数病变中可见噬黑色素细胞。病变累及眼部者,除皮肤组织外,其他组织包括深部的骨膜,亦可见黑色素细胞浸润。

【诊断与鉴别诊断】

根据色素的颜色、分布及累及眼等特点,可以做出诊断。需与蒙古斑、蓝痣等鉴别。

1.蒙古斑出生即有,能自然消退。且不波及到眼和黏膜。组织中真皮内黑色素细胞数量较少,位置较深。

2.蓝痣为蓝黑色的丘疹或小结节,好发于手足背及面部、臀部,组织中黑色素细胞聚集成团。

【治疗】

太田痣的色素异常持续终生,并且色素随年龄的增加而加重,特别是青春期后。太田痣是真皮黑色素增多症,因此传统的化学剥脱术、磨削术、植皮术、冷冻、连续式激光等由表皮破坏至真皮的治疗方式不但难以彻底清除真皮的黑色素细胞,而且会造成表皮皮损及周围正常组织不可逆的损伤,如瘢痕、持久性色素异常等不良反应。如今调 Q 激光的应用,不但可以完全治愈太田痣,而且对表皮组织无创伤。

Q 开关激光能有效地穿透表皮到达真皮深层的色素团,利用激光的爆破效应,黑色素在瞬间吸收了强能量的激光后,迅速膨胀、破裂而形成细小的碎片,在其后的炎症反应中,色素颗粒被巨噬细胞吞噬,经酸性水解酶降解或通过淋巴系统代谢掉。

调 Q 激光的脉冲时间短于皮肤的热弛豫时间,不发生热弥散,激光产生的热量来不及传输到周围正常组织和表皮,色素颗粒被清除的同时,正常组织结构、细胞框架保持完整并很快修复,因此虽多次治疗也不会产生瘢痕,可取得良好的治疗效果。

(一)Q 开关红宝石激光

波长 694nm,脉宽 20～40ns,峰值功率在 10mW 以上。它对黑色素的吸收性好且穿透力强,可用来治疗各种内源性或外源性的色素性疾病。而且血红蛋白在这个波长时的吸收明显减少,形成一个低谷,因此它引起紫癜或出血的风险较其他激光相对较低。但表皮黑色素对它也存在明显的吸收,从而增加了深色皮肤发生色素减退的风险。它在调 Q 激光中较早用于太田痣的治疗。激光仪的治疗操作步骤:

1.术前注意事项

(1)术前 1 周内建议尽量不要涂抹粉底类化妆品。

(2)治疗前注意防晒,以防日晒斑的出现。如果日晒斑已经出现,需先行治疗日晒斑,待其消退后再行激光治疗。

(3)面部皮肤本身有炎症者,要先给予控制其面部炎症。

2.术前清洁面部　治疗前首先要进行皮肤清洁,治疗区常用新洁尔灭进行皮肤消毒,待皮肤干燥后再进行治疗。不可用碘伏消毒皮肤,因为它会造成刺激性皮炎,外用后难以清洗干净,可能影响激光的吸收。

3.表面麻醉/全身麻醉　皮损面积小,疼痛可耐受者无须麻醉,也可在治疗区使用复方利多卡因软膏进行封涂约 60min 后再行激光治疗,这样疼痛感可明显减轻。如皮损面积较大或者对疼痛较敏感或患者年龄较小,治疗时可能不予配合者,可考虑在麻醉下治疗。小儿或成人的小面积皮损可以使用局部浸润麻醉或阻滞麻醉,小儿的大面积皮损可选用全身麻醉。

对于半侧颜面部的大范围太田痣,可以使用下列神经阻滞麻醉:①眶下神经;②颧神经;③滑车上神经;④眶上神经。面颊部中外侧和上眼睑部位建议使用浸润麻醉。在做眼睑周围的激光照射时,眼内需要滴入表面麻醉药后佩戴金属角膜保护罩,以防止激光伤及角膜。局部浸润麻醉使用 27 号针头,注入 1% 的含有肾上腺素的利多卡因,尽量缓慢地注射,每次进针点最好是在前一针浸润麻醉出现效果的部位,以减少疼痛。

4.眼的保护　操作者应佩戴专用护目镜。对患者在眼周做局部麻醉时,要注意针头不要扎入过深而伤及眼球。可以先让患者佩戴角膜保护罩或角膜保护板,再做麻醉注射。

5.术中治疗反应　治疗的光斑直径 3～7nm,参考能量密度为 4～8J/cm²,以照射部位出现即刻皮肤发白为好,皮肤灰白变之后可发生轻度水肿、充血,但不应有水疱形成。颜色较深的部位能量密度调低 0.5～1J/cm² 比较好。激光照射到刚好皮肤发白的程度,和下一个发射光斑之间稍微空开一点时间间隔,一个光斑一个光斑地照射,光斑之间要有 20%～40% 的重叠。通常 5 次以上。

6.术后术区的处理　治疗后皮肤会有明显的肿胀,即刻给予冰敷 20min,然后使用凡士林软膏和不粘纱布外用,保持局部的湿润环境 7～10d。激光治疗后术区可能会出现以下反应:

(1)水疱:主要发生在色泽较深的皮损或治疗剂量较高时。一旦出现水疱,应积极预防感染,多于 1～2

周后干涸。

（2）色素减退：多见于红宝石激光治疗后，大多为暂时性，基本上在 6 个月左右消退。

7.术后注意事项

（1）激光治疗皮损痂皮脱落后新生皮肤娇嫩，应格外给予轻柔无摩擦刺激方式洗脸和化妆。

（2）两次治疗的间隔期间，需要使用防晒品防止日晒。

（3）激光治疗后炎症性色素沉着时间会比较长，一般持续 3～4 个月才能消退。下次治疗必须等上次激光后的色素沉着淡化消退后再进行。如果色素沉着没有消退的时候就进行再次治疗，激光会被表皮的黑色素吸收，无法到达真皮而影响治疗效果，且会延长色素沉着时间。

（4）患者接受 1 次调 Q 激光治疗只能破坏部分真皮黑色素细胞，因此第 1 次治疗后绝大部分病例色素无明显变化，治疗 2～3 次后，大部分病例色素开始变淡，显效多见于治疗 3 次后，随着治疗次数增加治疗效果会更加明显。治疗周期通常是 3～6 个月，间隔时间过短会影响治疗效果。因为治疗后皮损处被击碎的黑素颗粒并不能立即被清除，需要一段时间通过机体防御系统将其代谢掉。

（二）紫翠绿宝石 Q755 激光仪

波长 755nm，脉宽 50～100ns。治疗的光斑 2～6mm，参考能量密度为 6～10J/cm^2，治疗也是以治疗区发生灰白变为宜，数分钟后少量渗出并呈暗红色，一般无点状渗血。该波长对褐色素吸收效果较好，因此病变色泽淡、偏棕褐色的皮损及病变层次较浅的太田痣可选择 Q755 激光治疗，较适用于婴幼儿、眼周及皮肤细嫩者的太田痣治疗。（治疗前操作及治疗后护理同调 Q694nm 激光。）

（三）Q 开关 Nd：YAG 激光

波长 1064nm，脉宽 4～10ns，光斑 2～6mm，能量密度 5～9J/cm^2。该激光具有较长的波长和脉宽短、穿透深的特点，褐色素对 1064nm 波长激光吸收较差，而黑色素吸收则好，因而对于深蓝色或蓝黑色太田痣色泽较深的皮损选用 Q 开关 Nd：YAG 1064nm 激光效果最好。

1.预后　临床上用调 Q 激光治疗太田痣，总的来说，年龄越小，效果越好，越能减少治疗次数。这是因为幼儿皮肤薄，皮损表浅，且新陈代谢更旺盛。儿童一般需要 2～3 次，成人一般需要 5～6 次。

对于皮损部位来讲，一般额、颞部等突出部位皮损治疗效果最好，而眼睑处皮损治疗效果相对较差，可能与眼睑部组织疏松、色素细胞分布散在及组织含水量较多有关。另外，肤色浅的患者比肤色深的患者治疗效果好，且治疗次数减少。因为肤色偏黑者皮肤黑色素吸收了较多的激光能量，削弱了穿透到皮肤深层组织的激光强度，从而减弱了激光的效能。

2.复发　本病在皮损未完全清除干净时中断治疗后有复发或色素再次加重的概率。其复发诱因可能与日晒、劳累和月经期、妊娠期及青春期雌激素水平波动有关，在肉眼观察皮肤颜色接近正常或已正常时，如果真皮组织中还残留太田痣异常的色素细胞，此后在日晒、劳累或性激素刺激情况下可能激活真皮的黑色素细胞，从而导致色素斑重新出现或加重。因此治疗上主张早期治疗，育龄期前的女性患者尽量彻底治疗皮损，治疗结束后避免过度日晒，应长期随访，有复发情况应及时积极治疗。

（杨雪峰）

第二节　色素痣

色素痣系良性黑素细胞肿瘤的俗称，指各种由增生的黑素细胞构成的非恶性肿瘤。根据各种痣的特点，可分为先天性痣、后天性痣。

【临床表现】

1.为大小不一的圆形斑疹、丘疹或结节,色泽不一,表面光滑,边界清晰,数目不等,散在而不融合。

2.先天性色素痣,出生即存在,发病率约1%。小者直径数毫米,大者覆盖躯体的大部分。一般将大于20cm者称为先天性巨痣。先天性色素痣除大小不等外,形态也常多种多样。

3.后天性色素痣一般出现在儿童期。

4.普通蓝痣多发于儿童期,呈青灰色或蓝色。早期为丘疹,可发展为小结,主要发生在手背、足背和前臂伸侧及面部,多单发,不易恶变。细胞蓝痣常为先天性,可发生恶变。

5.根据痣细胞的组织分布,分为交界痣、复合痣和皮内痣。

【治疗原则】

主要应用气化型强激光进行治疗。常用激光器包括:

1.连续 CO_2 激光,波长 $10.61\mu m$。

2.脉冲与超脉冲 CO_2 激光,波长 $10.6\mu m$。

3.Nd:YAG 激光,波长 $1.06\mu m$。

4.Ho:YAG 激光,波长 $2.1\mu m$。

5.Er:YAG 激光,波长 $2.94\mu m$。

（杨雪峰）

第三节　文身

【概述】

文身治疗的历史久远,可有多种去除方法,如刀切、火烧、酸腐蚀、机械磨削、再次文身覆盖等。激光技术 1960 年问世,1961 年应用到临床,1964 年就开始进行色素性疾病与文身的治疗,但当时所用的连续激光,是在气化皮肤组织的同时去除色料成分的,因此治疗后多会遗留不同程度的瘢痕。近二十年来,激光技术的不断进步,使文身治疗的并发症逐渐减少,Q 开关激光的应用,更为色素增生性疾病的治疗打开了大门,并发症发生率明显下降,使之成为文身去除的金标准。

【原理】

1.**文身**　文身是指外源性色素进入皮肤,引起永久性着色的现象,可分为专业性、业余性、美容性、外伤性以及医源性文身多种。

专业性文身是文身师将一种或多种有机彩色染料注入相同深度的真皮层,颜色边界清晰,染色均匀一致。业余性文身的文刺过程多为自己或朋友,属非专业人员,一般为黑或蓝黑色,常用的颜料为碳素或墨水;颜色分布不匀,深浅不一,边缘模糊。美容性文身最常见的是文唇线、眉和眼线,在妇女中相当多见,文刺多为手工完成。外伤性文身是指外伤后异物进入破裂的皮肤,异物包括玻璃、金属、泥土或含碳的物质,深浅不一,常被包裹形成肉芽肿。医源性文身是为了掩饰放射治疗后皮肤质地改变或掩盖色素痣等而进行的文身。

2.**激光原理**　治疗文身用激光的原理与其他色素性疾病的激光治疗原理一样,遵循选择性光热作用理论。激光的波长、能量密度、光斑直径、脉冲宽度等参数对作用结果都有一定影响。由于文身涉及的色素颜色种类,染料性质,颗粒大小,着床深度有较大区别,因此临床治疗的复杂性也远大于太田痣与雀斑。

理论上,脉宽必须小于靶组织的热弛豫时间,绝大多数文身色素颗粒直径较小,因此治疗文身多采用脉宽较小的 Q 开关激光。能量密度必须大于或等于组织损伤所需的光能量密度阈。波长选择具有两方面的意义,一方面是必须满足靶色素选择性吸收的要求,使被治疗色素的颜色与吸收峰所在位置激光波长相对应,另一方面是根据波长越长,穿透越深的原则选择与色素颗粒着床深度相对应的波长激光。

激光祛除文身与文刺色素颗粒的化学结构、组成及光波的吸收峰有关。不同颜料的色素有不同的光波光吸收峰。通常而言,Q 开关红宝石激光容易被蓝色、黑色和绿色色素吸收;Q 开关翠绿宝石激光可祛除蓝、黑和绿色文身,但对各种色素祛除的效果不同;Q 开关 Nd:YAG 激光主要作用于文身中的蓝、黑色素,对绿色文身效果不理想;Q 开关 532nm KTP 激光能祛除红色文身,对橙色、紫色、黄色、褐色文身也有效。

激光治疗文身的效果受患者的皮肤类型、年龄、文身的部位、颜色、存在时间等多种因素影响。通常业余性文身、时间较长的黑色文身容易祛除,祛除治疗次数也少。

许多学者研究了色素颗粒激光照射前、后的清除过程。激光照射前,文身色素颗粒呈膜包裹的电子密度不同的团块状物质出现在巨噬细胞和成纤维细胞内,主要分布在小血管周围,直径 2～400nm。激光照射后,文身色素颗粒处出现许多小的气泡,色素颗粒被击碎,吞噬文刺色素颗粒的细胞膜破裂,色素颗粒被释放到细胞外重新分布。色素颗粒先是大小、形态上的改变,然后是被巨噬细胞吞噬和消化,最后从真皮组织中被清除。

【适应证】
各种因外源性色素进入皮肤,引起永久性着色的文身。

【禁忌证】
Q 开关激光治疗皮肤色素增生性疾病的相对禁忌证包括:
1.拒绝签署知情同意书者。
2.对治疗期望值过高者。
3.拒绝拍照者。
4.肿瘤患者,尤其是恶性黑色素瘤患者。
5.治疗部位有炎症者。
6.身体弱,不具备治疗条件者。
7.服用对光敏感性药物,如四环素、异维 A 酸等。
8.内分泌功能紊乱者。
9.瘢痕体质者。
10.妊娠期或哺乳期妇女。
11.治疗前 3～4 周内有暴晒史者等。

【治疗方法】
要根据每种激光的色素吸收特点,用特定波长的激光去除特定颜色的文身。因为当兵,艺术生等各方面的需求,有的患者治疗时间紧张,也可以选择手术治疗,如果选择激光治疗,则需要在体检前 1－2 年开始治疗。外伤性纹身要注意强调预防。早期正规的清创手术是预防的关键,减少不必要的痛苦。

【不良反应】
Q 开关激光祛除文身可能会出现,一过性色素沉着和色素减退;皮肤质地的改变;治疗间隔长、照射次数多;某些颜色的文身对激光完全没有反应;红色、肉色、褐色文身治疗后出现不可恢复的黑色等不良反应,非正规医院治疗纹身有增生性瘢痕的风红色文身变成黑色可能是文身材料中的 Fe_2O_3 变成了 FeO,后者对 Q 开关激光不起反应。建议在采用 Q 开关激光大面积祛除文身前,先试做一块,以观察是否出现颜色的变化,如出现颜色改变,可换用不同波长激光进行治疗。

【注意事项】

使用激光治疗文身,情况比较复杂,要利用知识与经验选择激光波长,注意各种波长之间的微小差异。在设定治疗参数时,要以去除文身而不留瘢痕为原则,宁可增加治疗次数,也不应遗留永久性并发症。

(杨雪峰)

第四节　雀斑

常见、好发于中青年女性的色素沉着病,为常染色体显性遗传。有遗传倾向,日光、紫外线照射可使病变加重。

【临床表现】

1.常在幼儿期儿童发病,青春期可增多。女性多于男性。

2.面部,尤以鼻、颊部多见,也可出现在手背、前臂、颈、肩部。

3.病变多为 $1\sim4mm$,圆形、椭圆形或多角形,边缘不规则,淡褐色至深褐色,表面可略有凹陷,境界清楚,不融合,分布可疏密不一。

【治疗原则】

根据选择性光热原理,也可以使用强脉冲光进行治疗,多使用 Q 开关激光治疗,微米级脉冲激光与强脉冲光也可用于雀斑治疗。常用激光器包括:

1.Q 开关倍频 Nd:YAG 激光,波长 532nm。

2.Q 开关翠绿宝石激光,波长 755nm。

3.Q 开关红宝石激光,波长 694nm。

4.Q 开关 Nd:YAG 激光,波长 1064nm。

【治疗】

文身的色素异常持续终生,并且色素随年龄的增加而加重,特别是青春期后。文身是真皮黑色素增多症,因此传统的化学剥脱术,磨削术、植皮术、冷冻、连续式激光等由表皮破坏至真皮的治疗方式不但难以彻底清除真皮的黑色素细胞,而且会造成表皮皮损及周围正常组织不可逆的损伤,如瘢痕、持久性色素异常等不良反应。如今调 Q 激光的应用,不但可以完全治愈文身,而且对表皮组织无创伤。

Q 开关激光能有效地穿透表皮到达真皮深层的色素团,利用激光的爆破效应,黑色素在瞬间吸收了强能量的激光后,迅速膨胀、破裂而形成细小的碎片,在其后的炎症反应中,色素颗粒被巨噬细胞吞噬,经酸性水解酶降解或通过淋巴系统代谢掉。

调 Q 激光的脉冲时间短于皮肤的热弛豫时间,不发生热弥散,激光产生的热量来不及传输到周围正常组织和表皮,色素颗粒被清除的同时,正常组织结构、细胞框架保持完整并很快修复,因此虽多次治疗也不会产生瘢痕,可取得良好的治疗效果。

(一)Q 开关红宝石激光

波长 694nm,脉宽 $20\sim40ns$,峰值功率在 10mW 以上。它对黑色素的吸收性好且穿透力强,可用来治疗各种内源性或外源性的色素性疾病。而且血红蛋白在这个波长时的吸收明显减少,形成一个低谷,因此它引起紫癜或出血的风险较其他激光相对较低。但表皮黑色素对它也存在明显的吸收,从而增加了深色皮肤发生色素减退的风险。它在调 Q 激光中较早用于文身的治疗。激光仪的治疗操作步骤:

1.术前注意事项

(1)术前 1 周内建议尽量不要涂抹粉底类化妆品。

(2)治疗前注意防晒,以防日晒斑的出现。如果日晒斑已经出现,需先行治疗日晒斑,待其消退后再行激光治疗。

(3)面部皮肤本身有炎症者,要先给予控制其面部炎症。

2.术前清洁面部　治疗前首先要进行皮肤清洁,治疗区常用新洁尔灭进行皮肤消毒,待皮肤干燥后再进行治疗。不可用碘伏消毒皮肤,因为它会造成刺激性皮炎,外用后难以清洗干净,可能影响激光的吸收。

3.表面麻醉/全身麻醉　皮损面积小,疼痛可耐受者无须麻醉,也可在治疗区使用复方利多卡因软膏进行封涂约 60min 后再行激光治疗,这样疼痛感可明显减轻。如皮损面积较大或者对疼痛较敏感或患者年龄较小,治疗时可能不予配合者,可考虑在麻醉下治疗。小儿或成人的小面积皮损可以使用局部浸润麻醉或阻滞麻醉,小儿的大面积皮损可选用全身麻醉。

对于半侧颜面部的大范围文身,可以使用下列神经阻滞麻醉:①眶下神经;②颧神经;③滑车上神经;④眶上神经。面颊部中外侧和上眼睑部位建议使用浸润麻醉。在做眼睑周围的激光照射时,眼内需要滴入表面麻醉药后佩戴金属角膜保护罩,以防止激光伤及角膜。局部浸润麻醉使用 27 号针头,注入 1% 的含有肾上腺素的利多卡因,尽量缓慢地注射,每次进针点最好是在前一针浸润麻醉出现效果的部位,以减少疼痛。

4.眼的保护　操作者应佩戴专用护目镜。对患者在眼周做局部麻醉时,要注意针头不要扎入过深而伤及眼球。可以先让患者佩戴角膜保护罩或角膜保护板,再做麻醉注射。

5.术中治疗反应　治疗的光斑直径 3~7nm,参考能量密度为 4~8J/cm²,以照射部位出现即刻皮肤发白为好,皮肤灰白变之后可发生轻度水肿、充血,但不应有水疱形成。颜色较深的部位能量密度调低 0.5~1J/cm² 比较好。激光照射到刚好皮肤发白的程度,和下一个发射光斑之间稍微空开一点时间间隔,一个光斑一个光斑地照射,光斑之间要有 20%~40% 的重叠。通常 5 次以上。

6.术后术区的处理　治疗后皮肤会有明显的肿胀,即刻给予冰敷 20min,然后使用凡士林软膏和不粘纱布外用,保持局部的湿润环境 7~10d。激光治疗后术区可能会出现以下反应:

(1)水疱:主要发生在色泽较深的皮损或治疗剂量较高时。一旦出现水疱,应积极预防感染,多于 1~2 周后干涸。

(2)色素减退:多见于红宝石激光治疗后,大多为暂时性,基本上在 6 个月左右消退。

7.术后注意事项

(1)激光治疗皮损痂皮脱落后新生皮肤娇嫩,应格外给予轻柔无摩擦刺激方式洗脸和化妆。

(2)两次治疗的间隔期间,需要使用防晒品防止日晒。

(3)激光治疗后炎症性色素沉着时间会比较长,一般持续 3~4 个月才能消退。下次治疗必须等上次激光后的色素沉着淡化消退后再进行。如果色素沉着没有消退的时候就进行再次治疗,激光会被表皮的黑色素吸收,无法到达真皮而影响治疗效果,且会延长色素沉着时间。

(4)患者接受 1 次调 Q 激光治疗只能破坏部分真皮黑色素细胞,因此第 1 次治疗后绝大部分病例色素无明显变化,治疗 2~3 次后,大部分病例色素开始变淡,显效多见于治疗 3 次后,随着治疗次数增加治疗效果会更加明显。治疗周期通常是 3~6 个月,间隔时间过短会影响治疗效果。因为治疗后皮损处被击碎的黑素颗粒并不能立即被清除,需要一段时间通过机体防御系统将其代谢掉。

（二）紫翠绿宝石 Q755 激光仪

波长 755nm，脉宽 50～100ns。治疗的光斑 2～6mm，参考能量密度为 6～10J/cm²，治疗也是以治疗区发生灰白变为宜，数分钟后少量渗出并呈暗红色，一般无点状渗血。该波长对褐色素吸收效果较好，因此病变色泽淡、偏棕褐色的皮损及病变层次较浅的文身可选择 Q755 激光治疗，较适用于婴幼儿、眼周及皮肤细嫩者的文身治疗。（治疗前操作及治疗后护理同调 Q694nm 激光。）

（三）Q 开关 Nd：YAG 激光

波长 1064nm，脉宽 4～10ns，光斑 2～6mm，能量密度 5～9J/cm²。该激光具有较长的波长和脉宽短，穿透深的特点，褐色素对 1064nm 波长激光吸收较差，而黑色素吸收则好，因而对于深蓝色或蓝黑色文身色泽较深的皮损选用 Q 开关 Nd：YAG 1064nm 激光效果最好。

1. 预后 临床上用调 Q 激光治疗文身，总的来说，年龄越小，效果越好，越能减少治疗次数。这是因为幼儿皮肤薄，皮损表浅，且新陈代谢更旺盛。儿童一般需要 2～3 次，成人一般需要 5～6 次。

对于皮损部位来讲，一般额、颞部等突出部位皮损治疗效果最好，而眼睑处皮损治疗效果相对较差，可能与眼睑部组织疏松、色素细胞分布散在及组织含水量较多有关。另外，肤色浅的患者比肤色深的患者治疗效果好，且治疗次数减少。因为肤色偏黑者皮肤黑色素吸收了较多的激光能量，削弱了穿透到皮肤深层组织的激光强度，从而减弱了激光的效能。

2. 复发 本病在皮损未完全清除干净时中断治疗后有复发或色素再次加重的概率。其复发诱因可能与日晒、劳累和月经期、妊娠期及青春期雌激素水平波动有关，在肉眼观察皮肤颜色接近正常或已正常时，如果真皮组织中还残留文身异常的色素细胞，此后在日晒、劳累或性激素刺激情况下可能激活真皮的黑色素细胞，从而导致色素斑重新出现或加重。因此治疗上主张早期治疗，育龄期前的女性患者尽量彻底治疗皮损，治疗结束后避免过度日晒，应长期随访，有复发情况应及时积极治疗。

（杨雪峰）

第五节 黄褐斑

黄褐斑亦称肝斑，是发生于面部常见色素沉着性皮肤病。男女均可发生，女性居多，病因不明。口服避孕药的妇女 20％发生本病，孕妇亦可发生，可能与雌激素和黄体酮的水平有关。少数患有某些消耗性疾病如结核、慢性酒精中毒、肝病等也可发生本病。临床表现为黄褐色或深褐色斑片，常对称分布于面颊两侧，呈蝴蝶状，还可累及额部、颞部、鼻、口、颏等部位。边缘清楚，表面平滑，无自觉症状。颜色深浅可随月经期波动。

黄褐斑可采用调 Q 激光治疗，方法与雀斑基本相同，但激光波长选择要稍长，有学者报道调 Q 755nm 翠绿宝石激光有效。近年，有人利用 1064nm Nd：YAG 激光对碳颗粒有强吸收的特性，治疗前在面部涂搽碳粉，然后应用调 Q 1064nm Nd：YAG 激光辐照。黄褐斑激光治疗后色素沉着与复发问题一直未得到很好的解决。

【病因】

尚不清楚，多见于女性，血中雌激素水平高是主要原因。其发病与妊娠、长期口服避孕药、月经紊乱有关。也见于一些女性生殖系统疾患、结核、癌症、慢性乙醇中毒、肝病等患者。日光可促使发病。男性患者约占 10％，有研究认为男性发病与遗传有关。

【临床表现】

损害为黄褐或深褐色斑片,常对称分布于颧颊部,也可累及眶周、前额、上唇和鼻部,边缘一般较明显。无主观症状和全身不适。色斑深浅与季节,日晒,内分泌因素有关。精神紧张,熬夜,劳累可加重皮损。

【诊断】

根据黄褐色皮疹,多见于中青年女性及好发部位即可确诊,需与雀斑,瑞尔黑变病,太田痣,颧部褐青色痣鉴别。

【治疗】

尚无满意的疗法。如查出病因者尽量除去病因。由避孕药引起的黄褐斑,应停止服用,但短期内不一定消退。

1.局部治疗

(1)外用药物 是最简单、最常用的治疗方法。外用酪氨酸酶抑制剂软膏,如 5% 氢醌霜、2~4% 曲酸霜及 3% 熊果苷等。涂搽后都有不同程度的疗效。该类药物为抗氧化剂,易在空气和日光中氧化,应封闭、避光保存。近年有人报道使用 0.1% 维 A 酸软膏治疗黄褐斑,外用糖皮质激素等也有一定疗效。

(2)面膜疗法 面膜疗法包括单纯面膜剂、面膜膏按摩法和倒模面膜法。其中倒模面膜法已广泛应用于黄褐斑的治疗,并已取得满意效果。面膜倒模疗法集药物、按摩、理疗于一体,从而具有多种治疗作用。其治疗程序为:阳离子蒸气润面-面膜膏按摩-成形倒模剂倒模。面膜膏的药物成分对黄褐斑的治疗起着关键影响。目前有去色素的面膜膏、增白面膜膏和专治黄褐斑的中草药物面膜等。

(3)激光或强脉冲光治疗 近来有报道应用光子嫩肤术及应用 Q 开关激光治疗黄褐斑部分患者有效。

2.全身治疗 维生素 C:为了促进色素减退,可用维生素 C。

黄褐斑预防由于日晒与发病或病情加重有一定关系,故应注意防晒,外出时可外搽含避光剂的膏霜类(如 5% 二氧化钛霜、5% 水杨酸苯甲酸软膏)或撑遮阳伞等。注意休息,避免熬夜精神紧张。

(杨雪峰)

第六节 贫血痣

【病因和发病机制】

贫血痣是因为先天皮肤脉管异常,造成对儿茶酚氨敏感性升高,引起局限血管收缩。

【临床表现】

1.单个或多个圆形,卵圆形成线状境界的淡白色斑。

2.胸背部多见,也可累及其他部位。

3.常在出生后或儿童期发病,通常终身不退。

4.玻片压皮损周围正常皮肤时皮损消退。

5.皮损内注射乙酰胆碱和邑果芸香碱、组胺、5-羟色胺或前列腺素 E,局部不产生红斑反应。

【诊断】

1.单个或多个圆形、卵圆形或线状境界清楚的淡白色斑,可有卫星灶。

2.胸背部多见,亦可波及其他部位。

3.常在出生后或儿童期发病,通常终生不退。

4.摩擦皮损处或冷、热刺激皮损处不出现红斑反应。分别搔抓皮损和正常皮肤,正常皮肤出现红斑,而皮损不会出现相似现象。

5.病理组织学检查血管结构正常。

6.皮损内注射乙酰胆碱和毛果芸香碱、组胺、5-羟色胺或前列腺素 E,局部不发生红斑反应。

【鉴别诊断】

本病需与下列疾病鉴别诊断

1.无色素痣出生时或出生后不久发病,损害经常沿神经段分布,表现为局限性或泛发性淡色斑,境界不清楚,边缘多呈锯状,周围无色素增加晕,感觉正常,持续终身不退。

2.白癜风:后天发病,局限性或泛发性色素脱失性白斑,常有着色深的边缘。

【治疗】

通常不需治疗。如皮损影响美观,可进行美容遮盖。有报道黑色素细胞表皮移动有一定效果,也可采用 308nm 准分子激光治疗。

（杨雪峰）

第八章　激光治疗增生性皮肤病

第一节　扁平疣

扁平疣是由人类乳头瘤病毒(HPV)引起、好发于面部、双手背部的扁平丘疹。

【临床表现】

1.正常皮色、淡红或淡褐色扁平丘疹,针帽至黄豆大,圆形,表面平滑,境界清楚,散在或密集,搔抓后可自体接种。

2.好发于面部、手背或前臂。

3.病程缓慢,部分可自行消退。

【治疗原则】

主要应用在水有强吸收的气化型强激光,对病损进行凝固治疗,达到祛除病变的目的。治疗时,可用激光照射病变组织,使皮损凝固呈淡褐色,然后以 75％酒精棉球轻轻擦去褐色物。常用激光器包括:

1.连续 CO_2 激光,波长 $10.6\mu m$。

2.脉冲与超脉冲 CO_2 激光,波长 $10.6\mu m$。

3.Nd：YAG 激光,波长 $1.06\mu m$。

4.Tm：YAG 激光,波长 $2.0\mu m$。

5.Ho：YAG 激光,波长 $2.1\mu m$。

6.Er：YAG 激光,波长 $2.94\mu m$。

其中,以 CO_2 激光应用最为普遍。

(杨雪峰)

第二节　汗管瘤

汗管瘤是向小汗腺末端汗管分化的一种良性肿瘤。少数有家族史。女性多见,可能与内分泌有关。

【临床表现】

1.病变女性常见于下眼睑,上眼睑也会出现,男性常见于胸部,多对称分布。

2.针帽至绿豆大,稍高于皮面,浅褐色扁平、半球形丘疹,表面有蜡样光泽,质地中等,散在或密集而不融合。

3.很少自行消退,病程慢,可持续数十年。

4.无自觉症状,但女阴部皮损常伴剧痒。

【治疗原则】

可选择在组织内水有强吸收的强激光进行气化治疗,但临床更常用有聚焦透镜,聚焦程度高,水吸收率高的激光器。常用激光器如下:

1.连续 CO_2 激光,波长 $10.6\mu m$。

2.脉冲与超脉冲 CO_2 激光,波长 $10.6\mu m$。

3.Nd:YAG 激光,波长 $1.06\mu m$。

4.Ho:YAG 激光,波长 $2.1\mu m$。

(杨雪峰)

第三节　睑黄瘤

眼睑黄色瘤是由充满脂质的组织细胞和胞浆内含有泡沫的巨细胞所构成的良性肿瘤,可分为不伴有高脂血症的黄色瘤和伴有高脂血症的黄色瘤,眼睑黄色瘤多为前者,且女性多发。

【临床表现】

1.老年女性多见。

2.常见于眼睑内眦部,呈蝶状分布,大小不等、黄色的扁平隆起,与正常皮肤分界鲜明。触之柔软。

3.发展缓慢,有时静止,但不能自行吸收消失。

【治疗原则】

主要应用强激光进行气化治疗,常用激光器包括:

1.连续 CO_2 激光,波长 $10.6\mu m$。

2.脉冲与超脉冲 CO_2 激光,波长 $10.6\mu m$。

近年,以超脉冲 CO_2 激光或其点阵模式治疗最为普遍。

(杨雪峰)

参考文献

1.高兴华.皮肤科疾病临床诊疗思维.北京:人民卫生出版社,2012

2.王砚宁,顾军.临床常见皮肤性病诊疗手册.北京:学苑出版社,2012

3.李慎秋,陈兴平,周礼义.皮肤病性病诊疗指南.北京:科学出版社,2017

4.王宝玺,晋红中.皮肤病与性病诊疗常规.北京:中国医药科技出版社,2012

5.李斌,强燕.中西医结合皮肤性病临床手册.北京:科学出版社,2016

6.陈吉刚.传染病、皮肤病诊疗技术.北京:科学出版社,2018

7.闫铁夫.皮肤病临床诊疗与皮肤美容整形.吉林:吉林科学技术出版社,2016

8.陈秋霞,曾夏杏,赖春晓.危重和常见皮肤性病诊疗及护理.北京:科学出版社,2017

9.张信江,鲁东平.皮肤性病基层医师诊疗手册.北京:人民卫生出版社,2014

10.龙勇,陈宏平,张士荣,郭士军.病毒疣中西医特色诊疗技术.武汉:华中科技大学出版社,2016

11.王丽昆.皮肤科疾病临床诊疗学.吉林:吉林科学技术出版社,2014

12.陈洁.临床皮肤性病综合诊疗学.吉林:吉林科学技术出版社,2014

13.张建中.中外皮肤病诊疗指南.北京:中华医学电子音像出版社,2014

14.翁文孝.常见皮肤病诊疗手册.福建:福建科学技术出版社,2014

15.李艳佳,周建华,李立红.皮肤科疾病诊疗技术.北京:科学技术文献出版社,2014

16.李勤,吴溯帆.激光整形美容外科学.浙江:浙江科学技术出版社,2013

17.赵启明,方方.皮肤外科学.浙江:浙江科学技术出版社,2012

18.艾玉峰,柳大烈.面部轮廓整形美容外科学.浙江:浙江科学技术出版社,2015

19.李承存.实用烧伤整形外科学.北京:世界图书出版社,2012

20.夏照帆.烧伤外科学高级教程.北京:中华医学电子音像出版社,2016

21.张志愿,张陈平,孙坚.头颈部肿瘤和创伤缺损修复外科学.浙江:浙江科学技术出版社,2014

22.李青峰,张涤生.创伤整形与重建外科.湖北:湖北科学技术出版社,2016

23.李青峰.头面部烧伤重建外科.上海:上海交通大学出版社,2015

24.祁佐良,李青峰.外科学—整形外科分册.北京:人民卫生出版社,2016

25.沈余明,胡骁骅.难治性创面修复与整形.北京:人民卫生出版社,2016